Thomas Bartel · Silvana Müller

Echokardiographie
Lehrbuch und Atlas

Echokardiographie

Lehrbuch und Atlas

Herausgegeben von

PD Dr. med. Thomas Bartel und Dr. med. Silvana Müller

Unter Mitarbeit von:

Dr. med. Hanns Alber, Innsbruck; Prof. Dr. med. Helmut Baumgartner, Wien; Prof. Dr. med. Thomas Binder, Wien; PD Dr. med. Christian Bruch, Münster; PD Dr. med. Thomas Buck, Essen; Dr. med. Volker Debus, Münster; Dr. med. Wolfgang Dichtl, Innsbruck; Dr. med. Holger Eggebrecht, Essen; Prof. Dr. med. Andreas Franke, Aachen; Dr. med. Matthias Frick, Innsbruck; Bernhard Gassmann, Falkensee; Dr. med. Senta Graf, Wien; PD Dr. med. Jörg Strotmann, Würzburg

1. Auflage

ELSEVIER
URBAN & FISCHER

URBAN & FISCHER
München • Jena

Zuschriften und Kritik an:
Elsevier GmbH, Urban & Fischer Verlag, Lektorat Medizin, Karlstraße 45, 80333 München
E-Mail: medizin@elsevier.de

Anschriften der Herausgeber:
PD Dr. med. Thomas Bartel
Universitätsklinikum Innsbruck
Klinik für Innere Medizin
Abteilung für Kardiologie
Anichstr. 35
6020 Innsbruck/Österreich
thomas.bartel@uibk.ac.at

Dr. med. Silvana Müller
Universitätsklinikum Innsbruck
Klinik für Innere Medizin
Abteilung für Kardiologie
Anichstr. 35
6020 Innsbruck/Österreich
silvana.mueller@uibk.ac.at

Wichtiger Hinweis für den Benutzer
Die Erkenntnisse in der Medizin unterliegen laufendem Wandel durch Forschung und klinische Erfahrungen. Herausgeber und Autoren dieses Werkes haben große Sorgfalt darauf verwendet, dass die in diesem Werk gemachten therapeutischen Angaben (insbesondere hinsichtlich Indikation, Dosierung und unerwünschten Wirkungen) dem derzeitigen Wissensstand entsprechen. Das entbindet den Benutzer dieses Werkes aber nicht von der Verpflichtung, anhand der Beipackzettel zu verschreibender Präparate zu überprüfen, ob die dort gemachten Angaben von denen in diesem Buch abweichen, und seine Verordnung in eigener Verantwortung zu treffen.

Wie allgemein üblich wurden Warenzeichen bzw. Namen (z. B. bei Pharmapräparaten) nicht besonders gekennzeichnet.

Bibliografische Information Der Deutschen Bibliothek
Die Deutsche Bibliothek verzeichnet diese Publikation in der Deutschen Nationalbibliografie; detaillierte bibliografische Daten sind im Internet unter http://dnb.ddb.de abrufbar.

1. Auflage 2007

Der Urban & Fischer Verlag ist ein Imprint der Elsevier GmbH.

07 08 09 10 11 5 4 3 2 1

Um den Textfluss nicht zu stören, wurde bei Patienten und Berufsbezeichnungen die grammatikalisch maskuline Form gewählt. Selbstverständlich sind in diesen Fällen immer Frauen und Männer gemeint.

Planung und Lektorat: Dr. med. Stefanie Staschull, München
Redaktion: Dr. med. Stephan Lamerz, Berlin; Dr. med. Claudia Franke, München
Herstellung: Kadja Gericke, Arnstorf
Register: Inge Pfeifer, München
Satz: Kösel, Krugzell
Druck und Bindung: finidr s. r. o., Cesky Tesin, Czechische Republik
Umschlaggestaltung: SpieszDesign, Neu-Ulm

ISBN-13: 978-3-437-23640-2
ISBN-10: 3-437-23640-7

Aktuelle Informationen finden Sie im Internet unter www.elsevier.de und www.elsevier.com

Vorwort zur 1. Auflage

Liebe Leserinnen und Leser,

mit dem vorliegenden Buch möchten die Herausgeber den praktischen Bedürfnissen von Kardiologen, kardiologisch interessierten Internisten und allen übrigen Sonographeuren auf der Grundlage wissenschaftlicher Standards, allgemeiner Richtlinien der einschlägigen Gesellschaften aber auch neuerer Erkenntnisse und eines breiten Erfahrungsschatzes einer Vielzahl von Autoren mit unterschiedlichen Schwerpunkten und Ausrichtungen zu begegnen. Für dieses Vorhaben wurden bewusst Autoren unterschiedlicher Schulen gewonnen, wobei nicht die Suche nach einem „kleinsten gemeinsamen Nenner" im Vordergrund stand, sondern Raum für die Vermittlung individueller Erfahrungen, die zum Teil auch durch regionale Unterschiede bedingt sind, belassen wurde. Wir haben gemeinsam mit den Autoren darauf geachtet, den durchaus schmalen Grad zwischen diesem Grundsatz und dem Anspruch, ein Buch aus einem Guss und mit einheitlichen Maßstäben herauszugeben, nicht zu verlassen.
Ihnen, liebe Leserinnen und Leser, möchten wir mit unserem Buch ein Hilfsmittel für Ihre Arbeit im klinischen Alltag zur Verfügung stellen und bitten Sie gleichzeitig, dieses Buch kritisch zu begleiten, uns Schwerpunkte und Themen zu benennen, die Sie sich ausführlicher oder in anderer Form gewünscht hätten und auch solche, die Sie angesichts der Entwicklung der Kardiologie insgesamt für verzichtbar halten oder die möglicherweise kürzer abgehandelt werden sollten. Damit unterstützen Sie unser Anliegen, dieses Buch auf der Höhe der Zeit zu halten und weiter zu verbessern.

Innsbruck
Sommer 2006

Thomas Bartel und Silvana Müller

Danksagung

Die Herausgabe dieses Buches ist ein Meilenstein in unserer beruflichen Tätigkeit, die jedoch ohne das Autorenteam nicht erreichbar gewesen wäre. Wir möchten uns daher sehr herzlich bei allen Autoren für ihre Arbeit an diesem Projekt bedanken.
Ohne einen exzellenten Lehrer und kritischen Begleiter ist es unmöglich, eine klinische Methode wie die Echokardiographie soweit zu erlernen und breite Erfahrungen aufzubauen, sodass schließlich auch andere, ob als Leser dieses Buches oder als Kollege im klinischen Alltag, daraus Nutzen für die Arbeit am Patienten ziehen können. Aus unserer Sicht nimmt diese Rolle Herr Prof. Raimund Erbel, Direktor der Klinik für Kardiologie am Westdeutschen Herzzentrum in Essen ein. Wir schulden Herrn Prof. Raimund Erbel großen Dank und wünschen uns auch für die Zukunft eine enge Zusammenarbeit auf dem Gebiet der Echokardiographie und der gesamten Kardiologie.
Wir danken Herrn Natesa G. Pandian, M.D., associated Professor of Medicine am Tufts-New England Medical Center in Boston für seine vielen Ratschläge, die uns insbesondere am Beginn unserer Laufbahn das Erlernen moderner echokardiographischer Verfahren und die wissenschaftliche Arbeit sehr erleichtert haben.
Die eigene Klinik stellt die Basis für alle Veröffentlichungen dar und gibt uns Rückhalt für die zukünftige Arbeit. Wir bedanken uns dafür bei unserem Chef, Herrn Prof. Otmar Pachinger, Leiter der Abteilung für klinische Kardiologie an der Medizinischen Universität Innsbruck.

Innsbruck
Sommer 2006

Thomas Bartel und Silvana Müller

Inhalt

Autoren

Herausgeber

PD Dr. med. Thomas Bartel,
Universitätsklinikum Innsbruck,
Klinik für Innere Medizin,
Abteilung für Kardiologie,
Anichstr. 35, 6020 Innsbruck/Österreich

Dr. med. Silvana Müller,
Universitätsklinikum Innsbruck,
Klinik für Innere Medizin,
Abteilung für Kardiologie,
Anichstr. 35, 6020 Innsbruck/Österreich

Weitere Autoren

Dr. med. Hanns Alber,
Universitätsklinikum Innsbruck,
Klinik für Innere Medizin,
Abteilung für Kardiologie,
Anichstr. 35, 6020 Innsbruck/Österreich

Prof. Dr. med. Helmut Baumgartner,
Allgemeines Krankenhaus –
Universitätskliniken,
Klinik für Innere Medizin II,
Abteilung für Kardiologie,
Währinger Gürtel 18–20,
1090 Wien/Österreich

Prof. Dr. med. Thomas Binder,
Allgemeines Krankenhaus –
Universitätskliniken,
Klinik für Innere Medizin II,
Abteilung für Kardiologie,
Währinger Gürtel 18–20,
1090 Wien/Österreich

PD Dr. med. Christian Bruch,
Universitätsklinikum,
Medizinische Klinik und Poliklinik C,
Abteilung für Kardiologie und Angiologie,
Albert-Schweitzer-Straße 33, 48149 Münster

PD Dr. med. Thomas Buck,
Universitätsklinikum,
Westdeutsches Herzzentrum,
Klinik für Kardiologie,
Hufelandstraße 55, 45122 Essen

Dr. med. Volker Debus,
Universitätsklinikum, Klinik und Poliklinik
für Kinder- und Jugendmedizin,
Pädiatrische Kardiologie,
Albert-Schweitzer-Straße 33, 48149 Münster

Dr. med. Wolfgang Dichtl,
Universitätsklinikum Innsbruck,
Klinik für Innere Medizin,
Abteilung für Kardiologie,
Anichstr. 35, 6020 Innsbruck/Österreich

Dr. med. Holger Eggebrecht,
Universitätsklinikum,
Westdeutsches Herzzentrum,
Klinik für Kardiologie,
Hufelandstraße 55, 45122 Essen

Prof. Dr. med. Andreas Franke,
Universitätsklinikum, Medizinische Klinik I,
Pauwelsstraße 30, 52057 Aachen

Dr. med. Matthias Frick,
Universitätsklinikum Innsbruck,
Klinik für Innere Medizin,
Abteilung für Kardiologie,
Anichstr. 35, 6020 Innsbruck/Österreich

Bernhard Gassmann,
Falkenkorso 42, 14612 Falkensee

Dr. med. Senta Graf,
Allgemeines Krankenhaus –
Universitätskliniken,
Klinik für Innere Medizin II,
Abteilung für Kardiologie,
Währinger Gürtel 18–20,
1090 Wien/Österreich

PD Dr. med. Jörg Strotmann,
Universitätsklinikum, Medizinische Klinik I,
Echokardiographielabor,
Josef-Schneider-Straße 2, 97080 Würzburg

Abkürzungsverzeichnis

ACC	A. carotis communis
ACE	A. carotis externa
ACI	A. carotis interna
CT	Computertomographie
cw-Doppler	Continuous-wave-Doppler, kontinuierliche Dopplersonographie
DEGUM	Deutsche Gesellschaft für Ultraschall in der Medizin
EBM	einheitlicher Bewertungsmaßstab
EDG	enddiastolische Geschwindigkeit
IMD	Intima-Media-Dicke
KV	Kassenärztliche Vereinigung
MHz	Megahertz
MRA	Magnetresonanzangiographie
MRT	Magnetresonanztomographie
PRF	Pulsrepetitionsfrequenz
PSV	Peak systolic velocity, maximale systolische Flussgeschwindigkeit
pw-Doppler	Pulse-wave-Doppler, gepulste Dopplersonographie
RI	Resistive Index oder auch Resistance Index (Resistenzindex)
v_{max}	maximale Flussgeschwindigkeit

Weitere Abkürzungen werden im Text bzw. in den Abbildungen erläutert.

Abbildungsverzeichnis

Soweit nicht anders vermerkt, stammen die sonographischen Abbildungen von den Autoren des jeweiligen Kapitels.
Die Zeichnungen stammen von Dieter Brokate, Hamburg.

Physikalische und technische Grundlagen 1

Bernhard Gassmann

Ultraschallwellen sind zeitlich und räumlich periodische Druckschwankungen mit einer Frequenz oberhalb von 20 kHz. In der Ultraschalldiagnostik werden vergleichsweise hochfrequente Ultraschallwellen mit Frequenzen zwischen 1 und 20 MHz für die Abbildung von Organen und anderen Strukturen verwendet. Reflexion und Streuung sind die physikalischen Effekte, die bei der Bildgebung in der Diagnostik genutzt werden. Die Abbildung des Herzens mit Ultraschallwellen unterliegt speziellen Anforderungen an die Technik, da die Dynamik der Bewegung des Herzens und der Blutströmung zu erfassen ist. Die Lage des Herzens im Thorax erfordert Schallköpfe mit geringer Auflagefläche, da nur über die Zwischenrippenräume eine Anschallung des Herzens möglich ist.
Auch in der Echokardiographie werden, vergleichbar mit anderen bildgebenden Verfahren, Kontrastmittel [1] eingesetzt, die verbesserte Darstellungen von Morphologie und Funktion des Herzens zulassen. Die Aufzeichnung von kurzen Sequenzen gilt als Standard für die Dokumentation echokardiographischer Befunde. Die Computertechnik ist die Basis für die standardisierte Kommunikation.
Die Ultraschalldiagnostik ist ein beschreibendes Verfahren. Die hierbei erhobenen Messwerte haben eine begrenzte Genauigkeit. Die Berechnung von Volumina, Flächen und Druckgradienten beinhaltet ein Fehlerpotenzial und ist deshalb kritisch zu bewerten. Hierzu ist entsprechende Untersuchererfahrung erforderlich. Die Qualität der echokardiographischen Untersuchung ist durch die Interaktion des Untersuchers mit dem Echokardiographiegerät maßgeblich zu beeinflussen. Die Kenntnis grundlegender Zusammenhänge der Schallausbreitung und der Geräteeinstellung ist eine wichtige Voraussetzung für eine effiziente echokardiographische Untersuchung.

1.1 Physikalische Grundlagen

1.1.1 Schallwellen – Erzeugung und Empfang

In der Ultraschalldiagnostik werden der piezoelektrische und der reziproke piezoelektrische Effekt für den Empfang und die Erzeugung von Ultraschallwellen genutzt (☞ Abb. 1.1 u. 1.2). Keramische Materialien (z. B. Blei-Zirkonat-Titanat) finden Verwendung in den gebräuchlichen Schallköpfen. Versehen mit metallischen Elektroden, die an eine elektrische

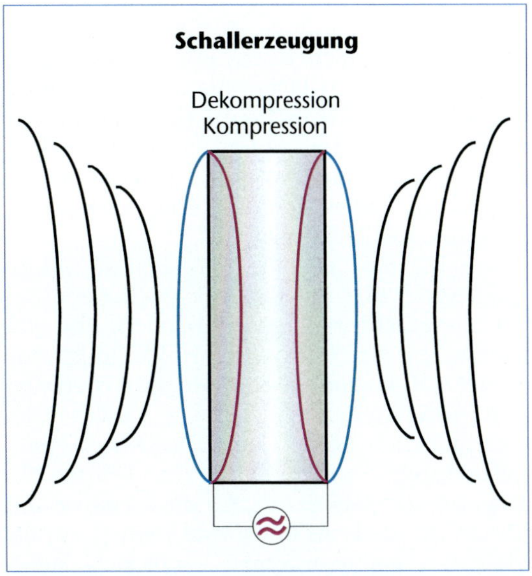

Abb. 1.1 Reziproker piezoelektrischer Effekt: Der Schallwandler ändert seine Dicke im Rhythmus der angelegten Wechselspannung. In der Umgebung entstehen Druckschwankungen, die sich als Schallwelle räumlich und zeitlich periodisch ausbreiten.

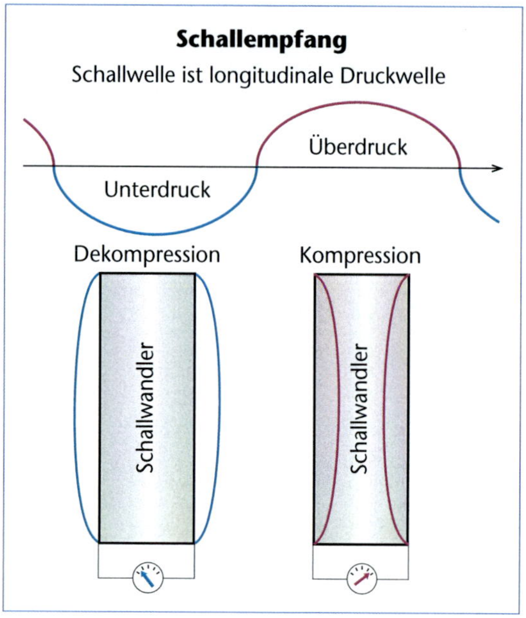

Abb. 1.2 Piezoelektrischer Effekt: Umwandlung von mechanischer in elektrische Energie; Druck und Spannung sind direkt proportional. Im Rhythmus der einfallenden Druckschwankungen verändert der Schallwandler seine Dicke (Dickenschwinger).

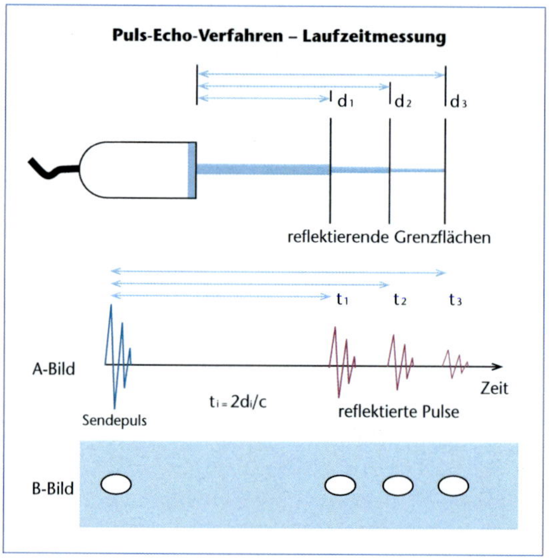

Abb. 1.3 Puls-Echo-Verfahren: Über die Laufzeitmessung des Sendesignals kann der Abstand der reflektierenden Schichten ermittelt werden; die Schallgeschwindigkeit c ist für die Ultraschalldiagnostik konstant (c = 1540 m/s).

Spannungsquelle angeschlossen sind, wird elektrische in mechanische Energie gewandelt. Körper mit diesen Eigenschaften sind **Schallwandler**, die technische Ausführung mit Gehäuse ist als **Schallkopf** in der Ultraschalldiagnostik eingeführt. Wechselt die Polarität der Spannung, ändert sich die Dicke der Keramik zwischen den Elektroden.
Angeschlossen an eine Wechselspannungsquelle schwingt die Keramik im Bereich des oben angegebenen Frequenzbereichs und gibt die Energie als Druckwelle an die Umgebung weiter. Ein kurzer elektrischer Impuls erzeugt eine Druckwelle, die sich im Gewebe des menschlichen Körpers ausbreitet. Die Schallausbreitungsgeschwindigkeit im Körper beträgt im Mittel 1540 m/s; für die Messung von Distanzen ist sie als Konstante anzusehen. Bei einer Frequenz von 3 mHz ergibt sich daraus eine Wellenlänge von 0,5 mm.
Durch die Reflexion der Schallwelle an Grenzflächen mit unterschiedlicher akustischer Impedanz und Streuung an verschiedenen Strukturen, die kleiner sind als die Wellenlänge der Ultraschallwelle, kommt ein geringer Teil der gesendeten Energie zum Schallkopf zurück. Wird ein Wandlerelement von einer einlaufenden Druckwelle deformiert, ist eine proportionale Spannung an den Elektroden messbar. Mittels Laufzeitmessung zwischen Sendepuls und Eingang von reflektierten Signalen ist die Abstandsmessung möglich (☞ Abb. 1.3).
Mit diesem Puls-Echo-Prinzip arbeiten alle Ultraschalldiagnostikgeräte. Die Auswertung der Amplitude im Empfangssignal liefert Aussagen zum Grad der Reflexion. Hierüber sind unterschiedliche Gewebearten differenzierbar. Die Auswertung der Änderung der Frequenz zwischen Sende- und Empfangssignal gestattet Aussagen zur Bewegungsgeschwindigkeit der Blutströmung und des Herzmuskels. Diese Darstellung ist als Doppler-Echokardiographie bekannt. Beide Methoden sind im Echokardiographiegerät kombinierbar.

1.2 Bildentstehung

Die Ultraschalldiagnostik zählt zu den Schnittbildverfahren in der Medizin. Das Bild zeigt Schnittflächen der anatomischen Strukturen in dieser Ebene.

Ein echokardiographisches Bild stellt die Morphologie des Herzens in Echtzeit dar. Dieser Modus wird als B-mode bezeichnet. Die Erzeugung von mehr als 20 Bildern pro Sekunde liefert die erforderliche zeitliche Auflösung, um die Bewegung des Herzens zu verfolgen. Ein spezieller Modus mit extrem hoher zeitlicher Auflösung ermöglicht die Erfassung sehr schneller Bewegungen. Diese Betriebsart wird als M-mode bezeichnet.

In einer anderen Betriebsart wird die Strömung des Blutes erfasst. Hier unterscheidet man die spektrale Darstellung der Strömungsgeschwindigkeiten als Funktion der Zeit (Spektral-Doppler) von der flächenhaften Darstellung der Strömung als Superposition zum B-mode (Farb-Doppler-Echokardiographie).

Die anatomischen Gegebenheiten der Lage des Herzens im Thorax stellen besondere Anforderungen an die Schallwandler. Eine kleine Auflagefläche ist notwendig, um das Herz durch die Zwischenrippenräume anschallen zu können, da die Rippen den Schall fast vollständig reflektieren. Andererseits soll das Herz möglichst in der gesamten Ausdehnung bildlich dargestellt werden; dies führt zu einer Sektorform im B-mode.

1.2.1 Sektorschallkopf, Phased-Array-Imaging

Als Schallkopf wird der Teil des Echokardiographiegerätes bezeichnet, der, vom Untersucher in der Hand gehalten, auf den Thorax des Patienten gesetzt wird. Bei intrakavitärer Anwendung eines Schallkopfes ist die Bezeichnung „Sonde" üblich. Die Betriebsart des Schallkopfes steuert das Ultraschallgerät.

Die ersten Schallköpfe für die Echokardiographie wurden als mechanische Rotationsschallköpfe gefertigt. Mehrere Schallwandlerelemente wurden auf dem Umfang eines Zylinders montiert; durch Rotation des Zylinders und Aktivierung der Schallwandlerelemente im Sektor des Bildfeldes entsteht das Ultraschallbild. Später folgten ebenfalls mechanische Sektorschallköpfe, in denen ein kreisförmiges Wandlerelement, auch als „Wobbler" bezeichnet, um eine Drehachse schwenkte. Heute sind fast ausnahmslos elektronische Schallköpfe im Einsatz (☞ Abb. 1.4).

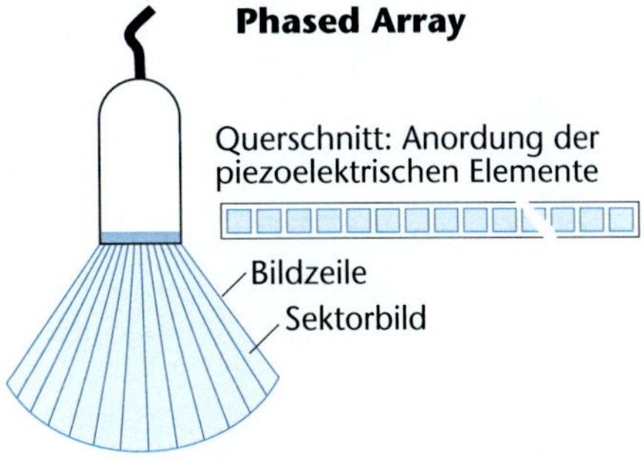

Abb. 1.4 Phased Array: Aufbau eines elektronischen Sektorschallwandlers. Üblich sind 64, 96 oder 128 Elemente, die zu einem Array angeordnet sind. Für jede Bildzeile werden alle Elemente phasenversetzt angesteuert.

Eine große Anzahl von Wandlerelementen (64, 96, 128) ist im Gehäuse des Schallkopfes als Array angeordnet. Wie miniaturisierte Streichhölzer sind die Elemente parallel aufgereiht. Die Länge des Arrays ist die Apertur. Werden alle Elemente gleichzeitig elektrisch angeregt, entsteht eine Wellenfront, die sich parallel zur Oberfläche ausbreitet. Vor dem Schallkopf entsteht ein Schallfeld, welches ein Volumen erfasst. Alle Signale, die aus diesem Volumen zum Schallkopf als Reflexion oder Streuung zurückkehren, werden auf einer Linie dargestellt, die senkrecht auf der Apertur steht und als eine Bildzeile aufzufassen ist.

Gelangen die elektrischen Sendesignale zu bewusst unterschiedlichen Zeiten zu den einzelnen Elementen des Arrays, breitet sich die resultierende Wellenfront gemäß der zeitlichen Verzögerung unter einem Winkel zur Apertur des Schallkopfes aus. Die resultierende Bildzeile enthält Informationen aus seitlicher Richtung. Über die Verzögerungszeiten lässt sich die seitliche Auslenkung der Bildzeile steuern. Der Ausgangspunkt der Bildzeilen ist die Mitte der Apertur des Wandlers. Die seitliche Auslenkung der Bildzeilen erzeugt einen Sektor. Ein Sektorbild mit einem Öffnungswinkel von 90° ist aus etwa 200 Bildzeilen zusammengesetzt. Diese Schallköpfe sind unter der Bezeichnung „Phased Array" Bestandteil aller heutigen Echokardiographiegeräte, die einzelnen Elemente werden phasengesteuert angeregt.

Die gleiche Technik wird für transösophageale Schallköpfe (TEE-Sonde) verwendet. Die Miniaturisierung des Arrays und der Einbau in ein flexibles Endoskop sind technisch gelöst. Über einen Schalter am Bedienteil des Endoskops kann die Bildebene um ± 90° gedreht werden, die jeweilige Position der Bildebene wird am Monitor eingeblendet. Diese TEE-Sonden sind als omni- oder multiplane TEE-Sonden bekannt.

Intrakardiale Sonden sind eine extreme Form der Miniaturisierung, der Schallkopf ist hier an der Katheterspitze montiert. Transthorakale Schallköpfe arbeiten in der Echokardiographie bei Erwachsenen im Frequenzbereich zwischen 2 und 5 mHz (bei Kindern: 5–7,5 mHz), TEE- und intrakardiale Sonden zwischen 5 und 10 MHz.

Unter der Bezeichnung „Single Crystal" werden neue Materialien eingesetzt, die einen höheren Wirkungsgrad bei der Energiewandlung haben. Daraus resultiert eine Verbesserung der Bildgüte.

In Matrixschallköpfen sind die einzelnen Elemente ähnlich einem Schachbrett angeordnet; 2000–3000 Elemente rastern ein pyramidales Volumen mehrfach pro Sekunde ab. Mit Hilfe geeigneter Software entsteht ein dreidimensionales Bild des Herzens in Echtzeit auf dem Monitor. Dieses Verfahren wird als „Echtzeit-3-D-" oder „4-D-Echokardiographie" bezeichnet.

1.2.2 Technik der Bilddarstellung

Die Auswertung der Empfangssignale kann nach unterschiedlichen Gesichtspunkten erfolgen. Die Bewertung der Signalamplitude führt zum Schnittbild, die Auswertung der Frequenzverschiebung zwischen Sende- und Empfangssignal erfasst Bewegungsgeschwindigkeiten.

B-mode

Aus dem Empfangssignal einer Bildzeile in der Amplitudendarstellung über die Zeit sind der Abstand reflektierender Strukturen und die Reflexionsstärke zu entnehmen. Die Umbewertung der Amplitude in unterschiedliche Helligkeiten (höchste Amplitude weiß, Rauschgrenze schwarz) ergibt eine Bildzeile, die aus verschieden hellen Punkten zusammengesetzt ist. Ein Schnittbild entsteht durch Zusammensetzen aller Bildzeilen zu einem Sektor. Auf dem Monitor erscheint ein zweidimensionales Bild mit 256 Graustufen. Diese Betriebsart ist als B-mode bekannt; das B ist hierbei von **brightness** (Helligkeit) abgeleitet.

M-mode

Wird die Position einer Bildzeile nicht verändert, wandern die Reflexe sich bewegender Strukturen als helle Punkte auf dieser Linie auf und ab. Bis zu 4000 Pulse pro Sekunde sendet und empfängt das Echokardiographiegerät auf dieser Linie. Diese Zeilen, in zeitlicher Folge nebeneinander auf dem Monitor angeordnet, beschreiben Lageveränderungen der von der Bildzeile erfassten Strukturen relativ zum Schallwandler. Es ergeben sich für Herzklappen und -wände charakteristische Bewegungsmuster. Diese Betriebsart ist als M-mode bekannt; das M ist abgeleitet von **motion** (Bewegung).

Tissue Harmonic Imaging

Bei höheren Sendeleistungen wird die Ultraschallwelle durch die Ausbreitung im Gewebe verformt (☞ Abb. 1.5). Diese Verformung entspricht mathematisch betrachtet einer Energiewanderung von der Grundfrequenz hin zu ganzzahligen Vielfachen (Oberwellen, Harmonische).

Wegen der stärkeren Absorption hoher Frequenzen spielt nur der Anteil mit der zweifachen Grundfrequenz eine Rolle. Werden zwei

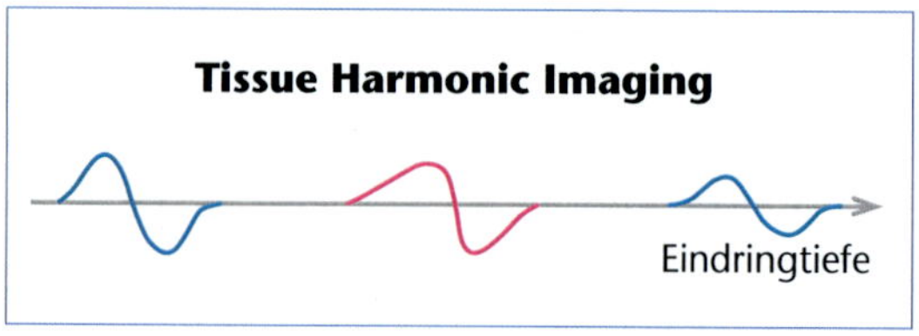

Abb. 1.5 Verformung der Sinuswelle durch die Druckabhängigkeit der Schallgeschwindigkeit. Es findet ein Energietransfer in die Oberwellen (ganzzahlige Vielfache der Grundfrequenz) statt, der sich besonders deutlich im Fokusbereich entlang der akustischen Achse zeigt.

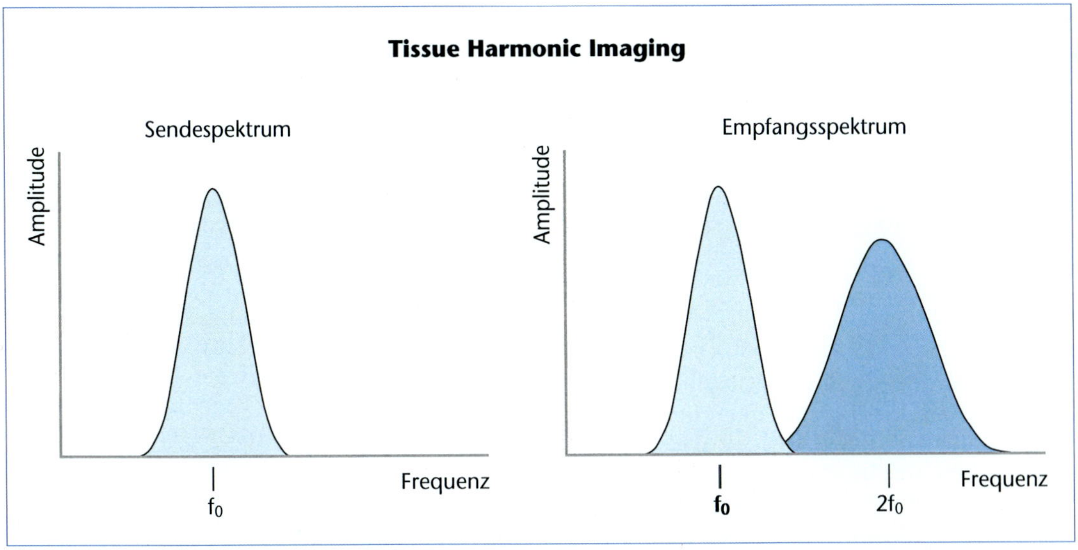

Abb. 1.6 Durch Senden von zwei gegenphasigen Pulsen (Phasendifferenz 180°) auf eine Bildzeile und anschließende Addition der beiden empfangenen Signale wird der fundamentale Frequenzanteil eliminiert. Daraus resultiert eine Verbesserung des Signal-Rausch-Verhältnisses.

Pulse mit 180° Phasenverschiebung auf die gleiche Bildzeile gesendet, resultieren nach Addition der beiden Empfangssignale nur die Amplitudenanteile mit der doppelten Sendefrequenz. Die fundamentalen Anteile löschen sich gegenseitig durch die Phasenverschiebung der Sendeimpulse aus. Das resultierende Signal enthält höhere Frequenzen als das Sendesignal und liefert daher ein besseres Ortsauflösungsvermögen. Wichtiger ist aber, dass die Harmonischen nur in Zonen hohen Druckes erzeugt werden; dies ist gleichzusetzen mit einer Einschnürung des Schallfeldes, woraus eine Verringerung des Rauschens resultiert (☞ Abb. 1.6).

Doppler-Bildgebung und -Analyse

Die Untersuchung der Funktion des Herzens ist über die Erfassung des Blutflusses möglich. Nach dem Prinzip von C. Doppler [2] tritt eine Verschiebung der Frequenz eines Wellenpaketes auf, wenn zwischen Sender und Empfänger eine Relativbewegung vorhanden ist. Die korpuskulären Bestandteile des Blutes bewegen sich relativ zum Schallwandler während der Ausbreitung der Ultraschallpulse im Körper (☞ Abb. 1.7).

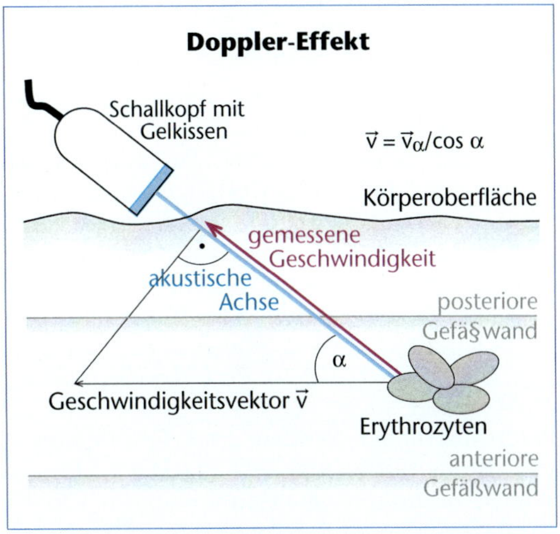

Abb. 1.7 Doppler-Effekt: Die Erythrozyten streuen die Ultraschallwellen. Durch die Blutflussgeschwindigkeit wird die Wellenlänge des Sendesignals verändert. Die Änderung ist proportional zur Geschwindigkeit der Erythrozyten. Der Schallkopf misst nur die Projektion des Geschwindigkeitsvektors auf die akustische Achse des Schallkopfes, woraus sich die Winkelabhängigkeit des Doppler-Effektes ergibt.

Das rückgestreute Signal der Erythrozyten wird vom Schallwandler empfangen und mit dem Sendesignal verglichen. Die Differenzfrequenz, auch Doppler-Shift genannt, ist direkt proportional zur Strömungsgeschwindigkeit des Blutes. Der Doppler-Shift liegt bei diesen Ultraschallfrequenzen und den im Körper auftretenden Strömungsgeschwindigkeiten im Hörbereich [3].

Spektral-Doppler

Das Blut strömt an unterschiedlichen Orten und zu unterschiedlichen Zeiten mit verschiedenen Geschwindigkeiten und Stromstärken. Der mathematische Prozess der Fourier-Analyse liefert die zeitliche Zuordnung von Geschwindigkeiten und Amplituden (Stromstärke). Auf der Y-Achse des Monitors wird die Geschwindigkeit angezeigt, auf der X-Achse läuft die Zeit, und über die Helligkeit wird die Stromstärke registriert. Auf diese Weise ist der pulsatile Charakter der Blutströmung im Herzen im Detail zu erfassen.

PW-Doppler/CW-Doppler

PW- und CW-Doppler sind die zwei Arten der spektralen Doppler-Analyse.
Werden kurze Pulse gesendet, ist über die Laufzeitmessung der Ort der Geschwindigkeitsmessung zu bestimmen – Pulsed-Wave-Doppler. Aus technischen Gründen kann der nächste Puls erst gesendet werden, wenn der vorherige Puls empfangen wurde. Die sich ergebende Pulswiederholfrequenz (Pulse Repetition Frequency – PRF) definiert den Messbereich im PW-Doppler.
Kontinuierliches Senden und Empfangen – Continous-Wave-Doppler – hat keine Messbereichseinschränkung, erlaubt aber auch keine lokale Zuordnung der gemessenen Geschwindigkeiten. Trotzdem ist der CW-Doppler ein wichtiges Hilfsmittel bei der Charakterisierung von Stenosen und Insuffizienzen an Herzklappen, da die hier auftretenden hohen Geschwindigkeiten mit dem PW-Doppler nicht zu erfassen sind.

Farb-Doppler

Eine Doppler-Bildzeile lässt sich in viele kleine Abschnitte zerlegen, die hinsichtlich des Doppler-Effektes ausgewertet werden. Strömungsgeschwindigkeit und -richtung, relativ zum Schallwandler, sind für jeden Ort innerhalb des Sektors bestimmbar. Die Zuordnung der **Richtung** erfolgt über eine **Farbe**, die Zuordnung der **Geschwindigkeit** über den **Farbton**. Als Konvention gilt: Rote Farbtöne sind Geschwindigkeiten in Richtung Schallwandler, blaue Farbtöne sind der Gegenrichtung vom Schallwandler weg zugeordnet. Das Farbbild und das Graustufenbild werden nacheinander erzeugt und auf dem Monitor überlagert.
In gleicher Weise kann der Farb-Doppler mit dem M-mode kombiniert werden.
Wird alternativ zur Geschwindigkeit die Intensität der Strömung dargestellt, heißt dieser Modus Power-Doppler. Die Intensität ist proportional dem Quadrat der Amplitude. Hier wird **Power** als Synonym für **Intensity** verwendet.

Gewebe-Doppler

Auch der Herzmuskel selbst erzeugt einen Doppler-Effekt, der hinsichtlich der Amplitude und der Geschwindigkeiten different zu dem des Blutes ist. Diese Darstellung ist als Gewebe-Doppler bekannt.

1.3 Echokardiographiegerät

1.3.1 Aufbau

Ein Echokardiographiegerät besteht – stark vereinfacht betrachtet – aus drei Baugruppen:

- Der **Beamformer** erzeugt die Sendepulse und steuert die Signalverarbeitung beim Empfang.
- Der **Schallkopf** wandelt elektrische Schwingungen in mechanische Schwingungen und umgekehrt.
- Der **Scanconverter** bereitet die empfangenen und vom Beamformer vorbereiteten Signale so auf, dass eine korrekte Bildgeometrie auf dem Monitor angezeigt wird. Die Entwicklung der Rechentechnik

hat dazu geführt, dass wesentliche Teile des Beamformers und des Scanconverters als Software realisiert sind.

1.3.2 Geräteeinstellung

Für die Bedienung des Gerätes stehen dem Untersucher drei Bereiche zur Verfügung:

- Auf die Einstellmöglichkeiten des **Preprocessings** hat der Untersucher nur bei aktiviertem Schallkopf Zugriff. Die Parameter für den Sende- und Empfangsbetrieb sind einstellbar. Die kardiologischen Messprogramme werden über das Bedienpult aufgerufen.
- Die **Postprocessingfunktionen** sind auch bei deaktiviertem Schallkopf verfügbar. Hierzu zählen Einstellung von Helligkeit und Kontrast am Monitor, die Schwärzungskurve für die Grauwertdarstellung und die Bildbearbeitungssoftware.
- Die **alphanummerische Tastatur** dient der Eingabe von Patienten- und Untersucherdaten sowie der Beschriftung und Markierung im Ultraschallbild.

In Presets ist eine Vielzahl von Geräteparametern für bestimmte Anforderungen zusammengefasst. So sind beispielsweise Presets für normalgewichtige und für adipöse Patienten anwählbar. Das optimale Bild erzielt nur der Untersucher, der im richtig gewählten Preset immer wieder Feinjustierungen an den einzelnen Reglern vornimmt.
Die Hersteller bieten z. T. automatisierte Optimierungsfunktionen an, die allerdings oft kein optimales Bild erzeugen.

B-/M-mode

- **Sendeleistung/mechanischer Index (MI):** Die Sendeleistung ist nach oben begrenzt, um mit der Echokardiographie keine gewebeschädigenden Wirkungen im Körper zu verursachen [4]. Als Maß für die Sendeleistung wurde der mechanische Index (MI) eingeführt, er muss auf dem Monitor angezeigt werden. Der MI kann maximal den Wert 1,9 erreichen. Er ist der Quotient aus dem negativen Anteil des Schallwechseldrucks und der Wurzel aus der Mittenfrequenz des Sendesignals:

  $MI = P\_/\sqrt{f_0}$

  Um die thermischen Wirkungen des Ultraschalls zu beschreiben, wird der thermische Index (TI) angezeigt. Dieser Index ist kein Maß für die Sendeleistung, sondern ein Maß für eine mögliche lokale Erwärmung im Fokuspunkt. Der TI hat in der Doppler-Diagnostik, insbesondere der fetalen Echokardiographie, eine hohe Bedeutung. Hier wird stark fokussiert, und dies kann zu unerwünschten Temperatureffekten führen.
- **Sektorbreite/Eindringtiefe:** Die abzubildende Region sollte möglichst formatfüllend dargestellt werden, mit dem Schalter „Eindringtiefe" wird die Abbildung dem Monitor angepasst. Da das Herz sich schnell bewegt, spielt die Bildwiederholfrequenz eine wichtige Rolle. Kommt es wesentlich darauf an, eine Bewegung in Echtzeit zu verfolgen, ist eine Verkleinerung des Öffnungswinkels des Sektorbildes hilfreich: Die Bildwiederholfrequenz steigt an, wodurch die Dynamik besser zu bewerten ist.
- **Gesamtverstärkung:** Diese Funktion regelt die Verstärkung aller empfangenen Signale, das Rauschen wird gleichfalls verstärkt. Der Bildeindruck wird mit höherer Verstärkung heller.
- **Tiefenselektive Verstärkung:** Reflexionen von gleichartigen Gewebestrukturen aus unterschiedlichen Eindringtiefen sollen auf dem Monitor die gleiche Helligkeit aufweisen. Die Signale aus tieferen Gewebeschichten sind durch die höhere Dämpfung und Streuung in ihrer Amplitude deutlich niedriger als die Signale aus geringer Eindringtiefe. Mit Schiebereglern kann der Verlust durch die längere Laufzeit korrigiert werden. Die Einstellung wird dabei so vorgenommen, dass ein subjektiv homogener Bildeindruck entsteht.
- **Fokus:** Die Möglichkeiten digitaler Beamformer gestatten eine stufenlose Einstellung eines oder mehrerer Fokuspunkte. Mehrere Fokuspunkte verringern die Bildwiederholfrequenz, deshalb ist in der

Echokardiographie nur ein Fokuspunkt üblich. Dieser wird zunächst so gesetzt, dass er bei etwa 60–70% der gewählten Eindringtiefe liegt. Bei lokal begrenzten Auffälligkeiten ist es sinnvoll, den Fokuspunkt in die entsprechende Region zu setzen.

- **Korrelation:** Um das Rauschen zu verringern, können mehrere Bilder summiert und der jeweilige Mittelwert angezeigt werden. Dies führt in der Echokardiographie zu starken Bewegungsartefakten, deshalb ist diese Funktion in den Voreinstellungen auf den untersten Wert gesetzt.
- **Dynamischer Bereich:** Der Größenunterschied zwischen der Amplitude der kleinsten und der stärksten Reflexionen wird als dynamischer Bereich bezeichnet, die Angabe erfolgt in db (Dezibel). Hoch eingestellte Dynamik erzeugt ein weiches Bild, wie es in der Oberbauchsonographie gebräuchlich ist. In der Echokardiographie liegt der Schwerpunkt auf der Konturerkennung der Herzhöhlen, deshalb sind hier Einstellungen zwischen 55 und 70 db ratsam.
- **Rauschfilter/Reject:** Rauschen äußert sich im Graustufenbild als Schleier, der über dem Bild liegt. Mit der Einstellung des Rauschfilters kann das Rauschen minimiert werden. Es werden nur noch Signale angezeigt, deren Amplitude einen Grauwert hat, der über der Filtereinstellung liegt.
- **Ablenkgeschwindigkeit (M-mode):** Diese Funktion spreizt oder staucht die Zeitachse, die Zahl der auf dem Monitor sichtbaren Herzaktionen ist veränderbar.

Doppler-modi

- **Pulsrepetitionsfrequenz (PRF) und Messbereich:** Der Messbereich ist abhängig von der Eindringtiefe des Messtores im PW-Doppler, da diese Position die Pulsrepetitionsfrequenz (PRF) bestimmt. Überschreitet die zu messende Strömungsgeschwindigkeit den Messbereich, tritt Aliasing auf und die Geschwindigkeiten werden auf der entgegengesetzten Skala angezeigt. Dieser Effekt ist nicht im Ultraschall begründet, er ist allen gepulsten Messverfahren inhärent. Über die Einstellung der PRF wird die Empfindlichkeit des Dopplers für hohe (arterielle) und niedrige (venöse) Strömungsgeschwindigkeiten gesteuert.
- **Nulllinienverschiebung:** Normalerweise startet die Spektraldarstellung mit einer symmetrischen Geschwindigkeitsskala in positiver und negativer Richtung. Der Messbereich entspricht der PRF. Durch Verschieben der Nulllinie innerhalb des Messbereichs kann Aliasing gelegentlich vermieden werden. Gleichzeitig vergrößert sich die darstellbare Geschwindigkeit in einer der beiden möglichen Richtungen zugunsten der jeweils anderen Richtung.
- **Verstärkung:** Es werden alle Signalanteile, inklusive des Rauschens, verstärkt. Im Farb-Doppler treten artifizielle Farbpixel auf, die auf eine Übersteuerung hinweisen.
- **Größe und Lage des Messtores (PW-Doppler):** Um den Spektral-Doppler richtig zu positionieren, wird zunächst die Bildzeile im B-mode eingeblendet, auf der das Doppler-Signal ausgewertet werden soll. Das Messtor für den PW-Doppler ist geeignet markiert. Die Position im Sektor wird mit dem Trackball variiert. Mit dem Schalter für die Größe des Messtores ist die Anpassung an die anatomische Struktur vorzunehmen. Die Signalintensität ist proportional zur eingestellten Größe des Messtores. Lokal begrenzte Flussphänomene sollten mit einem kleinen Messtor erfasst werden.
- **Wandfilter:** Alle sich relativ zum Schallwandler bewegenden Strukturen erzeugen einen Doppler-Effekt. Mit diesem Hochpassfilter werden die niedrigen Geschwindigkeiten der Herzwände und der Atembewegung ausgeblendet.
- **Ablenkgeschwindigkeit (PW-/CW-Doppler):** Diese Funktion spreizt oder staucht die Zeitachse, die Zahl der auf dem Monitor sichtbaren Herzaktionen ist veränderbar.
- **Winkelkorrektur:** In der Doppler-Formel wird die Projektion des Geschwindigkeitsvektors auf die akustische Achse berücksichtigt. Die Kosinusfunktion beschreibt

diese Projektion. Fließt das Blut senkrecht zum Ultraschallstrahl, wird kein Doppler-Effekt gemessen, da die Kosinusfunktion den Wert 0 hat. Fließt das Blut in Richtung des Schallstrahls, ist der Doppler-Effekt am größten. Flussphänomene am Herzen lassen sich durch geeignete Wahl der Anlotposition so darstellen, dass der Winkel zwischen Schallstrahl und Flussrichtung kleiner 20° ist. In diesen Fällen ist keine Winkelkorrektur erforderlich. In der Gefäßdiagnostik hingegen ist die nicht korrekte Einstellung der Winkelkorrektur eine erhebliche Fehlerquelle.

1.4 Dokumentation, digitale Verarbeitung und Speicherung

Konventionell wird die Echokardiographie mit einem Videorekorder aufgezeichnet. Die damit verbundenen Qualitätsverluste sind erheblich. Der Einsatz handelsüblicher Computer in modernen Echokardiographiegeräten bietet weit reichende Möglichkeiten, die Untersuchung in digitaler Form zu dokumentieren. So können Einzelbilder und auch Sequenzen zunächst auf der internen Festplatte des Gerätes gespeichert werden.

Die Gerätehersteller für bildgebende Verfahren haben sich auf ein Protokoll zum Bild- und Datenaustausch geeinigt. Dieses Protokoll wird ständig weiterentwickelt und den aktuellen Erfordernissen angepasst. **D**igital **I**maging and **Co**mmunications in **M**edicine (DICOM) [5] ist der Standard, der alle bildgebenden Verfahren in der Medizin miteinander verbindet.

Gestützt auf den DICOM-Standard, sind die Daten auch auf anderen, externen Computern zu lesen. Da die Kalibrierungsinformationen der Bilder gespeichert sind, können in diesen Bildern auch nachträglich Messungen vorgenommen werden.

Weitere wichtige Daten zum Patienten, zum Untersucher und zum Gerät werden gespeichert und dienen der Sicherung der Zuordnung der Bilddaten. Rechtliche Aspekte sind hier in hohem Maß berücksichtigt. Die gespeicherten Daten sind Originale, Veränderungen sind jederzeit nachvollziehbar. Die digitale Bildbearbeitung vor dem Speichern ist demnach vom Untersucher durch die optimale Einstellung eines Ultraschallbildes auf dem Monitor zu leisten. Die Auslagerung der Daten vom Echokardiographiegerät zu einem externen Computer erfolgt über ein Netzwerk oder einen Datenträger. Es ist sinnvoll, auf dem externen Computer ein Archivierungs- und Befundungssystem zu installieren. Diese Systeme arbeiten mit einer Datenbank, die ein schnelles Navigieren zulässt und die Erstellung von Befunden, gekoppelt mit Bildern und Messwerten, gestattet. Die Messwerte sind nicht zwingend Bestandteil der Datenübertragung per DICOM. Deshalb sollte unbedingt eine Möglichkeit bestehen, diese Messwerte auch digital vom Ultraschallgerät in das Befundungssystem zu übertragen. Die gewünschten Werte sind auf einfache Weise in den Befund zu integrieren.

Die Speicherung von Sequenzen (R-R) ist für die Durchführung der Stressechokardiographie notwendig. Auch diese Aufgabe kann vom externen Befundungssystem übernommen werden. Der Bilddatentransfer richtet sich nach dem jeweiligen Gerät. Sowohl der digitale Weg als auch die Digitalisierung des Videosignals vom Ultraschallgerät sind möglich.

Der Export von Bildern und Sequenzen aus dem Gerät in einem Datenformat, das von Präsentationsprogrammen gelesen werden kann, ist übliche Praxis. Die Archivierungsprogramme verfügen ebenfalls über diese Funktionalität. Oft sind zusätzlich Möglichkeiten zur Beschriftung, Markierung und Bildbearbeitung integriert.

Bei der Anschaffung eines Archivierungs- und Befundungssystems ist vorher die zu erwartende Datenmenge abzuschätzen, damit die Dimensionen der Speicherkapazität und die Rechenleistung hinreichend und kosteneffizient sind. Nachrüstungen sind immer kostenaufwendig, zu groß ausgelegte Kapazitäten sind unwirtschaftlich.

1.5 Messwerte und Modelle zur Berechnung von Volumina, Flächen und Druckgradienten

1.5.1 Direkte Messungen

Zur Bewertung von Pathologien müssen Messwerte erhoben und mit Normbereichen verglichen werden. Ausgehend vom Ortsauflösungsvermögen, das durch die Wellenlänge bestimmt ist, sind Distanzmessungen mit einer Genauigkeit von 1 mm realistisch.
Im B-mode werden Distanzen vermessen und Flächen planimetriert; im M-mode sind zusätzlich Zeit- und Slope-Messungen möglich. Das zeitliche Auflösungsvermögen im M-mode liegt deutlich unter 1 ms; Zeitmessungen sind mit hoher Genauigkeit möglich.
Im Spektral-Doppler können Geschwindigkeiten hinreichend genau bestimmt werden. Abhängig vom Messbereich liegt die Auflösung im Bereich von 1 cm/s und darunter. Das zeitliche Auflösungsvermögen stellt keine Limitation dar. Beschleunigungsmessungen sind in diesem Modus auszuführen.
Der Farb-Doppler ist hinsichtlich der Signalauswertung nicht geeignet, um direkte Messwerte abzuleiten. Gleichwohl sind Begriffe wie Jetfläche, Vena contracta und die Bestimmung von Regurgitationsvolumina an den Farb-Doppler gebunden. Diese Werte sind stark abhängig von Geräteeinstellungen und daher mit einem gewissen Vorbehalt zu verwenden.

1.5.2 Abgeleitete Messungen

Durch Anwendung mathematischer Formeln und physikalischer Modelle lassen sich aus den erhobenen Messwerten Volumina, Flächen und Druckgradienten errechnen, die einen Vergleich mit anderen diagnostischen Verfahren ermöglichen. Es ist davon abzuraten, linksventrikuläre systolische und diastolische Volumina aus dem eindimensional erhobenen M-mode abzuleiten. Die Fehlerwahrscheinlichkeit liegt hier bei 30%. Weit besser geeignet sind die Modelle, die sich auf den B-mode beziehen und Werte aus zwei Ebenen verwenden.
Zur Bestimmung der Restöffnungsflächen von Herzklappen ist die Kontinuitätsgleichung geeignet. Dabei wird die Tatsache genutzt, dass der Volumenstrom (Flussvolumen pro Zeiteinheit) konstant ist. Das Produkt aus Querschnittsfläche und Strömungsgeschwindigkeit durch diese Fläche ist konstant. Durch Messung einer Referenzfläche lässt sich die Öffnungsfläche einer Herzklappe bestimmen. Es ist üblich, anstelle der Geschwindigkeiten das Geschwindigkeits-Zeit-Integral über einen Herzzyklus (Fläche unter der Doppler-Kurve) zu verwenden. Ein Beispiel ist die Bestimmung der Aortenklappenöffnungsfläche, bei der als Referenz der linksventrikuläre Ausflusstrakt dient (☞ 5.2).
Als Maß für die Behinderung des Blutflusses gilt der Druckgradient über einer Klappe. Dieser lässt sich unter Anwendung der Bernoulli-Gleichung ermitteln. Der Gesamtdruckgradient in einem System setzt sich aus dem hydrostatischen Druck, dem Strömungsdruck und einem Anteil, der auf der Viskosität der Flüssigkeit beruht, zusammen. Für die echokardiographische Anwendung ist der statische Druck vor und hinter der Klappe gleich, der visköse Druckanteil ist vernachlässigbar klein. Bei weiterer Vereinfachung gilt: Der transvalvuläre Druckgradient ist gleich dem Vierfachen des Quadrates der Geschwindigkeit in der Klappe.
Die PISA-Methode wird zur Bestimmung von Regurgitationsvolumina angewendet. PISA bedeutet: **P**roximal **I**sovelocity **S**urface **A**rea. Besteht ein Leck an einer Herzklappe, strömt Blut in der entsprechenden Herzphase retrograd durch dieses Leck. Die Bestimmung des Schweregrades dieser Insuffizienz bedingt die therapeutischen Konsequenzen. Die Bestimmung des Regurgitationsvolumens ist ein geeignetes Maß, den Schweregrad der Insuffizienz festzulegen. Basis des Modells ist die Annahme, dass der Druck eine isotrope Größe ist. Existiert eine Öffnung, durch die Flüssigkeit aus diesem unter Druck stehenden Raum austritt, dann fließt die Flüssigkeit aus allen Richtungen auf die Öffnung zu. Die Geschwindigkeit wächst mit kleiner werdendem Abstand von der Öffnung (Flusskonvergenz). Im Farb-Doppler lässt sich dieses Anwachsen der Ge-

schwindigkeit durch geeignete Wahl des Messbereichs so darstellen, dass vor der Öffnung ein Farbumschlag die virtuelle Halbkugel markiert, deren Oberfläche vom Blut mit der Aliasing-Geschwindigkeit durchflossen wird. Das Produkt aus Aliasing-Halbkugeloberfläche und Aliasing-Geschwindigkeit liefert das gesuchte Regurgitationsvolumen.

Merke
Da die Geometrie (Anatomie) der Leckstelle häufig von dieser Modellvorstellung abweicht, sind die Aussagen fehlerbehaftet.

Literatur

1. Becher H. Kontrastechokardiographie: klinische Anwendung und Zukunftsperspektiven. Herz 27, 2002; Nr. 3, 201–216.
2. Doppler C. Über das farbige Licht der Doppelsterne und einiger anderer Gestirne des Himmels. Abhandlung der Königlich Böhmischen Gesellschaft Serie 2, 1843; 465–482.
3. Evans DH, McDicken WN, Skidmore R, Woodcock LP. Doppler Ultrasound, 1989.
4. Norm IEC 1157, International Electrical Commission (IEC), TC 87. Measurement of acoustic values.
5. The DICOM Standard, http://medical.nema.org/.

Echokardiographische Verfahren 2

Thomas Buck

In der Echokardiographie können prinzipiell vier technische Verfahren unterschieden werden:

- M-mode-Echokardiographie.
- Zweidimensionale (2-D-) Echokardiographie.
- Dreidimensionale (3-D-) Echokardiographie.
- Doppler-Echokardiographie.

Bei dem M-mode-Verfahren, das eine eindimensionale Echokardiographie darstellt, sowie dem 2-D- und 3-D-Verfahren handelt es sich um bildgebende Verfahren. Das Doppler-Verfahren dagegen ist eine Methode zur Geschwindigkeitsmessung, die lediglich Geschwindigkeitsspektren abbildet. Das Farb-Doppler-Verfahren stellt eine Kombination der Information von Blutfluss- oder Gewebegeschwindigkeit mit einem der drei übrigen Bildgebungsverfahren dar. Weitere Techniken, wie die transösophageale Echokardiographie oder Kontrastechokardiographie, stellen spezielle Anwendungen dar, die auf einem der Basisverfahren oder einer Kombination mehrerer beruhen. Es werden nunmehr zuerst die Basisverfahren beschrieben und danach die davon abgeleiteten speziellen Anwendungen.

2.1 M-mode

2.1.1 Prinzip und Indikationsspektrum

Bei der M-mode-Technik wird die dynamische Veränderung eindimensionaler Ultraschallinformationen von Strukturen des Herzens und ihrer Dimensionen über die Zeit abgebildet. M-mode steht dabei für Motion-mode, früher auch als Time-Motion-mode (T-M-mode) bezeichnet.

Die M-mode-Technik war das erste echokardiographische Verfahren. Sie wurde 1954 erstmals von Dr. Edler und Dr. Hertz beschrieben und war in den folgenden 20 Jahren die einzige klinisch anzuwendende echokardiographische Methode [1].

Das Prinzip der M-mode-Technik basiert auf der Erzeugung eines Ultraschallstrahls mit Hilfe eines geeigneten **Ultraschall-Transducers**. Heute werden hierzu ausschließlich moderne Phased-Array-Transducer verwendet (☞ 2.2.1). Entlang der Richtung des Ultraschallstrahls werden Ultraschallpulse von dem Transducer ausgesendet und bei Reflexion wieder empfangen. Nach Aussendung eines Pulses erfolgt eine Pause, bis alle Reflexionen des Pulses empfangen sind, bevor der nächste Puls ausgesendet wird. Die Frequenz, mit der die Pulse nacheinander ausgesendet werden können, wird als Pulswiederholrate (**Pulse Repetition Frequency, PRF**) bezeichnet (☞ Abb. 2.1). Die PRF ergibt sich aus der Laufzeit eines Pulses bis zur ausgewählten Eindringtiefe und der gleichen Laufzeit für die Reflexion. Die Laufzeit wiederum errechnet sich aus der Geschwindigkeit der Ultraschallpulse in Gewebe und der Laufstrecke oder Eindringtiefe. Bei einer Eindringtiefe von 10 cm und einer Ultraschallgeschwindigkeit in Gewebe von ca. 1500 m/s (1540 m/s) errechnet sich somit die PRF nach:

PRF = 2 × 0,1 m/1500 m/s = 0,000133 s pro Puls oder 7500 Pulse/s = 7,5 kHz

PRF = Pulsrepetitionsrate; kHz = Kilohertz

Wird der Ultraschallstrahl durch die Thoraxwand in das Herz gesendet, wird der Ultraschallpuls entlang des Ultraschallstrahls an Grenzflächen zwischen Medien unterschiedlicher Schallleitfähigkeit (**Impedanz**), wie bei-

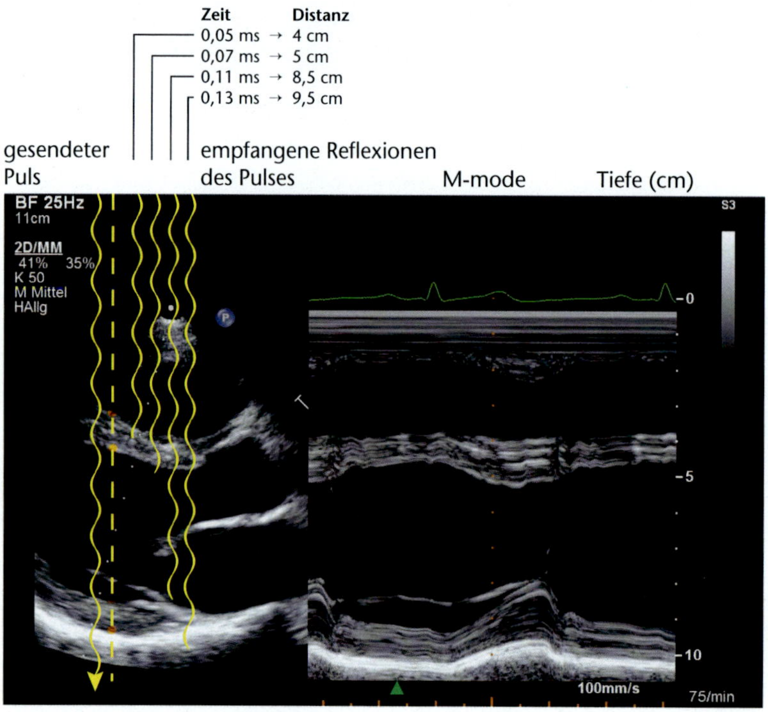

Abb. 2.1 Prinzip der M-mode-Registrierung. Links: 2-D-Schnittbild des linken Ventrikels mit M-mode-Cursorlinie und schematischer Darstellung einer gesendeten Pulswelle und der Reflexionen an Grenzflächen, wie zwischen blutgefüllter Herzkammer und Herzmuskel. Angabe der Zeiten von Signalaussendung bis Empfang und berechnete Distanz der Grenzflächen vom Schallkopf. Rechts: M-mode-Darstellung der linearen Information des Schallstrahls über die Zeit.

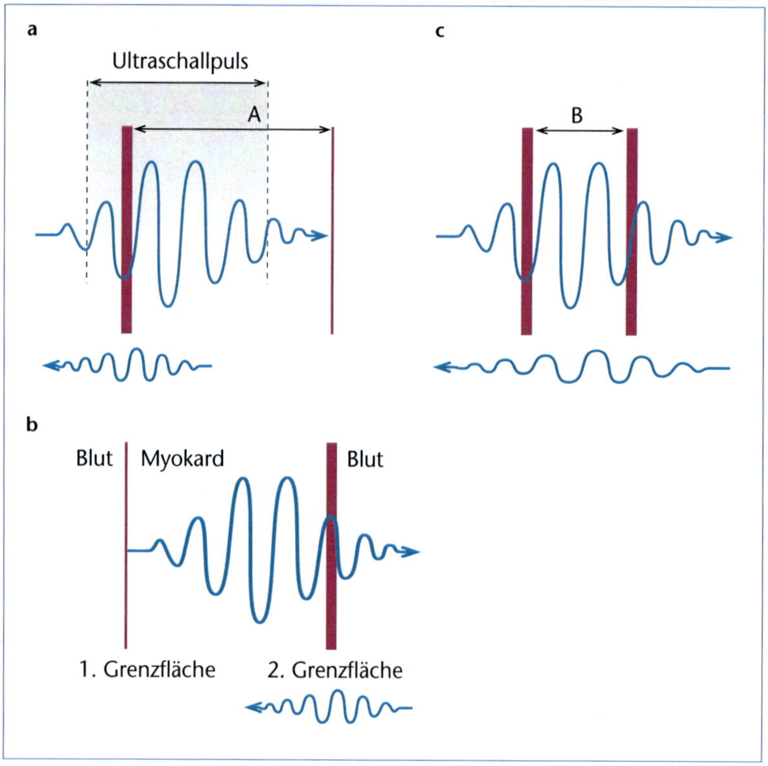

Abb. 2.2 Erkennung von Grenzflächen mittels Ultraschall. Die Differenzierung zweier Grenzflächen (räumliche Auflösung) ist nur möglich, wenn der Ultraschallpuls die erste Grenzfläche passiert hat (**a**; breite Linie), bevor er auf die zweite trifft (**b**; breite Linie). Jede Grenzfläche erzeugt eine eigene Reflexion. Ist die Distanz zwischen den Grenzflächen zu gering (**c**), trifft der Puls gleichzeitig auf beide Grenzflächen und das reflektierte Signal erlaubt keine Differenzierung der Grenzflächen.

spielsweise Blut und Endokard, reflektiert (☞ Abb. 2.2). Es entsteht eine eindimensionale Information entlang des Ultraschallstrahls über Dimensionen des Herzens, wie beispielsweise Myokarddicke und Herzhöhlendiameter. Die Grenzflächen erscheinen hierbei unterschiedlich hell, entsprechend dem Impedanzunterschied. Je höher der **Impedanzunterschied** zwischen zwei Medien ist, desto größer fällt die reflektierte Ultraschallenergie aus und somit die Intensität des reflektierten Ultraschallsignals und damit auch die dargestellte Helligkeit der reflektierenden Struktur. Die korrekte anatomische Lage unterschiedlicher Strukturen des Herzens entlang des Ultraschallstrahls wird anhand der Zeit vom Aussenden des Pulses bis zum Empfang des jeweiligen Signals berechnet und auf dem Bildschirm abgebildet.

Beispielrechnung

Wird bei den oben genannten Bedingungen ein Signal bereits nach 0,1 ms empfangen, errechnet sich ein Abstand der reflektierenden Struktur vom Transducer von 7,5 cm nach:

0,1 ms/2 = 0,05 ms = Zeit des Pulses vom Schallkopf zum Ort der Reflexion (A)

0,05 ms × 1500 m/s = 0,075 m ~ 7,5 cm vom Schallkopf zum Ort der Reflexion (B)

Die axiale Auflösung, mit der das Ultraschallsystem Strukturen entlang des Ultraschallstrahls differenzieren kann, ist von der Ultraschallfrequenz abhängig. Je größer die Frequenz, desto geringer die Wellenlänge und desto höher die Auflösung.

Beispielrechnung

Bei einer Frequenz von 3,5 MHz ergibt sich aufgrund der Schallausbreitungsgeschwindigkeit von ca. 1500 m/s eine Wellenlänge von 0,43 mm. Bei einer Pulslänge von beispielsweise 4 Wellenlängen ergibt sich eine räumliche Auflösung von ca. 1,7 mm. Um also die beiden Grenzflächen einer Struktur und damit die Dicke der Struktur zu erkennen, muss der Puls die 1. Grenzfläche vollständig durchlaufen haben, bevor er die 2. Grenzfläche trifft, da es sonst zu einer Verschmelzung der reflektierten Signal beider Grenzflächen zu einem Signal käme. Die axiale Auflösung beträgt demnach 1,7 mm bei einer Frequenz von 3,5 MHz. Bei einer Frequenz von 7 MHz resultiert eine axiale Auflösung von ca. 0,85 mm (☞ Abb. 2.2). In der Praxis ist jedoch die axiale Auflösung etwas geringer als die Pulslänge und beträgt lediglich etwa das 2fache der Wellenlänge.

2.1.2 Klinische Anwendung

Bei der M-mode-Technik werden die Dynamik der linearen, eindimensionalen Ultraschallinformationen der Strukturen des Herzens und ihrer Dimensionen über die Zeit abgebildet (☞ Abb. 2.1). Der Vorteil der M-mode-Technik besteht in der hohen zeitlichen Auflösung der Bildschirmdarstellung von 1000–3000 Hz. Der zeitliche Abstand zwischen zwei aufeinander folgenden Bildlinien beträgt damit lediglich 1,0–0,3 ms. Dadurch lassen sich auch schnelle Bewegungen kleiner Strukturen, wie die oszillierende Bewegung eines Klappensegels, als fließende Bewegung darstellen.
Die **zeitliche Zuordnung** der einzelnen Bildlinie der M-mode-Registrierung zu den Phasen des Herzzyklus erfolgt anhand der simultanen, kontinuierlichen Darstellung der EKG-Kurve in der Regel unter- oder oberhalb der M-mode-Registrierung. Zusätzlich kann zur Diagnostik bei Perikardtamponade oder Perikardkonstriktion simultan die Registrierung einer Atemkurve erfolgen.
Die **M-mode-Darstellung** auf dem Gerätebildschirm kann entsprechend der Fragestellung durch Änderung der Eindringtiefe und der Laufgeschwindigkeit (**Sweep**) angepasst werden (☞ Abb. 2.3a–c). Zur Orientierung der Lage des Ultraschallstrahls im Herzen erfolgt bei modernen Geräten eine simultane Darstellung der M-mode-Registrierung und eines 2-D-Sektorbildes mit Darstellung der M-mode-Bildlinie. Durch Änderung der Lage der M-mode-Bildlinie im 2-D-Sektor lassen sich die dynamischen Veränderungen unterschiedlicher Regionen des Herzens kontinuierlich nacheinander in der gleichen M-mode-Registrierung darstellen.
Während bei konventionellen Systemen M-mode-Registrierungen nur anhand der Scanlinien in Schallstrahlrichtung möglich waren,

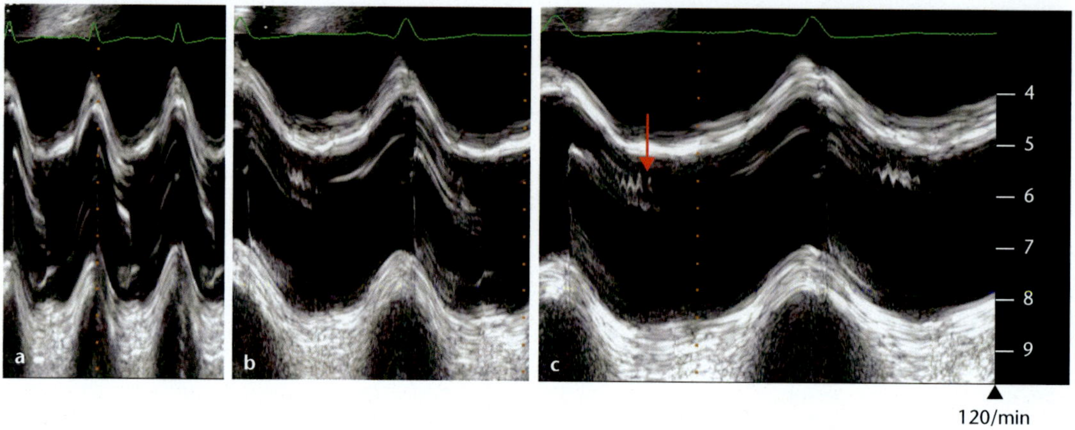

Abb. 2.3a–c M-mode-Registrierung der Aortenklappenbewegung mit unterschiedlichen Laufgeschwindigkeiten. Bei 50 mm/s **(a)** lässt sich bei einer Tachykardie mit 120 s/min die Aortenklappenöffnung nicht sicher beurteilen. Bei 100 mm/s **(b)** zeigt sich angedeutet eine auffällige Zusatzstruktur an der oberen (nicht-koronaren) Aortenklappentasche. Bei einer Laufgeschwindigkeit von 150 mm/s **(c)** lässt sich deutlich eine echoreiche, fibrillierende Zusatzstruktur angrenzen (Pfeil), bei der es sich am ehesten um eine Vegetation handelt.

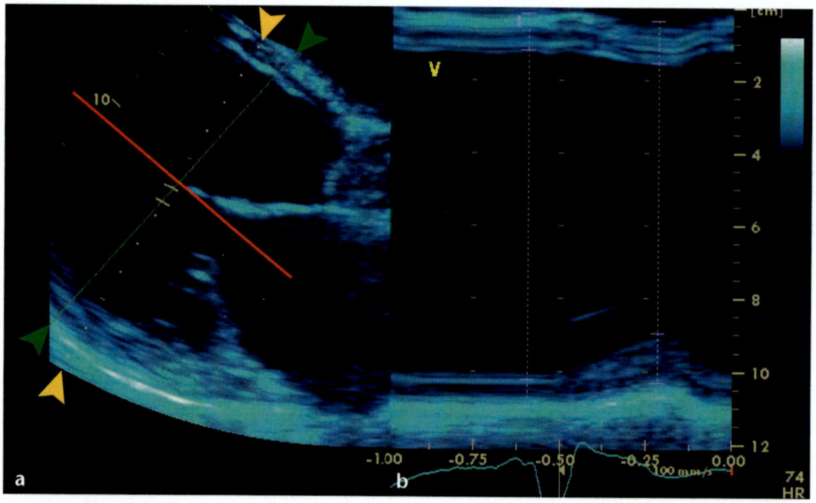

Abb. 2.4a, b Anatomischer M-mode. Die grüne Cursor-Linie markiert den anatomischen M-mode, der senkrecht zu der langen Achse des linken Ventrikels (rote Markierungslinie) steht. Die gelbe Cursor-Linie markiert die konventionelle M-mode-Linie in Richtung des Schallkopfs.

erlauben moderne **digitale Systeme** mit Speicherung der Rohdaten einen sog. anatomischen M-mode, der eine frei wählbare Positionierung der Registrierlinie im Ultraschallsektor unabhängig vom Strahlengang ermöglicht. Mit Hilfe des **anatomischen M-mode** kann die Bildlinie zur Registrierung während der Untersuchung oder auch im Nachhinein („offline") im 2-D-Sektorbild exakt ausgerichtet und die M-mode-Information anhand der 2-D-Bildrohdaten nachberechnet werden (☞ Abb. 2.4).

Obwohl die M-mode-Technik im Laufe der Entwicklung neuer 2-D- und 3-D-Techniken etwas an Bedeutung abgenommen hat, ist sie weiterhin integraler Bestandteil einer ausführlichen echokardiographischen Untersuchung. Sie erlaubt die quantitative Messung kardialer Dimensionen zu unterschiedlichen Zeiten des Herzzyklus innerhalb einer M-mode-Registrierung auf dem Bildschirm sowie die qualitative Beurteilung von Bewegungsmustern einzelner Strukturen. Existierende und weiterhin gültige Normwerte für Durchmesser der Herzhöhlen und Wanddicken basieren auf M-mode-Messungen entlang des Schallstrahls.

Jede **standardisierte Routineuntersuchung** [2] mittels M-mode-Technik beinhaltet die Erfassung der Aorta ascendens mit Aortenklappe, des linken Vorhofs, der Mitralklappe und des rechten und des linken Ventrikels. Alle diese Strukturen lassen sich mittels M-mode am besten in parasternaler Anlotung registrieren. Hierbei ist darauf zu achten, dass die Längsachse der Strukturen (Vorhof, Ventrikel, Aorta) senkrecht zum Schallstrahl liegt, um Fehlmessungen zu vermeiden (☞ 3.1.3) (☞ Abb. 2.5a–c).

2.2 2-D-Echokardiographie

2.2.1 Prinzip und Indikationsspektrum

Die 2-D-Echokardiographie erlaubt die Echtzeitdarstellung sektorförmiger Schnittbilder des Herzens. Moderne Phased-Array-Ultraschallsonden ermöglichen durch Anwendung unterschiedlicher „Time Delays" eine elektronische Änderung der Schallstrahlrichtung entlang der lateralen Dimension des Schallfeldes und somit in Richtung der Längsausrichtung der Ultraschallelemente. Durch die schnelle 90°-Schwenkbewegung des Ultraschallstrahls wird aus den eindimensionalen Scanlinien-Informationen ein Sektorbild zusammengesetzt. Die Anzahl dieser Scanlinien und damit die laterale Auflösung des Schnittbildes wird durch die Pulswiederholrate (PRF), die Bildfrequenz (BR) und den Sektorwinkel bestimmt. Dabei bestimmt die PRF die **Anzahl der Scanlinien pro Sekunde**.

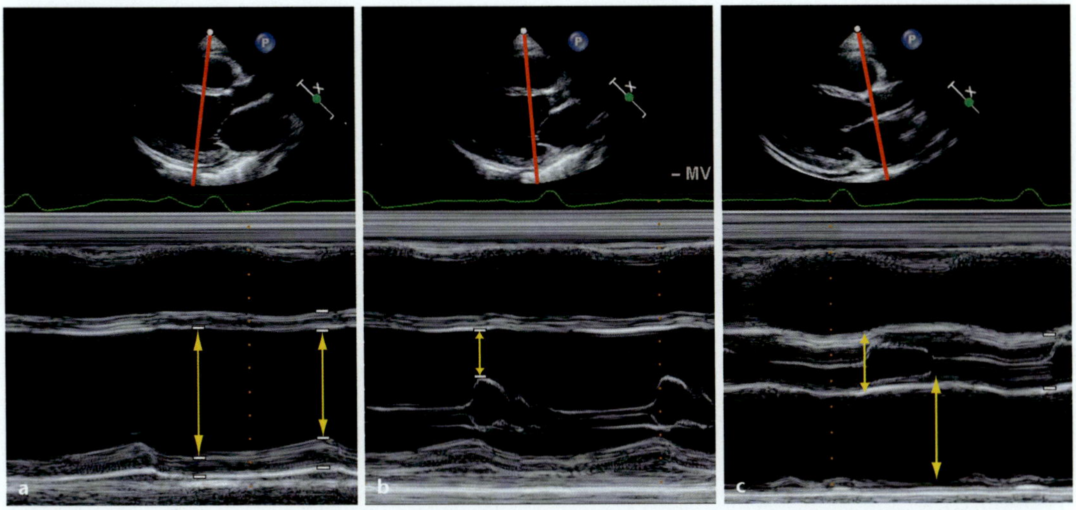

Abb. 2.5a–c Darstellung der standardisierten M-mode-Scanlinien (rote Linien in 2-D-Bildern). Rechts **(c)**: M-mode-Registrierung der Aortenwurzel und linkem Vorhof. Mitte **(b)**: Linker Ventrikel auf Ebene der Mitralklappe mit EPSS-Messung (Pfeil). Links **(a)**: Linker Ventrikel am Übergang von basalem zu mittlerem Drittel. Beispiel eines jungen Patienten mit dilatativer Kardiomyopathie.

Beispielrechnungen

Bei einer PRF von 7500 Pulsen/s und einer Bildfrequenz (BF) von 25 Bildern/s kann jedes Sektorbild aus 300 Scanlinien aufgebaut werden. Bei einer Bildfrequenz von 50 Bildern/s würden dagegen nur noch 150 Scanlinien pro Sektorbild möglich sein. In diesem Fall würde sich also die laterale Bildauflösung halbieren. Durch Halbierung der Sektorbreite von beispielsweise 90° auf 45° ließe sich jedoch wieder die gleiche höhere laterale Auflösung erreichen.

Die **laterale Bildauflösung** wird demnach durch die Scanlinienanzahl pro Sektorwinkelgrad bestimmt oder durch folgende Formel:

$$\text{Laterale Bildauflösung} = \frac{\text{PRF}}{\text{BF} \times \text{Sektorwinkel}} = \frac{\text{Scanlinien}}{\text{Sektorwinkelgrad}}$$

BF = Bildfrequenz; PRF = Pulswiederholungsrate (Pulsrepetitionsfrequenz)

Die axiale Auflösung des 2-D-Bildes wird wie beim M-mode durch die Ultraschallfrequenz bestimmt (☞ 2.1.1). In modernen digitalen Systemen lassen sich durch **Paralleldatenverarbeitung** („Parallel Processing“) Bildfrequenzen von über 100 Bilder/s erreichen. Die 2-D-Echokardiographie ist damit das bildgebende Verfahren mit der höchsten zeitlichen Auflösung.
Die Bezeichnung 2-D-Echokardiographie steht als Überbegriff für verschiedene echokardiographische Verfahren, die auf einer Schnittbilddarstellung des Herzens basieren. Neben der 2-D-Echokardiographie im herkömmlichen Sinne mit Graustufendarstellung der Herzstrukturen haben sich die speziellen Anwendungen wie die transösophageale Echokardiographie, die Stressechokardiographie, Kontrastmittelechokardiographie oder die intrakardiale Echokardiographie entwickelt. Das Indikationsspektrum der 2-D-Echokardiographie umfasst im Graustufenmodus primär die Beurteilung der Morphologie, der Dimensionen und der dynamischen Funktion des Herzens.

2.2.2 Klinische Anwendung

Morphologische Beurteilung

Die 2-D-Schnittbilddarstellung erlaubt die Unterscheidung normaler kardialen Strukturen und Herzräume von pathologischen Veränderungen wie z. B. degenerativen Veränderungen von Herzklappen, intrakardialen Tumoren oder Thromben, entzündlichen Veränderungen, Veränderungen der Myokardstruktur, Defekten in Herzscheidewänden oder pathologischen Flüssigkeitsansammlungen. Hier ist vor allem der Perikarderguss zu nennen.

Beurteilung von Dimensionen

Mittels 2-D-Echokardiographie lassen sich pathologische Veränderungen der Herzhöhlen, der Herzwände oder der Herzklappen qualitativ und quantitativ anhand spezifischer Parameter bestimmen. Die Herzhöhlen können beispielsweise anhand ihrer **Durchmesser und Volumina** beurteilt werden. Die qualitative und quantitative Beurteilung der Herzhöhlen ist Teil jeder echokardiographischen Untersuchung. Die 2-D-Echokardiographie erlaubt sowohl eine visuell orientierende Größenbeurteilung der Vorhöfe und Ventrikel als auch eine genaue Messung der Dimensionen in Abhängigkeit von der Herzzyklusphase. Die Beurteilung der Dimensionen beider Vorhöfe und Ventrikel orientiert sich an Normwerten, jeweils für die enddiastolische und endsystolische Größe [3]. Eine Reihe dieser Normwerte bezieht sich auf die Körperoberfläche (☞ 20.1 und 20.2). Bestimmungen der Querschnittsflächen der Herzhöhlen haben diagnostisch keine Bedeutung.

Volumenbestimmung des linken Ventrikels (☞ 9)

Grundlage für die Größenbestimmung der Herzhöhlen ist eine ausreichend gute Darstellung der Endokardgrenzen. Verschiedene Algorithmen erlauben die diagnostisch wichtige Berechnung der Herzhöhlenvolumina. Die Berechnung der Ventrikelvolumina aus zweidimensionalen echokardiographischen Messdaten ist an Unsicherheiten geknüpft, wobei insbesondere bei asymmetrischen und aneurysmatischen Ventrikeln Ungenauigkeiten entstehen (☞ 9.1.1). Neben der Größenbestimmung ist auch die Beurteilung der Form der Herzhöhlen diagnostisch wichtig. Die Herzwände werden anhand ihrer Dicke und hinsichtlich der linksventrikulären Muskelmasse beurteilt. Bei Herzklappen hingegen erlaubt die 2-D-Echokardiographie die Messung der Öffnungsweite oder gegebenenfalls der Schlussunfähigkeit. Wird die zu messende Struktur schräg angeschnitten, kommt es zu Unter- oder Überschätzungen. So werden die Dimensionen von Herzhöhlen bei exzentrischer Schnittführung unterschätzt und andererseits Herzwanddicken bei schrägem Anschnitt überschätzt.

Volumenbestimmung des linken Vorhofs

Die Volumenbestimmung des linken Vorhofs hat klinisch an Bedeutung gewonnen, da sich gezeigt hat, dass die Größenzunahme ein Risikofaktor für das Auftreten von Vorhofflimmern ist. Die Bestimmung des Querdurchmessers reicht zur Größenbestimmung nicht aus, da die Längsausdehnung dabei unberücksichtigt bleibt. Die Volumetrie kann im apikalen 4-Kammerblick mittels **Scheibchensummationsmethode** oder **Flächen-Längen-Methode** erfolgen, die eine Konturierung des Vorhofendokards erfordern, oder mittels **Ellipsoid-Methode** (☞ 9.1.1), die nur einen Längsdurchmesser sowie einen oder zwei Querdurchmesser benötigt. Die Volumenmessung des linken Vorhofs erfolgt endsystolisch, wenn der Vorhof maximal dilatiert ist. Kommt dabei das linke Vorhofohr zur Darstellung, wird es von der Volumetrie ausgeschlossen.

Beurteilung der Herzdynamik

Während der M-mode lediglich dynamische Veränderungen entlang eines eindimensionalen Strahlengangs durch das Herz registriert, zeigt die 2-D-Technik die dynamischen Veränderungen in einer Querschnittsfläche und erlaubt damit eine realistischere Beurteilung der Dynamik, z. B. der Ventrikelkontraktion, der Herzklappenbewegung, der Vorhofseptumbewegung, der Kompression der Herzhöhlen durch einen Perikarderguss und der Bewegung von Thromben, Tumoren oder entzündlichen Veränderungen. Die Beurteilung der Dynamik von Herzstrukturen kann durch Gewebe-Doppler-Verfahren unterstützt werden. Auf die Konsequenzen für die Beurteilung der Ventrikelfunktion sowie die Anwendung der 2-D-Bildgebung auf die Bewertung verschiedener Entitäten wird in den einzelnen Kapiteln ausführlich eingegangen.

Auswertung

Die Auswertung einer 2-D-echokardiographischen Untersuchung mit Beurteilung der qualitativen Kriterien und Messung quantitativer Parameter erfolgt üblicherweise während des Untersuchungsgangs („online"). Grundsätzlich lassen sich aber alle Auswertungen anhand der Videospeicherung oder digitalen Archivierung auch nachträglich („offline") durchführen. Insbesondere die digitale Bilddatenspeicherung im DICOM-Format erlaubt die gleichen Messungen offline, wie sie auch online möglich sind. Die digitale Speicherung von Bildrohdaten macht sogar eine Offline-Optimierung des Bildpostprocessings möglich, wodurch sich die Auswertbarkeit verbessern lässt. Auf die Bestimmung von Volumenparametern der Ventrikel wird in den entsprechenden Kapiteln eingegangen. Für bestimmte Fragestellungen ist jedoch die Volumenbestimmung der Vorhöfe sinnvoll.

2.3 3-D-Echokardiographie

2.3.1 Prinzip

Die 3-D-Echokardiographie ermöglicht die räumliche, dynamische Darstellung des Herzens. Sie stellt damit die konsequente technische Weiterentwicklung der Echokardiographie von der eindimensionalen M-mode-Technik über die zweidimensionale Sektorbildgebung dar. Durch die Erzeugung räumlicher Bilddatensätze erlaubt die 3-D-Echokardiographie realistische räumliche Ansichten der Herzstrukturen in beliebig wählbaren Schnittebenen. Damit lassen sich insbesondere räumlich komplexe Strukturen oder Fehlbildungen so darstellen, wie sie z. B. auch intraoperativ gesehen werden. Die Möglichkeit, Oberflächen von Herzstrukturen sichtbar zu machen, stellt dabei eine völlig neue Informationsqualität dar, die mittels anderer Methoden nicht möglich ist. Von klinischer Bedeutung ist hier beispielsweise die Ansicht pathologisch veränderter Mitralklappensegel aus Richtung des linken Vorhofdachs („**surgical view**") (☞ Abb. 2.6). Sie erleichtert dem Chirurgen die Planung eines rekonstruktiven Klappeneingriffs, der heute auch schon minimalinvasiv vorgenommen werden kann. Gerade unter diesem Aspekt gewinnt die perioperative 3-D-Darstellung zunehmend an Bedeutung (☞ 4.3). Neben den Vorteilen der räumlichen Darstellung erlaubt die 3-D-Echokardiographie **anatomisch korrekte Quantifizierungen** räumlicher Dimensionen ohne die Fehler geometrischer Vereinfachungen [4]. Dies betrifft v.a. volumetrische Analysen. Seit Einführung der 3-D-Echokardiographie wurden unterschiedliche technische Verfahren zur Erzeugung räumlicher Bilddatensätze entwickelt. Grundsätzlich lassen sich heute zwei Verfahren un-

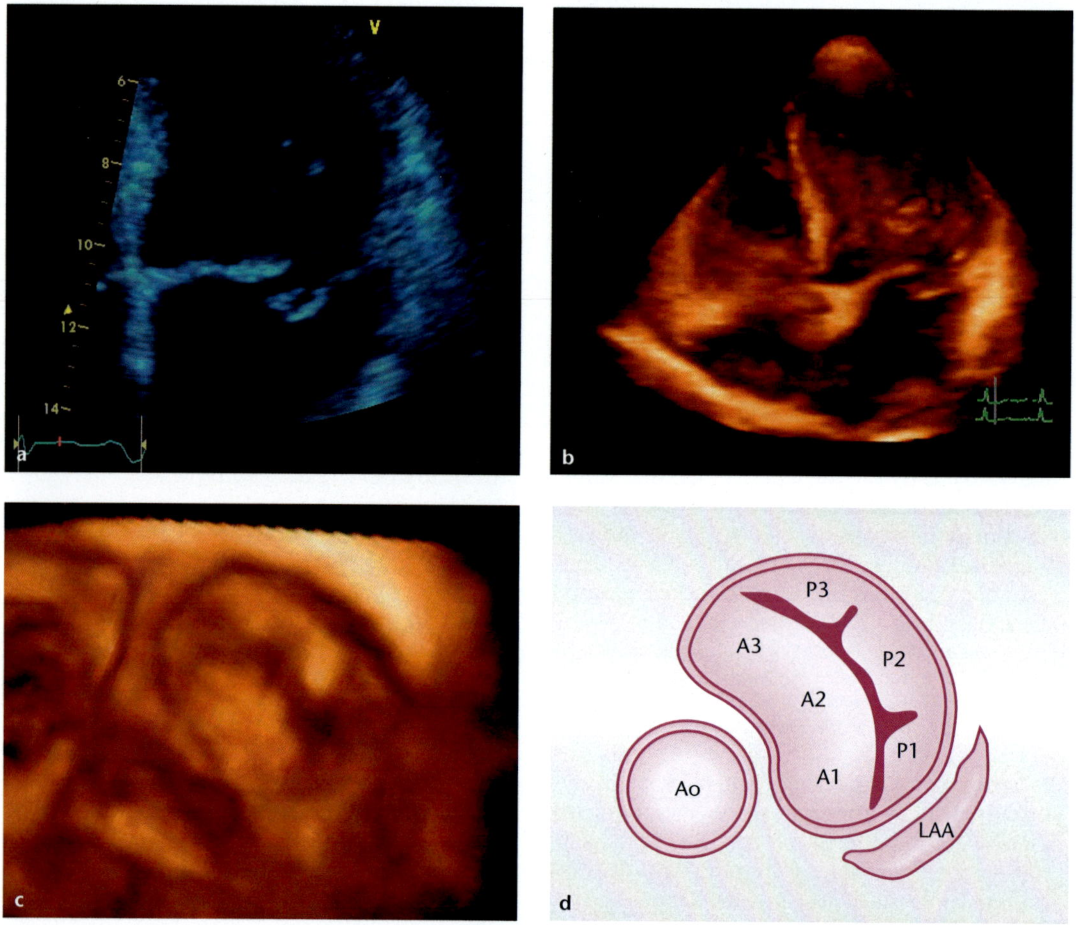

Abb. 2.6a–d Echtzeit-3-D-Darstellung eines Mitralklappenprolaps (Live3D, Philips). **a)** Konventionelle 2-D-Darstellung eines apikalen 4-Kammerblicks mit Prolaps des posterioren Segels. **b)** Die 3-D-Darstellung des Prolaps in apikalem 4-Kammerblick erlaubt noch keine Beurteilung der betroffenen Segelsegmente. **c)** Erst die Draufsicht („enface view") auf die Mitralklappensegel vom linken Vorhof aus („surgical view") zeigt die exakte Größe des Prolaps mit Begrenzung auf das P2-Segement.

terscheiden, die beide klinisch zur Anwendung kommen:

- Offline-3-D-Rekonstruktion aus 2-D-Schnittbildern.
- Echtzeit-3-D-Darstellung mit Hilfe einer Volumenschallsonde.

Offline-3-D-Rekonstruktion

Das Prinzip der 3-D-Rekonstruktion basiert auf der zeitlich getriggerten Akquisition multipler 2-D-Schnittebenen und deren **computerbasierter Rekonstruktion** zu einem Volumendatensatz [5]. Anfänglich wurden die Schnittbilder durch eine motorgesteuerte Parallelverschiebung des Sektors entlang einer TEE-Sonde akquiriert. Später setzte sich sowohl transösophageal als auch transthorakal die motorgesteuerte Akquisition durch axiale **180°-Rotation** des Schallsektors durch [6, 7]. Ein alternatives Verfahren stellte die **Freehand-Akquisition** dar, bei der die Sektorsonde willkürlich manuell geführt werden kann, während die jeweilige räumliche Schallsektorposition durch ein elektromagnetisches Empfangssystem registriert wurde.

Allen Verfahren ist dabei gemeinsam, dass zu jeder Bildebene durch EKG-Triggerung ein ganzer Herzzyklus akquiriert wird. Es müssen ausreichend viele Bildebenen akquiriert werden, um das gewünschte Herzvolumen rekonstruieren zu können (☞ Abb. 2.7). Die Rekonstruktion eines Volumendatensatzes erfolgt:

- Durch Konversion der räumlich korrekt abgebildeten 2-D-Sektorbilder in ein 3-dimensionales, würfelförmiges Koordinatensystem (kartesianischer Datensatz) und
- Durch 3-D-Interpolation der freien Zwischenräume anhand der Bildinformation der beiden jeweils angrenzenden Bildebenen.

Durch die **3-D-Interpolation** wird dabei aus einem 2-D-Bilddatensatz, bestehend aus 2-di-

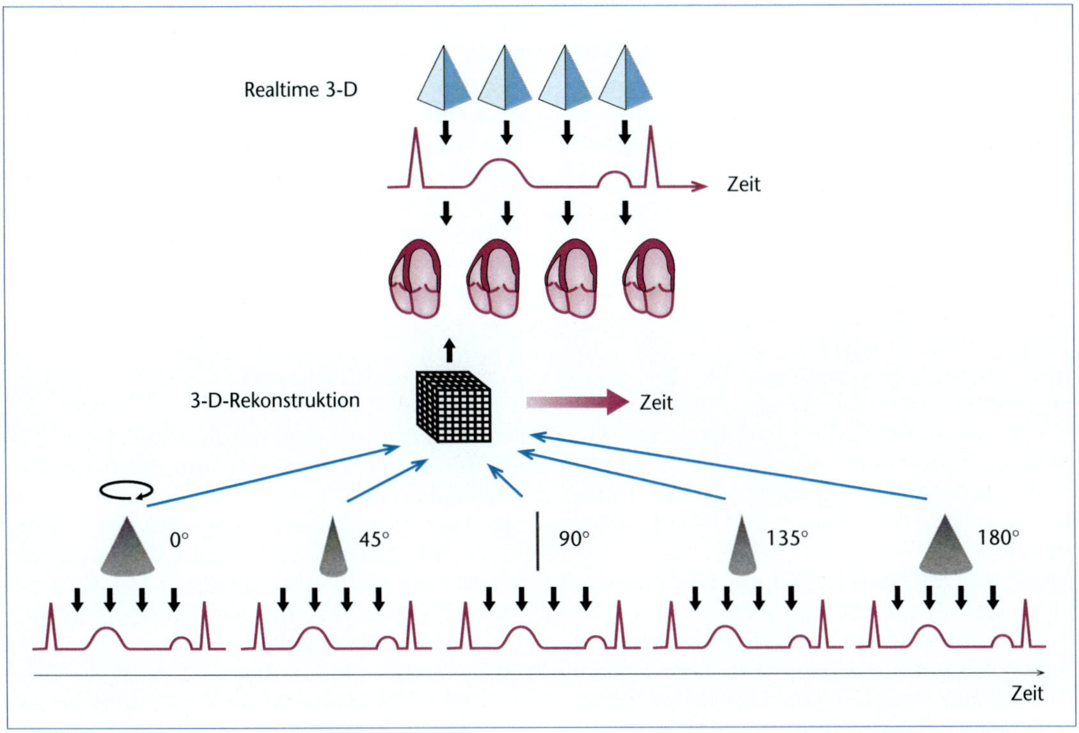

Abb. 2.7 Prinzip der Echtzeit-Akquisition von 3-D-Datensätzen mittels Volumen-Echokardiographie im Vergleich zur offline-3-D-Rekonstruktion anhand (in diesem Fall rotierter) 2-D-Schnittebenen (modifiziert nach Zeidan et al. [59]).

mensionalen Bildpixeln als kleinster Bildeinheit, ein 3-D-Bilddatensatz erzeugt, der aus kleinen Bildvolumina, Voxel genannt, besteht. Nach Rekonstruktion des dynamischen 3-D-Bilddatensatzes kann dieser beliebig rotiert und geschnitten werden („cropping"), um eine optimale Perspektive auf die jeweiligen Herzstrukturen zu erhalten. Ein besonderer Vorteil der 3-D-Echokardiographie ist, dass sich auf diese Weise Perspektiven völlig unabhängig vom Strahlengang wählen lassen.

Nachteil der Offline-3-D-Rekonstruktion ist die erforderliche Zeit zur 2-D-Bilddatenakquisition und 3-D-Rekonstruktion. Eine EKG- und atmungsgetriggerte rotierte Akquisition von 2-D-Bilddaten mit ≤ 5° Winkelabstand (≥ 36 Bildebenen) dauert mit modernen Systemen ca. 2–3 Minuten. Die Rekonstruktion des dynamischen 3-D-Datensatzes dauert ca. 1–2 Minuten. Ihr **Vorteil gegenüber der nachfolgend beschriebenen Echtzeit-3-D-Echokardiographie** ist die höhere räumliche Auflösung der 3-D-Datensätze, wenn sie aus ausreichend vielen Bildebenen rekonstruiert wurden (≥ 36), was zu qualitativ sehr guten 3-D-Darstellungen führt. Ein weiterer Vorteil ist, dass 3-D-Rekonstruktionen gegenüber der Echtzeit-3-D-Echokardiographie auch **transösophageal** durch motorisierte Rotation der Bildebenen möglich sind. Systeme für die transösophageale Echtzeit-3-D-Echokardiographie befinden sich derzeit noch in der Entwicklung.

Echtzeit-3-D-Echokardiographie

Die Echtzeit-3-D-Echokardiographie oder Volumenechokardiographie basiert auf einer neuen Schallkopftechnologie und überwindet bestimmte Limitationen der Offline-3-D-Rekonstruktion. Durch die Entwicklung spezieller Matrix-Schallköpfe wurde die Echtzeitakquisition von **pyramidenförmigen Schallvolumina** statt herkömmlicher 2-D-Schallsektoren möglich.

Moderne Matrix-Schallköpfe bestehen aus einer 2-D-Matrix mit ca. 3000 aktiven Ultraschallelementen, im Vergleich zu herkömmlichen Sektorschallköpfen mit einer linearen Anordnung von 64–128 Ultraschallelementen. Mittels **Parallelverarbeitung** durch zwei oder mehrere Prozessoren (Parallel processing) ist es möglich, pyramidenförmige Schallvolumina von ca. 90° lateraler Ausdehnung und 30° Breite (Elevation) abzutasten und die Ultraschallbildinformation in Echtzeit darzustellen. Diese neue Technik ermöglicht es, kardiale Strukturen und ihre Oberflächen online darzustellen und zu beurteilen (☞ Abb. 2.8a, b). Die Echtzeit-3-D-Darstellung ist damit auch **unabhängig von Arrhythmien**, die häufig die Offline-3-D-Rekonstruktion erschweren.

Um ein vollständiges Herzvolumen von 90 × 90° zu erzeugen, sind momentan noch die Akquisition und nachfolgende Zusammensetzung von vier Echtzeitvolumina in vier aufeinander folgenden Herzzyklen notwendig (☞ Abb. 2.9). Mittels der Echtzeit-3-D-Technik ist auch die Echtzeit-3-D-Farb-Doppler-Darstellung von Blutflüssen möglich. Entsprechende Spektral-Doppler-Modalitäten stehen aktuell noch nicht zur Verfügung.

Die Echtzeit-3-D-Bilddatensätze können während der Untersuchung beliebig rotiert und geschnitten werden, um so eine optimale Perspektive auf interessierende Herzstrukturen zu erhalten. Eine Limitation der Echtzeit-3-D-Echokardiographie besteht in der momentan noch eingeschränkten räumlichen und zeitlichen Auflösung von ca. 15–25 Bildern pro Sekunde. Schnellere und leistungsfähigere Prozessoren werden zukünftig höhere Bildraten ermöglichen. Neuere Schallkopf-Technologien werden zu einer kontinuierlichen Verbesserung der räumlichen Auflösung führen. Diese Entwicklung wird sich vergleichbar mit der stetigen Verbesserung der Sektorschallköpfe vollziehen.

2.3.2 Indikationen

Spezielle Indikationen für die 3-D-Echokardiographie ergeben sich aufgrund der diagnostischen Möglichkeiten der Methode:

- Anatomisch realistische 3-D-Darstellung von kardialen Strukturen mit komplexen räumlichen Verhältnissen.
- 3-D-Quantifizierung komplexer Volumina und Strukturen.
- Schnelle Online-Akquisition von Volumen-Bilddaten und multiplen Bildebenen.

Die **3-D-Darstellung der Mitralklappe** von Seiten des Vorhofs (surgical view) erlaubt eine

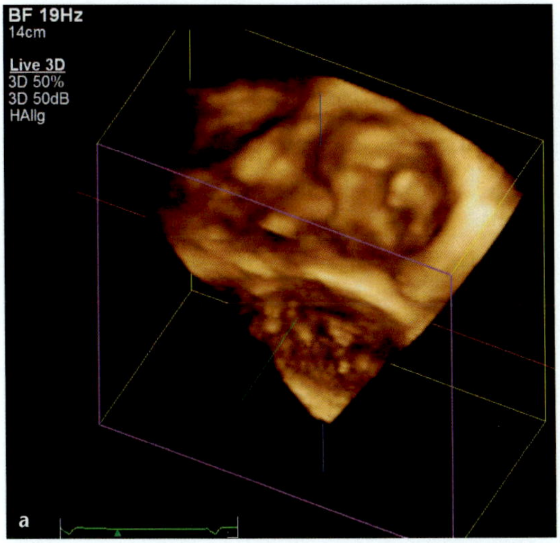

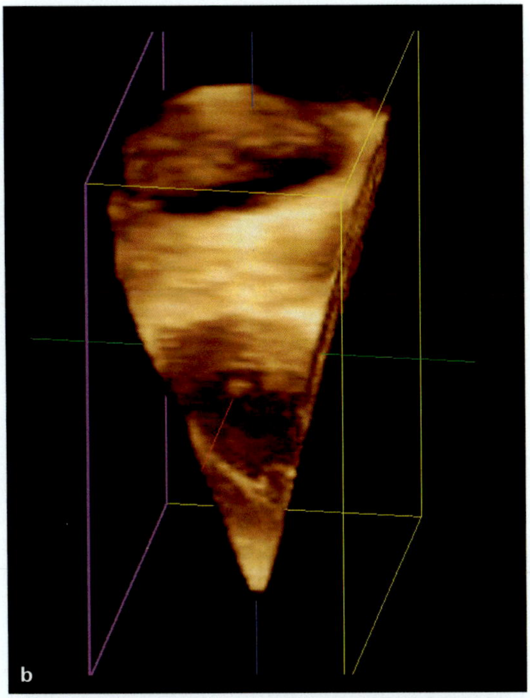

Abb. 2.8a, b Beispiel eines Echtzeit-3-D-Bildsektors (Live3D, Philips) mit Draufsicht auf die Mitralklappe mit P2-Prolaps vom linken Vorhof aus **(a)**. Der 3-D-Bildsektor hat eine laterale Breite von ca. 90° und ist in Elevation ca. 30° breit **(b)**.

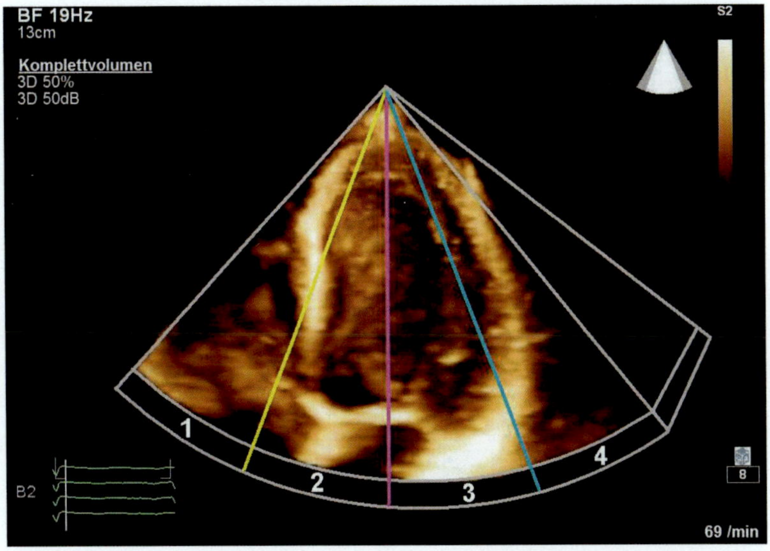

Abb. 2.9 Beispiel eines pyramidenförmigen Echtzeit-3-D-Komplettvolumens mit Markierung der 4 Einzel-3-D-Bildsektoren (Live 3D, Philips). Das Komplettvolumen mit einer 3-D-Sektorbreite von ca. 90° × 90° erlaubt je nach Eindringtiefe die Erfassung des gesamten linken Ventrikels oder aller vier Herzkammern. Das Beispiel zeigt einen 3-D-Blick auf den längs geschnittenen linken Ventrikel mit Blick in den linksventrikulären Ausflusstrakt.

anatomisch korrekte Lokalisation der betroffenen Segmente bei Mitralklappenprolaps oder Flail Leaflet sowie eine genauere Beurteilung der Flächenausdehnung gegenüber der herkömmlichen 2-D-Technik (☞ 4.3). Eine weitere Indikation für die 3-D-Darstellung ist die genaue Lokalisation und Größenbestimmung von **Shuntvitien** wie z.B. bei multilokulären Vorhofseptumdefekten (ASD) oder bei schwierig zu lokalisierenden AV-Kanälen

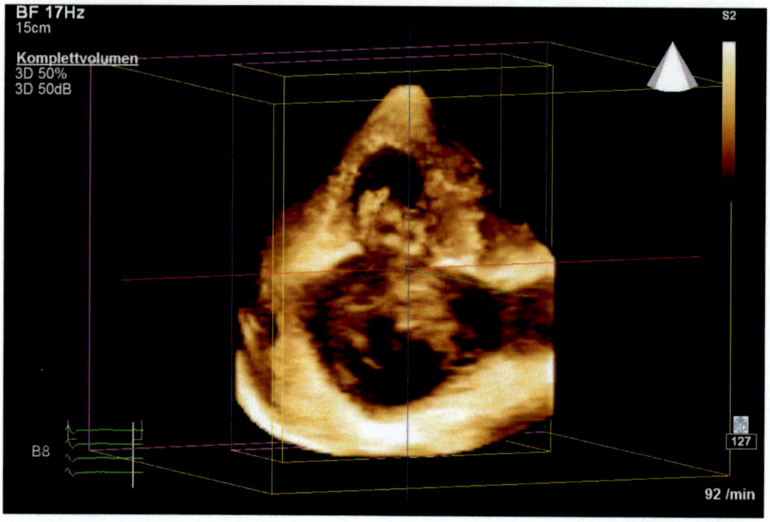

Abb. 2.10 Echtzeit-3-D-Darstellung (Live3D, Philips) eines großen ASD Typ II (unten) mit Blick auf den stark dilatierten rechten Vorhof (im Bild unten), die Trikuspidalklappe (im Bild mittig) und den rechten Ventrikel (im Bild oben in Pyramidenspitze). Als zweiter angeborener Herzfehler stellt sich rechts die Mündung des Koronarsinus dar, der bei einer akzessorischen linken oberen Hohlvene, die in ihn mündet, massiv dilatiert ist.

(☞ Abb. 2.10; ☞ 13.2). Auch die direkte Ansicht besonders von wandständigen **Thromben und Tumoren** erlaubt eine optimierte Beurteilung von Ausdehnung und Beziehung zu benachbarten Strukturen (☞ Abb. 2.11; ☞ 15.3 und 15.4). Diese drei Indikationen zur 3-D-Beurteilung sind besser mittels transösophagealer und damit Offline-3-D-Echokardiographie zu beurteilen. Es laufen jedoch auch Untersuchungen, diese Fragestellungen mittels transthorakaler Echtzeit-3-D-Echokardiographie zu beantworten.

Die **3-D-Quantifizierung** ist besonders zur Volumetrie asymmetrischer, aneurysmatischer linker Ventrikel geeignet und der 2-D-Volumetrie überlegen. Auch die Volumetrie des rechten Ventrikels, die Größenbestimmung von intrakardialen Tumoren und die Flächenmessung von Vorhofseptumdefekten sind mittels 3-D-Quantifizierung genauer als mit 2-D-Methoden. Eine neue Anwendung ist die Quantifizierung der endsystolischen Zeiten anhand der regionalen linksventrikulären Volumen-Zeit-Kurven zur Beurteilung der linksventrikulären Dyssynchronie vor und nach kardialer Resynchronisationstherapie (CRT) (☞ Abb. 2.12) [8, 9]. Für die genannten Indikationen zur 3-D-Quantifizierung bietet sich besonders die transthorakale Echtzeit-3-D-Echokardiographie an.

Die transthorakale **Online-Akquisition eines vollständigen 3-D-Bilddatensatzes** mittels

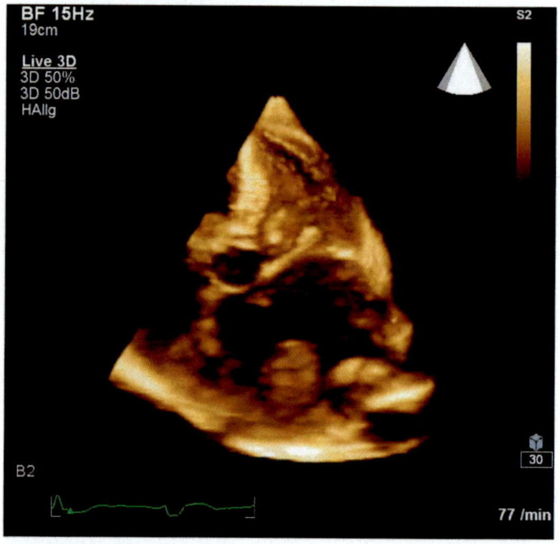

Abb. 2.11 Beispiel einer 3-D-Ansicht eines Thrombus am Dach eines massiv dilatierten linken Vorhofs (Live3D, Philips). Oberhalb des Thrombus kommt die Mitralklappe zur Darstellung, darüber ein kleiner, hypertrophierter linker Ventrikel mit linksventrikulärem Ausflusstrakt.

Echtzeit-3-D-Echokardiographie erlaubt eine hinreichend schnelle und zuverlässigere Beurteilung multipler Bildebenen. Das bietet insbesondere Vorteile für die Durchführung der Stressechokardiographie durch die simultane Darstellung verschiedener Bildebenen aus einem 3-D-Datensatz. So lässt sich der linke

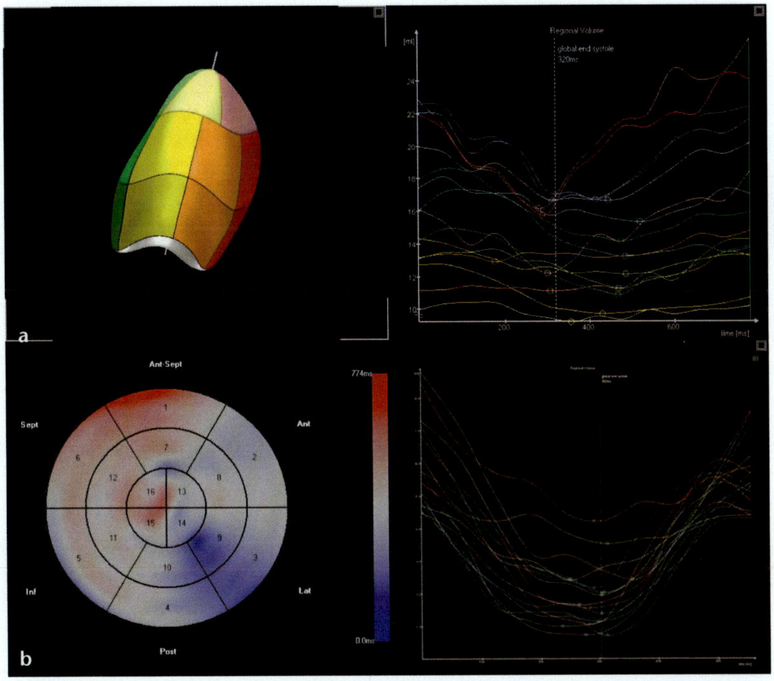

Abb. 2.12a, b 3-D-Rekonstruktion der linksventrikulären Endokardkontur mit farblicher Darstellung der 16-Wandsegmente (oben links) bei einem asynchronen Ventrikel (3-D-Auswertesoftware, TomTec). Die segmentalen Volumen-Zeit-Kurven repräsentieren die segmentalen Volumenänderungen (oben rechts). Die unterschiedlichen segmentalen Volumenänderungen (x-Achse) und Zeiten des endsystolischen Volumens (y-Achse) sind Zeichen der Asynchronität. Die Zeiten bis zum endsystolischen Kontraktionsmaximum lassen sich parametrisch darstellen (unten links; blau frühes, rot spätes Kontraktionsmaximum). Unten rechts: Synchrone segmentale Volumen-Zeit-Kurven bei gesundem Ventrikel.

Ventrikel in multiplen (z. B. 9) Kurzachsenschnitten von der Ventrikelbasis bis zur Spitze darstellen, wodurch eine simultane Beurteilung aller Wandsegmente unter Belastung möglich ist (☞ Abb. 2.13).

2.3.3 Durchführung

Wie oben beschrieben, ist die Echtzeit-3-D-Technik in Abhängigkeit von der Fragestellung die bevorzugte Technik. Während die Echtzeit-

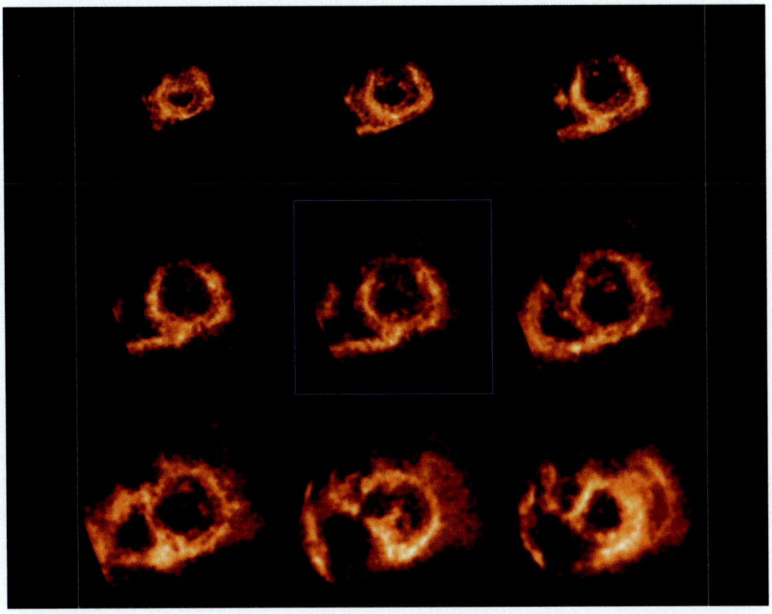

Abb. 2.13 Beurteilung der regionalen linksventrikulären Funktion mittels automatischer Darstellung des linken Ventrikels in 9 Kurzachsen-Schnitten (Apex oben links; Basis unten) basierend auf einem Echtzeit-3-D-Komplettvolumen (Live3D, Philips).

3-D-Technik transthorakal bereits verfügbar ist, befindet sich die transösophageale Echtzeit-3-D-Technik noch im Entwicklungsstadium. Transthorakale Systeme zur Offline-3-D-Rekonstruktion existieren zwar, sind aber heute durch die Echtzeit-3-D-Technik überholt.

Die Durchführung transösophagealer 3-D-Rekonstruktionen erfolgt durch handelsübliche Echokardiographie-Systeme, die durch eine automatisch gesteuerte Rotation des Bildsektors der omniplanen transösophagealen Sonde einen **360°-Bilddatensatz** akquirieren. Durch Wahl der Gradintervalle der Rotation und Definition der **EKG- und Atmungsgrenzen** lassen sich die Triggerung und damit die Qualität des resultierenden Bilddatensatzes optimieren. Während der Rotation, deren Dauer von den Gradintervallen und der Triggerung abhängt, darf sich die **Position der Schallsonde** nicht verändern, da es sonst zu einem Versatz zwischen den ersten und letzten Bildern des Datensatzes und damit im rekonstruierten 3-D-Datensatz kommt. Meist müssen mehrere Datensätze aufgenommen und zwischen diesen die Einstellungsparameter optimiert werden, um letztlich einen optimalen Datensatz zu erhalten. Die Untersuchung kann problemlos an jede Standard-TEE-Untersuchung angeschlossen werden und verlängert diese insgesamt nur um einige Minuten.

Die Echtzeit-3-D-Echokardiographie ist heute ebenfalls bereits mit handelsüblichen Echokardiographie-Systemen möglich, erfordert aber die bereits beschriebene spezielle **Matrixschallsonde** für die Volumensonographie. Diese Matrixschallsonde erlaubt die direkte Onlinebildgebung eines Schallvolumens von ca. 90 × 30° in Echtzeitbewegung (☞ 2.8a, b). Dieses Volumenbild kann online gedreht werden, so dass sich Strukturen (z. B. Klappen) von unterschiedlichen Perspektiven aus beurteilen lassen. Da die Volumenbildgebung in Echtzeit erfolgt, ist sie im Gegensatz zur Offline-3-D-Rekonstruktion von Bewegungsartefakten und Rhythmusartefakten unabhängig. Volumen-Bilddatensätze maximaler Größe, d. h. ca. 90 × 90°, werden durch die Akquisition von vier aufeinander folgenden Herzzyklen erzeugt. Hierbei ist wieder zu beachten, dass es zu keinem Versatz zwischen den vier Einzelvolumina durch Translation während der Akquisition kommt.

Durch die **Festlegung der exakten Position** der benötigten Schnittebenen für die Segmentbeurteilung bei der Stressechokardiographie innerhalb des Volumendatensatzes können diese in jeder Stressstufe exakt reproduziert werden, ohne dass während der gesamten Untersuchung die Position des Volumenschallkopfes geändert werden muss. Ob sich hierfür die konventionellen rotierten Langachsenebenen im 2-Kammer-, 4-Kammer- und 5-Kammerblick besser eignen oder mehrere parallele tomographische Kurzachsenschnitte (☞ Abb. 2.13), wurde noch nicht näher untersucht.

2.3.4 Auswertung und Besonderheiten der Dokumentation

Während in der Anfangszeit der 3-D-Echokardiographie Auswertungen der Datensätze ausschließlich mit speziellen Computersystemen möglich waren, ist die 3-D-Technik heute so konsequent in die Echokardiographiesysteme integriert, dass auch quantitative Auswertungen in zunehmendem Maß direkt mit den Echokardiographiesystemen erfolgen können (☞ Abb. 2.14). Technisch bestehen bezüglich der Auswertemöglichkeiten keine Unterschiede zwischen Echtzeit-3-D-Datensätzen und offline rekonstruierten 3-D-Datensätzen.

Zur **qualitativen Beurteilung des Herzens** besteht die Möglichkeit, den 3-D-Datensatz in den drei Raumebenen beliebig zu beschneiden, um auf diese Weise Strukturen im Inneren des Datensatzes sichtbar zu machen. Dabei kann der 3-D-Datensatz im Raum beliebig rotiert werden, wodurch beliebige Perspektiven auf Herzstrukturen unabhängig vom Strahlengang erzeugt werden, die mittels konventioneller 2-D-Echokardiographie nicht darstellbar waren, wie beispielsweise der Blick vom linken oder rechten Vorhof auf das Vorhofseptum mit ASD (☞ Abb. 2.10). Der große Vorteil der 3-D-Darstellung gegenüber der 2-D-Darstellung liegt in der wesentlich besseren Beurteilung flächiger Strukturen oder Defekte wie bei Mitralklappenprolaps, ASD und Tumoren (☞ Abb. 2.6, 2.8, 2.10 und 2.11). 3-D-Farb-Doppler-Datensätze erlauben eine bessere Beurteilung der Lokalisation und Orientierung von pathologischen Flüssen bei Klappen- und Shuntvitien (☞ Abb. 2.15a–d). Ein weiterer

Vorteil der 3-D-Auswertung ist die Möglichkeit, auf dem Monitor multiple tomographische Kurzachsen- oder Langachsen-Ebenen des linken Ventrikels zur Beurteilung der regionalen Wandbewegung während der Stressechokardiographie simultan darzustellen (☞ Abb. 2.13).

Die **quantitative Auswertung von 3-D-Datensätzen** erlaubt die Messung von asymmetrischen Flächen, die nicht in einer Bildebene liegen, wie beispielsweise die Öffnungsfläche bei Mitralklappenstenose oder die Öffnungsfläche von Klappen- oder Shuntvitien. Die größte Bedeutung hat die 3-D-Auswertung aber bisher bei der Quantifizierung asymmetrischer Volumina, besonders des linken Ventrikels, gewonnen. Während bei der Offline-Rekonstruktion das Ventrikelvolumen noch zwischen den Bildebenen interpoliert wird, wird heute in den Echtzeit-3-D-Datensätzen mittels automatischer Konturfindungsalgorithmen die gesamte Endokardfläche erkannt, die Ventrikelform als graphische 3-D-Rekonstruktion dargestellt und das Ventrikelvolumen daraus berechnet (☞ Abb. 2.14). Darüber hinaus gewinnt zunehmend die regionale Quantifizierung der linksventrikulären Funktion im 3-D-Datensatz an Bedeutung. Eine erste klinische Anwendung ist die Erzeugung von globalen und regionalen Volumen-Zeit-Kurven. Regionale Volumen-Zeit-Kurven erlauben die Bestimmung und graphische Darstellung der

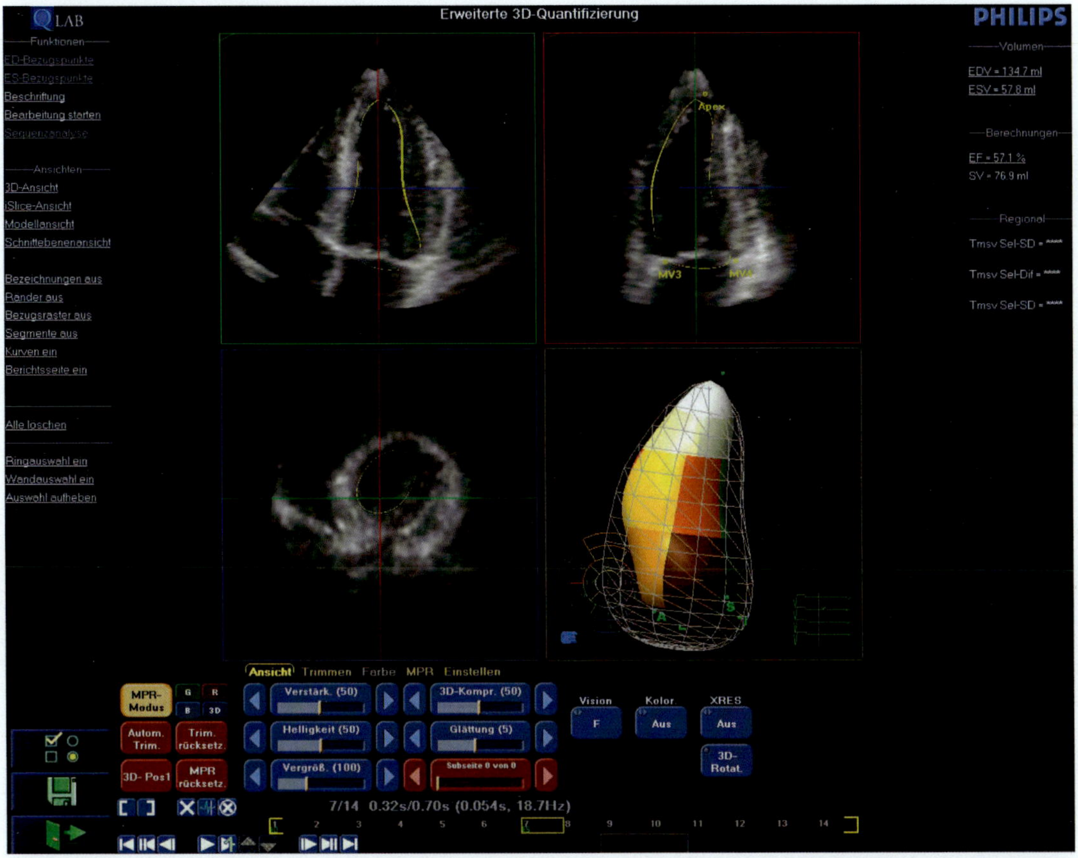

Abb. 2.14 3-D-Volumetrie und globale Funktionsanalyse des linken Ventrikels (Qlab-Auswertesoftware, Philips). Darstellung der automatischen Endokardkonturerkennung in 4-Kammer- und 2-Kammerblick (oben links und rechts) sowie kurzer Achse (unten links). Unten rechts: 3-D-Berechnung und graphische Abbildung des enddiastolischen Volumens (Gittergerüst) und enddiastolischen Volumens (farbige Kontur mit LV-Segmenten) mit Darstellung einer apikoseptalen Hypokinesie (weißes und gelbes Segment).

endsystolischen Zeiten (☞ Abb. 2.12a, b) zur Erkennung von Asynchronizitäten und damit die Identifikation von geeigneten Patienten für eine Resynchronisationstherapie mittels biventrikulärer Stimulation.

Die Zukunft der 3-D-Darstellung **linksventrikulärer Funktionsparameter** liegt in der Möglichkeit, mittels moderner Computeralgorithmen numerische dynamische Parameter auf der 3-D-Oberfläche des linken Ventrikels durch Farbkodierung zu visualisieren (☞ Abb. 2.12b). Dieses Verfahren wird daher als **parametrische Bildgebung** bezeichnet. Zukünftig lassen sich so eine Vielzahl quantitativer Funktionsparameter wie z. B. Kontraktilitätsparameter, Perfusionsparameter oder elektrische Parameter in Form multiparametrischer oder multidimensionaler Bildgebung darstellen, dokumentieren und kommunizieren.

Besonderheiten ergeben sich bei der **Dokumentation von 3-D-Datensätzen.** Der große Vorteil der 3-D-Datensätze im Vergleich zu

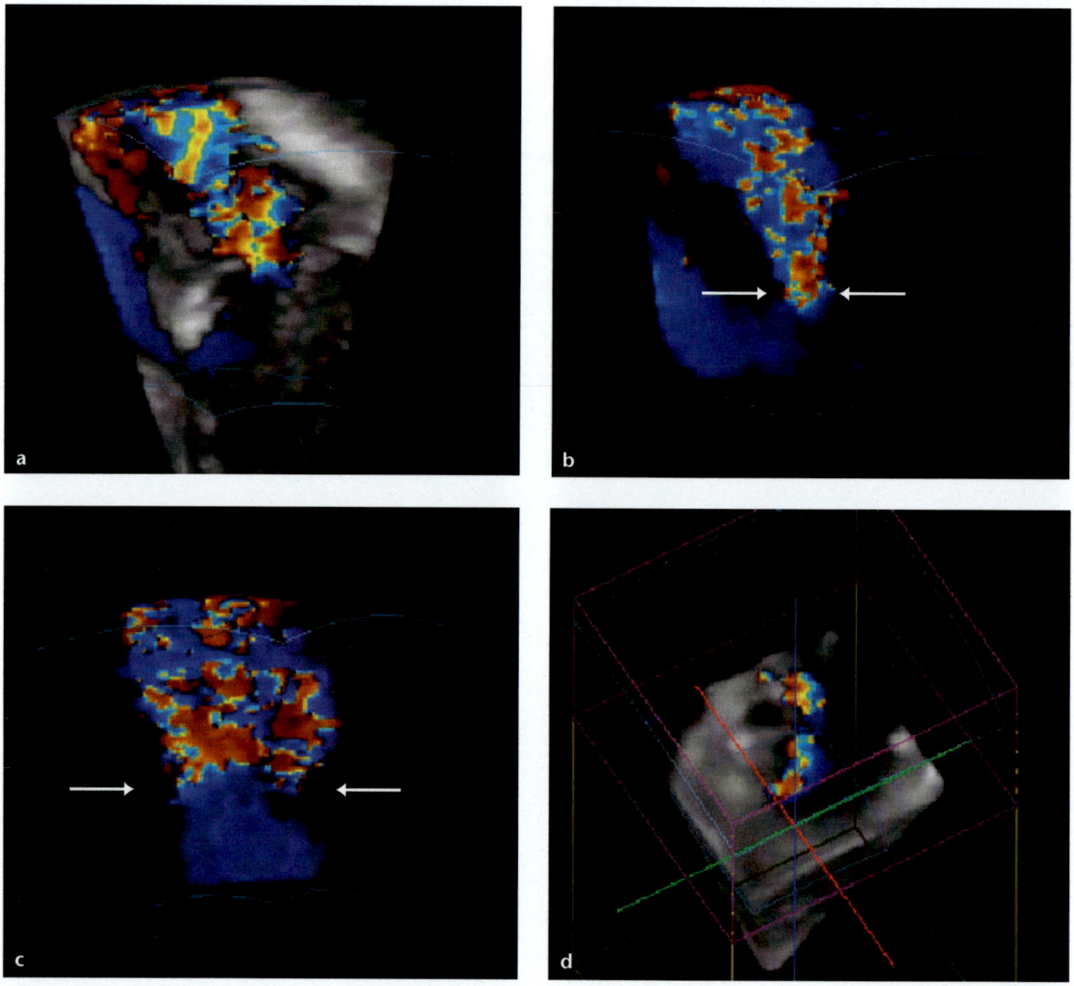

Abb. 2.15a–d Echtzeit-3-D-Farb-Doppler-Darstellung eines Mitralinsuffizienzjets bei Mitralklappenprolaps (Live3-D-Philips). Oben links (a): 3-D-Darstellung des Mitralinsuffizienzjets vom linken Ventrikel (unten) durch die Mitralklappe in den linken Vorhof (oben). Der blaue Fluss links ist Ausfluss durch den linksventrikulären Ausflusstrakt in die Aorta ascendens. Unter Ausblendung der Gewebeinformation stellt sich der Jet im 4-Kammerblick schmal (b), im 2-Kammerblick dagegen breit dar (c). Erst die 3-D-Draufsicht auf die Mitralklappe mit Farb-Doppler erlaubt die Darstellung des sichelförmigen Insuffizienzflusses entlang der Kommissur mit dem AML links und dem PML rechts (d).

konventionellen 2-D-Bilddatensätzen besteht in der Möglichkeit der uneingeschränkten nachträglichen Auswertung (mit Ausnahme der Doppler-Domäne). Da dies nur anhand der proprietären Original-3-D-Datensätze möglich ist, war eine Dokumentation und Archivierung in standardisierten Echodatenbanksystemen nicht möglich. Erst mit der Entwicklung der Echtzeit-3-D-Echokardiographie in jüngster Zeit und ihrer konsequenten Integration in Echokardiographiesysteme können 3-D-Bilder im standardisierten DICOM-Format archiviert und verwaltet werden. Erste Empfehlungen zur Dokumentation von 3-D-Untersuchungen in Form standardisierter DICOM-3-D-Bilder existieren bereits und werden sich zukünftig zunehmend in der echokardiographischen Routinediagnostik etablieren [10].

2.4 Doppler-Verfahren

Die Doppler-Echokardiographie erlaubt die Bestimmung von Blutflussgeschwindigkeiten, aber auch von Gewebe- und Myokardgeschwindigkeiten. Sie ist somit primär kein Bildgebungsverfahren, sondern vielmehr ein Geschwindigkeitsmessverfahren. Benannt ist das Verfahren nach dem österreichischen Physiker Christian Johann Doppler (1803–1853), der 1842 seine Beobachtung veröffentlichte, dass Sterne, die sich auf ihn zu bewegten, in höherfrequenter blauer Farbe leuchteten, während Sterne, die sich von ihm weg bewegten, in niederfrequenterem Rot leuchteten [11]. Dieser physikalische Effekt, dass sich die Frequenz erhöht, wenn sich ein Sender von Licht- oder Schallwellen auf einen Empfänger zu bewegt, und sich verringert, wenn sich Sender und Empfänger voneinander entfernen, wird als **Doppler-Effekt** bezeichnet.
Ein alltägliches Beispiel für den Doppler-Effekt ist zu beobachten, wenn ein Fahrzeug mit Sirene (Sender), das sich auf eine Person (Empfänger) zu bewegt, von dieser zunächst hochfrequent gehört wird und in dem Moment, in dem es die Person passiert und sich entfernt, niederfrequent gehört wird. Die Frequenzänderung, d. h. die Differenz zwischen ausgesendeter und empfangener Frequenz, wird als „Frequency Shift" oder „Doppler Shift" oder Phasenverschiebung (engl.: phase shift) bezeichnet. Die Größe des „Doppler Shifts" ist dabei proportional zu der Bewegungsgeschwindigkeit von Sender und Empfänger relativ zueinander und wird daher auch als Doppler-Frequenz bezeichnet.
Die Doppler-Echokardiographie basiert auf dem Prinzip, dass bewegte (fließende) rote Blutkörperchen zu einer Phasenverschiebung der reflektierten Ultraschallfrequenz führen. Diese Frequenzänderung oder Doppler-Frequenz $\mathbf{f_D}$ ist proportional zu der Geschwindigkeitskomponente **v** (Geschwindigkeitsvektor) der bewegten roten Blutkörperchen in Richtung des Ultraschallstrahls (☞ Abb. 2.16) [12]. Entsprechend lautet die **Doppler-Gleichung:**

$$f_D = \frac{2f_0 \times v \times \cos\theta}{c} \quad \text{und somit} \quad v = \frac{c \times f_D}{2f_0 \cos\theta}$$

mit f_0 als ausgesendeter Ultraschallfrequenz, c als Geschwindigkeit der Schallausbreitung in Gewebe von ca. 1540 m/s und cosθ als Winkel zwischen Schallstrahl und Flussrichtung. Je größer der Winkel θ zwischen der Bewegungsrichtung und der Schallstrahlrichtung ist, desto größer ist die Unterschätzung der Bewegungsgeschwindigkeit, auch als **Doppler-Winkelfehler** bezeichnet. Daher sollte bei Doppler-Messungen grundsätzlich versucht werden, den Schallstrahl in Flussrichtung auszurichten. Steht der Schallstrahl im ungünstigsten Fall senkrecht zur Flussrichtung, lassen sich keine Flussgeschwindigkeiten messen, da cos 90° = 0.
Für die diagnostische Anwendung der Doppler-Echokardiographie gibt es drei Verfahren mit unterschiedlichen Eigenschaften:

- Kontinuierlicher Doppler (CW).
- Gepulster Doppler (PW).
- Farb-Doppler.

Jedes Verfahren ist durch eine unterschiedliche Kombination aus technischen Vorteilen und Limitationen innerhalb der physikalischen Grenzen des Doppler-Prinzips gekennzeichnet. Die Bedeutung der unterschiedlichen Eigenschaften der drei Doppler-Modalitäten für ihren diagnostischen Einsatz wird im Folgenden erläutert.

2.4.1 Kontinuierlicher Doppler

Beim kontinuierlichen Doppler (engl.: continuous wave (CW) Doppler) werden durch einen Teil der Schallelemente des Schallkopfs kontinuierlich Ultraschallwellen ausgesendet und nach Reflexion von anderen Schallelementen kontinuierlich empfangen (☞ Abb. 2.17). Der CW-Doppler-Modus besitzt dadurch den Vorteil, dass er durch den **kontinuierlichen Empfang** der reflektierten Ultraschallwellen eine sehr hohe Sensitivität für die Phasenverschiebungen besitzt, wodurch die Bestimmung sehr hoher Flussgeschwindigkeiten (V_{max} ca. 8 m/s) ermöglicht wird. Durch den kontinuierlichen Empfang werden die Reflexionen aller Flussbewegungen entlang des Ultraschallstrahls empfangen. Weil sich entlang des Ultraschallstrahls unterschiedliche Flussgeschwindigkeiten finden, wird ein breites Spektrum von Phasenverschiebungen empfangen. Es gibt daher im CW-Doppler-Modus keine eindeutige örtliche Zuordnung der registrierten Bewegung. In der klinischen Anwendung ist die Lokalisation hoher, pathologischer Geschwindigkeiten mittels CW-Doppler jedoch in der Regel möglich, da diese nur im Bereich enger Flussquerschnitte (Klappeninsuffizienzen oder -stenosen, Shunts, Obstruktionen) auftreten, die sich meist nur an einer Stelle entlang des Ultraschallstrahls finden.
Das Spektrum der unterschiedlichen Phasenverschiebungen, die entlang des Schallstrahls empfangen werden, wird nach Umrechnung nach der Doppler-Gleichung als Flussgeschwindigkeitsspektrum (Ordinate) über die Zeit (Abszisse) auf dem Monitor der Ultraschallsysteme dargestellt (☞ Abb. 2.16). Aufgrund der Registrierung eines Geschwindigkeitsspektrums wird der kontinuierliche Doppler (sowie der gepulste Doppler) als **Spektral-Doppler** bezeichnet. Jeder Bildpunkt innerhalb des Spektrums repräsentiert dabei jeweils eine Geschwindigkeit und einen Zeitpunkt die Ultraschallenergie, die von allen Blutkörperchen mit dieser Geschwindigkeit zu diesem Zeitpunkt durch Streuung reflektiert wurde. Je mehr Blutkörperchen mit gleicher Geschwindigkeit fließen, desto größer ist die Ultraschallenergie dieser Doppler-Frequenz und desto heller wird der Bildpunkt dargestellt (☞ Abb. 2.16). Daher ist beispielsweise das Doppler-Spektrum einer schweren Mitralinsuffizienz wesentlich heller als das einer geringen Mitralinsuffizienz, weil der Doppler-Strahl bei größerem Mitralklappenleck einen größeren Flussquerschnitt mit größerer Anzahl reflektierender Blutkörperchen erfasst. Die Intensität des Doppler-Spektrums gibt damit einen Hinweis auf die Größe des Regurgitationsflusses und damit den Schweregrad der Mitralinsuffizienz. Aufgrund der Erfassung unterschiedlicher Flüsse entlang des Doppler-Strahls ist jedoch eine Quantifizierung nur des Regurgitationsflusses nicht möglich.

2.4.2 Gepulster Doppler

Gegenüber dem kontinuierlichen Doppler erlaubt der gepulste Doppler (engl.: pulsed wave (PW) Doppler) entlang des Ultraschallstrahls eine **eindeutige örtliche Zuordnung** der

Abb. 2.16 **Oben:** Prinzip der Geschwindigkeitsmessung mittels Doppler-Verfahren. Die Schallwellen des Doppler-Strahls treffen mit der Sendefrequenz $\mathbf{f_0}$ auf reflektierende Blutkörperchen. Bewegen sich die Blutkörperchen nicht, wird $\mathbf{f_0}$ unverändert ohne Phasenverschiebung reflektiert. Bewegen sich die Blutkörperchen weg vom Schallkopf, kommt es zu einer zweifachen Phasenverschiebung: 1. Durch die Bewegung der Reflektoren wird eine geringere Frequenz (Frequency shift) mit der Phasenverschiebung A entsprechend dem Doppler-Prinzip reflektiert (Prinzip des sich bewegenden Senders). 2. Durch die Bewegung der Blutkörperchen wird die Sendefrequenz $\mathbf{f_0}$ mit der Phasenverschiebung B von den Blutkörperchen empfangen und reflektiert (Prinzip des sich bewegenden Empfängers). Diese zweifache Phasenverschiebung wird durch den Faktor 2 in der Doppler-Gleichung ausgeglichen. Die Phasenverschiebung lässt sich als sinusoidale Welle mit der Doppler-Frequenz darstellen (rechter Bildrand). Bei Bewegung zum Schallkopf hin werden die Schallwellen von den Blutkörperchen mit der Phasenverschiebung D empfangen und durch die Bewegung mit einer, sich um die Phasenverschiebung C höheren Frequenz reflektiert.
Unten: Prinzip des Doppler-Frequenzspektrums. Vereinfachte Darstellung eines Blutflussquerschnitts mit drei Querschnitten der Flächen A_{1-3} (wobei $A_3 < A_1 < A_2$) mit unterschiedlichen Geschwindigkeiten v_{1-3} (wobei $v_1 < v_2 < v_3$). Die Geschwindigkeiten v_{1-3} werden nach der Abbildung oben als Doppler-Frequenzen f_{1-3} registriert. Die Amplitude der Doppler-Frequenzen ist proportional zu der Menge (≈ Fläche A) der reflektierenden Blutkörperchen gleicher Geschwindigkeit. Die Doppler-Frequenzen werden nach der Doppler-Gleichung in Geschwindigkeiten rückgerechnet und als Bildpunkte einer Bildlinie des Doppler-Signals abgebildet. Die Frequenz-Amplitude wird dabei als Helligkeit des Bildpunktes kodiert.

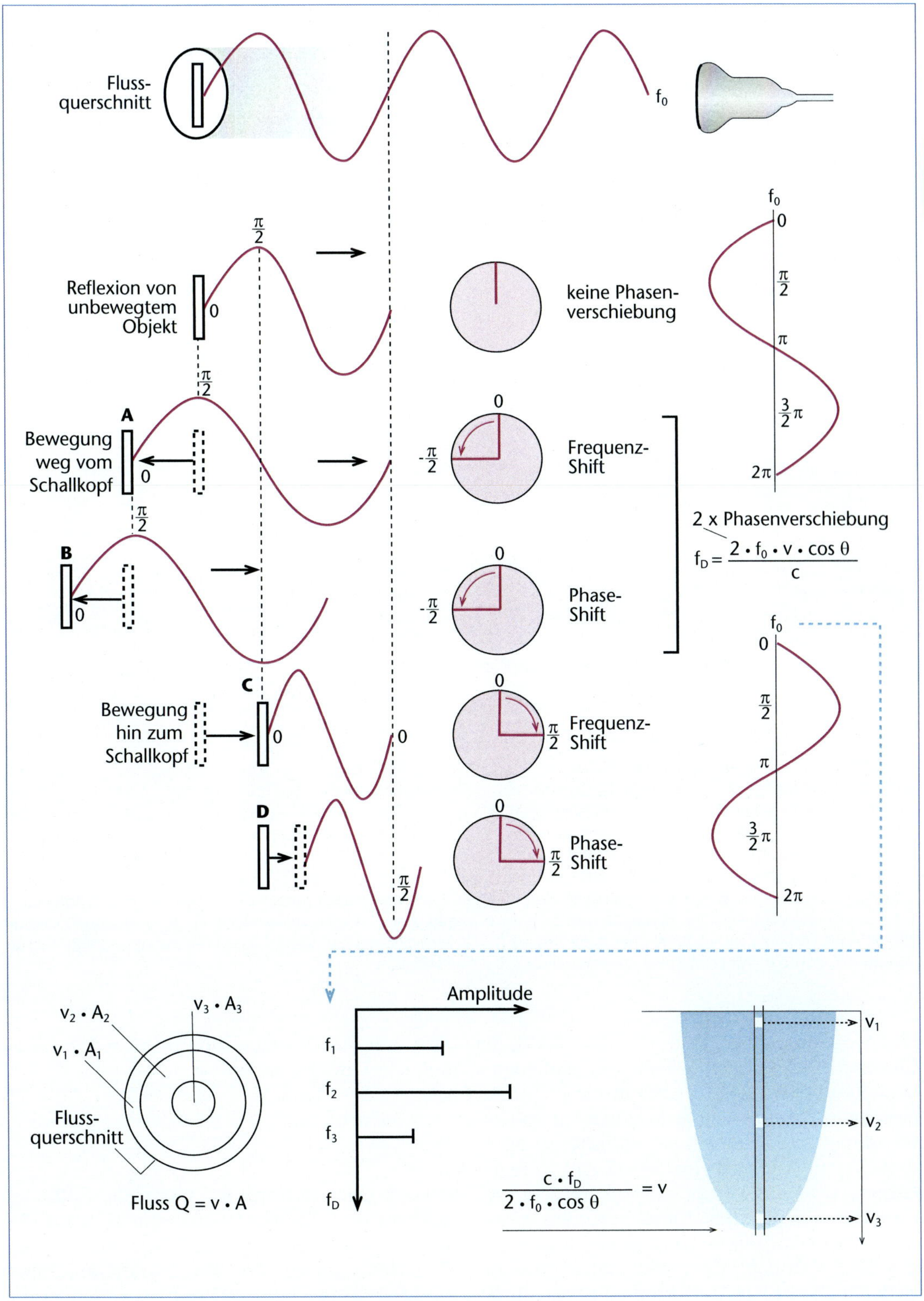

Fluss-
querschnitt
f_0
Reflexion von
unbewegtem
Objekt
keine Phasen-
verschiebung
A
Bewegung
weg vom
Schallkopf
Frequenz-
Shift
B
Phase-
Shift
C
Bewegung
hin zum
Schallkopf
Frequenz-
Shift
D
Phase-
Shift
2 x Phasenverschiebung
$f_D = \frac{2 \cdot f_0 \cdot v \cdot \cos\theta}{c}$
$v_2 \cdot A_2$
$v_3 \cdot A_3$
$v_1 \cdot A_1$
Fluss-
querschnitt
Fluss Q = v • A
Amplitude
f_1
f_2
f_3
f_D
$\frac{c \cdot f_D}{2 \cdot f_0 \cdot \cos\theta} = v$
v_1
v_2
v_3

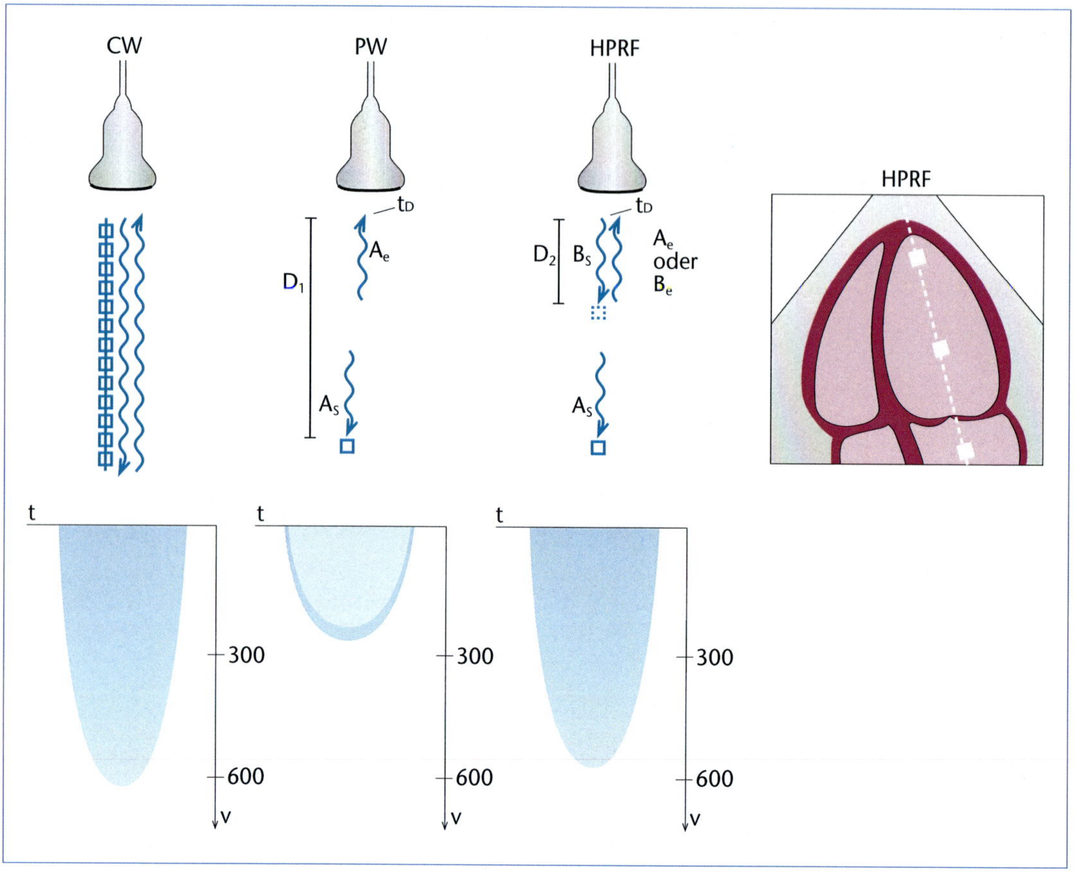

Abb. 2.17 Sende- und Empfangscharakteristik von CW-, PW- und HPRF-Doppler im Vergleich. **Links:** Durch kontinuierliches Senden und Empfangen ermöglicht der CW-Doppler die Messung hoher Geschwindigkeiten, jedoch ohne räumliche Zuordnung (symbolische Darstellung einer unendlich großen Zahl an Messvolumina). Mitte: Durch das Aussenden nur eines Pulses (A_s) und Abwarten bis der Puls nach dem Zeitintervall t_D empfangen wird (A_e) erlaubt der PW-Doppler eine genaue räumliche Zuordnung des empfangenen Signals zur Distanz D. Der intermittierende Empfang erlaubt jedoch nur die Messung geringer Geschwindigkeiten. **Rechts:** Durch Aussenden eines zweiten (oder dritten) Pulses B_s bevor der erste Puls A_e empfangen ist, können im HPRF-Modus höhere Geschwindigkeiten gemessen werden. Die eindeutige räumliche Zuordnung geht jedoch verloren, da zum Zeitpunkt t_D nicht unterschieden werden kann ob das empfangene Signal als Puls A die Distanz 2 × D_1 oder als Puls B die Distanz 2 × D_2 zurückgelegt hat. Rechts außen: Beispiel einer HPRF-Registrierung mit mehreren Messvolumina entlang der Doppler-Cursorlinie.

Doppler-Geschwindigkeiten (☞ Abb. 2.17). Als Limitation lassen sich jedoch nur Geschwindigkeiten bis ca. 2–3 m/s bestimmen. Um ein Geschwindigkeitsereignis in einem Messfenster (range gate oder sample volume) in einer definierten Distanz **d** vom Schallkopf zu registrieren, wird ein Ultraschallpuls ausgesendet und die reflektierten Signale werden exakt nach dem Zeitintervall (time delay) registriert, das der Pulslaufzeit für die Distanz **d** und zurück entspricht. Das Zeitintervall $\mathbf{t_D}$ berechnet sich mit der Schallausbreitungsgeschwindigkeit *c* in Gewebe nach

$$t_D = \frac{2 \times d}{c}$$

Aus dieser Beziehung leitet sich die **Pulswiederholrate** (PRF) oder Pulsfrequenz $\mathbf{f_P}$ für die Doppler-Pulse in gleicher Weise ab wie die Pulswiederholrate bei der Ultraschallbildgebung (☞ 2.1.1), entsprechend

$$PRF_{(PW)} = \frac{1}{t_D}$$

Im PW-Doppler-Modus ist die maximal messbare Phasenverschiebung von der Pulsfrequenz abhängig, da Phasenverschiebungen nur anhand der empfangenen Pulse registriert und zu einem Doppler-Spektrum rekonstruiert werden können. Zwischen den Pulsen ist der PW-Doppler im Gegensatz zum CW-Doppler „blind". Damit die Doppler-Frequenz $\mathbf{f_D}$, die der Phasenverschiebung entspricht, anhand der Pulse erfasst werden kann, muss die Pulsfrequenz $\mathbf{f_P}$ mindestens der zweifachen Doppler-Frequenz $\mathbf{f_D}$ entsprechen oder

$$f_p > 2\, f_D \quad \text{oder} \quad f_D < \frac{1}{2} f_p$$

Darüber hinaus ist die maximal erfassbare Geschwindigkeit – die sog. **Nyquist-Geschwindigkeit** – von der ausgesendeten Frequenz abhängig. Je höher die ausgesendete Frequenz $\mathbf{f_0}$, desto geringer ist die erfassbare Nyquist-Geschwindigkeit und umgekehrt. So ergibt sich für $\mathbf{f_0}$ = 5 MHz und eine Distanz **d** = 7 cm eine Nyquist-Geschwindigkeit von 0,85 m/s anhand der folgenden Schritte:

$$f_p = PRF = \frac{c}{2 \times d} = \frac{1540 \text{ m/s}}{2 \times 0{,}07 \text{ m}} = 11\,000/\text{s}$$

$$f_D = \frac{1}{2} f_p = \frac{1}{2} \times 11\,000 = 5500/\text{s}$$

$$v = \frac{c \times f_D}{2 f_0 \cos\theta} = \frac{1540 \text{ m/s} \times 5500/\text{s}}{2 \times 5\,000\,000/\text{s} \times \cos\theta} = 0{,}85 \text{ m/s}$$

oder zusammengefasst anhand

$$v \text{ Nyquist} = \frac{c^2}{8 \times d \times f_0}$$

- Für $\mathbf{f_0}$ = 2 MHz bei gleicher Distanz d = 7 cm errechnet sich entsprechend eine Nyquist-Geschwindigkeit von 2,1 m/s.
- Für $\mathbf{f_0}$ = 2 MHz, jedoch in einer Distanz von 10 cm vom Schallkopf, ergibt sich dagegen aufgrund der geringeren Pulsfrequenz von 7700/s eine geringere Nyquist-Geschwindigkeit von 1,5 m/s.

Um möglichst hohe Geschwindigkeiten mit gepulstem Doppler zu erfassen, muss also entweder die Distanz des Messfensters vom Schallkopf reduziert werden oder die Sendefrequenz verringert werden. Beides ist nur eingeschränkt möglich, da die Distanz natürlich durch die Lokalisation des zu messenden Flusses (z. B. Mitralklappeneinstrom) bestimmt wird und bei zu niedrigen Sendefrequenzen (< 2 MHz) die Auflösung und Sensitivität zu gering wird. Existieren höhere Geschwindigkeiten als die Nyquist-Geschwindigkeit, treten zwei Phänomene auf:

- Es entstehen mehrere Messfenster, wodurch die Eindeutigkeit der örtlichen Zuordnung der Geschwindigkeiten verloren geht (**range ambiguity**) oder
- die Geschwindigkeiten oberhalb der Nyquist-Grenze durchlaufen wiederholt das Nyquist-Spektrum, wodurch die Eindeutigkeit der Geschwindigkeitsbestimmung verloren geht (**frequency ambiguity** oder **aliasing**).

Multiple Messfenster

Um höhere Geschwindigkeiten als die Nyquist-Geschwindigkeit zu messen, muss im gepulsten Doppler die Geschwindigkeitsskala größer als die Nyquist-Grenze gewählt werden. Entsprechend erhöht sich die Pulsfrequenz $\mathbf{f_P}$, so dass während ein Puls den Weg zum Messfenster und zurück läuft, bereits der nächste Puls losgeschickt wird (☞ Abb. 2.17). Dieser Doppler-Modus wird daher als High-PRF- oder **HPRF-Doppler** bezeichnet. Da das Doppler-System in diesem HPRF-Modus nicht differenzieren kann, ob das Signal von dem ersten Puls oder von dem zweiten Puls reflektiert wurde, erscheinen zwei Messfenster entlang des Schallstrahls. Hierdurch geht die eindeutige Zuordnung der gemessenen Geschwindigkeit zu einem Ort entlang des Schallstrahls verloren (**range ambiguity**).
Wird die Geschwindigkeitsskala über die zweifache Nyquist-Geschwindkeit hinaus gesteigert, erscheint ein drittes Messfenster entlang des Schallstrahls. Würde man das Prinzip fortsetzen, würde man bei einer sehr hohen Pulsfrequenz eine so große Anzahl an Messfenstern erzeugen, dass diese sich lückenlos aneinander reihen, wodurch es zum **Übergang zu kontinuierlichem Doppler** käme

(☞ Abb. 2.17). Das Auftreten von zwei oder drei Messfenstern im HPRF-Modus stellt in der klinischen Anwendung häufig keine Limitation dar, da als Lokalisation der höchsten Geschwindigkeit in der Regel nur eines der Messfenster in Frage kommt.

Aliasing

Behält man dagegen die Geschwindigkeitsskala innerhalb der Nyquist-Grenzen, um den Effekt der range ambiguity zu vermeiden, ist die Doppler-Frequenz $\mathbf{f_D}$ zu groß, um von der Pulsfrequenz $\mathbf{f_P}$ eindeutig erkannt zu werden ($\mathbf{f_D > ½\ f_P}$). Es tritt der Effekt des **Geschwindigkeits-Aliasings** auf. Wichtig ist hierbei, dass der gepulste Doppler anhand der Phasenverschiebung nicht nur die Geschwindigkeit der Doppler-Frequenz, sondern auch die Flussrichtung erkennt. Stellt man dazu die Phasenverschiebung als Vektor in einem Kreis dar, entspricht ein Vektor bei 3 Uhr einer Phasenverschiebung um ein Viertel des Kreises im Uhrzeigersinn (= positive Geschwindigkeit). Die Doppler-Frequenz entspricht dabei einem Viertel der Pulsfrequenz oder $\mathbf{f_D = ¼\ f_P}$.

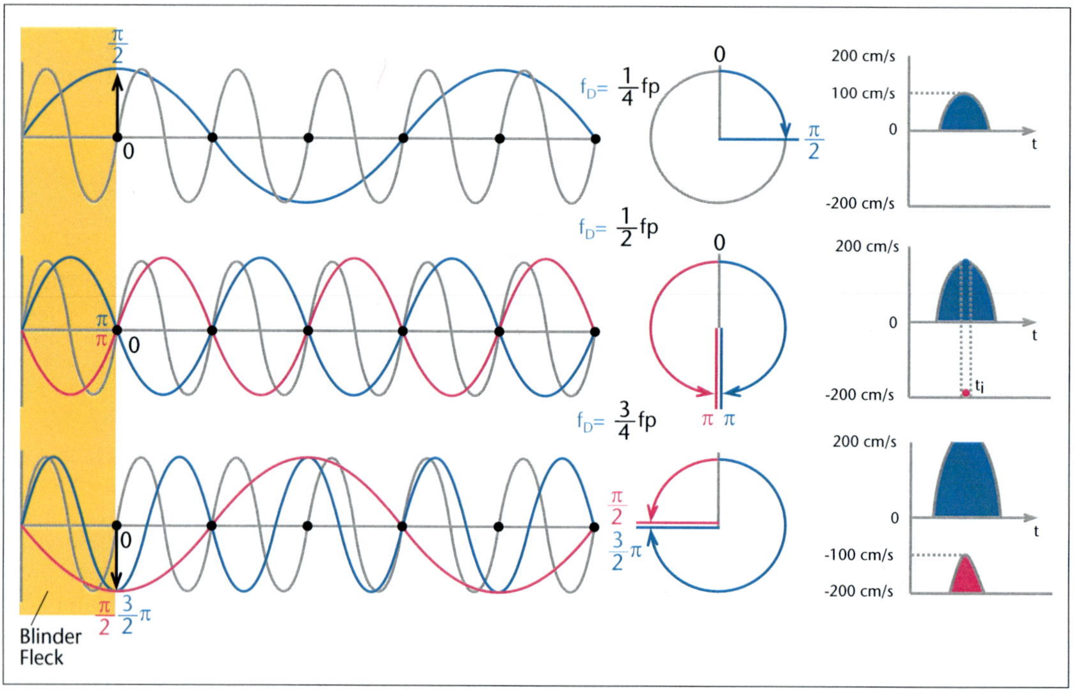

Abb. 2.18 Prinzip des Geschwindigkeits-Aliasings. **Oben:** Beträgt die zu messende Doppler-Frequenz $\mathbf{f_D}$ ein Viertel der Pulsfrequenz $\mathbf{f_P}$, d. h. 4 Pulswellen „sehen" eine Welle der Doppler-Frequenz, wird durch die erste Pulswelle eine Phasenverschiebung einer Viertelwelle (π/2) oder eines Viertelkreises (3 Uhr) registriert (Pfeil). Die Kurve rechts zeigt beispielhaft ein Doppler-Signal mit entsprechender Geschwindigkeit (100 cm/s) in Relation zur Nyquist-Geschwindigkeit (200 cm/s). **Mitte:** Ist $\mathbf{f_D} = ½\ \mathbf{f_P}$ kann die erste Pulswelle nicht unterscheiden, ob eine Phasenverschiebung um eine halbe Welle (π), entsprechend einem halben Kreis (6 Uhr), in die positive oder negative Richtung besteht (= Aliasing). Phasenverschiebung, die in einem Bereich liegen, der kleiner ist als die Länge eines Pulses des Doppler-Messstrahls können nicht erfasst werden („blinder Fleck"). Die korrekte Zuordnung der Geschwindigkeit in einem Doppler-Signal ist nur über den kontinuierlichen zeitlichen Verlauf der Flussmessung möglich. Eine Messung der Geschwindigkeit nur zum Zeitpunkt $\mathbf{t_i}$ würde keine Unterscheidung zwischen 200 cm/s oder –200 cm/s erlauben. **Unten:** Ist $\mathbf{f_D} = ¾\ \mathbf{f_P}$ wird statt der tatsächlichen Phasenverschiebung um eine Dreiviertelwelle (3/4π) oder einen Dreiviertelkreis (9 Uhr) nur eine Phasenverschiebung in negativer Richtung um eine Viertelwelle (π/2) oder einen Viertelkreises (3 Uhr) registriert (Pfeil). Wieder konnte die tatsächliche Phasenverschiebung durch den „blinden Fleck" nicht erfasst werden. In dem Doppler-Signal tritt das typische Aliasing-Phänomen des Geschwindigkeitsumschlags auf.

Nimmt die Doppler-Geschwindigkeit zu, so dass die Phasenverschiebung die Hälfte des Kreises beträgt (= Vektor bei 6 Uhr) oder f_D = ½ f_P, lässt sich nicht mehr unterscheiden, ob die Phasenverschiebung durch eine Rotation im Uhrzeigersinn (= positive Geschwindigkeit) oder gegen den Uhrzeigersinn (= negative Geschwindigkeit) entstanden ist. Eine noch höhere Geschwindigkeit mit einer Phasenverschiebung um 270° (= Vektor bei 9 Uhr) entsprechend f_D = ¾ f_P erscheint daher wie eine langsame Geschwindigkeit entgegen dem Uhrzeigersinn mit einer Phasenverschiebung von ¼ f_P.

Überschreitet die Doppler-Frequenz f_D die Nyquist-Grenzen von ½ f_P oder –½ f_P, kann daher keine eindeutige Geschwindigkeit und Geschwindigkeitsrichtung mehr zugeordnet werden. Dieser Effekt tritt in gleicher Weise auf, wenn sich die Speichenräder einer Kutsche scheinbar entgegen der Fahrtrichtung drehen. Dabei wird nach maximaler Vorwärtsrotation bis ½ f_P, bei höherer Geschwindigkeit eine maximale Rückwärtsrotation der Räder bis –½ f_P wahrgenommen. Fährt die Kutsche noch schneller, wird wieder eine Vorwärtsrotation wahrgenommen.

Im Doppler-Modus hat man die Möglichkeit, die Information der Bewegungsrichtung zugunsten höherer Geschwindigkeiten aufzugeben (☞ Abb. 2.19a–e). Statt jeweils in die positive und negative Richtung Geschwindigkeiten bis ½ f_P zu messen, ist es möglich, in eine Richtung Geschwindigkeiten mit einer Doppler-Frequenz bis zu der Pulsfrequenz zu erfassen, entsprechend $f_D < f_P$. Im klinischen Einsatz ist diese Option der **Nulllinienverschiebung** oder **Baseline-Shift** sehr hilfreich, da die Flussrichtung in der Regel bekannt ist.

Auch der gepulste Doppler erlaubt wie der kontinuierliche Doppler die Registrierung der unterschiedlichen Geschwindigkeiten eines Flusses in Form eines Geschwindigkeitsspektrums (☞ 2.4.1). Im Vergleich zum kontinuierlichen Doppler werden beim gepulsten Doppler aber nur das Geschwindigkeitsspektrum und die reflektierte Ultraschallenergie aus dem Messfenster (oder den Messfenstern) erfasst. Dadurch lassen sich beispielsweise laminare Flüsse wie im linksventrikulären Ausflusstrakt oder in der Vena contracta von Flussjets anhand ihres schmalen, hellen Spektrums identifizieren (☞ Abb. 2.19a–e). Darüber hinaus besteht beim gepulsten Doppler aufgrund des Messfensters mit definierter Dicke eine hohe Proportionalität zwischen der reflektierten Ultraschallenergie und der Größe des reflektierenden Flussquerschnitts, wodurch eine Quantifizierung des Flussquerschnitts und der Flussmenge anhand des Doppler-Spektrums prinzipiell möglich ist [13].

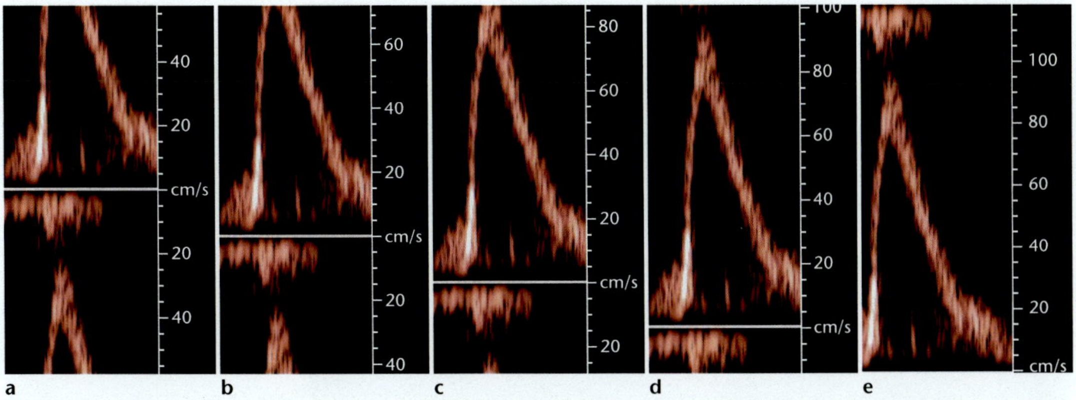

Abb. 2.19a–e Doppler-Signal mit Nulllinien-Verschiebung (Baseline-Shift). Links: Gepulstes Doppler-Signal (Flussrichtung von unten nach oben) mit Aliasing. Die Geschwindigkeiten oberhalb der Nyquist-Geschwindigkeit werden im unteren Geschwindigkeitsbereich abgebildet, der eigentlich Geschwindigkeiten in entgegengesetzter Richtung (nach unten) abbildet. Rechts: Durch den Baseline-Shift kann das Signal vollständig dargestellt werden.

2.4.3 Farb-Doppler

Die Farb-Doppler-Echokardiographie erlaubt die 2- oder 3-dimensionale farbkodierte **Darstellung von Blutflüssen** in Kombination mit der 2- oder 3-dimensionalen Echokardiographie des Herzens. Auf diese Weise lassen sich Flüsse in Gefäßen, Herzkammern oder Flussjets durch Klappen- oder Shuntvitien in ihrer anatomischen Beziehung zu den Herzstrukturen beurteilen (☞ Abb. 2.20). Wegen der physikalischen Grenzen, die der Doppler-Technik durch die Pulswiederholrate gesetzt sind, ist es unmöglich, allen Bildpunkten entlang einer Bildlinie genaue Flussgeschwindigkeiten zuzuordnen.

Darüber hinaus erlaubt die schnelle Abtastung der Bildlinien des Ultraschallsektors aus Zeitgründen keine Spektralanalyse mittels **Fast-Fourier-Transform-Analyse (FFT)** für jeden Bildpunkt des Sektors. Stattdessen wird mittels **Autokorrelation** lediglich die mittlere Geschwindigkeit in umschriebenen Farb-Doppler-Messpunkten entlang jeder Scanlinie bestimmt. Die Messpunkte mehrerer Scanlinien erlauben die Darstellung eines 2-dimensionalen Farb-Doppler-Sektors. Die Farb-Doppler-Geschwindigkeitsbestimmung in den einzelnen Messpunkten entlang des Ultraschallstrahls basiert dabei grundsätzlich auf dem Prinzip des gepulsten Dopplers. Statt das gesamte Geschwindigkeitsspektrum in einem Messpunkt zu registrieren, werden im Farb-Doppler-Modus pro Messpunkt mehrere Pulse aufeinander folgend ausgesendet und jeweils nur die Phasenverschiebung zwischen zwei aufeinander folgenden reflektierten Pulsen verglichen (autokorreliert). Diese relativ einfach und schnell bestimmten Phasenverschiebungen werden über die Anzahl der Pulse gemittelt und daraus wird auf eine mittlere Flussgeschwindigkeit geschlossen. Je größer die Anzahl der Pulse (= packet size) und damit die Anzahl der Phasenverschiebungen, desto genauer (sensitiver) ist die Bestimmung der mittleren Geschwindigkeit. Je größer die Zahl der Sendepulse pro Messpunkt, desto stärker sinkt aber die Bildrate, was beim Zuschalten des Farb-Dopplers zum 2-D-Modus zu beobachten ist.

Auch die Anzahl der Farbzeilen im Farbsektor beeinflusst die Bildrate. Neben der zeitlichen Mittelung der Phasenverschiebungen erfolgt auch eine räumliche Mittelung zwischen axial und lateral benachbarten Messfeldern. Die mittleren Geschwindigkeiten werden nach Höhe und Richtung der Geschwindigkeit farblich kodiert: Dunkles Rot bis helles Gelb kodiert Geschwindigkeiten von 0 bis zur Nyquist-Geschwindigkeit auf den Schallkopf zu und dunkles Blau bis helles Blau von 0 bis zur Nyquist-Geschwindigkeit vom Schallkopf weg (☞ Abb. 2.20). Aufgrund der Ortsauflösung in den einzelnen Farb-Doppler-Messfenstern unterliegt der Farb-Doppler der gleichen Begren-

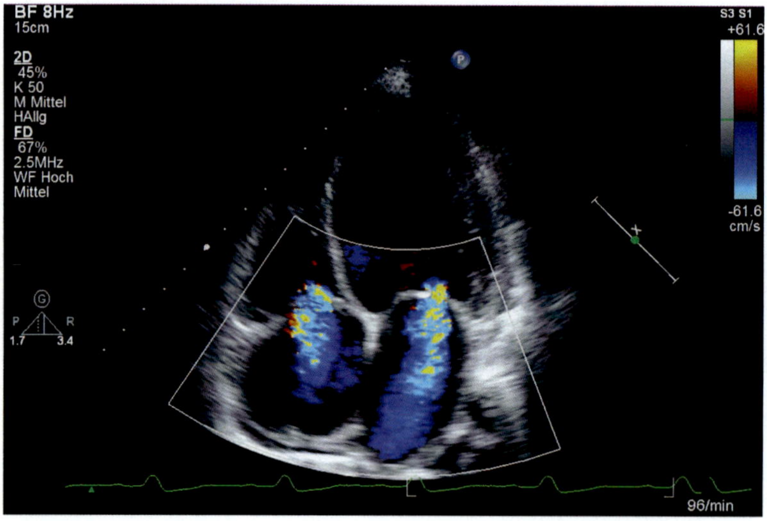

Abb. 2.20 Farb-Doppler-Bild mit Darstellung von farbkodierten turbulenten Insuffizienzflüssen im Bereich der Mitral- und Trikuspidalklappe.

zung der maximalen Nyquist-Geschwindigkeit mit dem Effekt des Aliasings wie der gepulste Doppler. Die Nyquist-Geschwindigkeit des Farb-Dopplers errechnet sich daher auf die gleiche Weise wie für den gepulsten Doppler in Abhängigkeit von der Entfernung des Farb-Doppler-Messfensters vom Schallkopf und von der Sendefrequenz (☞ 2.4.2). Die Nyquist-Geschwindigkeit des Farb-Dopplers ist bei gleichen Einstellungen jedoch etwas geringer als beim gepulsten Doppler, da ein Teil der Pulse für die Bilderzeugung benötigt wird und damit die Pulswiederholrate für den Farb-Doppler sinkt. Der in Abschnitt 2.4.2 beschriebene Kreis der Phasenverschiebung mit der Nyquist-Geschwindigkeit bei 6 Uhr entsprechend $\mathbf{f_D} = ½\ \mathbf{f_P}$ lässt sich auch für den Farb-Doppler mit der entsprechenden Farbkodierung darstellen (☞ Abb. 2.21).

Anhand dieses **Farbkreises** wird der Farbwechsel beim Überschreiten der Nyquist-Geschwindigkeit von Hellblau zu Gelb bei Fluss vom Schallkopf weg oder von Gelb zu Hellblau bei Fluss auf den Schallkopf zu deutlich. Je höher die Geschwindigkeit ist, desto häufiger wird der Farbkreis durchlaufen (☞ Abb. 2.22).

Bei einem Fluss vom Schallkopf weg mit einer Geschwindigkeit von 200 cm/s wird bei einem Nyquist-Level von 50 cm/s zuerst der blaue Halbkreis (0–50 cm/s) durchlaufen, dann der rote (50–100 cm/s), anschließend erneut der blaue (100–150 cm/s) und noch mal der rote (150–200 cm/s) Halbkreis. Bei noch höheren Geschwindigkeiten, besonders durch enge Öffnungen wie bei Klappenstenosen, Klappeninsuffizienzen oder Shunts, können die Farbumschläge im Flusssignal nicht mehr differen-

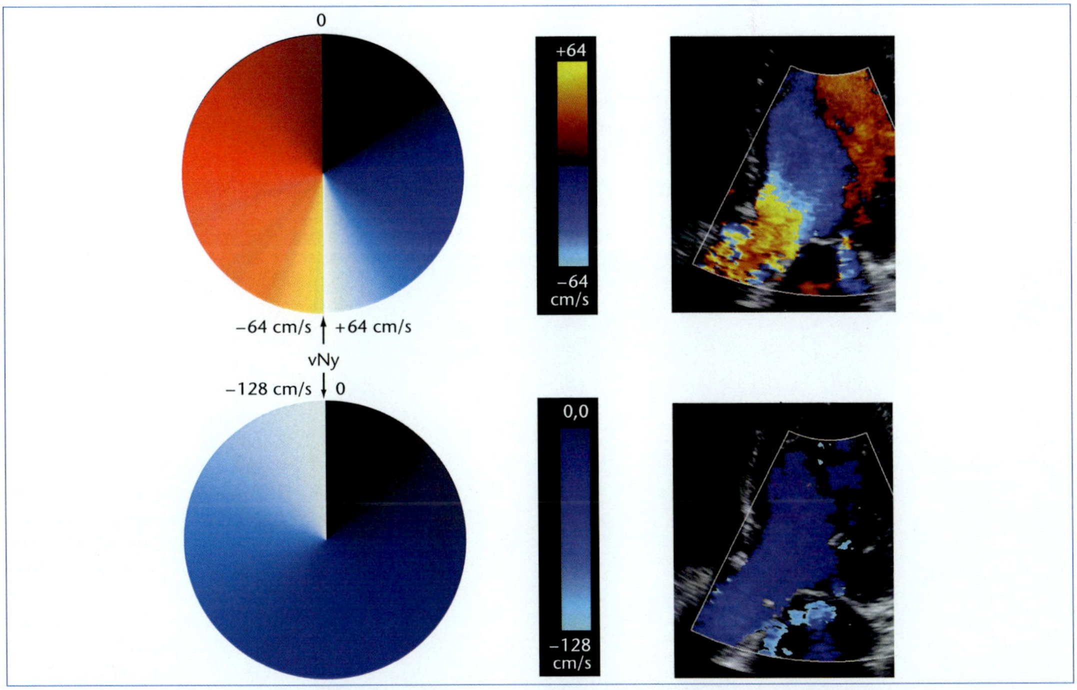

Abb. 2.21 Prinzip des Aliasing im Farb-Doppler-Modus. Die farbkodierten Geschwindigkeiten und das Aliasing bei der Nyquist-Geschwindigkeit lassen sich auch anhand des Kreisdiagramms der Phasenverschiebung darstellen. Oben: Beispiel mit einer Nyquist-Geschwindigkeit (vNy) von 64 cm/s. Bei 6 Uhr, wo $f_D = ½\ f_P$, kommt es bei der Nyquist-Geschwindigkeit zum Geschwindigkeits- bzw. Farbumschlag oder Aliasing. Dieser Farbkreis findet sich in vereinfachter Form als Farb-Band in jeder Farb-Doppler-Registrierung (Mitte). Oben rechts: Typisches Farb-Aliasing bei -64 cm/s durch die Flussbeschleunigung des Ausstroms (blau) im trichterförmig zulaufenden LVOT. Unten: Durch die Verschiebung der Nyquist-Grenze lässt sich der gesamte Kreis bis 12 Uhr entsprechend $f_D = f_P$ für die Darstellung der Flussgeschwindigkeiten verwenden; in diesem Beispiel Flussgeschwindigkeiten vom Schallkopf weg (blau) bis 128 cm/s. Eine Differenzierung von Flüssen unterschiedlicher Richtungen ist dabei nicht mehr möglich.

ziert werden, es kommt daher zu einem Mosaik roter und blauer Farbtöne.

Das **Mosaik** ist Ausdruck der Bandbreite der in diesem Bereich des Sektors gemessenen Geschwindigkeiten, auch als Varianz bezeichnet, und ist ein Indikator für **turbulenten Fluss**. In einigen Systemen wird die Varianz anstatt des Mosaiks durch eine zusätzliche Farbe (beispielsweise Grün) kodiert. Die Farb-Doppler-Echokardiographie eignet sich daher primär für die Erkennung von Fluss sowie die Beurteilung der Flussrichtung und Flussdynamik, nicht jedoch zur Quantifizierung der Flussgeschwindigkeiten. Wie beim gepulsten Doppler lässt sich beim Farb-Doppler die Nulllinie verschieben, was eine Geschwindigkeitsmessung bis zur doppelten Nyquist-Geschwindigkeit (entsprechend $\mathbf{f_D} = \mathbf{f_P}$) in eine Richtung ermöglicht (☞ Abb. 2.21). Dieser **„Baseline Shift"** wird beispielsweise bei der **PISA-Methode** (☞ 2.4.4) zur Flussquantifizierung eingesetzt.

Der Farb-Doppler unterliegt auch dem **Doppler-Winkelfehler** entsprechend dem cos des Winkels θ in der Doppler-Gleichung (s. o.). Das führt in der praktischen Anwendung dazu, dass Flüsse, die in einem signifikanten Winkel (> 30°) zur Scanlinie stehen, durch eine kleinere farbkodierte Fläche abgebildet werden als vergleichbare Flüsse, die in Richtung der Scanlinie verlaufen. Beispielsweise wirkt der Flussjet einer Mitralinsuffizienz in parasternal langer Achse mit einem Winkel von > 60° zur Scanlinie deutlich kleiner als der gleiche Jet in apikal langer Achse.

Der Farb-Doppler lässt sich auch mit der M-mode-Technik kombinieren, um den zeitlichen Verlauf von Flussereignissen darzustellen, um somit einerseits die zeitliche Dauer und andererseits die zeitliche Lokalisation im Herzzyklus zu erkennen. Praktische Beispiele sind die transösophageale M-mode-Darstellung des Aorteninsuffizienzflusses über der Aortenklappe in der langen Achse oder die **M-mode-Darstellung** der diastolischen Propagationsgeschwindigkeit des Mitraleinstroms im Farb-Doppler zur Beurteilung der diastolischen Funktion.

Vergleich der Eigenschaften und Grenzen der Doppler-Verfahren

Alle drei Doppler-Verfahren, gepulster und kontinuierlicher Doppler sowie Farb-Doppler,

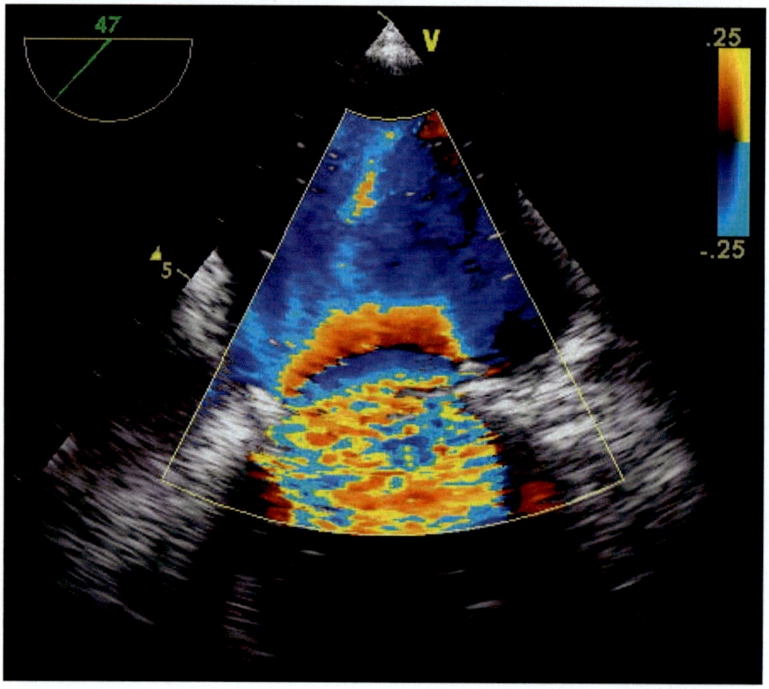

Abb. 2.22 Darstellung eines mehrfachen Farb-Doppler-Aliasing bei beschleunigtem diastolischem Einstrom über einer rekonstruierten Mitralklappe mit Anuloplastik. In dem Einstromfluss von oben (linker Vorhof) nach unten (durch die Mitralklappe in den linken Ventrikel) durchlaufen die Flussgeschwindigkeiten zunächst den blauen Farbbalken (Flussrichtung nach unten) bis zum Erreichen der Nyquist-Geschwindigkeit und dem ersten Aliasing bei 25 cm/s. Dann wird der rot-gelbe Balken bis zum zweiten Aliasing bei 50 cm/s und danach erneut der blaue Balken bis zum dritten Aliasing bei 75 cm/s durchlaufen. Durch das Auftreten von Turbulenzen bei noch höherer Geschwindigkeit vermischen sich die Farbgrenzen im weiteren Jet zu einem Mosaik.

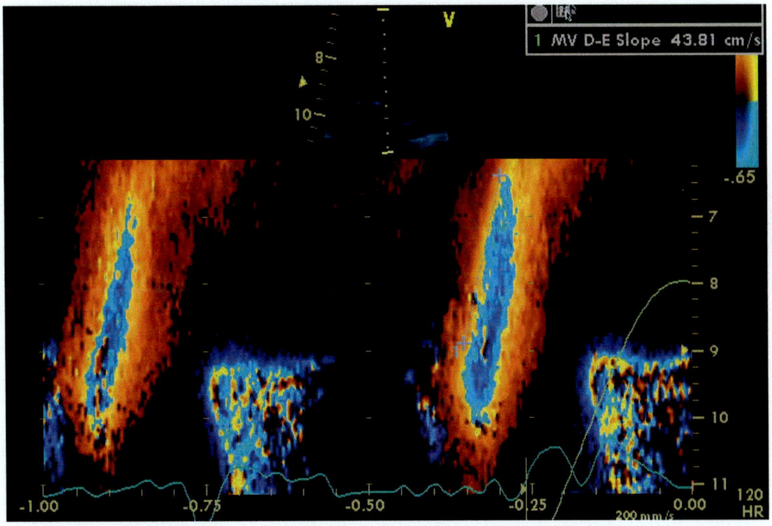

Abb. 2.23 Farb-Doppler-M-mode-Darstellung des Mitraleinstroms zur Bestimmung der Propagationsgeschwindigkeit des Mitraleinstroms.

sind heute Bestandteil der hämodynamischen Beurteilung im Rahmen einer vollständigen echokardiographischen Untersuchung. Wie aus den vorausgegangen Beschreibungen deutlich wurde, erlauben die drei Verfahren unterschiedliche Beurteilungen, sind dabei aber eng voneinander abhängig, da sie nur unterschiedliche Prioritäten innerhalb der engen Grenzen der Doppler-Technik darstellen. Abbildung 2.24 beschreibt die **Abhängigkeiten der Doppler-Parameter** (Tiefe bzw. Laufzeit, Sendefrequenz f_0, PRF und Doppler-Frequenz f_D) voneinander und illustriert das einer Waage ähnliche Verhältnis von maximal messbarer Geschwindigkeit V_{max} (V_{Ny}) und möglicher Ortsauflösung. In drei Einzeldiagrammen wird gezeigt, wie

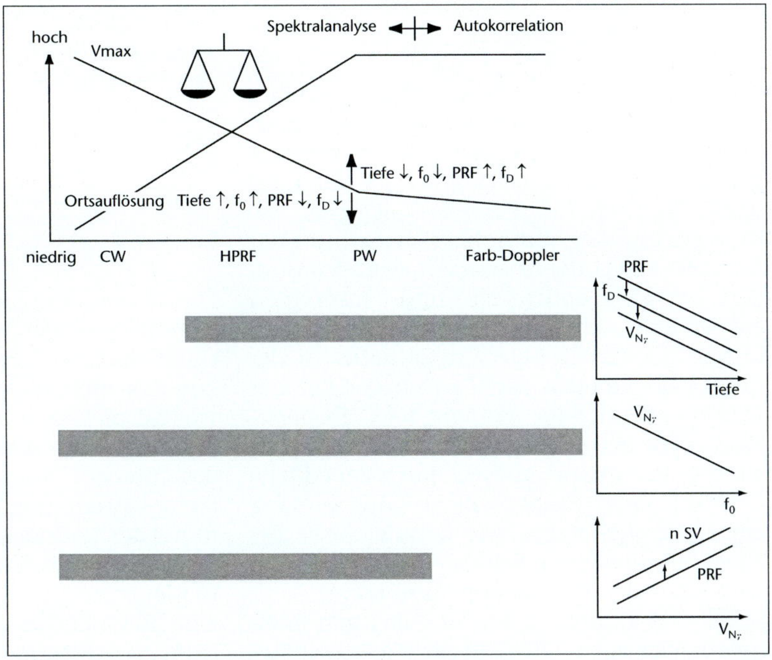

Abb. 2.24 Schema mit Abhängigkeiten der Doppler-Eigenschaften in der praktischen Anwendung (Erklärung im Text). v max = maximal messbare Geschwindigkeit (Nyquist-Geschwindigkeit), Tiefe = Eindringtiefe, f_0 = Sendefrequenz, PRF = Pulswiederholrate, f_D = Dopplerfrequenz, CW = kontinuierlicher Doppler, HPRF = high PRF-Doppler, PW = gepulster Doppler, V_{ny} = Nyquist-Geschwindigkeit, nSV = Anzahl der Sample-Volumina. Die grauen Balken zeigen an, welche der Doppler-Modalitäten von der jeweiligen Abhängigkeit in den Diagrammen (rechts) betroffen sind.

durch die Veränderung von Tiefe, Sendefrequenz oder Geschwindigkeitsskala im klinischen Einsatz die Doppler-Parameter jeweils verändert werden. Wird beispielsweise die Tiefe und damit die Laufzeit erhöht, nimmt die PRF ab. Durch das Abnehmen der PRF sinkt die Doppler-Frequenz und damit letztlich die Nyquist-Geschwindigkeit. Auch eine niedrigere Sendefrequenz führt zu einer geringeren Nyquist-Geschwindigkeit. Wird die Nyquist-Geschwindigkeit während der Untersuchung erhöht, hat das die Zunahme der PRF und damit eine Zunahme der Anzahl der Sample-Volumina zur Folge.

2.4.4 Klinische Anwendung der Doppler-Fluss-Messung

Die drei Doppler-Verfahren zur Flussmessung (PW-, CW- und Farb-Doppler) ermöglichen durch ihre unterschiedlichen Eigenschaften eine umfassende hämodynamische Diagnostik des Herzens. Dazu erfolgt neben der einfachen Messung von Flussgeschwindigkeiten die Berechnung von Druckgradienten, durchströmten Klappen- und Shuntöffnungen und Flussvolumina.

Flussgeschwindigkeiten

Die Messung von Flussgeschwindigkeiten nach der Doppler-Gleichung ist die Basismessgröße, die den anderen Flussparametern zugrunde liegt. Der CW-Doppler ist aufgrund seiner Eigenschaften besonders geeignet, pathologische Flüsse mit hoher Geschwindigkeit (ca. 200–800 cm/s) zu erfassen, wie sie besonders bei Klappendefekten und Shuntvitien auftreten (☞ Abb. 2.25). Die fehlende Ortsauflösung des CW-Dopplers stellt dabei in der Regel kein Problem dar, da sich der Ort der Flussbeschleunigung entlang des Doppler-Strahls aus der Anatomie des Sektorbildes ergibt. Selten existieren zwei unterschiedliche Orte mit einer Flussbeschleunigung entlang eines Doppler-Strahls, wie beispielsweise bei einer subvalvulären Stenose des LVOT und nachfolgender Aortenklappenstenose.
Mittels PW-Doppler lassen sich dagegen in einem Bereich von ca. 30–200 cm/s Geschwindigkeiten messen, die, je nach dem Ort der Messung, auch normale Geschwindigkeiten darstellen, wie beispielsweise im LVOT oder beim Mitraleinstrom. Anhand der Aufzeichnung einer kegelförmigen Geschwindigkeitskurve über der Flussdauer lassen sich außer der **maximalen Geschwindigkeit** auch die **mittlere Geschwindigkeit** und das Geschwindigkeitszeitintegral bestimmen. Der Farb-Doppler ist lediglich zur visuellen Beurteilung, ob normale oder pathologische Flüsse vorliegen, geeignet.

Druckgradienten

Basierend auf der maximalen oder mittleren Geschwindigkeit kann mit Hilfe der **vereinfachten Bernoulli-Gleichung** der maximale und mittlere Druckgradient bestimmt werden, der zwischen dem Ort, von dem der Fluss kommt, und dem Ort, zu dem der Fluss strömt, herrscht. Hierbei gilt grundsätzlich, je höher der Druckgradient, desto höher die Flussgeschwindigkeit, und umgekehrt.

$\Delta P = 4v^2$ (Bernoulli-Gleichung)

Die Bestimmung von Druckgradienten erfolgt hauptsächlich zur Schweregradbeurteilung von stenosierenden Klappenvitien. Weitere Bestimmungen, die auf Druckgradienten basieren, sind die Druckhalbwertzeit zur Schweregradbeurteilung einer Aortenklappeninsuffizienz [14] oder die Druckanstiegsgeschwindigkeit dp/dt als Parameter der linksventrikulären Kontraktilität [15].

Flusszeiten

Die Registrierung der Doppler-Geschwindigkeitskurven über der Zeit erlaubt neben der Geschwindigkeitsbestimmung die Messung von Zeitintervallen innerhalb des Herzzyklus, wie beispielsweise das Intervall von Enddiastole bis Beginn der diastolischen Füllung und das Intervall der systolischen linksventrikulären Austreibung, die zusammen der Bestimmung des Tei-Index zugrunde liegen. Auch die Beurteilung einer intra- oder interventrikulären Dyssynchronizität zur Entscheidung über eine Resynchronisationstherapie erfolgt mit Hilfe der Messung von Zeitintervallen.

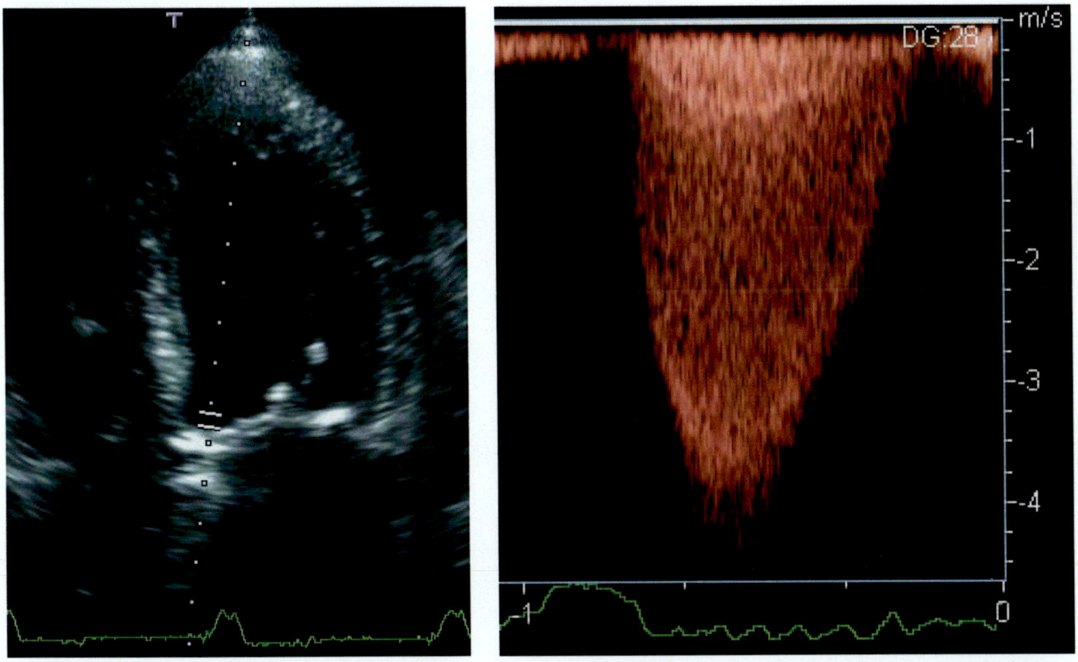

Abb. 2.25 CW-Doppler-Signal (rechts) bei hochgradiger Aortenklappenstenose (links). Die Cursor-Linie repräsentiert die Richtung des Doppler-Strahls durch die sklerosierte, echoreiche Aortenklappe.

Flussvolumina

Basierend auf der Bestimmung von Flussgeschwindigkeit und durchströmter Fläche lassen sich anhand der Flussgleichung der Strömungslehre Flussvolumina berechnen [16]:

$$Q = A \times v$$

mit Q = Flussrate (ml/s), A = Flussfläche (cm^2) und v = Flussgeschwindigkeit (cm/s).

Durchströmte Flächen wie beispielsweise die des LVOT oder des Mitraleinstroms lassen sich dazu entweder anhand des Flächendurchmessers *d* aus dem M-mode- oder 2-D-Sektorbild nach $A = \pi \times (d/2)^2$ oder anhand einer 3-D-Planimetrie bestimmen. Alternativ lässt sich die Flussquerschnittsfläche anhand des Farbdoppler-Signals ermitteln. Die Berechnung eines Flussvolumens V, wie beispielsweise des Regurgitationsvolumens einer Klappeninsuffizienz oder des linksventrikulären Schlagvolumens, erfolgt unter Einbeziehung der Flussdauer anhand des Geschwindigkeitszeitintegrals (VTI [cm]), entsprechend:

$$V = A \times VTI$$

Während sich auf diese Weise das linksventrikuläre Schlagvolumen anhand des LVOT-Flusses direkt bestimmen lässt, wird das Regurgitationsvolumen durch die insuffiziente Mitralklappe aufgrund der schwer zu messenden Öffnungsfläche indirekt über das **Kontinuitätsprinzip** bestimmt [17]. Dieses besagt, dass das berechnete Flussvolumen, das durch den LVOT ausgetrieben wird, gleich dem Flussvolumen ist, das über die Mitralklappe in den linken Ventrikel eingeströmt ist. Ist das LVOT-Schlagvolumen geringer, ist die Differenz als Regurgitation in den linken Vorhof verloren gegangen.

Die farb-Doppler-basierte **PISA-Methode** (proximal isovelocity surface area) erlaubt dagegen eine direktere Bestimmung des Regurgitationsflusses anhand der hemisphärischen Flusskonvergenz vor einer durchströmten Öffnung. Die hemisphärische Fläche wird dabei mit Hilfe der Farbumschlagsgrenze aufgrund des Aliasings erfasst und mit der Nyquist-Geschwindigkeit multipliziert (☞ 4.3.4) [18]. Der Fluss ergibt sich demnach anhand der Formel

$$\text{Flussrate} = 2\pi \times r^2 \times v\ (\text{Nyquist})$$

wobei dies zunächst die Flussrate in ml/s ist. Um das **Regurgitationsvolumen** zu berechnen, wird die Flussrate durch die maximale Geschwindigkeit des Regurgitationsflusses aus der CW-Doppler-Messung geteilt, um die Öffnungsfläche zu bestimmen [19].

$$\text{Öffnungsfläche} = \frac{\text{Flussrate}}{\text{v max (CW-Doppler)}}$$

Die Öffnungsfläche multipliziert mit dem Geschwindigkeitszeitintegral des Regurgitationsflusses ergibt dann das Regurgitationsvolumen (RV) [20].

$$\text{RV} = \text{Öffnungsfläche} \times \text{VTI (CW-Doppler)}$$

Die klinische Anwendbarkeit der PISA-Methode ist jedoch eingeschränkt, da in vielen Fällen die Aliasing-Grenze nicht hemisphärisch ist und die Hemisphäre des Aliasings zudem dem Doppler-Winkelfehler unterliegt (☞ Abb. 2.26).

Klappen- und Shuntöffnungsflächen

Da eine direkte Messung der Öffnungsfläche von Klappen- oder Shuntvitien in der Regel schwierig ist, da diese klein und unregelmäßig geformt sind, kann ihre Bestimmung mit Hilfe der Kontinuitätsmethode oder der PISA-Methode erfolgen. Basierend auf dem Kontinuitätsprinzip, nach dem beispielsweise die Flussrate im weiten LVOT gleich der Flussrate durch die kleine Öffnung einer nachgeschalteten Aortenklappenstenose ist, kann die Aortenklappenöffnungsfläche einfach anhand des

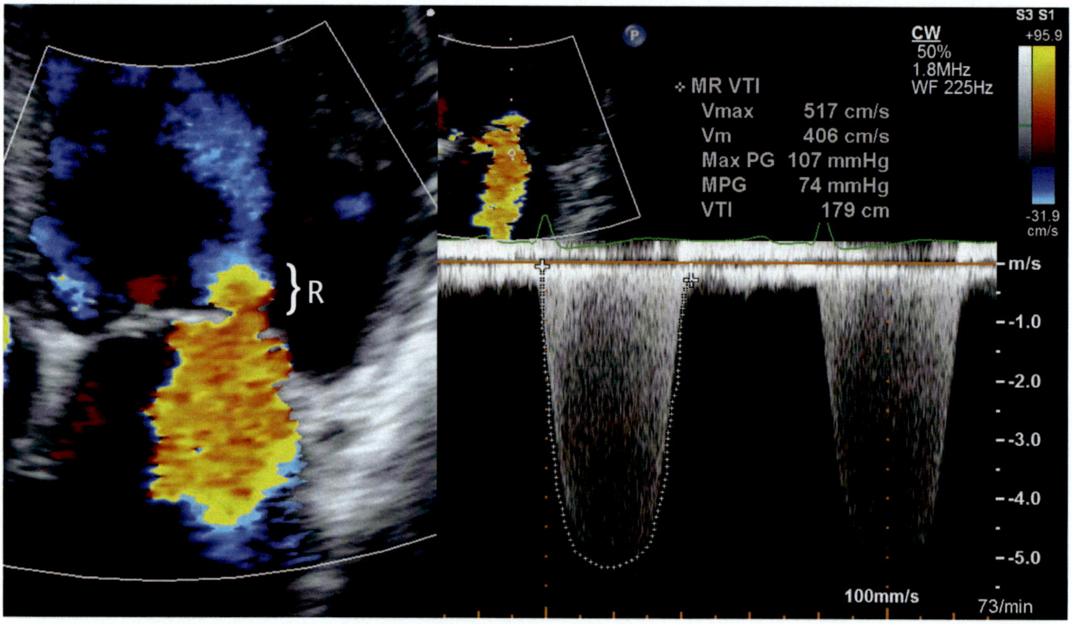

Fluss $= 2\pi \times (0{,}9\ cm)^2 \times 31{,}9\ cm/s = 162\ ml/s$
EROA $= 162\ ml/s\ /\ 517\ cm/s = 0{,}31\ cm_2$
RV $= 0{,}31\ cm^2 \times 179\ cm = 56\ ml$

Abb. 2.26 Proximale Flusskonvergenz mit PISA-Darstellung bei Mitralklappeninsuffizienz. Die PISA-Hemisphäre wird durch die Aliasing-Grenze bei 31,9 cm/s definiert. Der Radius R beträgt in diesem Beispiel 0,9 cm. Anhand des Radius, der Nyquist-Geschwindigkeit und des CW-Doppler-Signals lassen sich Flussrate (Fluss), effektive Öffnungsfläche EROA und Regurgitationsvolumen (RV) berechnen.

LVOT-Flusses und der CW-Doppler-Geschwindigkeit über der stenosierten Aortenklappe berechnet werden [21] (☞ 5.2.1).

Wie bereits im vorherigen Abschnitt beschrieben, kann die Bestimmung von durchströmten Öffnungsflächen mittels PISA-Methode über den Quotienten aus PISA-Flussrate und maximaler Flussgeschwindigkeit erfolgen. Darüber hinaus kann die Klappenöffnungsfläche einer Mitralklappenstenose anhand der Druckhalbwertszeit abgeschätzt werden (☞ 4.2.2). Mittels 3-D-Echokardiographie besteht aber auch die Möglichkeit, mit zunehmender Bildauflösung Klappenöffnungsflächen direkt anhand der Farb-Doppler-Querschnittsfläche planimetrisch zu bestimmen. Dieses Verfahren erlaubt besonders die Bestimmung unregelmäßig geformter Öffnungsflächen, wie beispielsweise bei unvollständigem Klappenschluss in Folge einer funktionellen Mitralinsuffizienz (☞ 4.3.2, ☞ Abb. 2.15).

2.4.5 Gewebe-Doppler

Die Gewebe-Doppler-Echokardiographie erlaubt die Bestimmung der Bewegungsgeschwindigkeit von Gewebsstrukturen des Herzens. Klinische Anwendungen sind die Kontraktionsanalyse des Myokards, die Bewegungsanalyse von Zusatzstrukturen sowie die Messung der Bewegungsgeschwindigkeit der Mitralebene als Parameter der diastolischen Funktion. Die Anwendung des Gewebe-Dopplers erfolgt entweder mittels der gepulsten Doppler-Technik oder der Farb-Doppler-Technik.

Beide Methoden werden jedoch konventionell für die Messung von Blutflussgeschwindigkeiten und nicht von Gewebegeschwindigkeiten eingesetzt. Gewebegeschwindigkeiten sind mit ca. 10 cm/s wesentlich geringer als Blutflussgeschwindigkeiten von ca. 30–600 cm/s. Zum anderen ist die Signalstärke (Amplitude) von Gewebe ca. um den Faktor 100 größer als die vom Blutfluss. Damit die Doppler-Techniken überhaupt den signalschwachen Blutfluss hinter den signalstarken Gewebesignalen erkennen können, werden die langsamen Gewebesignale durch einen High-Pass-Filter oder Wall-Filter eliminiert, der nur Signale oberhalb einer bestimmten Geschwindigkeit abbildet (☞ Abb. 2.27). Für den Gewebe-Doppler wird dieser High-Pass-Filter deaktiviert [22]. Des Weiteren werden nur Signale oberhalb einer Mindeststärke (Mindest-Gain) erfasst, um Störungen durch die schwachen, aber schnellen Flusssignale mit hohen Geschwindigkeiten zu eliminieren.

Der Gewebe-Doppler unterliegt den gleichen Limitationen wie der gepulste Doppler und der Farb-Doppler betreffend Aliasing (☞ Abb. 2.28), Schalltiefe bzw. PRF, Nyquist-Geschwindigkeit und Winkelfehler.

Im Folgenden werden die unterschiedlichen Gewebe-Doppler-Methoden und ihre aktuellen klinischen Anwendungen beschrieben.

Der gepulste Gewebe-Doppler ermöglicht die Bestimmung der diastolischen **Mitralanulusgeschwindigkeiten** zur Beurteilung der diastolischen Funktion eingesetzt.

Der farb-Doppler-basierte Gewebe-Doppler, bei dem die farbkodierte Gewebegeschwindigkeit

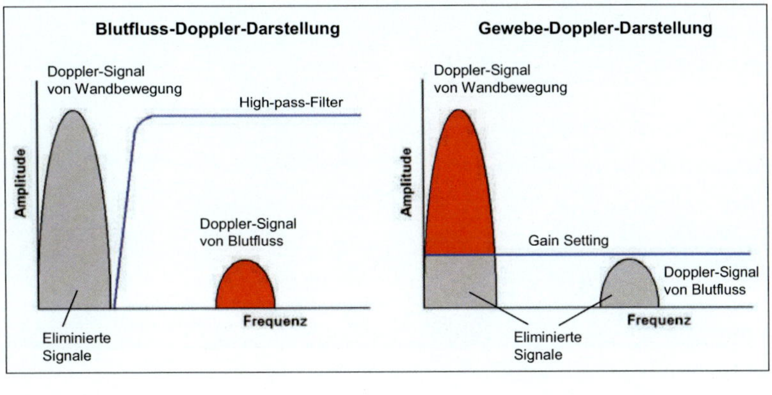

Abb. 2.27 Prinzip der Gewebe-Doppler-Darstellung im Vergleich zur konventionellen Blutfluss-Doppler-Darstellung. Im Gewebe-Doppler-Modus werden die Blutflusssignale mit geringer Amplitude durch das Gain Setting unterdrückt (modifiziert nach Yamazaki N: Principle of Doppler Tissue Velocity Measurement., in Erbel R, Nesser HJ, Drozdz J (eds): *Atlas of tissue doppler echocardiography.* Darmstadt, Steinkopf, 1995).

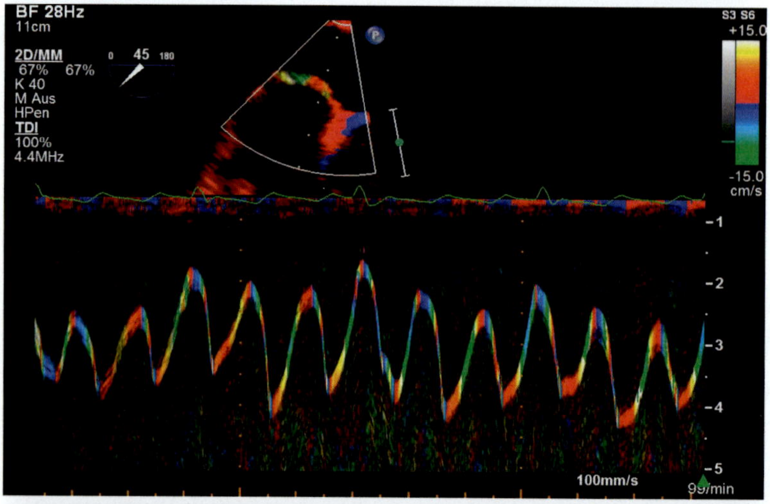

Abb. 2.28 Gewebe-Doppler-Darstellung eines Vorhofseptumaneurysmas mit deutlichem Aliasing der Gewebe-Doppler-Geschwindigkeiten in der M-mode-Registrierung.

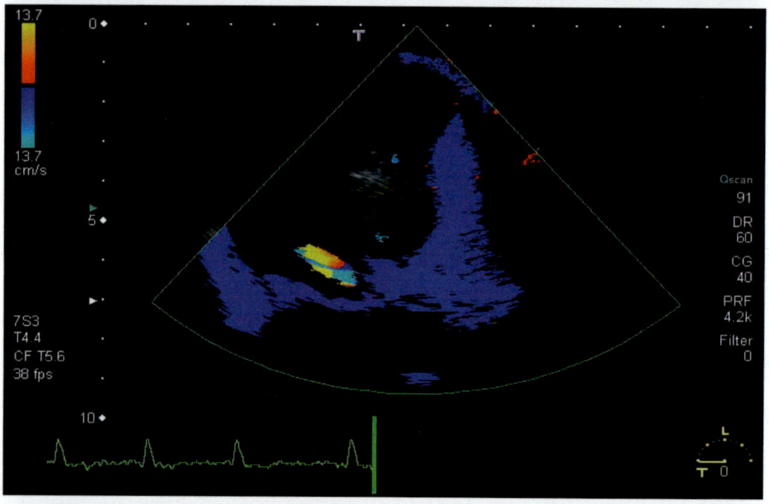

Abb. 2.29 Differenzierung einer Mitralklappenvegetation mit typischer inkohärenter Bewegung von normaler Gewebebewegung mittels farbkodiertem Gewebe-Doppler.

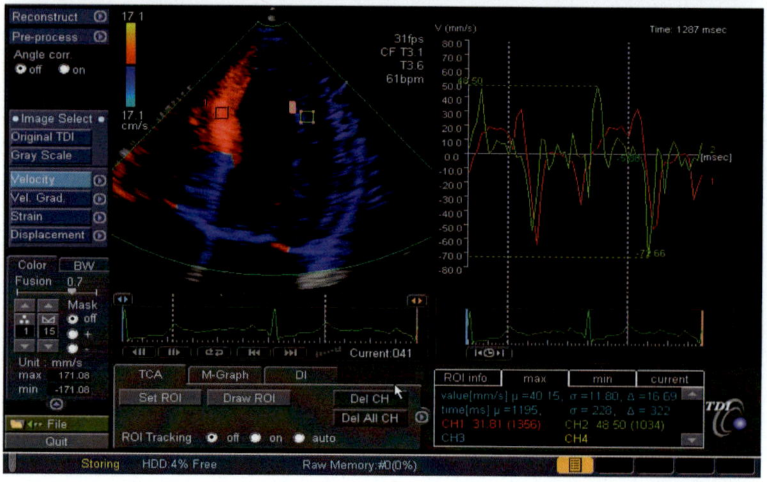

Abb. 2.30 Gewebe-Doppler-Darstellung des linken Ventrikels im 4-Kammerblick (TDIQ-Auswertesoftware, Toshiba). Links: Die Farbkodierung der Myokardgeschwindigkeiten zeigt in diesem frühdiastolischen Bild (in der Relaxation bewegen sich die Wandsegmente vom Schallkopf weg (blau)) eine deutliche Asynchronie apiko-septal (rot). Rechts: Geschwindigkeitskurven mit deutlicher Verzögerung des Geschwindigkeitsmaximums im apiko-septalen Segments (rote Kurve) im Vergleich zu dem kontralateralen apiko-lateralen Segment (grüne Kurve).

über die Graustufendarstellung des 2-D-Sektorbildes gelegt wird, wurde initial zur Visualisierung der Synchronizität bzw. Asynchronizität der **regionalen Myokardkontraktion** sowie zur **Quantifizierung transmyokardialer Geschwindigkeitsgradienten** eingesetzt [22, 23]. Darüber hinaus erfolgte mittels M-mode-Darstellung beispielsweise des linken Ventrikels in parasternal langer Achse eine exakte Quantifizierung der zeitlichen Phasen des Herzzyklus [24]. Außer der Beurteilung der Myokardfunktion ist der Farb-Gewebe-Doppler für die Identifikation von Zusatzstrukturen anhand ihrer charakteristischen inkohärenten Bewegung im Vergleich zu den Herzstrukturen geeignet [25] (☞ Abb. 2.29). Dies erleichtert maßgeblich die Diagnostik von endokarditischen Vegetationen und intrakavitären Thromben (☞ Titelbild).

Während die farbkodierte Gewebe-Doppler-Darstellung der Myokardgeschwindigkeiten im 2-D-Bild und deren Quantifizierung durch

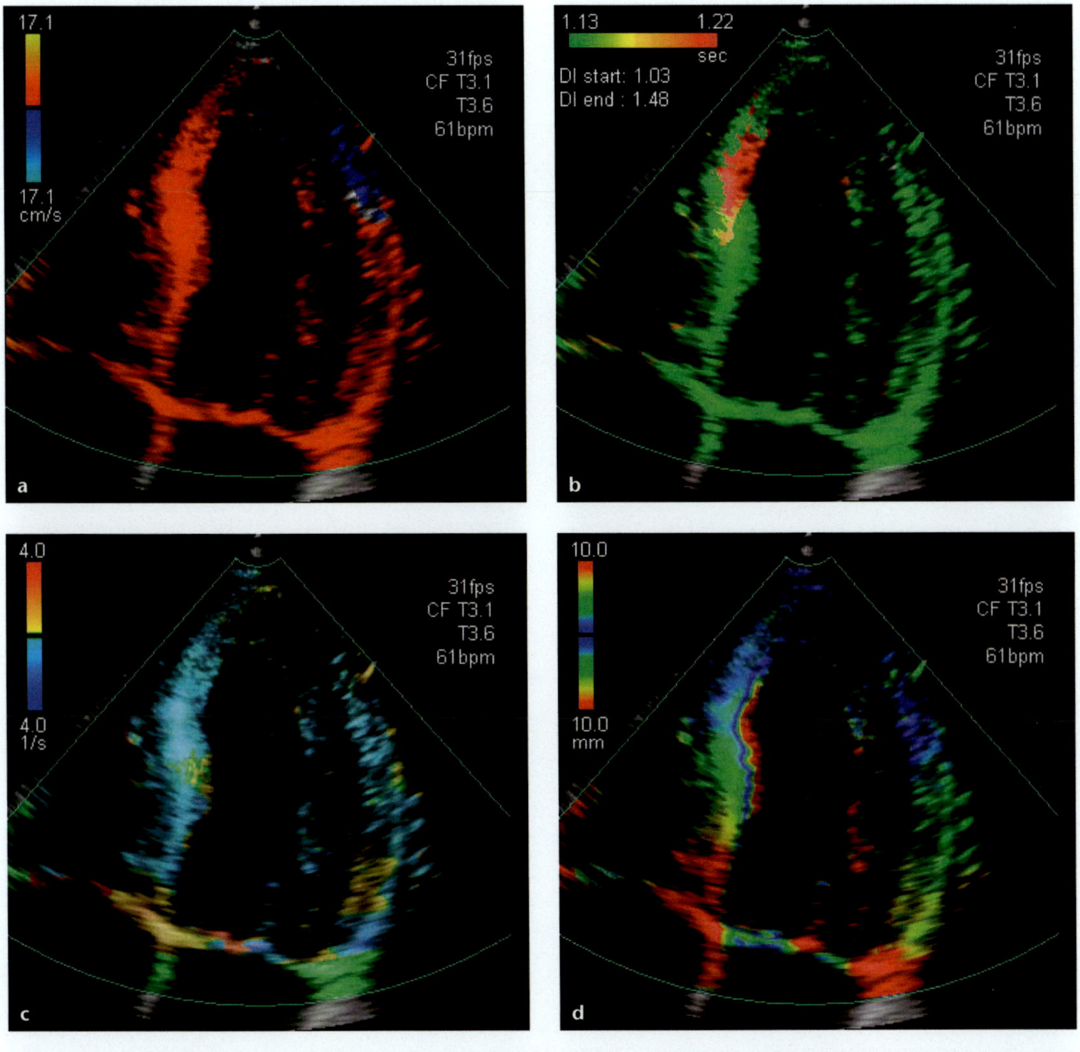

Abb. 2.31a–d Abbildung unterschiedlicher Gewebe-Doppler-Verfahren (TDIQ-Auswertesoftware, Toshiba): **a)** Gewebe-Doppler; **b)** Farbkodierung der Zeiten bis zum Geschwindigkeitsmaximum der Myokardkontraktion (Dyssynchrony Imaging); **c)** Strain-Rate; **d)** Farbkodierung der Bewegungsdistanz des Myokards während der Kontraktion in Richtung zum Schallkopf (Displacement).

den Doppler-Winkelfehler limitiert sind, ist eine zuverlässigere Quantifizierung der Myokardfunktion heute mittels der Strain- und Strain-Rate-Analyse möglich [26]. Strain ist ein Maß für die Deformierung des Myokards als Korrelat für die Kontraktion. Dementsprechend lassen sich ein longitudinaler, radialer und zirkumferenzieller Strain unterscheiden. Die Strain-Rate erfasst im Vergleich dazu zusätzlich die Geschwindigkeit der Deformierung und erlaubt damit eine genauere Beurteilung der regionalen Wandfunktion [27]. Eine weitere Variante der Gewebe-Doppler-Analyse ist die farbkodierte Darstellung der Lageverschiebung der Myokardregionen (**Displacement**) während der Kontraktion in Richtung eines Referenzpunktes (☞ Abb. 2.31). Die Farbkodierung der Distanz der Lageverschiebung erlaubt im direkten Vergleich sich parallel bewegender Myokardregionen, beispielsweise Septum und Lateralwand im 4-Kammerblick, eine rasche visuelle Beurteilung der regionalen LV-Funktion. Durch die Möglichkeiten der Erfassung von Gewebecharakteristika lassen sich Myokardareale automatisch verfolgen (**Tissue tracking** oder **Speckle tracking**) und dadurch die Gewebe-Doppler-Analysen von Strain und Strain-Rate optimieren.

2.5 Transösophageale Echokardiographie

2.5.1 Prinzip

Gegenüber der Beurteilung „von außen" mittels transthorakaler Echokardiographie erlaubt die transösophageale Echokardiographie eine echokardiographische Untersuchung des Herzens vom Ösophagus oder vom Magen aus. Dazu ist ein miniaturisierter Ultraschallkopf in die Spitze einer flexiblen Sonde integriert, die über den Mund in den Ösophagus und bis in den Magen eingeführt werden kann.
Standard sind heute multiplane transösophageale Sonden, bei denen sich der Schallsektor vom Griff der Sonde aus durch ein Drehrad oder motorgetrieben um 180° um seine Mittelachse drehen lässt. Der aktuelle Winkel zur transversalen Nullstellung wird dabei zur Orientierung auf dem Monitorbild angezeigt. Darüber hinaus lässt sich die Sondenspitze vom Griff der Sonde aus durch links- und rechtsseitige Biegung (Lateralflexion), Vor- und Zurückbiegung (Ante- und Retroflexion) sowie durch Vor- und Zurückschieben der Sonde entlang ihrer Achse in allen drei Raumebenen bewegen. Die Steuerbarkeit der Sondenspitze gemeinsam mit der Sektorrotation ermöglicht es dem Untersucher, das Herz in annähernd beliebigen Schnittebenen zu beurteilen (☞ Abb. 2.32). Dadurch lassen sich Regionen des Herzens beurteilen, die mittels transthorakaler Anlotung nicht sicher beurteilbar sind, wie beispielsweise die Vorhöfe mit linkem Vorhofohr, das Vorhofseptum und die Mündungen der oberen und unteren Vena cava und der Pulmonalvenen. Zudem können wegen der größeren Nähe des Schallkopfs zum Herzen und der damit verbundenen geringeren Eindringtiefe höhere Sendefrequenzen im Bereich von 5–7,5 MHz verwendet werden, wodurch eine deutlich höhere Bildauflösung mit wesentlich genauerer Detailinformation erreicht wird (☞ Abb. 2.33).
Zur Beurteilung stehen bei der transösophagealen Untersuchung grundsätzlich die gleichen technischen Verfahren wie bei der transthorakalen Untersuchung zur Verfügung: M-mode, 2-D-, 3-D-, PW-, CW-, Farb- und Gewebe-Doppler. Die transösophageale 3-D-Echokardiograpie ist aktuell lediglich als Rekonstruktion anhand rotierter Sektorbilder verfügbar; erste transösophageale Matrixsonden für Echtzeit-3-D-Akquisitionen sind aber bereits in der Entwicklung.

2.5.2 Indikationen und Kontraindikationen

Aufgrund ihrer hohen Bildauflösung ist die transösophageale Echokardiographie heute das Verfahren der Wahl bei Verdacht auf akute Aortenerkrankungen (Aortendissektion, intramurales Hämatom, Aortenruptur, Aortenulkus), Klappenprothesendysfunktion, Endokarditis, kardiale Emboliequelle, Lungenembolie sowie bei angeborenen Herzfehlern [28]. Ihr Einsatz erfolgt aber auch bei Patienten, die transthorakal aufgrund ungenügender Schallqualität nicht ausreichend beurteilbar sind, wie beispielsweise in Notfallsituationen und

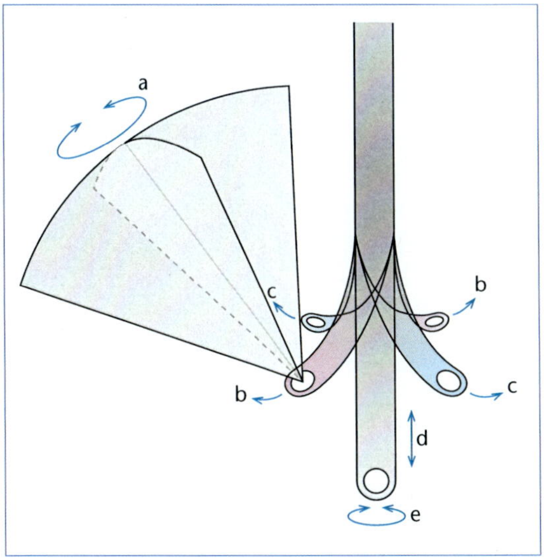

Abb. 2.32 Bewegungsachsen (a-e) der transösophagealen Sonde und des Bildsektors. a = Rotation des Bildsektors, b = Ante- und Retroflexion, c = Lateralflexion, d = axiale Verschiebung (Vorschub/Rückzug), e = axiale Sondenrotation.

auf Intensivstationen zur Beurteilung hämodynamisch instabiler Patienten.

Intraoperativ ist die transösophageale Echokardiographie das einzige bildgebende Verfahren, dass dem Chirurgen wichtige Informationen besonders vor, während und nach Klappenrekonstruktion, Aortenrekonstruktion und endoskopischen Eingriffen liefern kann. Auch für die Planung und Steuerung von Herzkatheter-Interventionen wie Shuntverschlüssen, Klappeninterventionen oder Aortenstentimplantationen liefert die transösophageale Echokardiographie wichtige Informationen (☞ Tab. 2.1).

An größeren Kliniken erfolgt daher heute ca. jede fünfte echokardiographische Untersuchung transösophageal. Die **Komplikationsrate** bei Durchführung einer transösophagealen Untersuchung ist insgesamt gering [29]. Das Auftreten einer pharyngealen oder ösophagealen Wandperforation, die eine chirurgische Behandlung erfordert, ist eine schwere Komplikation, die jedoch sehr selten ist (☞ Tab. 2.2). Ösophagusvarizen, Ösophagusstrikturen, Ösophagustumoren und Divertikel stellen relative Kontraindikationen dar. Keine Kontraindikationen stellen dagegen Marcumar-Therapie, Thrombozytopenie und ein erhöhtes Infektionsrisiko dar [30].

2.5.3 Klinische Anwendung

Allgemein lässt sich zur klinischen Anwendung sagen, dass die transösophageale Echokardiographie wegen der höheren Bildauflösung und der größeren Auswahl der Schnittführung eine bessere Detailbeurteilung erlaubt, während die transthorakale Echokardiogra-

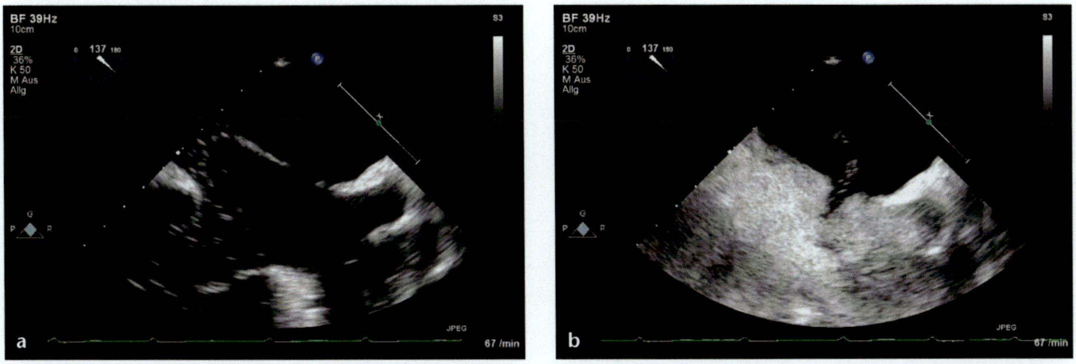

Abb. 2.33a, b Hochauflösendes transösophageales Schnittbild in 137°-Rotation des Bildsektors mit Darstellung des linken Vorhofs schallkopfnah (oben, linkes Bild), dem rechten Vorhof darunter mit Einmündung der Vena cava superior rechts und der Vena cava inferior links, und der Trikuspidalklappe und basalem rechten Ventrikel unten links. Die hohe Bildauflösung zeigt deutlich einen ca. 1 cm großen Defekt im Vorhofseptum (ASD) zwischen linkem und rechtem Vorhof. Deutlich sind die über die Vena cava inferior einströmenden Kontrastbläschen zu erkennen. Rechtes Bild: Vollständige Kontrastfüllung des rechten Vorhofs mit Auswasch-Phänomen des rechten Vorhofs im Bereich des Defekts und gleichzeitigen Übertritt von Kontrastbläschen in den linken Vorhof.

Tab. 2.1 Indikationen und Kontraindikationen.

Indikationen
- Kardiale Emboliequelle
- Aortenerkrankungen
- Klappenprothesenfunktion
- Endokarditis
- Angeborene Herzfehler
- Ungenügende transthorakale Beurteilbarkeit
- Intraoperative Diagnostik/Monitoring

Weitere Fragestellungen
- Intraoperativ: Herzklappenchirurgie, endoskopische Eingriffe, angeborene Herzfehler
- Interventionell: Okkluderverschluss, Klappeninterventionen, Aortenstent
- Akutdiagnostik: Infarktkomplikation, Lungenembolie
- Hämodynamisches Monitoring
- Kardiale Raumforderung
- Nach kardialem oder aortalem Trauma

Kontraindikationen (relative)
- Ösophagusvarizen
- Ösophagusstrikturen
- Ösophagustumoren
- Ösophagusdivertikel

Tab. 2.2 Komplikationen der transösophagealen Echokardiographie (n = 10419) [29].

Ösophagusintubation nicht möglich	n = 201 (1,9%)
Abbruch wegen Würgereiz	n = 65 (0,6%)
Pulmonale Probleme	
– Bronchospasmus	n = 6 (0,06%)
– Hypoxie	n = 2 (0,02%)
Kardiale Komplikationen	
– ventrikuläre Tachykardie	n = 3 (0,03%)
– Vorhofflimmern	n = 3 (0,03%)
– AV-Block I	n = 1 (0,01%)
– Angina pectoris	n = 1 (0,01%)
Blutungen	
– Pharyngeale Blutungen	n = 1 (0,01%)
– Blutungen bei Ösophagustumor	n = 1 (0,01%)
Erbrechen	n = 5 (0,05%)
TEE-Sonden-Defekt	n = 2 (0,02%)

phie aufgrund der günstigeren Schallstrahlorientierung zur Flussrichtung, besonders bezüglich LVOT und Aortenklappe, eine bessere hämodynamische Beurteilung ermöglicht.

Beurteilung der Dimensionen der Herzhöhlen

Die transösophageale Anlotung erlaubt in vielen Fällen trotz Retroflexion der Sonde keine Sektordarstellung der vier Herzhöhlen entlang ihrer langen Achse, sondern lediglich eine schräge, verkürzte Darstellung, die eine sichere Größenbeurteilung oder Planimetrie der Ventrikel verhindert. Der rechte und linke Vorhof werden in den meisten Fällen in der schmalen Sektorspitze nicht vollständig erfasst. Eine orientierende Größenbeurteilung der Herzhöhlen ist jedoch möglich. Die transgastrale Anlotung erlaubt eine Darstellung des linken Ventrikels in kurzer und langer Achse entsprechend horizontal gespiegelten, transthorakalen, parasternalen Projektionen. Darüber hinaus ist über die transgastrale Anlotung die M-mode-Registrierung mit Bestimmung der Wanddicken und linksventrikulären enddiastolischen und endsystolischen Durchmesser möglich.

Beurteilung der Ventrikelfunktion

In transösophagealer Anlotung kann unter Berücksichtigung der verkürzten Darstellung der Ventrikel nur eine orientierende subjektive Beurteilung der globalen Pumpfunktion erfolgen. Durch Rotation der Sektorebene von 0–90° besteht meistens eine gute Beurteilbarkeit der regionalen Wandfunktion des linken Ventrikels. Die transgastrale Anlotung des linken Ventrikels in der kurzen und langen Achse liefert eine günstigere Projektion zur Beurteilung der globalen und regionalen linksventrikulären Funktion, die besonders beim intraoperativen Monitoring der LV-Funktion und LV-Füllung erfolgt (☞ 9.1.1).

Beurteilung von Herzklappenerkrankungen

Die transösophageale Echokardiographie erlaubt in den meisten Fällen eine wesentlich genauere morphologische und funktionelle

und damit definitivere Beurteilung der Herzklappen. Beispielsweise lassen sich Klappenvegetationen, Segelperforationen, paravalvuläre Prothesenlecks, Kommissurenverschmelzungen, Sehnenfadenabrisse und andere Pathologien in der Regel nur transösophageal definitiv nachweisen. Bei jeder hämodynamisch relevanten Klappenerkrankung sollte daher vor chirurgischer Therapie eine transösophageale Untersuchung zur Planung der Intervention erfolgen [31].
Aufgrund der hohen Bildauflösung ist in der Regel eine genaue Planimetrie der Öffnungsfläche bei Aortenklappenstenose möglich. Vor chirurgischer Therapie einer Aortenklappenstenose sollte die transösophageale Messung der Aortenwurzeldimensionen und der basalen Septumdicke erfolgen. Doppler-Fluss-Messungen über den Klappen sind von transösophageal aufgrund des zu großen Winkels unzuverlässig. Lediglich bei Mitralstenose kann eine zuverlässige Bestimmung der PHT und der Druckgradienten erfolgen. Eine tief transgastrale Anlotung erlaubt jedoch eine Schallstrahlorientierung entlang der Achse des LVOT, wodurch von erfahrenen Untersuchern eine intraoperative Druckgradientenbestimmung über Aortenklappenprothesen möglich ist (☞ 5.2.1).

Beurteilung von Tumoren, Thromben und Vegetationen

Die transösophageale Echokardiographie ist das sensitivste Verfahren zum Nachweis kardialer Thromben, Tumoren und Vegetationen. Aufgrund ihrer hohen Bildqualität und der größeren Zahl der möglichen Projektionen ist sie gegenüber der transthorakalen Echokardiographie in der Lage, Zusatzstrukturen auszuschließen, wie beispielsweise vor geplanter Kardioversion. Eine Abklärung von Thromben im linken Vorhofohr ist nur transösophageal möglich. Eine Differenzierung der Strukturen anhand morphologischer Kriterien ist jedoch in vielen Fällen nicht sicher möglich (☞ 15 und 16).

Tab. 2.3 Vergleich der Eigenschaften für die klinische Anwendung von transösophagealer und transthorakaler Echokardiographie.

Transösophageale Echokardiographie
+ Hohe Detailauflösung
+ Besseres Signal-Rausch-Verhältnis
+ Große Freiheit der Schnittführung
+ Bessere Farb-Doppler-Qualität
+ Periinterventionelles Monitoring
– Ungünstiger Winkel zur Flussrichtung
– Eingeschränkte Quantifizierung der LV-Funktion
– Fehlende Beurteilung des prox. Aortenbogens
– Semiinvasive Untersuchung
– Organisatorischer Aufwand
– Abhängigkeit von Intubationserfolg
Transthorakale Echokardiographie
+ Günstige Schallstrahlorientierung für Doppler-Fluss-Messungen
+ Gute Größenbeurteilung der Herzhöhlen
+ Gute Beurteilung der regionalen und globalen LV-Funktion
+ Gute Patiententoleranz
– Kein Ausschluss kardialer Zusatzstrukturen
– Eingeschränktes Signal-Rausch-Verhältnis
– Geringe Zahl möglicher Schallfenster

Beurteilung der Aorta ☞ 11

Beurteilung von angeborenen Herzfehlern ☞ 13

Beurteilung bei Perikarderguss

Der Nachweis und die Beurteilung von Perikardergüssen ist von transösophageal möglich, bietet aber gegenüber der transthorakalen Untersuchung keine Vorteile, es sei denn, es besteht eine eingeschränkte transthorakale Beurteilbarkeit, wie etwa bei intubierten Patienten.

2.5.4 Auswertung und Dokumentation

Wie zuvor beschrieben, erfolgen während einer transösophagealen Untersuchung hauptsächlich qualitative Beurteilungen. Es werden wie auch im Rahmen der transthorakalen Echokardiographie Loops und Standbilder aufgezeichnet. Standardmessungen, wie z. B. Wanddicken und Dimensionen, Flussgeschwindigkeit im linken Herzohr oder transmitrale Einstromgeschwindigkeiten, erfolgen in der Regel während der Untersuchung.

2.6 Kontrastechokardiographie

Durch den Einsatz von speziellen Kontrastmitteln lässt sich eine Verstärkung der reflektierten Ultraschallsignale erreichen, die sich diagnostisch zum Nachweis intrakardialer Shunts, zur Optimierung der Endokarderkennung, zur Doppler-Signal-Verstärkung und zur Beurteilung der Myokardperfusion nutzen lässt [32]. Grundsätzlich werden dabei zwei Anwendungen der Kontrastechokardiographie unterschieden: Dabei handelt es sich um die **nichttranspulmonale** und die **transpulmonale Kontrastgebung**. Die unterschiedlichen Eigenschaften nicht lungengängiger Rechtsherzkontrastmittel und lungengängiger Linksherzkontrastmittel ergeben sich durch das Hüllmaterial der Mikrobläschen und das Gas in einer Trägerlösung. Tabelle 2.4 gibt einen Überblick über die Eigenschaften der in Europa zugelassenen Kontrastmittel.

2.6.1 Nichttranspulmonale Kontrastgebung

Eine Kontrastgebung des rechten Herzens lässt sich bereits mit Hilfe luftgefüllter Bläschen durch die manuelle Agitation von Elektrolytlösungen oder Gelatinepräparaten (z. B. Gelifundol®) erzeugen. Da auf diese Weise auch größere Luftbläschen entstehen, sollten diese Kontrastlösungen jedoch nur angewendet werden, wenn kein Hinweis auf einen größeren Rechts-Links-Shunt, wie er für zyanotische Shuntvitien typisch ist, vorliegt, da sonst die Gefahr embolisch bedingter neurologischer Symptome besteht. Die Verwendung zugelassener Kontrastmittel ist in diesen Fällen empfehlenswert. Unter Beachtung der Kontraindikationen sind Nebenwirkungen insgesamt jedoch sehr selten. Die Applikation von Ultraschallkontrastmittel erfolgt als venöser Bolus oder als kontinuierliche venöse Infusion.

2.6.2 Indikationen und klinische Anwendung

Die Kontrastgebung des rechten Herzens dient in erster Linie der Abklärung von **Rechts-Links-** oder **Links-Rechts-Shunts**. Bei klinischem Verdacht auf einen Rechts-Links-Shunt bei vorangegangenem arteriell-embolischem Ereignis erfolgt die Abklärung eines offenen Foramen ovale (PFO) bzw. eines Vorhofseptumdefekts (ASD) [32, 33]. Bei verminderter arterieller Sauerstoffsättigung erfolgt die zusätzliche Abklärung einer AV-Lungenfistel. Durch die venöse Kontrastmittelgabe kommt es zur raschen, intensiven Kontrastmittelanflutung im rechten Vorhof. Beim Vorliegen eines offenen Foramen ovale wird innerhalb der ersten zwei Herzaktionen ein Übertritt des Kontrastmittels zwischen Septum primum und Septum secundum des interatrialen Septums in den linken Vorhof beobachtet. Kommt es spontan zu keinem deutlichen spontanen Kontrastmittelübertritt, erfolgt eine weitere Kontrastgabe unter Valsalva-Manöver, wobei durch eine kurzzeitige Druckbelastung des rechten Vorhofs eine Öffnung des Foramen ovale provoziert wird. Bei einer deutlichen Kontrastanreicherung im linken Vorhof nach 3–4 Herzzyklen besteht der Verdacht auf eine

Tab. 2.4 Für die Kontrastechokardiographie zugelassene Ultraschall-Kontrastmittel.

	Handelspräparat	Hülle	Gas
Rechtsherzkontrastmittel	Echovist®	Galaktose	Luft
Linksherzkontrastmittel	Levovist®	Galaktose/Palmitinsäure	Luft
	Optison®	Albumin	Perfluoropropan
	SonoVue®	Phospholipide	Sulfurhexafluorid

AV-Lungenfistel. Eine schwache Kontrastanreicherung des linken Vorhofs nach mehr als 5 Herzzyklen entspricht der normalen minimalen Lungenpassage, die auch bei nicht lungengängigen Kontrastmitteln beobachtet werden kann.

Ein Links-Rechts-Shunt auf Vorhofebene wie bei einem ASD lässt sich mittels Kontrastgebung anhand des **Auswaschphänomens** erkennen (☞ Abb. 2.35a, b). Hierbei kommt es im Bereich des Shunts durch nichtkontrastiertes Blut aus dem linken Vorhof zu einer Verdrängung von kontrastiertem Blut im rechten Vorhof. Die Shuntdiagnostik unter Kontrastmittelgabe erfolgt in der Regel mittels transösophagealer Echokardiographie aufgrund der wesentlich besseren Darstellung des Vorhofseptums und der Kontrastbläschen. Grundsätzlich ist die Kontrastmitteldiagnostik aber auch bei sehr guter transthorakaler Bildgebung möglich.

Die Kontrastmittelinjektion erfolgt üblicherweise über eine Armvene. Bei betonter Eustachischer-Klappe besteht jedoch die Möglichkeit, dass das Kontrastmittel, das über die V. cava superior einströmt, sich an der Eustachischen-Klappe staut und nicht in ausreichender Menge das Vorhofseptum erreicht. In diesen Fällen führt die Injektion über eine Fußvene zum erfolgreichen Nachweis eines Rechts-Links-Shunts. Eine weitere Indikation für die Gabe nichttranspulmonaler Kontrastmittel ist die Kontrolle der intraperikardialen Lage der Punktionsnadel bei Perikardpunktion. Insbesondere bei schwieriger Punktion und Unsicherheit bezüglich der Lage der Punktionsnadel sollte unter Ultraschallkontrolle Kontrastmittel über die Punktionsnadel injiziert werden. Auch bei einfacher Punktion sollte in jedem Fall nach Platzierung eines intraperikardialen Katheters über diesen eine Kontrastinjektion zur Lagekontrolle erfolgen. Darüber hinaus lässt sich durch die Kontrastierung darstellen, ob der Perikarderguss septiert ist und sich daher nicht völlig abziehen lässt.

2.6.3 Auswertung

Die Auswertung der Kontrastbildgebung und eines pathologischen Kontrastübertritts von rechts nach links erfolgt rein qualitativ und deskriptiv durch Beurteilung der Lokalisation und der Stärke des Kontrastübertritts und ob der Übertritt spontan oder unter einem Valsalva-Manöver erfolgte. Da die Beurteilung eines Kontrastmittelübertritts in vielen Fällen schwierig ist und zu erheblichen therapeutischen Konsequenzen führen kann, sollte sie nur durch erfahrene Untersucher erfolgen.

Obwohl in der Anfangszeit der Kontrastmittelechokardiographie beschrieben, sind eine Abschätzung der Shuntgröße bzw. der Größe der interatrialen Kommunikation anhand der Zahl der übertretenden Kontrastbläschen sowie eine Größenbestimmung der Kontrastwolke im linken Vorhof mittels Planimetrie nicht möglich.

2.6.4 Transpulmonale Kontrastgebung

Durch die Applikation eines lungengängigen (transpulmonalen) Kontrastmittels wird eine Kontrastgebung des linken Herzens erreicht. Dazu verwendete Linksherzkontrastmittel sind durch eine geringe Bläschengröße von 4–8 µm und eine höhere Lebensdauer der Bläschen charakterisiert. Zur transpulmonalen Passage und Linksherzkontrastgebung kommen nur dafür zugelassene Kontrastmittel zum Einsatz (☞ Tab. 2.4). Unter Beachtung der kontrastmittelspezifischen Kontraindikationen ist die Nebenwirkungsrate (z. B. Anaphylaxie auf Substanzen der Bläschenhülle) der Linksherzkontrastmittel sehr gering. Zur Vermeidung potenzieller Bioeffekte, die durch die Gabe von Ultraschallkontrastmitteln verstärkt werden können, sollte die Schallausgangsleistung so gering wie möglich eingestellt werden. Sowohl für die Verbesserung der Endokarderkennung des linken Ventrikels als auch für die Beurteilung der Myokardperfusion sind für eine optimale Kontrastgebung neben der Kontrastmittelapplikation spezielle Geräteeinstellungen und Bildgebungsverfahren erforderlich [34]. Erfolgt die Kontrastdarstellung mit den normalen (fundamentalen) Bildgebungsfrequenzen mit hohem mechanischem Index (> 1), kommt es durch die kontinuierliche Zerstörung der Kontrastmittelbläschen zum einen zu einer verminderten Kontrastierung des apikalen linksventrikulären Kavums und zum anderen zu einer geringen Myokardkontrastierung, da die Bläschen schneller zerstört werden, als sie das Myokard wieder auffüllen können (replenishment).

2.6.5 Indikationen und klinische Anwendung

Die klinische Anwendung konzentriert sich auf die linksventrikuläre systolische Funktionsanalyse, die bei schlechter Endokardabgrenzbarkeit nativ erschwert sein kann. So erleichtert der linksventrikuläre Kavumkontrast auch die Erkennung von regionalen Kinetikstörungen (☞ 9.1.1) und kann daher die Sensitivität der Stressechokardiographie erhöhen. Darüber hinaus kann der Kavumkontrast auch die Erkennung intrakavitärer Thromben vor allem im apikalen Bereich erleichtern. Die Linksherzkontrastmittelechokardiographie erfolgt heute in der Regel unter Einsatz der harmonischen Bildgebung (☞ 2.7.3).

2.7 Harmonische Bildgebung

2.7.1 Myokardperfusion

Prinzip und Indikationsspektrum

Bei der harmonischen Bildgebung wird das Ultraschallbild von reflektierten Signalen erzeugt, die die 2- oder mehrfache Frequenz (second harmonic) gegenüber der Sendefrequenz haben. Spezielle Breitbandschallköpfe erlauben den Einsatz des **Second-Harmonic-Imaging-Verfahrens** zur besseren Kontrastdarstellung durch Unterdrückung der Information von Gewebe- und Signalrauschen.
Die Bildverstärkung bei Kontrastmittelgabe beruht auf charakteristischen Effekten bei der Einwirkung von Ultraschallwellen auf Kontrastbläschen [35]. Diese werden durch die Ultraschallenergie deformiert und dadurch in Schwingung versetzt, während Rauschsignale und die meisten Gewebe nicht bzw. deutlich geringer schwingen. Die Schwingungen der Bläschen sind im Gegensatz zu den Gewebesignalen asymmetrisch oder nichtlinear, was zu asymmetrischen, nichtsinusoiden Signalen führt [36]. Das ist darauf zurückzuführen, dass sich Gase leichter ausdehnen als komprimieren. Durch das asymmetrische Schwingen werden neben der ausgesendeten fundamentalen Frequenz auch harmonische Oberschwingungen erzeugt, die dem 2- oder Mehrfachen der Grundfrequenz entsprechen. Je höher der mechanische Index ist und damit die Sendeenergie, desto mehr harmonische Frequenzen entstehen, aber desto schneller platzen die Bläschen. Auch durch das schnelle Platzen der Kontrastbläschen beim Einsatz eines Mechanischen Index von > 1 entstehen harmonische Frequenzen. Bei einem reduzierten Mechanischen Index um 0,6 entstehen weniger harmonische Frequenzen, dafür werden die Kontrastbläschen weniger schnell zerstört. Indem nur die kontrastspezifischen, harmonischen Frequenzen zur Bildgebung verwendet werden und die fundamentalen Gewebesignale herausgefiltert werden, erlaubt das Second-Harmonic-Imaging eine wesentlich bessere **Endokard-Abgrenzung** als die fundamentale Kontrastgebung, insbesondere bei schlecht schallbaren Patienten.
Für die Kontrastdarstellung der Myokardperfusion ist das einfache Second-Harmonic-Verfahren jedoch wegen der kontinuierlichen Bläschenzerstörung und einer schlechten Gewebe-Kontrast-Differenzierung nicht geeignet. Zum einen überschneiden sich fundamentale Gewebefrequenzen und Second-Harmonic-Kontrastfrequenzen zum Teil, und zum anderen werden auch vom Myokardgewebe schwache Second-Harmonic-Frequenzen erzeugt.
Für eine optimierte Myokardperfusionsdarstellung stehen spezielle Kontrastverfahren mit getriggerter Applikation der Ultraschallenergie sowie die Pulse-Inversion-Technik und die Power-Modulation-Technik zur Verfügung (☞ Tab. 2.5) [37].

Intermittierendes Harmonic-Imaging

Durch die EKG-getriggerte Applikation der Ultraschallenergie in Intervallen von beispielsweise 4 Herzzyklen (1 : 4-Triggerung) wird eine Myokardanreicherung durch nachströmende Kontrastbläschen (replenishment) zwischen

Tab. 2.5 Spezielle Kontrast-Bildgebungsverfahren: Technische Aspekte und Anwendbarkeit.

	Technische Durchführbarkeit	Kontrastmenge	Mechanischer Index	Frequenzspektrum	S/w-Darstellung bzw. Farbe	Backscatter-Frequenz	Myokard-Perfusion	Wandbewegung
Fundamentale Bildgebung	Einfach	Gering	> 1	Schmal	S/w	Fundamental	Nein	Ja
Second-Harmonic-Imaging	Einfach	Gering	0,6/> 1	Breit	S/w	Harmonisch	Nein	Ja
Intermittierende Verfahren								
Intermittierendes Harmonic-Imaging	Komplex	Gering	> 1	Breit	S/w	Harmonisch	Ja	Nein
Power-Doppler-Imaging	Komplex	Gering	> 1	Breit	Farbe	Harmonisch	Ja	Nein
Pulse-Inversion	Komplex	Gering	0,3	Breit	S/w	Harmonisch	Ja	Nein
Real-Time-Perfusion								
Power-Pulse-Inversion	Einfach	Groß	< 0,15	Schmal	Farbe	Harmonisch	Ja	Ja
Power-Modulation	Einfach	Groß	< 0,15	Schmal	S/w u./o. Farbe	Fundamental	Ja	Ja

zwei destruierenden Ultraschallpulsen ermöglicht [38, 39]. Die Kontrastdarstellung der Myokardperfusion erfolgt intermittierend durch Standbilder anhand der harmonischen Frequenzen, die bei der Zerstörung der Kontrastbläschen unter Einwirkung hoher Ultraschallenergien (MI >1) entstehen. Die Beurteilung der Myokardperfusion lässt sich durch **digitale Offline-Subtraktion** der Gewebesignale optimieren. Intermittierendes Second-Harmonic-Imaging bleibt jedoch dadurch limitiert, dass bei hohem mechanischem Index auch durch Myokardgewebe 2-fach harmonische Frequenzen entstehen. Diese Limitation lässt sich mit Hilfe neuer, extrem breitbandiger Ultraschalltransducer überwinden, die in der Lage sind, auch 3- und 4-fach harmonische Frequenzen, wie sie bei der Bläschendestruktion entstehen, zu erfassen. Bei diesem sog. **Ultraharmonic-Imaging** lässt sich mittels der höheren harmonischen Frequenzen eine verbesserte Gewebe-Kontrast-Differenzierung erzielen.

Power-Doppler-Bildgebung

Ein weiteres intermittierendes Kontrastverfahren zur Darstellung der Myokardperfusion ist das Power-Doppler-Verfahren. Hierbei werden mittels Farb-Gewebe-Doppler-Technik zunächst die Kontrastbläschen anhand ihrer Bewegung erkannt. Im Gegensatz zu der üblichen Farb-Doppler-Technik werden beim Power-Doppler jedoch nicht die Doppler-Frequenzen der Kontrastbläschenbewegung farbkodiert, sondern die Amplitude der harmonischen Frequenzen, die durch die Destruktion der Kontrastbläschen bei hohem mechanischem Index (> 1) entstehen [40].

Dazu werden wie bei herkömmlichem Farb-Doppler mehrere Doppler-Pulse entlang einer Scanlinie ausgesendet. Trifft ein Puls auf ein sich bewegendes Kontrastbläschen, wird das Bläschen zerstört und es entsteht ein kurzer Puls mit hoher Amplitude und mehrfachen harmonischen Frequenzen. Wird durch den nachfolgenden Puls durch Autokorrelation eine Phasenverschiebung aufgrund der Bewegung des Bläschens erkannt, wird die Amplitude der harmonischen Frequenzen farbkodiert und über das Schwarz-Weiß-Bild gelegt. Die Geschwindigkeit und Bewegungsrichtung der Kontrastbläschen und auch ein möglicher Winkelfehler haben somit keinen Einfluss auf die Bildgebung. Die größte Limitation des Power-Dopplers sind Artefakte durch Bewegungen des Myokards, da sich Gewebebewegungen wie Bläschendestruktionen darstellen und daher Myokardperfusion detektiert wird, wo keine ist.

Real-Time-Perfusion

Mittels moderner Kontrastverfahren lassen sich die charakteristischen nichtlinearen Signale von Kontrastbläschen so genau registrieren, dass sich auch Kontrastsignale mit geringer Amplitude bei geringem Mechanischem Index (< 0,15) von Gewebesignalen differenzieren lassen [41]. Durch Verwendung einer geringen Ultraschallenergie (MI < 0,15) werden aufgrund der geringen Kontrastbläschenzerstörung eine kontinuierliche Kontrastbildgebung und eine Wandbewegungsanalyse in Echtzeit mit Bildraten von 10–20 Hz möglich. Ein weiterer Vorteil ist, dass Gewebe bei geringem mechanischem Index kaum harmonische Signale erzeugen. Um wie bei den intermittierenden Kontrastverfahren die Myokardperfusion anhand der Wiederauffüllung mit Kontrastbläschen (replenishment) nach deren Zerstörung zu beurteilen, werden bei den Real-Time-Verfahren kurze Pulse (flashes) mit hoher Ultraschallenergie appliziert, um die Kontrastbläschen zu zerstören (☞ Abb. 2.34). Es gibt im Wesentlichen zwei Real-Time-Perfusions-Verfahren.

Pulse-Inversion-Imaging

Das Pulse-Inversion-Verfahren basiert auf der Aussendung von aufeinander folgenden Ultraschallsignalen, mit jeweils um 180° versetzter und damit spiegelverkehrter Phase [42]. Jeweils zwei aufeinander folgende phasengespiegelte Pulse werden nach ihrer Rückkehr addiert. Da Gewebe überwiegend eine lineare Reflexion erzeugt, die die Wellenform der Pulse nicht verändert, ergibt die Addition zweier gespiegelter Wellen null; es wird daher kein Signal erzeugt.
Die asymmetrische, nichtlineare Reflexion von Kontrastbläschen hat dagegen zur Folge, dass die Addition der gespiegelten Wellen nicht mehr null ergibt und daher ein Signal registriert wird. Das Verfahren ist jedoch dadurch limitiert, dass einerseits durch das Gewebe selbst und andererseits durch die Bewegung des Myokards in geringerem Maß nichtlineare Reflexionen entstehen, die die Gewebe-Kontrast-Differenzierung beeinträchtigen (☞ Abb. 2.35).

Power-Pulse-Inversion-Imaging

Das Power-Pulse-Inversion-Verfahren verbindet die Erfassung der nichtlinearen Kontrastsignale mittels Pulse-Inversion-Technik mit der Bewegungsdifferenzierung von Kontrastperfusion und Gewebe mittels Power-Doppler-Technik. Dabei werden nicht die addierten Signale der Pulse-Inversion-Technik für die Kontrastgebung weiterverarbeitet, sondern deren Phasenverschiebung durch die Kontrastbewegung. Basierend auf der Phasenverschiebung wird dann wieder die Amplitude der Doppler-Frequenzen für die eigentliche Kontrastbildgebung verwendet. Dadurch wird eine Kontrastdarstellung der Myokardperfusion ermöglicht, bei der die Gewebesignale effektiv eliminiert sind [43] (☞ Abb. 2.34).

Power-Modulation-Imaging

Bei Power-Modulation-Imaging werden ähnlich wie bei der Pulse-Inversion-Technik Paare von Pulsen ausgesandt, die sich jedoch nicht in ihrer Phase unterscheiden, sondern in ihrer Amplitude; der zweite Puls hat dabei die gleiche Phase wie der erste Puls, aber nur die halbe Amplitude [44]. Die Signale von Gewebe werden linear reflektiert. Wenn daher der zweite Puls mit halber Amplitude zweifach verstärkt und dann von dem ersten Puls subtrahiert wird, resultiert kein Signal.
Bei nichtlinearer Reflexion durch Kontrast unterscheiden sich die reflektierten Signale jedoch nicht nur in ihrer Amplitude, sondern auch in ihrer Form. Daher resultiert ein Kontrastsignal nach Verdoppelung der Amplitude des zweiten Pulses und Subtraktion der Amplitude des ersten Pulses. Die Elimination von Gewebesignalen ist bei der Power-Modulation-

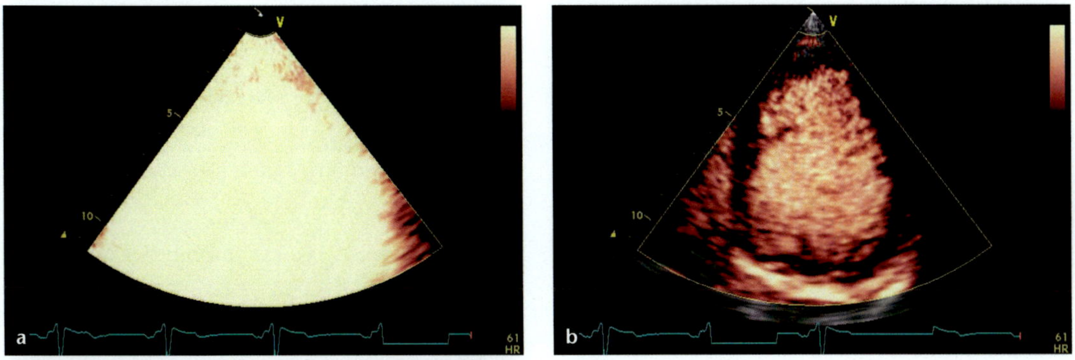

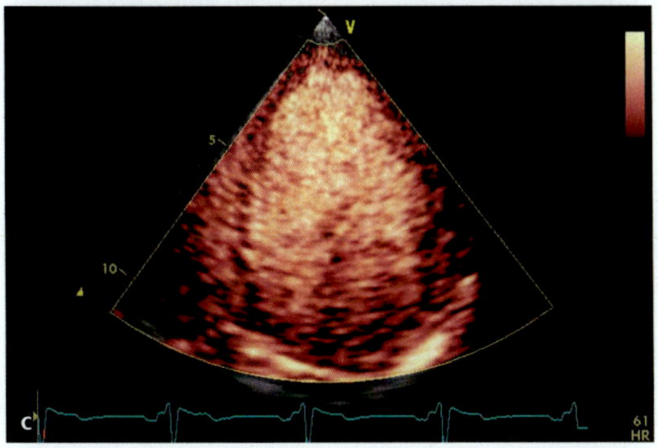

Abb. 2.34a, b, c Real-time-Myokardperfusion mit Power-Pulse-Inversion (Coded Phase Inversion (CPI), GE). **a)** Flash zur Zerstörung aller Kontrastbläschen; **b)** Frühe Kontrastierung des linksventrikulären Kavums ohne Myokardkontrast; **c)** Homogene Myokardkontrastierung bei normaler Myokardperfusion nach 10 Herzzyklen.

Technik so effektiv, dass mittels fundamentaler Frequenzen die beste Signal-Rausch-Differenzierung zwischen Kontrast und Gewebe erzielt werden kann.

2.7.2 Harmonische Bildgebung ohne Kontrastmittel

Prinzip und Indikationsspektrum

Es konnte nachgewiesen werden, dass auch Herzgewebe in Abhängigkeit von der Dichte durch Ultraschallwellen komprimiert wird und damit harmonische Frequenzen erzeugt werden, jedoch in wesentlich geringerem Ausmaß als durch gasgefüllte Kontrastbläschen. Werden daher nur die zweifachen Frequenzen der Sendefrequenz (second harmonic) für die Bildgebung (**Tissue harmonic Imaging**) verwendet, führt dies zu einer Unterdrückung von linear reflektierten Signalen, die nicht von Gewebe stammen, und somit zu einer Verbesserung des Signal-Rausch-Abstandes.

Die Differenzierung von Gewebesignalen und Nicht-Gewebesignalen kann darüber hinaus durch den Einsatz der **Pulse-Inversion-Technik** verbessert werden, bei der aufeinander folgende Ultraschallwellen mit um 180° versetzter Phase ausgesendet werden. Durch Addition der Phasen der reflektierten Signale werden lineare Signale eliminiert. Nichtlineare Gewebesignale erzeugen dagegen in der Addition der ungleichen Phasen ein Signal, dessen zweite harmonische Frequenz für die Bildgebung weiterverarbeitet wird (s. u.). Durch den Effekt, dass harmonische Frequenzen von Gewebe erst ab einer bestimmten Laufstrecke entstehen, werden besonders Streuungsartefakte und Wiederholungsechos (Reverberationen), die im Nahfeldbereich entstehen, unterdrückt. Als weiterer Effekt der harmonischen Bildgebung werden die Nebenschallkeulen eliminiert, da ihre Ultraschallenergie zu gering ist, um harmonische Frequenzen zu erzeugen, wodurch störende Side-Lobe-Artefakte unterdrückt werden.
Die Anwendung der harmonischen Bildgebung führt somit zu einer deutlich besse-

ren Differenzierung der Gewebegrenzen. Die Hauptindikation zum Einsatz der harmonischen Bildgebung in der klinischen Routinediagnostik ist daher die Bildoptimierung bei schwer schallbaren Patienten zur besseren Beurteilung regionaler linksventrikulärer Wandbewegungsstörungen und besseren Endokardmarkierung für die linksventrikuläre Volumetrie. Aufgrund der Bildoptimierung durch größeren Signal-Rausch-Abstand und der Unterdrückung von Artefakten wird daher heute empfohlen, die harmonische Bildgebung bei allen Routineuntersuchungen einzusetzen. Der größere Signal-Rausch-Abstand und die Elimination von Signalen, die zu schwach sind, harmonische Frequenzen zu erzeugen, führt jedoch zu sehr kontrastreichen Bildern, in denen häufig feine, diagnostisch relevante Gewebsstrukturen mit geringer Echogenität wie frische Vegetationen oder frische Thromben verloren gehen können. Der Einsatz der harmonischen Bildgebungsverfahren ist daher im Einzelfall abzuwägen.

Tab. 2.6 Indikationen für die Kontrastechokardiographie (off label use in Klammern).

Shunt-Diagnostik	**Verbesserte Endokardkonturerkennung**
– Offenes Foramen ovale – RL-Shunts – Intrapulmonale Shunts – LR-Shunts	– LV-Funktion regional (Stressecho) – LV-Funktion global – Thrombendetektion
Doppler-Signal-Verstärkung	**(Myokardkontrastechokardiographie)**
– Spektral-Doppler – Farb-Doppler	– Intravenös zur Perfusionsdiagnostik – Intrakoronar z. B. bei Septalastokklusion
Lagekontrolle bei Perikardpunktion	

2.7.3 Indikationen und klinische Anwendung

Indikationen zum Einsatz der Linksherzkontrastmittel sind die linksventrikuläre Kontrastierung (**LV opacification** = LVO), die bei eingeschränkter Schallqualität eine genauere Wandbewegungsanalyse sowie eine genauere LV-Volumetrie und bessere Identifikation intraventrikulärer Thromben erlaubt, sowie die qualitative und quantitative Myokardperfusionsanalyse und die Verstärkung von Doppler-Signalen zur Vitiendiagnostik (☞ Tab. 2.6). Die derzeit kommerziell erhältlichen Linksherzkontrastmittel sind für die intravenöse Injektion und zur Verbesserung der LV-Endokarderkennung und der Doppler-Signalgebung zugelassen. Eine Zulassung zur myokardialen Perfusionsdiagnostik muss noch abgewartet werden.

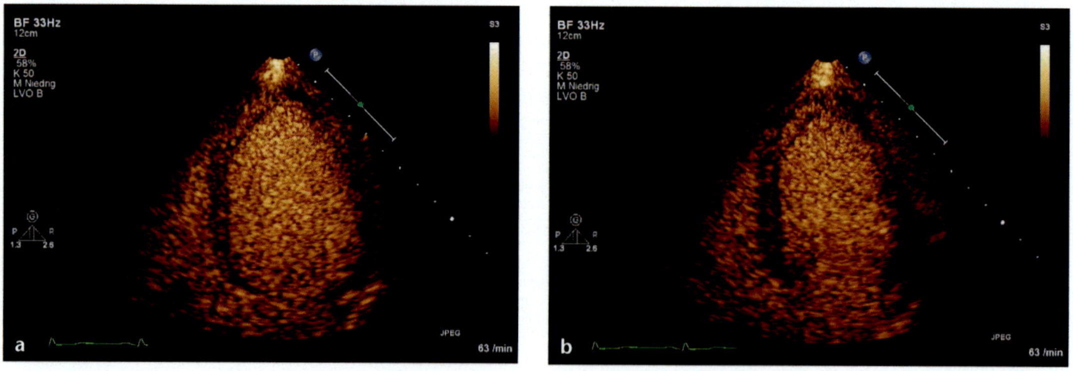

Abb. 2.35a, b Real-time-Myokardperfusion mittels Pulse-Inversion-Imaging mit einem mechanischen Index von 0,09. Enddiastolisch (a) und endsystolisch (b) zeigt sich eine kleine Minderperfusion apiko-lateral bei sonst normaler Myokardkontrastierung. Gleichzeitig erlaubt die Kontrastdarstellung eine sichere Abgrenzbarkeit der Endokardkontur.

Endokarderkennung

Trotz verbesserter Bildgebungstechniken ist die transthorakale echokardiographische Darstellung der linksventrikulären Endokardgrenze bei über 10% der Patienten sowohl für die Berechnung der linksventrikulären Volumina als auch für die Beurteilung der regionalen Wandbewegung unzureichend [45]. Indiziert ist die linksventrikuläre Kontrastgabe nach den Empfehlungen der American Society of Echocardiography, wenn mindestens zwei der 17 Wandsegmente (☞ 9.1.2) nicht abgrenzbar sind [46]. Besonders bei der Stressechokardiographie als Verfahren zur Identifikation regionaler Wandbewegungsstörungen in Ruhe und unter Stimulation besteht die Indikation zur Kontrastgabe bei suboptimaler Endokardabgrenzung [47].

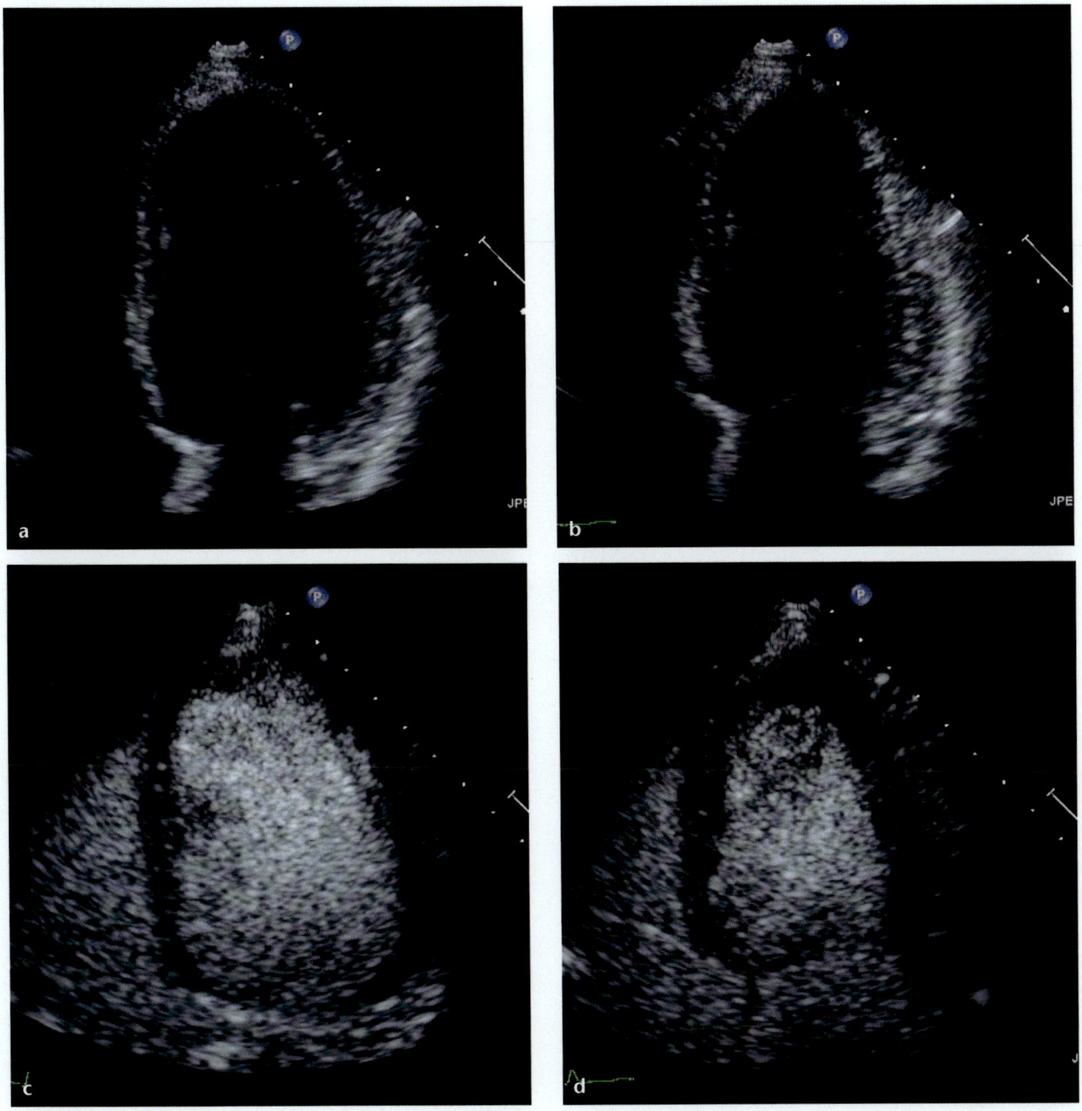

Abb. 2.36a–d Second-harmonic-Kontrastdarstellung des linksventrikulären Kavums (unten links enddiastolisch; unten rechts endsystolisch) mit Optimierung der Endokarderkennung. Oben: Stark eingeschränkte Endokarderkennung ohne Kontrastgabe (oben).

Auch zur quantitativen Beurteilung der globalen linksventrikulären Funktion mittels Volumetrie sollte bei eingeschränkter Bildqualität die Endokarderkennung mittels Kontrastmittelgabe optimiert werden. Studien konnten zeigen, dass die Zuverlässigkeit der kontrastoptimierten Bestimmung der linksventrikulären Volumina und Auswurffraktion mit der durch MRT ermittelten weitgehend übereinstimmt [48]. Die kontrastoptimierte Endokardabgrenzung erlaubt darüber hinaus eine genauere Endokarddefinition mittels automatischer Konturerkennungsalgorithmen. Als Geräteeinstellung zur linksventrikulären Kontrastgebung wird die Wahl eines niedrigen mechanischen Indexes (MI 0,4–0,6 und Harmonic Imaging) bzw. ein Low-Power-Bildgebungsverfahren (z. B. Power-Pulse-Inversion) empfohlen, um eine Zerstörung der Mikrobläschen möglichst zu vermeiden. Desgleichen sollte die Verstärkung im Nahfeldbereich minimal sein. Für eine möglichst umfassende Visualisierung der Endokardgrenzen sollte der Fokus auf Höhe des Mitralanulus positioniert werden (☞ Abb. 2.36).

Thromben

Bei eingeschränkter Bildqualität mit schlechtem Signal-Rausch-Verhältnis lassen sich intraventrikuläre oder atriale Thromben nach Kontrastgabe deutlich anhand der Kontrastaussparung identifizieren. Insbesondere mittels transthorakaler Echokardiographie ist in vielen Fällen kein sicherer Ausschluss oder Nachweis intrakavitärer Thromben möglich, besonders wenn es sich um frische Thromben mit geringer Echogenität handelt.

Kontrastverstärkung von Spektral-Doppler-Signalen

Durch die Applikation lungengängiger Kontrastmittel lässt sich eine deutliche Verstärkung der Spektral-Doppler-Signale von Insuffizienz- und Stenoseflüssen im Rahmen der Vitiendiagnostik erreichen [49]. Besonders bei schwachen Signalen, die eine unscharfe Grenze des Spektrums im Bereich der maximalen Geschwindigkeiten aufweisen, ist die Kontrastgabe zur deutlicheren Erfassung der maximalen Geschwindigkeiten und zur Markierung der Hüllkurve indiziert. Neben der besseren Quantifizierung von Aorten- und Mitralvitien ermöglicht die Kontrastmittelapplikation auch eine bessere Beurteilung des pulmonalarteriellen Druckes anhand des Trikuspidalinsuffizienzsignals sowie des pulmonalvenösen Flussmusters [50].

Eine weitere klinische Anwendung stellt die Kontrastverstärkung der koronaren Flusssignale zur transthorakalen Bestimmung der koronaren Flussreserve dar [51]. Eine gute Verstärkung der Doppler-Signale lässt sich bereits mit konventionellen Ultraschallsystemen und durch eine langsame i. v. Injektion des Kontrastmittels erzielen (☞ 9.1.3).

Myokardiale Kontrastmittelechokardiographie

Mit Hilfe verbesserter Kontrastmittel sowie spezieller Bildgebungsverfahren zur Kontrastverstärkung ist heute eine direkte Beurteilung der Myokardperfusion im Echolabor möglich. Die myokardiale Kontrastechokardiographie erlaubt dabei die Beurteilung der Infarktgröße bei akutem Myokardinfarkt, die Beurteilung des Risikoareals und des Reflowareals nach Rekanalisation sowie die Bestimmung der koronaren Flussreserve. Bei Koronarstenosen kann die hämodynamische Relevanz mittels Kontrastechokardiographie beurteilt werden. Bei geplanter Septalast-Okklusion bei hypertroph-obstruktiver Kardiomyopathie kann durch intrakoronare Kontrastmittelapplikation das zu erwartende Infarktareal visualisiert werden [52] (☞ 18.3.5).

Wie bei der Myokardszintigraphie können mittels der Myokardkontrastechokardiographie Perfusionsdefekte in Ruhe und unter Belastung beurteilt werden, wobei sich in Studien gute Übereinstimmungen bezüglich des Nachweises fixierter und reversibler Perfusionsdefekte beziehungsweise signifikanter Koronarstenosen ergaben [53]. Durch die Real-Time-Perfusions-Verfahren können besonders im Rahmen einer Stressechokardiographie simultan die regionale Wandfunktion und die Myokardperfusion beurteilt werden. Die Beurteilung der Myokardperfusion durch Kontrastmittelgabe kann qualita-

tiv durch die vergleichende visuelle Beurteilung der Kontrastierung unterschiedlicher Myokardsegmente oder quantitativ erfolgen. Der Nachweis eines stressinduzierten Perfusionsdefektes, der in Ruhe nicht bestand, weist auf eine Ischämie hin, wohingegen der Nachweis eines Perfusionsdefektes bereits in Ruhe, besonders zusammen mit einer Wandbewegungsstörung im gleichen Myokardsegment, auf ein Infarktareal hindeutet [54].
Eine quantitative Auswertung der regionalen Myokardperfusion erfolgt anhand der Anflutungskinetik des Kontrastmittels (replenishment time) nach gezielter Auflösung der Kontrastmittelbläschen entweder durch kurze High-Power-Pulse (flashes) während Real-Time-Perfusion oder durch getriggerte Akquisition mit einem High-Power-Verfahren [55]. Eine quantitative Auswertung erfolgt idealerweise mittels kontinuierlicher Infusion des Kontrastmittels während der gesamten Stress-Periode.

2.8 Intrakardiale Echokardiographie

2.8.1 Prinzip und Indikationsspektrum

Die intrakardiale Echokardiographie ist eine relativ neue Technik zum echokardiographischen Monitoring katheterinterventioneller Eingriffe [56, 57]. Sie kombiniert die Sektorbildgebung sowie die Möglichkeiten der Doppler-Fluss-Beurteilung und eine sehr hohe Bildauflösung, die diejenige der transösophagealen Echokardiographie noch übertrifft, mit Eigenschaften des intravaskulären Ultraschalls. So kann eine periinterventionelle Bildgebung ohne Anästhesie mit sehr hoher Bildauflösung erfolgen.
Die intrakardiale Echokardiographie basiert auf einem **8-French-Katheter** (früher 10 French) mit einem **monoplanen Phased-Array-Ultraschalltransducer**, der mit 64 Kristallen an der Katheterspitze versehen ist. Die Bildgebung erfolgt mit Frequenzen zwischen 5,5 und 10 MHz. Die Position des longitudinalen 90°-Bildsektors lässt sich vom Handgriff aus manuell durch Kabelzüge, die eine Winkelung der Katheterspitze in zwei Ebenen und vier Richtungen erlaubt (anterior-posterior und links-rechts), bis zu einem Winkel von jeweils ca. 160° verändern. Durch Drehen des Katheters wird ein fächerförmiges Scannen der Umgebung des Katheters möglich. Es stehen alle Doppler-Modalitäten einschließlich Gewebe-Doppler zur Verfügung.
Für die intrakardiale Bildgebung wird der Ultraschall-Katheter über eine 8-French-Schleuse (früher 11-French-Schleuse) meist in die Vena femoralis und den rechten Vorhof oder den rechten Ventrikel vorgeführt. Während für die transösophageale Echokardiographie während Herzkathetereingriffen eine Narkose erforderlich ist, da die Patienten in Rückenlage aufgrund der Eingriffdauer und der Speichelproduktion die Sonde nicht tolerieren, kann die

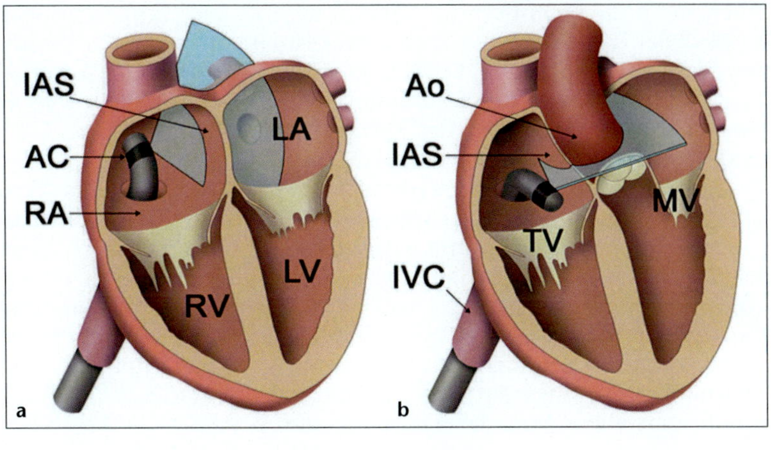

Abb. 2.37 Für die intrakardiale Echokardiographie wird der Echokatheter in den rechten Vorhof vorgeschoben und der Schallkopf auf die interessierende Region ausgerichtet. A, transatriale lange Achse; b, transatriale kurze Achse; AC, AcuNav-Katheter; Ao, Aorta; IAS, interatriales Septum; LA, linker Vorhof; LV, linker Ventrikel, MV, Mitralklappe; RV, rechter Ventrikel; TV, Trikuspidalklappe [aus: Bartel et al.: Circulation 2003; 107:795–797, 2003].

Tab. 2.7 Indikationen und klinische Anwendungen der intrakardialen Echokardiographie im Rahmen perkutaner interventioneller Eingriffe [57].

- Interventioneller Verschluss interatrialer Kommunikationen
- Vorhofseptumpunktion
- Ballonvalvuloplastie, zukünftig auch perkutaner Klappenersatz
- Implantation von Vorhofohrverschlusssystemen
- Interventionen an der Aorta abdominalis (Stentimplantation, Fensterung, Biopsie)
- Elektrophysiologische Eingriffe:
  - Pulmonalvenen-Ablation bei Vorhofflimmern
  - Ablation von ventrikulären Tachykardien

intrakardiale Echokardiographie kontinuierlich über die gesamte Eingriffdauer und ohne Narkose zum echokardiographischen Monitoring erfolgen [58].

Tabelle 2.7 gibt einen Überblick über die aktuellen Indikationen der intrakardialen Echokardiographie. Nachteile der gegenwärtigen Technik sind die fehlende Rotation des Bildsektors und die hohen Kosten der Einmalkatheter. In ersten Studien konnte gezeigt werden, dass auch dreidimensionale Rekonstruktionen anhand der Sektorbilder möglich sind.

2.8.2 Klinische Anwendung

Grundsätzlich ist das Spektrum der klinischen Anwendungen der intrakardialen Echokardiographie im Rahmen perkutaner interventioneller Eingriffe ähnlich dem der transösophageale Echokardiographie. Aufgrund der geringeren Belastung des Patienten ist die intrakardiale Echokardiographie jedoch das geeignetere Verfahren für die Steuerung und das Monitoring interventioneller Eingriffe [57].

Auch wenn die Orientierung während der intrakardialen Untersuchung schwieriger ist als bei der transösophagealen Echokardiographie, lassen sich alle relevanten Strukturen des Herzens durch die Winkelung der Katheterspitze und die fächerförmige Schwenkbewegung des Sektors durch Rotation des Katheters darstellen [58]. Aus der Mitte des rechten Vorhofs lassen sich der rechte Vorhof mit Crista terminalis und die Eustachische-Klappe, die Trikuspidalklappe und der rechte Ventrikel beurteilen. Durch Drehung des Katheters lassen sich die Aortenklappe in der kurzen Achse, der rechtsventrikuläre Ausflusstrakt und die Pulmonalarterie darstellen. Von der Mündung der V. cava inferior aus lassen sich der Koronarsinus, das Vorhofseptum, der linke Vorhof sowie die Mitralklappe darstellen. Aus der Position des Katheters im Bereich des interatrialen Septums lassen sich das linke Vorhofohr und linke und rechte Pulmonalvene beurteilen. Vom Dach des rechten Vorhofs aus kann der rechte Ventrikel bis zu dessen Spitze eingesehen werden. Durch Vorschieben des Katheters in den rechten Ventrikel lässt sich der linke Ventrikel in langer und kurzer Achse darstellen.

Von der Vena cava inferior aus, die in Nachbarschaft zur Aorta abdominalis liegt, lassen sich Erkrankungen der Aorta abdominalis wie Aneurysmata, Thrombenbildungen, Plaquerupturen und Dissektionen beurteilen, die der transösophagealen Echokardiographie in diesem Bereich (infradiaphragmal) nicht zugänglich sind. Die intrakardiale Echokardiographie wurde daher auch zum Monitoring perkutaner Interventionen wie Stentimplantationen oder Fensterungen von Dissektionsmembranen in der Aorta abdominalis eingesetzt.

In Studien konnte gezeigt werden, dass mittels intrakardialer Echokardiographie während der Implantation eines Verschlusssystems im Bereich des Vorhofsseptums ein genaues und kontinuierliches Monitoring während Ballon-Sizing, Positionierung des Verschlusssystem-Katheters durch den Septumdefekt in den linken Vorhof, Entfaltung des linksatrialen und rechtsatrialen Verschlusssystems und Freilassung des Systems vom Katheter möglich ist. Im Vergleich zum Monitoring mittels konventioneller transösophagealer Echokardiographie konnten durch das intrakardiale Monitoring sowohl die Durchleuchtungszeit als auch die Interventionsdauer signifikant reduziert werden (☞ 18.3.2).

Literatur

1. Edler I, Hertz C. Use of ultrasonic reflectoscope for continuous recording of movements of heart walls. Kunigl Fysiogr Sallad Lund Forhandl 1954.
2. Lang RM, Bierig M, Devereux RB et al. Recommendations for chamber quantification: a report from the American Society of Echocardiography's Guidelines and Standards Committee and the Chamber Quantification Writing Group, developed in conjunction with the European Association of Echocardiography, a branch of the European Society of Cardiology. J Am Soc Echocardiogr 2005; 18: 1440–63.
3. Erbel R, Schweizer P, Henn G, Meyer J, Effert S. Apical two-dimensional echocardiography: normal values for single- and bi-plane determination of left ventricular volume and ejection fraction. Deutsche Medizinische Wochenschrift 1982; 107: 1872–7.
4. Buck T, Hunold P, Wentz KU, Tkalec W, Nesser HJ, Erbel R. Tomographic three-dimensional echocardiographic determination of chamber size and systolic function in patients with left ventricular aneurysm. Comparison to magnetic resonance imaging, cineventriculography, and two-dimensional echocardiography. Circulation 1997; 96: 4286–97.
5. Wollschläger H, Zeiher AM, Klein HP et al. Transesophageal echo computer tomography (ECHO-CT): a new method of dynamic 3-D reconstruction of the heart. Biomedizin Tech 1989; 34: 10–1.
6. Pandian NG, Nanda NC, Schwartz SL et al. Three-dimensional and four-dimensional transesophageal echocardiographic imaging of the heart and aorta in humans using a computed tomographic imaging probe. Echocardiography 1992; 9: 677–87.
7. Roelandt JRTC, Ten Cate FJ, Vletter WB, Taams MA. Ultrasonic dynamic three-dimensional visualization of the heart with a multiplane transesophageal imaging transducer. J Am Soc Echocardiogr 1994; 7: 217–9.
8. Kapetanakis S, Kearney MT, Siva A, Gall N, Cooklin M, Monaghan MJ. Real-time three-dimensional echocardiography: a novel technique to quantify global left ventricular mechanical dyssynchrony. Circulation 2005; 112: 992–1000.
9. Zhang Q, Yu CM, Fung JW et al. Assessment of the effect of cardiac resynchronization therapy on intraventricular mechanical synchronicity by regional volumetric changes. Am J Cardiol 2005; 95: 126–9.
10. Nanda NC, Kisslo J, Lang R et al. Examination protocol for three-dimensional echocardiography. Echocardiography – A Journal of Cardiovascular Ultrasound and Allied Techniques 2004; 21: 763–8.
11. Doppler JC. Über das farbige Licht der Dopplersterne und einiger anderer Gestirne des Himmels. Abhandlungen der Königl. Böhmischen Gesellschaft der Wissenschaften 1842; 2: 465 ff.
12. Hatle L, Angelsen BAJ. Doppler ultrasound in cardiology: physical principles and clinical applications. 2 ed. Philadelphia: Lea & Febiger; 1985.
13. Buck T, Mucci RA, Guerrero JL, Holmvang G, Handschumacher MD, Levine RA. The power-velocity integral at the vena contracta – a new method for direct quantification of regurgitant volume flow. Circulation 2000; 102: 1053–61.
14. Labovitz AJ, Ferrara RP, Kern MJ, Bryg RJ, Mrosek DG, Williams GA. Quantitative evaluation of aortic insufficiency by continuous wave Doppler echocardiography. J Am Coll Cardiol 1986; 8: 1341–7.
15. Bargiggia GS, Bertucci C, Recusani F et al. A new method for estimating left ventricular dP/dt by continuous wave Doppler-echocardiography. Validation studies at cardiac catheterization. Circulation 1989; 80: 1287–92.
16. Yoganathan AP, Cape EG, Sung HW, Williams FP, Jimoh A. Review of hydrodynamic principles for the cardiologist: applications to the study of blood flow and jets by imaging techniques. J Am Coll Cardiol 1988; 12: 1344–53.
17. Enriquez-Sarano M, Bailey KR, Seward JB, Tajik AJ, Krohn MJ, Mays JM. Quantitative Doppler assessment of valvular regurgitation. Circulation 1993; 87: 841–8.
18. Recusani F, Bargiggia GS, Yoganathan AP et al. A new method for quantification of regurgitant flow rate using color flow imaging of the flow convergence region proximal to a discrete orifice: an vitro study. Circulation 1991; 83: 594–604.
19. Enriquez-Sarano M, Miller FA, Hayes SN, Bailey KR, Tajik AJ, Seward JB. Effective mitral regurgitant orifice area: clinical use and pitfalls of the proximal isovelocity surface area method. J Am Coll Cardiol 1995; 25: 703–9.
20. Dujardin KS, Enriquez-Sarano M, Bailey KR, Nishimura RA, Seward JB, Tajik AJ. Grading of mitral regurgitation by quantitative Doppler echocardiography: calibration by left ventricular angiography in routine clinical practice. Circulation 1997; 96: 3409–15.
21. Garcia D, Pibarot P, Dumesnil JG, Sakr F, Durand LG. Assessment of aortic valve stenosis severity – A new index based on the energy loss concept. Circulation 2000; 101: 765–71.
22. Miyatake K, Yamagishi M, Tanaka N et al. New method for evaluating left ventricular wall motion by color-coded tissue Doppler imaging: in

vitro and in vivo studies. J Am Coll Cardiol 1995; 25: 717–24.
23. Erbel R, Wallbridge DR, Zamorano J, Drozdz J, Nesser HJ. Tissue Doppler echocardiography. Heart 1996; 76: 193–6.
24. Zamorano J, Wallbridge DR, Ge J, Drozd J, Nesser J, Erbel R. Non-invasive assessment of cardiac physiology by tissue Doppler echocardiography. A comparison with invasive haemodynamics. Eur Heart J 1997; 18: 330–9.
25. Bartel T, Muller S, Nesser HJ, Mohlenkamp S, Bruch C, Erbel R. Usefulness of motion patterns identified by tissue Doppler echocardiography for diagnosing various cardiac masses, particularly valvular vegetations. Am J Cardiol 1999; 84: 1428–33.
26. Urheim S, Edvardsen T, Torp H, Angelsen B, Smiseth OA. Myocardial strain by Doppler echocardiography. Validation of a new method to quantify regional myocardial function. Circulation 2000; 102: 1158–64.
27. Voigt JU, Arnold MF, Karlsson M et al. Assessment of regional longitudinal myocardial strain rate derived from doppler myocardial imaging indexes in normal and infarcted myocardium. J Am Soc Echocardiogr 2000; 13: 588–98.
28. Shanewise JS, Cheung AT, Aronson S et al. ASE/SCA guidelines for performing a comprehensive intraoperative multiplane transesophageal echocardiography examination: recommendations of the American Society of Echocardiography Council for Intraoperative Echocardiography and the Society of Cardiovascular Anesthesiologists Task Force for Certification in Perioperative Transesophageal Echocardiography. J Am Soc Echocardiogr 1999; 12: 884–900.
29. Daniel WG, Erbel R, Kasper W et al. Safety of transesophageal echocardiography. A multicenter survey of 10,419 examinations. Circulation 1991; 83: 817–21.
30. Hoffmann R, Buck T, Lambertz H et al. Positionspapier zu Qualitätsstandards in der Echokardiographie. Z Kardiol 2004; 93: 975–986.
31. Bonow RO, Carabello RA, Chatterjee K et al. ACC/AHA 2006 guidelines for the management of patients with valvular heart disease. J Am Coll Cardiol 2006; 48: e1–e148.
32. Mulvagh SL, DeMaria AN, Feinstein SB et al. Contrast echocardiography: current and future applications. J Am Soc Echocardiogr 2000; 13: 331–42.
33. Kerber RE, Kioschos JM, Lauer RM. Use of an ultrasonic contrast method in the diagnosis of valvular regurgitation and intracardiac shunts. Am J Cardiol 1974; 34: 722–7.
34. Burns P. Principles and instrumentation. In: Becher H, Burns P, eds. Handbook of Contrast Echocardiography: LV function and myocardial perfusion. Berlin, Heidelberg, New York: Springer; 2000.
35. Wei K, Skyba DM, Firschke C, Jayaweera AR, Lindner JR, Kaul S. Interactions between microbubbles and ultrasound: in vitro and in vivo observations. J Am Coll Cardiol 1997; 29: 1081–8.
36. Burns PN. Harmonic imaging with ultrasound contrast agents. Clin Radiol 1996; 51 Suppl 1: 50–5.
37. Vannan MA, Kuersten B. Imaging techniques for the myocardial contrast echocardiography. Eur J Echocardiogr 2000; 1: 224–6.
38. Porter TR, Xie F, Kricsfeld D, Armbruster RW. Improved myocardial contrast with second harmonic transient ultrasound response imaging in humans using intravenous perfluorocarbon-exposed sonicated dextrose albumin. J Am Coll Cardiol 1996; 27: 1497–501.
39. Porter TR, Xie F. Transient myocardial contrast after initial exposure to diagnostic ultrasound pressures with minute doses of intravenously injected microbubbles. Demonstration and potential mechanisms. Circulation 1995; 92: 2391–5.
40. Becher H, Tiemann K, Schlief R, Luderitz B, Nanda NC. Harmonic Power Doppler Contrast Echocardiography: Preliminary Clinical Results. Echocardiography 1997; 14: 637.
41. Simpson DH, Ting Chin C, Burns PN. Pulse inversion Doppler: A new method for detecting nonlinear echoes from mircrobubble contrast agents. IEEE Transactions UFFC 1999; 46: 372–82.
42. Uehata A, Matsuguchi T, Bittl JA, et al. Real-time contrast echo assessment of myocardial perfusion at low emission power: first experimental and clinical results using power pulse inversion imaging. Echocardiography 1999; 16: 799–809.
43. Porter TR, Xie F, Silver M, Kricsfeld D, Oleary E. Real-time perfusion imaging with low mechanical index pulse inversion Doppler imaging. J Am Coll Cardiol 2001; 37: 748–53.
44. Mor-Avi V, Caiani EG, Collins KA, Korcarz CE, Bednarz JE, Lang RM. Combined assessment of myocardial perfusion and regional left ventricular function by analysis of contrast-enhanced power modulation images. Circulation 2001; 104: 352–7.
45. Marwick TH, Nemec JJ, Pashkow FJ, Stewart WJ, Salcedo EE. Accuracy and limitations of exercise echocardiography in a routine clinical setting. J Am Coll Cardiol 1992; 19: 74–81.
46. Nahar T, Croft L, Shapiro R et al. Comparison of four echocardiographic techniques for measuring left ventricular ejection fraction. Am J Cardiol 2000; 86: 1358–62.
47. Porter TR, Xie F, Kricsfeld A, Chiou A, Dabestani A. Improved endocardial border resolution du-

ring dobutamine stress echocardiography with intravenous sonicated dextrose albumin. J Am Coll Cardiol 1994; 23: 1440–3.
48. Hoffmann R, von Bardeleben S, ten Cate F et al. Assessment of systolic left ventricular function: a multi-centre comparison of cineventriculography, cardiac magnetic resonance imaging, unenhanced and contrast-enhanced echocardiography. Eur Heart J 2005; 26: 607–16.
49. Terasawa A, Miyatake K, Nakatani S, Yamagishi M, Matsuda H, Beppu S. Enhancement of Doppler Flow Signals in the Left Heart Chambers by Intravenous-Injection of Sonicated Albumin. J Am Coll Cardiol 1993; 21: 737–42.
50. Lambertz H, Schuhmacher U, Tries HP, Stein T. Improvement of pulmonary venous flow Doppler signal after intravenous injection of levovist. J AM Soc Echocardiogr. 1997; 10: 891–8.
51. Lambertz H, Tries HP, Stein T, Lethen H. Noninvasive assessment of coronary flow reserve with transthoracic signal-enhanced Doppler echocardiography. J AM Soc Echocardiogr. 1999; 12: 186–95.
52. Faber L, Seggewiss H, Ziemssen P, Gleichmann U. Intraprocedural myocardial contrast echocardiography as a routine procedure in percutaneous transluminal septal myocardial ablation: Detection of threatening myocardial necrosis distant from the septal target area. Catheterization and Cardiovascular Interventions 1999; 47: 462–6.
53. Kaul S, Senior R, Dittrich H, Raval U, Khattar R, Lahiri A. Detection of coronary artery disease with myocardial contrast echocardiography: comparison with 99mTc-sestamibi single-photon emission computed tomography. Circulation 1997; 96: 785–92.
54. Nagueh SF, Vaduganathan P, Ali N et al. Identification of hibernating myocardium: comparative accuracy of myocardial contrast echocardiography, rest-redistribution thallium-201 tomography and dobutamine echocardiography. J Am Coll Cardiol 1997; 29: 985–93.
55. Wei K, Jayaweera AR, Firoozan S, Linka A, Skyba DM, Kaul S. Quantification of myocardial blood flow with ultrasound-induced destruction of microbubbles administered as a constant venous infusion. Circulation 1998; 97: 473–83.
56. Bartel T, Muller S, Caspari G, Erbel R. Intracardiac and intraluminal echocardiography: Indications and standard approaches. Ultrasound in Medicine and Biology 2002; 28: 997–1003.
57. Jongbloed MRM, Schalij MJ, Zeppenfeld K, Oemrawsingh PV, van der Wall EE, Bax JJ. Clinical applications of intracardiac echocardiography in interventional procedures. Heart 2005; 91: 981–90.
58. Bartel T, Konorza T, Arjumand J et al. Intracardiac echocardiography is superior to conventional monitoring for guiding device closure of interatrial communications. Circulation 2003; 107: 795–7.
59. Zeidan Z, Erbel R, Barkhausen J, Hunold P, Bartel T, Buck T. Analysis of global systolic and diastolic left ventricular performance using volume-time curves by real-time 3D echocardiography. J Am Soc Echocardiogr 2003; 16: 29–37.

Untersuchungstechnik 3

Wolfgang Dichtl

3.1 Transthorakale Standarduntersuchung

3.1.1 Geräteeinstellung

„Play it like an instrument“ – so empfiehlt der amerikanische Kardiologe N. Pandian seinen Schülern den richtigen Umgang mit dem Echokardiographiegerät. So wie ein Musikinstrument gestimmt werden muss, muss auch die Einstellung des Ultraschallgeräts zu Beginn und während der Untersuchung optimiert werden, um eine bestmögliche Qualität der abgeleiteten Echokardiogramme zu gewährleisten. Erst danach können gute, zufrieden stellende, schlechte und nicht verwertbare Schallbedingungen unterschieden werden, was auch im Befundbericht zu dokumentieren ist.

Optimale Untersuchungsbedingungen

Diese setzen voraus, den Untersuchungsraum abzudunkeln und ein geeignetes Ultraschallgerät mit einem geeigneten Schallkopf zu wählen. **Apparative Mindestanforderungen** wurden sowohl von der Deutschen Gesellschaft für Kardiologie als auch von der kassenärztlichen Ultraschallvereinbarung festgelegt [1]. Alle (auch kleinere, portable) Geräte müssen mit M-mode, 2-D-, gepulstem Doppler, kontinuierlichem Doppler und farbkodiertem Doppler ausgestattet sein. Neuere technische Ausstattungen wie Gewebe-Doppler, Power-Doppler oder 3-D-Echokardiographie sind je nach Fragestellung notwendig.

Schallköpfe werden auch als Schallwandler, im Englischen als „Transducer“ oder „Probe“ bezeichnet (☞ 1.2.2). Eine möglichst punktförmige Auflage des Schallkopfes ist erforderlich, da die Schallfenster zum Herzen des Patienten durch die Interkostalräume vorgegeben sind. Realisiert wird dies durch den **Sektorschallkopf**, der als Bild einen Kreissektor mit einstellbarem Sektorwinkel hat. Hierzu wird die **„Phased Array“-Technik** verwendet. Jeder Schallkopf trägt eine Markierung, um die Ausrichtung des Ultraschallsektors zu kennzeichnen. Auf dem Monitor ist eine Markierung zur Rechts-links-Orientierung sichtbar. Zusätzlich wird ein getrennter, stiftförmiger Schallkopf („Pencil-Probe“) zur kontinuierlichen Doppler-Untersuchung mit einer Trägerfrequenz von 1,9 MHz empfohlen.

Die **Bildfrequenz** muss eine Echtzeitdarstellung ermöglichen, d.h., sie muss mindestens 25 Bilder pro Sekunde in der 2-D-Echokardiographie und mindestens 70 Bilder pro Sekunde im farbkodierten Doppler betragen. Der Bildsektor sollte möglichst stufenlos variabel sein, ein Sektorwinkel von maximal 80–90° ist notwendig, um einen ausreichenden Überblick zu gewährleisten. Darüber hinaus sollte eine Erhöhung der Bildfrequenz durch Verkleinerung des Sektors auf 30–60° möglich sein.

EKG-Registrierung, Dokumentation und Einstellungen am Monitor

Eine **1-Kanal-EKG-Ableitung** muss während der gesamten Untersuchung auf dem Monitor online dargestellt werden. Die Position der Elektroden ist unbedeutend, solange eine eindeutige R-Zacken-Registrierung vorhanden ist. Ebenso unerlässlich ist die Aufzeichnung der Untersuchung durch Videodokumentation, besser jedoch Szenen-Loops und Standbilder. Bei sämtlichen Aufzeichnungen (Video, Ausdrucke) muss eine zeitliche Zuordnung zum Herzzyklus möglich sein. Am **Monitorbild** sind Untersuchungsdatum, Untersucher, Institution, fortlaufende Untersuchungsnummer, Patientenidentifikation, Alter/Geburtsdatum, Geschlecht ablesbar [1]. In modernen digitalen Echolabors werden diese eingegebenen Daten zusammen mit den Bildern und den Messdaten direkt in den zu erstellenden **Befundbericht** übernommen und ermöglichen automatische körperoberflächenbezogene Parameterberechnungen.

3.1.2 Patientenlagerung und Orientierung

Die Untersuchung des Patienten beginnt in 90° (stabiler) Linksseitenlage, da sich in dieser Position das Herz an die Thoraxwand anlegt. Der Oberkörper des Patienten sollte dabei 20–30° angehoben sein, um die Überlagerung des Herzens durch die Lunge zu vermindern. Die linke Hand des Patienten befindet sich am oder unter dem Kopf und stützt diesen ab. In dieser Lage werden die **parasternalen Schnittebenen** eingestellt. Um die **apikale Schallkopfposition** zu erreichen, muss sich der Patient von 90° in ca. 60° Linksseitenlage zurückdrehen.
Idealerweise verfügen die Untersuchungsliegen über eine eigene Aussparung am linken Rand, um mehr Raum für die Schallkopfführung in den apikalen Ableitungen zu erhalten und somit optimale Schallbedingungen zu erzeugen. Für die **subkostalen** und **suprasternalen Ableitungen** liegt der Patient flach auf dem Rücken. Für die Ableitung subkostaler Schnittebenen sollte der Patient die Beine anwinkeln, um die Bauchdeckenspannung zu vermindern. Für alle übrigen Ableitungen ist es vorteilhaft, wenn der Patient die Beine ausstreckt (☞ Tab. 3.1).

> **Merke**
> Auch wenn an einigen Zentren die Untersuchung von rechts durchgeführt wird, ist der **Untersuchung von links** (Patientensicht) eindeutig der Vorzug zu geben. Der Patient kann direkt am Monitor die Untersuchung verfolgen, wodurch auch die Kommunikation erleichtert wird. Auf diese Weise kann Zeit gespart und parallel zur Untersuchung die Anamnese erhoben werden. Außerdem ist bei adipösen Patienten die Untersuchung von rechts für den Untersucher unangenehm und mit einer Fehlhaltung verbunden, weil der untersuchende Arm den relativ weiten Weg über Liege und Patient nehmen muss.

Allgemeine Richtlinien für die echokardiographische Untersuchung

- M-mode-Schnitte müssen senkrecht zu den Grenzflächen wie den Herz- und Gefäßwänden stehen.
- Die Messungen im M-mode werden nach der Leading-Edge-Methode durchgeführt. Darunter versteht man, dass eine Messung jeweils am Außenrand der ersten Struktur beginnt und am Innenrand der zweiten Struktur endet.
- Feinere Strukturen, wie z. B. Endokardlinien und Klappensegel, sollten gut abgrenzbar sein und keine Doppelkonturen aufweisen.
- Einige Messwerte, darunter vor allem die linksventrikuläre Ejektionsfraktion (EF), sind bei Arrhythmien, z. B. bei Vorhofflimmern, mit Einschränkung zu werten. Es empfiehlt sich, sie über mehrere Zyklen zu mitteln.
- Viele, vor allem im M-mode gewonnene Messungen, wie linksventrikulärer enddiastolischer und endsystolischer Diameter, die Bestimmung der Muskelmasse, sind von der Körperoberfläche abhängig. Daher ist die Eingabe von Körpergröße und Körpergewicht vor der Untersuchung unbedingt notwendig.
- Eine Altersabhängigkeit bestimmter Funktionsparameter muss auch bei Gesunden berücksichtigt werden.

Allgemeine Überlegungen zum Untersuchungsablauf

Prinzipiell sollte jede Untersuchung im Echolabor nach einem **standardisierten Protokoll** durchgeführt werden, um sämtliche Strukturen systematisch und umfassend zu beurteilen. In der Regel werden diesbezüglich die Leitlinien der Amerikanischen Gesellschaft für Echokardiographie (American Society of Echocardiography, ASE) herangezogen [2]. Nur in

Tab. 3.1 Schnittebenen in der transthorakalen Echokardiographie.

Ableitung	Wesentliche zu beurteilende Strukturen
Parasternal	
Lange Achse	RV, interventrikuläres Septum, LV, LA, LVOT, MK (A2, P2), AK (RCC, NCC)
Modifizierte lange Achse	RV, TK, RA
Kurze Achse Aortenklappe	AK, PK, RV mit RVOT, RA, LA (evtl. einmündende Lungenvenen)
Kurze Achse Mitralklappe	MK, LV
Kurze Achse Papillarmuskel	LV mit Papillarmuskel
Apikal	
4-Kammerblick	LV (septal und lateral), LA, RV, RA, MK, TK, interatriales und interventrikuläres Septum
5-Kammerblick	Zusätzlich LVOT und AK
2-Kammerblick	LV (inferior und anterior), LA, evtl. LAA, MK (A1, P3)
3-Kammerblick	LV (posterior und anteroseptal) mit LVOT, AK, LA, MK (A2, P2), erster Abschnitt der Aorta ascendens
Subkostal	
4-Kammerblick	LV, LA, RV, RA, MK, TK, interatriales/-ventrikuläres Septum
Kurzachsenschnitt	LV
Längsschnitt VCI	Lebervenen, VCI, RA
Suprasternal	
Aorta ascendens lange Achse	Aorta ascendens, rechte PA
Aorta ascendens kurze Achse	Aorta ascendens, rechte PA, VCS

AK = Aortenklappe; LA = linker Vorhof; LAA = linkes Herzohr; LV = linker Ventrikel; LVOT = linksventrikulärer Ausflusstrakt; MK = Mitralklappe; NCC = nonkoronare Tasche; PA = Pulmonalarterie; PK = Pulmonalklappe; RA = rechter Vorhof; RAA = rechtes Herzohr; RCC = rechtskoronare Tasche; RV = rechter Ventrikel; RVOT = rechtsventrikulärer Ausflusstrakt; TK = Trikuspidalklappe; VCI = Vena cava inferior; VCS = Vena cava superior.

Einzelfällen, z. B. bei bedrohlichen Notfällen, zum Ausschluss eines Perikardergusses nach Myokardbiopsie oder bei elektrophysiologischer Untersuchung mit Ablationstherapie, kann die Untersuchung ganz zielgerichtet durchgeführt und abgekürzt werden, was aber aus dem Befundbericht eindeutig ersichtlich sein muss.
Auch bei Untersuchungen in einer **Notfallaufnahme** oder auf der **Intensivstation** sollte, wenn irgend möglich, vollständig untersucht werden, da sich nachfolgend betreuende Kollegen auf den erhobenen Befund stützen und häufig die gesamte diagnostische Strategie danach ausrichten. Der großzügige Einsatz der Echokardiographie bei Notfall- und Intensivpatienten erscheint angesichts der hohen Spezifität und Sensitivität der Methode bei einer

Reihe von akuten Herz- und Kreislauferkrankungen sowie wegen der bettseitigen Anwendbarkeit gerechtfertigt. Der **Einsatz kleiner, tragbarer Echokardiographiegeräte** bietet Vorteile, um schnell eine diagnostische Aussage zu erhalten. Dabei kann die Untersuchung auch bereits auf dem Transport zur Intensivstation erfolgen. Die bei einigen der verfügbaren Geräte noch fehlende Bilddokumentation stellt jedoch einen Nachteil dar. Konventionelle Echokardiographiegeräte sollten im Anschluss insbesondere zur Feindiagnostik (z. B. Schweregradbestimmung bei Klappenvitien) eingesetzt werden.
Es ist von großer Bedeutung, dass dem Untersucher eine **gezielte Fragestellung** mitgeteilt wird. Dies gilt trotz der Tatsache, dass sich in den letzten Jahren die transthorakale Echokardiographie zu der wichtigsten nichtinvasiven kardiologischen Untersuchungsmethode entwickelt hat, die inzwischen Screening-Charakter besitzt und mitunter gar als „erweiterte körperliche Untersuchung" angesehen wird. Die kleinsten tragbaren Echokardiographiegeräte werden in diesem Zusammenhang bereits auch als „Ultraschall-Stethoskop" angesehen [3]. Erfreulicherweise kann festgehalten werden, dass der breite Einsatz der Echokardiographie wesentlich zur **Reduktion von kardiovaskulären Fehldiagnosen** beigetragen hat [4].

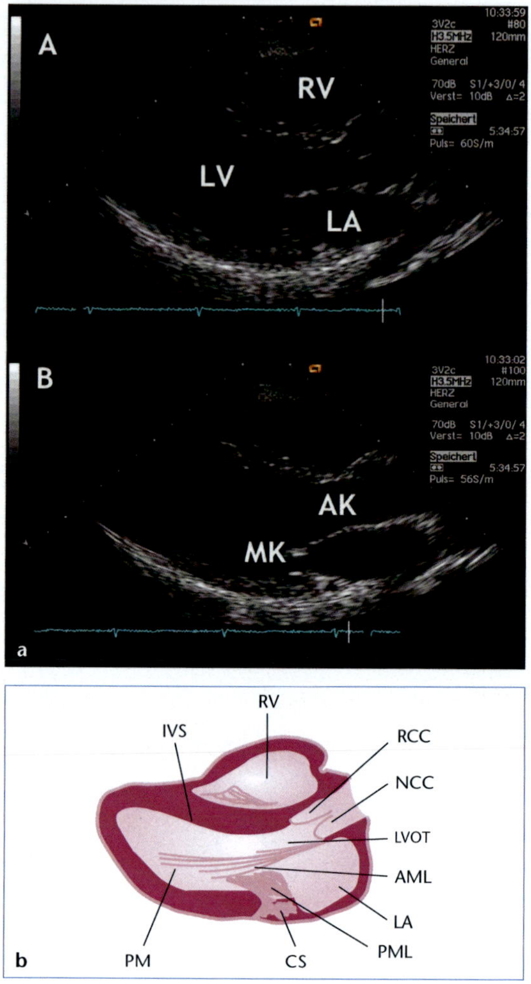

Abb. 3.1
a) Zweidimensionale parasternale lange Achse. Die transthorakale Untersuchung beginnt mit dieser Schnittebene, in der das interventrikuläre Septum annähernd waagerecht eingestellt werden muss. Im diastolisch abgeleiteten Bild A werden Mitralklappenöffnung und Aortenklappenverschluss sichtbar, dagegen zeigt das systolisch festgehaltene Bild B eine geschlossene Mitralklappe und eine geöffnete Aortenklappe. AK = Aortenklappe; MK = Mitralklappe; LA = linker Vorhof; LV = linker Ventrikel; RV = rechter Ventrikel.
b) Parasternale lange Achse. Die parasternal lange Achse erlaubt die Darstellung des rechten Ventrikels, des interventrikulären Septums, der rechten und nonkoronaren Tasche der Aortenklappe, des linken Ventrikels, der Mitralklappe, des linken Vorhofs und der Aorta ascendens. IVS = interventrikuläres Septum; LA = linker Vorhof; RV = rechter Ventrikel; RCC = rechtskoronare Klappentasche; NCC = nonkoronare Klappentasche; LVOT = linksventrikulärer Ausflusstrakt; AML = vorderes Mitralklappensegel; PML = hinteres Mitralklappensegel; CS = Koronarsinus; PM = posteromedialer Papillarmuskel.

3.1.3 Linksparasternaler Längsschnitt

Positionierung des Schallkopfes

Der Schallkopf wird senkrecht über dem linken **parasternalen** Schallfenster positioniert, wobei dieses wie bei allen anderen Ableitpositionen auch von den anatomisch vorgegebenen **Bedingungen** des Patienten definiert wird. Als Anhalt kann gelten, dass der Schallkopf sich im dritten oder vierten Interkostalraum und direkt am linken Sternumrand befindet. Die Markierung am Schallkopf zeigt zur rechten Schulter des Patienten.
Zuerst wird ein **Längsschnitt** abgeleitet, sodass:

- Das interventrikuläre Septum und die Aorta ascendens annähernd horizontal eingestellt werden.

- Sowohl die Aorten- als auch die Mitralklappe geschnitten werden.
- Am linken Bildrand nicht die Herzspitze durch einen Schrägschnitt durch den linken Ventrikel vorgetäuscht wird (sog. „Apexfehler"). Der Apex wird im parasternalen Längsschnitt nicht dargestellt.

Abgebildete Strukturen im parasternalen Längsschnitt

Im parasternalem Längsschnitt kommen zur Darstellung:

- Die proximalen 3–4 cm der Aorta ascendens.
- Die anterior gelegene rechte und posterior gelegene nonkoronare Tasche der Aortenklappe.
- Das anteriore und posteriore Mitralsegel (A2- und P2-Segmente).
- Die Chordae tendineae des posterioren Mitralsegels.
- Gelegentlich der posteromediale Papillarmuskel.
- Das Cavum des rechten Ventrikels.
- Das Cavum des linken Ventrikels einschließlich des linksventrikulären Ausflusstrakts.
- Das Cavum des linken Vorhofs im anterior-posterioren Durchmesser.
- Bei guten Schallbedingungen:
  - Der Sinus coronarius in der posterioren atrioventrikulären Grube.
  - Die quer getroffene Aorta descendens hinter dem linken Vorhof.
- Seltener wird auch eine Koronararterie getroffen – dabei kann es sich je nach Versorgungstyp um die rechte Herzkranzarterie oder den Ramus circumflexus handeln.
- Gelegentlich können die angeschnittene linke untere Lungenvene posterior des linken Vorhofs und die rechte Pulmonalarterie zwischen Aortenwurzel und linkem Vorhof abgegrenzt werden.

M-mode-Untersuchungen im parasternalen Längsschnitt

Nach der zweidimensionalen Untersuchung, die auch einen ersten Eindruck der systolischen Linksventrikelfunktion einschließt, werden nachfolgend M-mode-Signale standardisiert in drei Positionen abgeleitet, entsprechende M-mode-Bilder gespeichert und die dazugehörigen Messungen durchgeführt.

> **Merke**
> Nicht immer gelingt die Anschallung des Septums im Winkel von 90°. In diesem Fall kann versucht werden, von einem Interkostalraum höher aus zu schallen. Andererseits sind neuere Geräte in der Lage, die M-mode-Ebene nicht nur im Verlauf der Schall-Scan-Linie zu definieren, sondern beliebige Ebenen aus dem digitalisierten 2-D-Bild zu wählen („anatomischer M-mode", ☞ 2.1.2).

Ein weiteres Problem wird durch die Darstellung des **posteromedialen Papillarmuskels** bedingt, wenngleich idealerweise im parasternalen Längsschnitt die Papillarmuskeln nicht angeschnitten werden. Bei der M-mode-Messung kann dies zu Fehlern führen, insbesondere bei Bestimmung der Dicke und der Kontraktilität der freien posterioren Wand. In diesem Fall achte man auf die M-mode-Linie mit der größten systolischen Anstiegssteilheit. Die optimale Darstellung einzelner Strukturen erfordert kleine Änderungen der Schallkopfposition. So sind beispielsweise Mitral- und Aortenklappe nicht genau parallel orientiert.

> **Merke**
> Die M-mode-Position 1 verläuft durch die Aortenklappe und den linken Vorhof. Hier werden der Aortenwurzeldiameter (Standardmaß), die Bewegungen und die Echogenität der aortalen Klappentaschen und der Diameter des linken Vorhofs (Standardmaß) bestimmt (☞ Abb. 3.2).

Der **Aortendiameter** wird enddiastolisch, also kurz vor Beginn des QRS-Komplexes, gemessen. Die Koaptation der rechten und der nonkoronaren Taschenklappe wird in der Diastole als feiner Strich sichtbar, der sich während der Systole rautenförmig öffnet. Feine systolische Flatterbewegungen haben in der Regel keinen Krankheitswert. Bei Sklerosierung oder Verkalkung der Klappentaschen kommt es zu typischen echodichten parallelen Echos, die

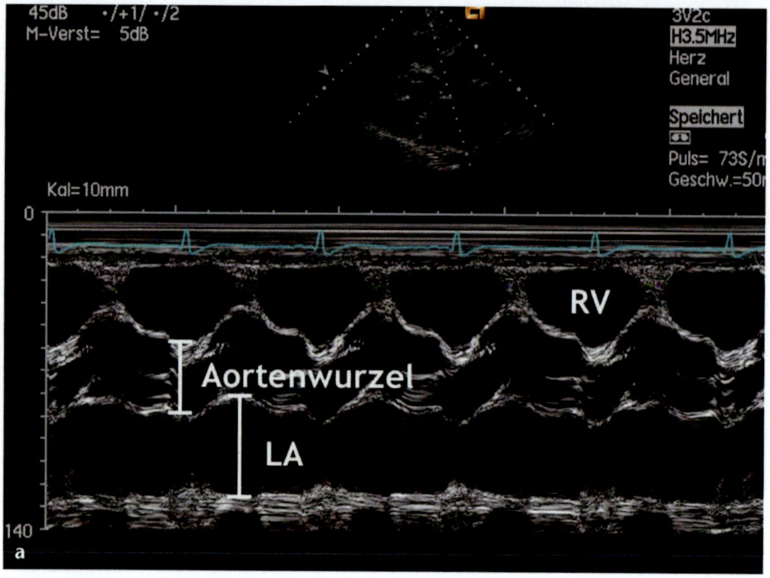

Abb. 3.2
a) M-mode-Position 1 der parasternalen langen Achse – rechter Ventrikel, Aortenklappe und linker Vorhof. Der rechtsventrikuläre Durchmesser und die Aortenwurzel auf Höhe der Aortenklappentaschen werden enddiastolisch im M-mode zu Beginn des QRS-Komplexes im EKG gemessen, der linksatriale Diameter dagegen endsystolisch, zum Zeitpunkt am Ende der T-Welle im EKG. LA = linker Vorhof; RV = rechter Ventrikel.

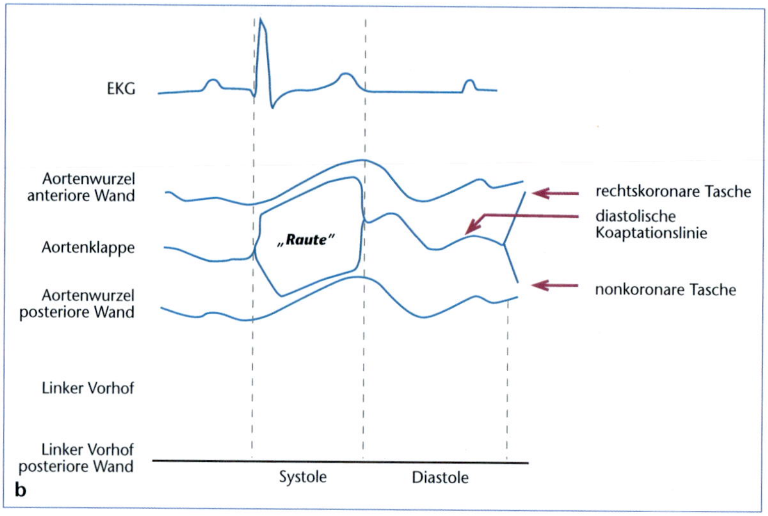

b) M-mode-Darstellung der parasternal langen Achse mit Schnitt durch den rechten Ventrikel, die Aortenklappe und den linken Vorhof. Im M-mode werden die enddiastolische Weite der Aortenwurzel auf Höhe der Aortenklappentaschen und der endsystolische Durchmesser des linken Vorhofs gemessen.

als Linien imponieren. Liegt eine Aortenklappenstenose vor, verringert sich die Fläche dieser Raute analog zur Abnahme der Öffnungsfläche. Bei einer bikuspidalen Aortenklappe kann manchmal eine asymmetrische Öffnung der Aortensegel nachgewiesen werden. Früh- oder mittsystolische Schließbewegungen der Aortenklappe sprechen dagegen für eine subaortale Obstruktion, wie sie bei einer hypertrophen obstruktiven Kardiomyopathie oder bei einer membranösen Subaortenstenose gefunden werden (☞ 10.2.2). Während der Systole kommt es zu einer anterioren Bewegung der Aortenwurzel und der Aorta ascendens. Sie wird durch die Füllung des linken Vorhofs bedingt, da die posteriore Aortenwand mit der anterioren Wand des linken Vorhofs verwachsen ist. Bei Patienten mit geringer systolischer Auswurffraktion und dadurch bedingtem geringem atrialen Füllungsvolumen wird die Beweglichkeit der Aortenwurzel innerhalb des Herzzyklus abgeschwächt.

Der **maximale Durchmesser des linken Vorhofs** wird am Ende der Systole, also am Ende der T-Welle im EKG, gemessen. Nach der Leading-Edge-Methode geht die Dicke der posterioren Aortenwand mit in die Messung ein. Die Hinterwand des linken Vorhofs wird häufig als breiter echodichter Saum abgebildet, der die Identifikation des Endokards erschweren kann. Die eigentliche Hinterwand tritt als am meisten echogene Linie im M-mode hervor.

Merke

Die M-mode-Position 2 verläuft durch die Mitralsegel. Die biphasische Mitralklappenöffnung erzeugt ein M-förmiges Profil. Der minimale Abstand zwischen vorderem Mitralsegel und interventrikulärem Septum (EPSS-Abstand, Standardmaß) ist bei dilatiertem Ventrikel erweitert (☞ Abb. 3.3).

Die Umkehrpunkte der M-förmigen Bewegung des anterioren Mitralsegels werden mit den Buchstaben D-E-F-A-C gekennzeichnet. E-Punkt („Early") und A-Punkt („Atrial") bezeichnen die Maxima der frühdiastolischen (E) und der spätdiastolischen durch Vorhofkontraktion ausgelösten (A) Öffnungsbewegungen. Der systolische Klappenschluss wird als CD-Strecke bezeichnet.

Vor Einführung der Doppler-Echokardiographie wurde der genauen Beurteilung dieser M-mode-Ableitungen große Bedeutung beigemessen. Mehrere pathologische Veränderungen im M-mode der Mitralklappe haben allerdings auch heute noch für Veränderungen der Mitralklappenmorphologie und der Mitralklappenbewegung diagnostische Aussagekraft. Zwei dieser Phänomene betreffen Veränderungen der CD-, zwei der EF-Strecke:

- Bei Patienten mit HOCM wird die systolische bogenförmige Anhebung der CD-Strecke als **SAM** („Systolic Anterior Motion") bezeichnet (☞ 10.2.2).
- Der Mitralklappenprolaps ist durch ein systolisches Umschlagen einzelner Segmente der Mitralklappensegel in den linken Vorhof gekennzeichnet. Der Ausdruck **„Hängemattenphänomen"** steht für die typische meso- bis spätsystolische Dorsalbewegung der beiden Segel. Die CD-Strecke wird in der mittleren bis späten Systole U-förmig in Richtung der posterolateralen Wand verformt (☞ 4.3.3).
- Bei der Mitralstenose verursachen die verdickten und/oder verkalkten Mitralsegel häufig multiple, parallele M-mode-Echos. Infolge einer Kommissurenverschmelzung bei höhergradiger Mitralstenose zieht das größere und beweglichere anteriore das posteriore Mitralsegel tendenziell mit, woraus ein zum anterioren konkordantes, gleichfalls M-förmig konfiguriertes Bewegungsmuster des posterioren Mitralsegels resultiert. Proportional zur Verlangsamung der Mitralklappenschließbewegung resultiert ein **flaches EF-Gefälle** (EF-slope < 36 mm/s). Dieser letzte Parameter ist allerdings stark frequenzabhängig und nicht spezifisch für die Mitralstenose.
- Eine schwere Aorteninsuffizienz kann zu einer **diastolischen Flatterbewegung** des vorderen Mitralsegels und zu einem **frühdiastolischen Schluss** der Mitralklappe, d. h. vor der P-Welle im EKG, führen.

Der im Englischen als **EPSS** (E-Point Septal Separation) bezeichnete minimale Abstand zwischen vorderem Mitralsegel und interventrikulärem Septum wird zwischen einer horizontalen Linie durch den tiefsten Punkt der Septumbewegung (= maximale systolische Einwärtsbewegung des Septums) und der Horizontalen durch den E-Punkt der Mitralbewegung gemessen. Der im Deutschen als **EPSS-Abstand** bezeichnete Parameter sollte bei global normaler linksventrikulärer Funktion **kleiner als 7 mm** sein, wenn in streng vertikaler Richtung gemessen wird. Nicht anwendbar ist dieser Parameter bei Vorliegen einer Mitralstenose wegen der dann eingeschränkten Mitralsegelbeweglichkeit und bei Aorteninsuffizienz wegen des diastolischen Refluxes entlang des anterioren Mitralsegels.

Merke

Die M-mode-Position 3 verläuft durch den rechten Ventrikel, das interventrikuläre Septum, den linken Ventrikel und die linksventrikuläre freie posteriore Wand. Der M-mode wird für die Ausmessung des linken Ventrikels so gelegt, dass dieser zwischen Mitralklappe und Papillarmuskeln auf Höhe des Mitralklappenhalteapparats geschnitten wird.

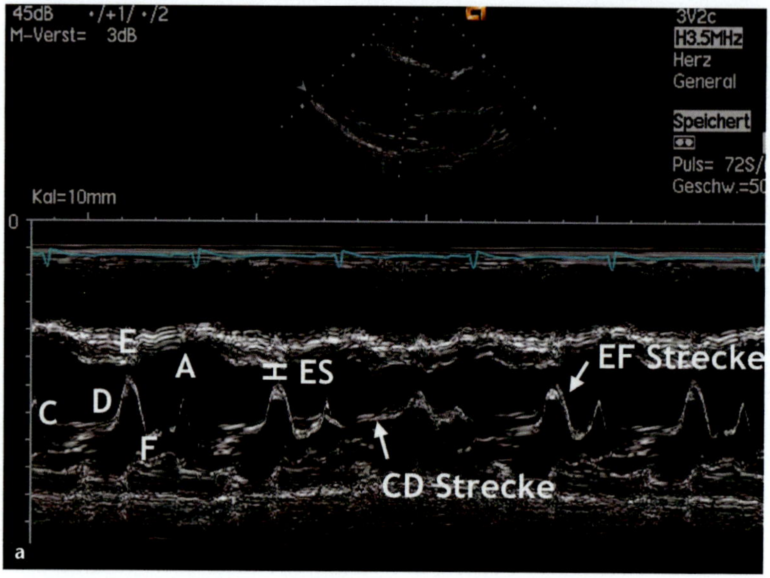

Abb. 3.3
a) M-mode-Position 2 der parasternalen lange Achse – Mitralklappe. Die charakteristischen Bewegungen der Mitralsegel, vor allem des anterioren, werden im M-mode an dessen Wendepunkten mit Buchstaben bezeichnet. Dazwischen liegende Strecken werden entsprechend benannt (z. B. EF-slope) und spielen bei der Diagnostik bestimmter Erkrankungen wie der Mitralstenose eine Rolle. Der kleinste Abstand vom Septum zum Wendepunkt der frühen diastolischen Öffnungsbewegung (ES = EPSS) ist bei linksventrikulärer Dilatation vergrößert.

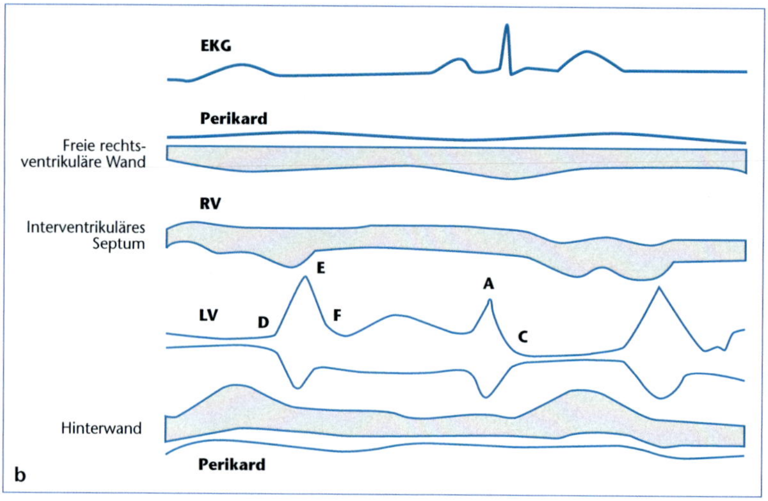

b) M-mode-Darstellung der parasternal langen Achse mit Schnitt durch den rechten und linken Ventrikel (Mitralklappenhöhe). LV = linker Ventrikel; RV = rechter Ventrikel.

Im Bild von oben nach unten werden die im Folgenden genannten Strukturen vermessen (☞ Abb. 3.4a).

Enddiastolischer rechtsventrikulärer Durchmesser

Da dieser Parameter atemabhängig ist, sollte er endexspiratorisch zum Zeitpunkt des Q im EKG gemessen werden. Werte über 30 mm sind pathologisch (erweiterter rechter Ventrikel) und lassen auf eine Rechtsherzbelastung schließen.

Linksventrikulärer enddiastolischer und endsystolischer Durchmesser (LVEDD und LVESD)

Diese Parameter sind von entscheidender klinischer und prognostischer Bedeutung, um so häufige Erkrankungen wie das linksventrikuläre Remodelling bei ischämischer Kardiomyopathie, die dilatative Kardiomyopathie oder die Volumenbelastung des linken Ventrikels bei Klappenvitien (z. B. Aorten-/Mitralklappeninsuffizienz) zu beurteilen. Die Normwerte hängen stark von der Körperoberfläche ab.

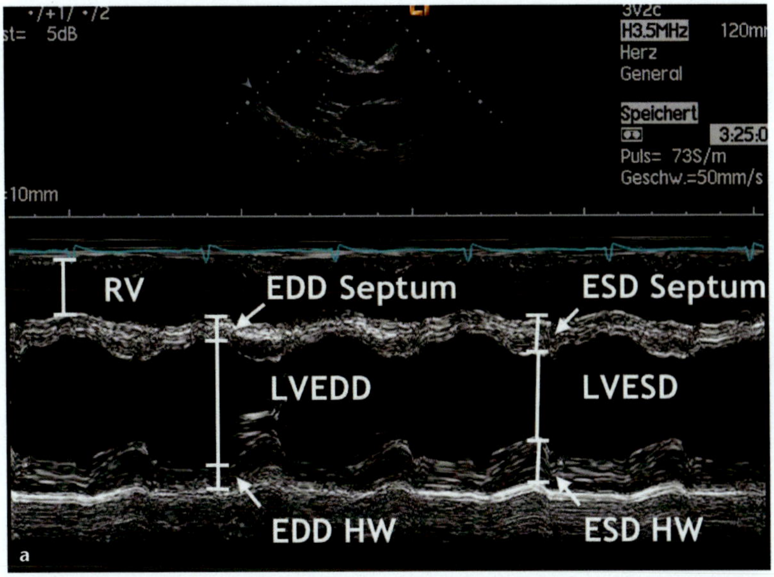

Abb. 3.4
a) M-mode-Position 3 der parasternalen lange Achse – linker Ventrikel. Linksventrikuläre Durchmesser werden sowohl enddiastolisch als auch endsystolisch im M-mode auf Höhe der Sehnenfäden gemessen. Die Myokarddicke wird septal und in der Hinterwand enddiastolisch quantifiziert. EDD = enddiastolischer Diameter; HW = Hinterwand; LVEDD = linksventrikulärer enddiastolischer Diameter; LVESD = linksventrikulärer endsystolischer Diameter; RV = rechtsventrikulärer Ausflusstrakt.

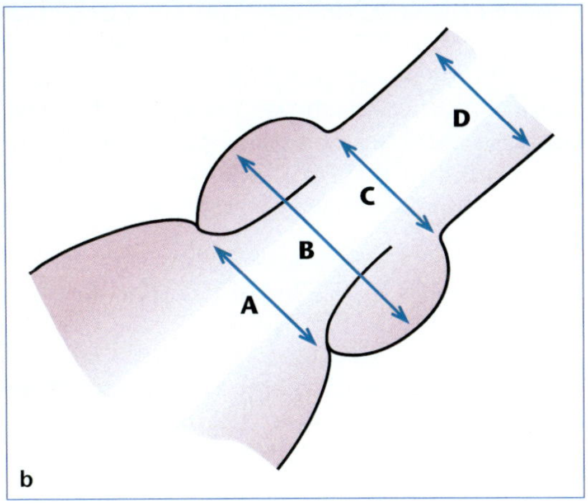

b) Diameterbestimmung im 2-D-Bild im Bereich des Aortenklappenrings, der Sinus valsalvae, des sinutubulären Übergangs und der Aorta ascendens. Der Diameter des Aortenklappenrings (A) bzw. des LVOT wird verwendet, um das Schlagvolumen mittels Kontinuitätsgleichung zu berechnen. Auf Höhe der Aortenklappentasche wird mittels M-mode-Messung im parasternalen Längsachsenschnitt routinemäßig der normalerweise größte Durchmesser der Sinus valsalvae bestimmt (B). Der sinotubuläre Übergang (C) stellt den engsten Diameter der Aorta ascendens dar, im Anschluss kommt es wieder zu einer Erweiterung des Lumens (D). Der Ausdruck „Aortenwurzel" ohne weitere Bezeichnung ist demnach ungenau, wird aber in der klinischen Routine oftmals verwendet.

Verkürzungsfraktion (Fractional Shortening)

Die Bestimmung der prozentualen linksventrikulären systolischen Querschnittsverkürzung ist die einfachste M-mode-Methode, um die Ventrikelfunktion zu erfassen. Zum Abschätzen der globalen linksventrikulären Funktion kann mit dem **Quotienten: (LVEDD–LVESD) × 100%/LVEDD** die Verkürzungsfraktion angegeben werden. Physiologischerweise beträgt diese 25–45%, beim Vorliegen einer globalen Funktionsstörung kann dieser Parameter vermindert sein. Eine entscheidende Limitation besteht darin, dass regionale Wandbewegungsstörungen außerhalb der Schnittebene vorliegen können, wenn sie basisnah oder apikal lokalisiert sind. Damit ist die Anwendung bei global eingeschränkter Ventrikelfunktion sinnvoll, nicht aber beim Vorhandensein regionaler Wandbewegungsstörungen. Bewegungsanomalien, wie sie bei WPW-Syndrom oder Linksschenkelblock auftreten, können allerdings bei der Beurteilung der Verkürzungsfraktion zu Fehlinterpretationen führen.

Diastolische Wanddicke von Septum und Hinterwand

Als pathologisch gilt eine enddiastolische Wanddicke von über 12 mm. Diese ist mit einer erhöhten kardiovaskulären Morbidität und Mortalität assoziiert und korreliert mit dem Ausmaß der zugrunde liegenden Erkrankung wie beispielsweise der arteriellen Hypertonie oder der Aortenstenose. Die Echokardiographie zeichnet sich im Vergleich zum EKG durch eine sehr hohe Sensitivität gegenüber der Hypertrophie aus. Wanddicken unter 6 mm können in Narbenbezirken nach Myokardinfarkt (☞ 10.1.4) oder als Ausdruck eines Non-compaction der Myokardwand auftreten.

Linksventrikuläre Muskelmasse

Diese wird aus den beiden Wanddicken und dem LVEDD errechnet. Die Amerikanische Gesellschaft für Echokardiographie empfiehlt, die Messungen zur Errechung der Muskelmasse standardisiert nach der **Leading-Edge-Methode** vorzunehmen, sodass ein Korrekturfaktor von 0,8 in der Formel verwendet werden muss:

$$\text{Muskelmasse [g]} = 0{,}8\,[1{,}04\,(\text{LVEDD} + \text{LVESD} + \text{EDDHW})^3 - \text{LVEDD}^3] + 0{,}6$$

LVEDD, linksventrikulärer enddiastolischer Diameter; LVESD, linksventrikulärer endsystolischer Diameter; EDDHW, enddiastolische Hinterwanddicke; Abmessungen alle in cm.

Als Werte für die Hypertrophie werden in den neuen Richtlinien der Amerikanischen Gesellschaft für Echokardiographie 95 g/m^2 für Frauen und 115 g/m^2 für Männer angegeben. Diese Berechnungen sind bei ausgedehnten Wandbewegungsstörungen oder bei Aneurysmata ungültig.

Verzögerungsintervall zwischen Septum und Hinterwand

Bei intraventrikulärer Asynchronie, bedingt zumeist durch einen Linksschenkelblock, kann das Verzögerungsintervall zwischen Septum und posteriorer Wand (Septal-to-Posterior-Motion Delay, SPWMD) gemessen werden. Eine **intraventrikuläre Asynchronie** liegt ab einem Wert über 130 ms vor und ist ein guter Prädiktor für reverses linksventrikuläres Remodelling durch Resynchronisationstherapie bei Patienten mit fortgeschrittener Herzinsuffizienz und Linksschenkelblock [5].

Doppler-Untersuchungen

Aufgrund des ungünstigen Einfallwinkels werden in der parasternalen langen Achse keine PW- bzw. CW-Doppler-Untersuchungen standardmäßig durchgeführt. Ausnahmen sind bestimmte Pathologien, wie z. B. der Ventrikelseptumdefekt, bei dem mittels kontinuierlicher Doppler-Ableitung der Druckgradient zwischen den beiden Kammern gemessen wird. Routinemäßig wird dagegen eine Farb-Doppler-Untersuchung über der Mitralklappe, im Bereich des linksventrikulären Ausflusstrakts und über der Aortenklappe durchgeführt.

Modifizierte parasternale Längsschnitte

Ein modifizierter Schnitt dient der besseren Beurteilung der Aorta ascendens. Diese kann durch einen **hohen parasternalen Längsschnitt** weiter nach kranial eingesehen werden. In der parasternalen Längsachse kann auch der Durchmesser der Aorta ascendens mittels M-mode ausgemessen werden. Im Normalfall bewegt sich die Aorta ascendens systolisch nach anterior und weist eine maximale enddiastolische Weite von 35 mm auf (☞ 11.2.1 und 11.2.2, Abb. 3.4b).

Modifizierter Längsschnitt des rechtsventrikulären Einstromtrakts

Zur Untersuchung der **Trikuspidalklappe** und des **rechten Ventrikels** kann dieser Schnitt zusätzliche Informationen liefern. Hierzu ändert sich die Schallkopfposition etwas nach apikal, dazu wird der Transducer nach medial gekippt. Das anteriore und das septale Segel der Trikuspidalklappe werden gut sichtbar, ebenso wie der stark trabekulierte rechtsventrikuläre Apex und der glatter berandete rechtsventrikuläre Ausflusstrakt bzw. der rechte Vorhof. Der Schnitt eignet sich auch dazu, die **rechtsventrikuläre Wanddicke** exakt zu bestimmen,

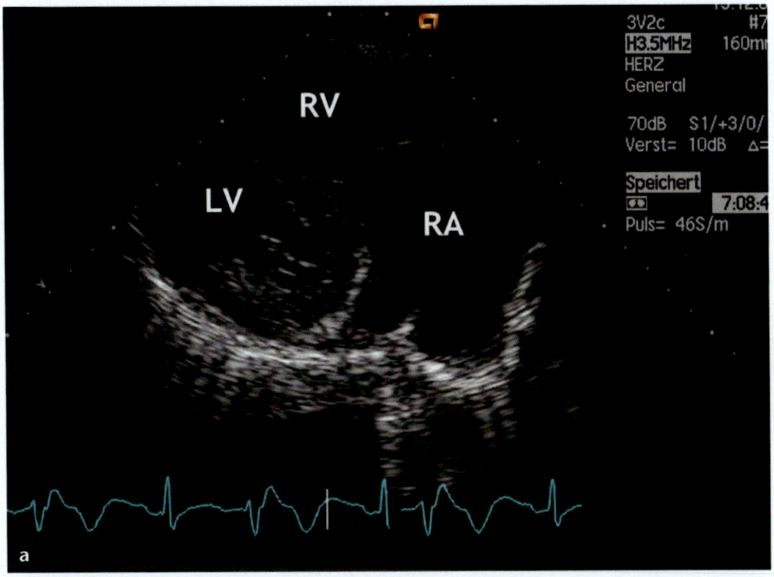

Abb. 3.5
a) Zweidimensionale modifizierte lange Achse. Etwas weiter apikal werden durch Kippen des Schallkopfs nach medial die Rechtsherzabschnitte sehr gut einsehbar. LV = linker Ventrikel; RA = rechter Vorhof; RV = rechter Ventrikel.

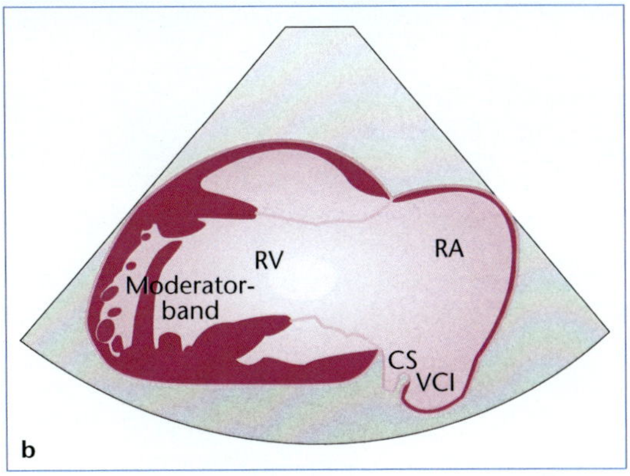

b) Modifizierte parasternale lange Achse. Hier kommen der rechte Ventrikel, die Trikuspidalklappe und der rechte Vorhof mit dem Sinus coronarius und der einmündenden Vena cava inferior zur Darstellung. RA = rechter Vorhof; RV = rechter Ventrikel; TK = Trikuspidalklappe.

was im Standardschnitt wegen einer häufig schrägen Anschallung der rechtsventrikulären Wand meist nicht gelingt (☞ Abb. 3.5).

3.1.4 Linksparasternaler Querschnitt

Schnitthöhe und Positionierung des Schallkopfes

Ausgehend vom parasternalen Längsschnitt wird der Schallkopf um 90° im Uhrzeigersinn gedreht. Von kranial nach kaudal resultieren entlang der langen Achse des linken Ventrikels verschiedene Querschnitte auf Höhe der Aortenklappe, der Mitralklappe und der Papillarmuskeln.

Zuerst erfolgt die Darstellung auf **Höhe der Aortenklappe**. Diese wird dabei orthograd getroffen. Während der Diastole werden die drei Taschen der Aortenklappe Y-förmig in **„Sterndarstellung“** abgebildet. Die Basis der linkskoronaren Tasche grenzt rechts an den pulmonalarteriellen Hauptstamm und nach unten an den linken Vorhof. Die nonkoronare Tasche hat unmittelbare anatomische Beziehungen zum rechten Vorhof, zum interatrialen Septum, zum linken Vorhof und ist links abgebildet. Die rechtskoronare Tasche

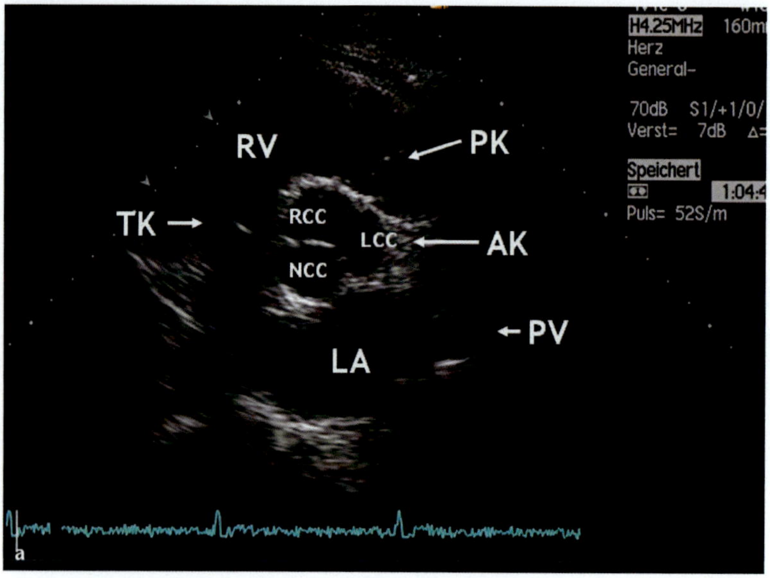

Abb. 3.6
a) Zweidimensionale parasternale kurze Achse – Aortenklappe. Durch 90°-Rotation im Uhrzeigersinn kommt man von der parasternal langen in die kurze Achse. Der erste Fokussierungspunkt ist die Aortenklappe, die – streng orthogonal getroffen und in der Regel trikuspidal angelegt – Y-förmig in Sterndarstellung imponiert. AK = Aortenklappe; LA = linker Vorhof; LCC = linkskoronare Tasche; NCC = nonkoronare Tasche; PK = Pulmonalklappe; PV = Pulmonalvene; RCC = rechtskoronare Tasche; RV = rechter Ventrikel; TK = Trikuspidalklappe.

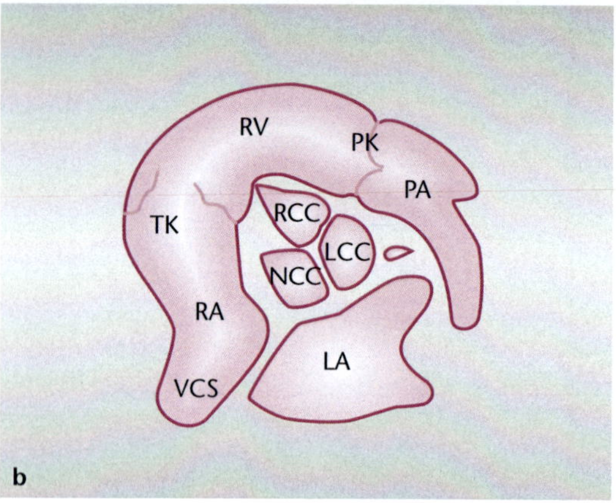

b) Parasternale kurze Achse auf Aortenklappenhöhe. In dieser Schnittebene werden die engen anatomischen Beziehungen zwischen den drei Aortenklappentaschen (rechtskoronar, linkskoronar, nonkoronar) und den beiden Vorhöfen, dem rechtsventrikulären Ausflusstrakt und der Pulmonalarterie aufgezeigt. Die Positionen der Vena cava superior, der Trikuspidalklappe und der Pulmonalklappe sind eingezeichnet. LA = linker Vorhof; LCC = linkskoronare Tasche; NCC = nonkoronare Tasche; PA = Pulmonalarterie; PK = Pulmonalklappe; RA = rechter Vorhof; RCC = rechtskoronare Tasche; RVOT = rechtsventrikulärer Ausflusstrakt; TK = Trikuspidalklappe; VCS = Vena cava superior.

liegt dem rechtsventrikulären Ausflusstrakt benachbart an. Eine **bikuspidale Aortenklappe** ist meist gut zu erkennen. In dieser Projektion kann ferner versucht werden, systolisch die Aortenklappenöffnungsfläche zu planimetrieren, wobei diese Methode zur Quantifizierung einer Aortenstenose selbst bei guten Schallbedingungen nur recht ungenaue Ergebnisse liefert (☞ Abb. 3.6).
Weiterhin kann die **gesamte rechtskardiale Strombahn**, ausgehend von der Vena cava inferior über den rechten Vorhof, den rechten Ventrikel, den rechtsventrikulären Ausflusstrakt bis hin zur Pulmonalklappe, bei guten Schallbedingungen auch bis zum Truncus pulmonalis und dessen Aufzweigung beurteilt werden. Während sich in der Regel das anteriore und das septale **Trikuspidalklappensegel** gut darstellen lassen, ist eine genaue Beurteilung der Taschen der **Pulmonalklappe** zumeist nur unzureichend möglich. Allerdings ist zu beachten, dass die Pulmonalklappe von transthorakal fast ausschließlich in dieser Schnittebene untersucht werden kann und somit in keiner Ebene orthograd getroffen wird. Da Pulmonal- und Aortenklappe nahezu perpendikulär zueinander stehen, wird im Kurzachsenschnitt der Aortenklappe die Pul-

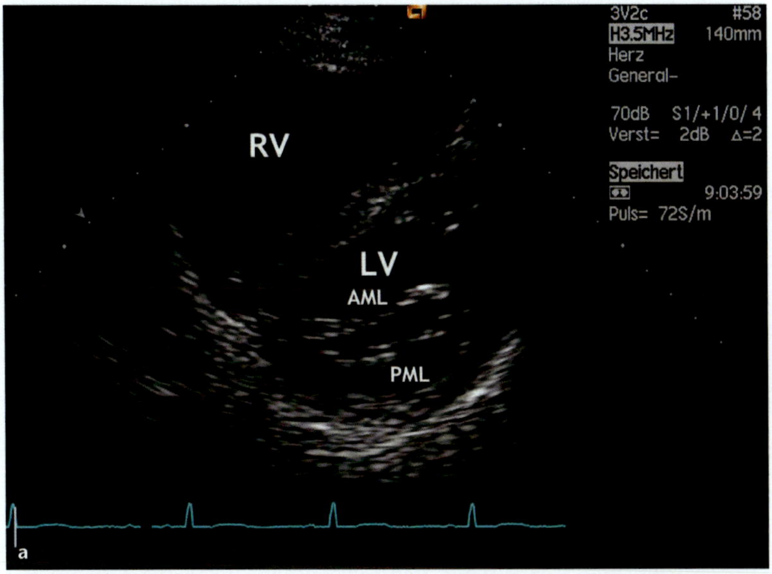

Abb. 3.7
a) Zweidimensionale parasternale kurze Achse – Mitralklappe. Nun wird der Transducer nach inferior gekippt und die Mitralklappe wird orthogonal dargestellt. Die diastolische Öffnungsfläche erinnert an ein Fischmaul. AML = anteriores Mitralsegel; LV = linker Ventrikel; PML = posteriores Mitralsegel; RV = rechter Ventrikel.

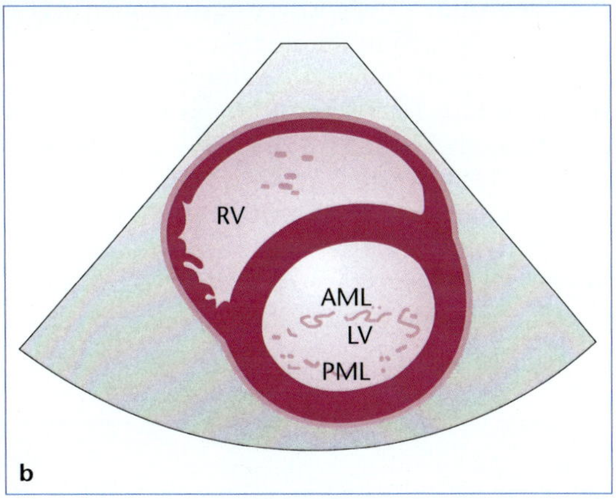

b) Parasternale kurze Achse auf Mitralklappenhöhe. In dieser Position werden der rechte und linke Ventrikel dargestellt und das anteriore sowie das posteriore Mitralsegel begrenzen die während der Diastole fischmaulförmige Öffnungsfläche der Mitralklappe. AML = anteriores Mitralsegel; LV = linker Ventrikel; PML = posteriores Mitralsegel; RV = rechter Ventrikel.

monalklappe in der Längsachse abgebildet. Auch der linke Vorhof und die einmündenden Lungenvenen sowie das linke Herzohr können eingesehen werden, wobei der Schallkopf etwas nach lateral gekippt und nach superior rotiert werden sollte.

Ebenfalls in dieser Schnittebene werden Trikuspidal- und Pulmonalklappe sowohl mittels kontinuierlichem als auch mittels farbkodiertem Doppler hinsichtlich funktioneller Störungen wie Insuffizienzen oder Stenosen untersucht. Größe und Lokalisation der Vena contracta bei Aorteninsuffizienz können ebenfalls in der kurzen Achse eingeschätzt werden.

Zur Berechnung des interventrikulären mechanischen Delays bei Patienten mit Asynchronie kann in dieser Ebene das **pulmonale elektromechanische Delay (P-EMD)** gemessen werden. Darunter versteht man die Zeitdauer von Beginn des QRS-Komplexes bis zum Beginn des pulmonalen Ausstroms. Gemessen wird der P-EMD knapp oberhalb der Pulmonalklappe in der Arteria pulmonalis.

Wird der Schallkopf etwas nach inferior gekippt, erhält man eine **Schnittebene in Mitralklappenhöhe.** Die beiden Segel und Kommissuren werden im Querschnitt dargestellt. Das anteriore Mitralsegel befindet sich etwa bei 12 Uhr, das posteriore Mitralsegel etwa bei 6 Uhr. Die posteromediale Kommissur ist bei 8–9 Uhr, die anterolaterale Kommissur bei 2–3 Uhr zu finden. Die Öffnungsfläche der Mitralklappe erinnert während der Diastole an ein Fischmaul. Bei Patienten mit Mitralstenose wird in dieser Ebene die Mitralklappenöffnungsfläche planimetriert (☞ 4.2.2, Abb. 3.7). Durch weiteres Kippen des Schallkopfes nach inferior wird der **Querschnitt auf Höhe der Papillarmuskeln** dargestellt. Anterolateraler und posteromedialer Papillarmuskel befinden sich etwa auf den Positionen 3 und 8 Uhr. Der **linke Ventrikel** sollte sich möglichst kreisrund darstellen. Wird der linke Ventrikel in Ellipsenform quer geschnitten, muss von einem Schrägschnitt ausgegangen werden, der als suboptimal gilt, da dann Wanddicke und Ventrikeldimensionen mittels M-mode-Messungen deutlich überschätzt werden. Bezüglich **regionaler Wandbewegungsstörungen** können dagegen in der kurzen Achse wichtige Informationen erlangt werden. Nicht nur die koronare Herzerkrankung, sondern auch Rechtsherzbelastung, Störungen des Reizleitungssystems sowie Z. n. Ventrikulotomie führen zu charakteristischen Bewegungsmustern des interventrikulären Septums. Die **apikalen Segmente** können meist nicht eingesehen werden. Bei manchen Patienten gelingt dies, doch muss der Schallkopf dazu nach lateral bewegt und nach medial abgewinkelt werden, was jedoch in der Standarduntersuchung nicht erforderlich ist. Doppler-Untersuchungen in der kurzen Achse auf Mitralklappen- und Papillarmuskelhöhe spielen eine untergeordnete Rolle. Erwähnt seien hier nur die Farb-Doppler-Darstellung eines Ventrikelseptumdefektes oder einer quer geschnittenen Vena contracta bei einer Mitralinsuffizienz (☞ Abb. 3.8).

3.1.5 Apikaler 4- und 5-Kammerblick

Lagerung des Patienten und Positionierung des Schallkopfes

Die apikalen Einstellungen werden ebenso wie die parasternalen in Linksseitenlage des Patienten abgeleitet. Allerdings dreht sich der Patient etwas mehr in Rückenlage (60°). Zur korrekten Anlotung wird der Schallkopf etwas tangential etwa in Höhe des Herzspitzenstoßes aufgesetzt und zeigt nach superior und medial in Richtung der rechten Schulter. Der Schallkopf befindet sich somit ungefähr im fünften Interkostalraum einen Querfinger lateral der Medioklavikularlinie. Die Markierung am Schallkopf zeigt beim apikalen 4-Kammer-

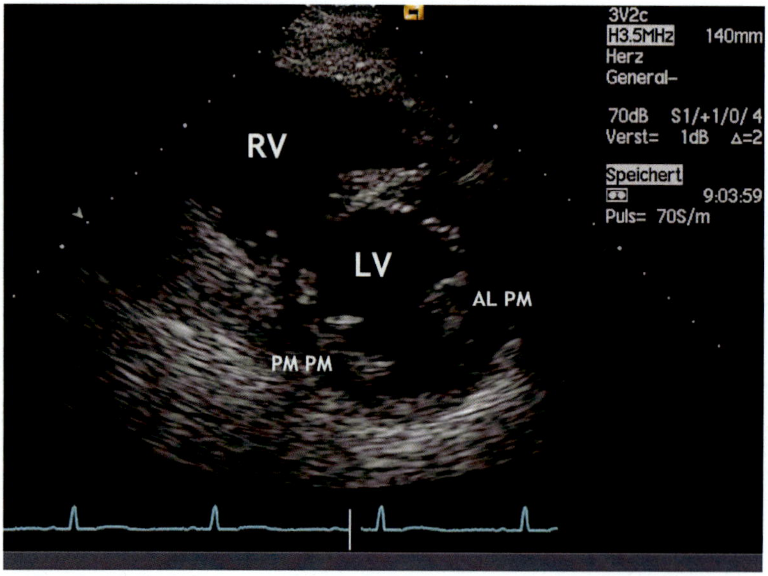

Abb. 3.8 Zweidimensionale parasternale kurze Achse – Papillarmuskel. Kippen des Schallkopfs nach inferior erlaubt die Beurteilung der Papillarmuskeln im linken Ventrikel. AL PM = anterolateraler Papillarmuskel; LV = linker Ventrikel; PM PM = posteromedialer Papillarmuskel; RV = rechter Ventrikel.

Blick nach posterolateral. Entgegen den morphologischen Verhältnissen ist standardmäßig die Orientierung so gewählt, dass auf dem Bildschirm die Ventrikel oben und die Vorhöfe unten, die rechten Herzhöhlen links und die linken rechts wiedergegeben werden.

Abgebildete Strukturen im 4-Kammerblick

Alle vier Herzhöhlen, beide atrioventrikulären Klappen, die Vorhöfe und sowohl das interatriale und als auch das interventrikuläre Septum sind darstellbar. Die Schallebene liegt parallel zur langen Achse des Herzens von apikal nach basal. Der **linke Ventrikel** erscheint im apikalen 4-Kammerblick als Ellipse, deren Spitze nur leicht abgerundet (mehr spitz als rund) sein darf. Wird der Schallkopf nicht am wahren Apex positioniert, kann ein normaler linker Ventrikel kugelförmig erscheinen, so wie dies z. B. nach Remodelling bei Volumenbelastung oder nach Myokardinfarkt tatsächlich der Fall ist. Begrenzt wird das **linksventrikuläre Kavum** im apikalen 4-Kammerblick durch das vor allem im inferioren Bereich angeschnittene interventrikuläre Septum, den Apex und die freie anterolaterale Wand. Schwierig ist oft die genaue Abgrenzung des Endokards im Bereich der lateralen Ventrikelwand. Vor allem in der Spitze ist der linke Ventrikel trabekularisiert, wenngleich weniger stark ausgeprägt als beim rechten Ventrikel. Dabei müssen Trabekel von intrakavitären Thromben, die typischerweise apikal entstehen, abgegrenzt werden. Hierbei ist es auch von Bedeutung, dass im Nahfeldbe-

3

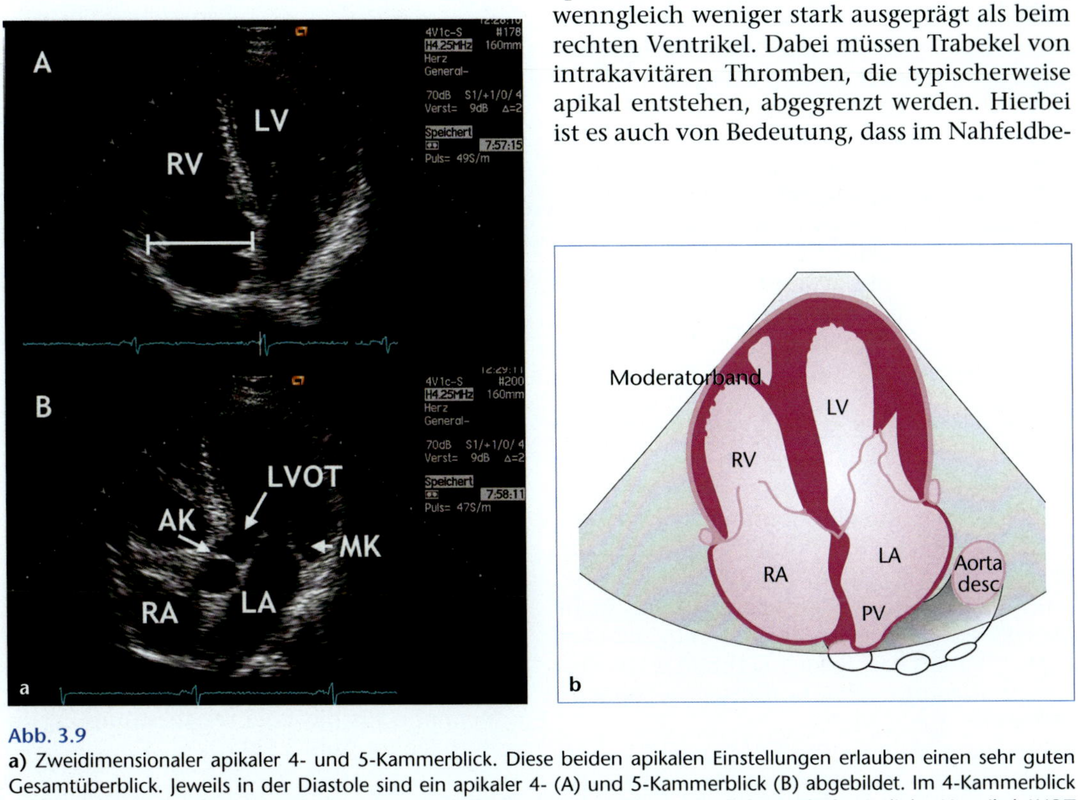

Abb. 3.9

a) Zweidimensionaler apikaler 4- und 5-Kammerblick. Diese beiden apikalen Einstellungen erlauben einen sehr guten Gesamtüberblick. Jeweils in der Diastole sind ein apikaler 4- (A) und 5-Kammerblick (B) abgebildet. Im 4-Kammerblick erfolgt die Messung des Diameters des rechten Vorhofs. AK = Aortenklappe; LA = linker Vorhof; LV = linker Ventrikel; LVOT = linksventrikulärer Ausflusstrakt; MK = Mitralklappe; RA = rechter Vorhof; RV = rechter Ventrikel.

b) Apikaler 4-Kammerblick. Der apikale 4-Kammerblick gibt eine Übersicht über die Relationen des linken und rechten Ventrikels bzw. des linken und rechten Vorhofs. Der Anulus der Trikuspidalklappe liegt etwas höher in Richtung apikal verglichen mit dem der Mitralklappe. Pulmonalvenen drainieren in den linken Vorhof. Im rechten Ventrikel ist oftmals ein Moderatorband abgrenzbar, im linken Ventrikel stellen sich die Papillarmuskeln, die Chordae tendineae und die beiden Segel der Mitralklappe dar. Die Aorta descendens kommt lateral des linken Vorhofs quer geschnitten zur Darstellung. Aorta desc = Aorta descendens; LA = linker Vorhof; LV = linker Ventrikel; PV = Pulmonalvene; RA = rechter Vorhof; RV = rechter Ventrikel.

reich des Apex die Darstellungsqualität mitunter eingeschränkt ist und so u. U. kleinere apikale Thromben übersehen werden können.
Das Kavum des **rechten Ventrikels** erscheint im apikalen 4-Kammerblick dreieckig und hat in dieser Einstellung ungefähr die halbe Größe im Vergleich zum linken Ventrikel. Dieses Verhältnis ist wichtig, um eine Rechtsherzbelastung zu erkennen und abzuschätzen. Nahe dem Apex wird gelegentlich das Moderatorband sichtbar. Der **Mitralanulus** wird im apikalen 4-Kammerblick in seinem maximalen Durchmesser abgebildet. Das anteriore Segel ist an der septalen, das posteriore Segel an der Seite der freien lateralen Wand zu finden. Der **Trikuspidalanulus** liegt bis zu einen Zentimeter weiter apikal als der Mitralanulus. An der septalen Seite findet sich das septale, gegenüber je nach Schallkopfposition zumeist das anteriore, seltener das posteriore Trikuspidalsegel.
Am weitesten entfernt vom Schallkopf kommen die **Vorhöfe** zur Darstellung. Da beide Vorhöfe sowohl in ihrer Längs- als auch Querachse vollständig abgebildet werden, eignet sich der apikale 4-Kammerblick gut, um die allgemeine Form und eine eventuelle Vergrößerung der Vorhöfe zu detektieren. So wird der rechte Vorhof standardmäßig in dieser Ableitung vom interatrialen Septum bis zur lateralen Vorhofwand ausgemessen (normal: bis 35 mm). Die Auflösung ist in dieser meist bereits beträchtlichen Schalltiefe eingeschränkt und so ist eine detaillierte Erfassung von intraatrialen Raumforderungen wie Thromben oder Tumoren oftmals nur unzureichend möglich. Das interatriale Septum wird parallel zum Strahlengang getroffen. Dünnere Abschnitte, wie z. B. die Fossa ovalis, werden oftmals nicht abgebildet. Das Fehlen eines durchgehenden Septumsignals darf jedoch keinesfalls zur voreiligen Diagnose eines Vorhofseptumdefektes führen (☞ Abb. 3.9).
Häufig gelingt es, am Dach des linken Vorhofs einmündende Lungenvenen zu erkennen. Durch leichtes Kippen nach posterior werden der in den rechten Vorhof einmündende Sinus coronarius und eventuell die einmündende Vena cava inferior abgebildet. Lateral des linken Vorhofs kann die Aorta descendens zur Darstellung kommen.

Abgebildete Strukturen im 5-Kammerblick

Wird hingegen von der gleichen apikalen Position die Schallebene weiter nach anterior zum Sternum hin gekippt, können der linksventrikuläre Ausflusstrakt, die Aortenklappe und die Aortenwurzel eingesehen werden. Dadurch werden nunmehr auch die mehr **anterioren Abschnitte** des Septums und der Lateralwand vor allem in den basalen Abschnitten abgebildet. Wird noch weiter nach anterior gekippt, kann bei manchen jungen Erwachsenen sowie in der Regel bei Kindern der Abgang der Pulmonalarterie aus dem rechten Ventrikel beurteilt werden.

Standardisierte Messung der Ejektionsfraktion

Unter verschiedenen Verfahren wird der **Scheibchensummationsmethode nach Simpson** der Vorzug gegeben, die auch bei unregelmäßig geformtem Ventrikel als am genauesten gilt (☞ 9.1.1). Hier wird nach dem diastolischen und systolischen Umfahren des linksventrikulären Myokards unter Aussparung der Papillarmuskeln scheibenartig ein Volumen berechnet und anschließend das enddiastolische bzw. das endsystolische Volumen bestimmt, um daraus die Ejektionsfraktion zu berechnen, die als wichtigster echokardiographischer Globalparameter gilt. Eine wichtige Voraussetzung ist ein gut erkennbares Endokard im 2-D-Bild. Der wahre Apex wird im apikalen 4-Kammerblick oft verkürzt dargestellt. Auch ist hier die Tendenz zur tangentialen Schnittführung hoch. Es sollte daher dem 5-Kammerblick der Vorzug gegeben und versucht werden, den tiefstliegenden Zwischenrippenraum für die Voluminabestimmung zu verwenden (☞ Abb. 3.9a).

3.1.6 Apikale 2- und 3-Schallkopfposition

Ausgehend wieder vom apikalen 4-Kammerblick, lässt sich durch Rotation des Schallkopfes um etwa 60° gegen Uhrzeigerrichtung der **apikale 2-Kammerblick** und durch nochmalige Drehung um weitere 60° der **apikale 3-Kammerblick** darstellen. Im 2-Kammerblick ist eine Nachpositionierung des Schallkopfes notwendig, um die genaue Endokardlinie der anterioren Wand zu erkennen, da dieser Einblick oftmals durch angrenzendes Lungengewebe erschwert wird. Um zu gewährleisten, dass der linke Ventrikel in einer adäquaten Längsachse angeschnitten wird, sollte die Schallebene einmal kurz nach posterior gekippt werden und die beiden Papillarmuskeln sollten symmetrisch abgebildet sein (☞ Abb. 3.10).

Abgebildete Strukturen

Im **apikalen 2-Kammerblick** werden die inferiore und anteriore freie Wand des linken Ventrikels, die Mitralklappe und der linke Vorhof sichtbar, während die Rechtsherzabschnitte ausgeblendet sind. Das A1-Segment des anterioren Mitralsegels und die P1- und P3-Segmente des posterioren Mitralsegels kommen zur Darstellung. In der Nähe der an-

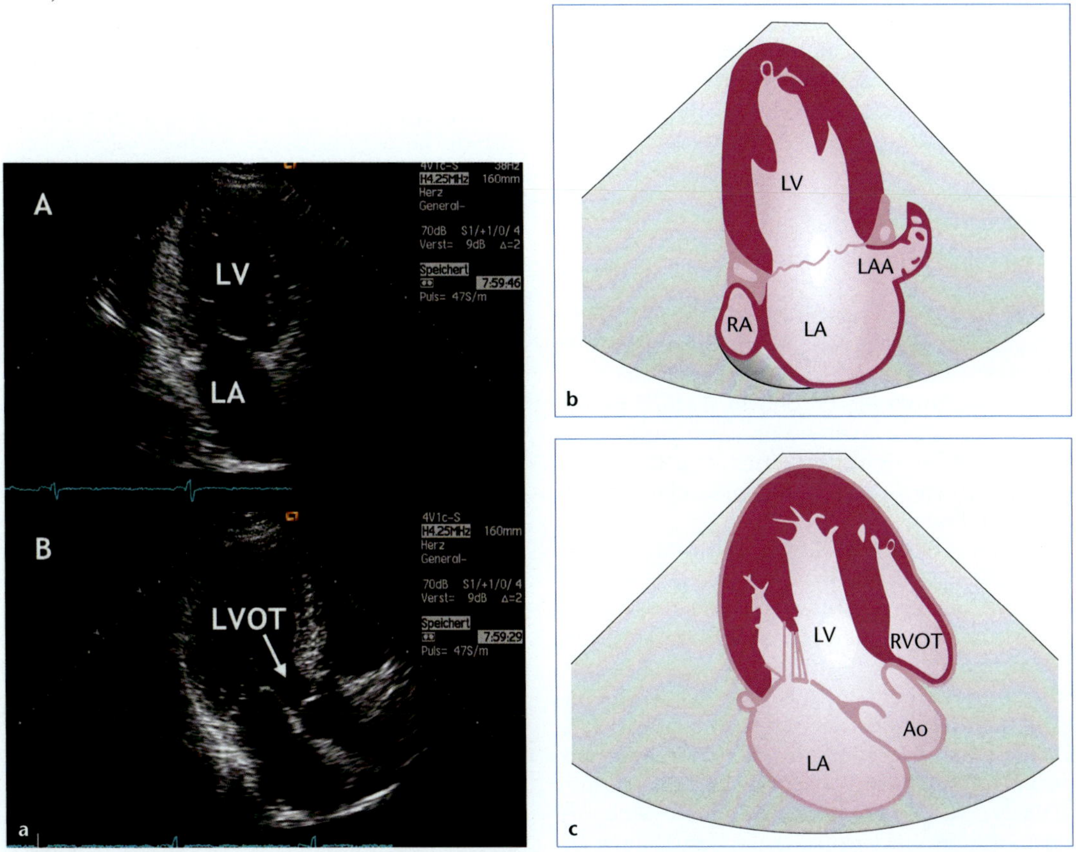

Abb. 3.10

a) Zweidimensionaler apikaler 2- und 3-Kammerblick. Jeweils in der Diastole sind ein apikaler 2- (A) und 3-Kammerblick (B) abgebildet. Im 2-Kammerblick werden die inferiore und anteriore freie Wand des linken Ventrikels, im 3-Kammerblick die posteriore Wand und das anteriore interventrikuläre Septum dargestellt. LA = linker Vorhof; LV = linker Ventrikel; LVOT = linksventrikulärer Ausflusstrakt.

b) Apikaler 2-Kammerblick. Im apikalen 2-Kammerblick werden nur kleine Anteile des posterioren Mitralsegels medial und lateral dargestellt, während das anteriore Mitralsegel in seiner gesamten Größe sichtbar wird. Im linken Ventrikel kommen die inferiore und die anteriore Wand zur Darstellung, manchmal lässt sich auch das linke Herzohr einsehen. LA = linker Vorhof; LAA = linkes Herzohr; LV = linker Ventrikel; RA = rechter Vorhof.

c) Apikaler 3-Kammerblick. Im apikalen 3-Kammerblick kommen die anteroseptale und posteriore Wand des linken Ventrikels zur Darstellung. Ao = Aorta; LA = linker Vorhof; LV = linker Ventrikel; RVOT = rechtsventrikulärer Ausflusstrakt.

terioren Wand kann in Ausnahmefällen das linke Herzohr, welches an das A2-Segment angrenzt, z.T. eingesehen werden.
Der **apikale 3-Kammerblick** entspricht einem um 90° gedrehten parasternalen Längsschnitt. Er wird auch als apikal lange Achse oder als **RAO-Äquivalent** bezeichnet. Entsprechend kommen die posteriore bzw. inferolaterale Wand des linken Ventrikels, das linksventrikuläre Kavum inklusive Ausflusstrakt, das anteriore interventrikuläre Septum, die A2- und P2-Segmente der Mitralklappe, die rechts- und nonkoronaren Taschen der Aortenklappe und Teile des rechten Ventrikels zur Darstellung. Im Gegensatz zum parasternalen Längsachsenschnitt sind der linksventrikuläre Apex und zumeist auch Teile des rechten Vorhofs und der Trikuspidalklappe abgebildet.

Doppler-Untersuchungen in den apikalen Schnittebenen

Das transmitrale Flussprofil, welches mit Hilfe des gepulsten Dopplers abgeleitet wird, dient zur Bestimmung der diastolischen linksventrikulären Funktion (☞ 9.3.1). Farb-Doppler-Untersuchungen spielen vor allem zur Bestimmung und Graduierung einer Insuffizienz an Mitral-, Aorten- und Trikuspidalklappe eine wichtige Rolle.
Daneben gibt es eine Reihe optionaler Doppler-Untersuchungen in den apikalen Schnittebenen, die bei bestimmten Fragestellungen herangezogen werden. Zu erwähnen sind hier insbesondere die Bestimmung des Herzzeitminutenvolumens mittels Doppler sowie verschiedene Asynchronieparameter (☞ 10.2.1). Zu nennen ist hier die Bestimmung des **interventrikulären mechanischen Delays (IVMD)**, zu dessen Berechnung die Messung des aortalen elektromechanischen Delays (A-EMD) gemeinsam mit dem P-EMD notwendig ist. Unter A-EMD versteht man die Zeitdauer von Beginn des QRS-Komplexes bis zum Beginn des aortalen Ausstroms (P-EMD analog bis Beginn des pulmonalen Ausstroms). Gemessen wird das A-EMD knapp unterhalb der Aortenklappe noch im LVOT. Das interventrikuläre mechanische Delay (IVMD) ist die Differenz aus A-EMD und P-EMD. Werte über 40 ms werden als pathologisch angesehen.

3.1.7 Subkostale Ableitungen

Schallkopfposition

Bei manchen Patienten, vor allem mit Lungenemphysem, können **präkordiale Ableitungen** durch die geblähten Lungen nachhaltig gestört sein. Ähnliches gilt auch in der frühen postoperativen Phase und bei immobilisierten und insbesondere bei beatmeten Patienten auf der Intensivstation. **Subkostale Ableitungen** können bei diesen Patienten als einzige Alternative zur Untersuchung herangezogen werden. Die Untersuchung erfolgt hierzu in Rückenlage, eventuell mit angewinkelten Beinen, um die Bauchmuskulatur zu entspannen. Anders als bei den übrigen Schnitten, wo meist in Exspiration die beste Bildqualität vorliegt, wird sie hier meist bei mäßiger Inspiration erzielt. Der Schallkopf wird unterhalb des Processus xiphoideus sehr flach mit etwas Druck aufgesetzt. Für den subkostalen 4-Kammerblick wird die Schallkopfmarkierung nach links lateral nach 3 Uhr ausgerichtet.

Abgebildete Strukturen

Im **subkostalen 4-Kammerblick**, der auch als subkostale lange Achse bezeichnet wird, kom-

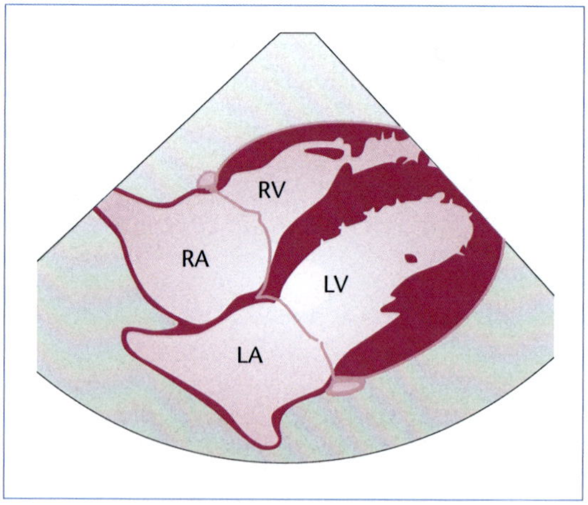

Abb. 3.11 Subkostaler 4-Kammerblick. Interatriales und interventrikuläres Septum kommen im rechten Winkel zur Schallkopfposition zur Darstellung. LA = linker Vorhof; LV = linker Ventrikel; RA = rechter Vorhof; RV = rechter Ventrikel.

men schallkopfnah **Leberanteile** zur Darstellung. Unmittelbar distal davon anliegend, nur durch das Zwerchfell begrenzt, werden **Rechtsherzabschnitte** abgebildet. Diese Darstellung erlaubt eine gute Beurteilung auch sehr kleiner Perikardergüsse. Sichtbar werden die freie rechtsventrikuläre Wand bzw. die anterolaterale Wand des **linken Ventrikels**. Sowohl das interventrikuläre als auch das interatriale **Septum** stehen senkrecht zur Bildebene, daher tritt kein Echoausfall auf. Dies hat bei der ASD- bzw. VSD-Diagnostik klinische Bedeutung. **Apikale Herzanteile** können sich dagegen der Beurteilung gänzlich entziehen (☞ Abb. 3.11). Von subkostal können auch ein **5-Kammerblick** und eine **kurze Achse** eingestellt werden. Zentriert man den Schallkopf auf den rechten Vorhof und dreht ihn dann gegen den Uhrzeigersinn nach etwa 12 Uhr, so sind ein Längsschnitt der **Vena cava inferior** und deren Mündung in den rechten Vorhof zu sehen. Gleichzeitig werden neben dem Leberparenchym die Lebervenen dargestellt, deren Einmündung in die Vena cava inferior ebenfalls eingesehen werden kann. Durch leichtes Schwenken nach superior wird der **Lebervenenstern** (Confluens venosum) sichtbar. Endexspiratorisch beträgt der Durchmesser der Vena cava inferior weniger als 20 mm. Während der Inspiration kollabiert die Vena cava inferior auf 50% ihres ursprünglichen Diameters. Ist dieser Kollaps abgeschwächt oder gar gänzlich fehlend, ist von einem gesteigerten rechtsatrialen Druck auszugehen.

Auch die **abdominale Aorta** kann in den meisten Fällen von subkostal orientierend be-

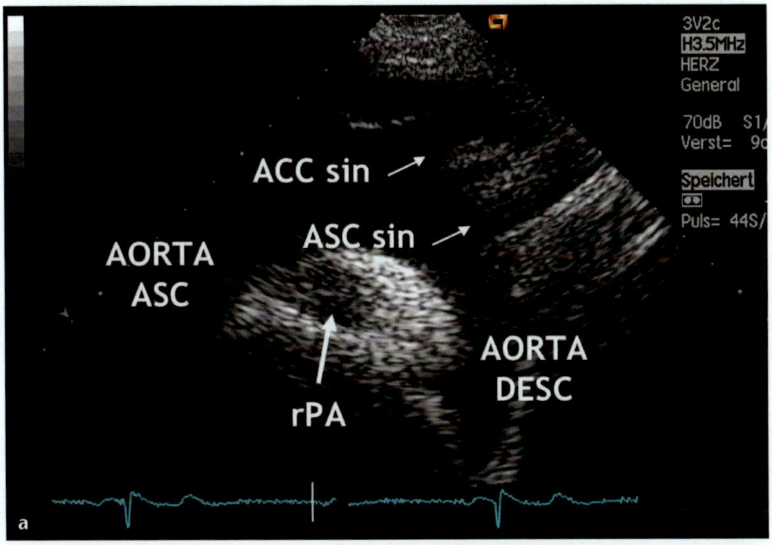

Abb. 3.12

a) Zweidimensionale suprasternale lange Achse. Die Abgänge der linken Arteria carotis communis und der linken Arteria subclavia werden durch die kleinen Pfeile markiert, der Querschnitt der rechten Pulmonalarterie durch den großen Pfeil. ACC sin = Arteria carotis sinistra; Aorta asc = Aorta ascendens; Aorta des = Aorta descendens; ASC sin = Arteria subclavia sinistra; rPA = rechte Pulmonalarterie.

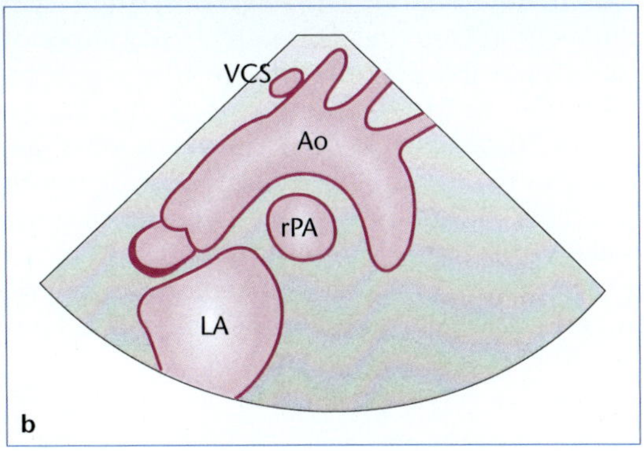

b) Suprasternale lange Achse mit Darstellung der Aorta. In der suprasternal langen Achse werden die Aorta ascendens, der Aortenbogen, die Abgänge der brachiozephalen Gefäße und die Aorta descendens eingesehen. Ao = Aorta; LA = linker Vorhof; rPA = rechte Pulmonalarterie; VCS = Vena cava superior.

urteilt werden. So können beispielsweise bei hypertensiven Patienten über 50 Jahren okkulte Aneurysmata in 6,5% der Untersuchungen diagnostiziert werden [6].

3.1.8 Suprasternale Ableitung

Schallkopfposition

In Rückenlage mit überstrecktem Nacken wird der Schallkopf in der **Fossa jugularis** positioniert. Durch eine flache Schallkopfführung wird eine retrosternale Bildgebung ermöglicht, mit deren Hilfe die **rechte Pulmonalarterie**, der **Aortenbogen** sowie die **Aorta ascendens** und **descendens** beurteilt werden, was vor allem bei Patienten mit offenem Ductus Botalli, Coarctatio aortae und Aortendissektion von besonderer Bedeutung ist. Die Doppler-echokardiographische Beurteilung des **Flussprofils** in der **Aorta descendens** kann zur Quantifizierung einer Aortenklappeninsuffizienz hilfreich sein (☞ 5.3.1).
Gelegentlich erschwert die Interposition der Lungen eine suprasternale Anlotung. Ergeben sich Unsicherheiten hinsichtlich der Orientierung, kann mittels gepulstem oder Farb-Doppler die **Flussrichtung** des Blutes im **Aortenbogen** bestimmt werden. Die rote Kodierung zeigt den Fluss in der Aorta ascendens und die blaue Kodierung den in der Aorta descendens an. Neben dem Aortenbogen können auch deren Abgänge (Truncus brachiocephalicus, A. carotis communis sinistra, A. subclavia sinistra) dargestellt werden. In direkter Nachbarschaft zum Übergang von der Aorta ascendens in den Arcus aortae wird der Querschnitt der rechten Pulmonalarterie abgebildet.
Durch Rotation im Uhrzeigersinn stellt sich am rechten Rand der Aorta die V. cava superior dar. Durch weitere Rotation im Uhrzeigersinn wird die rechte Pulmonalarterie im Längsschnitt direkt unter dem nunmehr quer geschnittenen Aortenbogen abgebildet. Posterior der rechten Pulmonalarterie befindet sich der linke Vorhof mit den einmündenden Lungenvenen. Wird der Schallkopf etwas nach lateral rotiert, wird gelegentlich auch die linke Lungenarterie abgebildet (☞ Abb. 3.12).

3.1.9 Rechtsparasternale Ableitungen

Schallkopfposition

Durch parasternale Anlotung im rechten ersten oder zweiten Interkostalraum kann mit Hilfe der Stiftsonde (**„Pencil-Probe“**) eine genauere Darstellung des CW-Doppler-Signals bei fortgeschrittener Aortenklappenstenose erreicht werden. Der Patient liegt hierzu in der Rechtsseitenlage. Vor Verwendung der Stiftsonde muss die Position des Schallfensters mittels konventionellen Schallkopfs in 2-D-Darstellung aufgefunden und markiert werden. Dieses Schallfenster bietet sich insbesondere bei Aortenelongation an, um eine Aortenstenose ohne Winkelfehler zu quantifizieren.

3.2 Transösophageale Standarduntersuchung

3.2.1 Patientenvorbereitung und Geräteeinstellung

Durch die enge anatomische Beziehung zwischen Ösophagus/Magen und den kardialen Strukturen werden in der transösophagealen Untersuchung höhere Schallkopffrequenzen (5–7,5 mHz) verwendet, so dass eine ausgezeichnete Bildqualität und räumliche Auflösung bis zu unter einem Millimeter erzielt werden kann. Die heute fast ausschließlich verwendete multiplane TEE-Sonde ist mit Schallköpfen ausgerüstet, die mittels eines elektrischen Motors um 180° oder manuell rotierbar sind. Zusätzlich kann die Spitze des Instruments mit dem Schallkopf mechanisch von außen durch 2 Drehknöpfe nach anterior, posterior sowie nach links und rechts flektiert werden. Ältere transösophageale Schallköpfe besitzen zwei fest montierte, zueinander senkrechte Schallelementleisten (**biplane TEE**) oder nur eine einzige (**monoplane TEE**). Hierbei muss die Schnittebenenpositionierung ausschließlich durch Manipulation der Instrumentenspitze erfolgen. Schließlich kann die Sonde auf- und abgezogen werden. Es lassen sich aber mit der monoplanen TEE nicht alle Bereiche des Herzens einsehen (☞ 2.5).

Die Untersuchung sollte nie nur von einem Arzt allein durchgeführt werden. Im Raum muss mindestens eine Assistenzperson anwesend sein. Obgleich die TEE ein sehr sicheres Verfahren darstellt, müssen Vorkehrungen für Notfälle inklusive der Möglichkeit einer Defibrillation getroffen sein. Der Patient sollte einen venösen Zugang haben, wobei dieser, wenn möglich, am rechten Unterarm liegen sollte, da somit die Injektion von Medikamenten bzw. Kontrastmittel leicht durchgeführt werden kann. Vor der Untersuchung sind eine Aufklärung des Patienten bezüglich der Notwendigkeit und möglicher Risiken des Eingriffes und eine schriftliche Einverständniserklärung notwendig. Der Patient muss vor der Untersuchung nach Begleiterkrankungen, insbesondere der Speiseröhre, wie Ösophagusvarizen, Divertikel, Hiatushernie, Z. n. Fundoplicatio-Operation etc., sowie einer möglichen Blutungsneigung gefragt werden.

Der Patient muss vor der Untersuchung mindestens vier Stunden nüchtern sein, da durch das Einführen der Sonde in die Speiseröhre ein Brechreiz ausgelöst werden kann und dann die Gefahr der Aspiration besteht. Ausnahmen sind Notfallsituationen. Der Patient darf allerdings seine Dauermedikation unverändert einnehmen. Orale Antikoagulanzien müssen nicht abgesetzt werden, allerdings empfiehlt sich, dass der Patient am Tag der Untersuchung zumindest einen Quick-Wert von nicht weniger als 20% aufweist. Eventuelle Zahnprothesen werden vor der Untersuchung entfernt.

Die Einführung der zuvor mit Gleitgel und einem Gummiüberzieher versehenen TEE-Sonde erfolgt in stabiler Linksseitenlage. Die Sonde wird vorsichtig unter Zuhilfenahme des linken Zeige- und Mittelfingers in den Rachen und schließlich den Ösophagus eingeführt. Günstig ist die Abstützung des Rückens und des Kopfes durch eine Hilfsperson. Der Patient sollte vorher unterrichtet worden sein, den Kopf nicht durchzustrecken, was oft unbewusst geschieht, sondern diesen vielmehr in Richtung Brustbein zu beugen. Unverzichtbar ist ein Beißring zur Vermeidung von Verletzungen und Beschädigungen der Sonde. Der Patient kann durch kontrolliertes Schlucken die Einführung der TEE-Sonde erheblich erleichtern. Ist die Sonde im Ösophagus platziert, wird der Patient zu ruhigem Atmen durch die Nase aufgefordert. Der Patient sollte nicht mehr schlucken, sondern den Speichel aus dem Mund herausfließen lassen. Ein Handtuch oder Zellstoff wird deswegen vor Untersuchungsbeginn unter dem leicht angehobenen, bequem liegenden Kopf platziert. Dieser Ablauf vermindert die Aspirationsgefahr und sichert einen ruhigen Untersuchungsablauf, da wiederholtes Husten vermieden wird.

Während der Untersuchung werden die Vitalparameter mittels EKG-Anzeige und Pulsoxymetrie monitorisiert. Eine lokale Betäubung der Rachenregion mittels Lidocain-Spray wird immer durchgeführt, sehr empfehlenswert ist zusätzlich eine Sedierung mit 2,5–5 mg, in Ausnahmefällen bis maximal 10 mg Midazolam. In seltenen Fällen, insbesondere bei drogen- oder alkoholabhängigen Patienten, reicht die Sedierung mit Midazolam nicht aus bzw. es kommt zu einer paradoxen Reaktion mit Kiefersperre. Ausnahmsweise kann alternativ oder zusätzlich dann eine Kurznarkose mit 4 mg Etomidate i. v. durchgeführt werden. Manche Untersucher verabreichen bei Patienten mit starkem Speichelfluss salivationshemmende Medikamente wie Atropin, Butylscopolaminiumbromid oder Glycopyrroniumbromid. Dies ist allerdings nur in Ausnahmefällen und nicht routinemäßig notwendig. Bei Hochrisikopatienten, z. B. nach überstandener Endokarditis, ist eine Endokarditisprophylaxe in Erwägung zu ziehen.

Anschließend an die Untersuchung muss der Patient für zwei Stunden weiterhin nüchtern bleiben, um späten Aspirationen vorzubeugen. Wird eine Sedierung mit Midazolam durchgeführt, muss der Patient angehalten werden, für 24 Stunden nicht am Straßenverkehr teilzunehmen. Häufig wird nach Beendigung der Untersuchung das zuvor verabreichte Midazolam durch die Applikation von Flumazenil (Anexate®) antagonisiert. Ansonsten kann eine längere Überwachung nach der Untersuchung notwendig sein. Es ist zu beachten, dass Flumazenil eine kürzere (0,7–1,3 Stunden) Halbwertszeit hat als etwa Midazolam (2 Stunden) und es somit zu einer sog. **„Resedation"** kommen kann. Die verabreichte Prämedikation und eventuelle Komplikationen müssen dokumentiert werden.

Reinigung und Desinfektion der TEE-Sonde

Wird die TEE-Sonde nicht, wie empfohlen, durch einen Gummiüberzieher geschützt, sollte sie unmittelbar nach der Untersuchung mit einem Papiertuch vom Ultraschallgel und der distale Teil der Sonde gründlich mit Wasser gereinigt werden. Für die Reinigung des Steuerstücks und des Schafts eignet sich 70%ige Alkohollösung. Die Hersteller empfehlen für die Desinfektion des Schallkopfes und des distalen Sondenschaftes die Verwendung von 2%iger Glutaraldehydlösung. Wird die Sonde auf diese Weise gereinigt und ohne Überzieher verwendet, verkürzt sich die Lebensdauer beträchtlich. Ferner kommt es je nach Häufigkeit der Benutzung nach 1–2 Jahren zu Haarrissen in der Kunststoffbeschichtung der Sonde, so dass nicht ausgeschlossen werden kann, dass sich in diesen feinen Rissen Sekretreste ansammeln, eintrocknen und schließlich nicht mehr durch die normale Säuberung entfernt werden können.

Indikationsstellung

Die transösophageale Echokardiographie stellt eine semiinvasive Untersuchung mit letztlich sehr geringem Risiko, jedoch mit gewissen Unannehmlichkeiten für den Patienten dar. Deshalb ist im Gegensatz zur TTE, die mehr und mehr als Screening-Methode angesehen wird, eine Indikationsstellung notwendig. Etablierte Indikationen zur TEE sind:

- Suche nach kardialen Emboliequellen (interatriale Kommunikationen, Zusatzstrukturen).
- Bestimmte Herzklappenerkrankungen (nativ, kongenital, Prothesen).
- Ausschluss und Nachweis einer Endokarditis; hierbei ist ferner zu beachten, dass bei begründetem klinischen Verdacht eine Kontrolluntersuchung ungefähr 10 Tage nach einer ersten negativen TEE zu erwägen ist.
- Vor Kardioversion (Ausschluss von Thromben, Spontankontrast).
- Erkrankungen der Aorta thoracalis (Aneurysma, Dissektion, mobile Plaques und andere Vorstufen der Dissektion, Prothesen).
- Intrakardiale Raumforderungen (Thrombus, Tumor).
- Intraoperatives Monitoring (z.B. Mitralklappen-Rekonstruktion).
- Bei wichtigen Fragestellungen, die transthorakal aufgrund eingeschränkter Schallbarkeit nicht ausreichend beurteilt werden können (bedingt durch Adipositas, Lungenerkrankungen, Verbände etc.).
- Bei kongenitalen Vitien im Erwachsenenalter (insbesondere, wenn eine interventionelle Therapie geplant ist oder es sich um komplexe, ggf. voroperierte Vitien handelt).

Kontraindikationen und Komplikationen

Außer bei Patienten mit Tumoren, Ösophagusvarizen oder einer frischen Blutung im Bereich des oberen Magen-Darm-Trakts ist eine TEE praktisch immer durchführbar. Bei begründetem Verdacht ist zunächst eine Endoskopie oder ein Bariumbreischluck (Röntgenaufnahme nach Kontrastmittelzufuhr) zum Ausschluss von Divertikeln der Speiseröhre notwendig. Zurückhaltung ist auch bei Patienten nach Fundiplicatio-Operation zu empfehlen, da es gerade hier sehr leicht zu Ösophagusperforationen kommen kann (Tab. 3.2).

Hinsichtlich möglicher Komplikationen ist die TEE der Gastroskopie vergleichbar. Grundsätzlich ist mit der Auslösung eines Ösophagusreflexes zu rechnen. Unangenehm für den Patienten sind Würgereflex und viel Speichel-

Tab. 3.2 Absolute und relative Kontraindikationen zur TEE.

Absolute Kontraindikationen	Relative Kontraindikationen
– Operativer Eingriff am Ösophagus oder Magen vor weniger als 6 Wochen – Symptomatische Ösophagusstriktur bzw. -stenose – Ösophagusdivertikel, -fistel, -tumor oder -abszess – Nicht abgeklärte Schluckstörungen	– Ösophagusvarizen – Symptomatische Hiatushernie – Gerinnungsstörung – Obere gastrointestinale Blutung – Erkrankungen der Halswirbelsäule

fluss. Mit tödlichen Komplikationen muss in einem Fall auf 10000 Untersuchungen als Folge einer Ösophagusperforation gerechnet werden [7, 8]. Insgesamt ist die transösophageale Echokardiographie, wie alle endoskopischen Verfahren, relativ nebenwirkungsarm und risikolos, mit einer Mortalität < 0,01% und mit einer Morbidität von 0,2%. Mit folgenden, primär nichttödlichen Komplikationen muss mit einer Häufigkeit zwischen 0,1 und 0,5% gerechnet werden:

- Hypoxie,
- Hypotension,
- Hypertension,
- Paroxysmale supraventrikuläre Tachykardie,
- Selbstlimitierende ventrikuläre Tachykardie,
- Hämatemesis,
- Laryngospasmus.

TEE beim beatmeten Patienten

Der intubierte Patient verbleibt in Rückenlage. Die Einführung der TEE-Sonde kann insbesondere bei überstrecktem Hals schwierig sein. Als Orientierung gilt, dass die TEE-Sonde hinter dem Tubus eingeführt werden muss. Auf keinen Fall darf versucht werden, einen federnden Widerstand mit erhöhtem Druck zu überwinden. Vielmehr empfiehlt sich eine leichte Anteflexion des Kopfes, um den Pharynx zu passieren. Gelingt dies nicht, muss der Ösophagus mittels eines Laryngoskops eingestellt werden. Beim Vorschieben der Sonde sind leichte Drehbewegungen um deren Achse hilfreich. Die Entfernung liegender Magensonden ist nur selten notwendig.

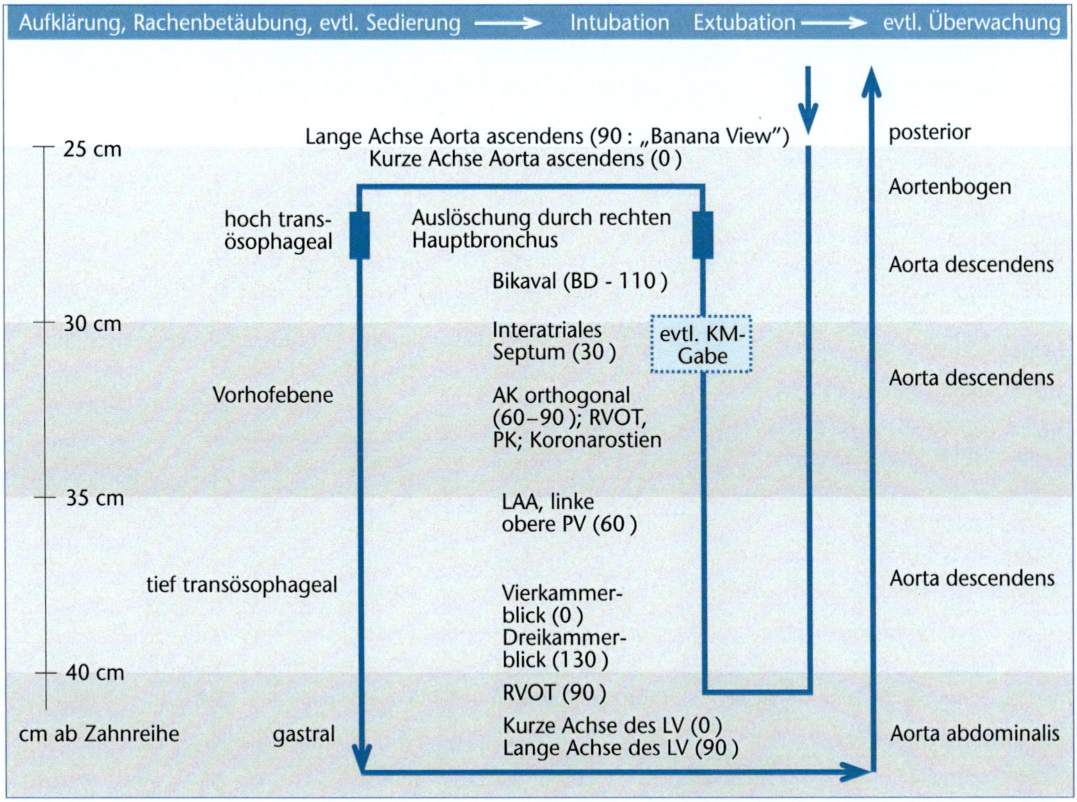

Abb. 3.13a Schematische Darstellung eines TEE-Untersuchungsablaufs. AK = Aortenklappe; KM = Kontrastmittel; LAA = linkes Herzohr; LV = linker Ventrikel; PK = Pulmonalklappe; PV = Pulmonalvene; rPA = rechte Pulmonalarterie; RVOT = rechtsventrikulärer Ausflusstrakt.

Untersuchungsablauf

Wenn keine Notfallsituation mit einer daraus resultierenden konkreten Fragestellung, wie z. B. Verdacht auf akute Aortendissektion, Lungenembolie oder ähnliche akut lebensbedrohliche Erkrankungen, vorliegt, sollte jede TEE-Untersuchung standardisiert ablaufen und mit der transgastralen Darstellung der kurzen Achse (Schallkopfrotation 0°) beginnen (☞ Tab. 3.3). Ist während einer Untersuchung eine Reorientierung notwendig, ist die Einstellung im 4-Kammerblick (Schallkopfrotation 0°) zu empfehlen.

Tab. 3.3 Schnittebenen in der transösophagealen Echokardiographie.

Ableitung	Beurteilte Strukturen
Gastral	
Kurze Achse, Papillarmuskelebene (0–20°)	LV und RV, Papillarmuskeln
Kurze Achse, MK-Ebene (0–20°)	MK, TK, Mitralkommissur
2-Kammerblick (80–100°)	LV, MK, MK-Halteapparat, LA, CS
3-Kammerblick (90–120°)	LVOT, AK, MK
RV Einflusstrakt (90–120°)	TK, RV, RA
Tief transösophageal	
4-Kammerblick (0–20°)	LV, LA, RV, RA, TK, interatriales Septum
Mitralkommissur (60–70°)	LV, LA, LAA, MK, Papillarmuskeln und Chordae
2-Kammerblick (80–100°)	LV, LA, LAA, MK, CS
3-Kammerblick (120–130°)	LV, LA, MK, LVOT, AK, Aorta ascendens
Vorhofebene	
Aortenklappe kurze Achse (30–60°)	AK, Koronararterien, PK, interatriales Septum
RV Einflusstrakt (70–90°)	RA, RV, RVOT, TK, PK, PA
Bikaval (80–110°)	VCS, VCI, interatriales Septum, RA, RAA, LA, Pulmonalvenen
Hoch transösophageal	
Aorta ascendens lange Achse (100–150°) („banana view")	Aorta ascendens, rechte PA
Aorta ascendens kurze Achse (0–30°)	Aorta ascendens, rechte PA, VCS
Posterior	
Aorta descendens kurze Achse (0°)	Aorta descendens, linke Pleura
Aorta descendens lange Achse (90–110°)	Aorta descendens, linke Pleura
Aortenbogen kurze Achse (90–110°)	Aortenbogen, PA, PK, Abgang der großen Gefäße
Aortenbogen lange Achse (0°)	Aortenbogen, Abgang der großen Gefäße

AK = Aortenklappe; CS = Sinus coronarius; LA = linker Vorhof; LAA = linkes Herzohr; LV = linker Ventrikel; LVOT = linksventrikulärer Ausflusstrakt; MK = Mitralklappe; PA = Pulmonalarterie; PK = Pulmonalklappe; RA = rechter Vorhof; RAA = rechtes Herzohr; RV = rechter Ventrikel; RVOT = rechtsventrikulärer Ausflusstrakt; TK = Trikuspidalklappe; VCI = Vena cava inferior; VCS = Vena cava superior.

Qualitätsstandards, Befunderhebung und Ausbildung

Diese werden für die TEE und alle anderen Formen der Echokardiographie von den nationalen und internationalen Gesellschaften für Kardiologie genau definiert und in regelmäßigen Abständen überarbeitet (1, 9–11). So ist beispielsweise von einem TEE-Untersucher zu fordern, zunächst 100 TEE-Untersuchungen unter Anleitung eines erfahrenen Untersuchers durchzuführen, bevor eigenständige Untersuchungen vorgenommen werden.

3.2.2 Gastrale Ableitungen

Kurze Achse auf Papillarmuskel- und auf Mitralklappenebene

Zuerst wird die Sonde 40–45 cm weit distal der Zahnreihe bis in den Magen vorgeschoben. Zur luftfreien Ankoppelung ist daraufhin eine Ventralflexion durch Drehung des größeren Steuerungsrades im Uhrzeigersinn notwendig. Zur Darstellung kommt dann bei einer Schallkopfrotation von 0–20° ein annähernd kreisrunder Querschnitt des linken Ventrikels auf Höhe der Papillarmuskeln. In dieser kurzen Achse erfolgt die Messung der linksventrikulären Dimensionen und Wanddicken im M-mode. Es muss darauf geachtet werden, den linken Ventrikel transhepatisch anzuschallen, da dieser nur so in einer kurzen Achse und nicht in einem modifizierten Längsschnitt getroffen wird, was eine Überschätzung der linksventrikulären Dimensionen bzw. die Vortäuschung einer Wandbewegungsstörung zur Folge hätte. Der anterolaterale Papillarmuskel und die Vorderwand liegen schallkopffern, der posteromediale Papillarmuskel und die Hinterwand schallkopfnah. Die Orientierung ist also spiegelbildlich im Vergleich zum parasternalen Kurzachsenschnitt. An das interventrikuläre Septum grenzt jenseits des linken Ventrikels der sichelförmig angeschnittene, muskelschwächere, rechte Ventrikel an (☞ Abb. 3.13b und 3.14).

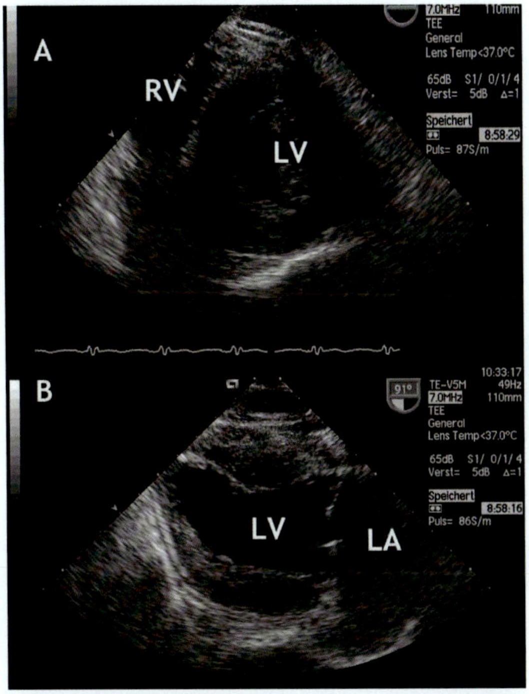

Abb. 3.13b TEE: gastrale kurze und lange Achse. Zu Beginn einer TEE-Untersuchung wird die Sonde in den Magen vorgeschoben, und eine kurze (A) und lange Achse (B) des linken Ventrikels geben einen ersten Überblick über dessen Größe und Funktion. LV = linker Ventrikel; RV = rechter Ventrikel.

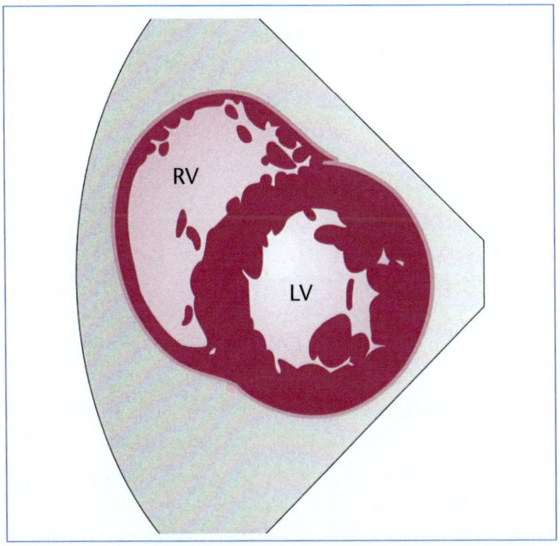

Abb. 3.14 Transgastrale kurze Achse auf Papillarmuskelhöhe. Die im Magen platzierte Sonde wird retroflektiert und eine kurze Achse des linken Ventrikels kommt zur Darstellung. LV = linker Ventrikel, RV = rechter Ventrikel.

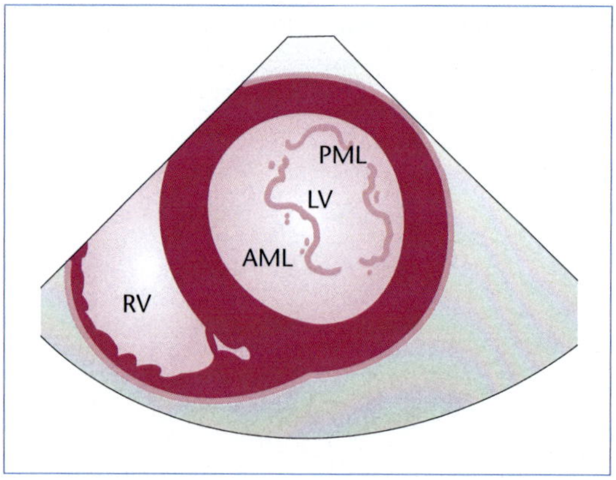

Abb. 3.15 Transgastrale kurze Achse auf Mitralklappenhöhe. Wird die Sonde etwas zurückgezogen, wird der linke Ventrikel auf Höhe der Mitralklappe quer geschnitten. AML = anteriores Mitralsegel; LV = linker Ventrikel; PML = posteriores Mitralsegel; RV = rechter Ventrikel.

2- und 3-Kammerblick

Eine Rotation auf 90° bewirkt eine Längsschnittdarstellung des linken Ventrikels (2-Kammerblick), in der sich die Anteile des Mitralklappenhalteapparates gut beurteilen lassen. Auch die Aortenklappe kann hier insbesondere mit dem CW-Doppler beurteilt werden, da bei der Anlotung kein Winkelfehler entsteht. Am linken Bildrand kommt der apikale Anteil, am rechten Bildrand der basale, klappennahe Abschnitt des Ventrikels zu liegen. Weiteres Rotieren des Schallkopfes auf 120° bringt den linksventrikulären Ausflusstrakt und die Seitenansicht der Aortenklappe im transgastralen Längsachsenblick im **3-Kammerblick** zur Darstellung. Eine leichte Rotation der Sonde im Uhrzeigersinn führt zur Ansicht der rechtsventrikulären Einflussbahn in der Längsachse. Diese Einstellung gelingt jedoch nicht immer. Optional kann noch versucht werden, den **tief transgastrischen 4-Kammerblick**, der etwa der transthorakalen Einstellung entspricht, darzustellen. Dazu muss die Sonde um einige Zentimeter vorgeschoben und stark angewinkelt werden. Die Einstellung des tief transgastralen 4-Kammerblicks beansprucht die Sondenmechanik allerdings sehr stark und sollte nicht routinemäßig durchgeführt werden. Im nächsten Schritt wird die TEE-Sonde unter Beibehaltung der Anteflexion nur wenige Zentimeter zurückgezogen. Bei einer Schallkopfrotation von 0° kommt so die Mitralklappe im Kurzachsenschnitt zur Darstellung, so dass deren Öffnungsfläche planimetrisch bestimmt werden kann. In dieser Einstellung können auch die Mitralklappenkommissuren dargestellt werden (☞ 4.3.4, Abb. 3.15).

3.2.3 Tiefe transösophageale Ableitungen

Nachdem der Schallkopf wieder in 0°-Position eingestellt ist, wird die TEE-Sonde um wenige Zentimeter durch die Kardia in den distalen Ösophagus zurückgezogen und dabei nur leicht anteflektiert, um den Kontakt des Schallkopfes zur Ösophaguswand sicherzustellen. Es stellen sich zunächst die Rechtsherzabschnitte mit dem rechten Vorhof, dem rechten Ventrikel und der Trikuspidalklappe dar. Die Einstellung eignet sich besonders zur Diagnostik morphologischer Anomalien auf rechtskardialer Ebene, zur Darstellung des Sinus coronarius und der Trikuspidalklappenanteile. Die Drehung der Sonde gegen den Uhrzeigersinn führt ausgehend von dieser Position oft auch zum Anschnitt des linken Herzohrs.
Beim Übergang von der transgastralen in die 4-Kammerblick-Ebene wird bei zentriertem rechten Ventrikel links am Bildrand die Mündung der Vena cava inferior sichtbar. An deren Einmündung findet sich manchmal eine flottierende, faden- oder netzartige Struktur unterschiedlicher Länge, welche als **Chiari-Netz** bezeichnet wird. Es handelt sich hierbei um ein embryonales Relikt ohne pathologische Bedeutung (☞ 3.3.4).

4-, 5- und 2-Kammerblick

Bei ungefähr 30–40 cm distal der Zahnreihe wird der Schallkopf nach dorsal flektiert und bei 0° der 4-Kammerblick eingestellt, welcher sich gut als Ausgangspunkt für alle anderen Einstellungen eignet. Bei Schwierigkeiten, den gastralen Querschnitt des linken Ventrikels adäquat darzustellen, ist es ebenso hilfreich, zuerst einen korrekten transösophagealen 4-Kammerblick einzustellen und von dieser Position

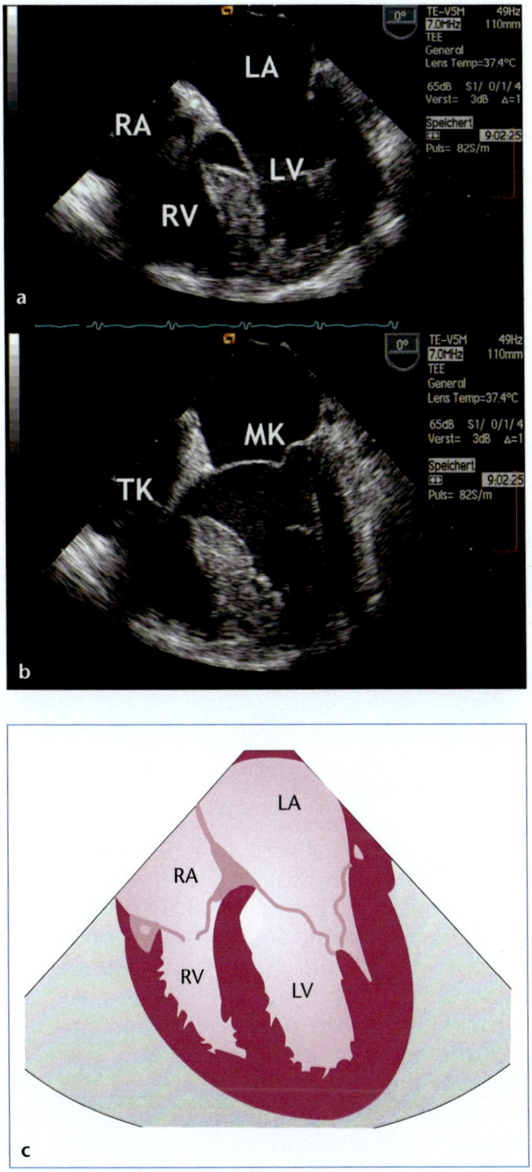

Abb. 3.16

a) TEE: tief transösophagealer 4-Kammerblick. Durch Zurückziehen der Sonde aus dem Magen in den distalen Ösophagus wird ein 4-Kammerblick dargestellt. LA = linker Vorhof; LV = linker Ventrikel; RA = rechter Vorhof; RV = rechter Ventrikel.

b) Tief transösophagealer 4-Kammerblick. Der tief transösophageale 4-Kammerblick wird bei 0° eingestellt. Die beiden Vorhöfe und Kammern werden dargestellt, wobei der wahre linksventrikuläre Apex nicht abgebildet wird. MK = Mitralklappe; TK = Trikuspidalklappe.

c) RA = rechter Vorhof; LA = linker Vorhof; RV = rechter Ventrikel; LV = linker Ventrikel.

die Sonde wiederum einige Zentimeter Richtung Magen vorzuschieben. Der Apex ist allerdings oft nur unscharf zu erkennen, da er schallkopffern liegt. Nun können beide Vorhöfe oberhalb der Klappenebene vermessen werden. Im 4-Kammerblick wird die systolische und diastolische Funktion des linken Ventrikels analog zur transthorakalen Echokardiographie untersucht. Farb-Doppler-echokardiographisch können eine Mitral- und Trikuspidalklappeninsuffizienz sehr gut dargestellt werden. Dabei ist zu beachten, dass es bei der Ableitung des Spektral-Doppler-Profils aus dem Trikuspidalklappeninsuffizienzjet zum Auftreten eines Winkelfehlers kommt, was häufig zur Unterschätzung des systolischen pulmonalarteriellen Drucks führt. An dieser Stelle ist eine transthorakale Ableitung der transösophagealen in aller Regel überlegen (☞ Abb. 3.16).

An der Mitralklappe jedoch kommt es nicht zu Winkelfehlern, so dass eine sehr genaue Quantifizierung beispielsweise einer Mitralstenose mittels kontinuierlichen Dopplers erfolgen kann. Zur vollständigen Beurteilung der Mitralklappe und weiterer Myokardsegmente wird der Schallkopf nun langsam von 0–180° rotiert. Damit können auch exzentrische Jets den jeweiligen Segelsegmenten (Scalops) zugeordnet werden (☞ 4.3.3).

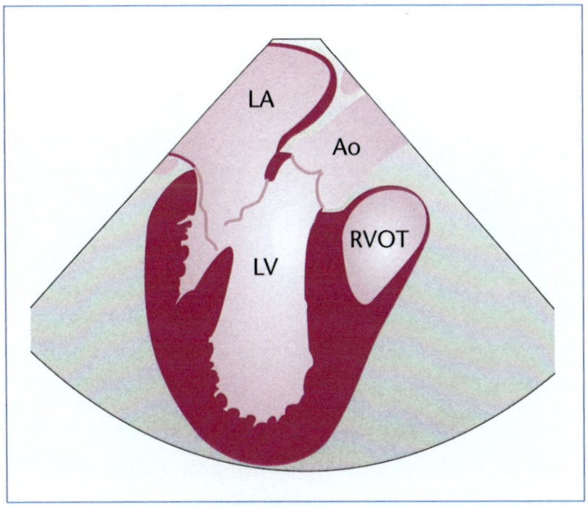

Abb. 3.17 Tief transösophagealer 3-Kammerblick. Durch Rotation auf ca. 120° (individuell stark variabel) wird die lange Achse des linken Ventrikels einsehbar. Ao = Aorta; LA = linker Vorhof; LV = linker Ventrikel; RVOT = rechtsventrikulärer Ausflusstrakt.

Die Einstellung bei 80–90° entspricht dem klassischen 2-Kammerblick, in der zusätzlich auch das linke Herzohr und die linke obere Lungenvene angeschnitten werden. In der Mitte des Schallsektors werden hierbei das anteriore Mitralklappensegel und zu dessen beiden Seiten jeweils Anteile des posterioren Segels abgebildet.
Wird dagegen die Sonde in 0°-Position etwas nach anterior flektiert, kommen der LVOT und die Aortenklappe im Sinne eines 5-Kammerblicks zur Darstellung.

Darstellung des linken Herzohrs

Das linke Herzohr stellt eine Prädilektionsstelle für linksatriale Thromben dar. Es ist deshalb von Bedeutung, die Region der einmündenden linken oberen Pulmonalvene, die in unmittelbarer Nachbarschaft zum Herzohr liegt, gut einzustellen. Zumeist muss die Sonde zusätzlich noch etwas nach links rotiert werden. Die Flussgeschwindigkeit aus dem linken Herzohr bei dessen Kontraktion wird mit Hilfe des gepulsten Dopplers ermittelt. Physiologischerweise beträgt diese > 50 cm/s. Bei Patienten, die keinen Sinusrhythmus mehr aufweisen, verringert sich die Geschwindigkeit. Bei erniedrigten Geschwindigkeiten besteht eine erhöhte Gefahr der Thrombenbildung und der systemischen Thromboembolie. Das thrombogene Risiko ist im Geschwindigkeitsbereich zwischen 20 und 50 cm/s leicht und bei unter 20 cm/s stark erhöht. Der Ausschluss von Thromben im linken Herzohr kann durch den Einsatz des farbkodierten Gewebe-Dopplers verbessert werden (☞ 2.4.5, Abb. 3.18).

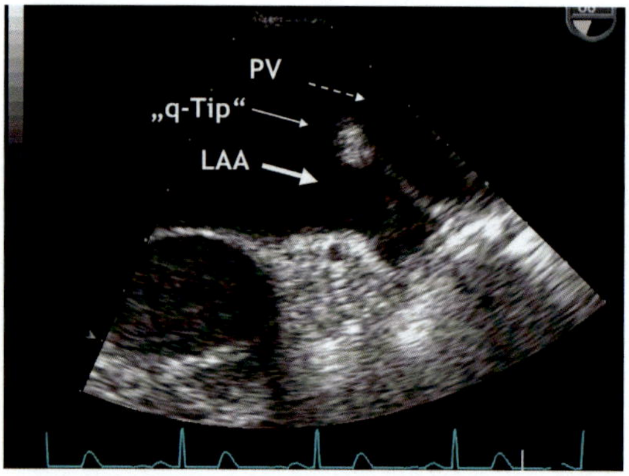

Abb. 3.18 TEE: linkes Herzohr, Lungenvenenmündung und „q-tip“. Das linke Herzohr wird durch den dicken Pfeil, die Mündung der oberen linken Pulmonalvene durch den gestrichelten Pfeil, die dazwischen liegende Leiste („q-tip“) durch den dünnen Pfeil markiert. LAA = linkes Herzohr; PV = Pulmonalvene.

> Zwei native Strukturen können fälschlicherweise als Thromben missdeutet werden: Einerseits sind dies die Mm. pectinati, die im Herzohr z. T. sehr stark ausgeprägt sein können. Andererseits findet sich zwischen linkem Herzohr und der einmündenden oberen Lungenvene eine Umschlagfalte, welche in der internationalen Literatur charakteristischerweise als „q-Tip“ (Wattestäbchen) bezeichnet wird. Ein Synonym ist „Coumadin Ridge“ (analog im Deutschen als „Marcumar-Leiste“ bezeichnet). Dies ist eine Anspielung darauf, dass in der Frühphase der TEE bei manchen Patienten aufgrund einer Fehlinterpretation dieser physiologischen Struktur eine orale Antikoagulation eingeleitet wurde.

3-Kammerblick

Der 3-Kammerblick wird auch als lange Achse oder als RAO-Äquivalent zur Cineangiographie bezeichnet. Bei einer Schallkopfposition zwischen 125° und 150° kommen die Kammern im Vergleich zum 4-Kammerblick seitenverkehrt und neben der Mitral- auch die Aortenklappe sowie der Aortenbulbus zur Darstellung. Die Einstellung eignet sich sehr gut zur morphologischen Beurteilung der Aortenklappe und zur Farb-Doppler-echokardiographischen Bewertung einer Aorteninsuffizienz. Außerdem ist die Ventrikelspitze besser als im 4-Kammerblick einsehbar, was durch die im Vergleich zum 4-Kammerblick weniger tangentiale Schnittführung bedingt ist und für den Nachweis von Ventrikelthromben und die Darstellung von Aneurysmata Bedeutung hat (☞ Abb. 3.17 und 3.19).

> Die linkskoronare Aortenklappentasche wird in dieser Ebene häufig mit angeschnitten und kann eine Zusatzstruktur (wie z. B. eine endokarditische Vegetation) vortäuschen.

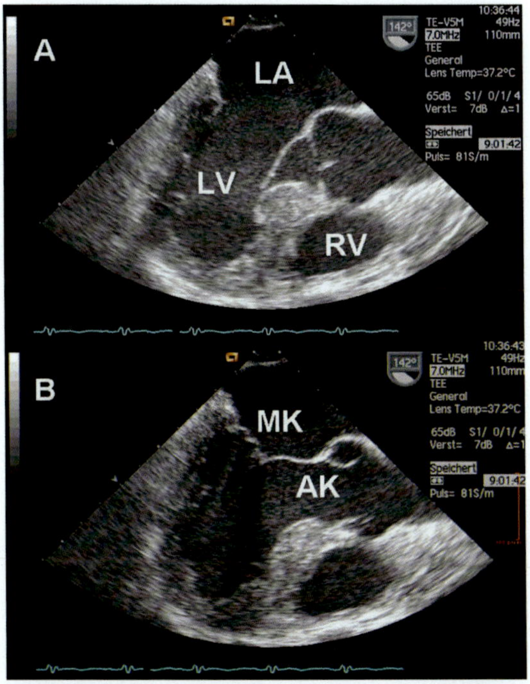

Abb. 3.19 TEE: Aortenklappe in der langen Achse. Der 3-Kammerblick des linken Ventrikels mit der Aortenklappe in Längsachse und dem Aortenbulbus wird sowohl diastolisch (A) als auch systolisch (B) dargestellt. AK = Aortenklappe; LA = linker Vorhof; LV = linker Ventrikel; MK = Mitralklappe; RV = rechter Ventrikel.

3.2.4 Ableitungen auf Vorhofebene

Kurze Achse in Aortenklappenhöhe

Durch Aufheben der Dorsalflexion und weiteres Zurückziehen der TEE-Sonde auf 25–30 cm distal der Zahnreihe und anschließende Rotation des Schallkopfes auf 30–60° kommt eine basale kurze Achse zur Darstellung. Diese ist dadurch gekennzeichnet, dass die Aortenklappe orthogonal getroffen wird und die drei Klappentaschen wie auch eine mögliche Vena contracta bei Aorteninsuffizienz genau beurteilt werden können. Diese charakteristische Einstellung wird auch als **„Sterndarstellung"** bezeichnet, da die Aortenklappe sternförmig abgebildet wird. Vor allem aber eignet sich diese Anlotposition zur planimetrischen Bestimmung der Aortenklappenöffnungsfläche bei Aortenstenose. Zur besseren Beurteilung sollte die Eindringtiefe auf etwa 10 cm reduziert werden. Nach kurzem Rückzug blickt man auf die Koronarsinus mit den Abgängen der rechten und linken Koronararterie. Im Schallsektor grenzt die Aortenklappe zum Schallkopf hin an den linken Vorhof an. Links im Bild wird sie vom rechten Vorhof und der rechtsventrikulären Einflussbahn, unten im Bild vom rechten Ventrikel und der rechtsventrikulären Ausflussbahn und rechts im Bild von der Pulmonalklappe und dem Truncus pulmonalis umgeben (☞ Abb. 3.20).

Nun wird der Schallkopf auf 70–90° weiterrotiert, so dass der rechtsventrikuläre Ausflusstrakt mit dem größten Diameter und abermals die Pulmonalklappe zur Darstellung kommen. Zur genauen Messung der RVOT-Größe wird der M-mode-Strahl durch die Mitte der Aortenklappe und den im Bild darunter liegenden RVOT gelegt sowie im M-mode enddiastolisch der Diameter des RVOT bestimmt.

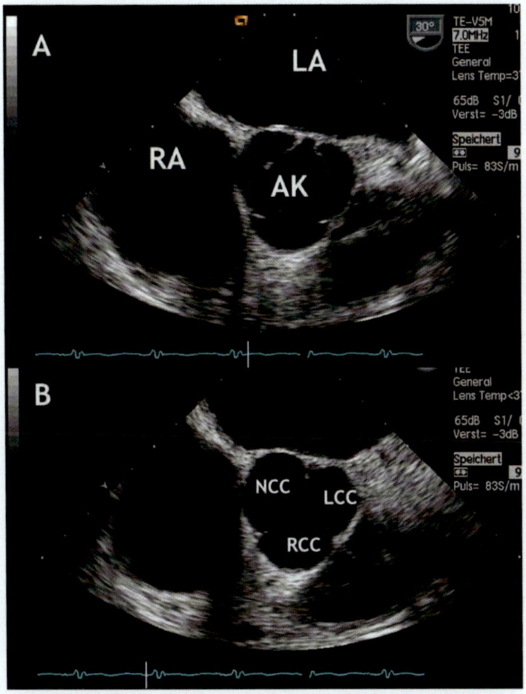

Abb. 3.20 TEE: Aortenklappe in der kurzen Achse. Auf Vorhofebene wird die Aortenklappe orthograd getroffen und die drei Klappentaschen können systolisch (A) und diastolisch (B) genau beurteilt werden. AK = Aortenklappe; LA = linker Vorhof; LCC = linkskoronare Tasche; NCC = nonkoronare Tasche; RA = rechter Vorhof; RCC = rechtskoronare Tasche.

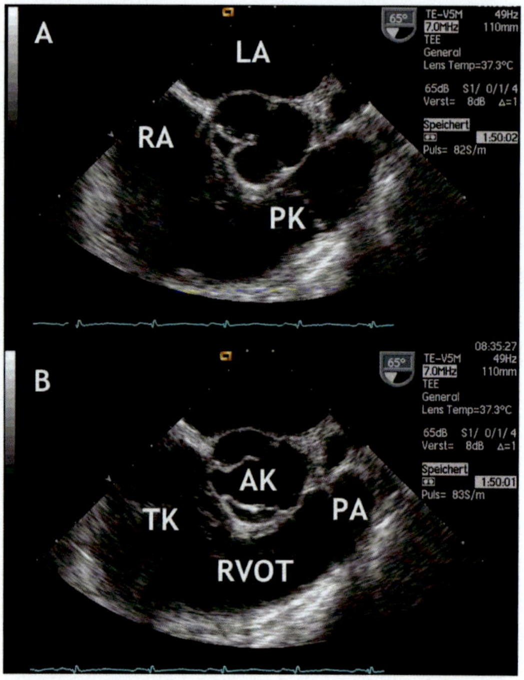

Abb. 3.21 Rechtsventrikulärer Ausflusstrakt. Wird die Sonde nach links gedreht, werden bei ca. 70° auf Vorhofebene der rechtsventrikuläre Ausflusstrakt, die Pulmonalklappe und der Truncus pulmonalis einsehbar (diastolisch = A, systolisch = B). MK = Mitralklappe; PA = Pulmonalarterie; PK = Pulmonalklappe; RVOT = rechtsventrikulärer Ausflusstrakt; LA = linker Vorhof; TK = Trikuspidalklappe; RA = rechter Vorhof.

Bulbus aortae und Aortenklappe

Durch Schwenken des Schallsektors auf 120–130° kommt die seitliche Ansicht der Aortenklappe in die Mitte des Bildes. In dieser Ansicht kann die aszendierende Aorta mehrere Zentimeter weit, jedoch nicht so weit wie im „Banana View“ (s. u.), eingesehen werden.

Fossa ovalis

Dreht man die Sonde leicht entgegen dem Uhrzeigersinn und rotiert zurück auf 30–60°, kommen schallkopfnah der linke Vorhof und, im Bild darunter liegend, das interatriale Septum mit der Fossa ovalis zur Darstellung. Die Fossa ovalis ist als dünne Membran des interatrialen Septums erkennbar und wird durch Drehen am großen Steuerungsrad „aufgespannt“. Beinhaltet die Indikation zur TEE die Fragestellung nach kardialen Emboliequellen, muss nach interatrialen Kommunikationen (**persistierende Foramen ovale** = PFO oder Vorhofseptumdefekt = ASD) mit Rechts-Links-Shunt gefahndet werden. Hierzu wird nach Kontrastmittelgabe ein Vasalva-Manöver durchgeführt. Der Patient wird aufgefordert, zu husten oder in den Bauch zu pressen. Alternativ presst eine Assistenzperson dem sedierten Patienten vorsichtig in den Bauch (☞ Abb. 3.22a).

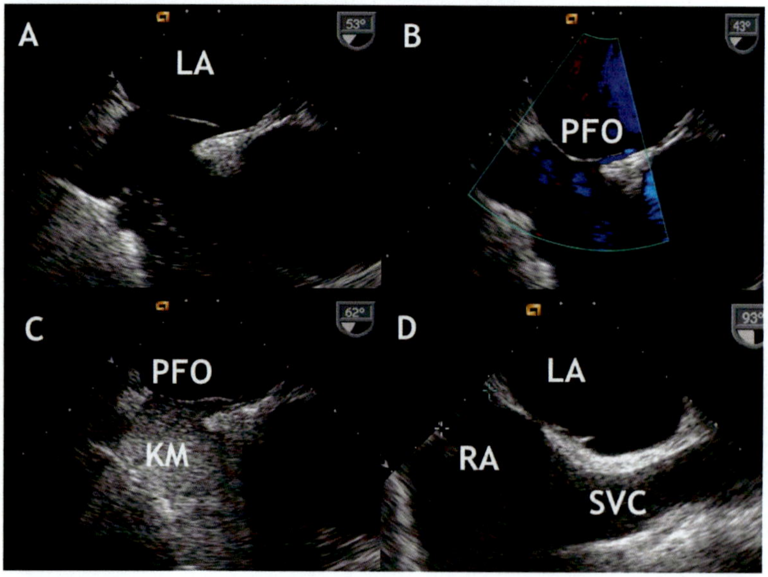

Abb. 3.22a TEE: Verschiedene bikavale Einstellungen der Fossa ovalis bei PFO (Kontrastmittel und Farb-Doppler). Manchmal kann schon im 2-D-Bild ein persistierendes Foramen ovale vermutet werden (A). In ca. 5% aller Fälle wird in der farbkodierten Echokardiographie ein Shunt nachgewiesen (B). Eine definitive Diagnose eines PFO muss mittels Kontrastmittelgabe erfolgen (C). Bei 100° erreicht man auf Vorhofebene die bikavale Einstellung: Rechts im Bild sieht man die Mündung der Vena cava superior, links die der Vena cava inferior (D). KM = Kontrastmittel; LA = linker Vorhof; PFO = persistierendes Foramen ovale; RA = rechter Vorhof; SVC = Vena cava superior.

Bikavale Ableitung

Nunmehr wird der Schallkopf auf 80–110° rotiert, so dass die bikavale Ansicht der Vorhöfe mit dem Vorhofseptum, welches nahezu orthogonal zur Schallrichtung zu liegen kommt, zur Darstellung kommt. Von kranial kommend, mündet die obere Hohlvene vom rechten Bildrand aus in den Vorhof, vom linken oberen Bildrand aus die untere Hohlvene. In dieser Schnittebene werden ein Vorhofseptumdefekt vom Sinus-venosus-Typ und eventuell damit einhergehende, in den rechten Vorhof fehlmündende Lungenvenen diagnostiziert (☞ Abb. 3.22b).

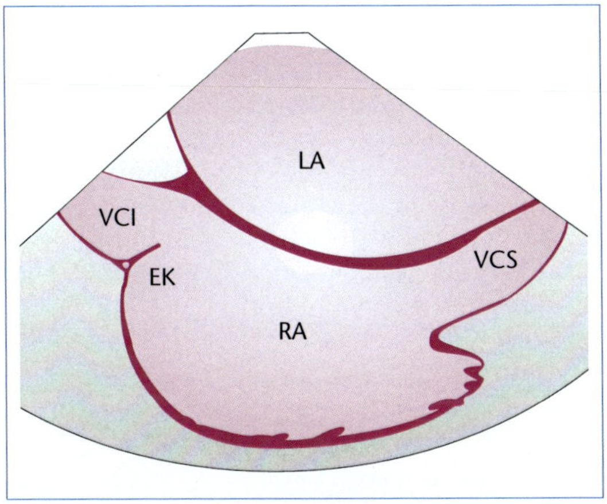

Abb. 3.22b Bikavale Schnittebene. Bei ca. 100° auf Vorhofebene werden der rechte Vorhof in seiner gesamten Dimension und die Einmündungen der beiden Hohlvenen sichtbar. Unterhalb des Ositums der Vena cava superior werden Teile des rechten Herzohrs einsehbar. EK = Eustachio-Klappe; LA = linker Vorhof; RA = rechter Vorhof; VCI = Vena cava inferior; VCS = Vena cava superior.

3.2.5 Hoch transösophageale Ableitungen

Lange Achse der Aorta ascendens: „Banana View"

Fortgesetzter Rückzug, bis bei 0° die rechte Pulmonalarterie sichtbar wird, und anschließende Schallkopfrotation auf 90° erlauben die Längsdarstellung der aszendierenden Aorta, die wegen deren bananenförmiger Biegung in dieser Darstellung auch als **„Banana View"** bezeichnet wird, während die rechte Pulmonalarterie bei 90° sagital angeschnitten wird. Wird die Sonde weiter zurückgezogen, so liegt im Nahfeld zunächst der luftgefüllte rechte Hauptbronchus, der eine Bildgebung der anterior vom Hauptbronchus gelegenen Strukturen, z. B. der distalen Aorta ascendens, unmöglich macht (☞ Abb. 3.23).

Kurze Achse der Aorta ascendens

Nun wird die Sonde wieder auf 0° zurückrotiert. Die rechte Arteria pulmonalis, die Pulmonalarterienbifurkation und der distale Ab-

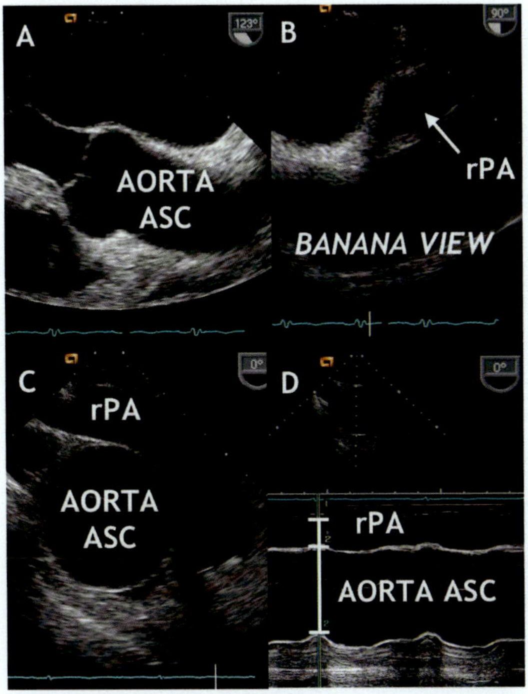

Abb. 3.23 TEE: hoch transösophageale Darstellung der Aorta ascendens und der rechten Pulmonalarterie. Durch Rückzug der Sonde auf die hochösophageale Ebene werden die Aorta ascendens und die rechte Pulmonalarterie, je nach Schallkopfrotation in Längs- bzw. Kurzachsen, gut einsehbar. Bild A zeigt den Blick auf den ersten Abschnitt der Aorta ascendens (ca. 125° Vorhofebene). Im Bild B kommt die lange Achse der Aorta ascendens zur Darstellung („Banana View"). Die kurze Achse der Aorta ascendens bei 90° wird 2D im Bild C, im M-mode im Bild D gezeigt. Aorta asc = Aorta ascendens; rPA = rechte Pulmonalarterie.

schnitt des Truncus pulmonalis können in der Regel gut eingesehen werden, eingeschränkt ist hingegen die Darstellung der linken Arteria pulmonalis. Bei geringer Rotation der Sonde im Uhrzeigersinn kommen weiter distal gelegene Abschnitte der rechten Pulmonalarterie ins Bild, bei Rotation der Sonde gegen den Uhrzeigersinn wird auch die linke Pulmonalarterie angeschnitten. In unmittelbarer Nähe zum proximalen Verlauf der rechten Pulmonalarterie liegen die rechte obere Pulmonalvene und der linke Vorhof.

Nunmehr wird die Aorta ascendens im Querschnitt dargestellt, etwas lateral davon kommt die Vena cava superior zur Darstellung. Im dazugehörigen M-mode werden die enddiastolischen Diameter der rechten Pulmonalarterie (physiologischerweise < 20 mm) und der Aorta ascendens (physiologischerweise < 35 mm) ausgemessen. Die Vena cava superior kann als Leitstruktur dienen, um wiederum die Sonde vorzuschieben und die Einmündung der oberen Hohlvene in den rechten Vorhof abzubilden. Beim weiteren Vorschieben kommen schallkopfnah kurz vor der Einmündung der Vena cava superior in den rechten Vorhof die rechte obere und untere Lungenvene und deren Einmündung in den linken Vorhof zur Darstellung. Dies ist vor allem zum Ausschluss eines hochsitzenden ASD (Sinus-venosus-Defekt) und damit assoziierter fehlmündender Lungenvenen von Bedeutung.

> Nur in der bikavalen Vorhofeinstellung und in der hoch ösophagealen Anlotung sind hochsitzende interatriale Kommunikationen bzw. fehlmündende Lungenvenen nachweisbar. Hieran sollte insbesondere bei unklarer Rechtsherzvergrößerung immer gedacht werden.

3.2.6 Posteriore Ableitungen

Nunmehr muss die Sonde nochmals in den Magen (gastrale Ebene) vorgeschoben werden. Nicht selten führt dies zu einem erneuten Würgereiz des Patienten. Eine Drehung der Sonde um 180° auf gastraler Ebene bringt die Aorta descendens unmittelbar schallkopfnah zur Darstellung. Unter Zentrierung des Aortenverlaufs in der Bildmitte kann die Aorta descendens bis zum Aortenbogen verfolgt werden. Damit können alle Anteile der Aorta thoracalis bis auf wenige Zentimeter der distalen aszendierenden Aorta und des proximalen Aortenbogens, die im Schallschatten der Trachea und des rechten Hauptbronchus liegen, mit hoher Detailauflösung eingesehen werden.

Zur Lokalisation pathologischer Befunde ist die Zentimeterangabe der Schallkopfposition von der Zahnreihe entsprechend der Zentimetereinteilung auf der Sonde notwendig. Zum anderen muss man sich vor Augen halten, dass der Ösophagus anterior der deszendierenden Aorta auf Höhe des Zwerchfells und posterior der Aorta auf Höhe des Aortenbogens liegt. Somit sind Angaben zur Rechts-links- und anterior-posterior-Orientierung nur eingeschränkt unter Zuhilfenahme einer Schemazeichnung möglich (☞ 11.2.2.). Am Ende der Untersuchung wird die Sonde langsam die letzten wenigen Zentimeter unter leichter Rotationsbewegung zurückgezogen, um so auch Einsicht in den Arcus aortae zu gewinnen. Dieser stellt sich meist in elliptischer Form dar.

3.3 Die einzelnen Herzabschnitte

3.3.1 Herzklappen und klappennahe Regionen

Mitralklappe

Aufgrund ihrer anatomischen Lage und ihrer Größe sind sowohl die Mitralklappe als auch ihr Halteapparat zumindest teilweise in den meisten Schnittebenen dargestellt. Die Komplexität der Klappe verlangt es, Morphologie und Funktion in mehreren Ebenen zu untersuchen (☞ 4.1).

In der **2-D-Untersuchung** sollte die Morphologie der Mitralklappe beurteilt und Ausschau nach eigenbewegten Zusatzstrukturen gehalten werden. Rheumatische, myxomatöse Klappenveränderungen sollten ebenso erkannt werden wie ein Prolaps, rupturierte Sehnenfäden und/oder Vegetationen sowie das charakteristische Doming des vorderen Segels bei einer Mitralstenose. Qualitätskriterien für die 2-D-Darstellung der Mitralklappe sind die simultane Abbildung beider Segel und die Vermeidung von Doppelkonturen. Die Verstärkerregler sollten so eingestellt sein, dass die Segelspitzen gerade noch als hauchdünne Striche erkennbar sind.

Doppler-echokardiographisch sind das transmitrale Flussprofil für die Beurteilung der diastolischen linksventrikulären Funktion (☞ 9.3) sowie der kontinuierliche Doppler für die Quantifizierung der Mitralstenose von entscheidender Bedeutung (☞ 4.2). **Farb-Doppler-echokardiographisch** sind die Diagnose, die ätiologische Zuordnung und die Quantifizierung einer Mitralinsuffizienz von klinischer Bedeutung (☞ 4.3). In der **transthorakalen Untersuchung** der Mitralklappe werden zuerst in der parasternal langen Achse und im apikalen 3-Kammerblick die mittleren Anteile des vorderen und hinteren Segels, also das A2- und P2-Segment, dargestellt. Im 2-Kammerblick verläuft die Schnittebene durch das P1-, das P3- und A3-Segment. Im Längsachsenschnitt wird der elliptische Mitralanulus im kleineren, im 4-Kammerblick im größeren Durchmesser abgebildet. Die **transösophageale Untersuchung** ist zur genauen Untersuchung von Mitralklappenvitien und zur genauen Zuordnung der pathologischen Veränderungen zu den einzelnen Segmenten unerlässlich. Vor allem der Schweregrad und der Mechanismus von Mitralklappeninsuffizienzen mit einer genauen Lokalisation der pathologischen Veränderungen ist eine Domäne der TEE. Diese erlaubt auch die prä- und intraoperative Beurteilung einer Rekonstruktion (☞ 18.2.1).

Aortenklappe, Bulbus aortae und linksventrikulärer Ausflusstrakt

In der **2-D-Echokardiographie** werden primär Anzahl, Morphologie und Beweglichkeit der Taschen der Aortenklappe beurteilt. Hierzu eignen sich besonders Schallebenen, in denen die Aortenklappe orthogonal getroffen wird. **Spektral-Doppler-echokardiographisch** werden die Flussgeschwindigkeiten in der Klappe bestimmt sowie anschließend der maximale und mittlere Druckgradient und die Aortenklappenöffnungsfläche errechnet (☞ 5.2.1). **Farb-Doppler-echokardiographisch** wird vor allem eine mögliche diastolische Regurgitation im Sinne einer Aortenklappeninsuffizienz beurteilt (☞ 5.3).

In der **transthorakalen Untersuchung** werden die Aortenklappe und der linksventrikuläre Ausflusstrakt von parasternal in der langen und kurzen Achse und von apikal im 5- und 3-Kammerblick untersucht. Orthogonal getroffen sind alle drei Taschen zu sehen, die einen typischen Stern bilden. Solche orthogonalen Anlotungen sind transthorakal in der parasternal kurzen Achse und transösophageal in der basalen kurzen Achse in 30°-Rotation möglich. Schräg angeschnitten, stellen sich je nach Schallkopfposition nur zwei der drei Taschen dar. Im linksventrikulären Ausflusstrakt kommt es während der Systole zu einer Flussbeschleunigung bis zu maximal 1,2 m/s, wodurch ein Druckgradient bis zu maximal 10 mmHg aufgebaut wird. Werte darüber hinaus sind pathologisch und können durch ein hypertrophiertes Septum oder eine subaortale Membran verursacht werden (☞ 10.2.2). Der Durchmesser des linksventrikulären Ausflusstrakts am Ansatz der aortalen Taschenklappen, welcher sowohl im parasternalen Längsschnitt als auch im apikalen 5-Kammerblick gemessen wird, dient zur Berechnung des Schlagvolumens bzw. ist Bestandteil bei der Berechnung der Aortenklappenöffnungsfläche mittels Kontinuitätsgleichung. Bei älteren Patienten, vor allem bei vorbestehender langjähriger arterieller Hypertonie, kann zwischen Ventrikelseptum und Aortenwurzel ein größerer Winkel bestehen. Dieser führt zu einer Muskelvorwölbung unter der Aortenklappe, die besonders stark bei Patienten mit ventrikulärer Hypertrophie ausgebildet ist.

Die Aortenwurzel ist durch eine typische Zunahme des Durchmessers charakterisiert. Im Vergleich zum Aortenklappenring erweitert sich die Aortenwurzel im Bereich der Sinus valsalvae um ca. 10% des Durchmessers, verjüngt sich am sinotubulären Übergang und erweitert sich erneut zur Aorta ascendens.

In der **transösophagealen Untersuchung** kann die Aortenklappenöffnungsfläche in der kurzen Achse auf Vorhofebene planimetriert werden. Doppler-Gradienten sollten dagegen von transthorakal bestimmt werden, da aus transösophageal große Winkelfehler resultieren. Am ehesten kann von transgastral noch ein annähernd paralleles Schallfenster zum linksventrikulären Ausflusstrakt erreicht werden. Hier ist die transthorakale Ableitung vorzuziehen. Von transösophageal wird der linksventrikuläre Ausflusstrakt im 135°-Blick eingesehen, während die Aorta ascendens am besten in der hoch transösophagealen Ebene („Banana-View") beurteilt wird.

Trikuspidalklappe

In der **2-D-Untersuchung** der Trikuspidalklappe werden primär morphologische Veränderungen wie ein Prolaps oder endokarditische Vegetationen ausgeschlossen. **Farb-Dopplerechokardiographisch** lässt sich eine minimale Trikuspidalinsuffizienz bei 65% aller gesunden Erwachsenen bzw. bei 80–90% aller Patienten, die einer Echokardiographie zugewiesen werden, darstellen [12]. Die diastolische Öffnung der Trikuspidalklappe dauert etwas länger an als die der Mitralklappe, die transtrikuspidalen Flussgeschwindigkeiten sind deswegen und wegen der geringeren Druckgefälle im rechten Herzen etwas langsamer als die transmitralen (☞ 6.1). Von **transthorakal** wird die Trikuspidalklappe von parasternal in einer modifizierten Längsachse und in der kurzen Achse in Aortenklappenebene dargestellt. Von apikal eignet sich besonders der 4-Kammerblick, in dem der Querdurchmesser im 2-D-Bild gemessen werden kann. Gut einsehbar ist der Trikuspidalklappenanulus auch von subkostal, sowohl im 4-Kammerblick als auch in der kurzen Achse. Hierbei lassen sich ganz überwiegend nur die septalen und anterioren Trikuspidalsegel registrieren. Sie ähneln denen des anterioren und posterioren Mitralsegels. In der **transösophagealen Untersuchung** kann die Trikuspidalklappe transgastrisch bei 90° und im 4-Kammerblick eingesehen werden. Die isolierte Beurteilung der Trikuspidalklappe ist aber zumeist schon von transthorakal ausreichend gegeben.

Pulmonalklappe, Pulmonalarterie und rechtsventrikulärer Ausflusstrakt

Der Hauptstamm der Pulmonalarterie entspringt an der Pulmonalklappe und verläuft anterior und senkrecht zur Aorta ascendens von rechts kaudal nach links kranial. Er teilt sich nach wenigen Zentimetern an der Bifurkation in rechte und linke Pulmonalarterie. Die Weite der rechten Pulmonalarterie kann echokardiographisch gut gemessen werden und dient als indirekter Parameter für das Vorhandensein einer chronischen Rechtsherzbelastung. In der **2-D-Untersuchung** werden die enddiastolischen Diameter des rechtsventrikulären Ausflusstrakts von parasternal (kurze oder lange Achse) bestimmt (☞ 20). **Dopplerechokardiographisch** stellt sich physiologischerweise der maximale Fluss im rechtsventrikulären Ausflusstrakt etwas langsamer dar (0,8–1,0 m/s) als im linksventrikulären. Dessen Beginn und Maximum treten im Herzzyklus etwas später auf. Diese Verspätung wird auch als interventrikuläres mechanisches Delay bezeichnet und hat für die Asynchroniediagnostik Bedeutung. In der **transthorakalen Untersuchung** werden der rechtsventrikuläre Ausflusstrakt und die Pulmonalarterie von parasternal in der kurzen Achse und in einer modifizierten Längsachse sowie von suprasternal untersucht. Die Messung des Durchmessers der rechten Pulmonalarterie gelingt von suprasternal nur bei guten Schallbedingungen. In der **transösophagealen Untersuchung** wird der rechtsventrikuläre Ausflusstrakt in seiner Längsachse bei 70° auf Vorhofebene gut eingesehen. In dieser Ableitung wird die enge anatomische Beziehung zur Aortenklappe, welche perpendikulär zum Ausstromtrakt liegt und orthogonal getroffen wird, deutlich. In dieser Ebene kann auch der erste Abschnitt des Truncus pulmonalis beurteilt werden. Weitere Abschnitte der Pulmonalarterie können dagegen nur von hoch transösophageal dargestellt werden. Hier ist die Bestimmung des Durchmessers der rechten Pulmonalarterie so gut wie immer möglich.

3.3.2 Linker Ventrikel

Der linke Ventrikel ist die größte Herzkammer und hat eine annähernd kegelförmige Form, deren Spitze abgerundet ist. In der **transthorakalen Untersuchung** wird der linke Ventrikel von parasternal in der langen und kurzen Achse, von apikal im 4-, 5-, 2- und 3-Kammerblick und von subkostal im 4-Kammerblick untersucht. In der kurzen Achse erscheint der linke Ventrikel rund, in der langen Achse ellipsoid. Man unterscheidet einen septalen Anteil von der freien linksventrikulären Wand, wo beide Papillarmuskeln ihren Ursprung haben. Sowohl der anterolaterale als auch der posteromediale Papillarmuskel geben Sehnenfäden zu jeweils beiden Mitralklappensegeln ab. Als **falsche Sehnenfäden** im linken Ventrikel werden fibröse Strukturen bezeichnet, die das Kavum des linken Ventrikels durchziehen. Im Bereich der Herzspitze sind sie häufig zu finden. Aufgrund des Nahfeldartefarkts ist der Apex die von transthorakal am schlechtesten darstellbare Region. Daher kann die Abgrenzung eines apikalen Thrombus schwierig sein. Hier empfiehlt sich die Gabe eines transpulmonalen Kontrastmittels (☞ 2.6.4).

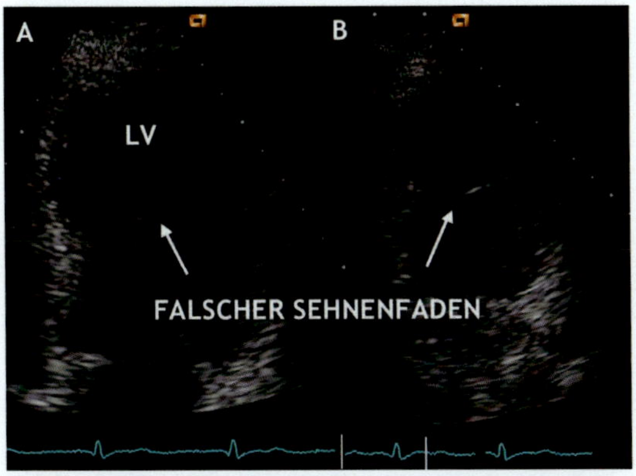

Abb. 3.24 Falscher Sehnenfaden. Echokardiographisch stellen sich falsche Sehnenfäden als lineare, echodichte Strukturen dar, die in mediolateraler Richtung sichtbar sind und quer durch den linken Ventrikel ohne Verbindung zum Mitralklappenhalteapparat ziehen. Während in der apikalen Standardeinstellung (A) der abgebildete falsche Sehnenfaden nur bedingt zur Darstellung kommt, werden dessen Ursprung und Ansatz durch eine modifizierte Achse gut einsehbar (B). LV = linker Ventrikel.

Die Untersuchung des linken Ventrikels nimmt eine zentrale Rolle in jeder echokardiographischen Untersuchung ein. In der **2-D-Untersuchung** wird die globale und regionale systolische Funktion durch Bestimmung von Größe und verschiedenen Volumina beurteilt. Die **systolische Funktion** wird regional als systolische Wandverdickung und Endokardeinwärtsbewegung beschrieben. Auch manche M-mode-Messungen geben indirekte Hinweise auf die systolische Funktion: So kommt es bei eingeschränkter systolischer Funktion zu einer Zunahme des EPSS-Abstandes, bedingt einerseits durch die linksventrikuläre Dilatation, andererseits durch die reduzierte Öffnungsbewegung des anterioren Mitralsegels bei erniedrigtem transmitralen Fluss. Ferner zeigt sich eine Einschränkung der anteroposterioren Bewegung der Aortenwurzel und des Mitralanulus in Richtung des Apex. Bei jeder echokardiographischen Untersuchung wird die **linksventrikuläre Ejektionsfraktion** bestimmt. Diese wird sowohl von der Vorlast als auch von der Nachlast beeinflusst und wird echokardiographisch niedriger gemessen als angiographisch (☞ 9.1). In jüngster Zeit hat auch die Analyse einzelner Segmente mittels **Gewebe-Doppler** an Bedeutung zugenommen, um eine intraventrikuläre Asynchronität nachzuweisen [13]. Unterschiede zwischen verschiedenen Wandsegmenten im zeitlichen Abstand zwischen dem Beginn des QRS-Komplexes und der regionalen Aktivierung werden hierfür herangezogen. Sowohl der Beginn als auch das Maximum der regionalen systolischen Geschwindigkeit werden als Messgrößen verwendet. Derzeit spricht man von regionalen elektromechanischen Delays (reg-EMDs), wenn Unterschiede von mehr als 65 ms zwischen verschiedenen Wandsegmenten nachweisbar sind. Allerdings sind diese Messungen noch Gegenstand wissenschaftlicher Untersuchung, so dass noch keine endgültigen Normwerte hierfür angegeben werden können (☞ 10.2.1).

Daneben werden in der 2-D-Untersuchung des linken Ventrikels dessen **Wandstärke** und damit verbundene Pathologien wie Hypertrophie, aneurysmatische Ausdünnung, Pseudoaneurysma, Ventrikelseptumdefekt u.a. diagnostiziert. Die Wandstärke des linken Ventrikels wird in der parasternal langen Achse im M-mode gemessen. Im klinischen Alltag wird

man häufiger mit einer linksventrikulären Hypertrophie konfrontiert, während eine linksventrikuläre Hypotrophie, also Wanddicken enddiastolisch unter 6 mm, in der Regel nur regional auf Infarktnarben begrenzt sind. Wichtig ist die Unterscheidung zwischen konzentrischer und regionaler (exzentrischer bzw. asymmetrischer) Hypertrophie.
Auch **Zusatzstrukturen** wie Thromben, Tumoren, Vegetationen und Spontankontrast müssen von der soliden linksventrikulären Wand abgegrenzt werden, was nicht immer einfach ist. Das Myokard ist bei optimaler Verstärkung weniger echogen als das Endokard oder das Epi-/Perikard. Ein Rückschluss von der Myokardhelligkeit auf histologische Veränderungen, z. B. bei Myokarditis oder Abstoßungsreaktion nach Herztransplantation, ist nur eingeschränkt möglich. Die einzige pathognomonische Texturveränderung findet man bei der kardialen Amyloidose (☞ 10.2.3).
Die Bestimmung der diastolischen Funktion ist Domäne der **Doppler-Echokardiographie**. Sie wird über das transmitrale Füllungsmuster und über die isovolumetrische Relaxationszeit erfasst. Dazu werden im apikalen 4-Kammerblick gepulste Doppler-Signale transmitral zwischen den Spitzen der beiden Mitralklappensegel bzw. zwischen Ein- und Ausflusstrakt abgeleitet. Die diastolischen Funktionsparameter sind heute von sehr großer Bedeutung bei der Verlaufskontrolle im Rahmen der Herzinsuffizienzbetreuung [14]. In der **transösophagealen Untersuchung** wird der linke Ventrikel in vielen Standardeinstellungen angeschnitten. Besondere Bedeutung, auch im intraoperativen Monitoring, haben der gastrale Kurzachsenblick und der tief transösophageale 4-Kammerblick. Insgesamt kann die Beurteilung der globalen systolischen Linksventrikelfunktion in der TEE schwieriger als in der TTE sein.

3.3.3 Rechter Ventrikel

Der rechte Ventrikel weist eine komplexe Geometrie auf. Er ähnelt einem an den Enden abgeflachten Pyramidenstumpf. Er ist stark trabekularisiert, kleiner als der linke und seine Spitze erreicht nicht ganz den Apex des Herzens, der vom linken Ventrikel gebildet wird. Auch die Papillarmuskeln sind schwieriger abzugrenzen als die des linken Ventrikels. Prinzipiell finden sich im rechten Ventrikel zwei größere Papillarmuskeln (jeweils ein anteriorer und posteriorer), dazu noch ein kleinerer Konus-Papillarmuskel.
Die Dicke des rechten Ventrikels wird an der freien Wand in einem modifizierten Kurzachsenschnitt gemessen. Unter dem **Moderatorband** versteht man einen prominenten muskulären Trabekel, der den rechtsventrikulären Apex kreuzt. Das Moderatorband enthält den rechten Schenkel im Reizleitungssystem. Er darf nicht als Tumor oder Thrombus fehlinterpretiert werden (☞ Abb. 3.25).
Die Bewegung des interventrikulären Septums wird durch das Ausmaß einer Rechtsherzdilatation bzw. -hypertrophie beeinflusst. Gleichen sich rechts- und linksventrikuläre Masse an, kommt es zu einer abgeflachten septalen systolischen Bewegung, bei weiterer Zunahme der rechtsventrikulären Druckerhöhung kommt es zu einer paradoxen Septumbewegung. Die Erweiterung des rechten Ventrikels ist prinzipiell dann gegeben, wenn sich dessen Größe der des linken Ventrikels angleicht oder diese gar überschreitet (RV/LV-Verhältnis ≥ 1).
In der **transthorakalen Untersuchung** wird der rechte Ventrikel von parasternal in der langen und kurzen Achse, von apikal im 4- und 5-Kammerblick, von subkostal im 4-Kammerblick und in der kurzen Achse untersucht.

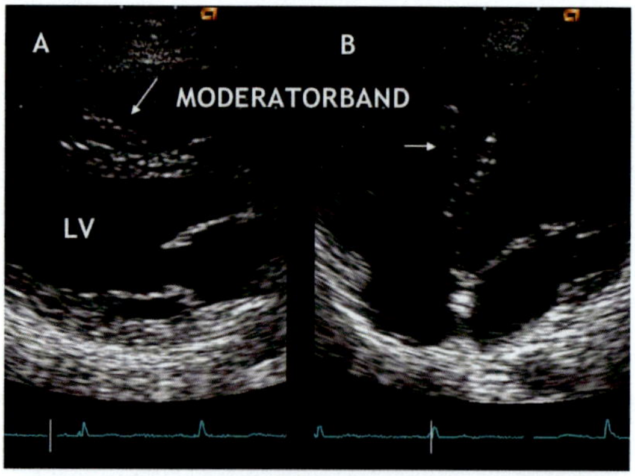

Abb. 3.25 Moderatorband. Dieser prominente rechtsventrikuläre Trabekel ist, durch Pfeile markiert, sowohl in der parasternal langen Achse (A) als auch im apikalen 4-Kammerblick (B) sichtbar.

Im apikalen und subkostalen 4-Kammerblick stellt sich der rechte Ventrikel als dreieckige Struktur dar, während er in der kurzen parasternalen Achse den linken Ventrikel gleichsam halbmondförmig umgreift. In der **transösophagealen Untersuchung** wird der rechte Ventrikel transgastral in der kurzen und langen Achse, im tief ösophagealen 4-Kammerblick bzw. auf Vorhofebene im Anschnitt der rechtsventrikulären Einstrom- und Ausflussbahn untersucht (☞ 12.1).

3.3.4 Vorhöfe, Lungenvenen und Hohlvenen

Linker Vorhof

Der linke Vorhof liegt am weitesten dorsal von allen vier Herzkammern. Zwischen den einmündenden Lungenvenen befindet sich ein glattwandiges Verbindungsstück, das auch als Lungenvenentrichter bezeichnet wird. Nach ventral geht das Kavum des linken Vorhofs in das linke Herzohr über, das zwischen dem Truncus pulmonalis und der Kammerbasis liegt. Als **lipomatöse Hypertrophie des interatrialen Septums** wird eine Akkumulation von fettreichem Gewebe im interatrialen Septum verstanden, die keinen Krankheitswert hat. Hierdurch entsteht eine charakteristische Verdickung des Vorhofseptums, die die Fossa ovalis ausspart und daher ein bilobuläres Erscheinungsbild aufweist. Differenzialdiagnostisch müssen vom interatrialen Septum ausgehende Tumore (Myxom, Lipom, Liposarkom) abgegrenzt werden. Zumeist handelt es hierbei um eine benigne Zufallsdiagnose, die nur in seltensten Fällen mit atrialen Arrhythmien assoziiert ist. Ein **Vorhofseptumaneurysma** zeigt eine kongenitale aneurysmatische Struktur, bei der typischerweise der Bereich der Fossa ovalis mit einbezogen ist. Anders als die lipomatöse Septumhypertrophie kann diese Anomalie durchaus Krankheitswert erlangen (☞ 13.2.2).

Bei den **Mm. pectinati des linken Herzohrs** handelt es sich echokardiographisch um kleine prominente Strukturen der Herzohrwand, die quer zur Längsachse verlaufen und von kleinen Thromben unterschieden werden müssen. Hier kann die farbkodierte Gewebe-Doppler-Darstellung differenzialdiagnostisch genutzt werden, da sich Thromben im Unterschied zu Mm. pectinati in ihrem Bewegungsmuster von dem der Vorhofwand unterscheiden. Meist zeigen Thromben eine verzögerte, also phasendifferente Bewegung und werden deshalb zumindest über gewisse Intervalle des Herzzyklus andersfarbig kodiert als die native Umgebung [15].

Eine zentrale Fragestellung der **transthorakalen 2-D-Untersuchung** ist die Bestimmung der Größe des linken Vorhofs. Diese wird als Standardparameter in der parasternal langen Achse über die M-mode-Bestimmung auf Aortenklappenhöhe gemessen. Dabei wird die Größe in anterior-posteriorer Ausdehnung bestimmt, die physiologischerweise 23–40 mm beträgt (bei einem Verhältnis der Vorhofgröße zum Aortenwurzeldurchmesser von < 1,3 darf der linke Vorhof bis 45 mm messen). Von apikal können optional sowohl die medial-laterale Dimension (normal 25–45 mm) als auch die superior-inferiore Dimension (34–61 mm) bestimmt werden. Bei der standardisierten Bestimmung des anterio-posterioren Durchmessers ist zu beachten, dass sich der Vorhof bei pathologischer Druckerhöhung oder beim Vorhofflimmern zunächst stärker in seiner apikobasalen Achse vergrößert. Die Größe des Vorhofs kann im apikalen 4-Kammerblick auch planimetrisch bestimmt werden. Diese Messung stellt jedoch kein etabliertes Verfahren mehr dar und wurde weitgehend verlassen.

Wichtig ist, dass von transthorakal nicht alle Anteile des linken Vorhofs eingesehen werden können. Insbesondere das linke Herzohr entzieht sich häufig der Begutachtung. Am ehesten ist es von apikal im 4- bzw. im 2-Kammerblick einsehbar. Die Darstellung des Herzohrs ist hingegen eine Domäne der **transösophagealen Echokardiographie**. Die Umschlagfalte zwischen linkem Herzohr und oberer linker Pulmonalvene kann eine kugelförmige, dichte Spitze aufweisen, die nicht mit einem Thrombus oder einer anderen Raumforderung verwechselt werden darf (☞ 15.5). In der transösophagealen Untersuchung können alle Abschnitte des linken Vorhofs eingesehen werden. Die Größenbestimmung erfolgt hier im transösophagealen 4-Kammerblick.

Rechter Vorhof

Diese dünnwandigste Herzkammer besteht aus zwei entwicklungsgeschichtlich verschiedenen Anteilen, die sich auch beim Erwachsenen echokardiographisch unterscheiden. Einerseits findet sich ein glattwandiges Verbindungsstück zwischen den beiden Hohlvenen, während der übrige Teil des rechten Vorhofs Muskelzüge beinhaltet, die als kleine Grate und Erhebungen gegen das Lumen vorspringen. Besonders stark ausgeprägt sind diese Muskelzüge im rechten Herzohr, wo sie als ein Maschenwerk das ganze Lumen durchsetzen. Diese beiden Anteile des rechten Vorhofs werden durch den Sulcus terminalis und die Crista terminalis abgegrenzt. In der Vorhofscheidewand, dem Septum interatriale, findet sich die Fossa ovalis, die normalerweise durch die Aneinanderlagerung des Septum primum und des Septum secundum verschlossen wird.

Chiari-Körper, bei starker Ausprägung mit multiplen fadenförmigen Anteilen auch als **Chiari-Netzwerk** bezeichnet, sind Überbleibsel der embryonalen Sinus-venosus-Klappe und werden bei 2–3% der normalen Herzen in der Autopsie gefunden. Diese hochmobile, z.T. membranartige Struktur erscheint echokardiographisch als eine undulierende Linie mit einer charakteristischen ungeordneten Beweglichkeit. Sie verläuft quer durch den rechten Vorhof vom Ostium der Vena cava inferior zum Eingang des Sinus coronarius. Diese Normvariante hat per se keinen Krankheitswert, allerdings treten Chiari-Körper gehäuft gemeinsam mit einem PFO und einem Vorhofseptumaneurysma auf (☞ 17.5.1).

Die **Eustachio-Klappe** wird auch als Klappe der Vena cava inferior (Valvula venae cavae inferioris) bezeichnet. Diese Struktur spielt in der Embryonalzeit eine Rolle, indem sie das Blut aus der Vena cava inferior durch das Foramen ovale in den linken Vorhof leitet. Eine persistierende Valvula venae cavae inferioris ist in der transösophagealen Echokardiographie bei etwa 25% der Erwachsenen zu sehen. Auch an der Mündung des Sinus coronarius befindet sich manchmal eine sog. **Thebesius-Klappe**, die echokardiographisch allerdings kaum zur Darstellung kommt.

In der **2-D-Untersuchung** kommen im rechten Vorhof häufig physiologische Strukturen

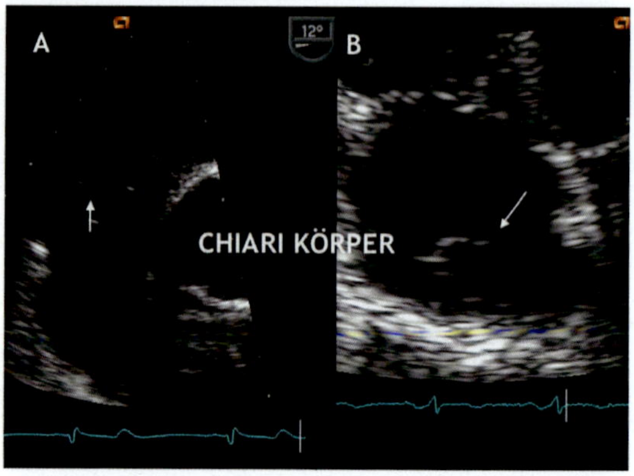

Abb. 3.26 TEE: Chiari-Körper. Dieses fadenförmige Gebilde wird, durch Pfeile markiert, sowohl in einer transthorakalen (A) als auch in der transösophagealen Einstellung (B) dargestellt.

zur Abbildung, die zu Fehlinterpretationen führen können. Dies betrifft z.B. eine stark ausgeprägte **Crista terminalis** (☞ Abb. 3.27), die u. U. ebenso wie ein Chiari-Körper oder die Eustachio-Klappe bei mangelnder Untersuchererfahrung fälschlicherweise als Zusatzstruktur angesehen werden können.

Neben diesen zusätzlichen Strukturen findet man sehr häufig ein **persistierendes Foramen ovale (PFO)**. Nur bei stattgehabter systemischer Embolie ist es daher angezeigt, nach einem PFO als Ursache einer paradoxen Embolie mittels TEE und Kontrastmittelgabe unter Valsalva-Manöver zu suchen. Farb-Doppler-echokardiographisch kann dagegen ein PFO in nur 5% aller Fälle nachgewiesen werden. Ebenfalls häufig finden sich im rechten Vorhof **Fremdstrukturen**, wie z.B. Schrittmacherelektroden oder pulmonale Einschwemmkatheter. Diese erzeugen im rechten Vorhof lineare, stark reflektierende Signale. Von diesen Strukturen können auch thrombotische Auflagerungen oder Vegetationen ausgehen.

Physiologischerweise herrscht im rechten Vorhof von allen Herzkammern der **niedrigste Druck**. Daher wird in der Regel die hämodynamische Bedeutung eines Perikardergusses zuerst durch eine diastolische Kompression des rechten Vorhofs echokardiographisch erkennbar. Steigt der Druck im rechten Vorhof über den im linken an, kommt es zu einer Balonierung des interatrialen Septums in Rich-

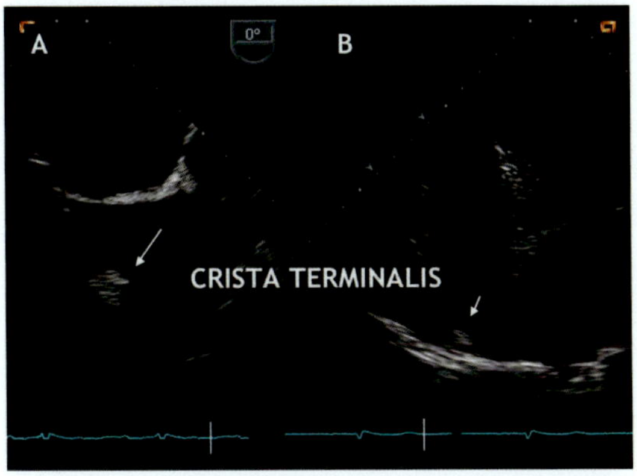

Abb. 3.27 TEE: Crista terminalis. Diese Trennlinie zwischen glattwandigem und trabekuliertem rechten Vorhof ist bei manchen Individuen besonders stark ausgeprägt. Durch Pfeile markiert, wird diese sowohl in einer transthorakalen (A) als auch in der transösophagealen Einstellung (B) dargestellt.

tung linker Vorhof. Dies ist bei allen Formen der pulmonalen Hypertonie der Fall.
In der **transthorakalen Untersuchung** wird der rechte Vorhof von parasternal in einer modifizierten langen und kurzen Achse, von apikal standardisiert im 4-, 5-Kammerblick und von subkostal im 4-Kammerblick dargestellt. In der **transösophagealen Untersuchung** stellt sich der Vorhof im 4-Kammerblick dar und kann hier auch parallel zur Trikuspidalklappe endsystolisch vermessen werden. Besonders bedeutsam ist auch die Beurteilung des Vorhofseptums, welches u. a. in der bikavalen Einstellung sehr gut eingesehen werden kann.

Lungenvenen

Die **2-D-Untersuchung** der Pulmonalvenen ist limitiert auf deren Einmündung in den linken Vorhof. So können überzählige oder fehlmündende Lungenvenen diagnostiziert werden. Pulmonalvenenstenosen sind selten und zumeist iatrogen durch eine Ablation zur Unterdrückung von Vorhofflimmern entstanden. Von klinischer Bedeutung ist die Untersuchung des pulmonalvenösen Einstromprofils mittels **Doppler-Echokardiographie** zur diastolischen linksventrikulären Funktionsbeurteilung (☞ 9.3.1). In der **transthorakalen Untersuchung** werden in den linken Vorhof einmündende Pulmonalvenen von apikal im 4-, 5- und 3-Kammerblick und bei guten Schallbedingungen von suprasternal untersucht. Selten lassen sich in der parasternal kurzen Achse auf Aortenklappenebene die beiden linksseitigen Pulmonalvenen darstellen. Insgesamt ist die Beurteilung der Lungenvenen von transthorakal stark eingeschränkt und manchmal nicht möglich. Verlässlicher ist deren Abbildung in der **transösophagealen Echokardiographie**. Die Einmündung der oberen linken Pulmonalvene ist, in unmittelbarer Nachbarschaft zum linken Herzohr gelegen, besonders gut darstellbar.

Hohlvenen

Die Hohlvenen sind die kaliberstärksten Venen des Körpers. Die Vena cava inferior erreicht an ihrer Mündung in den rechten Vorhof einen Durchmesser von 3 cm. Eine **linksseitig persistierende obere Hohlvene** findet man bei 0,3–0,5% aller Individuen und bei 3–10% der Patienten mit anderen kongenitalen Herzerkrankungen. Hierbei handelt sich um eine entwicklungsgeschichtliche Variante, bei der das venöse Blut der oberen Körperhälfte über eine linksseitig verlaufende Vena cava in den Sinus coronarius mündet, dessen Dilatation gut in parasternalen und apikalen Ableitungen sichtbar wird. Selten drainiert eine linksseitig persistierende obere Hohlvene über den Sulcus atrioventricularis in den rechten oder auch den linken Vorhof. Ein sicherer Nachweis gelingt durch Injektion von Kontrastmittel in eine linke Armvene, wobei zuerst der Sinus coronarius und erst in weiterer Folge der rechte Vorhof kontrastiert wird (☞ Abb. 3.28).
Von besonderer klinischer Bedeutung ist die Beurteilung des Durchmessers und der respiratorischen Variabilität der Vena cava inferior mittels **2-D-Echokardiographie**. So kann der rechtsatriale Druck abgeschätzt werden (Tab. 3.4). Wird bei normaler Respiration keine Veränderung festgestellt, wird der Patient zur tiefen Inspiration aufgefordert. Auch bei Perikardtamponade kommt es zu einem venösen Rückstau mit fehlendem inspiratorischen Kollaps.

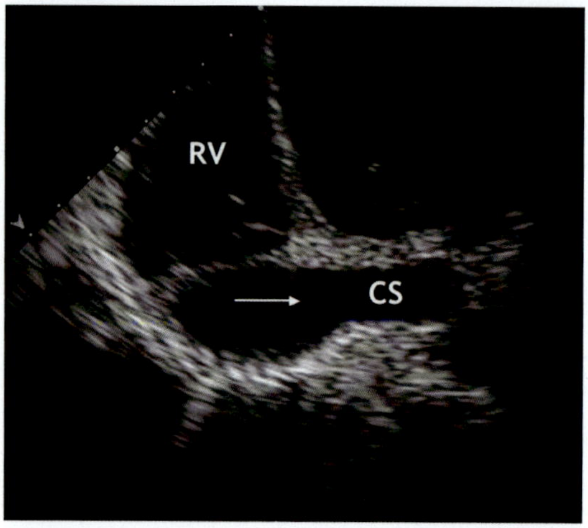

Abb. 3.28 Erweiterter Sinus coronarius bei persistierender linker Vena cava superior. Die Einmündung des erweiterten Sinus coronarius, bedingt durch eine persistierende linke Vena cava superior, in den rechten Vorhof ist durch einen Pfeil markiert. Der endgültige Nachweis dieser Normvariante gelingt durch Injektion von Kontrastmittel in eine linke Armvene. CS = Sinus coronarius; RV = rechter Ventrikel.

Doppler-echokardiographisch kann sowohl in der Vena cava superior (suprasternale Ableitung) und in der Vena cava inferior oder in den Lebervenen (subkostale Ableitung) das rechtsatriale Füllungsprofil untersucht werden. Es kommt zu einer (größeren) systolischen und (geringeren) diastolischen antegraden Füllung, gefolgt von einer Flussumkehr bedingt durch die Vorhofkontraktion.
Der Längsverlauf der Vena cava inferior und deren Einmündung in den rechten Vorhof (eventuell auch eine Eustachio-Klappe) können gut **transthorakal** von subkostal abgebildet werden. Ebenso ist im apikalen 4-Kammerblick am unteren rechten Rand des rechten Vorhofs die Vena cava inferior zu erkennen. Deren Einmündung liegt inferior des Sinus coronarius. Farb-Doppler-echokardiographisch lässt sich auch der Einstrom in den rechten Vorhof visualisieren. Im Gegensatz dazu ist transthorakal die Vena cava superior nur eingeschränkt von suprasternal zu beurteilen. Hierfür muss die Standardeinstellung der Aorta ascendens etwas nach rechts anguliert werden. Die Vena cava superior stellt sich dann in unmittelbarer Nachbarschaft etwas anterior der Aorta ascendens dar. Die Einmündung der Vena cava superior in den rechten Vorhof und mögliche fehlmündende Lungenvenen in diesem Bereich können dagegen sehr gut von **transösophageal** dargestellt werden (☞ 13.2.5).

Tab. 3.4 Untersuchung der Vena cava inferior.

Vena cava inferior	Durchmesser bei Inspiration	geschätzter RA-Druck (mmHg)
Schmal (< 1,5 cm)	Kollaps	0–5
Normal (1,5–2,5 cm)	Verkleinerung > 50%	5–10
Normal	Verkleinerung < 50%	10–15
Erweitert (> 2,5 cm)	Verkleinerung < 50%	15–20
Erweitert (> 2,5 cm) und dilatierte Lebervenen	Keine Veränderung	> 20

3.3.5 Aorta descendens

Die thorakale Aorta descendens beginnt mit dem Abgang der A. subclavia sinistra und endet beim Durchtritt durch das Zwerchfell. In der **transthorakalen Untersuchung** kann die Aorta descendens eingeschränkt im ersten Abschnitt von suprasternal und im weiter distalen Verlauf ergänzend auch von subkostal untersucht werden. Eine verlässliche Beurteilung gelingt naturgemäß nur in den posterioren Ableitungen der **transösophagealen Untersuchung**, da aufgrund der engen anatomischen Verbindung fast die gesamte Aorta thoracalis in hervorragender Bildqualität dargestellt werden kann. Seitenäste können allerdings nur eingeschränkt beurteilt werden. Diagnostiziert werden sehr häufig eine **intimale Verdickung** und **atherosklerotische Veränderungen**. Mit Progression der Atherosklerose kommt es zur Bildung von Plaques, die schließlich aufbrechen und somit sehr mobil werden können. Von klinischer Relevanz sind vor allem der Nachweis und Ausschluss einer **Dissektion** und deren Vorstufen, wie das intramurale Hämatom oder das penetrierende Aortenwandulkus (☞ 11.5 und 11.6). Reverberationen als die Beurteilung erschwerende Erscheinungen spielen im Unterschied zur Aorta ascendens bei der Aorta descendens kaum eine Rolle.

Literatur

1. Erbel R, Kneissl GD, Schweizer P, Lambertz HJ, Engberding R. Qualitätsleitlinien in der Echokardiographie. Herausgegeben vom Vorstand der Deutschen Gesellschaft für Kardiologie – Herz- und Kreislaufforschung. Z Kardiol 1997; 86: 387–403.
2. Cheitlin MD, Armstrong WF, Aurigemma GP et al. ACC/AHA/ASE 2003 guideline update for the clinical application of echocardiography – summary article: a report of the American College of Cardiology/American Heart Association Task Force on Practice Guidelines. Circulation 2003; 108: 1146–62.
3. Roelandt JR. A personal ultrasound imager (ultrasound stethoscope). A revolution in the physical cardiac diagnosis. Eur Heart J 2002; 23: 523–7.
4. Sonderegger-Iseli K, Burger S, Muntwyler J, Salomon F. Diagnostic errors in three medical eras: a necropsy study. Lancet 2000; 335: 2027–31.
5. Pitzalis MV, Iacoviello M, Romito R et al. Cardiac resynchronization therapy tailored by echocardiographic evaluation of ventricular asynchrony. J Am Coll Cardiol 2002; 40: 1615–22.
6. Spittell PC, Ehrsam JE, Anderson L, Seward JB. Screening for abdominal aortic aneurysma during transthoracic echocardiography in a hypertensive patient population. J Am Soc Echocardiogr 1997; 10: 722–7.
7. Daniel WG, Erbel R, Visser CA et al. Safety of transoesophageal echocardiography. A multicenter survey of 10.419 examinations. Circulation 1991; 83: 817–21.
8. Kallmeyer IJ, Collard CD, Fox JA, Body SC, Shernan SK. The safety of intraoperative transesophageal echocardiography: a case series of 7200 cardiac surgical patients. Anesth Analg 2001; 92: 1126–30.
9. Hoffmann R. Positionspapier zu Qualitätsstandards in der Echokardiographie. Z Kardiol 2004; 93: 975–86.
10. Quinones MA, Douglas PS, Foster E et al. ACC/AHA clinical competence statement on echocardiography. A report of the American College of Cardiology/American Heart Association/American College of Physicians-American Society of Internal Medicine Task Force on Clinical Competence. J Am Soc Echocardiogr 2003; 16: 379–402.
11. Gardin JM, Adams DB, Douglas PS et al. Recommendations for a Standardized Report for Adult Transthoracic Echocardiography: A Report from the American Society of Echocardiography's Nomenclature and Standards Committe and Task Force for a Standardized Echocardiography Report. J Am Soc Echocardiogr 2002; 15: 275–90.
12. Klein AL, Burstow DJ, Tajik AL et al. Age-related prevalence of valvular regurgitation in normal subjects: a comprehensive color flow examination of 118 volunteers. J Am Soc Echocardiogr 1990; 3: 54–63.
13. Penicka M, Bartunek J, De Bruyne B et al. Improvement of left ventricular function after cardiac resynchronization therapy is predicted by tissue Doppler imaging echocardiography. Circulation 2004; 109: 978–83.
14. Pinamonti B, Zecchin M, Di Lenarda A, Gregori D, Sinagra G, Camerini F. Persistence of restrictive left ventricular filing pattern in dilated cardiomyopathy: an ominous prognostic sign. J Am Coll Cardiol 1997; 29: 604–12.
15. Bartel T, Müller S, Nesser HJ, Möhlenkamp S, Bruch C, Erbel R. Usefulness of motion patterns identified by tissue Doppler echocardiography for diagnosing various cardiac masses, particularly valvular vegetations. Am J Cardiol 1999; 84: 1428–33.

Erkrankungen der Mitralklappe 4

Silvana Müller

4.1 Grundlagen der echokardiographischen Diagnostik

Im Vergleich zu den übrigen Herzklappen zeigt die Mitralklappe mit ihren Segeln, dem Ring und dem Klappenhalteapparat eine komplexe Anatomie. Daher ist eine Untersuchung in mehreren Schnittebenen und häufig neben der transthorakalen Echokardiographie (TTE) auch eine transösophageale Untersuchung (TEE) erforderlich. Insbesondere wegen der Fortschritte auf dem Gebiet der rekonstruktiven Klappenchirurgie sollte eine differenzierte morphologische und funktionelle Bewertung der einzelnen Lobi („Scallops") der Segel erfolgen.

4.1.1 Anatomie, Nomenklatur und Klassifikation

Die Mitralklappe besteht aus einem anterioren und einem posterioren Segel (AML, PML), den Chordae tendineae, den Papillarmuskeln und dem Mitralring (☞ Abb. 4.1).

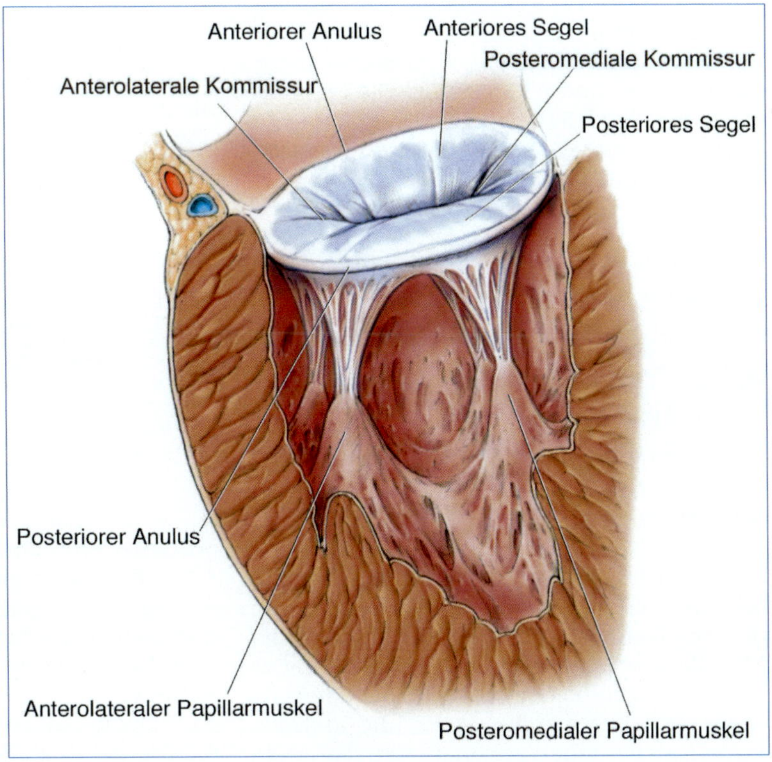

Abb. 4.1 Anatomische Darstellung der Mitralklappenteile sowie der Teile des Klappenhalteapparates.
Posteriores Mitralklappensegel: P1 = anteriores Segment; P2 = mittleres Segment; P3 = posteriores Segment.
Anteriores Mitralklappensegel: A1 = anteriores Segment; A2 = mittleres Segment; A3 = posteriores Segment; AK = anterolaterale Kommissur; PK = posteromediale Kommissur.

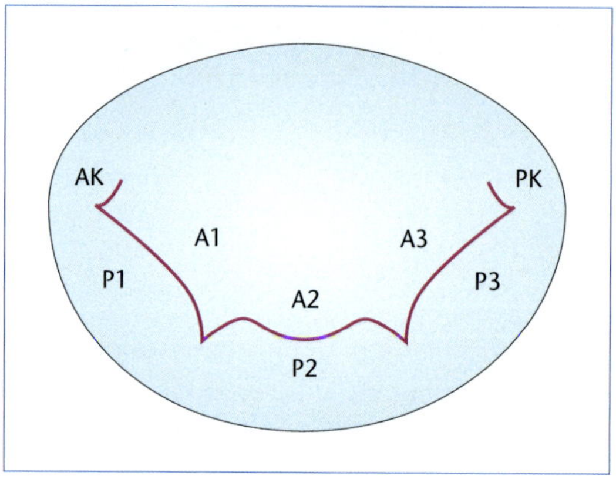

Abb. 4.2 Schematische Darstellung der Mitralklappensegmente nach Carpentier.

Im Wesentlichen werden 2 Schemata zur weiteren detaillierten anatomischen Beschreibung der Mitralklappe unterschieden. Neben der Klassifikation nach Duran [1] wird vor allem das Schema nach Carpentier [2] (☞ Abb. 4.2) in der Echokardiographie und Herzchirurgie angewendet. Danach wird das posteriore Segel in 3 Segmente (P1, P2, P3) unterteilt. Obwohl sich das anteriore Mitralklappensegel anatomisch nicht in Segmente gliedert, wird es ebenso formal in A1, A2 und A3 unterteilt. Die Form des anterioren Segels ähnelt einem Dreieck und die des posterioren Segels einem Viereck. Das anteriore Segel nimmt mit ca. 2/3 den größeren Anteil der Klappenfläche ein. Die beiden Segel berühren sich in der anterolateralen und posteromedialen Kommissur und sind dort ca. 3–8 mm verschmolzen (☞ Abb. 4.2).

Tab. 4.1 Systematische Untersuchung der Mitralklappe mittels TTE und TEE.

TTE	TEE	Mitralklappensegmente
Apikaler 5-Kammerblick	5-Kammerblick	A1, P2 (unterer Ösophagus) A2, P2
Apikaler 4-Kammerblick	4-Kammerblick 40–50°	A3, A2, P1
	2-Kammerblick anterior 75–90° 1 Koaptationspunkt (LAA sichtbar)	P3, A3, A2
Apikaler 2-Kammerblick	2-Kammerblick 75–90° (Kommissurenblick) 2 Koaptationspunkte (LAA sichtbar)	P3, A2, P1
	2-Kammerblick anterior 75–90° (kein Koaptationspunkt)	P3, P2, P1
	2-Kammerblick 100–110°	P2, A2, A1
Parasternaler Längsachsenschnitt	Längsachsenschnitt 120–140°	P2, A2
Parasternaler Kurzachsenschnitt	Transgastraler Blick 0°	Alle
	Transgastraler Blick 90°	P3, A2, P1

TTE = transthorakale Echokardiographie; TEE = transösophageale Echokardiographie; LAA = linkes Herzohr.

4.1.2 Transthorakale und transösophageale Echokardiographie

Schnittebenen

Die Untersuchung der Mitralklappe sollte systematisch erfolgen (☞ Tab. 4.1). Den Beginn der echokardiographischen Beurteilung der Mitralklappe bildet immer die Darstellung in der TTE. Hier bieten sich die **parasternale lange** und **kurze Achse** sowie die apikalen Ebenen als besonders geeignete Schnitte an. In der parasternalen langen Achse kommen die mittleren Segmente des AML und PML, das A2- und P2-Segment zur Darstellung. Im **2-, 3-, 4- und 5-Kammerblick** können auch die anderen Segmente dargestellt werden.
Den Ausgangspunkt sollte hier immer der **3-Kammerblick** mit Darstellung des A2- und P2-Segments bilden. Das P1- und das A1-Segment grenzen an das linke Herzohr und stel-

len den lateralen, das P3- und A3-Segment den medialen Anteil der Klappe dar. Im **apikalen** wie auch im **transösophagealen 2-Kammerblick** verläuft die Schnittebene durch das P1-, das P3- und das A2-Segment.

Die TEE ergänzt die Darstellung in der TTE und ermöglicht in den meisten Fällen eine genaue Zuordnung des jeweiligen pathologischen Befundes zu den einzelnen Segmenten. Schwierigkeiten können in der TEE insbesondere bei Pathologien der Kommissuren oder dann, wenn verschiedene Segmente betroffen sind, auftreten. Im **transösophagealen 4- und 5-Kammerblick** sowie in der **120°-Einstellung (3-Kammerblick)** werden in der Summe ebenfalls alle Segmente abgebildet. In der **parasternalen** wie auch **gastralen kurzen Achse** kann das Mitralostium morphologisch und funktionell beurteilt werden.

Die Papillarmuskeln sowie die Sehnenfäden können sowohl mittels TTE als auch TEE dargestellt werden. In der **parasternalen langen Achse** kommt der posteromediale und im **apikalen 4-Kammerblick** der anterolaterale Papillarmuskel im **Längsschnitt** zur Darstellung. In der **parasternalen kurzen Achse** in mittventrikulärer Höhe werden beide Papillarmuskeln quer geschnitten. Am besten und mit der höchsten Detailauflösung lässt sich der gesamte Klappenhalteapparat in der TEE und hier in der **transgastralen langen Achse** darstellen. Schallkopfnah erscheint der komplette Längsschnitt des posteromedialen Papillarmuskels, schallkopffern des anterolateralen Papillarmuskels. Dabei lässt sich der Verlauf jedes einzelnen Sehnenfadens besonders genau verfolgen.

4.1.3 Darstellung im M- und B-mode

Die Untersuchung der Mitralklappe im M-mode war die erste klinische Anwendung der Echokardiographie (☞ Abb. 4.3). Es zeigt sich das typische **M-förmige diastolische Bewegungsmuster** der Mitralklappe. Das posteriore Segel bewegt sich spiegelbildlich zum anterioren. Unterschreitet der Druck im linken Ventrikel den im linken Vorhof, kommt es zu einer abrupten anterioren Bewegung des anterioren Mitralklappensegels. Die maximale Öffnungsamplitude wird in der frühen Diastole im Punkt E erreicht. Es schließt sich eine passive Schließungsbewegung der Klappensegel bis zum Punkt F an. Nach der Vorhofkontraktion zeigt die Mitralklappe eine erneute Öffnungsbewegung mit dem Maximum im Punkt A. Mit der Vorhoferschlaffung setzt eine erneute Schließungsbewegung ein, welche im Punkt B erkennbar wird. Mit Beginn der isovolumetrischen Kontraktion schließt sich der Punkt C an.

Sowohl im M- als auch im B-mode können bei verschiedenen Mitralklappenerkrankungen Abweichungen vom normalen Bewegungsmuster sowie morphologische Klappenauffälligkeiten (z. B. Fibrosierungen, Verkalkungen, Thromben, Vegetationen, Perforationen) dargestellt werden.

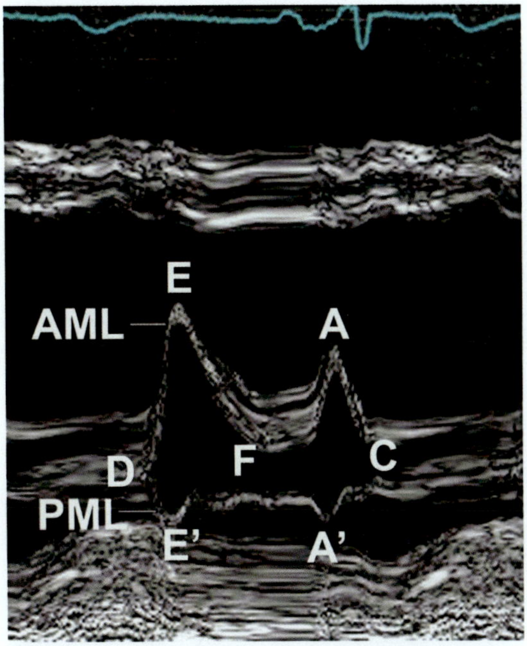

Abb. 4.3 M-mode-Darstellung der Mitralklappe. Das anteriore Segel zeigt ein M- und das posteriore Segel ein W-förmiges Bewegungsmuster. D = Beginn der Öffnungsbewegung; E = maximale Öffnungsbewegung; F = passive frühdiastolische Schließungsbewegung; A = Vorhofkontraktion mit anschließender erneuter Öffnungsbewegung; C = Mitralklappenschluss; E' und A' = gegenläufige Öffnungsbewegung des hinteren Mitralkappensegels.

4.1.4 Doppler-Untersuchung

Spektral-Doppler

Mittels PW-Doppler sollte zunächst routinemäßig im Rahmen der linksventrikulären Funktionsanalyse das diastolische Flussprofil abgeleitet werden. Der CW-Doppler dient v. a. zur Beurteilung von Stenoseflüssen. Darüber hinaus können aber auch bei Insuffizienzen aus dem Doppler-Flussspektrum (Form, Geschwindigkeit, Intensität) Informationen zur Schweregradbeurteilung gewonnen werden.

Farb-Doppler

Der Farb-Doppler ermöglicht eine erste Orientierung über die transmitralen Flussverhältnisse und dient darüber hinaus vornehmlich zur Aufdeckung von Regurgitationen an der Mitralklappe.

4.1.5 Dreidimensionale (3-D-) Echokardiographie

Der potenzielle Informationsgewinn durch die 3-D-Echokardiographie besteht darin, dass morphologische und funktionelle Pathologien der Mitralklappe in jeder beliebigen Schnittebene untersucht und dargestellt werden können. Das pathophysiologische Verständnis bei verschiedenen Mitralklappenerkrankungen wird dadurch erleichtert.

4.1.6 Stress-Echokardiographie

Die Durchführung einer Stress-Echokardiographie kann vor allem bei Patienten mit einer Mitralstenose hilfreich für die weitere Behandlungsstrategie sein.
Die Stressprovokation kann entweder physikalisch (Fahrradergometer) oder pharmakologisch (Dobutamin) erfolgen. Dabei wird die Belastung alle 3 Minuten um 25 Watt bzw. 5 µg/kg/min gesteigert.

4.2 Mitralstenose

4.2.1 Morphologie und Hämodynamik

Ätiologie

Die Mitralstenose gilt als das am häufigsten erworbene Klappenvitium. Ursachen einer Mitralstenose sind in der großen Mehrzahl der Fälle **postrheumatisch** [3] bedingte Veränderungen (**rheumatische Mitralstenose**), die zur Kalzifizierung und schließlich zur Verplumpung bis hin zur Bewegungsunfähigkeit der Segel und damit zur Stenose führen. Dabei kommt es erst zur Klappenstenose, wenn die Kommissuren und Chordae tendineae verklebt und verdickt sowie die Segel verkürzt sind.
Daneben können auch ausgeprägte Ringverkalkungen zu einer **kalzifizierten Mitralstenose** [4] führen. Seltenere Ursachen stellen **kongenitale Klappenveränderungen** [5] dar. Vom linken Vorhof (z. B. **linksatriales Myxom**), der Mitralklappe oder dem linken Ventrikel ausgehende **Tumoren** können ebenfalls zu einer Behinderung des diastolischen Einstroms in den linken Ventrikel führen [6, 7, 8].

Hämodynamische Veränderungen

Der verminderte diastolische Einstrom durch die stenosierte Mitralklappe führt zu einer Drucksteigerung im linken Vorhof sowie im rechten Herzen. Im weiteren Verlauf entwickelt sich eine postkapilläre pulmonale Hypertonie, und das ausgeworfene linksventrikuläre Volumen ist vermindert.

4.2.2 Diagnostik und Schweregradbestimmung

M-mode

Das typische M-mode-echokardiographische Kennzeichen stellt die **Parallelbewegung** des vorderen und hinteren Segels in der parasternalen kurzen und langen Achse dar. Ein **verminderter EF-Slope, diastolische Mehrfachechos** und eine **reduzierte DE-Amplitude** sind

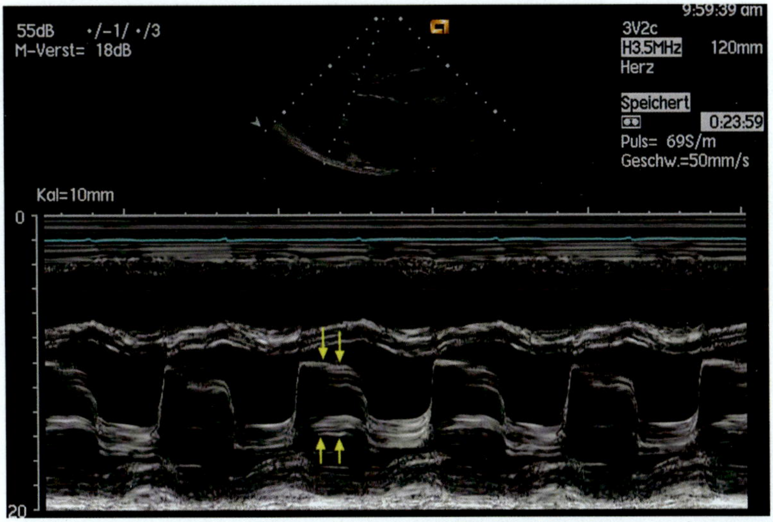

Abb. 4.4 Typische Parallelbewegung der Klappensegel im M-mode bei der Mitralstenose.

weitere Kriterien des M-mode für eine Mitralstenose (☞ Abb. 4.4). Darüber hinaus ist eine **Dilatation des linken Vorhofs** und ggf. auch des **rechtsventrikulären Ausflusstraktes** und der **rechten Pulmonalarterien** messbar.

B-mode

In der 2-D-Bildgebung können die morphologischen Veränderungen den einzelnen Anteilen des Klappenapparates eindeutig zugeordnet werden und die Klappenöffnungsbewegung kann qualitativ und quantitativ beurteilt werden. Dabei erfolgt die Diagnostik der Mitralstenose anhand folgender pathologischer Kriterien:

- **Verdickte, deformiert erscheinende Segel**, zunächst basal und nahe den Kommissuren, im fortgeschrittenen Stadium auch an den Segelenden und mit Kalzifizierungen.
- **Doming des AML** im parasternalen Längsachsenschnitt und im 4-Kammerblick (☞ Abb. 4.5): diastolisches Aufballonieren des AML bei insgesamt eingeschränkter Öffnungsbewegung infolge des Druckgradienten zwischen dem linken Vorhof und dem linken Ventrikel.
- **Fusion der Kommissuren.**
- **Verminderung der MÖF**, deren Bestimmung im parasternalen Kurzachsenschnitt **planimetrisch** [9] erfolgt (☞ Abb. 4.6). Dabei wird das planimetrische Verfahren durch die Schwierigkeit des Auffindens der kleinsten Öffnungsfläche in der Bildebene sowie aufgrund der z.T. erheblich morphologisch veränderten Mitralklappensegel und die so erschwerte Darstellbarkeit der Klappenöffnung limitiert.

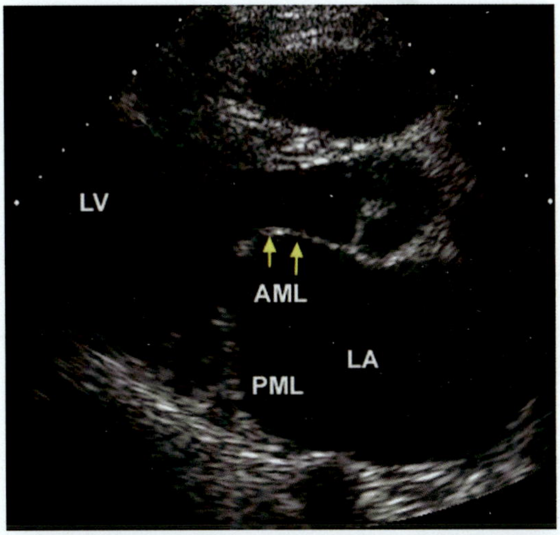

Abb. 4.5 Diastolisches Ballonieren („Doming") des anterioren Mitralklappensegels im parasternalen Längsachsenschnitt. LA = linker Vorhof; LV = linker Ventrikel; PML = posteriores Mitralklappensegel; AML = anteriores Mitralklappensegel.

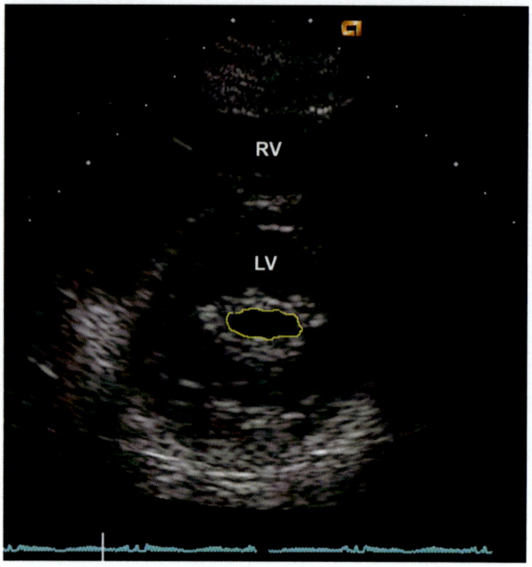

Abb. 4.6 Planimetrische Bestimmung der Mitralklappenöffnungsfläche im parasternalen Kurzachsenschnitt. LV = linker Ventrikel; RV = rechter Ventrikel.

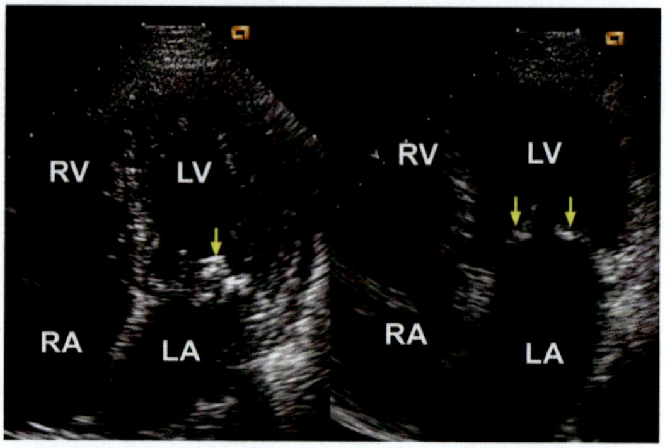

Abb. 4.7 Postrheumatische (rechts) und kalzifizierte (links), bedingte Mitralklappenstenose. LA = linker Vorhof; LV = linker Ventrikel; RA = rechter Vorhof; RV = rechter Ventrikel.

Merke
Zur Überschätzung bei der planimetrischen Bestimmung der MÖF kann es kommen, wenn der Schallkopf zu weit nach apikal gekippt ist. In diesem Fall wird das AML im Bereich des „Doming" geschnitten und die Schnittebene liegt somit leicht oberhalb der eigentlichen Mitralklappenöffnung. Eine zu hoch gewählte Gain-Verstärkung und ein reduziertes Schlagvolumen kann zu einer Unterschätzung der MÖF führen.

Merke
Bei der rheumatischen Mitralstenose gehen die morphologischen Veränderungen von den Klappenrändern aus, sind an den Kommissuren besonders stark ausgeprägt und betreffen beide Segel gleichermaßen. Im Unterschied zur kalzifizierten Mitralstenose, bei welcher der anteriore Ring ausgespart ist, zeigt sich eine Verkalkung des gesamten Klappenringes (☞ Abb. 4.7).

Infolge der Vorhofdilatation entwickelt sich zudem **Vorhofflimmern**, das, wenn keine Antikoagulation erfolgt, in ca. 10–15% zur Bildung von **Vorhofthromben**, insbesondere im linken Herzohr, führen kann. Bei hochgradiger und insbesondere lange bestehender Mitralstenose (natürlicher Verlauf ohne Therapie) kommt es zur Verkleinerung, Wandverdünnung und schließlich zur Atrophie des linken Ventrikels, was heute in den entwickelten Industrieländern jedoch kaum noch zu beobachten ist. Im Allgemeinen ist die Ejektionsfraktion bei der Mitralstenose nicht beeinträchtigt, wenn keine anderen Störungen vorliegen.

Farb-Doppler

Bei der Mitralstenose lässt sich in der Regel ein turbulenter diastolischer Einstrom ableiten (☞ Abb. 4.8).

Spektral-Doppler

Doppler-echokardiographisch kann die MÖF mit Hilfe der **Druckhalbwertszeitmethode** [10] bestimmt werden. Dazu wird zunächst die maximale, durch die Stenose verursachte Turbulenz im Farb-Doppler aufgesucht und der CW-Doppler-Strahl genau in diese Turbulenz unter laufender Farb-Doppler-Bildgebung positioniert. Das auf diese Weise abgeleitete Spektral-Doppler-Signal zeigt einen diastolischen Fluss, der zur späten Diastole hin abnimmt. Es entsteht ein **Slope**, dessen Steilheit durch die Geschwindigkeitshalbwertszeit angegeben wird. Dabei gilt: Je kleiner die MÖF ist, umso

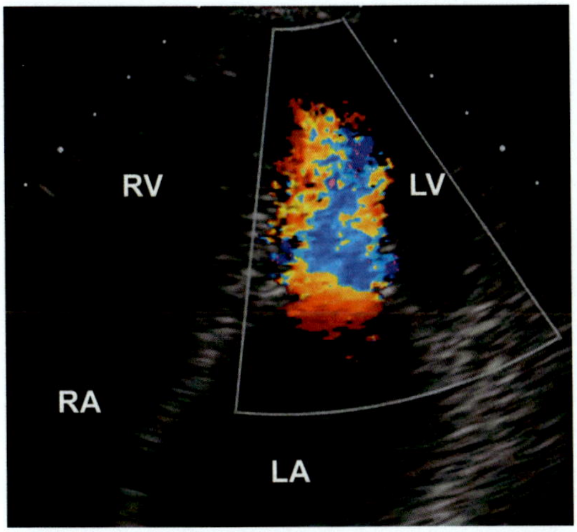

Abb. 4.8 Darstellung des turbulenten diastolischen Einstroms durch die stenosierte Mitralklappe im Farb-Doppler. LA = linker Vorhof; LV = linker Ventrikel; RA = rechter Vorhof; RV = rechter Ventrikel.

langsamer ist der Druckabfall. Aus dieser Druckhalbwertszeit kann unter Verwendung einer empirischen Formel die MÖF genau errechnet werden (☞ Abb. 4.9).
Kommt es zu einem nichtlinearen (konvex oder konkav) diastolischen Doppler-Signal, so ist bei der Bestimmung der Druckhalbwertszeit darauf zu achten, dass der mittdiastolische Slope verwendet und entsprechend extrapoliert wird (☞ Abb. 4.10).

Merke
Die Druckhalbwertszeit ist frequenz- und lastabhängig. Bei einer gleichzeitig bestehenden Aorteninsuffizienz oder einer verringerten Compliance des linken Ventrikels wird die MÖF überschätzt.

Des Weiteren kann die MÖF mittels **Kontinuitätsgleichung** [11] über die Bestimmung des transaortalen Schlagvolumens und das Geschwindigkeits-Zeitintegral in der Mitralklappe berechnet werden. Die Kontinuitätsgleichung ist jedoch nicht mehr gültig, wenn gleichzeitig eine der beiden Klappen insuffizient ist, da dann der Fluss über beiden Klappen nicht mehr identisch ist. Die Anwendung der Kontinuitätsgleichung zur Berechnung der MÖF ist aus diesem Grund deutlich eingeschränkt. Ebenfalls mit Limitationen behaftet ist die **PISA-Konvergenzmethode** [12] zur Be-

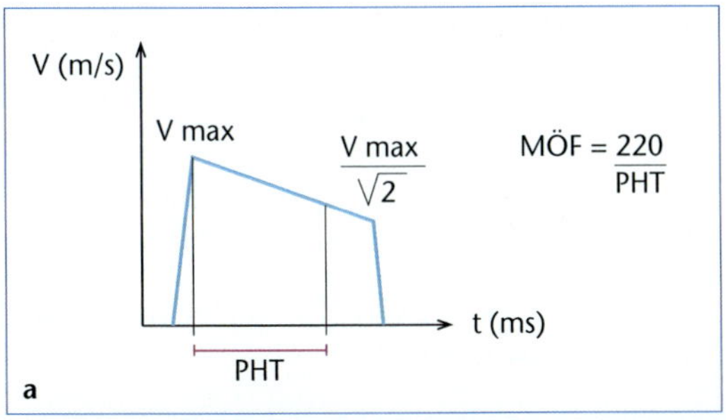

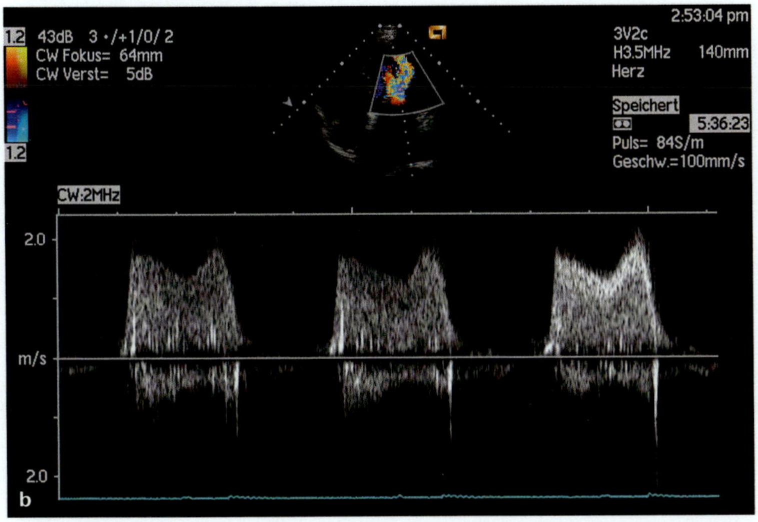

Abb. 4.9a, b Bestimmung der Druckhalbwertszeit mittels kontinuierlichem Doppler sowie Berechnung der Mitralklappenöffnungsfläche. MÖF = Mitralöffnungsfläche; PHT = „pressure-half-time", V = Flussgeschwindigkeit; t = Zeit.

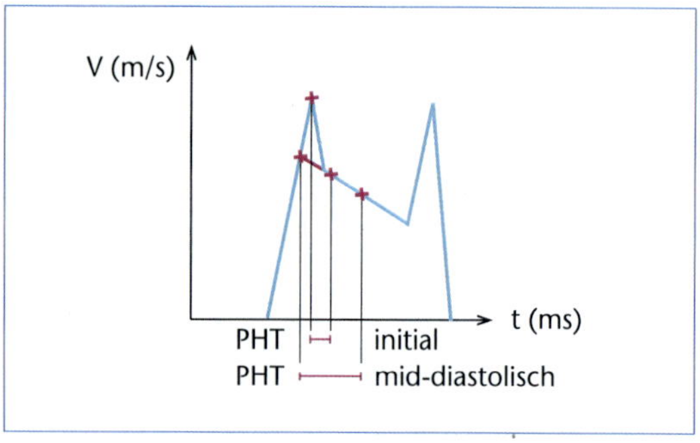

Abb. 4.10 Bestimmung der Druckhalbwertszeit bei nichtlinearem, diastolischem Doppler-Signal. PHT = „pressure-half-time“, V = Flussgeschwindigkeit; t = Zeit.

rechnung der MÖF. Zwar ist sie im Vergleich zur Druckhalbwertszeitmethode genauer bei einer gleichzeitig bestehenden Aorteninsuffizienz, aber durch die kompliziertere Durchführung und andere Faktoren wie z.B. eine notwendige Winkelkorrektur in ihrer Anwendbarkeit limitiert.
Ebenfalls aus dem Spektral-Doppler-Profil kann der **mittlere diastolische Druckgradient** [13] berechnet werden. Dazu wird der diastolische Anteil des Signals des CW-Doppler-Signals umfahren und über die **modifizierte Bernoulli-Gleichung** der diastolische Druckgradient berechnet.

Merke
Der mittlere diastolische Druckgradient wird bei einer begleitenden Mitralinsuffizienz (Pendelblut) überschätzt und bei einem geringen Schlagvolumen bzw. falscher Anlotung des Mitraleinstromsignals unterschätzt.

Bei Vorhofflimmern ist darauf zu achten, dass bei der Bestimmung des mittleren diastolischen Druckgradienten die gemessenen Werte variabel sind. Die Messung sollte deshalb mehrfach erfolgen und die Werte sollten gemittelt werden.

Merke
Zur Schweregradbeurteilung der Mitralstenose sollten die MÖF immer mittels Planimetrie und Druckhalbwertszeit sowie der mittlere diastolische Druckgradient bestimmt werden. Bei divergenten Ergebnissen wird die zusätzliche Anwendung die PISA-Konvergenzmethode bzw. die Kontinuitätsgleichung zur Berechnung der MÖF empfohlen.

Einteilung der Schweregrade

Die Graduierung der Stenose erfolgt anhand der Mitralklappenöffnungsfläche (MÖF), des gemessenen mittleren diastolischen Druckgradienten (☞ Tab. 4.2) sowie des Ausmaßes der bestehenden Rechtsherzbelastung. Ein sehr verlässliches Maß dafür stellt der berechnete systolische pulmonalarterielle Druck dar (☞ Tab. 4.3), der über den maximalen Druckgradienten im Jet der relativen Trikuspidalinsuffizienz zuzüglich des geschätzten rechtsatrialen Drucks ermittelt wird.

Klinische Wertigkeit der Stress-Echokardiographie bei der Mitralstenose

Die Stress-Echokardiographie ist bei Patienten mit einer Mitralstenose hilfreich, deren Symp-

Tab. 4.2 Schweregradeinteilung der Mitralstenose.

Schweregrad	Mittlerer diastolischer Druckgradient [mmHg]	MöF [cm²]	DHZ [m/s]
Leichtgradig (I°)	< 5 m	> 1,5	100–150
Mittelgradig (II°)	6–12	1,0–1,5	150–220
Hochgradig (III°)	> 12	< 1,0	> 220

MÖF = Mitralklappenöffnungsfläche; DHZ = Druckhalbwertszeit.

Tab. 4.3 Schweregradbeurteilung der Mitralstenose entsprechend der bestehenden pulmonalen Hypertonie. PAP_s = systolischer pulmonalarterieller Druck.

Schweregrad	PAP_s in Ruhe [mmHg]	PAP_s unter Belastung [mmHg]
Leichtgradig (I°)	< 50	< 60
Mittelgradig (II°)	> 50	< 60
Hochgradig (III°)	> 70	> 80

tome nicht mit den unter Ruhebedingungen bestimmten echokardiographischen Stenosekriterien korrelieren. Folglich ergibt sich die Indikation für die Durchführung einer Stressechokardiographie bei der Mitralstenose bei [14]:

- Asymptomatischen Patienten mit einer hochgradigen Mitralstenose in Ruhe.
- Symptomatischen Patienten mit einer gering- bis mittelgradigen Mitralstenose in Ruhe.
- Patienten nach Mitralkommissurotomie zur Verlaufsbeurteilung.

Bewertungskriterien sind die MÖF, der mittlere diastolische Druckgradient und der systolische pulmonalarterielle Druck, welche während der Belastung bestimmt werden.

Transösophageale Echokardiographie und Valvuloplastie

Eine TEE sollte bei der Mitralstenose vor allem dann durchgeführt werden, wenn der Schweregrad transthorakal nicht sicher eingeschätzt werden kann oder aber bei einer isolierten rheumatischen Mitralstenose als Therapieform eine **perkutane Mitralklappenvalvuloplastie** erwogen wird. Neben der exakten Beurteilung einer begleitenden Mitralinsuffizienz, die bei einer hämodynamisch wirksamen Form eine Kontraindikation für eine Valvuloplastie darstellt, müssen Vorhofthromben ausgeschlossen werden.

Anhand des **Wilkins-Score** [15] (☞ Tab. 4.4) wird dann die Mitralstenose als für eine Mitralklappenvalvuloplastie geeignet oder ungeeignet klassifiziert. Dabei werden die Klappensegelmotilität, der subvalvuläre Apparat, die Segeldicke und das Ausmaß der Klappenverkalkung mit jeweils 1–4 Punkten bewertet. Der Score ergibt sich aus der Summe aller **4 Kriterienwerte** (maximal 16, minimal 4). Bei einem Score-Wert von bis zu 8 ist ein gutes Ergebnis zu erwarten. Darüber hinaus ist die Morphologie der Kommissuren (Fusion und Kalzifizierung) für das Ergebnis der Valvuloplastie von Bedeutung (☞ Tab. 4.5) [16]. Dementsprechend ist bei einem **Kommissuren-Score-Wert** von 0–1 mit einer erfolgreichen Valvuloplastie zu rechnen.

Tab. 4.4 Wilkins-Score zur echokardiographischen Einschätzung des zu erwartenden Dilatationsergebnisses vor einer Mitralklappenvalvuloplastie.

	Motilität	Subvalvulärer Apparat	Segeldicke	Kalzifikation
Punkte	**1–4**	**5–8**	**9–12**	**13–16**
1	Nur Segelspitzen restriktiv	Geringe Verdickung	4–5 mm	Singuläre echoreiche Zone
2	Segelbasis und Mitte mobil	Verdickung bis 1/3 der Chordaelänge	Mitte normal, Rand 5–8 mm verdickt	Mehrere echoreiche Zonen
3	Doming	Verdickung über 1/3 der Chordaelänge	Durchgehend 5–8 mm verdickt	Bis in die Mitte der Segel
4	Keine diastolische Vorwärtsbewegung	Verdickung und Verkürzung bis zum Papillarmuskel	Starke Verdickung mehr als 8–10 mm	Mehr als die Hälfte der Segel

Tab. 4.5 Bestimmung des Kommissuren-Scores.

Kommissuren-Score	Kommissurenmorphologie
0	Keine Kommissurenfusion oder Kalzifizierung beider Kommissuren oder Fusion der einen Kommissur und Kalzifizierung der anderen Kommissur
1	Partielle Fusion einer Kommissur aber keine Fusion oder Kalzifizierung der anderen Kommissur
2	Ausgedehnte Fusion einer Kommissur aber keine Fusion oder Kalzifizierung der anderen Kommissur oder partielle Fusion beider Kommissuren
3	Ausgedehnte Fusion einer Kommissur bei partieller Fusion der anderen Kommissur ohne Kalzifizierung
4	Ausgedehnte Fusion beider Kommissuren ohne Kommissurenkalzifizierung

Wird eine Mitralklappenvalvuloplastie geplant, müssen die Kommissuren ausgemessen werden, um die **Ballongröße** zu bestimmen. Dazu wird die Distanz zwischen anterolateraler und posteromedialer Kommissur ausgemessen. Wird der Ballon zu groß gewählt, kann es unter der Klappensprengung zum Einriss der Kommissuren kommen. Bei Verwendung eines zu kleinen Ballons bleibt die Sprengung ineffektiv. Unter der interventionellen Behandlung, die meist in mehreren Stufen, d. h. mit mehreren Ballons hintereinander durchgeführt wird, kann jeweils mittels TTE sofort überprüft werden, ob die Sprengung effektiv war und ob eine Mitralinsuffizienz neu hinzugetreten ist oder eine bestehende Regurgitation zugenommen hat (☞ 18.3.4).

Merke

Die Bestimmung der MÖF mittels Druckhalbwertszeit unmittelbar nach der Mitralklappenvalvuloplastie ist aufgrund einer verringerten Compliance des linken Ventrikels nur eingeschränkt möglich.

3-D-echokardiographische Beurteilung der Mitralstenose

In einer Auswahl von parallelen Schnittebenen durch die stenosierte Klappe kann im „paraplane-mode" die kleinste Klappenöffnung zur Planimetrie ausgewählt werden [17] (☞ Abb. 4.11). Eine Überschätzung der MÖF kann so vermieden werden. Einer breiteren Anwendung dieser Methode für diese Fragestellung steht bisher noch der größere zeitliche und technische Aufwand der 3-D-Echokardiographie entgegen.

In diesem Zusammenhang stellt die **Echtzeit-3-D-Echokardiographie** sicherlich einen Fortschritt dar, da sie sehr gut mit den konventionellen Messungen verbunden werden kann. Die Echtzeit-3-D-Echokardiographie steht derzeit ausschließlich als transthorakales Untersuchungsverfahren zur Verfügung.

Management der Mitralstenose

Entsprechend den Richtlinien der AHA (18) besteht die Indikation zur operativen (Mitralklappenersatz, Mitralkommissurotomie) oder interventionellen Therapie (perkutane Mitralklappenvalvuloplastie) bei:

- Symptomatischen Patienten mit einer MÖF < 1,5 cm^2.
- Asymptomatischen Patienten mit einer MÖF < 1,5 cm^2 und einem systolischen pulmonalarteriellen Druck von > 50 mmHG.
- Symptomatischen Patienten mit einer MÖF > 1,5 cm^2 und einem mittleren diastolischen Druckgradienten > 15 mmHg, einem pulmonalarteriellen Verschlussdruck von > 25 mmHg und einem pulmonalarteriellen Druck von > 60 mmHg unter Belastung.

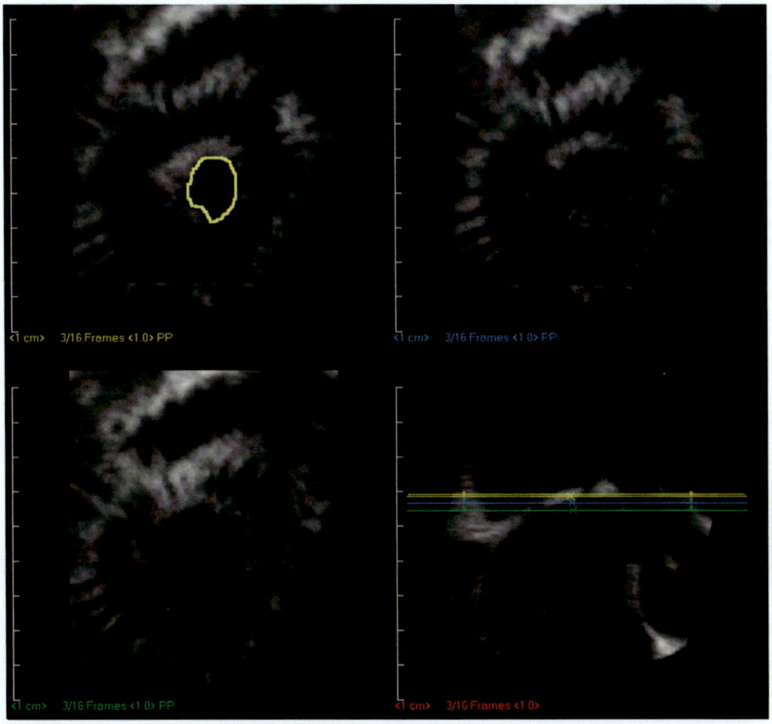

Abb. 4.11 Bestimmung der Mitralklappenöffnungsfläche im 3-D-Datensatz. Planimetrie der Klappenöffnungsfläche in der Schnittebene mit der kleinsten Klappenöffnung.

4.3 Mitralinsuffizienz

4.3.1 Ätiologie und Hämodynamik

Wie bei der Mitralstenose sind auch bei der Mitralinsuffizienz die **angeborenen Ursachen** selten (☞ 4.3.5). Die **erworbene Mitralinsuffizienz** ist die weitaus häufigere Form. Folgende Ursachen kommen in Betracht [19]:

- Rheumatische Mitralinsuffizienz.
- Ischämische Mitralinsuffizienz.
- Relative bzw. funktionelle Mitralinsuffizienz bei dilatativer Kardiomyopathie.
- Bakterielle Endokarditis.
- Degenerative Mitralklappenringverkalkung.
- Mitralklappenprolaps.
- Mitralinsuffizienz bei hypertropher Kardiomyopathie.
- Medikamentös.

Hämodynamische Veränderungen

Das durch die Mitralinsuffizienz bedingte **Pendelvolumen** führt zu einer Volumenzunahme und Druckerhöhung im linken Vorhof sowie retrograd über die Pulmonalvenen auch im Lungenkreislauf. Das effektive Herzzeitvolumen ist verringert. Die bestehende **linksventrikuläre Volumenbelastung** wird über den Frank-Starling-Mechanismus zunächst noch kompensiert. Im weiteren Verlauf nimmt die myokardiale Kontraktilität jedoch infolge zunehmender systolischer Wandspannung ab.

4.3.2 Funktionelle Einteilung der Mitralinsuffizienz

In einer von Carpentier vorgeschlagenen Klassifikation werden weniger die zugrunde liegende Ätiologie der Mitralklappenerkrankung als vielmehr funktionelle Aspekte berücksichtigt [20] (☞ Abb. 4.12). Entsprechend der Segelmobilität werden Typ I–III unterschieden.

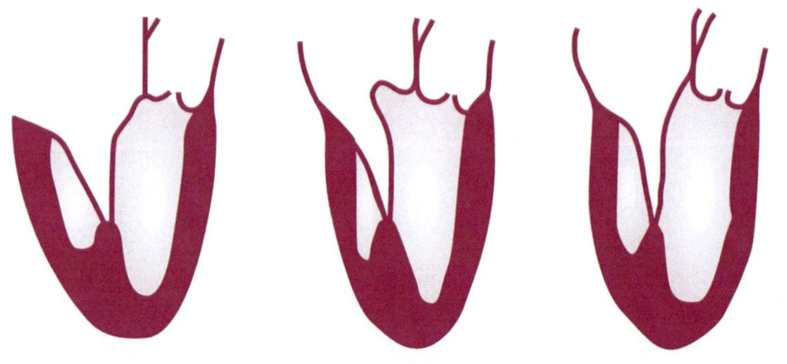

Abb. 4.12 Funktionelle Klassifikation der Mitralinsuffizienz nach Carpentier [20]. Typ I, normale Segelbewegung; Typ II, Segelprolaps; Typ III, restriktive Segelbewegung.

Während beim **Typ I** die Segelmobilität normal ist, besteht die Mitralinsuffizienz infolge einer Ringdilatation, Segelperforation (endokarditisch) oder Segelspaltbildung (meist im anterioren Segel). Bei **Typ II** liegt eine exzessive Segelmotilität vor, verursacht durch eine Elongation oder Ruptur der Sehnenfäden bzw. der Papillarmuskeln oder Anomalien der Klappensegel (myxomatöse Veränderungen). Eine restriktive Segelmotilität als Folge einer Kommissurenfusion, Segelverdickung bzw. Sehnenfädenfusion oder Verdickung im Rahmen rheumatischer Klappenveränderungen kennzeichnet den **Typ III**.

4.3.3 Mitralinsuffizienztypen – diagnostische Untersuchungskriterien

Rheumatische Mitralinsuffizienz

Obwohl die **rheumatische Schädigung** der Mitralklappe meist zu einer Stenose führt, kann insbesondere beim Befall des subvalvulären Apparates durch eine Verdickung und Fibrosierung der Sehnenfäden, die dann zu einer Retraktion der Mitralklappensegel führt, auch eine Insuffizienz entstehen. Ebenso kann sich ein Mitralklappenprolaps infolge einer Elongation, Ruptur oder Retraktion eines Sehnenfades entwickeln. Fast immer ist hierbei das anteriore Segel betroffen.

Mitralklappenprolaps

Erstmals durch **Barlow** und **Bosman** in den 60er Jahren beschrieben, stellt der **Mitralklappenprolaps** die häufigste Ursache der Mitralinsuffizienz dar. Aufgrund mangelhafter und nicht einheitlicher diagnostischer Kriterien wurde seine Häufigkeit mit 5–15% in der Vergangenheit lange Zeit erheblich überschätzt. Jüngere Studien [21] belegen lediglich eine Prävalenz von 1–2% in der erwachsenen Bevölkerung.
In der heute gültigen Definition wird der Mitralklappenprolaps als systolisches Prolabieren von Anteilen eines oder beider Mitralklappensegmente in den linken Vorhof beschrieben.

Merke
Durch die dreidimensionale, sattelförmige und nichtplanare Struktur des Mitralklappenringes (☞ Abb. 4.13) kann ein Prolaps bei ausschließlicher Darstellung im 4-Kammerblick vorgetäuscht werden und sollte aus diesem Grund für die endgültige Diagnosestellung auch immer im parasternalen Längsschnitt abgebildet werden [22].

Insbesondere bei der M-mode-Darstellung der Mitralklappe im parasternalen Längsschnitt ist darauf zu achten, dass der Schallstrahl die Mitralklappe senkrecht trifft.

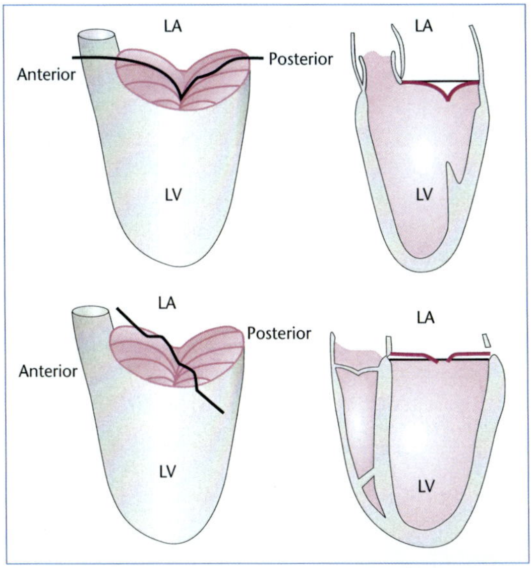

Abb. 4.13 Schematische Darstellung der Sattelform des Mitralklappenrings. Die höchsten Punkte liegen anterior und posterior mit konkaver Sattelebene. Die tiefsten Punkte befinden sich medial und lateral mit konvexer Sattelebene. Der 4-Kammerblick zeigt deshalb diese Sattelkonvexität auch bei der normalen Mitralklappe (unten). In der langen Achse ist dieser Prolaps nicht erkennbar.

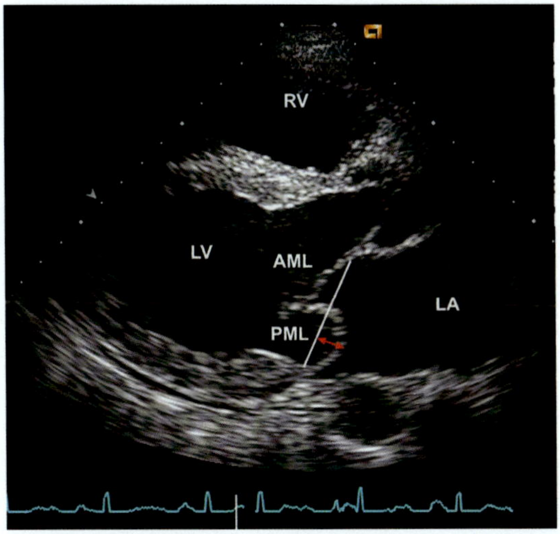

Abb. 4.14 Parasternale Längsachsendarstellung eines Mitralklappenprolaps: systolisches Prolabieren des posterioren Mitralklappensegels in den linken Vorhof um mehr als 2 mm in Bezug auf die Mitralklappenringebene. LA = linker Vorhof; LV = linker Ventrikel; RV = rechter Ventrikel; AML = anteriores Mitralklappensegel; PML = posteriores Mitralklappensegel.

Merke

Ein Mitralklappenprolaps kann im M-mode vor- getäuscht werden, wenn der Schallkopf in kraniokaudaler Richtung auf die Segel gerichtet wird und beim hämodynamisch bedeutsamen Perikarderguss infolge der veränderten Gesamtbewegung des Herzens („swinging heart").

Es werden 2 Formen des Prolaps unterschieden. Die **klassische Form** wird als ein Prolaps von mehr als 2 mm und eine Verdickung von 5 mm (☞ Abb. 4.14) definiert. Bei der **nicht-klassischen Form** ist keine Verdickung der Mitralklappe nachweisbar.

Es wird empfohlen, die Segeldicke diastolisch in der parasternalen langen Achse zu bestimmen [29] (☞ Abb. 4.15). Das Segment P1 wird entsprechend dem Carpentier-Schema (☞ Abb. 4.2) bei der Lokalisation des Prolaps als Referenzpunkt betrachtet, da in diesem Segment nur sehr selten ein Prolaps auftritt. Meist findet der Prolaps erst mitt- oder spätsystolisch statt (☞ Abb. 4.16).

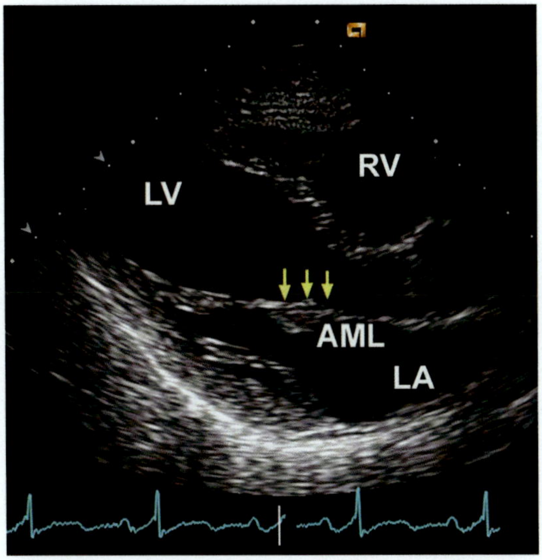

Abb. 4.15 Myxomatös verdicktes anteriores Mitralklappensegel mit einer Segeldicke > 5 mm im parasternalen Längsschnitt. LA = linker Vorhof; LV = linker Ventrikel.

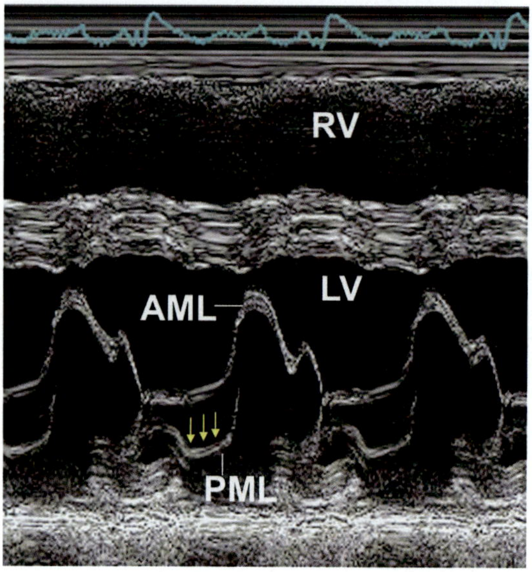

Abb. 4.16 M-mode-Darstellung eines mittsystolischen Prolapses des PML. RV = rechter Ventrikel; AML = anteriores Mitralklappensegel; PML = posteriores Mitralklappensegel.

Pathomorphologisch und unter Berücksichtigung der entsprechenden histologischen Veränderungen wird der **Morbus Barlow** vom Prolaps infolge eines **fibroelastischen Defizits** differenziert [22] (☞ Abb. 4.18).

Beim Mitralklappenprolaps infolge eines **fibroelastischen Defizits** ist das prolabierende Areal verdickt und die übrigen Klappenanteile sowie die Sehnenfäden sind dünner und transparenter als normal und neigen aus diesen Gründen auch zur Ruptur. Meistens ist das hintere Segel involviert.

Die Mitralklappensegel beim **Morbus Barlow** sind myxomatös verdickt und durch exzessives, in den Vorhof prolabierendes Klappengewebe gekennzeichnet. Histologisch handelt es sich um eine Verdickung und Proliferation der Spongiosaschicht mit einer vermehrten Ansammlung von Glukosaminoglykanen. Meist sind beide Segel betroffen. Die Sehnenfäden sind elongiert oder rupturiert. Der freie Schließungsrand des prolabierenden Klappensegments unterschreitet dabei systolisch nicht die Klappenringebene. Wie Abbildung 4.17 zeigt, kann der M. Barlow auch mit einem Prolaps vergesellschaftet sein. Dies führt dann fast immer zu einer hämodynamisch bedeutsamen Mitralinsuffizienz.

Sowohl beim M. Barlow als auch beim Prolaps infolge eines fibroelastischen Defizits ist der Klappenring dilatiert. Eine Ruptur mehrerer Sehnenfäden verursacht meist ein **„Flail Mitral Leaflet"** (☞ Abb. 4.18). Es unterscheidet sich vom Prolaps dadurch, dass auch der freie Schließungsrand des betroffenen Segels und die daran anhaftenden rupturierten Sehnenfäden systolisch in den linken Vorhof zurückschlagen.

Der **Schweregrad der Mitralinsuffizienz** ist von der **Symmetrie** bzw. **Asymmetrie** des **Prolaps** abhängig. Während das Prolabieren beider Segel nicht zu einer bedeutsamen Mitralinsuffizienz führen muss, ist der Prolaps nur eines Segels meist mit einer höhergradigen Regurgitation verbunden.

Merke

Die Wahrscheinlichkeit einer hochgradigen Mitralinsuffizienz ist beim asymmetrischen Prolaps deutlich höher als beim symmetrischen Prolaps.

Da beim Mitralklappenprolaps im Fall eines chirurgischen Eingriffes meist eine Klappenrekonstruktion erwogen wird, muss echokardiographisch eine anatomisch exakte Zuordnung des prolabierenden Segmentes getroffen werden. Dies ist jedoch nur bei einer systematischen Untersuchung der Mitralklappe (☞ 4.1.2) zuverlässig möglich.

Der Prolaps kann das posteriore und/oder das anteriore Segel und/oder die Kommissuren betreffen. Am häufigsten ist der Prolaps des P2-Segments des hinteren Segels (☞ Abb. 4.19,

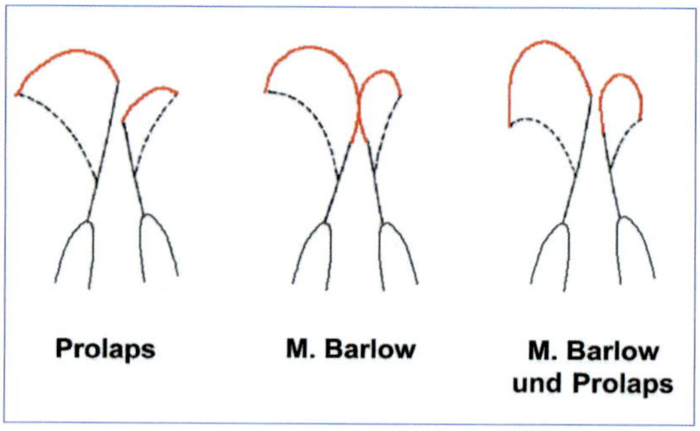

Abb. 4.17 Schematische Darstellung des Mitralklappenapparates beim M. Barlow, beim Prolaps und bei der Kombination von Prolaps und M. Barlow.

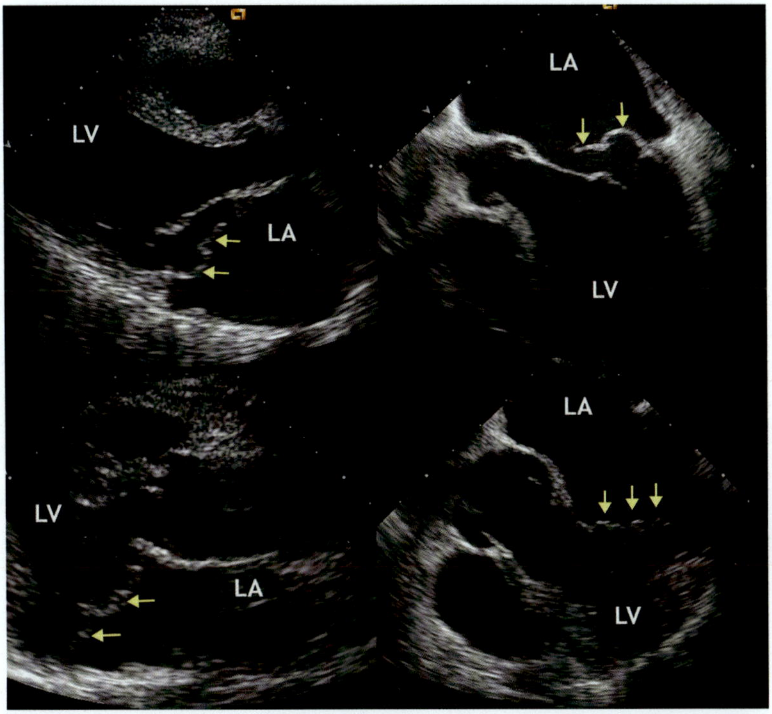

Abb. 4.18 Degenerative Mitralklappenerkrankung – echokardiographische Differenzierung (transthorakale und transösophageale Untersuchung). Oben: fibroelastisches Defizit bei „Flail Leaflet" des posterioren Segels mit Sehnenfadenruptur. Unten: M. Barlow mit myxomatöser Verdickung beider Segel sowie Darstellung von exzessivem, in den Vorhof prolabierendem Klappengewebe. LA = linker Vorhof; LV = linker Ventrikel.

Abb. 4.20). Die anatomische Zuordnung des prolabierenden Segments ist umso schwieriger, je mehr Segmente befallen sind und wenn die Kommissuren beteiligt sind.
Hilfreich bei der Lokalisierung des Prolapses ist der **Verlauf des Regurgitationsjets**.

Merke
Die Richtung des Regurgitationsjets ist dem prolabierenden Klappensegel entgegengesetzt (☞ Abb. 4.21).

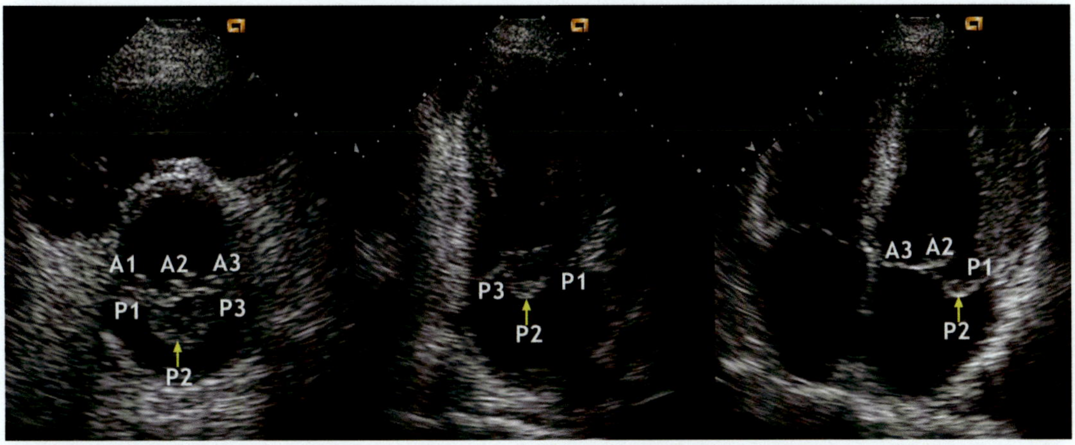

Abb. 4.19 Prolaps des mittleren Segments des posterioren Mitralklappensegels. Transthorakale Dartstellung in verschiedenen Schnittebenen: Parasternale kurze Achse (links), 2-Kammerblick (Mitte), 4-Kammerblick (rechts).
Posteriores Mitralklappensegel: P1 = anteriores Segment; P2 = mittleres Segment; P3 = posteriores Segment.
Anteriores Mitralklappensegel: A1 = anteriores Segment; A2 = mittleres Segment; A3 = posteriores Segment.

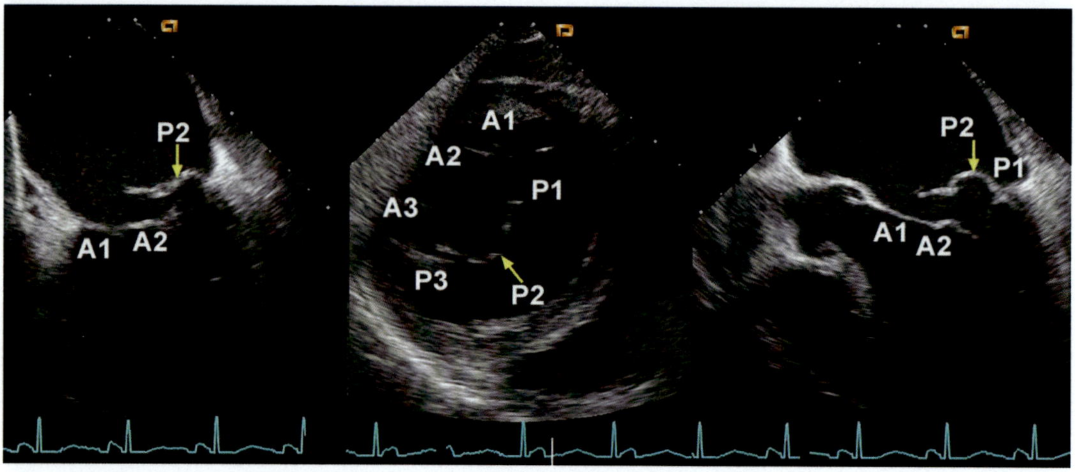

Abb. 4.20 „Flail Leaflet" des mittleren Segments des posterioren Mitralklappensegels infolge Sehnenfadenruptur. Transösophageale Darstellung in verschiedenen Schnittebenen: 2-Kammerblick (links), transgastrische kurze Achse (Mitte), 5-Kammerblick (rechts).
Posteriores Mitralklappensegel: P1 = anteriores Segment; P2 = mittleres Segment; P3 = posteriores Segment.
Anteriores Mitralklappensegel: A1 = anteriores Segment; A2 = mittleres Segment; A3 = posteriores Segment.

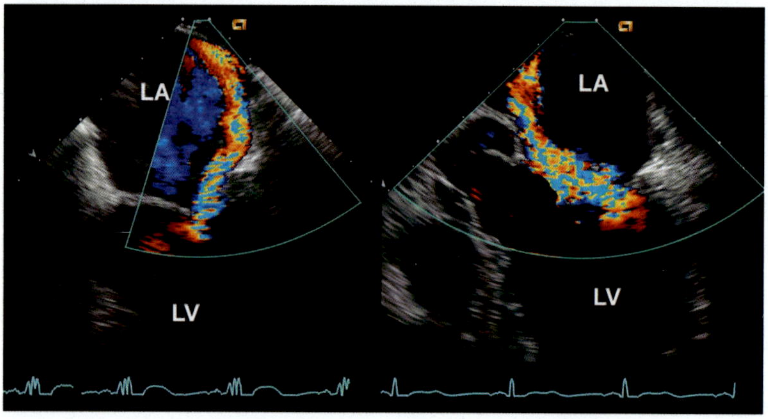

Abb. 4.21 Mitralklappenprolaps und Richtung des Regurgitationsjets. Prolaps des anterioren Segels (links). Prolaps des posterioren Segels (rechts). LA = linker Vorhof; LV = linker Ventrikel.

Ischämische Mitralinsuffizienz

Die chronische ischämische Mitralinsuffizienz tritt in Form einer **Papillarmuskeldysfunktion** auf und ist überwiegend durch ein restriktives Bewegungsmuster der Klappensegel (Typ III nach Carpentier) bedingt. Es kommt zu einer Verlagerung der Papillarmuskeln bzw. der Klappenkoaptationspunkte nach apikal und posterior und somit zu einer veränderten Geometrie des Mitralklappenringes mit oder ohne Ringdilatation (☞ Abb. 4.22). Die Bestimmung der sog. „Tenting Area" und der „Tethering Distance" ergibt erhöhte Werte (☞ Abb. 4.23) [23]. Bei der **symmetrischen Form** des **„Tethering"** [24] der Mitralklappe, meist infolge eines inferioren Myokardinfarktes, sind beide Segel gleich betroffen und die Zugrichtung ist nach apikal gerichtet. Dabei liegen sowohl Ursprung als auch die Richtung des Regurgitationsjets zentral.
Im Vergleich dazu überwiegt bei der **asymmetrischen Form** des **Tethering** [24] die posteriore Zugrichtung. Der Regurgitationsjet ist nach posterior gerichtet, dessen Ursprung ist zentral oder im Bereich der posteromedialen Kommis-

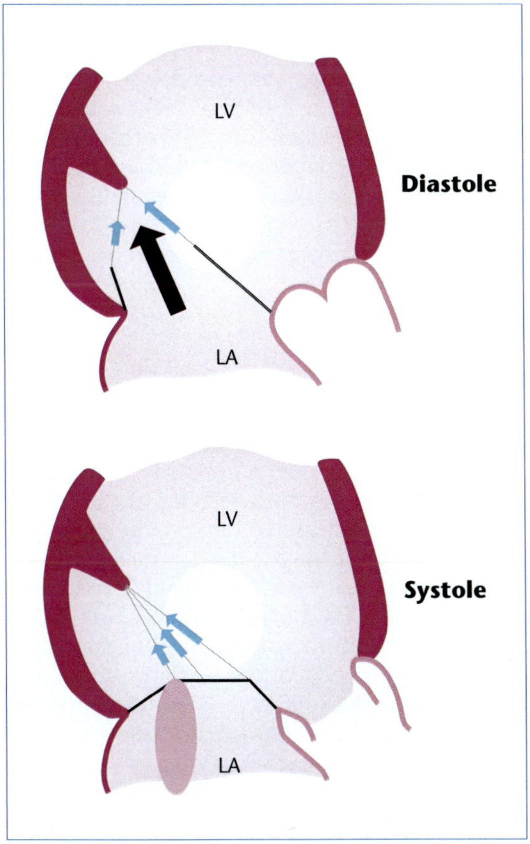

Abb. 4.22 Schematische Darstellung der Papillarmuskeldysfunktion. Oben: reduzierte diastolische Öffnungsbewegung der Mitralklappensegel. Unten: inkompletter Mitralklappenschluss in der Systole. LA = linker Vorhof; LV = linker Ventrikel.

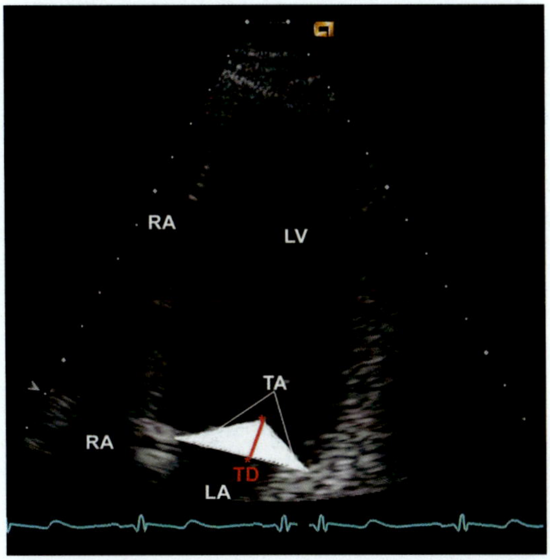

Abb. 4.23 Bestimmung der Tenting Area und der Tethering Distance bei der restriktiven Mitralklappenbewegung. LA = linker Vorhof; LV = linker Ventrikel; RA = rechter Vorhof; RV = rechter Ventrikel; TA = Tenting Area; TD = Tethering Distance.

sur. Die asymmetrische Form entwickelt sich meist nach einem Vorderwandinfarkt.

Das **linksventrikuläre Remodelling** ist beim symmetrischen Tethering der Mitralklappe deutlich stärker als bei der asymmetrischen Form.

Eine chronisch-ischämische Mitralinsuffizienz vom Typ I nach Carpentier ist durch eine isolierte Ringdilatation z.B. nach einem nur in den basalen Anteilen des linken Ventrikels lokalisierten Myokardinfarkt gekennzeichnet.

Das linksventrikuläre Remodelling ist echokardiographisch durch regionale Wandbewegungsstörungen im Bereich der Papillarmuskeln erkennbar. Die globale systolische Pumpfunktion ist vermindert und der Abstand zwischen beiden Papillarmuskeln (< 32 mm) sowie dem Klappenring und der Wurzel des posteromedialen Papillarmuskels (< 64 mm) vergrößert.

Merke

Die restriktive Öffnungsbewegung eines Klappensegels kann einen Prolaps des anderen Klappensegels vortäuschen (Pseudoprolaps).

Eine häufig letale Komplikation des akuten Myokardinfarktes stellt die **Papillarmuskelruptur** dar. Dabei ist die Ruptur des posteromedialen Papillarmuskels aufgrund der variableren Versorgung ca. 2,5fach häufiger als die des anterolateralen Papillarmuskels. Die Ruptur kann partiell oder komplett sein.

Da ein Papillarmuskel beide Mitralklappensegel versorgt, sind bei einer Ruptur stets auch beide Klappensegel in ihrer Funktion beeinträchtigt. Die resultierende ischämische Mitralinsuffizienz ist vom Typ II nach Carpentier und immer hochgradig, wobei der Regurgitationsjet meist nicht exzentisch ist. Typischerweise kommt es systolisch zu einem Prolabieren des rupturierten Papillarmuskelköpfchens in den linken Vorhof (☞ Abb. 4.24). Da die Mitralinsuffizienz schlagartig einsetzt, ist sie nicht kompensierbar, so dass es zur Entwicklung eines Lungenödems kommt.

Merke
Bei einem Lungenödem am 2.–7. Tag nach Hinterwandinfarkt und dem Nachweis einer Mitralinsuffizienz mittels transthorakaler Echokardiographie kann bei eingeschränkten Schallbedingungen (intubierter Patient) eine inkomplette Papillarmuskelruptur übersehen werden. Eine TEE ist in diesem Fall zur Diagnosesicherung unerlässlich.

Bakterielle Endokarditis

Neben mobilen oder klappenständigen Vegetationen, die bei einer bakteriellen Endokarditis nachweisbar sind, muss auf Perforationen geachtet werden. Diese können im Rahmen einer Mitralklappenendokarditis aber auch sekundär entweder infolge einer „Jet Lesion" oder bei Übergreifen eines paravalvulären Abszesses bei einer Aortenklappenendokarditis auftreten. In diesem Fall ist immer das anteriore Klappensegel betroffen (☞ Abb. 4.25, ☞ 16.5.2).

Merke
Bei einer Mitralklappenendokarditis muss bei einem exzentrischen Regurgitationsjet und intaktem Klappenhalteapparat an eine Perforation gedacht werden und in mehreren Schnittebenen danach gesucht werden.

Mitralklappenringverkalkung

Eine Kalzifizierung des Mitralklappenringes wird vor allem im höheren Lebensalter und bei jungen Patienten mit Hypertonus oder Niereninsuffizienz beobachtet. Hierbei ist die zunehmende Rigidität des Klappenringes mit einer eingeschränkten systolischen Kontraktion des Klappenringes die Ursache der Mitralinsuffizienz.

Relative Mitralinsuffizienz

Charakterisch für eine relative bzw. funktionelle Mitralinsuffizienz bei einer ischämischen, toxischen oder idiopathischen dilatativen Kardiomyopathie ist der inkomplette Mitralklappenschluss ohne jegliche morphologische Veränderungen der Klappensegel. Diese Koaptationsstörung der Klappensegel wird durch die Dilatation sowie die veränderte Geometrie des linken Ventrikels und des Mitralklappenringes bedingt. Es kommt zu einer Verlagerung der Papillarmuskeln nach posteriolateral und apikal. Klappenring und Klappensegel geraten dadurch stärker unter Spannung und ein vollständiger Klappenschluss ist nicht mehr möglich [25].

Mitralinsuffizienz bei hypertroph-obstruktiver Kardiomyopathie

Einer Mitralinsuffizienz tritt bei der hypertroph-obstruktiven Kardiomyopathie (HOCM) meist infolge einer mitt- oder spätsystolischen

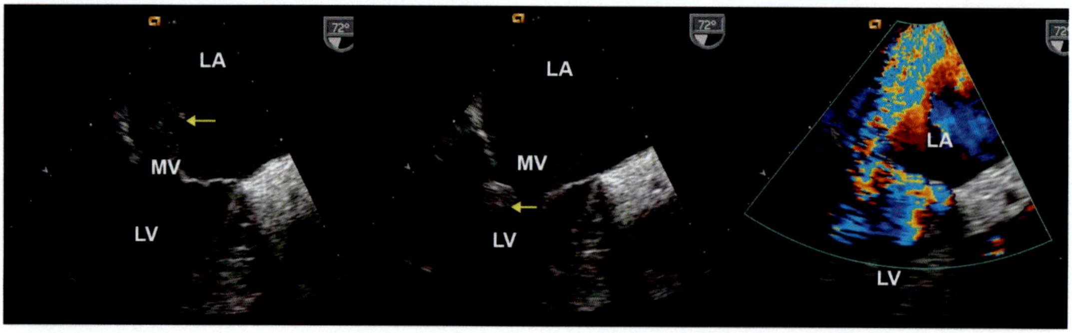

Abb. 4.24 Papillarmuskelruptur nach Hinterwandinfarkt (transösophageale Untersuchung). Darstellung des rupturierten Papillarmuskelköpfchens in der Systole (links) und in der Diastole (Mitte) mit daraus resultierender hochgradiger Mitralinsuffizienz. LA = linker Vorhof; LV = linker Ventrikel, MV = Mitralklappe.

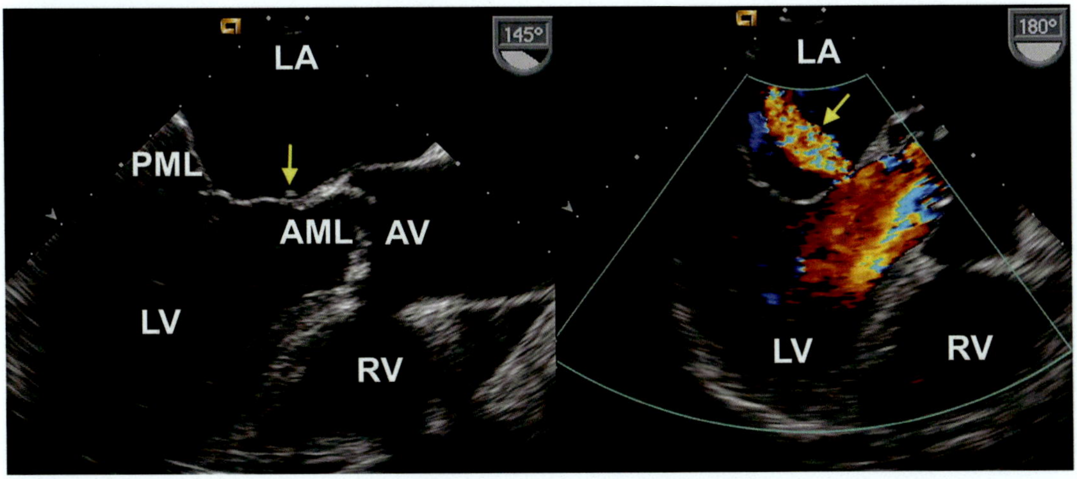

Abb. 4.25 Perforation des anterioren Mitralklappensegels infolge einer „Jet Lesion" im Rahmen einer Aortenklappenendokarditis. LA = linker Vorhof; LV = linker Ventrikel; RV = rechter Ventrikel; AML = anteriores Mitralklappensegel; PML = posteriores Mitralklappensegel; AV = Aortenklappe.

Vorwärtsbewegung des Mitralklappenapparates (systolic anterior motion = SAM) auf (☞ 10.2.2). Der Schweregrad der Mitralinsuffizienz ist vom Verhältnis der Länge und Beweglichkeit der beiden Klappensegel abhängig.
Dementsprechend wird zwischen **symmetrischem** und **asymmetrischem SAM-Phänomen** (☞ Abb. 4.26) [26] unterschieden.

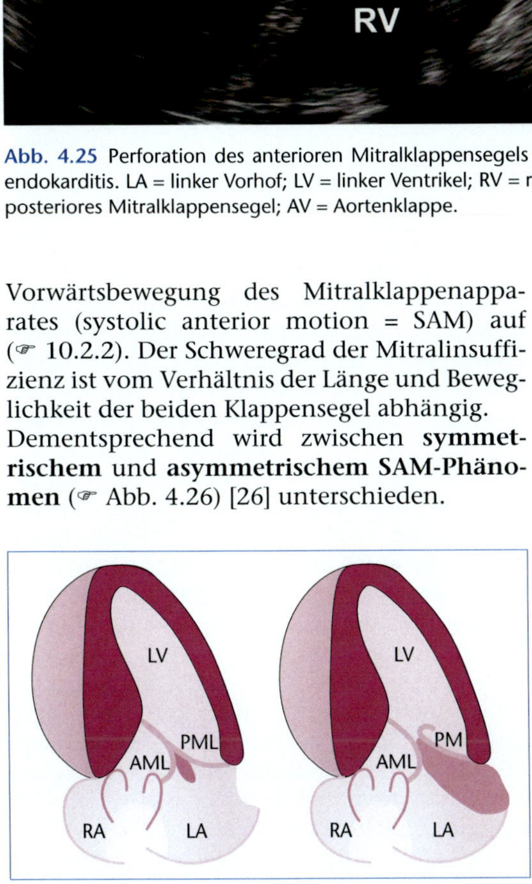

Abb. 4.26 Schematische Darstellung der Mitralklappengeometrie bei der hypertroph-obstruktiven Kardiomyopathie (HOCM).
Links: symmetrisches SAM-Phänomen bei Elongation beider Segel mit nur geringgradiger Mitralinsuffizienz.
Rechts: asymmetrisches SAM-Phänomen bei deutlich stärker elongiertem anteriorem Segel im Vergleich zum posterioren Segel mit hochgradiger Mitralinsuffizienz.
LA = linker Vorhof; LV = linker Ventrikel; RA = rechter Vorhof; RV = rechter Ventrikel, AML = anteriores Mitralklappensegel; PML = posteriores Mitralklappensegel.

Beim symmetrischen SAM-Phänomen sind beide Segel annähernd gleich elongiert und beweglich und es resultiert somit keine bedeutsame Mitralinsuffizienz. Ist das posteriore Segel deutlich kürzer, kommt es nur zu einer unvollständigen Klappenkoaptation, die in der Regel eine bedeutsame Mitralinsuffizienz zur Folge hat. In diesem Fall handelt es sich um ein asymmetrischs SAM-Phänomen (☞ Abb. 4.27).
In ca. 10–20% besteht eine vom SAM-Phänomen unabhängige Mitralinsuffizienz. Ursächlich in Betracht kommen hierbei eine Mitralklappenringkalzifizierung, fibrotische Veränderungen des anterioren Mitralklappensegels infolge des regelmäßigen Kontaktes mit dem Septum interventriculare, eine atypische Papillarmuskelbefestigung des anterioren Mitralklappensegels, ein Mitralklappenprolaps oder eine Sehnenfadenruptur.

Merke
Die im Rahmen eines SAM-Phänomens auftretende Mitralinsuffizienz ist durch einen exzentrischen Regurgitationsjet entlang der lateralen Vorhofwand gekennzeichnet. Besteht die Mitralinsuffizienz unabhängig vom SAM-Phänomen, ist der Regurgitationsjet entweder zentral oder verläuft entlang des Vorhofseptums.

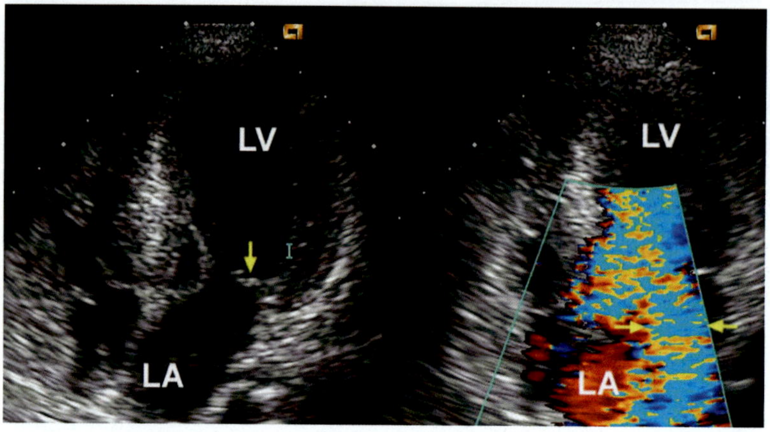

Abb. 4.27 HOCM mit asymmetrischem SAM-Phänomen der Mitralklappe (transthorakale Untersuchung). Im Vergleich zum anterioren Klappensegel deutlich geringere Elongation des posterioren Klappensegels und der Sehnenfäden (links) und resultierende hochgradige Mitralklappenregurgitation bei linksventrikulärer Obstruktion (rechts). LA = linker Vorhof; LV = linker Ventrikel.

Die operative Strategie bezüglich der Mitralinsuffizienz wird wesentlich von den jeweils zugrunde liegenden Mechanismen der Insuffizienz bei Patienten mit einer HOCM beeinflusst. So bewirkt lediglich eine Myektomie bei einer SAM-bedingten Mitralinsuffizienz meist eine deutliche Regression derselben. Eine genaue echokardiographische Differenzierung der möglichen Ursachen der Mitralinsuffizienz bei der HOCM ist deshalb in der präoperativen Planung bedeutsam. Da mittels TEE die Morphologie der Mitralklappensegel selbst (Längenverhältnis des anterioren und posterioren Klappensegels), aber vor allem auch des Klappenhalteapparats (Sehnenfäden) besser beurteilt werden kann, sollte sie ergänzend zur TTE durchgeführt werden.

Medikamentös induzierte Mitralinsuffizienz

Appetitzügler (Fenfluramine, Phentermine) [27] sowie **Ergotamin-Derivate** (Pergolide) [28] können zu Klappenveränderungen führen, die denen im Rahmen eines Karzinoid-Herzsyndroms entsprechen, allerdings meist die Mitralklappe oder die Aortenklappe befallen. Es handelt sich hierbei um fibrotische Klappenveränderungen, die echokardiographisch als eine Verdickung und eine typisch restriktive Bewegung der Klappentaschen bzw. -segel imponieren.

Präsystolische Mitralinsuffizienz

Wenn der enddiastolische linksventrikuläre Druck bei beispielsweise einer fortgeschrittenen dilatativen Kardiomyopathie bei noch geöffneter Mitralklappe erheblich ansteigt, kommt es zu einer Regurgitation in der Diastole und somit zur **präsystolischen Mitralinsuffizienz** (☞ Abb. 4.28). Die diastolische Regurgitation ist umso ausgeprägter, je länger das PQ-Intervall, d. h. die AV-Überleitung ist. Die klinische Relevanz der diastolischen Mitralinsuffizienz resultiert aus der Möglichkeit, mittels biventrikulärer Schrittmachertherapie das AV-Intervall echokardiographisch zu optimieren und damit die diastolische Füllungskapazität zu erhöhen.
Eine diastolische Mitralinsuffizienz kann darüber hinaus im Rahmen von Vorhofflimmern und Vorhofflattern, bei einer eingeschränkten Dehnbarkeit des linken Ventrikels sowie bei einer hämodynamisch wirksamen Aorteninsuffizienz nachweisbar sein.

4.3.4 Quantifizierung der Mitralinsuffizienz

Zur semiquantitativen Schweregradbeurteilung der Mitralinsuffizienz wird die Anwendung eines „**Mitrainsuffizienz-Index**" [29] empfohlen. Es werden dabei verschiedene quantitative und qualitative echokardiographische Parameter bewertet:

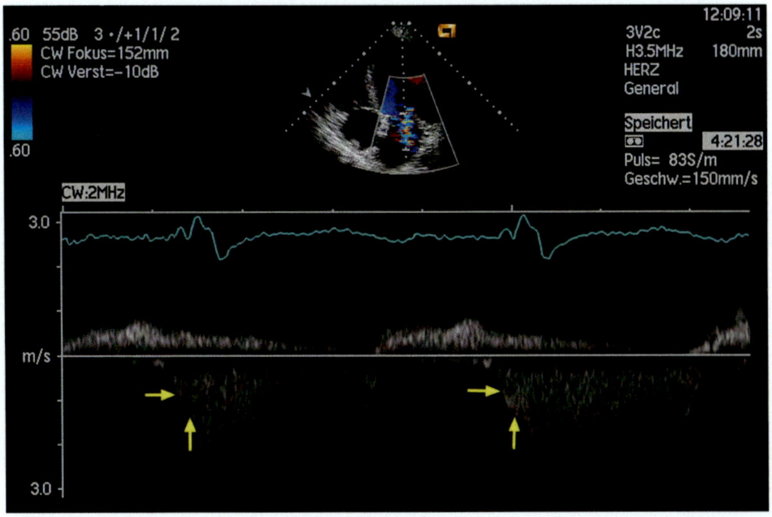

Abb. 4.28 Präsystolische Mitralinsuffizienz bei einer Patientin mit dilatativer Kardiomyopathie.

- Ausdehnung des Regurgitationsjets in den linken Vorhof.
- PISA (proximale Flusskonvergenzmethode).
- Eigenschaften des kontinuierlichen Doppler-Spektrums.
- Flussprofil in den Pulmonalvenen.
- Druckverhältnisse im Lungenkreislauf.
- Diameter des linken Vorhofs.

Darüber hinaus werden die proximale Jetbreite, die Fläche des Regurgitationsjets (% der Vorhoffläche) und die Regurgitationsfraktion (%) zur Schweregradbeurteilung der Mitralinsuffizienz verwendet.
Für die Bestimmung des Mitralinsuffizienz-Index werden bei der Bewertung des jeweiligen Parameters 0–3 Punkte vergeben. Die Summe der Punkte wird dann durch die Anzahl der bewerteten Parameter dividiert.

Merke
Resultiert für den Mitralinsuffizienz-Index ein Wert > 2,2, ist die Mitralinsuffizenz als hochgradig einzuschätzen.

Ausdehnung des Regurgitationsjets

Um den Jet in seiner maximalen Ausdehnung zu erfassen, wird der linke Vorhof in verschiedenen Schnittebenen mittels Farb-Doppler untersucht. Während ein zentraler Jet in seiner maximalen Ausdehnung meist gut dargestellt werden kann, ist dies bei einem exzentrischen Jet deutlich schwieriger. Bei einer Ausdehnung des Jets bis zur Hinterwand des linken Vorhofs gilt die Mitralinsuffizienz als hochgradig.

Merke
Bei gleichem Regurgitationsvolumen ist die Farb-Doppler-Fläche beim exzentrischen Jet kleiner als die eines zentralen Jets (Coanda-Effekt) (☞ Abb. 4.29).

Der **Coanda-Effekt** [30] entsteht durch einen nahe der Vorhofwand austretenden Regurgitationsjet. Infolge eines Unterdrucks zwischen Wand und Jet wird dieser in Richtung Wand abgelenkt und ändert sein räumliches Ausbreitungsmuster entsprechend.

PISA

Die Darstellung der sog. **proximalen Flusskonvergenzzone (PISA)** [31] (☞ Abb. 4.30) erfolgt Farb-Doppler-echokardiographisch mit entsprechender Einstellung der Aliasing-Geschwindigkeit, d. h. der Geschwindigkeit beim Farbumschlag (von rot zu blau) bei einem Nyquist-Limit von 20–40 cm/s. Sie hängt u. a. von der Eindringtiefe ab und wird am Farbbalken angezeigt.

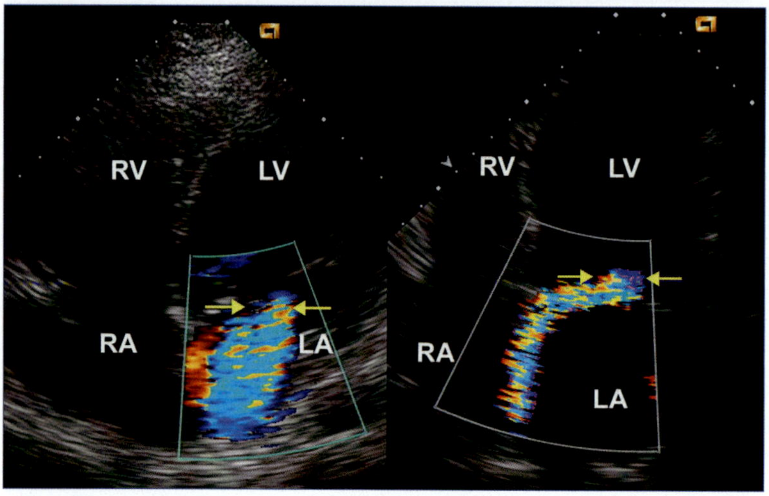

Abb. 4.29 Bewertung der Mitralinsuffizienz nach der Ausdehnung des Regurgitationsjets unter Berücksichtigung der Jet-Geometrie im Farb-Doppler. Hochgradige Mitralinsuffizienz mit zentralem (links) und exzentrischem Regurgitationsjet (rechts). LA = linker Vorhof; LV = linker Ventrikel; RA = rechter Vorhof; RV = rechter Ventrikels.

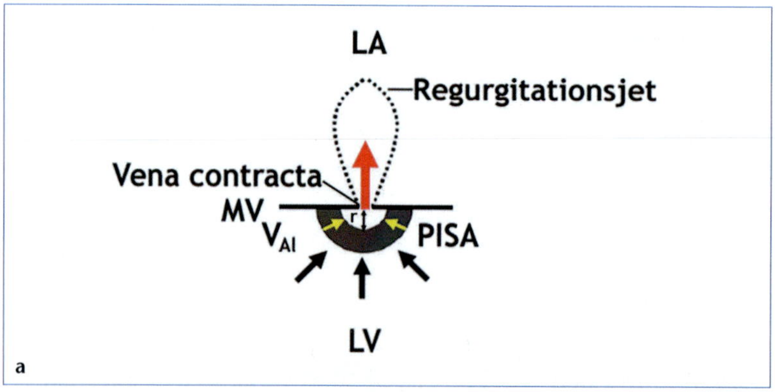

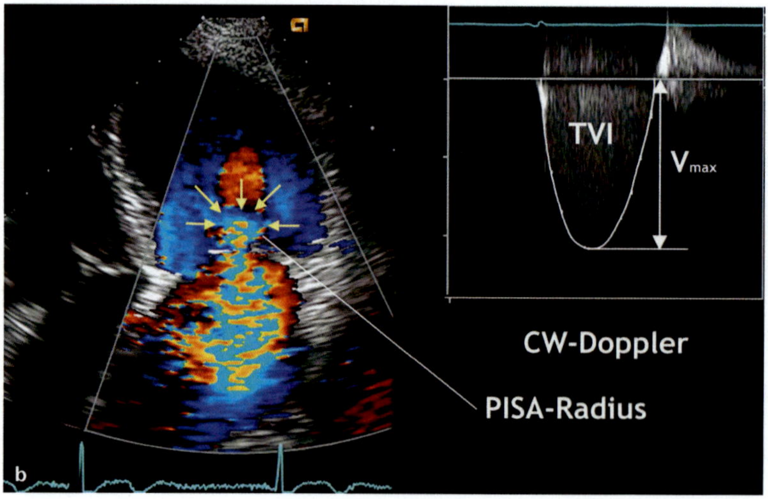

Abb. 4.30a, b Quantifizierung der Mitralinsuffizienz mittels PISA-Methode. **a)** schematische Darstellung der proximalen Flusskonvergenz. **b)** links: Darstellung des PISA-Radius im Farb-Doppler. Rechts oben: Messung der maximalen Flussgeschwindigkeit (V_{max}) und des Zeit-Geschwindigkeits-Integrals (TVI) des Regurgitationsjets im CW-Doppler. LA = linker Vorhof, V_{AI} = „Aliasing"-Geschwindigkeit.

Verbindet man die Punkte gleicher Flussgeschwindigkeit (isokinetische Linien), also z. B. die Punkte des Aliasings, so ist zu erkennen, dass der Regurgitationsfluss im linken Vorhof in Form halbkugelförmiger Schalen mit abnehmender Flussgeschwindigkeit eine immer größere Oberfläche der entsprechenden hemisphärischen Schalen zeigt. Die Oberfläche einer bestimmten hemisphärischen Schale multipliziert mit der Geschwindigkeit, die die betreffende Schale definiert, ergibt den Regurgitationsfluss. Die Oberfläche der hemisphärischen Schale ergibt sich aus dem Radius der Schale, der im Standbild ausgemessen werden muss:

$$Q_{max} = 2\pi r^2 \times V_{AI}$$

Q_{max} = maximaler Regurgitationsfluss; r = Radius; V_{AI} = Aliasing-Geschwindigkeit

Durch Division des maximalen Flusses durch die maximale Geschwindigkeit im Regurgitationsjet, die mittels CW-Doppler bestimmt werden kann, ergibt sich die **effektive Regurgitationsöffnungsfläche**, die der Vena contracta entspricht.

$$ERÖA = Q_{max}/V_{max}$$

ERÖA = effektive Regurgitationsöffnungsfläche;
Q_{max} = maximaler Regurgitationsfluss; V_{max} = maximale Flussgeschwindigkeit im Regurgitationsjet.

Es muss allerdings berücksichtigt werden, dass das Spektral-Doppler-Signal in der Mitte des Regurgitationjets bei schweren Regurgitationen nicht repräsentativ für den Regurgitationsfluss ist.
Die Nachteile der PISA bestehen in einer Reihe von potenziellen methodischen Problemen, wie z. B. der ungenauen Lokalisierung des Regurgitationslecks oder der variablen Geometrie der Flusskonvergenzzone (keine Halbkugel).

Eigenschaften des kontinuierlichen Doppler-Spektrums

Die **Intensität** [32] des kontinuierlichen Doppler-Signals korreliert mit dem Blutvolumen, das durch die Mitralklappe fließt. Vergleicht man die Intensität des Doppler-Signals des Regurgitationsjets mit der des diastolischen Einstromsignals, ist eine Schweregradbeurteilung der Mitralinsuffizienz möglich (☞ Abb. 4.31). Die Mitralinsuffizienz ist gering, wenn das Doppler-Signal des Regurgitationsjets nur schwach ausgeprägt ist. Bei einer hochgradigen Mitralinsuffizienz sind beide Signale annähernd gleich.
Infolge der Regurgitation ist darüber hinaus eine erhöhte **antegrade Flussgeschwindigkeit** messbar. Besteht keine begleitende Klappenstenosierung, ist der Schweregrad der Insuffizienz umso schwerer, je höher die antegrade Flussgeschwindigkeit ist.
Die **Form** des kontinuierlichen Doppler-Spektrums wird vom ventrikuloatrialen Druckgradienten beeinflusst. In Abgängigkeit davon, ob es sich um eine akute oder chronische Mitralinsuffizienz handelt, können verschiedene kontinuierliche Doppler-Signale differenziert werden. So wird beispielsweise bei einer akuten hochgradigen Mitralinsuffizienz die maximale Strömungsgeschwindigkeit infolge des schnellen Druckanstiegs im linken Vorhof früh erreicht und fällt dann in der späten Systole ebenso schnell wieder ab.

Vena contracta

Die Vermessung der Vena contracta bzw. des proximalen Jetdurchmessers [33], d. h. die Weite des farb-Doppler-echokardiographisch dargestellten Jets unmittelbar nach dem Austritt aus der Regurgitationsöffnung, stellt eine weitere Möglichkeit zur Quantifizierung der Mitralinsuffizienz dar (☞ Abb. 4.32). Am besten dafür geeignet sind der Längsachsen- und der 4-Kammerblick. Zur Vermeidung von Messungenauigkeiten sollten eine niedrige Eindringtiefe und der Zoom-Modus verwendet werden.

Fläche des Regurgitationsjets

Die Farb-Doppler-Fläche des Regurgitationsjets [34] kann sowohl absolut als auch im Verhältnis zur Fläche des linken Vorhofs bestimmt werden. Dabei ist die Bestimmung der relativen Regurgitationsfläche zuverlässiger. Fehlermöglichkeiten resultieren v. a. bei exzentrischem

4

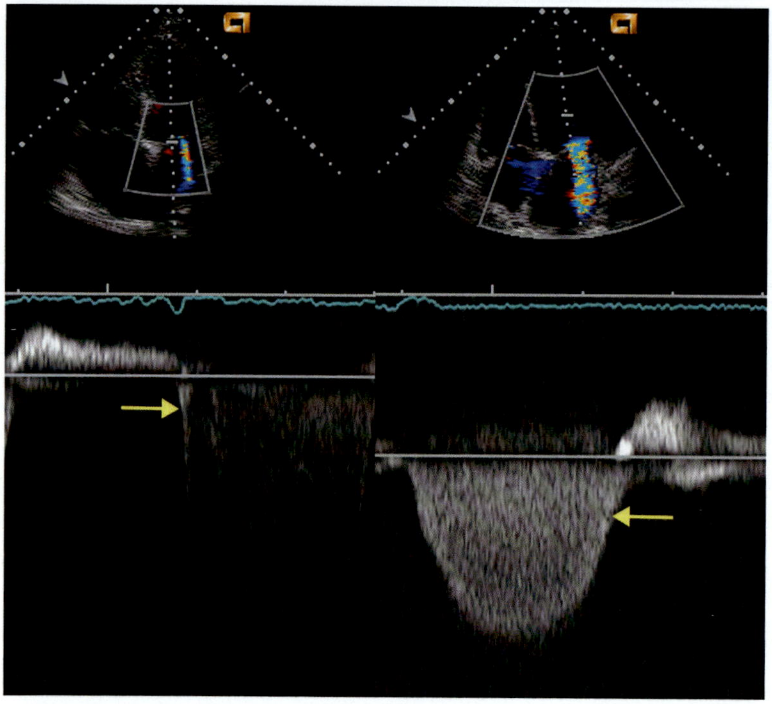

Abb. 4.31 Vergleich des CW-Doppler-Signals bei verschiedenen Schweregraden der Mitralinsuffizienz. Links: geringgradige Mitralinsuffizienz mit geringer Intensität des systolischen Doppler-Signals. Rechts: mittelgradige Mitralinsuffizienz mit deutlich höherer systolischer Signalintensität.

Jetausbreitungsmuster (Unterschätzung) und bei linksventrikulärer Druckbelastung (Überschätzung) wie z. B. bei der Aortenstenose oder der arteriellen Hypertonie.

Regurgitationsfraktion/Regurgitationsvolumen

Die Bestimmung der **Regurgitationsfraktion** [35] erfolgt mittels gepulster und kontinuierlicher Doppler-Registrierungen sowie Distanzmessungen im B-mode.

Es wird zunächst das Regurgitationsschlagvolumen aus der Differenz von aortalem und mitralem Schlagvolumen berechnet. Zur Bestimmung des aortalen und mitralen Schlagvolumens wird die Querschnittsfläche des linksventrikulären Ausflusstraktes bzw. des Mitralklappenringes mit dem dort gemessenen Geschwindigkeits-Zeit-Integral multipliziert:

$SV_{Aortenklappe} = TVI \times \pi r^2 \quad SV_{Mitralklappe} = TVI \times \pi r^2$

SV = Schlagvolumen; TVI = Geschwindigkeits-Zeit-Integral; r = Radius

Aus der Differenz von aortalem und mitralem Schlagvolumen resultiert das **Regurgitationsvolumen** und aus dem Quotienten des Regurgitationschlagvolumens und des mitralen Schlagvolumens errechnet sich die **Regurgitationsfraktion**.

Pulmonalvenenflussprofil, linksatrialer Diameter und pulmonalarterieller Druck

Das pulmonalvenöse Flussprofil, der linksatriale Diameter und die Druckverhältnisse im Lungenkreislauf sind ebenso Bestandteile des Mitralklappenregurgitations-Index und reflektieren die hämodynamischen Auswirkungen.

Bei ca. 80% der Patienten kann der Pulmonalvenenfluss mittels (meist die rechte obere Pulmonalvene) gepulstem Doppler transthorakal im apikalen 4-Kammerblick abgeleitet werden. Dabei wird zunächst der Pulmonalvenenfluss mittels Farb-Doppler dargestellt und anschließend der gepulste Doppler entsprechend positioniert. Am besten gelingt die Ableitung des Flussprofils in der rechten oberen Pulmonalvene.

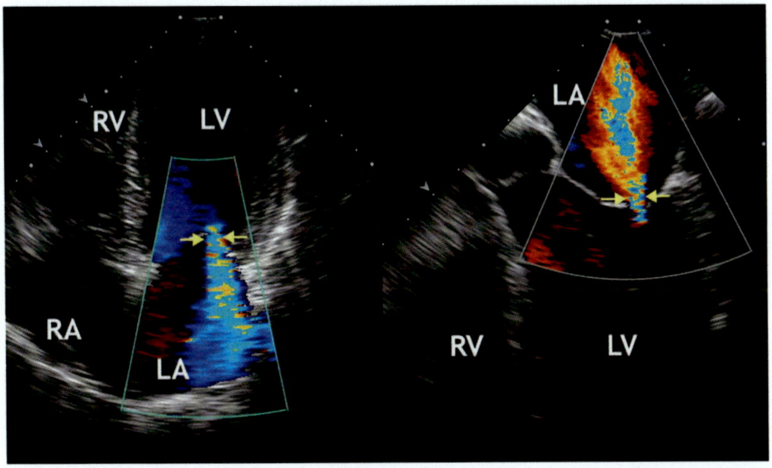

Abb. 4.32 Messung der Vena contracta (proximaler Jetdurchmesser). Links: hochgradige Mitralinsuffizienz mit einer Vena contracta von 8 mm (TTE). Rechts: mittelgradige Mitralinsuffizienz mit einer Vena contracta von 6 mm (TEE). LA = linker Vorhof; LV = linker Ventrikel; RA = rechter Vorhof; RV = rechter Ventrikel.

Beim pulmonalvenösen Flussmuster werden 3 Phasen unterschieden (☞ 9.3). Während eine mittelgradige Mitralinsuffizienz lediglich eine Abflachung des systolischen Blutflussprofils bewirkt, kommt es bei einer hochgradigen Mitralinsuffizienz zu einer **systolischen Flussumkehr** in den Lungenvenen (☞ Abb. 4.33). Diese gilt als zuverlässiges Zeichen einer schweren Mitralinsuffizienz [36] (☞ Abb. 4.34). Bei einer Abflachung des systolischen Flussprofils ist die Aussage bezüglich des Schweregrades der Mitralinsuffizienz nur eingeschränkt verwertbar.

Merke
Die Untersuchung des Pulmonalvenenflussprofils sollte immer in mehreren Lungenvenen erfolgen, da ein exzentrischer Regurgitationsjet zu einer systolischen Flussumkehr in nur einer einzigen Pulmonalvene führen kann.

Der **linke Vorhof** reagiert als Ausdruck einer gewachsenen Compliance infolge des bestehenden Regurgitationsvolumens mit einer Dilatation. Lediglich bei einer akuten Mitralinsuffizienz kommt es wegen der fehlenden Compliance zunächst zu einer Erhöhung des linksatrialen Druckes. Der Diameter des linken Vorhofs ist noch normal. Bei der chronischen Mitralinsuffizienz korreliert der Schweregrad mit der Größe des linken Vorhofs.

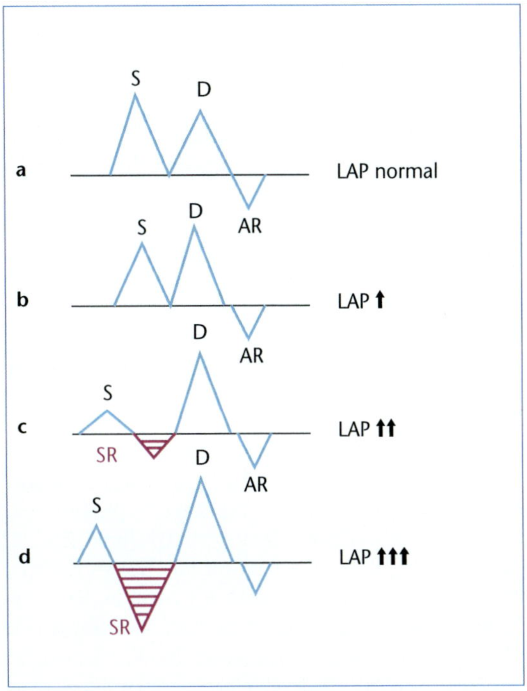

Abb. 4.33 Schematische Darstellung des pulmonalvenösen Flussmusters bei unterschiedlichen linksatrialen Druckverhältnissen. (**a**) normale Druckverhältnisse. (**b**) geringe Erhöhung des LAP mit systolischer Flussabflachung. (**c**) mäßige Erhöhung des LAP mit nur geringer systolischer Flussumkehr. (**d**) erhebliche Erhöhung des LAP mit deutlicher systolischer Flussumkehr infolge hochgradiger Mitralinsuffizienz. LAP = linksatrialer Druck; S = systolischer Vorwärtsfluss; D = diastolischer Vorwärtsfluss; AR = retrograde A-Welle; SR = systolische Flussumkehr.

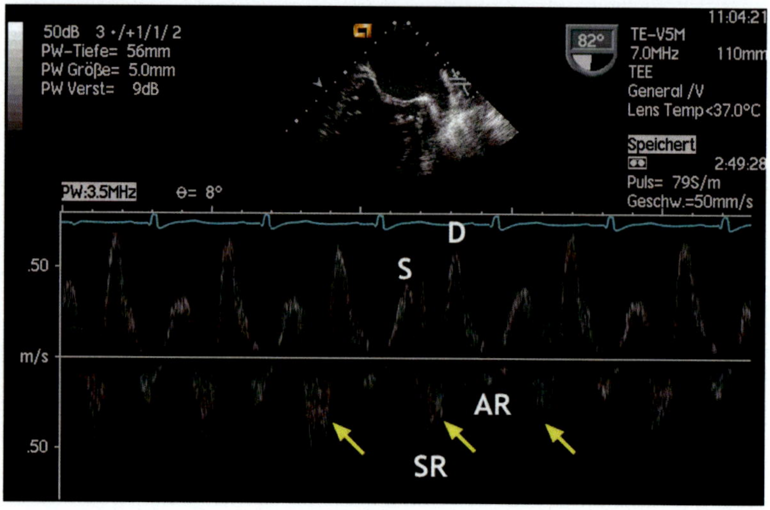

Abb. 4.34 Pulmonalvenöses Flussprofil bei hochgradiger Mitralinsuffizienz. Nachweis eines abgeflachten systolischen Vorwärtsflusses (S) und einer systolischen Flussumkehr (SR) in der linken oberen Lungenvene. D = diastolischer Vorwärtsfluss; AR = retrograde A-Welle.

Der **pulmonalarterielle Druck** ist sowohl bei der akuten als auch bei der chronischen Mitralinsuffizienz erhöht. Der Regurgitationsjet an der Trikuspidalklappe spiegelt den Druckgradienten zwischen rechtem Vorhof und Ventrikel wider. Aus der maximalen Flussgeschwindigkeit des Regurgitationsjets und dem geschätzten rechtsatrialen Druck kann der pulmonalarterielle Druck zuverlässig bestimmt werden.

Weitere hämodynamische Auswirkungen der Mitralinsuffizienz

Als Folge der linksventrikulären Volumenbelastung ist die systolische Ventrikelfunktion bei der akuten Mitralinsuffizienz hyperdynam, d. h., die bestimmte linksventrikuläre Ejektionsfraktion ist erhöht (> 60%). Bei der chronischen Mitralinsuffizienz kommt es im Verlauf zu einer linksventrikulären Dilatation. Die linksventrikuläre systolische Funktion ist nur zu Beginn hyperdynam, ansonsten normal oder reduziert bei länger bestehender Mitralinsuffizienz.

Schweregradeinteilung der Mitralinsuffizienz

Für die echokardiographische und klinische Praxis hat sich die Einteilung in gering-, mittel- und hochgradige Mitralinsuffizienz bewährt. In Tabelle 4.6 wurden die verschiedenen echokardiographischen Quantifizierungsmethoden auf diese 3 Schweregrade angewendet.

Kritische Bewertung der Parameter zur Quantifizierung der Mitralinsuffizienz

Eine exakte Quantifizierung ist durch keine der beschriebenen Doppler-Methoden möglich. Es empfiehlt sich aus diesem Grund, möglichst viele Parameter zur Schweregradeinteilung der Mitralinsuffizienz heranzuziehen. Dieser Vorgehensweise, die umso wichtiger ist, wenn verschiedene Parameter widersprüchliche Befunde ergeben, wird mit der Bestimmung des Mitralinsuffizienz-Index entsprochen.

Als derzeit beste Methoden zur Quantifizierung der Mitralinsuffizienz sind die Bestimmung der Vena contracta und der Regurgitationsquerschnittfläche (PISA) zu werten. Dennoch kommt die PISA-Methode in der echokardiographischen Routinediagnostik wegen des relativ hohen methodischen Aufwandes (mehrere Messungen und Berechnungen) und der daraus resultierenden Fehlermöglichkeiten weniger häufig zum Einsatz.

Eine zuverlässige Schweregradbeurteilung der Mitralinsuffizienz erfordert weiterhin die Berücksichtigung der Akuität der Regurgitation (☞ Tab. 4.7).

Tab. 4.6 Schweregradeinteilung der Mitralinsuffizienz.

Parameter	Leichtgradig (I°)	Mittelgradig (II°)	Hochgradig (III°)
Vena contracta (proximale Jetbreite)	1–3 mm	4–6 mm	≥ 7 mm
Regurgitationsfläche (% zur Fläche des LA)	< 20%	20–40%	≥ 40%
Regurgitationsvolumen	< 30 ml	30–59 ml	≥ 60 ml
Regurgitationsfraktion	< 24%	30–50%	≥ 50%
Kontinuierlichen Dopplerspektrum (Intensität-Verhältnis zum diastolischen Signal)	Unvollständig	20–50%	> 50%
Pulmonalvenenflussprofil	Geringe systolische Flussabflachung	↑ systolische Flussabflachung	Systolische Flussumkehr
LA-Diameter	< 40 mm	40–55 mm	> 55 mm
PAP_S	25–30 mmHg	31–45 mmHg	> 45 mmHg
PISA (EROA)	< 0,2 cm²	0,2–0,4 cm²	> 0,4 cm²
Jetlänge Jetausdehnung	< 1,5 cm $^1/_3$ des LA	1,5–3,0 cm $^2/_3$ des LA	> 3 cm LA-Hinterwand

LA = linker Vorhof; PAP_S = systolischer pulmonal-arterieller Druck; PISA = „proximal isovelocity surface area", EROA = effektive Regurgitationsquerschnittsfläche

Tab. 4.7 Differenzierung der akuten und chronischen Mitralinsuffizienz.

Parameter	Akut	Chronisch
Ätiologie	– Papillarmuskelruptur – Sehnenfadenruptur – Endokarditis	– Ringdilatation – Myxomatöse Klappenerkrankung – Rheumatische Klappenerkrankung
LA	Normal	Dilatiert
Systolische linksventrikuläre Funktion	Hyperdynam	Normal oder eingeschränkt
LV	Normal	Dilatiert
Kontinuierliches Dopplersignal	↑ Strömungsgeschwindigkeit während der gesamten Systole	Schneller Anstieg und Abfall der Strömungsgeschwindigkeit

LA = linker Vorhof; LV = linker Ventrikel

TEE und 3-D-Rekonstruktion bei der Mitralinsuffizienz

Im Vergleich zur TTE ermöglicht die TEE eine Darstellung der Mitralklappe in höherer Auflösung, da der Schallkopf von der Mitralklappe nur durch den linken Vorhof getrennt ist. Demzufolge ist die TTE bezüglich der anatomischen Beschreibung des zugrunde liegenden Defekts der Mitralklappe für die Insuffizienz der transthorakalen Eckokardiographie überlegen.

Mit der 3-D-Echokardiographie (☞ 2.3.1) können verschiedenste Perspektiven der Mitralklappe dargestellt werden. Bei geplanten Klap-

penrekonstruktionen werden sog. chirurgische Ansichten simuliert, die sonst nur intraoperativ zugänglich sind.
Besondere Bedeutung hat in diesem Zusammenhang die **präoperative dreidimensionale Darstellung des Mitralklappenprolapses** erlangt, die dem Herzchirurgen entsprechend seinem operativen Zugang (Atriotomie) verschiedene Sichtweisen vom Vorhof auf die Klappe gestattet. Dies erlaubt eine optimale Planung des Zugangs und der Rekonstruktion insgesamt, da der Herzchirurg bereits vor der Operation mit allen Details konfrontiert werden kann.
Zuverlässiger, als dies mittels zweidimensionaler Untersuchungsmethoden möglich ist, kann die Lokalisation und Zuordnung der Klappenpathologie v. a. beim Prolaps mehrerer Segmente und bei Einbeziehung der Kommissuren erfolgen (☞ Abb. 4.35, 4.36, 4.37).
Die Verbindung von 3-D-Echokardiographie und Farb-Doppler erlaubt darüber hinaus die exakte Darstellung pathologischer Blutflüsse insbesondere bei multiplen oder exzentrischen Regurgitationsjets die exakte Darstellung des Ursprungs.

Management der Mitralinsuffizienz

Sowohl für das diagnostische als auch das therapeutische Management des Patienten mit einer Mitralinsuffizienz müssen im Zusammenhang mit dem jeweiligen klinischen Bild vor allem folgende Fragen beantwortet werden:

- Wie schwer ist die Mitralinsuffizienz?
- Welche Ursache der Mitralinsuffizienz liegt vor?
- Besteht eine linksventrikuläre Funktionseinschränkung?

Die Entscheidung zur operativen Therapie der Mitralinsuffizienz ist in der Regel auf der Grundlage klinischer und echokardiographischer Daten zu treffen (☞ Abb. 4.38) [18]. Lediglich wenn diesbezüglich diskrepante Befunde vorliegen, ist eine weitere invasive Abklärung erforderlich.
Insbesondere beim asymptomatischen Patienten mit hochgradiger Mitralinsuffizienz, der eine normale systolische Pumpfunktion, einen linksventrikulären endsystolischen Diameter von < 45 mm und weder eine Erhöhung des systolischen pulmonal-arteriellen Drucks noch Vorhofflimmern aufweist, müssen regelmäßige echokardiographische Untersuchungen (alle 6 Monate) durchgeführt werden.
Vor allem mittels TEE und 3-D-Rekonstruktion können detaillierte Informationen über die Anatomie/Morphologie mit den entsprechenden pathologischen Veränderungen des Mitralklappenapparates gewonnen werden. Deshalb bestimmen die echokardiographischen Untersuchungsergebnisse nicht nur entscheidend den optimalen Operationszeitpunkt mit, sondern beeinflussen auch die Wahl des klappenchirurgischen Verfahrens (Mitralklappenersatz oder Mitralklappenrekonstruktion).
Grundsätzlich ist die Mitralklappenrekonstruktion wegen der geringeren Beeinträchtigung des linken Ventrikels und des Erhalts der nativen Klappe als operative Therapie zu bevorzugen, sie ist jedoch in der Regel nur bei morphologisch nicht zu stark veränderten Klappenanteilen wie z. B. durch Kalzifizierungen oder rheumatische Schrumpfungen von Klappenanteilen möglich.

4.3.5 Angeborene Mitralklappenanomalien

Bei der **„Parachute Mitral Valve"** ist nur ein Papillarmuskel, an dem alle Sehnenfäden inserieren, angelegt. Die „Parachute Mitral Valve" stellt die häufigste Form der angeborenen Mitralstenose dar. Durch die Deformierung, die eingeschränkte Beweglichkeit und die abnorme Fixierung im linken Ventrikel besteht oft eine zusätzliche Mitralinsuffizienz. Die parasternale kurze Achse ist für die Diagnosestellung am aussagefähigsten. Im Rahmen des sog. **„Shone-Complex"** ist diese Anomalie des Mitralklappenapparates mit einer Aortenisthmusstenose und einer subvalvulären Aortenklappenstenose vergesellschaftet.
Die **Spaltbildung im anterioren Mitralklappensegel** ist die häufigste kongenitale Fehlbildung der Mitralklappe. Fast immer ist dabei das anteriore Segel betroffen. Sie kann sehr selten isoliert, häufiger jedoch in Verbindung mit einem AV-Septumdefekt. Typischerweise

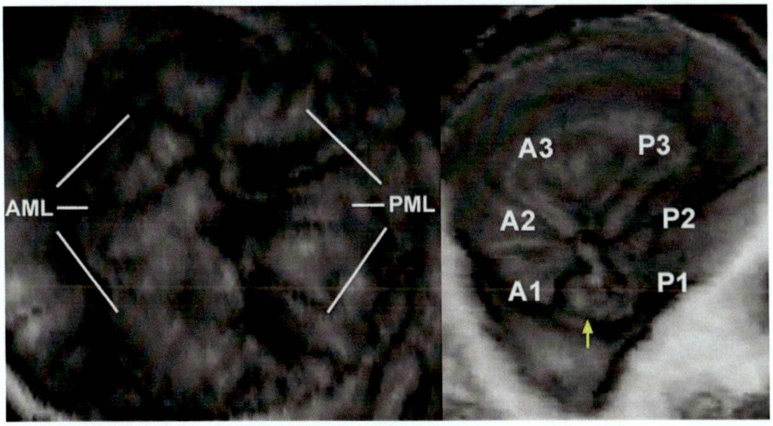

Abb. 4.35 3-D-Rekonstruktion der Mitralklappe mit Blickrichtung aus der chirurgischen Perspektive vom linken Vorhof beim M. Barlow (links) und Prolaps der anterolateralen Kommissur (rechts).

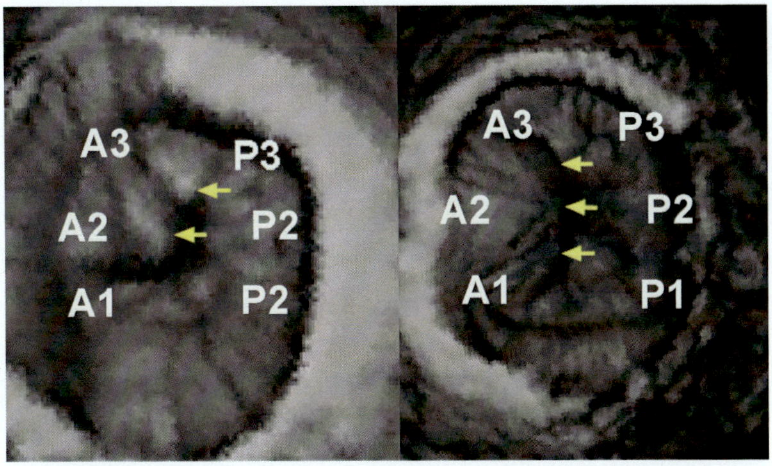

Abb. 4.36 3-D-Rekonstruktion der Mitralklappe mit Blickrichtung aus der chirurgischen Perspektive vom linken Vorhof beim Prolaps des gesamten anterioren Segels (rechts) und des A2/3-Segments (links).

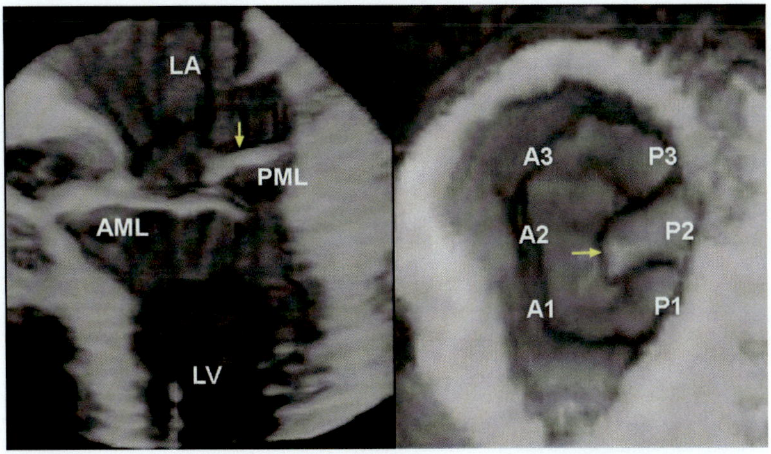

Abb. 4.37 3-D-Rekonstruktion der Mitralklappe des Längsachsenschnittes (links) und mit Blickrichtung aus der chirurgischen Perspektive vom linken Vorhof beim Prolaps des P2-Segments (rechts).

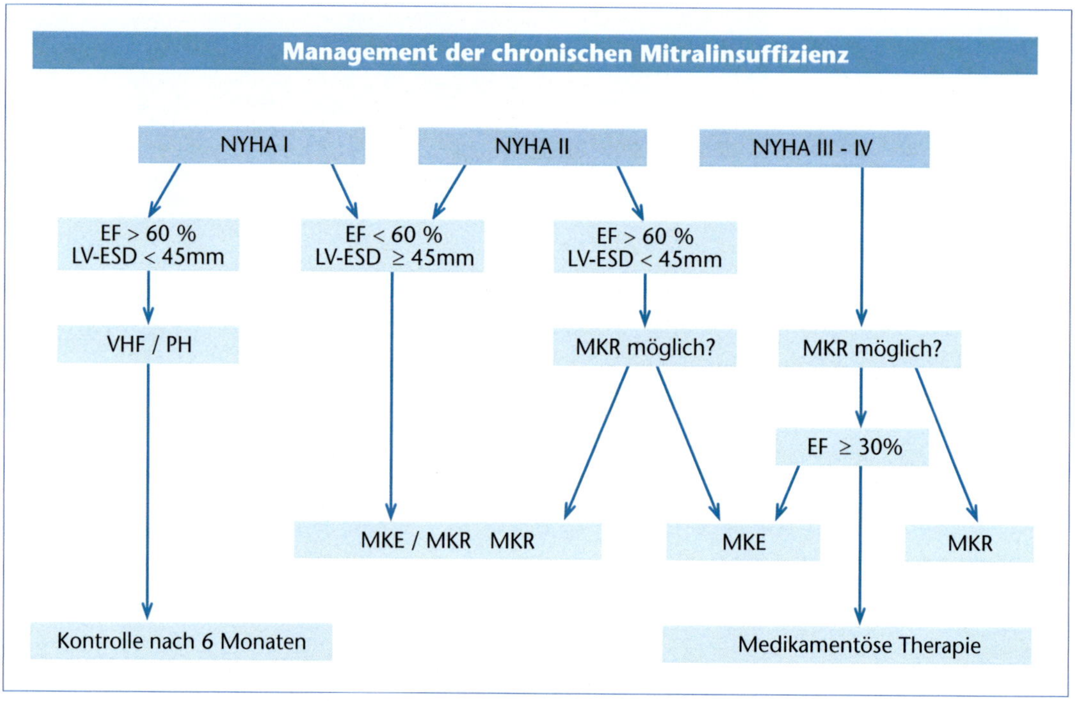

Abb. 4.38 Management der chronischen Mitralinsuffizienz. MKR = Mitralklappenrekonstruktion; MKE = Mitralklappenersatz; EF = Ejektionsfraktion; LVEDD = linksventrikulärer enddiastolischer Diameter; LVESD = linksventrikulärer endsystolischer Diameter; VHF = Vorhofflimmern; PH = pulmonale Hypertonie.

setzen in diesen Fällen die septalen Anteile der Mitral- und Trikuspidalklappe in gleicher Höhe am Ventrikelseptum an bzw. gehen ineinander über (☞ Abb. 4.39).

Ein **doppeltes Mitralostium** ist außerordentlich selten. Die Darstellung der beiden nebeneinander liegenden Mitralostien gelingt meist im parasternalen Kurzachsenschnitt am besten. Eine **Arkadenbildung der Mitralklappe** ist durch eine Verkürzung der Sehnenfäden gekennzeichnet, so dass die Papillarmuskeln die Ränder der Mitralsegel erreichen.

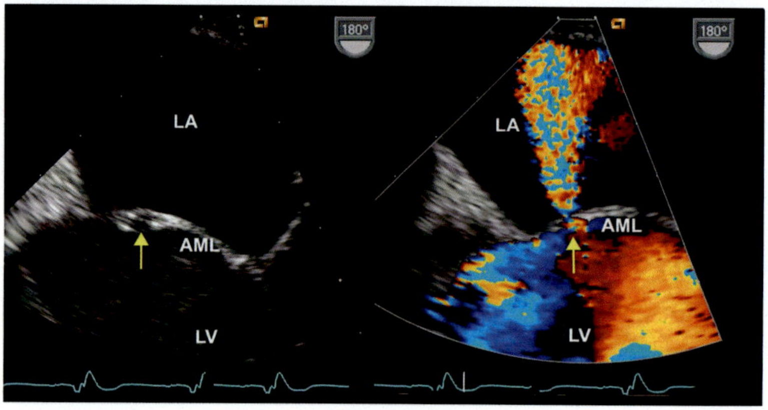

Abb. 4.39 Angeborener Cleft (links) im anterioren Mitralklappensegel, der eine mittelgradige Mitralinsuffizienz (rechts) verursacht (transöphageale Untersuchung). LA = linker Vorhof; LV = linker Ventrikel.

Literatur

1. Kumar N, Kumar M, Duran CMG. A reviesed terminilogy for recording surgical findings of the mitral valve. J Heart Valve Dis 1995; 4: 70–5.
2. Carpentier A. Cardiac valve surgery - the „French correction". J Thorac Cardiovasc Surg 1983; 86: 323–37.
3. Olson L, Subramanian R, Achermann DM. Surgical pathology of the mitral valve: A study of 712 cases spanning 21 years. Mayo Clin Proc 1987; 62: 1987.
4. Osterberger LE, Godstein S, Khaja F, Lakier JB. Functional mitral stenosis in patients with massive annular calcification. Circulation 1981; 64: 472.
5. Ruckman RN, Van Praagh R. Anatomic types of congenital mitral stenosis: Report of 49 autopsy cases with consideration of diagnosis and surgical implications. Am J Cardiol 1978; 42: 529.
6. Panidis IP, Mimzt GS, McAllister M. Hemodynamic consequences of the left atrial myxomas as assessed by Doppler ultrasound. Am Heart J 1986; 111: 927.
7. Engelen M, Bruch C, Hoffmeier A, Kersting C, Stypmann J. Primary left atrial angiosarcoma mimicking severe mitral valve stenosis. Heart 2005; 91: e27.
8. Subbarao VD, Sheahan RG, Conti VR, Eyzaquirre E, Ahmad M. Primary cardiac malignancy masquerading as mitral valve stenosis. Circulation. 1999; 99: 2342–4.
9. Faletra F, Pezzano A Jr, Fusco R, et al. Measurement of mitral valve area in mitral stenosis: four echocardiographic methods compared with direct measurement of anatomic orifices. J Am Coll Cardiol 1996; 28: 1190–7.
10. Smith MD, Handshoe R, Handshoe S: Comparative accuracy of two dimensional echocardiography and Doppler pressure halftime methods in assessing the severity of mitral stenosis in patients with and without prior commisurotomy. Circulation 1986; 73: 100–7.
11. Value and limitations of Doppler echocardiography in the quantification of stenotic mitral valve area: comparison of the pressure half-time and the continuity equation methods. Circulation 1988; 77: 78–85.
12. Lee TY, Tseng CJ, Chiao CD, et al. Clinical applicability for the assessment of the valvular mitral stenosis severity with Doppler echocardiography and the proximal isovelocity surface area (PISA) method. Echocardiography 2004; 21: 1–6.
13. Nishimura R, Rihal C, Tajik J. Accurate measurment of the transmitral gradient in patients with mitral stenosis; a simultaneous catheterization and Doppler echocardiographic study. J Am Coll Cardiol 1994; 24: 152–8.
14. Tunick PA, Freedberg RS, Gargiulo A et al. Exercise Doppler echocardiography as an aid to clinical decision making in mitral valve disease. J Am Soc Echocardiogr 1992; 3: 225–30.
15. Wilkins GT, Weyman AE, Abascal VM et al. Percutaneous dilatation of the mitral valve: an analysis of echocardiographic variables related to outcome and the mechanism of dilatation. Br Heart J 1988; 60: 299–308.
16. Sutaria N, Shaw TR, Prendergast B, Northridge D. Transoesophageal echocardiographic assessment of mitral valve commissural morphology predicts outcome after balloon mitral valvotomy. Heart 2006; 92: 52–7.
17. Chen Q, Nosir YF, Vletter WB, Kint PP, Salustri A, Roelandt JR. Accurate assessment of mitral valve area in patients with mitral stenosis by three-dimensional echocardiography. J Am Soc Echocardiogr. 1997; 10: 133–40.
18. Bonow RO, Carabello B, de Leon AC, Edmunds LH Jr, et al. ACC/AHA Guidelines for the management of patients with valvular Heart Disease: executive summary: a report of the American College of Cardiology/American Heart Association Task Force on Practice Guidelines. Circulation 1998; 98: 1949–84.
19. Irvine T, Li XK, Sahn DJ, Kenny A. Assessment of mitral regurgitation. Heart 2002; 88 Suppl 4: 11–9.
20. Carpentier AF, Lessana A, Relland JY et al. Belli. The „physio-ring": an advanced concept in mitral valve annuloplasty. Ann Thorac Surg. 1995; 60: 1177–85.
21. Devereux RB, Jones EC, Roman MJ et al. Prevalence and correlates of mitral valve prolapse in a population-based sample of American Indians: the Strong Heart Study. Am J Med 2001; 111: 679–85.
22. Pellerin D, Brecker S, Veyrat C. Degenerative mitral valve disease with emphasis on mitral valve prolapse. Heart 2002; 88 Suppl 4: 20–8.
23. Otsuji Y, Gilon D, Jiang L et al. Restricted diastolic opening of the mitral leaflets in patients with left ventricular dysfunction: evidence for increased valve tethering. J Am Coll Cardiol. 1998; 32: 398–404.
24. Agricola E, Oppizzi M, Maisano F, De Bonis M, Schinkel AF, Torracca L, Margonato A, Melisurgo G, Alfieri O. Echocardiographic classification of chronic ischemic mitral regurgitation caused by restricted motion according to tethering pattern. Eur J Echocardiogr 2004; 5: 326–34.
25. Yiu SF, Enriquez-Sarano M, Tribouilloy C, Seward JB, Tajik AJ. Determinants of the degree of functional mitral regurgitation in patients with systolic left ventricular dysfunction: A quantitative clinical study. Circulation 2000; 102: 1400–6.

26. Schwammenthal E, Nakatani S, He S et al. Mechanism of mitral regurgitation in hypertrophic cardiomyopathy: mismatch of posterior to anterior leaflet length and mobility. Circulation. 1998; 98: 856–65.
27. Connolly HM, Crary JL, McGoon MD et al. Valvular heart disease associated with fenfluramine-phentermine. N Engl J Med 1997; 337: 581–8.
28. Van Camp G, Flamez A, Cosyns B et al. Treatment of Parkinson's disease with pergolide and relation to restrictive valvular heart disease. Lancet 2004; 363: 1179–83.
29. Thomas L, Foster E, Hoffman JI, Schiller NB. The Mitral Regurgitation Index: an echocardiographic guide to severity. J Am Coll Cardiol 1999; 33: 2016–22.
30. Chao K, Moises VA, Shandas R et al. Influence of the Coanda effect on color Doppler jet area and color encoding. Circulation 1992; 85: 333–41.
31. Enriquez-Sarano M, Miller FA Jr, Hayes SN, Bailey KR, Tajik AJ, Seward JB. Effective mitral regurgitant orifice area: clinical use and pitfalls of the proximal isovelocity surface area method. J Am Coll Cardiol. 1995; 25: 703–9.
32. Bolger AF, Eidenvall L, Ask P, Loyd D, Wranne B. Understanding continuous-wave Doppler signal intensity as a measure of regurgitant severity. J Am Soc Echocardiogr 1997; 10: 613–22.
33. Lesniak-Sobelga A, Olszowska M, Pienazek P, Podolec P, Tracz W. Vena contracta width as a simple method of assessing mitral valve regurgitation. Comparison with Doppler quantitative methods. J Heart Valve Dis 2004; 13: 608–14.
34. Castello R, Lenzen P, Aguirre F, Labovitz A. Quantitation of mitral regurgitation by transesophageal echocardiography with Doppler color flow mapping: correlation with cardiac catheterization. J Am Coll Cardiol 1992; 19: 1516–21.
35. Enriquez-Sarano M, Bailey KR, Seward JB, Tajik AJ, Krohn MJ, Mays JM. Quantitative Doppler assessment of valvular regurgitation. Circulation 1993; 87, 841–8.
36. Pu M, Griffin BP, Vandervoort PM et al. The value of assessing pulmonary venous flow velocity for predicting severity of mitral regurgitation: A quantitative assessment integrating left ventricular function. J Am Soc Echocardiogr. 1999; 12: 736–43.

Erkrankungen der Aortenklappe 5

Senta Graf und Helmut Baumgartner

5.1 Grundlagen und diagnostische Ziele

Die normal angelegte Aortenklappe besteht aus drei Klappentaschen: der rechtskoronaren, der linkskoronaren und der nonkoronaren (akoronaren) Tasche. Sie hat eine komplexe dreidimensionale Struktur (☞ Abb. 5.1).
Die Kommissuren ziehen sich über die Klappenebene hinauf in die Aorta ascendens. Die Klappentaschen bilden daher mit der Aortenwurzel eine funktionelle Einheit. Veränderungen der Aortenwurzel führen ab einem gewissen Ausmaß zu einer Funktionsbeeinträchtigung der Aortenklappe. Bei entsprechender Dilatation der Aorta kann die mangelnde Koaptation der Klappentaschen eine **Insuffizienz der Klappe** verursachen, ohne dass eine morphologische Veränderung der Klappentaschen selbst besteht (☞ 11.2.1).
Umgekehrt besteht bei Aortenklappenerkrankungen häufig sekundär oder zusätzlich eine **Pathologie der Aorta ascendens**. Bei den häufigen angeborenen Veränderungen der Aortenklappe (bikuspide Klappe etc.) muss immer auch mit einer Erkrankung der Wand der Aorta ascendens gerechnet werden [1].

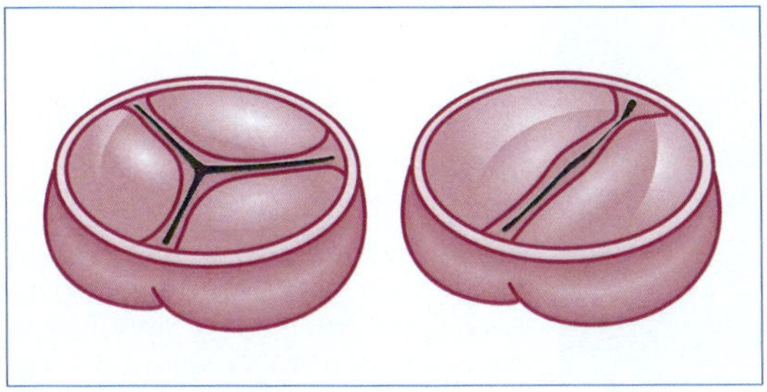

Abb. 5.1 Anatomie der Aortenklappe:
Links: normale Aortenklappe mit drei Klappentaschen.
Rechts: bikuspide Aortenklappe.

Unabhängig von der funktionellen Veränderung der Klappe selbst kann es zu einer zunehmenden Dilatation und Aneurysmabildung der Aorta kommen. Insgesamt muss daher die Aortenklappe immer gemeinsam mit der Aorta sorgfältig evaluiert werden (☞ 11.3.2).
Das Hauptziel der echokardiographischen Untersuchung ist die funktionelle Beurteilung der Klappe (Stenose und Insuffizienz). Dabei soll nicht nur die Existenz einer Funktionsstörung, sondern vor allem deren Schweregrad erhoben werden. Die morphologische Untersuchung der Klappe erlaubt dann meist, die Ursache der Funktionsstörung zu ergründen. Dies ist dann von besonderer Bedeutung, wenn eine chirurgische Intervention erforderlich erscheint und die Entscheidung über Rekonstruktion der Aortenklappe versus Klappenersatz zu treffen ist. Für die klinischen Entscheidungen ist neben der Beurteilung der Aorta im Rahmen der Aortenklappenerkrankungen, und hier v. a. der Aorteninsuffizienz, die genaue Beurteilung des linken Ventrikels im Hinblick auf die Auswirkungen der Klappenfunktionsstörung von entscheidender Relevanz (☞ 9.1.1).

5.1.1 M-mode

Obwohl die M-mode-Echokardiographie heute in der Diagnostik sicher von untergeordneter Bedeutung ist, erbringt sie bei der Beurteilung der Aortenklappe nach wie vor schnelle und häufig hilfreiche Informationen. Im parasternalen Längsschnitt oder besser in der parasternalen kurzen Achse wird der M-mode-Strahl zentral durch die Aortenklappe gelegt, um die rechtskoronare und akoronare Aortenklappentasche durchgehend in geschlossener und geöffneter Position darzustellen.
Die Methode erlaubt eine einfache Beurteilung der Beweglichkeit der Klappentaschen. Dies

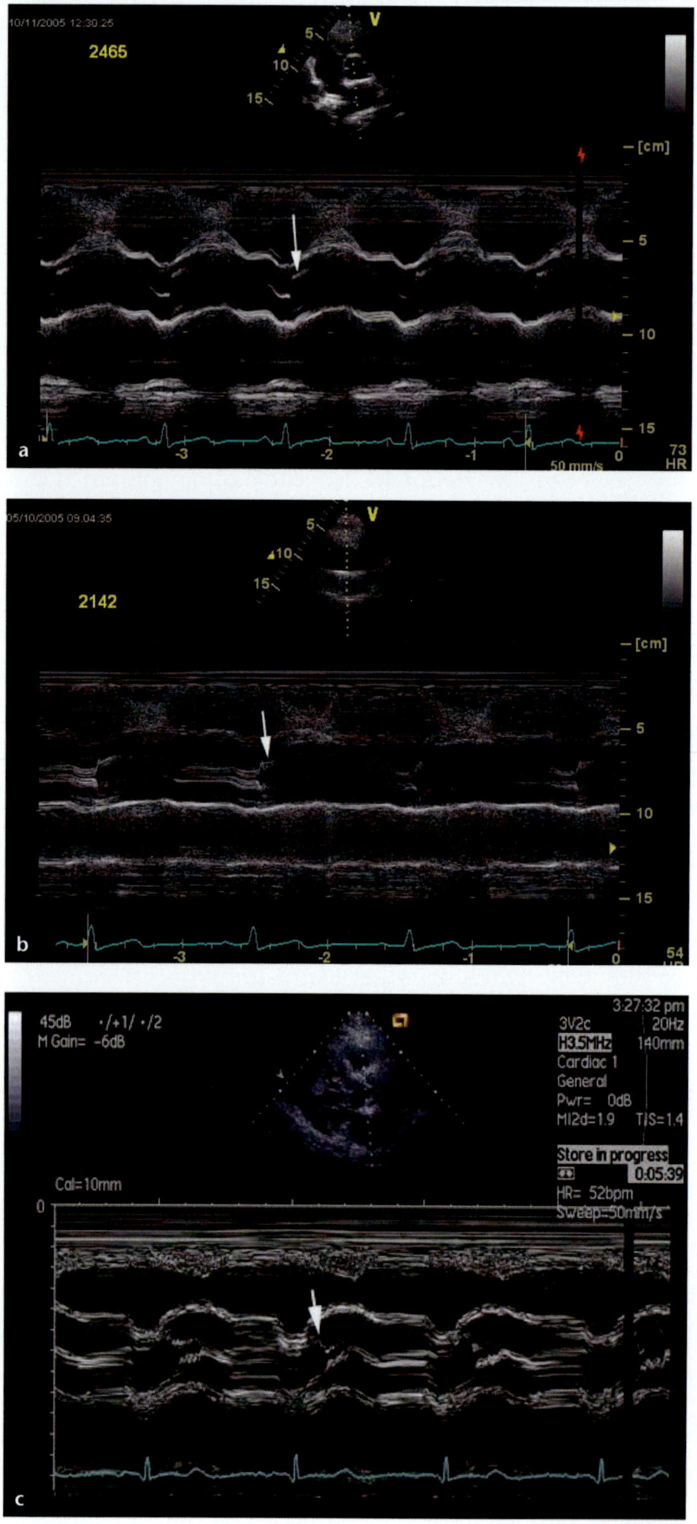

Abb. 5.2 M-mode der Aortenklappe.
a) normale Aortenklappe: normales Bewegungsmuster („Box") (Pfeil) zarter Klappentaschen. **b)** Aortenklappensklerose: echoreichere Strukturen und verminderte Öffnung. **c)** hypertroph obstruktive Kardiomyopathie: mesosystolischer Klappenschluss (Pfeil).

kann vor allem bei **Aortenklappensklerose** von Vorteil sein. Die fibrotisch kalzifizierenden Strukturen im Taschenkörper erlauben häufig im 2-D-Bild eine nur eingeschränkte Beurteilung der Beweglichkeit der Klappentaschen. Mittels M-mode ist dann oft leichter erkennbar, in welchem Ausmaß noch eine Klappentaschenöffnung gegeben ist.

Die hohe zeitliche Auflösung der M-mode-Echokardiographie erlaubt zusätzlich die Beurteilung bestimmter Bewegungsmuster der Tasche. So kommt es bei **subvalvulärer Aortenstenose** primär zu einer normalen Öffnung der Klappentaschen, dann aber zu einem frühsystolischen Schluss mit weiteren Oszillationen der Klappentaschen. Bei der subvalvulären Aortenstenose handelt es sich um eine Membranbildung im linksventrikulären Ausflusstrakt, die isoliert auftreten oder mit einer valvulären Aortenstenose vergesellschaftet sein kann.

Bei der hypertroph obstruktiven Kardiomyopathie (**HOCM**) kommt es ferner zu einer mesosystolischen Schlussbewegung, die ebenfalls für diese Erkrankung pathognomonisch ist (☞ 10.2.2).

Bei **Klappenverdickungen** erlaubt die M-mode-Echokardiographie des Weiteren eine Differenzierung zwischen fibrotischen Veränderungen (glatte, parallele Strukturen) und Vegetationen, die in der Regel eine lockere, unruhige Struktur mit hochfrequenten Oszillationen an der Oberfläche aufweisen.

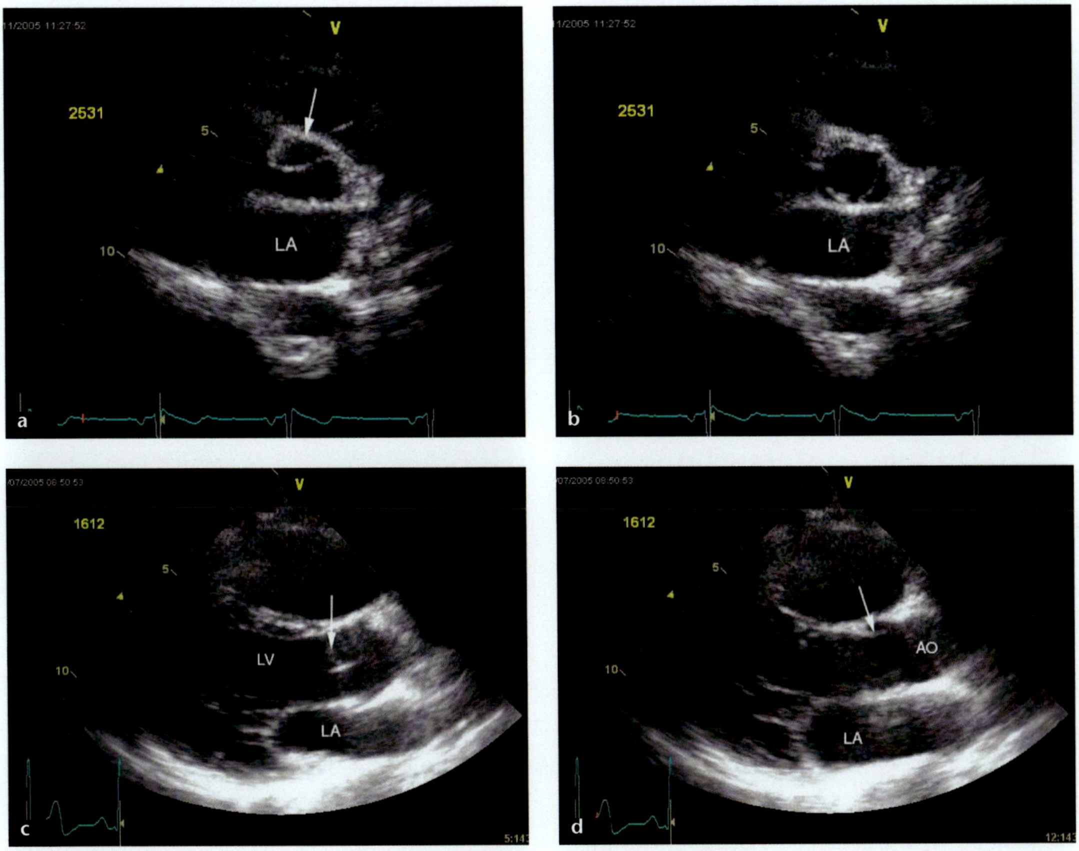

Abb. 5.3 Normale Aortenklappe im 2-D-Bild. **a)** geschlossene Klappe (Pfeil) in der parasternalen kurzen Achse. **b)** offene Klappe in der parasternalen (Pfeil) kurzen Achse. **c)** geschlossene Klappe (Pfeil) in der parasternalen Längsachse. **d)** offene Klappe (Pfeil) in der parasternalen Längsachse.

5.1.2 2-D-Bildgebung

Zur Evaluierung der Aortenklappe mittels 2-D-Bildgebung wird von transthorakal wie von transösophageal der Kurzachsen- und der Längsachsenschnitt verwendet. In der **kurzen Achse**, die transthorakal von parasternal und mittels transösophagealer Echokardiographie vom mittleren Ösophagus aus durchgeführt wird, kommen alle 3 Klappentaschen zur Darstellung. Dieser Schnitt ist besonders gut geeignet, um die Grundstruktur der Klappe (trikuspid, bikuspid oder komplexere Fehlbildung) zu erkennen und um pathologische Strukturen (Verdickungen, Verkalkungen, Auflagerungen etc.) den Taschen zuzuordnen. Die **Längsachsenschnitte** (von transthorakal vorzugsweise von parasternal, von transösophageal im mittleren bis unteren Ösophagus) erlauben die bessere Beurteilung der Öffnungsbewegung der Taschen.

Dabei kommt allerdings erneut, wie auch im M-mode, nur die rechtskoronare (im Bild anterior gelegen) und akoronare (im Bild posterior gelegen) Tasche zur Darstellung (☞ 3.1.3 und 3.1.4 sowie 3.2.4).

Der **5-Kammerblick** ist für die morphologische Beurteilung der Klappentaschen weniger geeignet. Er bietet aber Vorteile zur zusätzlichen Darstellung des Ausflusstrakts, z. B. bei Vegetationen, die in den Ausflusstrakt prolabieren, oder auch bei subvalvulärer Aortenstenose zur Darstellung einer Membran.

5.1.3 Doppler-Untersuchung

Routinemäßig wird man in den Längsachsenschnitten und vor allem im 5-Kammerblick farb-Doppler-sonographisch den Fluss über der Klappe qualitativ beurteilen. In diesen Schnitten kann man einerseits ein Insuffizienzsignal erkennen, andererseits aber auch eine Flussbeschleunigung über der Klappe, die im Rahmen obstruktiver Prozesse vorkommt.

Eine genaue **Quantifizierung der Flussgeschwindigkeit** über der Aortenklappe, wie sie vor allem zur Beurteilung von Stenosen erforderlich ist, wird mittels CW-Doppler durchgeführt. Von transthorakal wird hier in erster Linie vom apikalen Ableitungspunkt geschallt und von einem 5-Kammerblick (evtl. auch Längsschnitt) ausgegangen. Dabei wird zunächst der Ort der höchsten Turbulenz im Farb-Doppler aufgesucht, um anschließend den CW-Doppler-Strahl genau so zu justieren, dass die maximalen Geschwindigkeiten erfasst werden können.

Die **Quantifizierung einer Stenose** erfordert zusätzlich die Verwendung von Pencil-Probes, um von suprasternal und rechts parasternal die maximale Geschwindigkeit über die Klappe zu suchen (s. u. Stenose). Bei der **transösophagealen Echokardiographie** muss die Sonde von tief transgastral stark anteflektiert werden, um in einer Art 5-Kammerblick Doppler-sonographisch die Flussgeschwindigkeit über der Klappe quantifizieren zu können.

5.1.4 3-D-Bildgebung

Die 3-D-Bildgebung ist eine elegante Diagnostik, um dreidimensional die Klappentaschen bzw. die Aorta ascendens darzustellen. In der täglichen Praxis hat diese Methode allerdings für die Untersuchung der Aortenklappe bisher noch keine wesentliche Bedeutung erlangt, sie kommt aber an manchen Zentren, an denen auch **herzchirurgische Aortenklappenrekonstruktionen** durchgeführt werden, durchaus auch außerhalb wissenschaftlicher Untersuchungen zum Einsatz.

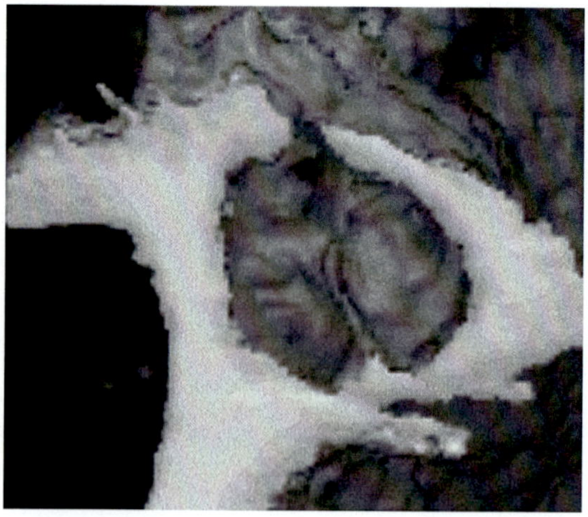

Abb. 5.4 3-D-Bild einer normalen Aortenklappe.

5.2 Aortenstenose

Die heute mit Abstand häufigste Form der Aortenstenose ist die **kalzifizierende Stenose**. Sie ist auch bei weitem die häufigste Klappenerkrankung in den zivilisierten Ländern. Es handelt sich dabei um eine Erkrankung des fortgeschrittenen Erwachsenenalters, die in ihrer Entstehung viele Ähnlichkeiten mit der Arteriosklerose hat. Die kalzifierende Aortenstenose liegt einem aktiven Prozess zugrunde, bei dem es zu Lipideinlagerungen, Entzündung, Fibrosierung und schließlich Kalzifizierung und sogar Verknöcherung kommen kann. Die Folge sind zunehmend starr werdende Klappentaschen, woraus die Stenose resultiert. Besonders häufig sind von diesem Prozess **bikuspide Aortenklappen** betroffen, die in 1–2% der Population anzunehmen sind [2, 3]. In diesem Fall tritt die Stenose in einem hämodynamisch wirksamen Ausmaß bereits im 6.–7. Lebensjahrzehnt auf [4, 5]. Bei normal konfigurierten trikuspiden Klappen kommt es zur Ausprägung relevanter Stenosen meist erst im 8. Dezennium.

Weitaus seltener folgt als nächsthäufige Ätiologie die **angeborene Aortenklappenveränderung** (v.a. die bikuspide Klappe). Mit dem weitgehenden Verschwinden des rheumatischen Fiebers in Europa ist eine **postrheumatische Aortenstenose** rar geworden. Bei dieser Form der Aortenstenose besteht nahezu immer eine Beteiligung der Mitralklappe, wodurch auch eine ätiologische Zuordnung erleichtert wird.

5.2.1 Morphologie und Hämodynamik

2-D-Bildgebung

Die **kalzifizierende Aortenstenose** ist echokardiographisch sehr rasch und leicht erkennbar, da die Verdickungen und Verkalkungen der Klappentaschen nicht zu übersehen sind.

Bei nicht sorgfältiger Untersuchung kann jedoch schon bei **Aortenklappensklerose**, der Vorstufe der Stenose, bei der Verdickungen und Verkalkungen der Klappentaschen ohne hämodynamische Auswirkung gegeben sind, durch die relativ imposant und relativ starr wirkenden Echostrukturen der Eindruck einer Stenose entstehen. Selbst bei sorgfältiger Untersuchung ist eine nähere Quantifizierung einer kalzifizierenden Stenose anhand des 2-D-Bildes meist nicht möglich.

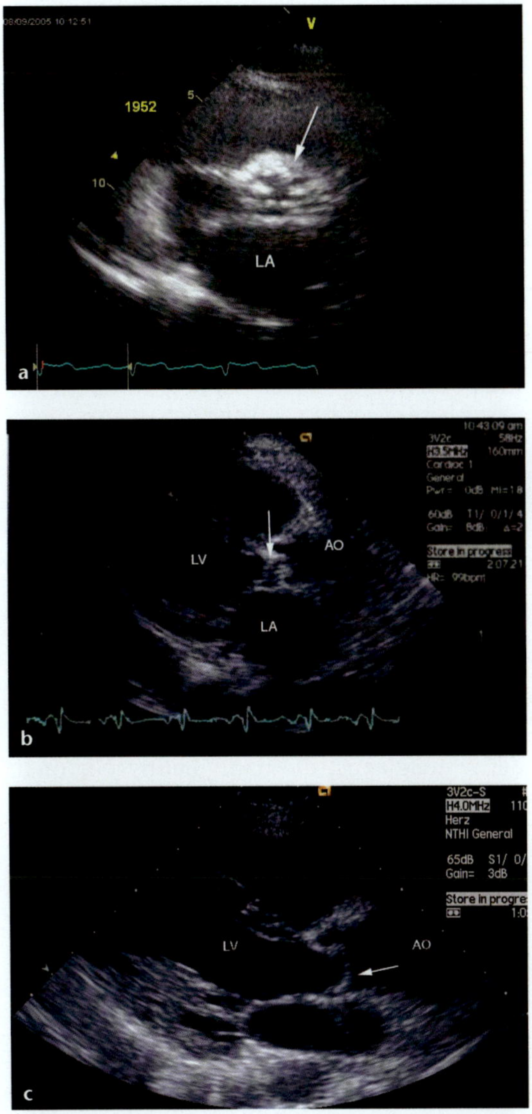

Abb. 5.5 Aortenstenose. **a)** kalzifizierte Aortenklappe (Pfeil) in der parasternalen kurzen Achse. **b)** kalzifizierte Aortenklappe (Pfeil) in der parasternalen Längsachse mit starren und verdickten Taschen sowie deutlich reduzierter Öffnung. **c)** kongenitale Aortenstenose mit leichter Verdickung der Klappentaschen und typischem Doming der Klappe (Pfeil) in der parasternalen Längsachse.

Bei der **kongenitalen Aortenstenose** kann bei Jugendlichen und jungen Erwachsenen eine stärkere Verdickung oder Verkalkung der Klappentaschen noch fehlen. In diesem Fall kann die Stenose im Längsschnitt aus dem Doming der Klappe und in der kurzen Achse aus der abnormen Struktur (bikuspide Klappe oder komplexere Fehlbildung) erkannt werden. Dies erfordert jedoch eine sehr genaue Untersuchung.

Merke
Die Entscheidung, ob eine bikuspide Aortenklappe vorliegt, kann lediglich anhand des systolischen Bildes der geöffneten Klappe getroffen werden (☞ Abb. 5.6). Im geschlossenen Zustand kann eine **Raphe** eine trikuspide Klappe vortäuschen.

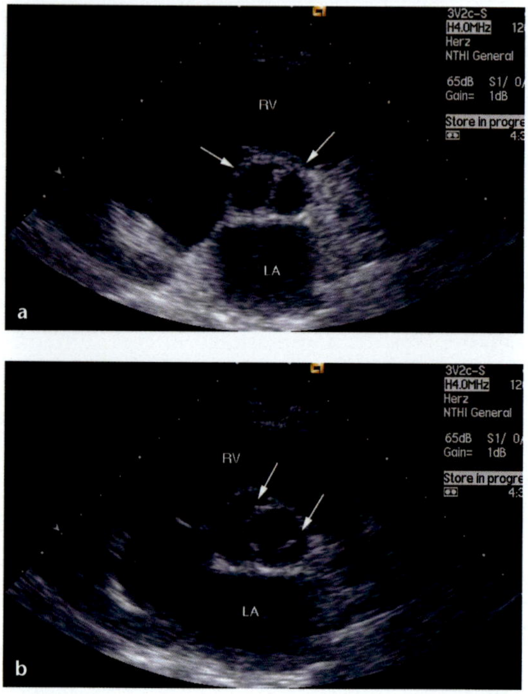

Abb. 5.6 Kaum verdickte bikuspide Klappe in der parasternalen kurzen Achse. **a)** geschlossene Klappe (Pfeile). **b)** offene Klappe (Pfeile).

Mit zunehmendem Alter zeigen auch kongenital veränderte Aortenklappen zunehmende Fibrosierung und Kalzifizierung. Wenn dieser Prozess einmal ein fortgeschrittenes Maß erreicht hat, ist echokardiographisch mitunter eine Evaluierung der zugrunde liegenden Klappenstruktur nicht mehr möglich.

Die **postrheumatische Aortenstenose** zeichnet sich ebenfalls durch das Bild eines systolischen Domings aus. Mit zunehmender Fibrosierung und Verkalkung kann dies allerdings schwer erkennbar sein. Der Hinweis, dass es sich um eine postrheumatische Stenose handelt, ergibt sich in der Regel aus dem Mitbefall der Mitralklappe, die dann häufig ein mehr oder weniger ausgeprägtes Doming des vorderen Mitralsegels zeigt.

Die theoretisch optimale Methode zur **Quantifizierung der Aortenstenose** wäre, wie auch bei der Mitralstenose, die planimetrische Ausmessung der Klappenöffnungsfläche. Im Gegensatz zur Mitralstenose gelingt dies aber in aller Regel von transthorakal nicht. Die Anwendung der transösophagealen Echokardiographie (TEE) zur Planimetrie der Aortenöffnungsfläche wird kontrovers beurteilt. An einigen Zentren kommt die TEE diesbezüglich regelmäßig zur Anwendung, an anderen nur selten. Mit zunehmender Verkalkung nimmt auf jeden Fall die Unsicherheit der Methode zu. Kaum verkalkte Klappen stellen aber eine Minorität im Krankengut der Erwachsenen mit Aortenstenose dar, so dass für die echokardiographische Planimetrie der Aortenklappenöffnungsfläche zur Bestimmung des Schweregrads der Stenose nur eine untergeordnete Bedeutung hat.

Merke
Fehlermöglichkeiten entstehen dadurch, dass bei kalzifizierenden Prozessen an der Aortenklappe der Schweregrad der Veränderung anhand des 2-D-Bildes generell leicht überschätzt wird. Bei kongenitalen Aortenstenosen kann hingegen bei nur geringer oder fehlender Verdickung und Verkalkung der Klappentaschen durch die gute Beweglichkeit der Taschenbasis das Problem einer Stenose entweder überhaupt übersehen oder aber unterschätzt werden. Die prinzipielle Anwendung der Doppler-Echokardiographie kann helfen, derartige Fehler zu vermeiden.

Doppler-Echokardiographie

Von transthorakal ist die Quantifizierung der Aortenstenose eine Domäne der Doppler-Echokardiographie.

Transvalvulärer Gradient

Die CW-Doppler-sonographische Bestimmung der maximalen Flussgeschwindigkeit über die Aortenklappe erlaubt mit Hilfe der Bernoulli-Gleichung die Berechnung des Gradienten (Druckabfalls) über die stenosierte Klappe. Die normale Flussgeschwindigkeit über der Aortenklappe beträgt maximal 1,8 m/s. Die Registrierung der tatsächlichen maximalen Flussgeschwindigkeit erfordert es, dass CW-Doppler-Strahl und Stenosejet annähernd parallel verlaufen. Anhand der Anatomie (2-D-Echokardiographie) ist nicht erkennbar, in welche Richtung der Stenosejet verläuft. Auch farb-Doppler-sonographisch kann dies nicht exakt eruiert werden.

Es ist daher für die exakte Bestimmung der Geschwindigkeit und damit des Gradienten unerlässlich, eine Untersuchung von **mehreren Ableitungspunkten** aus durchzuführen. Neben dem gängigen apikalen Ableitungspunkt sollte immer auch eine Untersuchung von suprasternal und rechtsparasternal erfolgen. Dies erfordert die Verwendung eines Pencil-Schallkopfs (**Pencil-Probe**). Bei kongenitalen Stenosen, die vorzugsweise Jugendliche und junge Erwachsene betreffen, ist der suprasternale Ableitungspunkt häufig der Punkt, an dem die maximale Geschwindigkeit registriert werden kann. Bei älteren Patienten mit kalzifizierender Aortenstenose ist dies in der Regel ein rechtsparasternaler Ableitungspunkt. Zur Untersuchung muss der Patient hierzu auf die rechte Seite gelagert werden, und die Interkostalräume müssen systematisch abgesucht werden. Aus dem sorgfältig zu registrierenden Spektral-Doppler-Spektrum, bei dem vor allem auf die Abgrenzbarkeit einer Hüllkurve (= klare Begrenzung des Spektrums) geachtet werden muss, können dann verschiedene Gradienten berechnet werden.

Maximaler instantaner Gradient (Peak-Gradient)

Dieser Gradient entspricht der maximalen Differenz zwischen Aorten- und Ventrikeldruck, die während des gesamten Zyklus auftritt, und wird aus der Gipfelgeschwindigkeit des Doppler-Spektrums ermittelt.

Dieser Gradient (☞ Abb. 5.8a) wird normalerweise aus der invasiv ermittelten Druckkurve nicht berechnet und ist ein schlechtes Maß für die Quantifizierung einer Aortenstenose, da ein relativ großer Bereich besteht, in dem eine eindeutige Zuordnung des Stenoseschweregrads nicht möglich ist.

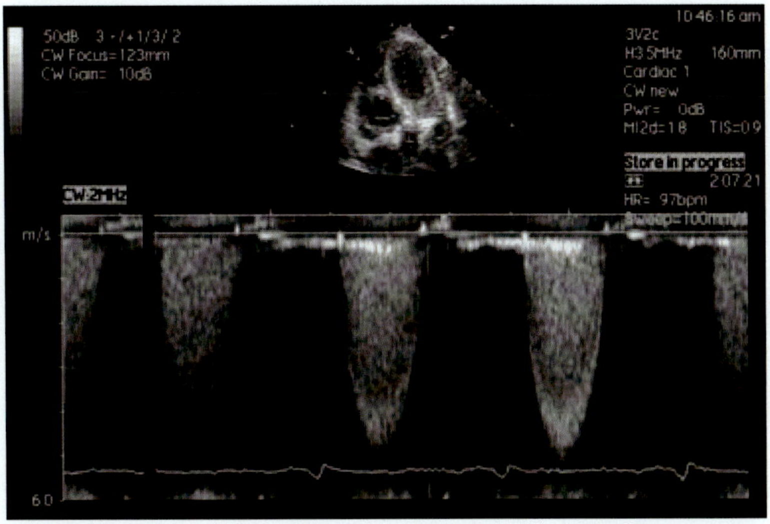

Abb. 5.7 CW-Spektrum einer höhergradigen Aortenstenose.

Mittlerer Gradient (Mean-Gradient)

Der mittlere Gradient (☞ Abb. 5.8a) entspricht dem durchschnittlich über die gesamte Systole bestehenden Gradienten und kann als Durchschnittswert von in kurzen Abständen aus dem CW-Spektrum errechneten maximalen instantanen Gradienten ermittelt werden.
Er kann nahezu bei allen heute verwendeten Echokardiographiegeräten durch Umfahren des Spektrums und Erstellen einer Hüllkurve mit dem integrierten Berechnungsprogramm einfach errechnet werden. Diese im Mittel über die gesamte Austreibungszeit bestehende Druckdifferenz wird bei der invasiven Messung durch Planimetrie der Differenzfläche zwischen den Kurven von Aorten- und Ventrikeldruck und Division durch die Austreibungszeit erhalten (☞ Abb. 5.8b).
Unter der Voraussetzung, dass die systolische Ventrikelfunktion nicht reduziert ist, stellt dieser Gradient ein wertvolles Maß für die **Quantifizierung der Aortenstenose** dar. Der Wert sollte im Idealfall bei Doppler-Sonographie und Herzkatheter übereinstimmen [6, 7, 8].

Systolischer Gradient (Peak-to-Peak-Gradient)

Es handelt sich hierbei um die Differenz der Druckspitzen im linken Ventrikel und der Aorta (☞ Abb. 5.8b). Da die Gipfel der beiden Kurven in der Regel zu unterschiedlichen Zeiten auftreten, handelt es sich hier um keine zu einem bestimmten Zeitpunkt tatsächlich bestehende Druckdifferenz, weshalb sie aus dem CW-Spektrum auch nicht ermittelt werden kann.

Form des Doppler-Spektrums

Auch aus der Form des Doppler-Spektrums können gewisse Rückschlüsse auf den Schweregrad der Stenose gezogen werden: Mit zunehmendem Schweregrad rückt der Gipfel der Kurve zunehmend in die Mesosystole, er findet sich jedoch im Unterschied zur Obstruktion generell in der ersten Hälfte der Systole (☞ 10.2.2).
Insgesamt zählt die hämodynamische Bewertung der Aortenstenose zu den schwierigsten Untersuchungen im Rahmen der transthorakalen Echokardiographie überhaupt, so dass es insbesondere durch noch wenig erfahrene Untersucher zu einer Reihe von Fehlern und somit zur Fehlbeurteilungen kommen kann.

Fehlerquellen

- die zu einer **Unterschätzung des Gradienten** durch die Doppler-Methode führen können, sind:
  - Verwendung eines inadäquaten Doppler-Spektrums mit nicht klar definierter

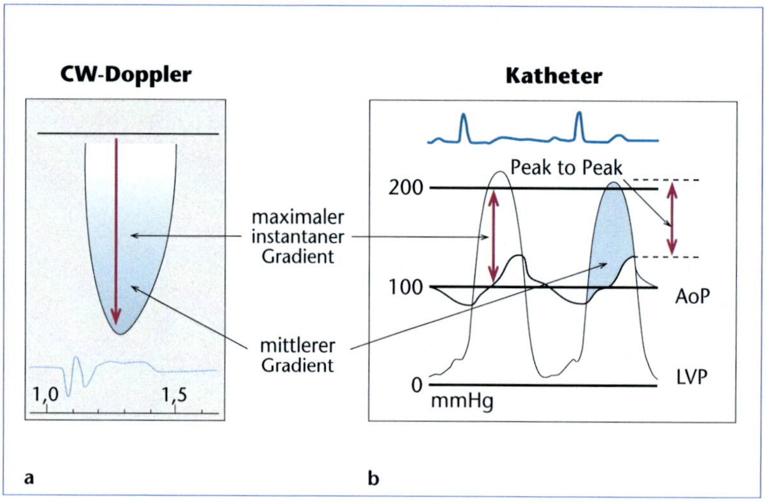

Abb. 5.8 Gradienten über der Aortenklappe. **a)** echokardiographisch gemessener maximaler instantaner und mittlerer Gradient. **b)** Die im Herzkatheter gemessene planimetrisch errechnete Druckdifferenzfläche zwischen Aorten- und Ventrikeldruck dividiert durch die Austreibungszeit entspricht dem echokardiographisch gemessenen mittleren Gradienten. Der im Herzkatheter gemessene systolische Gradient entspricht der Differenz der Druckspitzen im linken Ventrikel und in der Aorta.

Hüllkurve durch nicht sorgfältige Registrierung, so dass lediglich ein Rudiment der Kurve, jedoch keine Hüllkurve zur Darstellung kommt.
- Zu großer Winkel zwischen Schallstrahl und Jet.
- Irrtümliche Registrierung der proximalen Geschwindigkeit im linksventrikulären Ausflusstrakt anstatt der tatsächlichen Geschwindigkeit über die Klappe.

Diese Fehlerquellen können in der Regel durch sorgfältige Untersuchung mit entsprechendem Training vermieden werden.

- die zu einer **Überschätzung des Gradienten** durch die Doppler-Methode führen können, sind:
  - Vernachlässigung einer erhöhten subvalvulären Flussgeschwindigkeit (in der vereinfachten Bernoulli-Gleichung wird die Geschwindigkeit vor der Stenose vernachlässigt, da sie in der Regel um 1 m/s liegt. Bei deutlich erhöhter Flussgeschwindigkeit von 2 m/s oder mehr führt diese Vereinfachung jedoch zu einer Unterschätzung des Gradienten).
  - Irrtümliche Registrierung eines anderen Jets (hier kommt v. a. ein Mitralinsuffizienzjet in Betracht. Dieser Fehler kann leicht durch Beachtung der unterschiedlichen Zeitintervalle vermieden werden. So beginnt die Mitralinsuffizienz deutlich vor der Aortenklappenöffnung und endet nach dem Aortenklappenschluss. Auch weist das Spektral-Doppler-Profil eine andere Form auf als das der Aortenstenose) (☞ 4.3).
  - Auswahl nichtrepräsentativer Doppler-Spektren bei Arrhythmie, z. B. Auswahl eines postextrasystolischen Schlags oder bei Vorhofflimmern eines Schlags nach längerer Pause.
  - Auch die sog. Druckerholung (Wiederanstieg des Drucks mit zunehmender Distanz von einer Stenose) kann zur Überschätzung führen. Bei der Aortenstenose kann dieses Phänomen dann relevante Ausmaße erreichen, wenn die Aorta mit einem Durchmesser von ≤ 30 mm relativ klein ist [9]. Dopplersonographisch wird in diesem Fall der maximale Druckabfall vom linken Ventrikel zur stenotischen Klappe gemessen. Der tatsächliche Nettodruckabfall, der invasiv gemessen wird und auch für das pathophysiologische Ausmaß der Stenose entscheidend ist, kann dann aber wesentlich geringer sein.
- Eine weitere Fehlerquelle besteht in der Fehlinterpretation von Gradientenmessungen. Da Gradienten stark flussabhängig sind, führt eine Quantifizierung mit alleinigem Blick auf diesen Parameter bei niedrigem Fluss (v. a. niedriges Herzminutenvolumen durch reduzierte Ventrikelfunktion) leicht zur Unterschätzung der Stenose und bei erhöhtem Fluss (z. B. hohes Schlagvolumen, bedingt durch Pendelvolumen einer Aorteninsuffizienz) leicht zur Überschätzung des Stenosegrads (☞ unten).

5

Aortenklappenöffnungsfläche

Da der Gradient über die Aortenklappe stark vom Fluss abhängig ist, ist er alleine für die Quantifizierung der Aortenstenose häufig unzureichend (☞ Fehlerquellen). Wegen der Limitationen der Planimetrie der Öffnungsfläche (☞ oben) kommt der Doppler-sonographischen Berechnung der effektiven Öffnungsfläche mittels Kontinuitätsgleichung eine besondere Rolle zu. Sie stellt den kleinsten Flussquerschnitt dar, der etwa 70–80% der anatomischen Öffnungsfläche entspricht [10, 11].

Das Kontinuitätsprinzip besagt, dass in einem geschlossenen System die Flussmenge konstant sein muss, wobei die Flussmenge (Q) dem Produkt aus Querschnittsfläche (A) und Durchschnittsflussgeschwindigkeit über dem Querschnitt (v) entspricht (vgl. auch mit der Doppler-echokardiographischen Bestimmung des Schlagvolumens ☞ 9.1.1).

Angewandt auf die Arortenstenose müssen demnach die Flussmengen im Ausflusstrakt (Q_1) und in der Klappenöffnung (Q_2) identisch sein, wobei A_1 und v_1 den der Querschnittsfläche und Flussgeschwindigkeit im Ausflusstrakt,

A_2 der effektiven Aortenöffnungsfläche und v_2 der Flussgeschwindigkeit über dieser Fläche, also der maximalen Flussgeschwindigkeit über der Klappe entsprechen:

Kontinuitätsprinzip: $Q_1 = Q_2$
Kontinuitätsgleichung: $A_1 \times v_1 = A_2 \times v_2$

$$\text{AÖF} = \frac{A_{LVOT} \times v_{LVOT}}{v_{AS}}$$

AÖF = Aortenöffnungsfläche; A_{LVOT} = Querschnittsfläche des linksventrikulären Ausflusstrakts; v_{LVOT} = Durchschnittsgeschwindigkeit im linksventrikulären Ausflusstrakt; v_{AS} = Durchschnittsgeschwindigkeit in der Aortenstenose.

In der Regel versucht man die Querschnittsfläche des Ausflusstrakts durch **Messung des Diameters** und **Anwendung der Kreisformel** zu berechnen. Die Flussgeschwindigkeit im Ausflusstrakt wird mit dem gepulsten Doppler (PW-Doppler) ermittelt. Da nun das Produkt aus Ausflusstraktfläche und Flussgeschwindigkeit im Ausflusstrakt identisch mit dem Produkt aus Aortenklappenöffnungsfläche und Flussgeschwindigkeit über der Klappe ist, kann durch Umstellung der Kontinuitätsgleichung die Aortenklappenöffnungsfläche aus dem Produkt der Ausflusstraktquerschnittsfläche und der Flussgeschwindigkeit im Ausflusstrakt, dividiert durch die mittels CW-Doppler gemessene maximale Flussgeschwindigkeit über die Klappe errechnet werden. Hierbei können sowohl die Spitzengeschwindigkeiten als auch die Geschwindigkeitszeitintegrale zur Berechnung verwendet werden. Der Durchmesser des Ausflusstrakts wird in einem parasternalen Längsschnitt ca. 0,5–1 cm proximal der Klappenöffnung gemessen. Die Flussgeschwindigkeit wird im selben Bereich in einem 5-Kammerblick mit gepulstem Doppler gemessen.

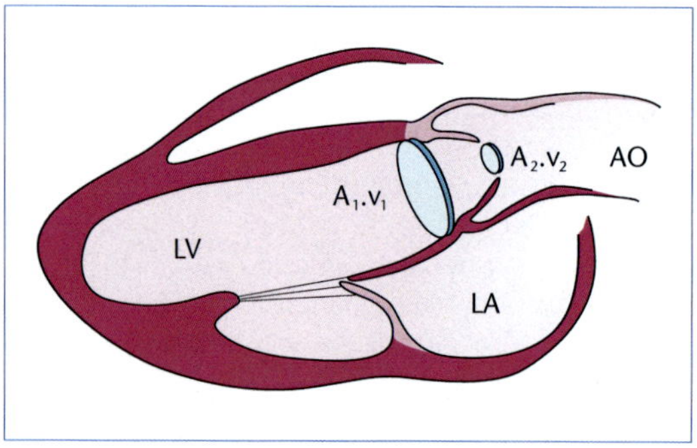

Abb. 5.9 Prinzip der Kontinuitätsgleichung: A_1 = Fläche im LVOT; v_1 = Geschwindigkeit auf Höhe des LVOT; A_2 = Fläche der Aortenklappe; v_2 = Geschwindigkeit über der Aortenklappe.

Merke

Bei der Anwendung der Kontinuitätsgleichung sind eine Reihe von Fehlermöglichkeiten in Betracht zu ziehen.

Der Ausflusstrakt ist meistens nicht kreisrund, sondern queroval, wodurch es zu einer leichten Unterschätzung der Querschnittsfläche und demzufolge **Unterschätzung der Aortenklappenöffnungsfläche** kommt [12]. Daraus ergibt sich durchschnittlich eine Unterschätzung der Öffnungsfläche von ca. 0,2 cm^2. Vor allem bei mittelgradiger Stenose kann es hier zu einem relevanten Fehler kommen, da Öffnungsflächen mit etwas über 1 cm^2 dann schon als höhergradig befundet werden. In der Regel ist bei normal großem Ausflusstrakt von rund 2 cm im Durchmesser mit einer Tendenz zur Unterschätzung der Öffnungsfläche zu rechnen.

Für eine **exakte Berechnung** müsste man die Durchschnittsgeschwindigkeit über den Ausflusstraktquerschnitt kennen. Bei der üblichen Messung mittels PW-Doppler wird aber das Sample-Volume in der Mitte des Ausflusstrakts positioniert. Das so erhaltene Flussprofil ist jedoch nur eingeschränkt repräsentativ für die mittlere Flussgeschwindigkeit über dem Ausflusstrakt. Das Flussprofil im Ausflusstrakt ist nicht flach, die Flussgeschwindigkeit nimmt zum Septum hin zu. Wegen der relativen Bewegung während der Systole ist es auch schwer, Querschnittsfläche und Flussgeschwindigkeit in exakt der gleichen Höhe zu messen.

Vor allem bei jenen Patienten, die einen großen linken Ventrikel und somit auch einen großen Ausflusstrakt aufweisen, was jedoch eine seltenere Konstellation darstellt, ist die ermittelte Flussgeschwindigkeit in der

Regel über dem Durchschnittswert des Ausflusstraktquerschnitts. Bei dieser Konstellation wird der Fluss über die Klappe, und damit die Öffnungsfläche, überschätzt, so dass in aller Regel also bei großem Ausflusstrakt mit einer **Überschätzung der Öffnungsfläche** gerechnet werden muss. Darüber hinaus resultieren sämtliche Fehler der Berechnung der maximalen Flussgeschwindigkeit über die Klappe natürlich auch in Fehlern bei der Berechnung der Öffnungsfläche.

Dynamische Veränderungen der Öffnungsfläche

Selbst wenn Gradient und Klappenöffnungsfläche exakt berechnet wurden, kann in einer speziellen Situation die Quantifizierung des Schweregrads der Aortenstenose weiterhin unklar bleiben: bei niedrigem Fluss, welcher meist durch eine reduzierte linksventrikuläre Funktion verursacht wird, gibt es Patienten, bei denen eine kleine Öffnungsfläche (< 30–50 cm^2) errechnet wird, gleichzeitig aber ein nur sehr niedriger Gradient (mittlerer Gradient < 30–40 mmHg) vorliegt. Man spricht dann von Low-Flow-, Low-Gradient-Aortenstenose. In dieser Situation gilt es zu differenzieren, ob tatsächlich eine höhergradige Aortenstenose mit schlechter linksventrikulärer Funktion vorliegt und nur durch den niedrigen Fluss niedrige Druckgradienten gemessen werden, oder aber es sich um eine linksventrikuläre Funktionsstörung anderer Ursache handelt und der niedrige Fluss einen niedrigen Treibdruck verursacht, durch den eine mäßiggradig veränderte Aortenklappe sich nicht ausreichend öffnet (pseudoschwere Stenose).

Zur Differenzierung dieser beiden Entitäten kann die **Dobutamin-Echokardiographie** zu Hilfe gezogen werden. Durch die Gabe von Dobutamin in niedrigen Dosen (10–20 µg/kg/min) kann bei einem Teil der Patienten, bei denen noch eine kontraktile Reserve vorhanden ist, der Fluss über die Klappe normalisiert werden. Im Fall einer **schweren Aortenstenose** steigt dann bei Normalisierung des Flusses der Gradient deutlich an, während sich die Öffnungsfläche nicht wesentlich ändert. Bei einer lediglich **pseudoschweren Stenose** (mangelnde Öffnung durch niedrigen Fluss) kommt es bei Normalisierung des Schlagvolumens zu einem nur geringen Anstieg des Gradienten, aber zu einer deutlichen Zunahme der Öffnungsfläche [13].

Merke
In unklaren Fällen kann die Stressechokardiographie zur Differenzierung zwischen schweren und pseudoschweren Aortenstenosen beitragen. Hierbei sollte jedoch über eine Low-dose-Dobutamingabe nicht hinausgegangen werden.

5.2.2 Echokardiographische Sekundärveränderungen

Die Folge einer Aortenstenose, die hämodynamische Relevanz erreicht hat, ist eine **konzentrische Hypertrophie des linken Ventrikels**. Das Ausmaß der Linksventrikelhypertrophie ist allerdings sehr variabel. Man kann Patienten finden, die trotz hochgradiger Stenose noch eine Wanddicke im Normbereich aufweisen. Bei einem Teil der Patienten überwiegt jedoch deutlich die Verdickung des interventrikulären Septums (**Septumhypertrophie**), wodurch es sekundär zur Verengung des linksventrikulären Ausflusstraktes kommen kann. Dieser Befund ist insofern von Bedeutung, als postoperativ durch Beseitigung der hohen Nachlast eine relevante **dynamische Ausflusstraktobstruktion** auftreten kann. Ein entsprechend ausgeprägter Befund kann daher eine zusätzliche Myokardektomie erforderlich machen (☞ 19.1). Vor allem aber ist der Befund der Septumhypertrophie für das postoperative Management wichtig, da Katecholamine und ein zu geringer linksventrikulärer Füllungsdruck eine Ausflusstraktobstruktion verstärken können.

Die Folge der **linksventrikulären Hypertrophie** besteht in der Regel in einer mehr oder weniger ausgeprägten diastolischen Funktionsstörung (☞ 9.3.1). Erst im Spätstadium der Erkrankung kommt es zu einer Reduktion der systolischen Funktion. Eine entsprechend ausgeprägte diastolische Funktionsstörung kann zur Erhöhung des linksatrialen Drucks und sekundär schließlich mitunter zu einer sogar deutlichen **pulmonalen Hypertension** füh-

ren, die Doppler-sonographisch über die Trikuspidalinsuffizienz errechnet werden kann. In dieser Situation resultiert in der Regel auch eine Dilatation des linken Vorhofs.
Nicht selten besteht bei Patienten mit Aortenklappenstenose auch eine **sekundäre Mitralinsuffizienz**. Aufgrund des hohen linksventrikulären Drucks und damit hohen Gradienten über die Mitralklappe während der Systole können relativ eindrucksvolle Mitralinsuffizienzjets zur Darstellung kommen, die den Schweregrad der Insuffizienz einschätzen lassen. In der Regel kann man davon ausgehen, dass eine Mitralinsuffizienz ohne entsprechende morphologische Veränderung der Mitralklappe selbst keine chirurgische Maßnahme im Rahmen einer Aortenklappenoperation erfordert.
Eine **Ektasie** bzw. ein **Aneurysma der Aorta ascendens** im Rahmen einer Aortenstenose wurde früher häufig als poststenotische Dilatation der Aorta bezeichnet. Man kann allerdings davon ausgehen, dass diese Veränderungen der Aorta in keiner Relation zur Hämodynamik an der Aortenklappe stehen. Typisch ist diese Konstellation bei Patienten mit kongenitaler Aortenklappenveränderung [1]. Hier besteht aber auch eine intrinsische Veränderung der Aortenwand selbst, die unabhängig von der Hämodynamik zur Dilatation führen kann. Die Beobachtung der Aortengröße ist bei Patienten mit Aortenstenose vor und nach Operation von großer Bedeutung, da ab einem gewissen Ausmaß (> 5,5 cm) ein Aortenaneurysma für sich selbst eine Operationsindikation darstellen kann (☞ 11.6).

5.2.3 Schweregradbestimmung und Therapiestrategien

Schweregradbestimmung

Für die Schweregradeinteilung der Aortenstenose gibt es in der Literatur heute keine einheitlichen Daten. Tabelle 5.1 fasst die wichtigsten Informationen und Richtlinien hierzu zusammen [14].
Bei normaler linksventrikulärer Funktion mit normalem Fluss über die Klappe kann bei einem mittleren Gradienten von über 50 mmHg eine höhergradige Aortenstenose angenommen werden. Die **maximale Flussgeschwindigkeit** bzw. der maximale instantane Gradient weisen dagegen eine relativ große Grauzone auf. Werte von über 4 m/s bzw. errechnete Gradienten von über 65–70 mmHg sprechen für eine höhergradige Stenose. Bei der Öffnungsfläche schwanken die Grenzwerte für eine höhergradige Stenose zwischen 0,75 und 1,0 cm², wobei sich in den gegenwärtigen Richtlinien eher ein Grenzwert von 1,0 cm² durchgesetzt hat. Generell sollte man sich möglichst nicht an einem Zahlenwert festhalten, sondern in Zusammenschau von Gradient, Öffnungsfläche und morphologischem Bild die endgültige Quantifizierung treffen.
Wurden bei normalen Flussverhältnissen mittlere Gradienten unter 50 mmHg errechnet, ist auch bei einer Öffnungsfläche unter 1,0 cm² eine höhergradige Stenose unwahrscheinlich.

Tab. 5.1 Schweregradeinteilung der Aortenstenose.

AS Schweregrad	AÖF (cm²)	AÖF (cm²)	AÖF (cm²)	AÖF Index (cm²/m²)
Leicht	≥ 1,5	> 1,5	> 1,5	> 0,9
Mittel	0,95–1,4	0,8–1,5	> 1,0–1,5	> 0,6–0,9
Schwer	< 0,9	< 0,8	≤ 1,0	≤ 0,6

AÖF = Aortenöffnungsfläche, AS = Aortenstenose.
Unterschiedliche Empfehlungen in der aktuellen Literatur: 1: Turina J et al. Eur Heart J 1987; 2: Horstkotte D et al. Eur Heart J 1988; 3: AHA/ACC Guidelines 1998 (J Am Coll Cardiol 1998); 4: Rahimtoola SH, J Am Coll Cardiol 1989; 5: ESC Recommendations Eur Heart J 2002.

Therapiestrategien

Nach den derzeitig gültigen Richtlinien ist eine absolute Operationsindikation bei Aortenstenose (☞ Tab. 5.2) dann gegeben, wenn bei höhergradiger Stenose eine **Symptomatik** vorliegt [15].

Bei **asymptomatischer höhergradiger Stenose** ist die Therapiestrategie nach wie vor umstritten. Die Echokardiographie kann hier insofern Hilfe leisten, als durch sie zusätzliche Kriterien für eine Operationsindikationsstellung geltend gemacht werden können. So konnte gezeigt werden, dass bei jenen Patienten, bei denen im Laufe von mehreren Untersuchungen eine **rasche Progredienz**, so z.B. eine Zunahme der maximalen Flussgeschwindigkeit über der Klappe von mehr als 0,3 m/s im Verlauf eines Jahres und zusätzlich bestehende deutliche Klappenverkalkung, mit einer Symptomentwicklung in relativ kurzer Zeit gerechnet werden kann [16, 17, 18]. Nach derzeitigen Richtlinien kann in dieser Situation die Operation auch ohne Symptome gerechtfertigt werden. Auch der Nachweis einer **reduzierten linksventrikulären Funktion** wird bei asymptomatischen Patienten als Operationsindikation angesehen. Diese Konstellation kommt allerdings bei genauerer Anamneseerhebung nur sehr selten vor [19, 20].

Ob **Veränderungen der Hämodynamik** unter Belastung hilfreich sind für die Findung einer Therapiestrategie, konnte bislang nicht eindeutig nachgewiesen werden. Auch das **Ausmaß der linksventrikulären Hypertrophie** stellt kein gesichertes Kriterium für das therapeutische Vorgehen dar. Die **Klappenmorphologie** ist für die Therapiestrategie von untergeordneter Bedeutung. Abgesehen von sehr jungen Patienten mit nichtverkalkter kongenitaler Stenose, die noch für eine Aortenvalvuloplastie geeignet sein können oder bei denen eine rekonstruktive Maßnahme an der Klappe sinnvoll erscheint, ist bei allen Patienten mit Aortenstenose lediglich der Aortenklappenersatz möglich und damit die zugrunde liegende Morphologie nicht relevant. Angesichts der Entwicklung perkutaner transluminaler Techniken zur Aortenklappenimplantation könnte dies jedoch in absehbarer Zukunft

Tab. 5.2 Indikationen für einen Aortenklappenersatz (modifiziert nach ACC/AHA Task Force).

Indikation	**Klasse***
1. Symptomatische Patienten mit höhergradiger AS	I
2. Patienten mit höhergradiger AS bei aortokoronarer Bypassoperation	I
3. Patienten mit höhergradiger AS bei Operation an der Aorta oder anderen Klappen	I
4. Patienten mit mittelgradiger AS bei aortokoronarer Bypassoperation oder Operation an der Aorta oder anderen Klappen	IIa
5. Asymptomatische Patienten mit höhergradiger AS und:	
– Reduzierter systolischer Linksventrikelfunktion (EF < 50%)	IIa
– Mittel- bis höhergradig verkalkter Aortenklappe und einer raschen hämodynamischen Progression (Zunahme der Stenose-Vmax > 0,3 m/s/Jahr)	IIa
– Pathologischem Belastungstest	IIa
– Schwerer Linksventrikelhypertrophie (≥ 15 mm Wanddicke)	IIb
– Ventrikulären Arrhythmien	IIb
– Aortenklappenöffnungsfläche < 0,6 cm^2	IIb
6. Vermeidung eines plötzlichen Herztodes	III

* Klasse I: Beweisende Studien oder einheitliche Bewertung durch Experten;
Klasse II: Keine eindeutige Studienlage oder Bewertung durch Experten; IIa eher Befürwortung einer OP; IIb OP-Indikation ist nicht ausreichend etabliert;
Klasse III: Keine Indikation
AS = Aortenstenose; EF = Ejektionsfraktion.

zunächst für einen kleinen Teil der Patienten, insbesondere solchen mit hohem Operationsrisiko, eine Alternative darstellen.

5.3 Aorteninsuffizienz

5.3.1 Morphologie und Hämodynamik

2-D-Bildgebung

Die 2-D-Bildgebung erlaubt in den seltensten Fällen eine direkte Darstellung der Insuffizienz. Nur bei sehr massiven Befunden, bei denen eindeutig eine mangelnde Koaptation bzw. ein Teilabriss einer Tasche vorliegt, so dass ein Defekt im geschlossenen Zustand der Klappe erkannt werden kann, ist die Diagnose einer Insuffizienz bereits aus dem 2-D-Bild möglich.

Die Bedeutung der 2-D-Bildgebung bei der Aorteninsuffizienz liegt daher weniger im direkten Nachweis der Insuffizienz als in der Erhebung der Ätiologie und des Mechanismus der Insuffizienz sowie in der Bewertung der ventrikulären Veränderungen (☞ 19.2). Die Ätiologie der Aorteninsuffizienz ist in Tab. 5.3 zusammengefasst.

Prinzipiell ist zwischen primären Klappenerkrankungen, die zu einer Aorteninsuffizienz führen, und sekundären Insuffizienzen, die aufgrund einer Erkrankung der Aortenwurzel entstehen, zu unterscheiden. Bei beiden Formen muss wieder zwischen akut aufgetretener Insuffizienz, wie z. B. bei der **Aortenklappenendokarditis** und **traumatisch bedingter Segelruptur** bei primärer Klappenerkrankung einerseits und **Aortendissektion** (☞ 11.7.1) bei sekundärer Form andererseits sowie chronischen Insuffizienzen differenziert werden.

Diese sind wesentlich häufiger und werden wiederum am häufigsten durch **kongenitale Veränderungen** der Klappe, v. a. die bikuspide Aortenklappe, bedingt.

Zwei weitere angeborene Herzfehler – **Ventrikelseptumdefekt** (☞ 13.2.3) (Outlet supra-

Tab. 5.3 Ätiologie der Aorteninsuffizienz.

1. Primäre Klappenerkrankung

- Kongenital: bikuspide Aortenklappe, suprakristaler Ventrikelseptumdefekt, diskrete Subaortenstenose
- Rheumatisch
- Endokarditis
- Andere entzündlichen Erkrankungen
- Degenerative Veränderungen
- Traumatische Taschenruptur

2. Sekundäre Aorteninsuffizienz

- Aortenwurzeldilatation
- Aortendissektion

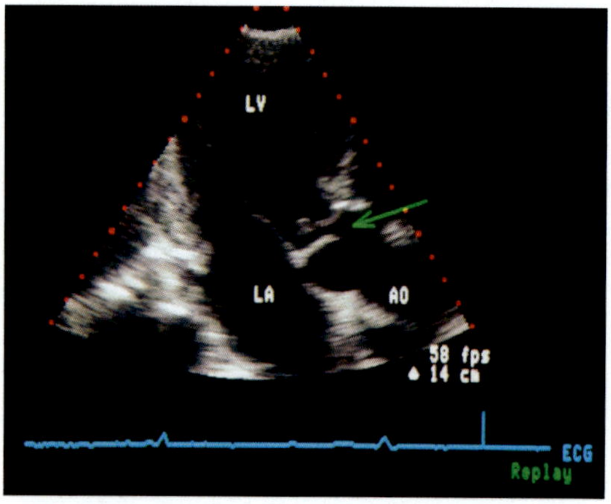

Abb. 5.10 Flail leaflet mit höhergradiger Aorteninsuffizienz (apikale Längsachse). Der abgerissene Taschenanteil (Pfeil) prolabiert deutlich in den LVOT.

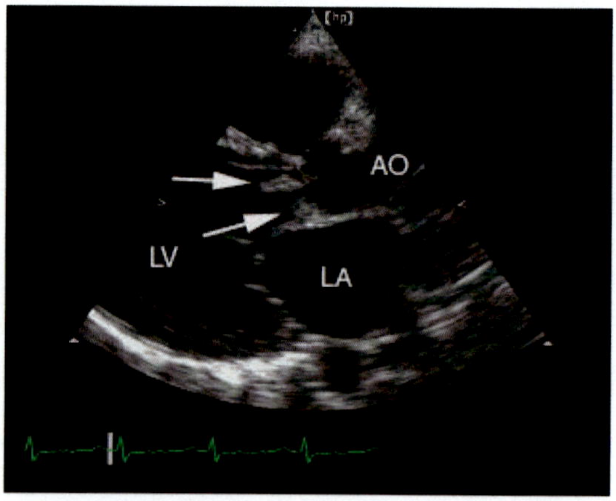

Abb. 5.11 Endokarditis der Aortenklappe mit großen Vegetationen (Pfeil) (parasternale Längsachse).

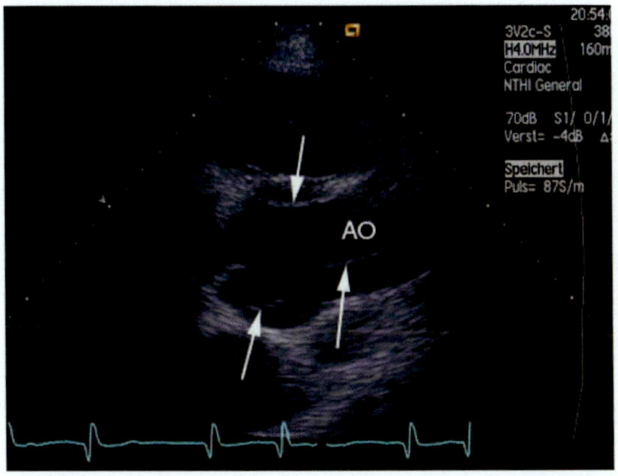

Abb. 5.12 Aortendissektion mit Dissektionsmembran (Pfeile) (parasternale Längsachse).

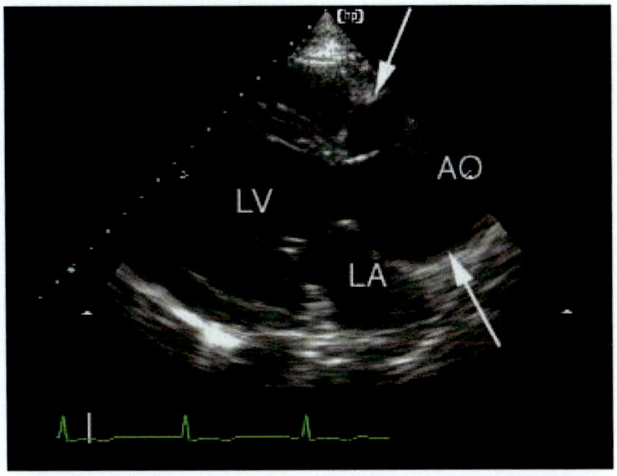

Abb. 5.14 Dilatation der Aortenwurzel (Pfeil) (parasternale Längsachse).

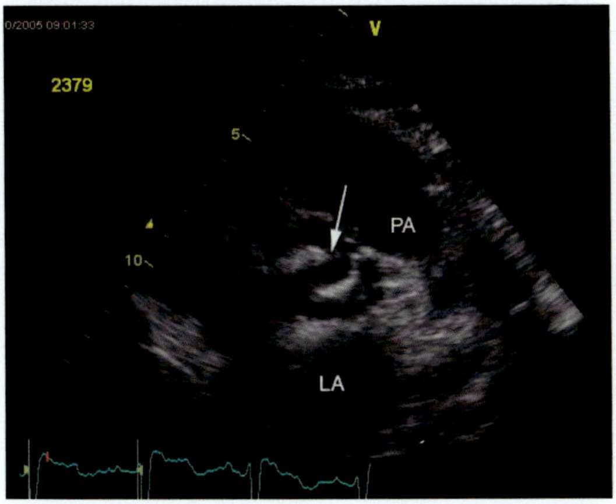

Abb. 5.13 Verdickte bikuspide Aortenklappe (Pfeil) (parasternale kurze Achse).

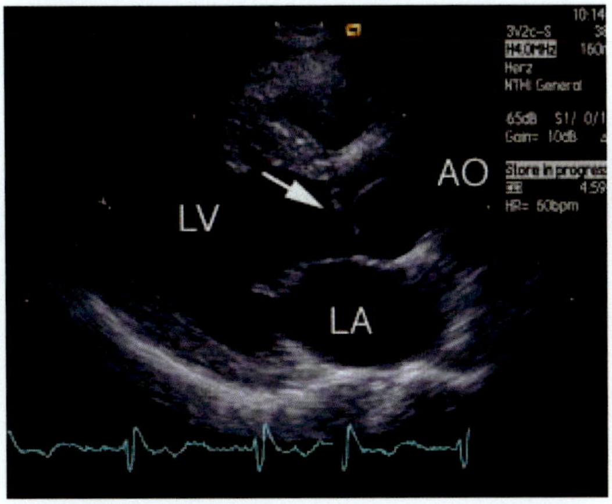

Abb. 5.15 Bikuspide Aortenklappe mit typischem Prolaps (Pfeil) (parasternale Längsachse).

kristal) und eine **subvalvuläre Aortenstenose** – können sekundär eine Aorteninsuffizienz verursachen. Beides sind seltene Befunde. Die **rheumatisch bedingte Insuffizienz**, die mit einer Schrumpfung der Klappentaschen einhergeht, ist heute in den industrialisierten Ländern selten geworden. Andere **entzündliche Systemerkrankungen** und **degenerative Veränderungen** der Klappe mit Einrissen stellen weitere seltenere Ursachen einer relevanten Aorteninsuffizienz dar. Chronische Insuffizienzen der sekundären Form treten bei **Dilatation der Aortenwurzel** und dadurch hervorgerufener Beeinträchtigung der Koaptation der Klappentaschen relativ häufig auf und können mitunter auch hämodynamisch relevante Insuffizienzen verursachen.

Von besonderer klinischer Relevanz ist die **morphologische Beurteilung** der Klappe für die Entscheidung, ob im Fall einer Interventionsnotwendigkeit eine Klappenrekonstruktion oder aber ein Klappenersatz durchgeführt werden muss. Die rekonstruktive Chirurgie der Aortenklappe hat heute noch einen insgesamt geringeren Stellenwert als bei der Mitralklappe. Bei den primären Klappenveränderungen ist v. a. bei bikuspiden Klappen mitunter eine Rekonstruktion möglich, vor allem

dann, wenn die Taschen relativ wenig verdickt oder verkalkt sind und der Mechanismus im Prolaps einer Tasche besteht, durch deren Raffung wieder eine Dichtigkeit der Klappe erreicht werden kann.
Vor allem die **sekundären Formen** der Aorteninsuffizienz eignen sich für eine rekonstruktive Maßnahme, wenn die Aortenklappe selbst nicht pathologisch verändert ist. Durch die Korrektur der Aortengeometrie kann häufig klappenerhaltend auch die Insuffizienz mitkorrigiert werden.

M-mode

Die M-mode-Echokardiographie liefert durch den Befund eines hochfrequenten Flatterns des vorderen Mitralsegels in den meisten Fällen den indirekten Hinweis auf die Existenz einer Aorteninsuffizienz.

Doppler-Untersuchung

Mit der Farb-Doppler-Echokardiographie kann eine Aorteninsuffizienz leicht und schnell mit an 100% grenzender Sensitivität und Spezifität nachgewiesen werden. Die Quantifizierung ist zwar weiterhin nicht optimal gelöst, so dass es keine einzelne Methode oder keinen einzelnen Parameter gibt, der in jedem Fall eine sichere Quantifizierung der Aorteninsuffizienz erlauben würde. Eine Reihe Doppler-echokardiographischer Befunde gibt aber trotzdem wertvolle Rückschlüsse [21]. Die Zusammenschau dieser Befunde mit der Klappenmorphologie und Sekundärveränderungen des linken Ventrikels erlaubt in den meisten Fällen doch eine für klinische Entscheidungen ausreichende Graduierung (☞ 5.3.3).

Farb-Doppler

Obwohl in früheren Untersuchungen beschrieben wurde, dass die Länge des Farbjets bzw. die Flächenbestimmung des Jets eine Quantifizierung der Insuffizienz erlauben, hat sich dies schließlich als nicht zulässig erwiesen, so dass diese Verfahren verlassen wurden. Einerseits wären solche Messungen ohnedies lediglich bei zentralen Jets möglich. Sie sind v.a. aber nicht nur vom Regurgitationsvolumen, sondern eben auch stark vom diastolischen Druckgradienten zwischen Aorta und linkem Ventrikel (Treibdruck), von Defektgröße und Form, Größe und Compliance des linken Ventrikels und anderem mehr abhängig. Bei nicht stark exzentrischen Jets kann zwar eine grobe visuelle Einteilung in leichte und schwere Insuffizienzen erfolgen. In einem breiten Mittelbereich

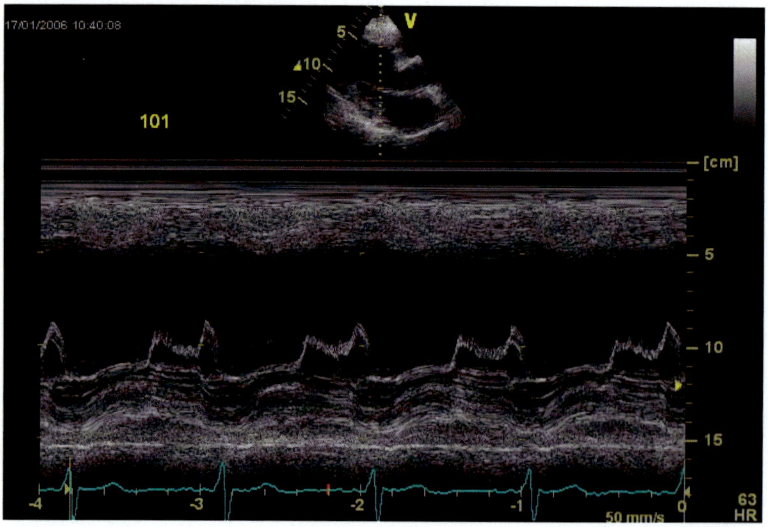

Abb. 5.16 M-mode durch das vordere Mitralsegel mit typischem Flattern als indirektes Zeichen einer höhergradigen Aorteninsuffizienz (Pfeil).

ist aber eine exakte Quantifizierung aus der Jetfläche nicht möglich. Alle Situationen mit deutlich exzentrischem Jet, der v. a. für die häufigen kongenital veränderten Aortenklappen typisch ist, sind von einer diesbezüglichen Beurteilung gänzlich ausgeschlossen. Der verlässlichste Parameter, den Farbjet betreffend, ist die proximale Jetbreite.

Der schmalste Durchmesser des Jets entspricht zwar nicht exakt der hämodynamischen Vena contracta, sondern ist größer und im Gegensatz zu letzterer flussabhängig. Er bietet aber doch die Möglichkeit einer semiquantitativen Einteilung der Aorteninsuffizienz [22]. Bei Verwendung eines Nyquist-Limits von 50–60 cm/s entspricht eine Jetbreite unter 3 mm einer leichten Insuffizienz, während eine Jetbreite über 6 mm mit hoher Wahrscheinlichkeit mit einer schweren Insuffizienz assoziiert ist. Es wurde auch vorgeschlagen, Jetbreite und Ausflusstrakt in Relation zu setzen (leicht: < 25%, schwer: ≥ 65%), diese Messung hat allerdings keinen Vorteil gegenüber der einfachen Breitenmessung des Jets und wird deshalb weniger verwendet.

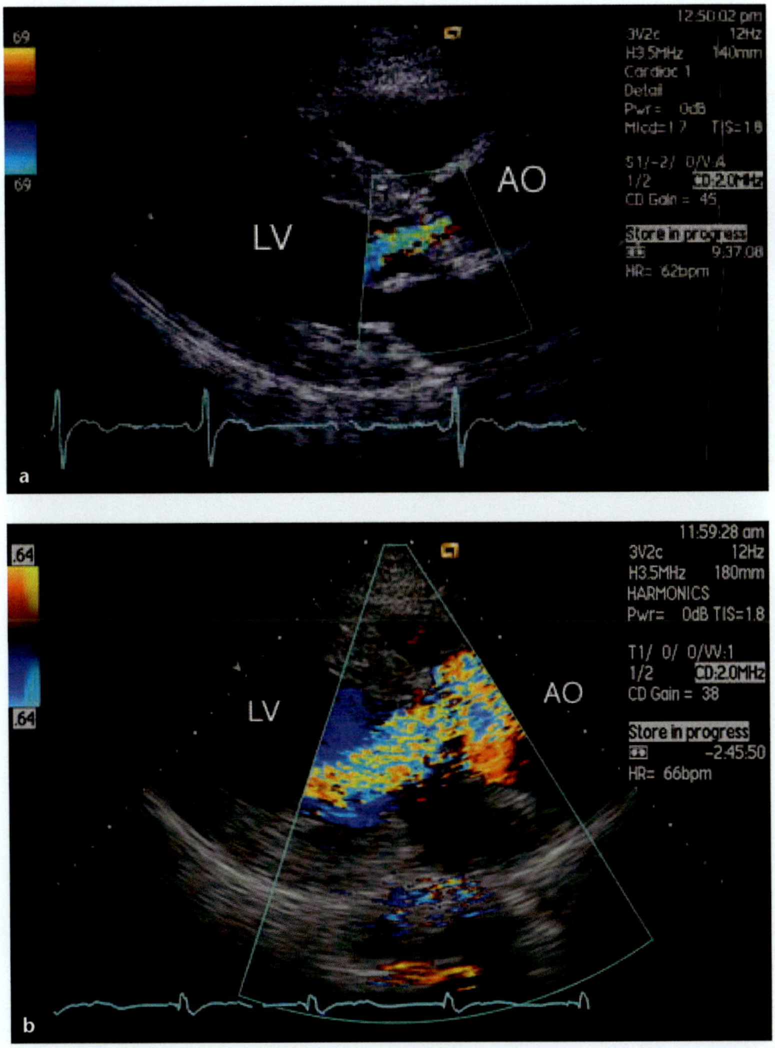

Abb. 5.17 Farb-Doppler bei Aorteninsuffizienz (parasternale Längsachse). **a)** schmaler Jet bei leichter Aorteninsuffizienz. **b)** breiter Jet bei höhergradiger Aorteninsuffizienz.

CW-Doppler

Mit dem CW-Doppler kann die Flussgeschwindigkeit des Regurgitationsjets gemessen werden [23]. Die Abfallrate der Geschwindigkeit bzw. die daraus errechnete **Druckhalbwertszeit** gibt wieder, wie rasch der Druckgradient zwischen Aorta und linkem Ventrikel während der Diastole abnimmt. Mit zunehmendem Schweregrad der Aorteninsuffizienz kommt es zu einer rascheren Abnahme des diastolischen Aortendrucks und teilweise auch zu einer Zunahme des linksventrikulären enddiastolischen Drucks. Dadurch besteht in der späten Diastole nur noch ein geringer Druckgradient und damit eine kurze Druckhalbwertszeit. Auch diese Messung ist für eine exakte Quantifizierung der Insuffizienz nicht geeignet, eine Druckhalbwertszeit > 500 ms weist aber auf eine leichte Insuffizienz hin, während eine Druckhalbwertszeit < 200 ms (möglicherweise < 300 ms) für eine schwere Insuffizienz spricht [24].

Während die lange Druckhalbwertszeit ein sicheres Maß für eine leichte Insuffizienz darstellt, ist die kurze Druckhalbwertszeit hingegen ein weniger verlässliches Zeichen einer schweren Insuffizienz, da auch andere Ursachen für einen hohen linksventrikulären enddiastolischen Druck bzw. niedrigen diastolischen Druck in der Aorta zu einem steilen Abfall des CW-Spektrums führen können.

Retrograder diastolischer Fluss in der Aorta

Mit dem gepulsten Doppler (PW-Doppler) kann der Fluss in der proximalen Aorta des-

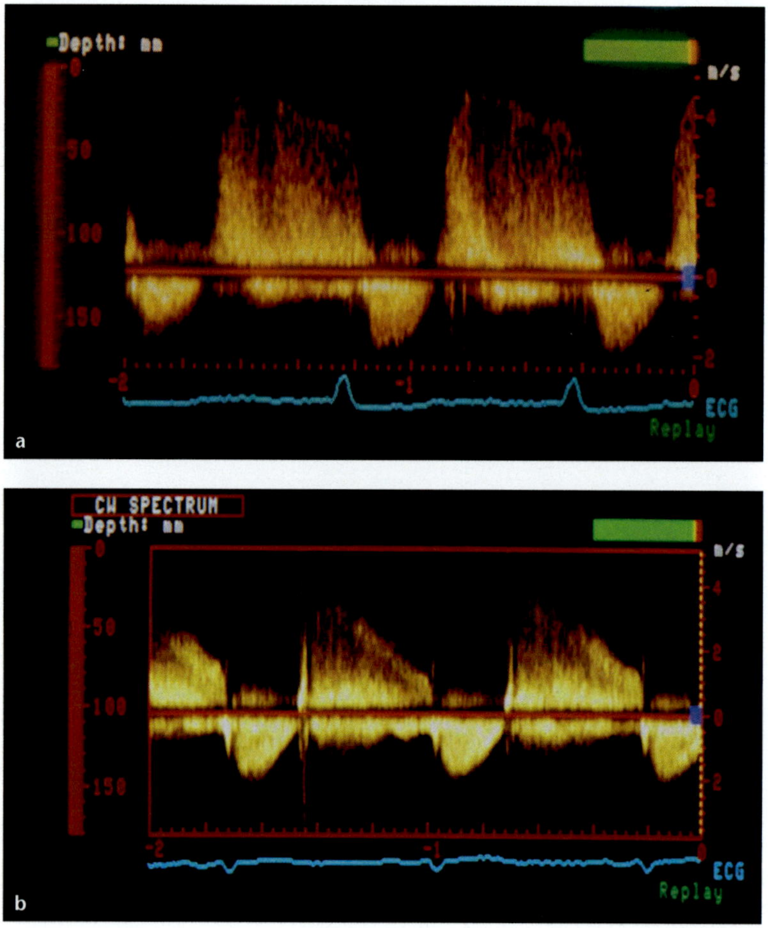

Abb. 5.18 CW-Doppler über der Aortenklappe. **a)** Bei leichter Aorteninsuffizienz findet sich ein flacher Abfall des Spektrums. **b)** Bei höhergradiger Aorteninsuffizienz findet sich ein steiler Abfall des Spektrums.

cendens von suprasternal registriert werden (☞ Abb. 5.19) [24]. Keiner oder ein nur kurzer retrograder Fluss während der Diastole spricht für eine leichte Insuffizienz, während ein holodiastolischer retrograder Fluss mit einer hohen Spezifität für das Vorliegen einer schweren Aorteninsuffizienz spricht.
Dieses Zeichen ist allerdings nur wenig sensitiv. Vor allem bei Dilatationen der Aorta ascendens kann es selbst bei hochgradigen Aorteninsuffizienzen fehlen. Insgesamt ist auch aus einer genaueren Analyse von Vorwärtsfluss und retrogradem Fluss in der Aorta keine verlässliche Quantifizierung der Aorteninsuffizienz möglich.

Proximale Flusskonvergenzmethode

Diese Methode ist unter der Mitralinsuffizienz (☞ 4.3.4) im Detail beschrieben. Mit ihrer Anwendung auf die Aorteninsuffizienz gibt es weniger Erfahrungen. Häufig ist durch Interposition von verdicktem oder verkalktem Klappengewebe keine optimale Darstellung

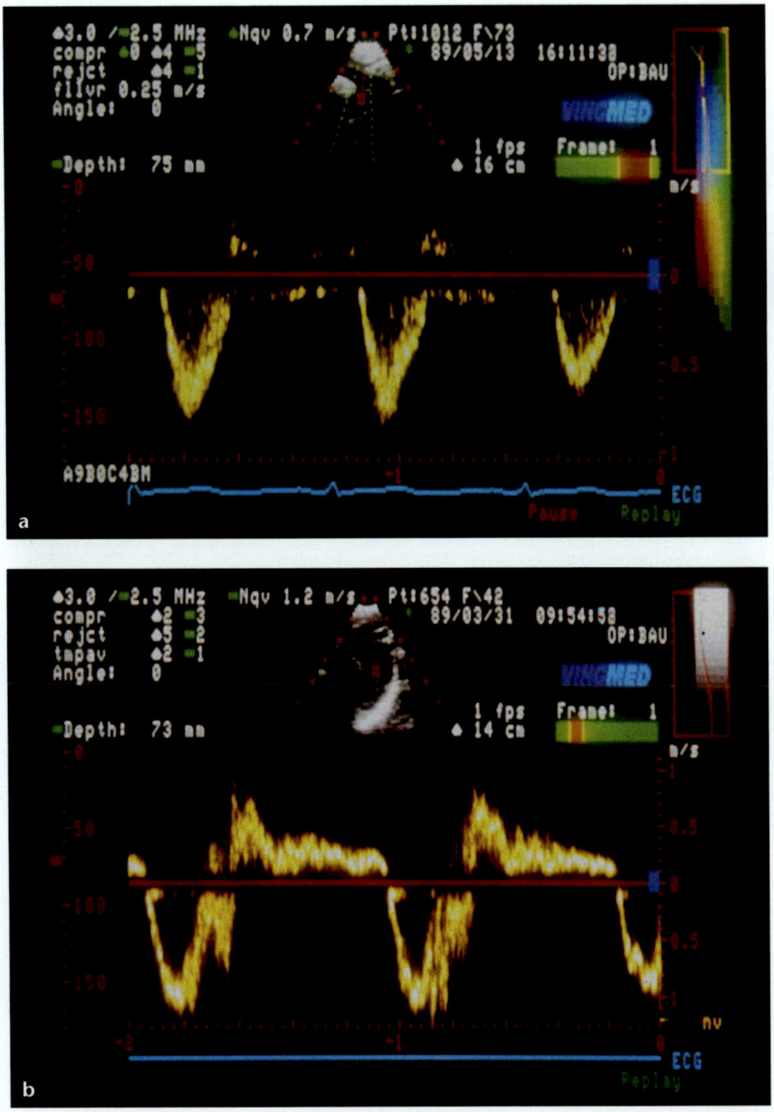

Abb. 5.19 PW-Doppler über der Aorta thoracalis descendens. **a)** Bei leichter Aorteninsuffizienz findet sich kein signifikanter diastolischer retrograder Fluss. **b)** Bei höhergradiger Aorteninsuffizienz findet sich ein deutlicher diastolischer retrograder Fluss.

des Konvergenzstroms möglich. Trotzdem kann dies bei jenen Patienten, bei denen eine Darstellung gut gelingt, bei minimalem oder fehlendem Konvergenzstrom als Hinweis für eine leichte Insuffizienz bzw. kann ein großer Konvergenzkegel als Hinweis für eine schwere Insuffizienz gewertet werden [25, 26]. Als verlässliche quantitative Analyse, wie sie bei der Mitralinsuffizienz beschrieben ist, wird sie für die Aorteninsuffizienz selten angewendet. Es gibt aber auch hier Berichte über die Berechnung von Regurgitationsvolumen und effektiver Regurgitationsöffnungsfläche (☞ 5.3.3).

Quantitative Doppler-Untersuchung

Prinzipiell kann man auch bei der Aorteninsuffizienz versuchen, durch Berechnung des Schlagvolumens über die Aorta und des Schlagvolumens an Mitral- oder Pulmonalklappe ein Regurgitationsvolumen zu berechnen [27]. Ferner könnte auch eine quantitative 2-D-echokardiographische Berechnung des linksventrikulären enddiastolischen und endsystolischen Volumens in diese Berechnung einbezogen werden (☞ 9.1.1) [28]. Durch Kombination mittels CW-Doppler gemessener Insuffizienzgeschwindigkeit könnte theoretisch eine Regurgitationsöffnungsfläche berechnet werden. Wie bei der Flusskonvergenzmethode sind aber auch hier die berechneten Werte mit großer Vorsicht zu betrachten, da es eine Reihe von Fehlerquellen gibt, die den Untersucher mitunter zu sehr irreführenden Ergebnissen leiten können.

5.3.2 Echokardiographische Sekundärbefunde

Auf die Wichtigkeit der Evaluierung der Aorta ascendens wurde bereits oben hingewiesen. Die Dilatation der Aorta kann einerseits Ursache einer Aorteninsuffizienz sein, andererseits ist auch hier nochmals hervorzuheben, dass vor allem bei den angeborenen Aortenklappenveränderungen auch immer mit einer abnormen Aortenwand und einer Neigung zur Ausbildung von **Aneurysmen** zu rechnen ist. Auch hier geht das Ausmaß der Aortenveränderungen nicht parallel mit dem Schweregrad einer Aorteninsuffizienz, sondern ist völlig unabhängig von der Hämodynamik. In der Verlaufsbeobachtung der Patienten ist die Messung der Aortenweite von großer Wichtigkeit, da bei einem Durchmesser von > 55 mm auch bei asymptomatischen Patienten bzw. beim Fehlen einer höhergradigen Aorteninsuffizienz eine Operation indiziert ist (☞ 11.6).
Weiterhin sind eine Evaluierung bezüglich möglicher **Abnormitäten an den anderen Klappen** sowie ein **Endokarditisausschluss** in jedem Fall wichtig. Wie bereits unter den Ätiologien erwähnt, müssen bestehende angeborene Veränderungen, wie ein Ventrikelseptumdefekt eine subvalvuläre Aortenstenose und eine **supravalvuläre Aortenstenose** ebenfalls ausgeschlossen werden.
Von höchster Bedeutung für die klinische Betreuung der Patienten mit Aorteninsuffizienz ist die exakte echokardiographische **Beurteilung des linken Ventrikels**. Selbst beim asymptomatischen Patienten wird heute zur Verhinderung des Auftretens eines irreversiblen Myokardschadens bei Unterschreiten von gewissen Grenzwerten für die linksventrikuläre Auswurffraktion bzw. Überschreiten von Größendimensionen des linken Ventrikels der operative Klappenersatz bzw. die Rekonstruktion empfohlen (☞ 5.3.3). Die Berechnung dieser Parameter ist daher von entscheidender Bedeutung. Sollte aus bestimmten Gründen wie schlechter Schallbarkeit die Berechnung unsicher sein, kann eine TEE erwogen oder auf andere Methoden, wie Magnetresonanztomographie oder Radionuklidventrikulographie ausgewichen werden. In jedem Fall ist eine Stellungnahme zur Ventrikelgröße und -funktion im Befundbericht zu fordern.

5.3.3 Schweregradbestimmung und Therapiestrategien

Schweregradbestimmung

Wie bereits beschrieben, gibt es keinen einzelnen Parameter bzw. keine einzelne Methode, die bei der Aorteninsuffizienz in allen Situationen eine verlässliche Schweregradbestimmung erlaubt. Es hat sich daher durchgesetzt, eine integrative Vorgehensweise anzuwenden, bei der aus der Summe der Informationen (2-D-Bildgebung, Farb-Doppler, CW- und PW-

Doppler) eine Graduierung in leicht, mittel- und höhergradige Insuffizienz erfolgt [29].

Es werden dabei **spezifische Zeichen**, für die eine Spezifität von mehr als 90% angenommen werden kann, und **unterstützende Zeichen**, die eine mäßige prädiktive Genauigkeit haben, voneinander unterschieden. Wenn die einzelnen Zeichen in die übereinstimmende Richtung weisen, ist die Graduierung einfach. Bei diskrepanten Ergebnissen muss man unter Berücksichtigung der jeweiligen Limitationen sorgfältig abwägen, welchem Zeichen in der speziellen Situation die größte Genauigkeit zukommen wird.

Neben den Doppler-Zeichen gehen hier auch Befunde der 2-D-Bildgebung ein. So spricht der Befund eines **Teilabrisses einer Tasche** bzw. ein eindeutig erkennbarer **Koaptationsdefekt** bereits mit Sicherheit für eine höhergradige Insuffizienz. Eine Vergrößerung des linken Ventrikels ohne andere erkennbare Erklärung stellt zumindest ein unterstützendes Zeichen dar.

Wenn eine Ventrikelvergrößerung mit gleichzeitig guter systolischer Funktion besteht, spricht dies eindeutig für eine **Volumenbelastung**. Wenn andere Ursachen für eine Volumenbelastung (Mitralinsuffizienz, Ventrikelseptumdefekt, offener Ductus arteriosus Botalli o. ä.) ausgeschlossen sind, ist dies sogar ein starkes Indiz für eine höhergradige Insuffizienz. Die angegebenen quantitativen Parameter, die über die Flusskonvergenzmethode bzw. quantitative Doppler-Untersuchung erhalten werden können, werden zwar von manchen Experten zur genaueren Differenzierung der

Tab. 5.4 Schweregradeinteilung der Aorteninsuffizienz.

Schweregrad	Leicht	Mittel		Schwer
Spezifische Zeichen				
				Flail oder großer Koaptationsdefekt
Vena contracta	< 0,3 cm*	Intermediäre Werte		> 0,6 cm
Zentrale Jetbreite	< 25% des LVOT*	Intermediäre Werte		≥ 65% des LVOT*
Retrograder Fluss in der Aorta descendens	Nicht oder nur kurz frühdiastolisch			Holodiastolisch
Unterstützende Parameter				
PHT	> 500 ms			< 200 ms
Flusskonvergenz	Nicht/minimal			Groß, breit*
				Mäßig bis stark vergrößerter linker Ventrikel**
Quantitative Parameter* **				
R Vol ml/Schlag	< 30	30–44	45–59	≥ 60
RF %	< 30	30–39	40–49	≥ 50
EROA cm²	< 0,10	0,10–0,19	0,20–0,29	≥ 0,30

* Bei einem Nyquist-Limit von 50–60 cm/s
** Bei fehlenden anderen Ursachen für eine linksventrikuläre Dilatation
*** Quantitative Parameter ermöglichen eine Subklassifikation in leicht- bis mittelgradig und mittel- bis höhergradig, allerdings müssen die Daten immer mit Vorbehalt und im Kontext mit anderen Zeichen gesehen und eingestuft werden.
AI = Aorteninsuffizienz; LVOT = linksventrikulärer Ausflusstrakt; PHT = pressure half time = Druckhalbwertszeit; R Vol = Regurgitationsvolumen; RF = Regurgitationsfraktion; EROA = effective regurgitant orifice area = effektive Regurgitationsöffnungsfläche.

mittelgradigen Insuffizienzen in leicht- bis mittelgradig und mittel- bis höhergradig vorgeschlagen. Wegen der vielen möglichen Fehlerquellen muss jedoch davor gewarnt werden, sich hier zu stark an einzelne Berechnungen zu klammern.

Merke

Zur Quantifizierung der Aorteninsuffizienz ist eine integrative Vorgehensweise anzuwenden. Die genaue Beurteilung der linksventrikulären Dimensionen und Funktion, die Doppler-echokardiographische Evaluierung sowie die zweidimensionale Beurteilung der Klappe ergeben eine Reihe spezifischer und unterstützender Zeichen, anhand derer die Schwere der Klappeninsuffizienz letztlich zu beurteilen ist.

Therapiestrategien

Die Strategie zur Therapie der Aorteninsuffizienz beruht heute weitgehend auf der echokardiographischen Befunderhebung.
Das Ziel der Behandlung von Herzfehlern allgemein besteht nicht mehr allein in einer Verbesserung von Symptomen, sondern in der Sicherung eines optimalen Langzeitausgangs in Bezug auf Mortalität und Morbidität [30]. Dieser hängt stark von der **Erhaltung einer guten linksventrikulären Funktion** ab [31]. Um dieses Ziel zu erreichen, müssen Patienten teilweise auch schon vor der Entwicklung von Symptomen operiert werden [32]. Bei der Aorteninsuffizienz konzentriert sich die frühzeitige Erkennung eines myokardialen Schadens auf die genaue Erhebung von Ventrikelgröße und -funktion. Die aktuell gültigen Richtlinien zur Operation asymptomatischer Patienten verwenden Grenzwerte für diese Messungen, die auf derzeit publizierten Studien basieren [33, 34, 35].
Sobald durch physikalische Untersuchung und/oder Doppler-Echokardiographie eine Aorteninsuffizienz nachgewiesen wird, sollte zunächst der Schweregrad festgestellt werden. Dies wird meist echokardiographisch möglich sein. In unklaren Situationen ist als zusätzliche Untersuchung die Magnetresonanztomographie, evtl. auch die invasive Aortographie einzusetzen.
Bei Vorliegen einer **geringgradigen Aorteninsuffizienz** ist in weiterer Folge die Aorta zu evaluieren. Im Fall einer entsprechenden Aneurysmabildung wird die Operation empfohlen. Falls echokardiographisch die Aortengröße nicht genau bestimmt werden kann, was aber mittels TEE fast immer zuverlässig gelingt, wird auch hierfür eine Abklärung mittels MRT oder CT notwendig.
Im Fall einer **schweren Aorteninsuffizienz** ist zunächst nach den Symptomen zu fragen. Falls solche vorliegen, ist die Operation indiziert. Bei Unsicherheit kann ein Belastungstest helfen. Falls der Patient eindeutig asymptomatisch ist, ist als nächster Schritt die linksventrikuläre Funktion zu evaluieren. Sobald die linksventrikuläre Auswurffraktion unter 50% liegt (manche Quellen empfehlen auch 55%), sollte die Operation erfolgen. Bei asymptomatischen Patienten mit normaler linksventrikulärer Funktion ist die Operation dann zu erwägen, wenn der endsystolische Diameter 55 mm (nach ESC-Richtlinien 50 mm) oder der enddiastolische Diameter 75 mm überschreitet.
Diese Grenzwerte sind allerdings immer in Bezug auf die **Körperoberfläche** zu betrachten. Sie sind in erster Linie valide für Männer mit Durchschnittsgröße und sicherlich zu hoch gefasst für zarte Frauen. Aus diesem Grund wird von manchen Experten ein linksventrikulärer endsystolischer Index von mehr als 25 mm/m^2 als Grenzwert empfohlen. Da das Indizieren aber seine eigenen Limitationen hat, ist es empfehlenswert, beides (Absolutwert und Index) mit Blick auf den Körperbau des individuellen Patienten zu betrachten.
Sobald die Operation aus einem der oben genannten Gründe indiziert erscheint, sollte echokardiographisch evaluiert werden, ob sich die Klappe für eine Rekonstruktion eignet oder lediglich ein Klappenersatz möglich ist. Zusätzlich müssen wieder Aortengröße und -morphologie erhoben werden, um zu entscheiden, ob zusätzlich eine Aortenchirurgie erforderlich ist. Falls bei einem Patienten noch kein Kriterium erreicht ist, das für die Operation spricht, muss er in regelmäßigen Abständen weiter klinisch und echokardiographisch kontrolliert werden. Bei stabilen Patienten, die bereits längere Zeit beobachtet werden, ist eine einjährige Kontrolle akzeptabel. Bei Patienten, bei denen es sich um eine Erstdiagnose han-

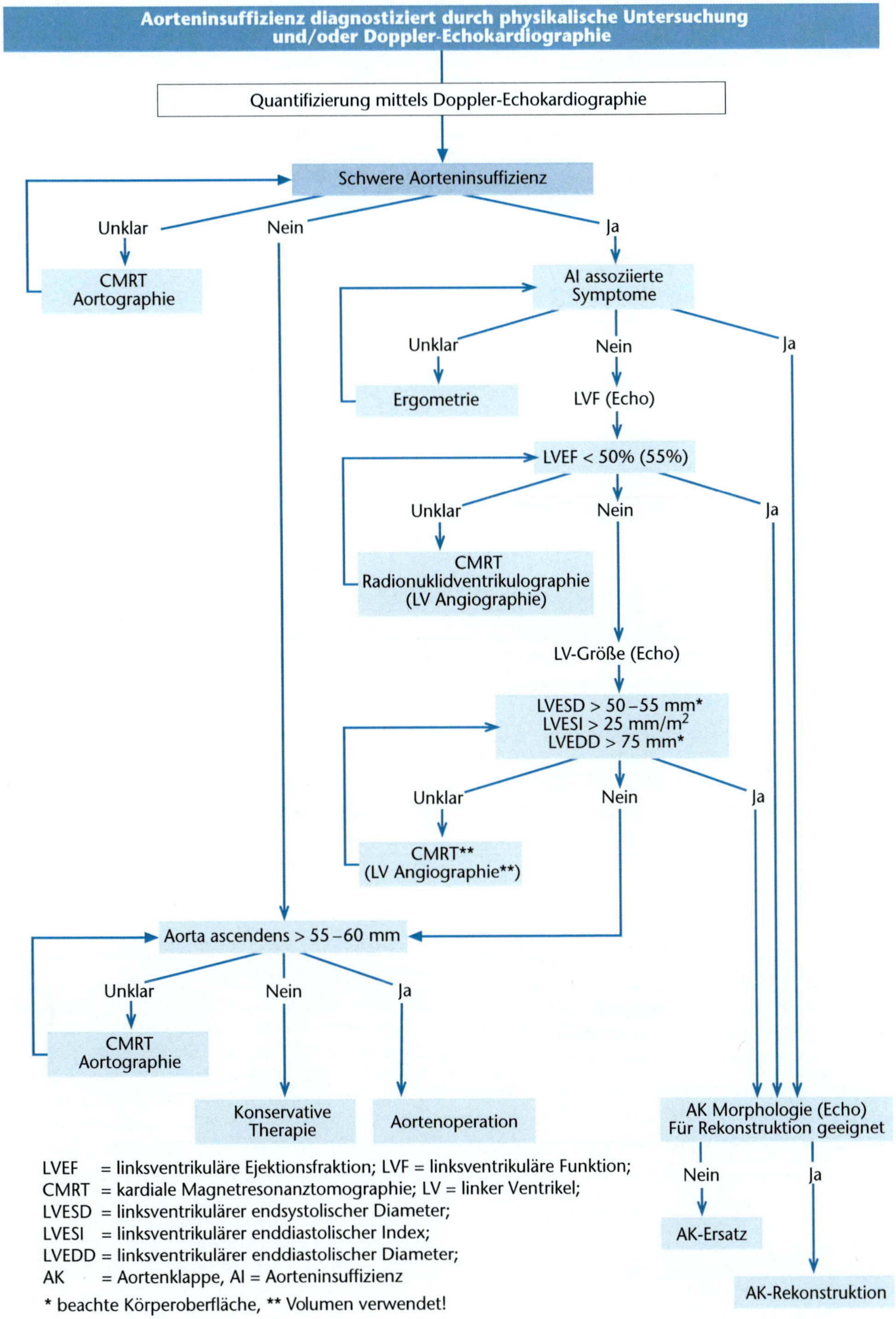

LVEF = linksventrikuläre Ejektionsfraktion; LVF = linksventrikuläre Funktion;
CMRT = kardiale Magnetresonanztomographie; LV = linker Ventrikel;
LVESD = linksventrikulärer endsystolischer Diameter;
LVESI = linksventrikulärer enddiastolischer Index;
LVEDD = linksventrikulärer enddiastolischer Diameter;
AK = Aortenklappe, AI = Aorteninsuffizienz
* beachte Körperoberfläche, ** Volumen verwendet!

Abb. 5.20 Flussdiagramm des diagnostischen Vorgehens zur Abklärung einer Aorteninsuffizienz.

Tab. 5.5 Indikationen zur Operation von Patienten mit schwerer Aorteninsuffizienz nach den Richtlinien der ACC und AHA bzw. ESC.

Indikationsklasse*	ACC-AHA	ESC**
I	Jeder Patient im NYHA-Stadium II oder mehr	LVEDD > 70 mm
I	NYHA II mit normaler LVEF, aber zunehmender LV-Dilatation oder Abnahme der LVEF oder der LF bei seriellen Kontrollen	LVESD > 50 mm oder LVESI > 25 mm/m²
I	LVEF 25–49%	Aorta ascendens > 55 mm
I	Angina pectoris CCS II	
IIa	NYHA-Stadium II mit normaler LVEF und stabiler LVEF, LV-Größe und LF bei seriellen Kontrollen	Rasche Zunahme des LV-Diameters
IIa	Asymptomatischer Patient mit normaler LVEF, aber LVESD > 55 mm oder LVEDD > 75 mm (Body-Mass-Index berücksichtigen!)	Bikuspide Aortenklappe oder Marfan-Syndrom mit Aortendurchmesser > 50 mm
IIb	LVEF < 25%	
IIb	Asymptomatischer Patient mit normaler LVEF, aber LVESD 50–55 mm oder LVEDD 70–75 mm	
IIb	Asymptomatischer Patient mit reduzierter LVEF unter Belastung	

* Klasse I: Beweisende Studien oder einheitliche Bewertung durch Experten; Klasse II: keine eindeutige Studienlage oder Bewertung durch Experten; IIa eher Befürwortung einer OP; IIb: die OP Indikation ist nicht ausreichend etabliert;
** Richtlinien gelten nur für asymptomatische Patienten.
NYHA = New York Heart Association; CCS = Canadian Cardiac Society; LF = Leistungsfähigkeit; LVEF = linksventrikuläre Auswurfleistung, normale LVEF > 50%; LV = linker Ventrikel; LVEDD = linksventrikulärer enddiastolischer Durchmesser; LVESD = linksventrikulärer endsystolischer Durchmesser; LVESI = linksventrikulärer endsystolischer Index.

delt oder bei denen eine Befunddynamik besteht, ist eine entsprechende Verkürzung auf 6 bzw. 3 Monate erforderlich.

Abgesehen von der Operationsindikation ist festzuhalten, dass Patienten mit mittel- bis höhergradiger und höhergradiger Aorteninsuffizienz, insbesondere wenn bereits eine Vergrößerung des linken Ventrikels vorliegt, von einer **nachlastsenkenden Therapie** profitieren.

Literatur

1. Reul H, Vahlbruch A, Giersiepen M, Schmitz-Rode T, Hirtz V, Effert S. The geometry of the aortic root in health, at valve disease and after valve replacement. J Biomech 1990; 23: 181–91.
2. Roberts WC. The congenitally bicuspid aortic valve. A study of 85 autopsy cases. Am J Cardiol 1970; 26: 72–83.
3. Roberts WC. The structure of the aortic valve in clinically isolated aortic stenosis: an autopsy study of 162 patients over 15 years of age. Circulation 1970; 42: 91–7.
4. Beppu S, Suzuki S, Matsuda H, Ohmori F, Nagata S, Miyatake K. Rapidity of progression of aortic stenosis in patients with congenital bicuspid aortic valves. Am J Cardiol 1993; 71: 322–7.
5. Ward C. Clinical significance of the bicuspid aortic valve. Heart 2000; 83: 81–5.
6. Burstow DJ, Nishimura RA, Bailey KR, Reeder GS, Holmes DR, Jr., Seward JB, Tajik AJ. Continuous wave Doppler echocardiographic measurement of prosthetic valve gradients. A simultaneous Doppler-catheter correlative study. Circulation 1989; 80: 504–14.

7. Galan A, Zoghbi WA, Quinones MA. Determination of severity of valvular aortic stenosis by Doppler echocardiography and relation of findings to clinical outcome and agreement with hemodynamic measurements determined at cardiac catheterization. Am J Cardiol 1991; 67: 1007–12.
8. Zoghbi WA, Galan A, Quinones MA. Accurate assessment of aortic stenosis severity by Doppler echocardiography independent of aortic jet velocity. Am Heart J 1988; 116: 855–63.
9. Baumgartner H, Stefenelli T, Niederberger J, Schima H, Maurer G. „Overestimation" of catheter gradients by Doppler ultrasound in patients with aortic stenosis: a predictable manifestation of pressure recovery. J Am Coll Cardiol 1999; 33: 1655–61.
10. Oh JK, Taliercio CP, Holmes DR Jr., Reeder GS, Bailey KR, Seward JB, Tajik AJ. Prediction of the severity of aortic stenosis by Doppler aortic valve area determination: prospective Doppler-catheterization correlation in 100 patients. J Am Coll Cardiol 1988; 11: 1227–34.
11. Richards KL, Cannon SR, Miller JF, Crawford MH. Calculation of aortic valve area by Doppler echocardiography: a direct application of the continuity equation. Circulation 1986; 73: 964–9.
12. Baumgartner H, Kratzer H, Helmreich G, Kuehn P. Determination of aortic valve area by Doppler echocardiography using the continuity equation: a critical evaluation. Cardiology 1990; 77: 101–11.
13. deFilippi CR, Willett DL, Brickner ME, Appleton CP, Yancy CW, Eichhorn EJ, Grayburn PA. Usefulness of dobutamine echocardiography in distinguishing severe from nonsevere valvular aortic stenosis in patients with depressed left ventricular function and low transvalvular gradients. Am J Cardiol 1995; 75: 191–4.
14. ACC/AHA guidelines for the management of patients with valvular heart disease. A report of the American College of Cardiology/American Heart Association. Task Force on Practice Guidelines (Committee on Management of Patients with Valvular Heart Disease). J Am Coll Cardiol 1998; 32: 1486–588.
15. Otto CM. Aortic stenosis – listen to the patient, look at the valve. N Engl J Med 2000; 343: 652–4.
16. Otto CM, Burwash IG, Legget ME, Munt BI, Fujioka M, Healy NL, Kraft CD, Miyake-Hull CY, Schwaegler RG. Prospective study of asymptomatic valvular aortic stenosis. Clinical, echocardiographic, and exercise predictors of outcome. Circulation 1997; 95: 2262–70.
17. Rosenhek R, Binder T, Porenta G, Lang I, Christ G, Schemper M, Maurer G, Baumgartner H. Predictors of outcome in severe, asymptomatic aortic stenosis. N Engl J Med 2000; 343: 611–7.
18. Palta S, Pai AM, Gill KS, Pai RG. New insights into the progression of aortic stenosis: implications for secondary prevention. Circulation 2000; 101: 2497–502.
19. Connolly HM, Oh JK, Schaff HV, Roger VL, Osborn SL, Hodge DO, Tajik AJ. Severe aortic stenosis with low transvalvular gradient and severe left ventricular dysfunction:result of aortic valve replacement in 52 patients. Circulation 2000; 101: 1940–6.
20. Powell DE, Tunick PA, Rosenzweig BP, Freedberg RS, Katz ES, Applebaum RM, Perez JL, Kronzon I. Aortic valve replacement in patients with aortic stenosis and severe left ventricular dysfunction. Arch Intern Med. 2000; 160: 1337–41.
21. Evangelista A, del Castillo HG, Calvo F, Permanyer-Miralda G, Brotons C, Angel J, Gonzalez-Alujas T, Tornos P, Soler-Soler J. Strategy for optimal aortic regurgitation quantification by Doppler echocardiography: agreement among different methods. Am Heart J. 2000; 139: 773–81.
22. Tribouilloy CM, Enriquez-Sarano M, Bailey KR, Seward JB, Tajik AJ. Assessment of severity of aortic regurgitation using the width of the vena contracta: A clinical color Doppler imaging study. Circulation 2000; 102: 558–64.
23. Labovitz AJ, Ferrara RP, Kern MJ, Bryg RJ, Mrosek DG, Williams GA. Quantitative evaluation of aortic insufficiency by continuous wave Doppler echocardiography. J Am Coll Cardiol. 1986; 8: 1341–7.
24. Zarauza J, Ares M, Vilchez FG, Hernando JP, Gutierrez B, Figueroa A, Vazquez de Prada JA, Duran RM. An integrated approach to the quantification of aortic regurgitation by Doppler echocardiography. Am Heart J. 1998; 136: 1030–41.
25. Giesler M, Bajtay D, Levine RA, Stein M, Grossmann G, Kochs M, Hoher M, Hombach V. Aortic regurgitant flow by color Doppler measurement of the local velocity 7 mm above the leak orifice. Part 2: Comparison with cardiac catheterization. Z Kardiol. 1999; 88: 896–905.
26. Tribouilloy CM, Enriquez-Sarano M, Fett SL, Bailey KR, Seward JB, Tajik AJ. Application of the proximal flow convergence method to calculate the effective regurgitant orifice area in aortic regurgitation. J Am Coll Cardiol. 1998; 32: 1032–9.
27. Enriquez-Sarano M, Bailey KR, Seward JB, Tajik AJ, Krohn MJ, Mays JM. Quantitative Doppler assessment of valvular regurgitation. Circulation 1993; 87: 841–8.
28. Kitabatake A, Ito H, Inoue M, Tanouchi J, Ishihara K, Morita T, Fujii K, Yoshida Y, Masuyama T, Yoshima H, et al. A new approach to noninva-

sive evaluation of aortic regurgitant fraction by two-dimensional Doppler echocardiography. Circulation 1985; 72: 523–9.
29. Zoghbi WA, Enriquez-Sarano M, Foster E, Grayburn PA, Kraft CD, Levine RA, Nihoyannopoulos P, Otto CM, Quinones MA, Rakowski H, Stewart WJ, Waggoner A, Weissman NJ. Recommendations for evaluation of the severity of native valvular regurgitation with two-dimensional and Doppler echocardiography. J Am Soc Echocardiogr 2003; 16: 777–802.
30. Dujardin KS, Enriquez-Sarano M, Schaff HV, Bailey KR, Seward JB, Tajik AJ. Mortality and morbidity of aortic regurgitation in clinical practice. A long-term follow-up study. Circulation 1999; 99: 1851–7.
31. Bonow RO, Picone AL, McIntosh CL, Jones M, Rosing DR, Maron BJ, Lakatos E, Clark RE, Epstein SE. Survival and functional results after valve replacement for aortic regurgitation from 1976 to 1983: impact of preoperative left ventricular function. Circulation 1985; 72: 1244–56.
32. Bonow RO, Rosing DR, Maron BJ, McIntosh CL, Jones M, Bacharach SL, Green MV, Clark RE, Epstein SE. Reversal of left ventricular dysfunction after aortic valve replacement for chronic aortic regurgitation: influence of duration of preoperative left ventricular dysfunction. Circulation 1984; 70: 570–9.
33. Bonow RO, Rosing DR, Kent KM, Epstein SE. Timing of operation for chronic aortic regurgitation. Am J Cardiol 1982; 50: 325–36.
34. Bonow RO, Carabello B, de Leon AC, Jr., Edmunds LH, Jr., Fedderly BJ, Freed MD, Gaasch WH, McKay CR, Nishimura RA, O'Gara PT, O'Rourke RA, Rahimtoola SH, Ritchie JL, Cheitlin MD, Eagle KA, Gardner TJ, Garson A, Jr., Gibbons RJ, Russell RO, Ryan TJ, Smith SC, Jr. Guidelines for the management of patients with valvular heart disease: executive summary. A report of the American College of Cardiology/American Heart Association Task Force on Practice Guidelines (Committee on Management of Patients with Valvular Heart Disease). Circulation 1998; 98: 1949–84.
35. Lung B, Gohlke-Barwolf C, Tornos P, Tribouilloy C, Hall R, Butchart E, Vahanian A. Recommendations on the management of the asymptomatic patient with valvular heart disease. Eur Heart J 2002; 23: 1252–66.

Erkrankungen der Trikuspidalklappe 6

Hannes Alber und Silvana Müller

6.1 Grundlagen und diagnostische Ziele

Erkrankungen der Trikuspidalklappe können echokardiographisch erkannt und in ihrer Schwere beurteilt werden. Aufgrund ihrer Position posterior des Sternums muss zur echokardiographischen Untersuchung der Trikuspidalklappe der Ultraschallkopf parasternal weit nach rechts gerichtet und angewinkelt eingestellt werden. Dabei darf jedoch der Kontakt mit der Brustwand nicht verloren gehen. Von apikal eingestellt, erscheint die Trikuspidalklappe im Fernbereich des Ultraschallkopfes mit entsprechender Schalldispersion und -abschwächung. Trotz dieser Einschränkungen kann die Trikuspidalklappe im Regelfall erfolgreich mittels transthorakaler Echokardiographie (TTE) evaluiert werden. Im Einzelfall ist zusätzlich eine transösophageale Echokardiographie (TEE) notwendig. Der Vorteil der TEE im Vergleich zur TTE ist bei der Beurteilung von Trikuspidalklappenerkrankungen jedoch nicht so offensichtlich wie bei der Untersuchung der Aorten- oder Mitralklappe. Ausgenommen sind jene Fälle, in denen eine TTE nicht suffizient durchführbar ist. So ist die Quantifizierung einer Insuffizienz normalerweise in der TTE aufgrund der besseren Winkeleinstellung genauer als in der TEE. Auch in der Beurteilung von Trikuspidalklappenvegetationen findet sich für die TEE kein diagnostischer Vorteil gegenüber der TTE [1].

6.1.1 Anatomie der Trikuspidalklappe

Die Trikuspidalklappe begrenzt mit ihren drei Segeln (Cuspis anterior, Cuspis posterior und Cuspis septalis) das Ostium atrioventriculare dextrum. Die Spitzen der drei Segel sind über Sehnenfäden (Chordae tendineae) mit den Papillarmuskeln verbunden. Das vordere Trikuspidalsegel ist dabei am größeren Musculus papillaris anterior und das hintere am kleineren Musculus papillaris posterior aufgehängt. Die Sehnenfäden des kleinen septalen Trikuspidalsegels ziehen zu den meist nur angedeuteten, am Kammerseptum entspringenden Musculi papillares septales. Das anteriore Segel ist mit einer Weite von ca. 2,2 cm^2 das größte, gefolgt vom posterioren und septalen Segel mit einer Weite von ca. 2,0 cm^2 und 1,5 cm^2 [2].

Diese klassische, namengebende Anatomie der Trikuspidalklappe unterliegt jedoch Variationen. In einer Autopsiestudie an 200 Herzen wurden drei Segel in 70%, zwei Segel in 20% und vier Segel in 10% der Fälle beschrieben [3]. Die Basis der Trikuspidalsegel geht über in den Trikuspidalklappenanulus. Dieser ist ein beinahe zirkulärer fibröser Ring mit einer Zirkumferenz von 9,6–11,9 cm und einer Fläche von 7,6–11,3 cm^2 [4]. Die Basis des posterioren Segels trägt etwa genau so viel zur Zirkumferenz bei wie die des anterioren und septalen Segels gemeinsam. Der Durchmesser des Trikuspidalklappenringes im apikalen 4-Kammerblick liegt bei 20 mm/m^2 Körperoberfläche [5].

6.2 Trikuspidalstenose

6.2.1 Morphologie und Hämodynamik

Ätiologie

Mit über 90% ist eine **rheumatische Valvulitis** die häufigste Ursache [6] einer Trikuspidalstenose. Diese tritt meist nicht isoliert, sondern in Verbindung mit Erkrankungen linksseitiger Herzklappen auf [7]. Eine Beteiligung der Trikuspidalklappe bei rheumatischen Herzerkrankungen wird in älteren Beobachtungsserien mit einer Prävalenz von bis zu 46% angegeben [8]. Dabei handelt es sich in erster Linie um Trikuspidalinsuffizienzen oder kombinierte Trikuspidalklappenvitien und nur sehr selten um isolierte Stenosen. Die Prävalenz einer Trikuspidalstenose im Rahmen einer rheumatischen Herzerkrankung findet sich bei 8–9% [8]. Hat die Prävalenz der rheumatischen Trikuspidalstenose in industrialisierten Ländern in den letzten Jahrzehnten abgenommen [9], so ist die Häufigkeit in nichtindustrialisierten Ländern gleichbleibend. **Seltenere Ursachen** [6] einer Trikuspidalstenose umfassen:

- Das Karzinoidsyndrom [10],
- Kongenitale Klappenatresie und -stenose,
- Infektiöse Endokarditiden,
- Große rechtsatriale Tumoren (z.B. Myxome),
- Metastatische Absiedelungen,
- Medikamentöse Therapien mit Methysergid oder Dopaminagonisten,
- Thrombosierungen,
- Eine endokardiale Fibroelastose,
- Eine endomyokardiale Fibrose,
- Mitbeteiligungen bei systemischem Lupus erythematodes, Morbus Fabry oder Morbus Whipple.

Hämodynamische Veränderungen

Eine Reduktion der effektiven Trikuspidalklappenöffnungsfläche führt zur Abnahme des diastolischen Flusses über der Trikuspidalklappe. Einerseits wird dadurch der Druck im rechten Vorhof gesteigert mit der Folge einer Rechtsherzeinflussstauung. Andererseits nimmt die Füllung des rechten Ventrikels ab. Es resultieren ein niedrigeres Herzzeitvolumen in Ruhe und eine verminderte Zunahme unter Belastung [11]. Allgemein gilt, dass solche hämodynamischen Veränderungen bei einer Klappenöffnungsfläche von weniger als 1,5 cm^2 auftreten. Eine signifikante Drucksteigerung im rechten Vorhof mit klinischen Symptomen einer Rechtsherzeinflussstauung findet sich bei mittleren rechtsatrialen Druckwerten von über 10 mmHg.

6.2.2 Schweregradbestimmung

Die Schwere einer Trikuspidalstenose hängt von der **Trikuspidalklappenöffnungsfläche (TÖF)** ab. Die Bestimmung der TÖF kann planimetrisch oder Doppler-echokardiographisch nach der Druckabfallhalbwertszeitmethode oder mit Hilfe der Kontinuitätsgleichung erfolgen. Anders als bei der Mitralklappenstenose ist die planimetrische Bestimmung der TÖF sowohl in der TTE als auch in der TEE nicht zuverlässig. Deshalb werden ganz überwiegend die Doppler-echokardiographischen Bestimmungsmethoden verwendet. Die Berechnung des mittleren diastolischen Druckgradienten stellt eine weitere Möglichkeit der Graduierung einer Trikuspidalstenose dar (☞ Tab. 6.1).

Tab. 6.1 Schweregradbeurteilung der Trikuspidalstenose.

Schweregrad der Trikuspidalstenose	Mittlerer diastolischer Druckgradient (mmHg)	Trikuspidalklappenöffnungsfläche (cm^2)	Mittlere Geschwindigkeit über der Trikuspidalklappe (m/s)
Leichtgradig (I°)	2–4	> 3	< 1
Mittelgradig (II°)	5–7	1,5–3	1,0–1,2
Hochgradig (III°)	> 7	< 1,5	> 1,2

M-mode

Die Kriterien des M-mode für die Diagnose der Trikuspidalstenose entsprechen denen für die Mitralstenose. Bei Einstellung der Trikuspidalklappe im apikalen 4-Kammerblick oder von subxiphoidal kann der M-mode durch die Trikuspidalsegel abgeleitet werden. Analog einer Mitralstenose finden sich bei einer Trikuspidalstenose:

- Eine Verminderung der diastolischen Rückstellgeschwindigkeit (sog. **EF-Slope**).
- **Verbreiterte Klappenreflexe** als Hinweis für verdickte Segel.
- Eine eingeschränkte Separation der Segel mit einer **reduzierten DE-Amplitude**.

Die M-mode-Kriterien sind jedoch bei ungünstigen Ableitungsbedingungen nur begrenzt verwertbar.

Merke
Ein abgeflachter EF-Slope sollte nur bei gleichzeitig nachweisbarem Doming der Klappensegel im B-Bild als Zeichen einer Stenose gewertet werden. Zu einer Abflachung des EF-Slopes kann es auch bei einer pulmonalen Hypertonie ohne Trikuspidalklappenstenose kommen.

B-mode

Bevorzugte Einstellung zum Nachweis einer Trikuspidalstenose ist der apikale 4-Kammerblick. Zudem kann eine Einstellung in der parasternalen Kurzachse oder im 4-Kammerblick von subkostal versucht werden. Entsprechend den hämodynamischen Veränderungen bei einer Trikuspidalstenose können eine Vergrößerung des rechten Vorhofes und eine Dilatation der Vena cava inferior diagnostiziert werden. **Differenzialdiagnostisch** sollte hierbei auch an eine Trikuspidalklappeninsuffizienz, eine Pericarditis constrictiva oder einen Vorhofseptumdefekt mit Links-rechts-Shunt gedacht werden. Eine Drucksteigerung im rechten Vorhof lässt sich an einer Vorwölbung des interatrialen Septums nach links erkennen. Dies gilt jedoch nur, wenn nicht gleichzeitig eine Erkrankung der Mitralklappe mit Drucksteigerung im linken Vorhof vorliegt.

Zu den charakteristischen Klappenveränderungen gehören:

- **Verdickungen** der Klappensegel,
- Einziehungen der Segelspitzen mit einem **restriktiven Bewegungsmuster**,
- **Sklerosierungen** der Trikuspidalklappe mit dorsaler Schallauslöschung,
- **Diastolisches Vorwölben („Doming")** der Trikuspidalklappensegel im apikalen 4-Kammerblick oder in der parasternalen Längsachse.

Farb-Doppler

Typisch für eine Trikuspidalstenose ist ein turbulenter diastolischer transtrikuspidaler Fluss, der bis in den rechtsventrikulären Ausflusstrakt reichen kann (☞ Abb. 6.1).

Der Farb-Doppler erleichtert darüber hinaus die Planimetrie der TÖF, die exakte Anlotung des Spektral-Dopplers zur Bestimmung des mittleren diastolischen transtrikuspidalen Druckgradienten sowie die Beurteilung und Graduierung einer begleitenden Trikuspidal-

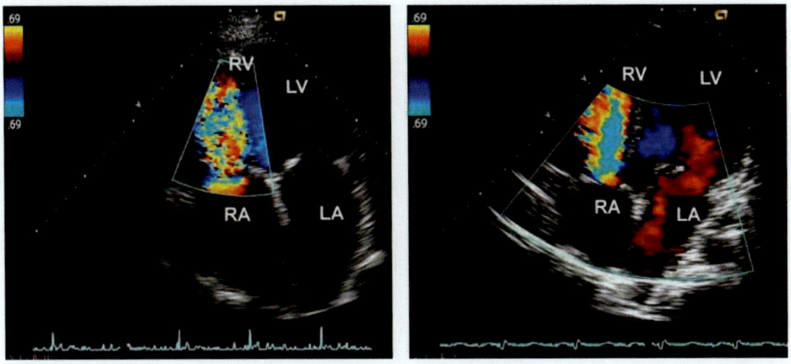

Abb. 6.1 Farb-Doppler bei Trikuspidalstenose. Links: Turbulentes diastolisches Flussprofil im rechten Ventrikel infolge eines hohen Pendelvolumens bei hochgradiger Trikuspidalinsuffizienz. Rechts: Turbulenter diastolischer Einstrom in den rechten Ventrikel. LA = linker Vorhof; LV = linker Ventrikel; RA = rechter Vorhof; RV = rechter Ventrikel.

insuffizienz. Diese kann wiederum die Berechnung der TÖF mittels Druckhalbwertszeit (PHT= „pressure half-time") und Kontinuitätsgleichung beeinflussen.

Spektral-Doppler

Der Spektral-Doppler sollte standardmäßig im 4-Kammerblick mit Fokus im rechten Ventrikel an der Basis des transtrikuspidalen Vorwärtsflusses positioniert werden.

> **Merke**
> Die Verwendung des PW-Dopplers mit farb-Doppler-unterstützter Anlotung (oder bei Ultraschallgeräten neuerer Generationen auch der high pulse repetition frequency, HPRF) ist bei leichtgradigen Stenosen mit niedrigen Druckgradienten zu bevorzugen.

Das Messvolumen des PW-Dopplers sollte knapp ventrikelseitig im Bereich der Trikuspidalklappenöffnung eingestellt werden. Alternativ kann eine möglichst orthogonale Einstellung von subxiphoidal oder in der parasternalen Kurzachse versucht werden. Die resultierende Kurve entspricht der des transmitralen Einstroms mit einer frühdiastolischen E-Welle und bei Sinusrhythmus einer spätdiastolischen A-Welle.
Zur Quantifizierung des Schweregrades einer Trikuspidalstenose werden verschiedene Komponenten der ermittelten CW-Doppler-Kurve herangezogen (☞ Abb. 6.2):

- Frühdiastolische E-Welle.
- Geschwindigkeitszeitintegral (VTI = „velocity time integral") zur Bestimmung des mittleren diastolischen Druckgradienten.
- **Mögliche Fehlerquellen** bei der **Berechnung des Mitteldruckgradienten** sind eine Unterschätzung bei suboptimaler Anlotung, ein niedriges Herzzeitvolumen und eine begleitende signifikante Trikuspidalinsuffizienz. Letztere kann zu einer Überschätzung des Druckgradienten aufgrund des Pendelvolumens führen. Ein zu niedriges Herzzeitvolumen, welches in Ruhe typisch ist für eine wirksame Trikuspidalstenose, kann zur Unterschätzung des Druckgradienten führen. Eine Stressechokardiographie oder eine Steigerung des venösen Rückstroms zum Herzen (z. B. durch Hochlagern der Beine) kann dies demaskieren.
- Bestimmung der TÖF mittels PHT.
- Da viele Faktoren (z. B. Herzfrequenz, Vorhofflimmern, diastolische Funktionsstörung, Herzzeitvolumen, Volumenbelastung, begleitende Vitien) die PHT beeinflussen können, darf sie nicht überbewertet werden.
- Berechnung der TÖF nach der Kontinuitätsgleichung.
- Die TÖF kann des Weiteren, wie v. a. bei der Aortenklappenstenose ausgeführt, auch mittels **Kontinuitätsgleichung** errechnet werden. Die Division des Schlagvolumens (cm^3/s) über einer nichterkrankten Klappe (z. B. Pulmonalklappe) durch das Geschwindigkeitszeitintegral (VTI, cm/s) über der Trikuspidalklappe ergibt die TÖF (cm^2).

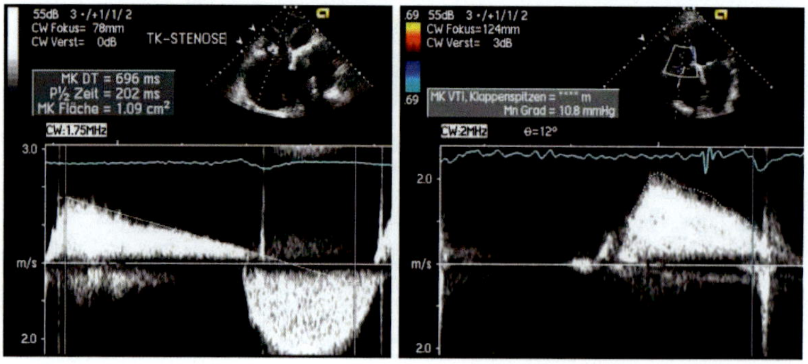

Abb. 6.2 CW-Doppler bei Trikuspidalstenose.
Links: Bestimmung der Trikuspidalöffnungsfläche mittels Druckhalbwertszeit (1,09 cm^2).
Rechts: Berechnung des mittleren diastolischen transtrikuspidalen Druckgradienten (10,8 mmHg). In beiden Fällen besteht eine hochgradige Trikuspidalstenose.

Merke
Je höhergradiger eine Trikuspidalklappenstenose ist, umso höher sind der mittlere diastolische transtrikuspidale Druckgradient und die PHT.

Da jede Methode zur Schweregradbeurteilung einer Trikuspidalstenose ihre Limitationen aufweist, sollten die unterschiedlichen Verfahren zur Bestimmung der TÖF sowie die Ermittlung des mittleren diastolischen Druckgradienten mehrfach durchgeführt werden. Die Bestimmung des Druckgradienten in der TEE ist aufgrund der meist ungünstigen Winkeleinstellung weniger exakt. Geringe Winkelkorrekturen (< 20%) verursachen zwar nur einen geringen Fehler (< 10%) in der Ableitung der Geschwindigkeit [12]. Da jedoch die Umrechnung der Geschwindigkeit in einen Druckgradienten mittels vereinfachter Bernoulli-Gleichung diesen Fehler quadriert, kann dies v. a. bei niedrigen Druckgradienten, wie sie für eine Trikuspidalstenose typisch sind, zu einer erheblichen Unterschätzung des Schweregrades führen.

6.3 Trikuspidalinsuffizienz

6.3.1 Morphologie und Hämodynamik

Ätiologie

Bei genauer Untersuchung finden sich minimale Trikuspidalklappeninsuffizienzen bei 80–90% aller gesunden Menschen [13]. Solche minimalen Trikuspidalinsuffizienzen sind jedoch klinisch unbedeutend und müssen von relevanten Trikuspidalinsuffizienzen unterschieden werden. Die regelmäßige minimale Inkompetenz der Trikuspidalklappe kann man jedoch zur echokardiographischen Abschätzung des pulmonalarteriellen Druckes nutzen (☞ auch Abschnitt 6.3.3).

Häufigste Ursache einer relevanten Trikuspidalklappeninsuffizienz ist eine Dilatation des rechten Ventrikels (oder rechten Vorhofs). Eine solche Trikuspidalklappeninsuffizienz wird als relativ (oder funktionell) bezeichnet und kann als Komplikation jeglicher Erkrankung, welche mit einer Steigerung des Lungengefäßwiderstandes einhergeht, auftreten. Trikuspidalklappeninsuffizienzen mit anatomisch veränderter Klappe (so genannte genuine, organische oder isolierte Trikuspidalinsuffizienz) sind im Vergleich zur relativen TI eine Rarität. Die Ursachen einer Trikuspidalinsuffizienz bei anatomisch abnormaler Klappe (mit oder ohne begleitende Trikuspidalstenose) sind nachfolgend tabellarisch aufgelistet (☞ Tab. 6.2). Die Erkrankungen können dabei die Klappensegel selbst, den Trikuspidalklappenring oder den Halteapparat der Trikuspidalklappe betreffen.

Während an eine **bakterielle Trikuspidalklappenendokarditis** v. a. bei einem Patienten mit der Anamnese eines intravenösen Drogenkonsums gedacht werden muss, sollte bei einem echokardiographisch nachweisbaren Mitralklappenvitium eine **rheumatisch bedingte Entzündung** der Trikuspidalklappe in Betracht gezogen werden.

Eine kardiale Beteiligung bei Vorliegen eines **metastasierten Karzinoids** findet sich in bis zu 50% der Fälle, in 20% der Fälle ist sie sogar initiales Symptom. In erster Linie sind dabei die Trikuspidalklappe und die Pulmonalklappe betroffen, wobei eine Trikuspidalklappeninsuffizienz in nahezu allen Fällen eines Karzinoid-Herzsyndroms vorhanden ist (☞ Abb. 6.3). Die linksseitigen Klappen sind geschützt durch die Lunge, welche die vom Tumor gebil-

Tab. 6.2 Ätiologie einer Trikuspidalinsuffizienz bei anatomisch abnormaler Klappe.

- Infektiöse Endokarditis
- Rheumatische Endokarditis
- Karzinoidsyndrom
- Traumata
- Strahlentherapie
- Mitbeteiligung bei Marfan-Syndrom, Morbus Whipple, Morbus Fabry
- Ebstein-Anomalie
- Rechtsatriale Tumoren (z. B. Myxome)
- Myxomatöse Trikuspidalklappenerkrankungen mit Trikuspidalklappenprolaps
- Papillarmuskeldysfunktion nach einem Rechtsherzinfarkt
- Trikuspidalklappenprolaps

6

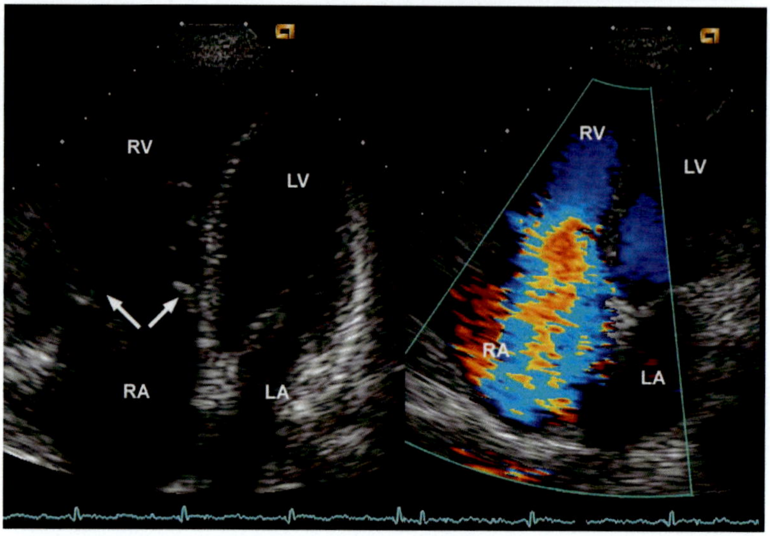

Abb. 6.3 Karzinoid-Herzsyndrom. **Links:** Hochgradige Trikuspidalinsuffizienz. **Rechts:** Restriktion der Trikuspidalklappe. LA = linker Vorhof; LV = linker Ventrikel; RA = rechter Vorhof; RV = rechter Ventrikel.

deten Hormone (Serotonin, Histamin, Bradykinin, Tachykinin und Prostaglandine) inaktiviert. Bei Mitbeteiligung linksseitiger Klappen sollte nach einem offenen Foramen ovale gesucht werden [9, 10].

Die Veränderungen der Trikuspidalklappe bei der **Ebstein-Anomalie**, welche typischerweise trichterförmig geformt ist, umfassen in variabler Ausprägung ein großes anteriores Segel und deutlich missgebildete posteriore und septale Segel. Letztere sind, falls nicht vollständig fehlend, nur rudimentär angelegt und in Richtung des Apex des rechten Ventrikels verlagert. Dadurch wird der rechte Ventrikel in zwei Kammern unterteilt: eine proximale („Atrialisation des rechten Ventrikels") und eine distale, die in Extremfällen nur aus dem rechtsventrikulären Ausflusstrakt besteht. Diese Veränderungen können echokardiographisch gut erfasst werden und sind wegweisend für die Diagnose einer Ebstein-Anomalie (☞ Abb. 6.4 und ☞ 13.4.3).

Die anatomisch bildgebende Klassifikation [14] einer Ebstein-Anomalie unterscheidet vier Typen: **Typ A** mit normalem Volumen des wahren rechten Ventrikels, **Typ B** mit einem großen atrialisierten Anteil und frei beweglichem vorderem Trikuspidalsegel, **Typ C** mit großem atrialisiertem Anteil und restriktiv beweglichem vorderem Trikuspidalsegel und einen **Typ D** mit einer fast vollständigen Atrialisation des rechten Ventrikels bis auf einen kleinen infundibulären Anteil. Neben diesen typischen Veränderungen der Trikuspidalklappe und des rechten Ventrikels sollte bei der echokardiographischen Untersuchung einer

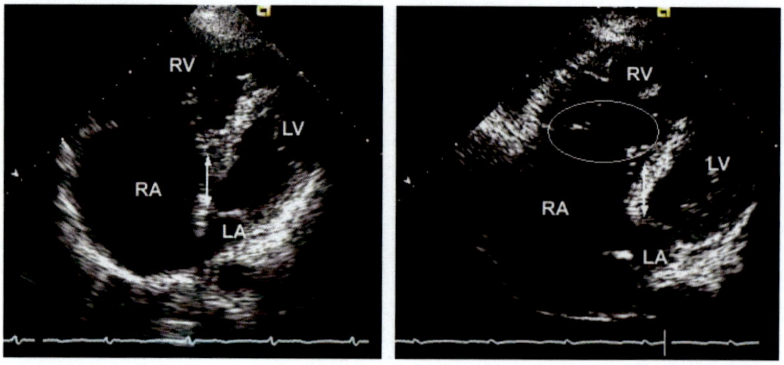

Abb. 6.4 Ebstein-Anomalie. Rechts und links: Dilatation der Rechtsherzabschnitte und Atrialisation des rechten Ventrikels. Verlagerung des Trikuspidalklappenanulus um mehr als 1 cm nach apikal (Pfeil) im Vergleich zum Mitralklappenring. Rechts: Systolische Koaptationsstörung der Segel. LA = linker Vorhof; LV = linker Ventrikel; RA = rechter Vorhof; RV = rechter Ventrikel.

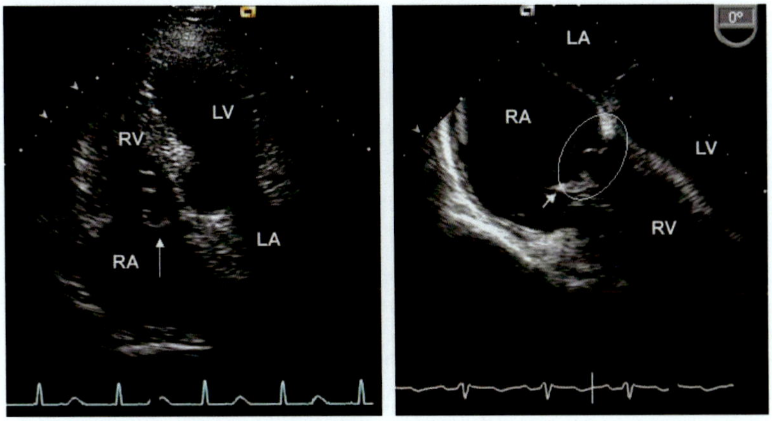

Abb. 6.5 Prolaps und Flail Leaflet der Trikuspidalklappe.
Links: Prolaps des septalen Klappensegels im TTE.
Rechts: Flail Leaflet des septalen Klappensegels mit endokarditisch bedingtem Sehnenfadenabriss im TEE. LA = linker Vorhof; LV = linker Ventrikel; RA = rechter Vorhof; RV = rechter Ventrikel.

Ebstein-Anomalie (☞ 6.3.3) nach begleitenden Vitien (z. B. offenes Foramen ovale, Vorhofseptumdefekt vom Sekundumtyp, Ventrikelseptumdefekt, offener Ductus arteriosus Botalli, Coarctatio aortae) gefahndet werden.

Merke
Eine Verschiebung des Trikuspidalklappenanulus im Vergleich zum Mitralklappenring von über 1 cm nach apikal sollte eine genauere echokardiographische Abklärung einer möglicherweise vorliegenden Ebstein-Anomalie nach sich ziehen.

Ein **Trikuspidalprolaps** ist meist bei bestehendem Mitralprolaps und selten isoliert zu finden. Durch eine Ruptur der Chordae tendineae mit einem anschließenden „flail leaflet" kann es zu einer schweren Trikuspidalinsuffizienz kommen (☞ Abb. 6.5).

Merke
Grundsätzlich sind isolierte organische Trikuspidalklappenerkrankungen selten. Daher sollte bei der echokardiographischen Diagnose einer Trikuspidalklappeninsuffizienz gründlich nach einem weiteren Vitium gefahndet werden. Eine Ausnahme stellt das Karzinoid-Herzsyndrom dar, da es nahezu immer nur die rechtskardialen Klappen betrifft.

Hämodynamik

Eine Trikuspidalklappeninsuffizienz ist charakterisiert durch den systolischen Rückfluss von Blut in den rechten Vorhof. Aufgrund der Compliance des rechten Vorhofs haben gering- und mittelgradige Trikuspidalinsuffizienzen oft keine wesentlichen hämodynamischen Folgen. Ist eine Trikuspidalinsuffizienz hochgradig, so steigt der rechtsatriale und zentralvenöse Druck. Eine Trikuspidalinsuffizienz führt jedoch nicht nur zu einer Dilatation des rechten Vorhofs, sondern durch die Volumenbelastung auch zur Dilatation des rechten Ventrikels. Bei einer chronischen Trikuspidalklappeninsuffizienz führt dies unabhängig von deren Ätiologie zu einer Aggravation. Neben diesen hämodynamischen Folgen und deren Symptomen ist jedoch häufig die für die Trikuspidalklappeninsuffizienz ursächliche Erkrankung klinisch und auch prognostisch wegweisend.

6.3.2 Relative Trikuspidalklappeninsuffizienz

Relative Trikuspidalklappeninsuffizienzen treten bei allen Erkrankungen auf, die mit einer Dilatation des rechten Ventrikels einhergehen (☞ Tab. 6.3). Der Mechanismus einer relativen Trikuspidalklappeninsuffizienz ist eine Dilatation des Trikuspidalklappenanulus über den Normalwert von 20 mm/m². Das Ausmessen des Trikuspidalklappenanulus sollte im api-

Tab. 6.3 Ätiologie einer relativen Trikuspidalklappeninsuffizienz.

ohne pulmonale Hypertonie	– Eingeschränkte systolische rechtsventrikuläre Funktion (bei dilatativer Kardiomyopathie, arrhythmogener rechtsventrikulärer Dysplasie) – Vorhofflimmern – Pericarditis constrictiva
mit pulmonaler Hypertonie	– Alle Erkrankungen, die mit einer eingeschränkten systolischen linksventrikulären Funktion einhergehen – Lungenembolie (akut oder chronisch) – Idiopathische pulmonale Hypertonie – Mitralklappenvitien (Mitralinsuffizienz und/oder -stenose) – Shuntvitien (Vorhofseptumdefekt, Ventrikelseptumdefekt, offener Ductus arteriosus Botalli) – Lungenerkrankungen (COPD, Lungenfibrosen, Lungenteilresektionen) – Kollagenosen mit Lungenbeteiligung – Lungenvenenobstruktion (z. B. nach Lungenvenenisolation bei Vorhofflimmern)

kalen 4-Kammerblick oder alternativ in der parasternalen Kurzachse erfolgen.

6.3.3 Schweregradbestimmung

Für die Graduierung der Trikuspidalklappeninsuffizienz existieren verschiedene Kriterien bzw. Bestimmungsmethoden, deren Wertigkeit und Praktikabilität für die echokardiographische Routine jedoch differenziert werden müssen (☞ Tab. 6.4).

M-mode

Die Beurteilung des rechten Ventrikels ist in erster Linie eine qualitative, wobei das Vorhandensein einer Dilatation und die Funktion beurteilt werden sollen. In der Frühphase ist der rechte Ventrikel hyperdynam, in weiterer Folge kommt es zu einer kontinuierlichen Abnahme der systolischen rechtsventrikulären Funktion. Bei schwerer chronischer Trikuspidalinsuffizienz kann sich als Hinweis für eine Volumenbelastung des rechten Ventrikels eine paradoxe Septumbewegung zeigen. Diese kann im M-mode durch den linken Ventrikel in der parasternalen langen Achse zur Darstellung gebracht werden.

B-mode

In der 2-D-Echokardiographie kann man einerseits hämodynamische Folgen einer Trikuspidalinsuffizienz darstellen und andererseits ätiologische Hinweise erhalten. Es sollten der rechte Ventrikel und Vorhof in Größe und Funktion, die Vena cava inferior und die Trikuspidalklappe im apikalen 4-Kammerblick, in der parasternalen kurzen Achse und von subkostal dargestellt werden.

Der rechte Vorhof ist normalerweise rautenförmig und ebenso groß wie der linke Vorhof. Ein **vergrößerter rechter Vorhof** stellt sich im apikalen 4-Kammerblick rund dar. Als Ausdruck einer **rechtsatrialen Drucksteigerung** zeigt sich bei einer isolierten Trikuspidalklappeninsuffizienz in der 2-D-Echokardiographie eine Vorwölbung des interatrialen Septums in Richtung des linken Vorhofs. Die Einmündung der Vena cava inferior in den rechten Vorhof wird von subkostal ca. 2 cm vor der Einmündung in den rechten Vorhof dargestellt. Zur Beurteilung dienen der Durchmesser und die atemabhängigen Kaliberschwankungen. Ein erhöhter mittlerer rechtsatrialer Druck (über 8–10 mmHg) ist assoziiert mit einem größeren Diameter der Vena cava inferior (im Mittel über 17 mm).

Merke
Ein Cava-Index (d. h. das Verhältnis von exspiratorischem zu inspiratorischem Diameter) unter 50% ist mit einer Sensitivität von 89% ein Hinweis für einen erhöhten rechtsatrialen Druck [14].

Tab. 6.4 Schweregradbeurteilung der Trikuspidalinsuffizienz.

Kriterium	Geringgradig (I°)	Mittelgradig (II°)	Hochgradig (III°)
RV/RA/VCI-Dimensionen	normal	normal/dilatiert	dilatiert
Vena-contracta-Weite	< 6 mm (< 5 mm)	6–7 mm (> 5 mm)	> 7 mm (> 10 mm) (> 8 mm)
Proximale Jetbreite (im Vergleich zum TK-Ring)	< 1/3 des TK-Ringes	< 2/3 des TK-Ringes	> 2/3 des TK-Ringes
Jetfläche (bei einem Nyquist-Limit von 50–60 cm/s)	< 5 cm^2	6–10 cm^2	> 10 cm^2
Jetfläche (in Prozent der rechtsatrialen Fläche)	≤ 20 %	20–40 %	≥ 40% ≥ 30%
Jetfläche (im Verhältnis zum RA)	< 1/3	1/3–2/3	> 2/3
PISA-Radius	≤ 0,5 cm	0,6–0,8 cm	≥ 0,9 cm
Kontur und Jetdichte des CW-Doppler-Spektrums	echoarm, parabolisch	echodicht, variable Form	echodicht, triangulär mit frühem Gipfel
Lebervenenfluss im PW-Doppler-Spektrum	systolische Dominanz	systolische Abschwächung	systolische Flussumkehr

RA = rechter Vorhof; RV = rechter Ventrikel; VCI = Vena cava inferior; TK = Trikuspidalklappen

Im Gegensatz zur relativen Trikuspidalklappeninsuffizienz, bei der die Klappenmorphologie unauffällig ist und lediglich der Trikuspidalklappenring dilatiert ist, gehen organische Trikuspidalinsuffizienzen mit morphologischen Veränderungen (Verdickung, eingeschränkte oder restriktive Beweglichkeit, selten Sklerose der Segel oder des subvalvulären Apparates) einher. Vor allem bei organischen Klappenveränderungen ist wegen des seltenen isolierten Auftretens auf eine genaue Evaluierung der anderen Klappen zu achten. Auch rechtsventrikuläre Infarkte mit einer Papillarmuskeldysfunktion und typische Veränderungen einer Ebstein-Anomalie (☞ 6.3.1) können im 2-D-Bild gut erkannt werden.

Farb-Doppler

Der Farb-Doppler ermöglicht eine semiquantitative Beurteilung einer Trikuspidalinsuffizienz, wobei routinemäßig die Fläche des Insuffizienzjets und die Weite der Vena contracta bestimmt werden (☞ Abb. 6.6):

- **Jetfläche:** Der Farb-Doppler stellt den turbulenten Fluss über einer insuffizienten Trikuspidalklappe in den rechten Vorhof dar. Die Fläche des Insuffizienzjets korreliert mit der Schwere der Insuffizienz. Eine Schweregradbestimmung entsprechend der Jetfläche kann entweder absolut oder in Relation zum rechten Vorhof im apikalen 4-Kammerblick oder in der parasternalen Kurzachse erfolgen. Ähnlich sind auch die Bestimmung der Jetfläche im prozentualen Verhältnis zur Fläche des rechten Vorhofs und die Ausdehnung des Insuffizienzjets in den rechten Vorhof zu werten.
- **Vena contracta:** Die Vena contracta (VC) ist die engste Stelle des Insuffizienzjets, entspricht dem farb-Doppler-echokardiographischen Übergang der proximalen Konvergenzzone in die Insuffizienzfläche und spiegelt den Durchmesser der effektiven Insuffizienzöffnungsfläche wider [15]. Vorteil der VC-Weite ist ihre weitgehende Unabhängigkeit von Flussrate, Druckdifferenz und Instrumenteneinstel-

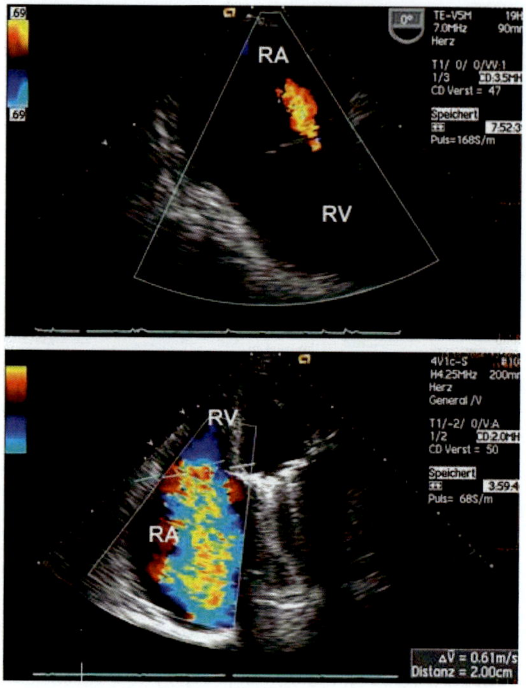

lung. Nachteilig sind ihre geringen und damit fehleranfälligen Diameter.

> **Merke**
> Die Vena contracta sollte im apikalen 4-Kammerblick unter Verwendung einer Bildvergrößerungsfunktion und eines engstmöglichen Farb-Doppler-Sektors bestimmt werden.

- **Lebervenen-Flussprofil:** Neben der Dilatation der Vena cava inferior ist eine hochgradige Trikuspidalinsuffizienz mit einer systolischen farb-Doppler-echokardiographisch verifizierbaren Flussumkehr in den Lebervenen assoziiert. Diese sollte von subkostal eingestellt werden (☞ Abb. 6.7).

Abb. 6.6 Farb-Doppler bei Trikuspidalinsuffizienz. Oben: Insuffizienzjet einer geringgradigen Trikuspidalinsuffizienz in der TEE mit schmaler Vena contracta. Unten: Insuffizienzjet einer hochgradigen Trikuspidalinsuffizienz in der TTE. RA = rechter Vorhof; RV = rechter Ventrikel.

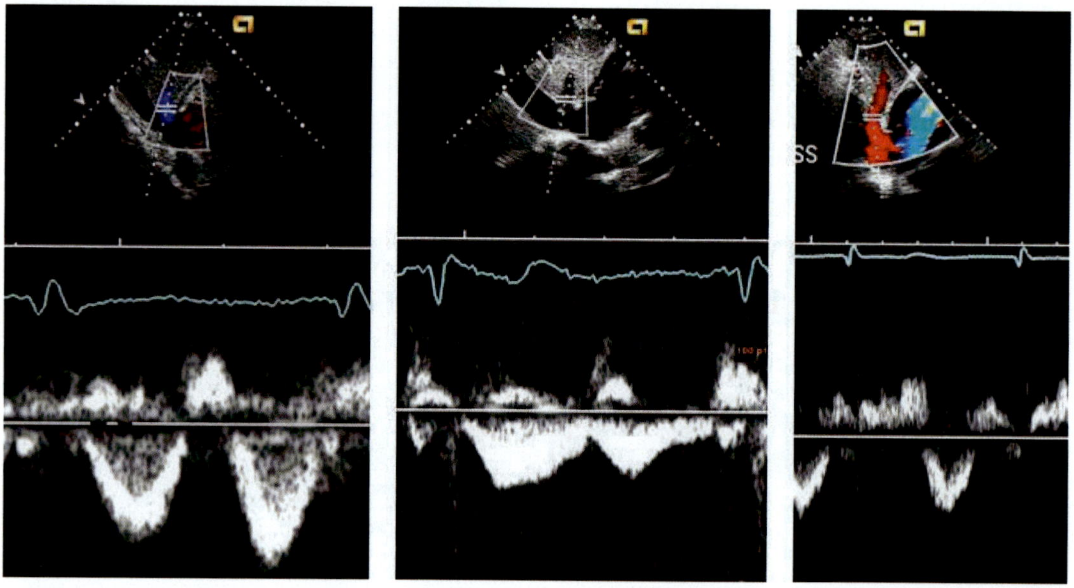

Abb. 6.7 PW-Doppler der Lebervenen. Links: Normales PW-Doppler-Spektrum in den Lebervenen mit prominentem systolischem antegradem Fluss. Mitte: Doppler-Spektrum bei Trikuspidalklappeninsuffizienz mit reduziertem antegradem systolischem Lebervenenfluss („systolic blunting"). Rechts: Hochgradige Trikuspidalklappeninsuffizienz mit retrogradem systolischem Lebervenenfluss („systolic flow reversal"), welcher auch im kleinen 2-D-Bild im Farb-Doppler an der roten Farbe zu erkennen ist.

Spektral-Doppler

Im apikalen 4-Kammerblick zeigt sich bei hochgradiger Trikuspidalinsuffizienz im PW-Doppler häufig eine erhöhte frühdiastolische Flussgeschwindigkeit über 1 m/s auch ohne begleitende Stenose. Die maximale Geschwindigkeit im CW-Doppler über einer insuffizienten Trikuspidalklappe ist weniger verwertbar, da sie nicht mit dem Insuffizienzvolumen korreliert. Bei hochgradigen Insuffizienzen sind aufgrund des Druckangleichs zwischen rechtem Vorhof und Ventrikel häufig niedrige Flussgeschwindigkeiten (< 2 m/s) messbar. Geringgradige Trikuspidalinsuffizienzen hingegen können bei bestehender pulmonaler Hypertonie hohe Geschwindigkeiten aufweisen. Hinweise für die Schwere einer Trikuspidalinsuffizienz können aus der **Form und Intensität des CW-Doppler-Profils** gewonnen werden. Geringgradige Trikuspidalinsuffizienzen sind gekennzeichnet durch ein echoarmes CW-Doppler-Profil mit einer parabolischen Kontur. Hochgradige Trikuspidalinsuffizienzen zeigen ein echodichtes CW-Doppler-Profil mit einer triangulären Form (☞ Abb. 6.8). Im Extremfall sind der diastolische Einstrom in den rechten Ventrikel und der systolische Rückfluss in den rechten Vorhof im CW-Doppler spiegelbildlich konfiguriert („to-and-fro“ flow) [16].

Neben dem Spektral-Doppler-Profil über der Trikuspidalklappe kann auch der **Lebervenenfluss** mittels PW-Doppler untersucht werden. Das normale Flussmuster in den Lebervenen zeigt eine systolische Dominanz des Blutflusses in Richtung des rechten Vorhofs durch die systolische Bewegung des Trikuspidalklappenanulus zur Herzspitze hin. Mit zunehmender Schwere einer Trikuspidalinsuffizienz kommt es zu einer Abschwächung des systolischen Lebervenenflusses („systolic blunting“).

> **Merke**
> Eine hochgradige Trikuspidalinsuffizienz geht mit einer systolischen Flussumkehr in der Vena cava inferior einher („systolic flow reversal“) und weist eine Sensitivität von 80% auf [17] (☞ Abb. 6.7).

Das PW-Doppler-Profil in den Lebervenen wird u.a. durch Abnormalitäten der Compliance des rechten Vorhofs und Ventrikels, Atmung, Vorlast und Vorhofflimmern beeinflusst.

Neben der Quantifizierung einer Trikuspidalinsuffizienz kann der **CW-Doppler zur Quan-**

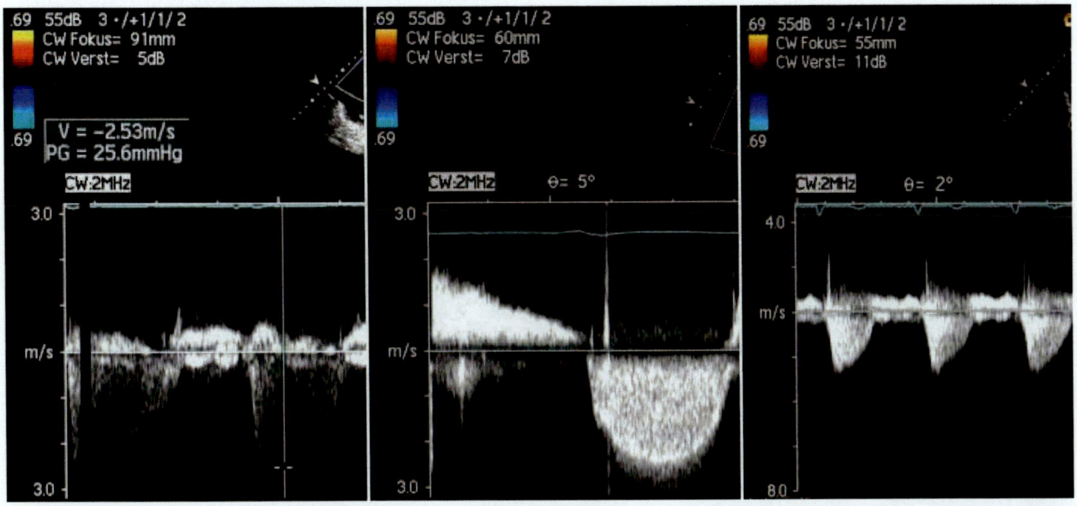

Abb. 6.8 CW-Doppler bei Trikuspidalinsuffizienz. Links: Geringgradige Trikuspidalinsuffizienz mit echoarmer Intensität und paraboler Form des CW-Doppler-Profils. Mitte: Mittelgradige Trikuspidalinsuffizienz mit echodichter Intensität bei noch paraboler Form des CW-Doppler-Spektrums. Diastolisch verlängerte Druckhalbwertszeit bei gleichzeitig bestehender hochgradiger Trikuspidalstenose. Rechts: Hochgradige Trikuspidalinsuffizienz mit echodichter Intensität und triangulärer Form des CW-Doppler-Spektrums.

tifizierung des systolischen pulmonalarteriellen Drucks herangezogen werden (☞ 12.3.1). Dabei wird im apikalen 4-Kammerblick (gelegentlich auch in der parasternalen Kurzachse oder von subkostal) der CW-Doppler über der Trikuspidalklappe eingestellt und die maximale Flussgeschwindigkeit ermittelt. Mit Hilfe der vereinfachten **Bernoulli-Gleichung** (☞ 5.2.1) kann die systolische Druckdifferenz zwischen rechtem Vorhof und Ventrikel gemessen werden (☞ Abb. 6.9 u. 6.10). Bei normaler (nichtstenosierter) Pulmonalklappe entspricht der rechtsatriale Druck plus dieser Druckdifferenz dem systolischen Pulmonalarteriendruck. Der rechtsatriale Druck beträgt normalerweise 8–10 mmHg. Eine Drucksteigerung kann anhand einer Dilatation der Vena cava inferior (siehe 2-D-Echokardiographie und M-mode) oder anhand gestauter Jugularvenen (in 45° sitzender Position) erkannt werden. In diesem Fall werden zur rechtsatrial-rechtsventrikulären Druckdifferenz 15 mmHg addiert. Falls eine Einstellung in der TTE nicht möglich ist, kann der systolische pulmonalarterielle Druck unter Berücksichtigung einer möglichst senkrechten Anlotung auch im TEE bestimmt werden. Die Normwerte des systolischen Pulmonalarteriendrucks sind altersabhängig. Obgleich eine stetige altersabhängige Zunahme des systolischen Pulmonalarteriendrucks bekannt ist, gelten unter 60 Jahren Werte bis 25 mmHg als normal [18]. Bei über 80-Jährigen sollten Druckwerte bis 40 mmHg als normal betrachtet werden.

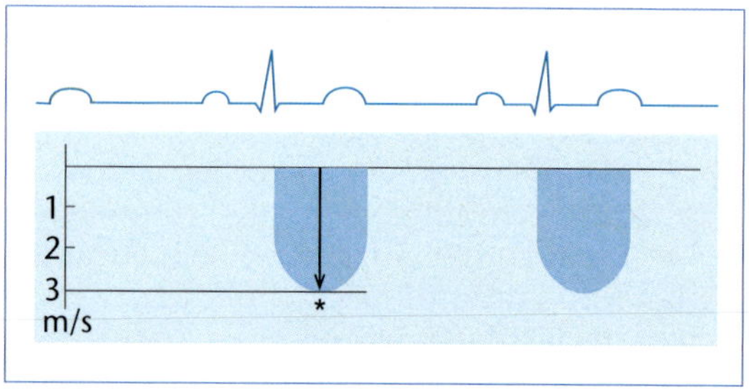

Abb. 6.9 Berechnung des systolischen Pulmonalarteriendrucks. * maximale systolische Flussgeschwindigkeit (v_{max}) = 3 m/s. Der Druckgradient zwischen rechtem Vorhof und Ventrikel beträgt entsprechend der vereinfachten Bernoulli-Gleichung ($\Delta p = 4\ v_{max}^2$) 36 mmHg. Die Summe aus diesem und dem geschätzten rechtsatrialen Druck ergibt den kalkulierten systolischen Pulmonalarteriendruck.

Die Bestimmung des **Insuffizienzvolumens** oder der **Insuffizienz-Öffnungsfläche** mittels **PISA** oder **PW-Doppler-Methoden** wird zur quantitativen Abschätzung einer Trikuspidalinsuffizienz selten herangezogen. Limitation beider Methoden ist die Unterschätzung einer hochgradigen Trikuspidalinsuffizienz in 20–30% der Fälle [19]. Einen Vorteil gegenüber der Insuffizienzjetflächen-Quantifizierung scheint die PISA-Methode bei Veränderungen der Blutviskosität (Anämie, Polyzythämie) zu haben. Die Jetfläche im Farb-Doppler wird dadurch bei niedriger Flussgeschwindigkeit verfälscht, die Schweregradbeurteilung anhand der proximalen Flusskonvergenz hingegen nicht.

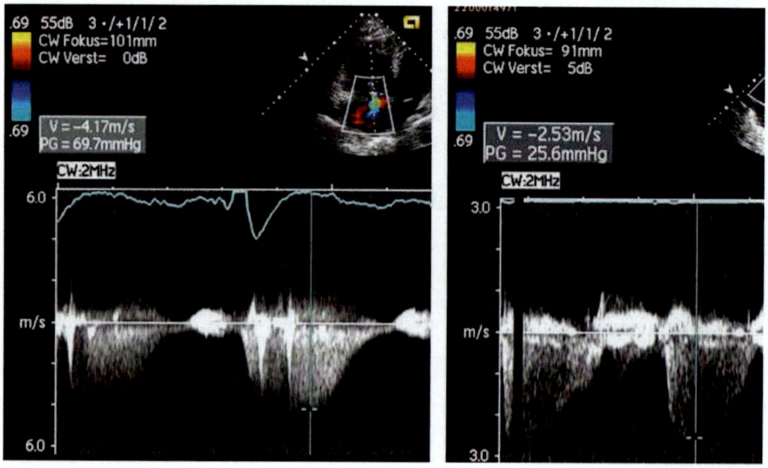

Abb. 6.10 Bestimmung des systolischen pulmonalarteriellen Drucks mittels CW-Doppler. Links: Bei pulmonaler Hypertonie Druckdifferenz zwischen RV und RA 70 mmHg. Rechts: Druckdifferenz von nur 25 mmHg.

Merke
Bei der echokardiographischen Quantifizierung einer Trikuspidalklappeninsuffizienz sind v.a. die semiquantitativen Methoden (Jetfläche, proximale Jetbreite, Vena-contracta-Weite und Lebervenenfluss) hervorzuheben und für die Anwendung in der echokardiographischen Praxis zu empfehlen.

Vor allem bei sekundären Trikuspidalinsuffizienzen im Rahmen präoperativer Abklärungen anderer Vitien müssen gering- und mittelgradige von hochgradigen Trikuspidalklappeninsuffizienzen unterschieden werden, da dann eine eventuell notwendige Trikuspidalklappenrekonstruktion bzw. -anuloplastik nicht übersehen werden sollte und gleichzeitig durchgeführt werden kann.

Literatur

1. San Roman JA, Vilacosta I, Zamorano JL, Almeria C, Sanchez-Harguindey L. Transesophageal echocardiography in right-sided endocarditis. J Am Coll Cardiol 1993; 21: 1226–30.
2. Silver MD, Lam JH, Ranganathan N, Wigle ED. Morphology of the human tricuspid valve. Circulation 1971; 43: 333–48.
3. Kocak A, Govsa F, Aktas EO, Boydak B, Yavuz IC. Structure of the human tricuspid valve leaflets and its chordae tendineae in unexpected death. A forensic autopsy study of 400 cases. Saudi Med J 2004; 25: 1051–9.
4. Tei C, Pilgrim JP, Shah PM, Ormiston JA, Wong M. The tricuspid valve annulus: study of size and motion in normal subjects and in patients with tricuspid regurgitation. Circulation 1982; 66: 665–71.
5. Lambertz H, Braun C, Krebs W. Determination of the size of the right atrium using two-dimensional echocardiography. Z Kardiol 1984; 73: 393–8.
6. Waller BF, Howard J, Fess S. Pathology of tricuspid valve stenosis and pure tricuspid regurgitation – Part I. Clin Cardiol 1995; 18: 97–102.
7. Clawson BJ. Rheumatic heart disease: An analysis of 796 cases. Am Heart J 1940; 20: 454–74.
8. Yousof AM, Shafei MZ, Endrys G, Khan N, Simo M, Cherian G. Tricuspid stenosis and regurgitation in rheumatic heart disease: a prospective cardiac catheterization study in 525 patients. Am Heart J 1985; 110: 60–4.
9. Hauck AJ, Freeman DP, Ackermann DM, Danielson GK, Edwards WD. Surgical pathology of the tricuspid valve: a study of 363 cases spanning 25 years. Mayo Clin Proc 1988; 63: 851–63.
10. Pellikka PA, Tajik AJ, Khandheria BK, Seward JB, Callahan JA, Pitat HC, Kvols LK. Carcinoid Heart Disease. Clinical and echocardiographic spectrum in 74 patients. Circulation 1993; 87: 1188–96.
11. Ribeiro PA, Al Zaibag M, Al Kasab S, Hinchcliffe M, Halim M, Idris M, Abdullah M. Provocation and amplification of the transvalvular pressure gradient in rheumatic tricuspid stenosis. Am J Cardiol 1988; 61: 1307–11.
12. Quinones MA, Otto CM, Stoddard M, Waggoner A, Zoghbi WA. Recommendations for quantification of Doppler echocardiography: a report from the Doppler Quantification Task Force of the Nomenclature and Standards Committee of the American Society of Echocardiography. J Am Soc Echocardiogr 2002; 15: 167–84.
13. Akasaka T, Yoshikawa J, Yoshida K, Okumachi F, Koizumi K, Shiratori K, Takao S, Shakudo M, Kato H. Age-related valvular regurgitation: a study by pulsed Doppler echocardiography. Circulation 1987; 76: 262–5.
14. Kircher BJ, Himelman RB, Schiller NB. Noninvasive estimation of right atrial pressure from the inspiratory collapse of the inferior vena cava. Am J Cardiol 1990; 66: 493–6.
15. Baumgartner H, Schima H, Kuhn P. Value and limitations of proximal jet dimensions for the quantitation of valvular regurgitation: an in vitro study using Doppler flow imaging. J Am Soc Echocardiogr 1991; 4: 57–66.
16. Minagoe S, Rahimtoola SH, Chandraratna PA. Significance of laminar systolic regurgitant flow in patients with tricuspid regurgitation: a combined pulsed-wave, continuous-wave Doppler and two-dimensional echocardiographic study. Am Heart J 1990; 119: 627–35.
17. Gonzalez-Vilchez F, Zarauza J, Vazquez de Prada JA, Martin Duran R, Ruano J, Delgado C, Figueroa A. Assessment of tricuspid regurgitation by Doppler color flow imaging: angiographic correlation. Int J Cardiol 1994; 44: 275–83.
18. Dib JC, Abergel E, Rovani C, Raffoul H, Diebold B. The age of the patient should be taken into account when interpreting Doppler assessed pulmonary artery pressures. J Am Soc Echocardiogr 1997; 10: 72–3.
19. Grossmann G, Stein M, Kochs M, Hoher M, Koenig W, Hombach V, Giesler M. Comparison of the proximal flow convergence method and the jet area method for the assessment of the severity of tricuspid regurgitation. Eur Heart J 1998; 19: 652–9.

Erkrankungen der Pulmonalklappe 7

Christian Bruch und Volker Debus

7.1 Grundlagen und diagnostische Ziele

In der transthorakalen Anlotung gelingt die beste Darstellung der Pulmonalklappe in der **linksparasternalen kurzen Achse** (☞ Abb. 7.1). Da rechtsventrikulärer Ausflusstrakt, Pulmonalklappe und pulmonalarterieller Hauptstamm häufig schwierig darstellbar sind, sind Lagerung des Patienten und Schallkopfposition von Bedeutung. Die Bildqualität lässt sich meist verbessern, wenn die Untersuchung in **Linksseitenlage bei erhöhtem Oberkörper mit leicht nach links und anterokranial anguliertem Schallkopf** erfolgt. Dabei kann es hilfreich sein, den Patienten ausatmen und die Luft anhalten zu lassen. Bei ungünstigem thorakalem Schallfenster kann auch die Anlotung von subkostal versucht werden.

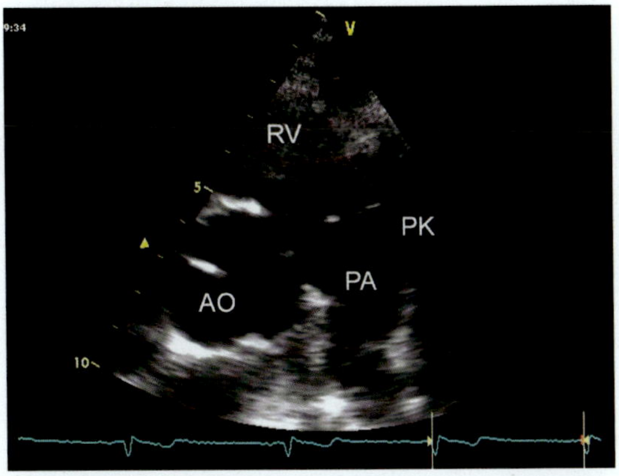

Abb. 7.1 Linksparasternale Anlotung – Darstellung des rechtsventrikulären Ausflusstrakts, der Pulmonalklappe und des pulmonalarteriellen Hauptstamms. Ao = Aorta; PA = Pulmonalarterie; PK = Pulmonalklappe; RV = rechter Ventrikel.

Im zweidimensionalen Bild und in der Doppler-Untersuchung der Pulmonalklappe sollten neben Morphologie und Beweglichkeit der Segel die antegrade Flussbeschleunigung sowie eine mögliche Regurgitation mittels Farb- und kontinuierlichem Doppler erfasst werden [1, 2, 3]. Die Messung der antegraden Flussbeschleunigung dient zur Quantifizierung einer Stenose, während die Ausdehnung der diastolischen Regurgitationswolke des Farb-Doppler-Signals in den rechten Ventrikel Hinweise auf den Schweregrad der Insuffizienz gibt. Mit Hilfe des kontinuierlichen Dopplers **können die maximale und die enddiastolische Spitzengeschwindigkeit des Regurgitationssignals** gemessen werden, welche über die modifizierte Bernoulli-Gleichung in Beziehung zum **mittleren und diastolischen Druck in der Pulmonalarterie** stehen [4] (☞ Abb. 7.2).

Neben der Klappe selbst sollten die Weite der Pulmonalarterie und ihrer Äste sowie Größe, Morphologie und Kontraktionsverhalten des rechten Ventrikels in die Beurteilung einbezogen werden.

In der **transösophagealen Anlotung** (TEE) ist die **Pulmonalklappe** von allen vier Herzklappen am schlechtesten zu beurteilen, da sie am weitesten vom Schallkopf entfernt zur Darstellung kommt (☞ Abb. 7.3). Häufig ist die Sicht auf die ventral des Aortenanulus gelegene Klappe zudem durch Kalzifikationen des Aortenrings oder der -klappe erschwert. Unter Verwendung einer multiplanen Sonde gelingt die beste Darstellung meist vom **oberen Ösophagus aus bei intermediärer Schnittführung** und Ausrichtung des Schallelements zwischen 60–90°.

Mittels TEE ist auch eine genaue Differenzierung zwischen valvulärer, sub- und supravalvulärer Lokalisation einer Stenose möglich (☞ Tab. 7.1).

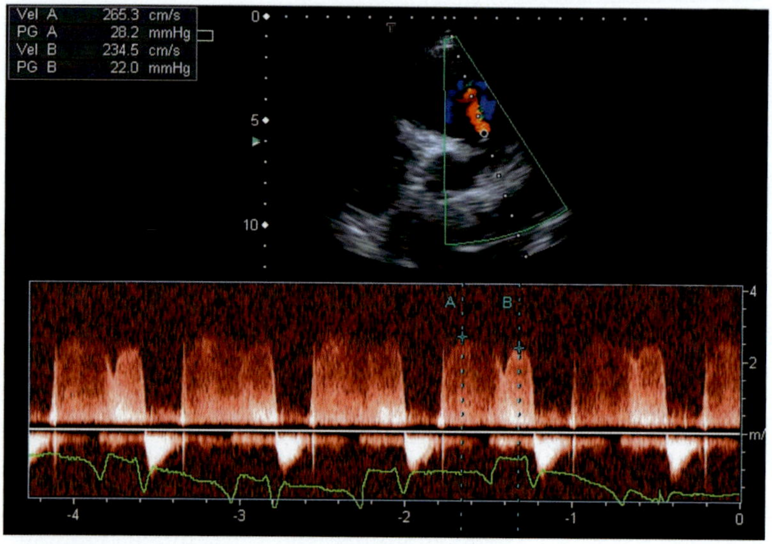

Abb. 7.2 Berechnung des mittleren und diastolischen pulmonalarteriellen Drucks über das Pulmonalinsuffizienzsignal anhand der modifizierten Bernoulli-Gleichung bei einer Patientin mit dilatativer Kardiomyopathie und sekundärer pulmonaler Hypertonie. Der mittlere pulmonalarterielle Druck errechnet sich aus der Druckdifferenz zwischen Pulmonalarterie und rechtem Ventrikel:
$PA_{mitt} = 4 \times (V_{PI\,max})^2 =$ 28 mmHg.

Der diastolische PA-Druck ergibt sich analog aus:
$PA_{dias} = 4 \times (V_{PI\,dias})^2 =$ 22 mmHg.

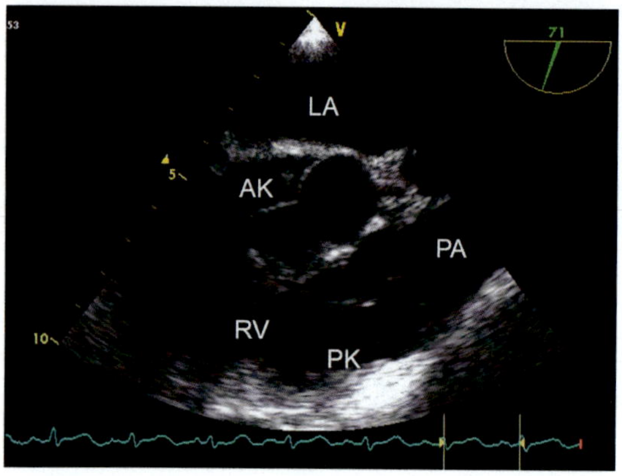

Abb. 7.3 Transösophagealer Kurzachsenschnitt mit Darstellung des Aortenanulus, des rechten Ventrikels, der Pulmonalklappe und des pulmonalarteriellen Hauptstamms. Bei Verwendung von 5-MHz-Schallköpfen gelingt aufgrund der großen Distanz vom Schallkopf zur Pulmonalklappe häufig keine adäquate Darstellung. AK = Aortenklappe; LA = linker Vorhof; PA = Pulmonalarterie; PK = Pulmonalklappe; RV = rechter Ventrikel.

Tab. 7.1 Einteilung der Pulmonalstenose nach ihrer Lokalisation.

Lokalisation	Definition
Valvulär	Stenosierung und verminderte Beweglichkeit der Klappe durch Verdickung und Fibrosierung der Segel
Subvalvulär	Infundibuläre Stenose, meist am Übergang vom rechten Ventrikel zum rechtsventrikulären Ausflusstrakt, bedingt durch ein fibröses Band oder einen abnormen Muskelwulst
Supravalvulär	Stenosierung des pulmonalarteriellen Gefäßbaums oberhalb der Klappe mit Einbeziehung des Stamms, der rechten oder linken Pulmonalarterie oder der Segmentarterien; Kombinationen möglich

7.2 Pulmonalstenose

Am häufigsten kommt die kongenitale Form einer Pulmonalstenose vor, die sich in Abhängigkeit vom Schweregrad bereits unmittelbar nach der Geburt oder aber erst wesentlich später manifestieren kann [5]. Dabei entfallen insgesamt etwa 7% der kongenitalen Vitien auf Pulmonalstenosen. Schwere Pulmonalstenosen sind dabei typischerweise oft mit einer muskulär bedingten Einengung des rechtsventrikulären Infundibulums assoziiert. Morphologisch zeigt die **kongenitale Pulmonalstenose meist eine Domstellung** beider Segel [3], ähnlich der kongenitalen Aortenklappenstenose (☞ Abb. 7.4a und ☞ 5.2.1).

Dabei weisen die Taschen meist keine ausgeprägten Verkalkungen auf und sind daher einer Ballonvalvuloplastie gut zugänglich. Im Farb-Doppler findet sich eine turbulente Flussbeschleunigung in Höhe der Klappe (☞ Abb. 7.4b).

Meist gut erkennbar sind eine begleitende rechtsventrikuläre Dilatation und Hypertrophie sowie eine paradoxe Beweglichkeit des interventrikulären Septums (☞ 12.2.1) (☞ Abb. 7.4c).

Im Kindesalter richten sich Symptomatik und Therapie nach dem Schweregrad der Stenose. Bei schwerer Pulmonalstenose und hohem Gradienten über der Klappe kommt es unmittelbar nach der Geburt zu einer Zyanoseentwicklung, da der Druckanstieg im rechten Ventrikel zu einem signifikanten Rechts-links-Shunt über das noch offene Foramen ovale führt (☞ Abb. 7.4d u. e).

In dieser Situation ist die Infusion von Prostaglandinen zur Offenhaltung des Ductus arteriosus und zur Verbesserung der pulmonalen Perfusion häufig lebensrettend (☞ Abb. 7.4f).

Die Therapie der Wahl bei einer schweren kongenitalen Pulmonalklappenstenose besteht jedoch in einer perkutanen Ballonvalvuloplastie, die bei ausreichend weitem Pulmonalklappenanulus in den allermeisten Fällen zu einer signifikanten Reduktion des Druckgradienten über der Klappe führt [6] (☞ Abb. 7.4g).

Im späteren Kindes-, Jugend- und Erwachsenenalter stellt die Diagnose einer Pulmonalstenose häufig einen Zufallsbefund dar, da bei einem asymptomatischen Patienten ein Herzgeräusch auffällt. Anhand der maximalen Flussbeschleunigung über der Klappe im CW-

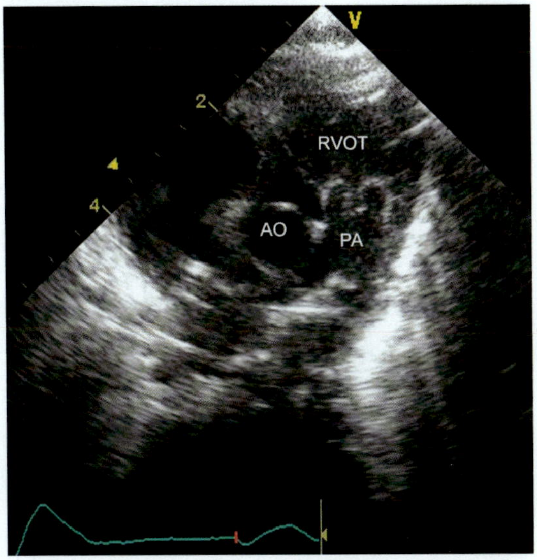

Abb. 7.4a Linksparasternaler Kurzachsenschnitt – typisches Doming einer kongenitalen Pulmonalstenose bei relativ zarten Taschenklappen. Ao = Aorta; RVOT = rechtsventrikulärer Ausflusstrakt; PA = Pulmonalarterie.

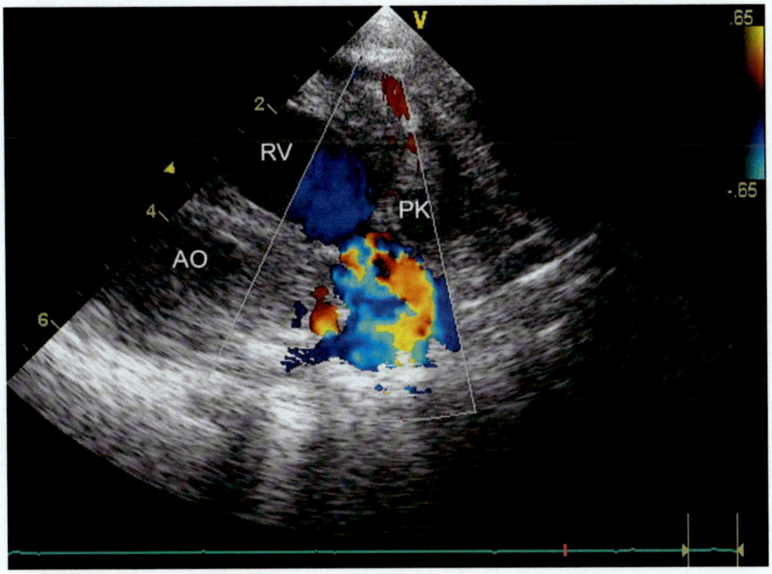

Abb. 7.4b Turbulente Flussbeschleunigung in Höhe der Pulmonalklappe im Farb-Doppler. Ao = Aorta; PK = Pulmonalklappe; RV = rechter Ventrikel.

7

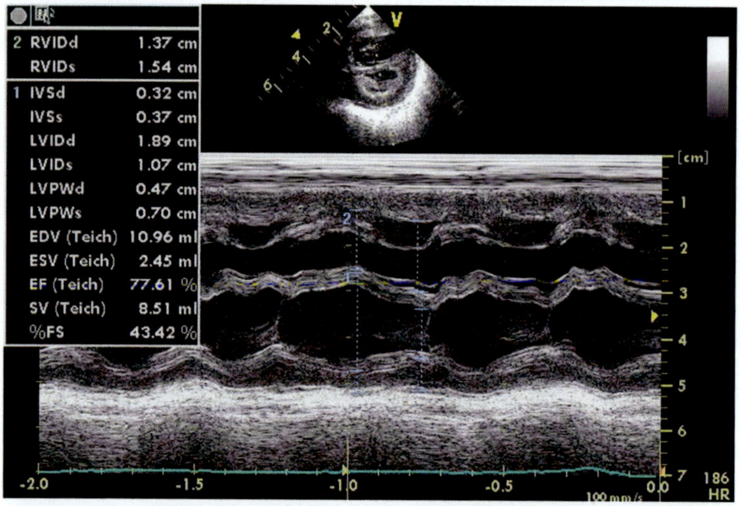

Abb. 7.4c Mittventrikulärer linksparasternaler Kurzachsenschnitt – Nachweis eines deutlich dilatierten und hypertrophierten rechten Ventrikels mit paradoxer Septumbewegung.

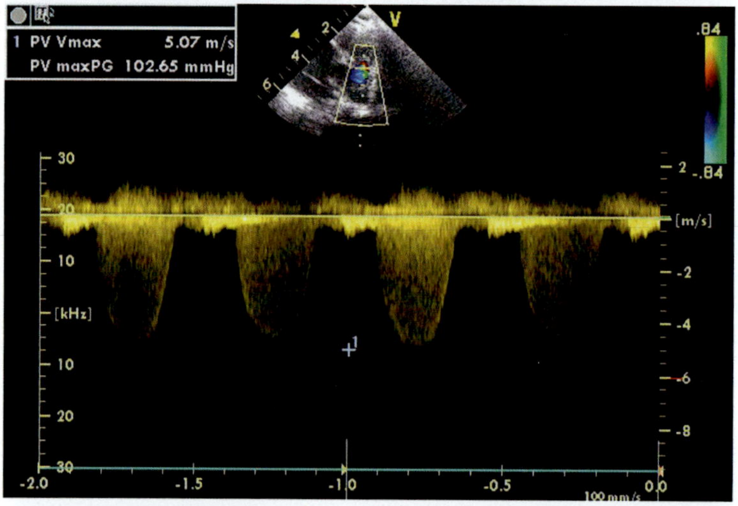

Abb. 7.4d CW-Doppler über der Pulmonalklappe mit Nachweis einer signifikanten Flussbeschleunigung bei PS III°.

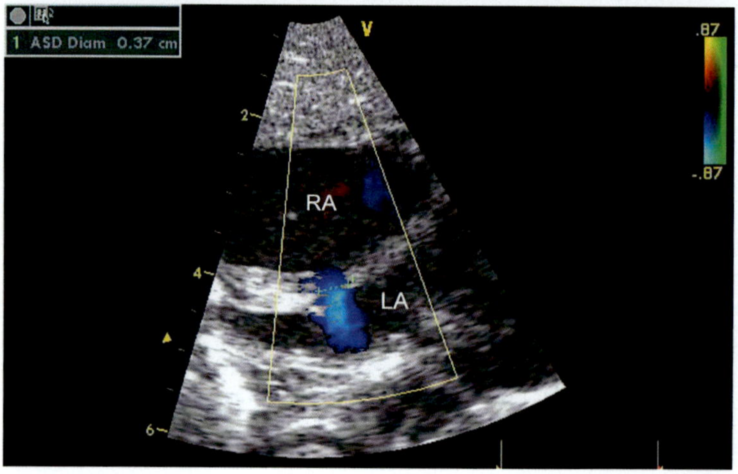

Abb. 7.4e In der subkostalen Anlotung Farb-Doppler-echokardiographischer Nachweis einer kleinen interatrialen Kommunikation mit Rechts-links-Shunt als Folge einer rechtskardialen Druckerhöhung. LA = linker Vorhof; RA = rechter Vorhof.

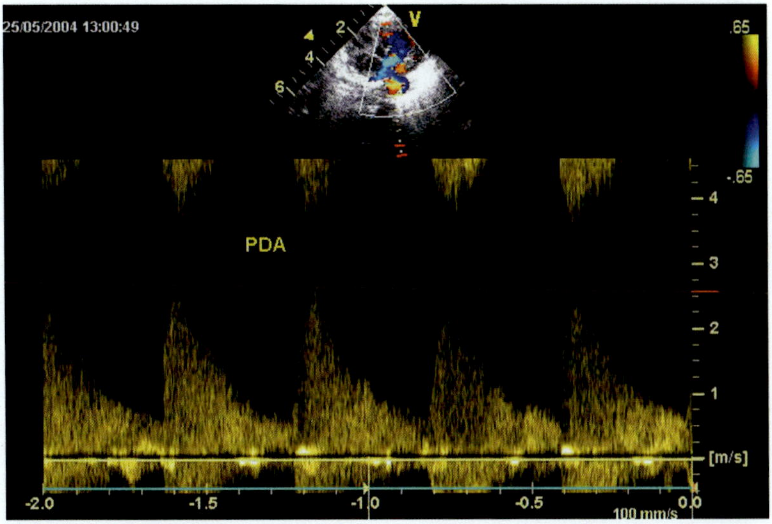

Abb. 7.4f Parasternaler Kurzachsenschnitt. Im Farb-Doppler Darstellung der Einmündung eines offenen Ductus arteriosus oberhalb der Pulmonalklappe. PDA = offener Ductus arteriosus.

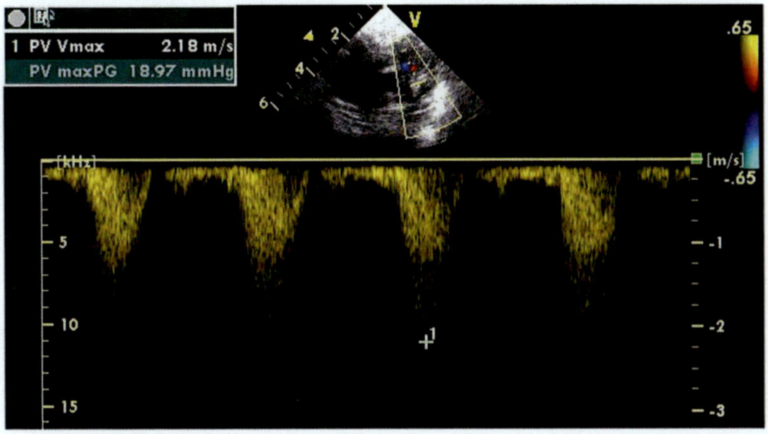

Abb. 7.4g Im CW-Doppler deutlich geringerer Druckgradient über der Pulmonalklappe nach Valvuloplastie.

Doppler kann dabei zwischen leichter, mäßiger und schwerer Pulmonalstenose unterschieden werden (☞ Tab. 7.2).

Tab. 7.2 Schweregradeinteilung der Pulmonalstenose.

Schweregrad	Max. Druckgradient (CW-Doppler)
PS I°	< 50 mmHg
PS II°	50–80 mmHg
PS III°	> 80 mmHg
PS = Pulmonalstenose	

Leichtgradige Pulmonalstenosen zeigen dabei in der Regel einen günstigen Verlauf und bedürfen **keiner spezifischen Intervention** [7]. Bei Patienten mit **mäßiger und bedeutsamer Pulmonalstenose** sollte das Procedere individuell in Abhängigkeit vom Schweregrad des Klappenfehlers, einer begleitenden rechtsventrikulären oder infundibulären Hypertrophie und der klinischen Symptomatik festgelegt werden. Letztere kann sich in Form von Zeichen der Rechtsherzinsuffizienz und Zyanose unter Anstrengung manifestieren. Es können aber auch Synkopen oder Angina pectoris unter Belastung auftreten.

Als therapeutische Optionen stehen die **Ballonvalvuloplastie oder ein chirurgisches Vorgehen** zur Verfügung. Eine Operation ist dann vorzuziehen, wenn eine begleitende Hypertrophie und eine muskuläre Einengung des Infundibulums bestehen, der Klappenring sehr klein ist oder aber die Klappentaschen selbst stark verdickt oder knorplig verändert sind. Eine isolierte **rechtsventrikuläre Hypertrophie** gilt als **Kontraindikation für eine Valvuloplastie**, da hier eine **Obstruktion** ursächlich ist [8].

7.3 Pulmonalinsuffizienz

Eine geringe, hämodynamisch völlig unbedeutende Insuffizienz der Pulmonalklappe wird bei etwa 85% der Bevölkerung beobachtet. Bei dieser noch physiologischen Insuffizienz beträgt die Länge des Regurgitationsjets < 1,0 cm. Bei unauffälliger Klappenmorphologie und normalen Diametern des rechten Ventrikels und der Pulmonalarterie kommt diesem Befund keinerlei Krankheitswert zu.

Häufigste Ursache einer **relevanten Pulmonalinsuffizienz ist die Dilatation des Pulmonalklappenanulus**, die meist Folge einer **pulmonalarteriellen Druckerhöhung ist** und oft sekundär bei Linksherzinsuffizienz auftritt. Dabei handelt es sich um eine genuine Erweiterung der Pulmonalarterie beispielsweise beim Marfan-Syndrom [9] oder aber um eine Spätfolge einer Valvuloplastie bei Stenose im Kindesalter. Eine Pulmonalinsuffizienz kann in seltenen Fällen aber auch Folge einer Endokarditis sein, die typischerweise bei i.v. Drogenmissbrauch oder Patienten mit länger liegenden venösen Verweilkathetern beobachtet wird (☞ 16.1) (☞ Abb. 7.5a–c).

Dabei kann der Nachweis einer diastolischen Insuffizienz mit Hilfe des Farb-Doppler-M-modes geführt werden. Eine **Pulmonalinsuffizienz** wird allerdings auch häufig als **Spätkomplikation eines operierten M. Fallot** gefunden [10]. Zu den seltenen Ursachen einer Pulmonalinsuffizienz zählen das Karzinoidsyndrom, Thoraxtraumata und Verletzungen der Klappe durch einen Pulmonaliskatheter.

Ähnlich wie die Trikuspidalinsuffizienz führt die Pulmonalinsuffizienz zu einer **Volumenbelastung des rechten Ventrikels**, die oft über einen längeren Zeitraum gut toleriert wird. Bei begleitender oder neu aufgetretener Drucksteigerung in der Pulmonalarterie entwickelt sich jedoch meist eine Rechtsherzinsuffizienz mit entsprechender klinischer Symptomatik.

Im zweidimensionalen Echokardiogramm weisen die **Dilatation des rechten Ventrikels, eine möglicherweise paradoxe Septumbewe-**

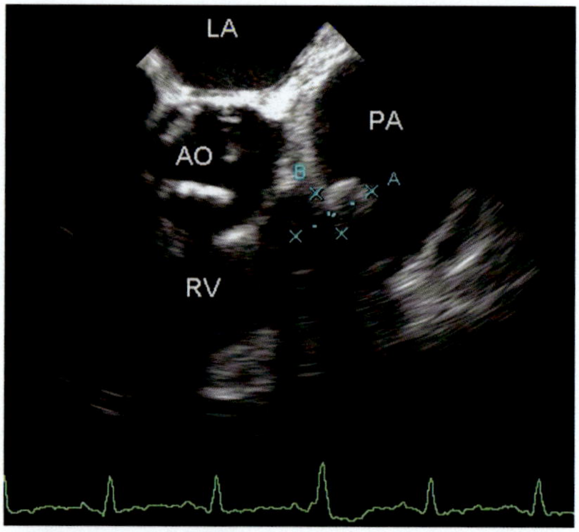

Abb. 7.5a Sehr seltener Nachweis einer 21 × 11 mm großen Vegetation an der Pulmonalklappe in der transösophagealen Anlotung in Höhe der Herzbasis. Ao = Aorta; LA = linker Vorhof; PA = Pulmonalklappe; RV = rechter Ventrikel.

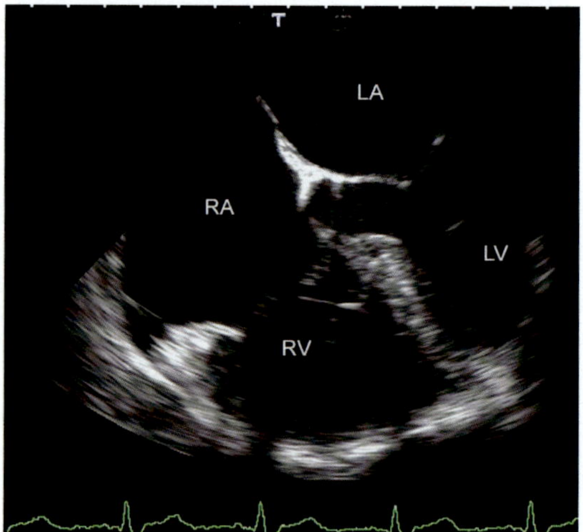

Abb. 7.5b Transösophagealer 4-Kammerblick – deutlich volumenbelasteter RV bei schwerer Pulmonalinsuffizienz. LA = linker Vorhof; LV = linker Ventrikel; RA = rechter Vorhof; RV = rechter Ventrikel.

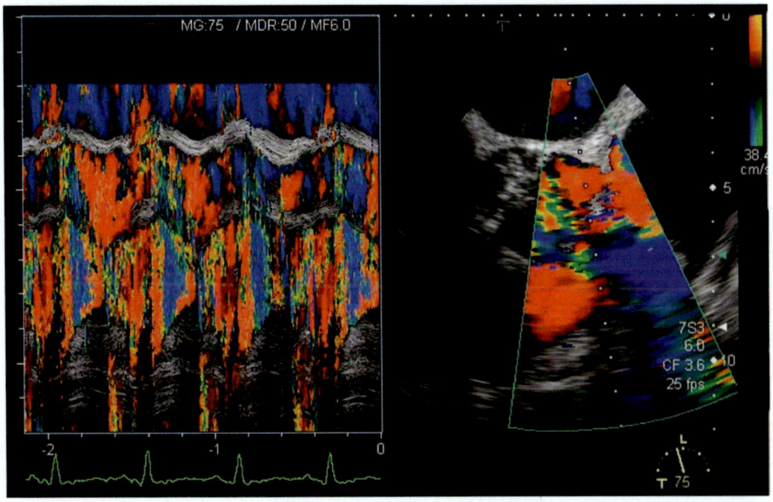

Abb. 7.5c Farb-Doppler-M-mode-echokardiographischer Nachweis eines diastolischen Regurgitationssignals als Ausdruck der Pulmonalinsuffizienz in der transösophagealen Anlotung in Höhe der Herzbasis.

gung und eine **vermehrte Pulsation des Pulmonalarterienhauptstamms** auf eine bedeutende Pulmonalinsuffizienz hin. Farb-Doppler-echokardiographisch können die Breite der Vena contracta sowie die Ausdehnung des Regurgitationsjets innerhalb des rechten Ventrikels zur semiquantitativen Schweregradbeurteilung herangezogen werden (☞ Tab. 7.3). Eine Doppler-echokardiographische Quantifizierung des Regurgitationsvolumens bzw. der Regurgitationsfraktion ist möglich, jedoch wegen der häufig ungenauen Messung des Anulusdiameters potenziell fehlerhaft.

Die **Behandlung der Pulmonalinsuffizienz orientiert** sich an der **Grunderkrankung**, die zur Insuffizienz geführt hat. Hierbei ist zwischen primärer und relativer Pulmonalinsuffizienz zu unterscheiden. Geht eine **Pulmonalinsuffizienz** allerdings mit einer **progredienten Rechtsherzinsuffizienz** einher, besteht die Indikation zum **Klappenersatz**. Hier hat sich neben dem chirurgischen auch der perkutane katheterinterventionelle Klappenersatz etabliert. Bei operiertem M. Fallot zeigen neuere Studien, dass eine signifikante Pulmonalinsuffizienz mit progredienter RV-Dilatation das Risiko maligner Tachyarrhythmien erhöht und mit einer schlechten Prognose assoziiert ist [11]. Hier kann eine ergänzende MRT-Untersuchung durch genauere Quantifizierung der rechtsventrikulären Volumina und der Regurgitationsfraktion über der Klappe diagnostische Zusatzinformationen bringen [12].

Merke

Pulmonalvitien treten vergleichsweise selten auf und sind in aller Regel transthorakal sehr gut zu diagnostizieren und zu quantifizieren. Die meist angeborene Pulmonalstenose ist häufig mit anderen kongenitalen Vitien assoziiert. Eine systolische Flussbeschleunigung über der Pulmonalklappe ohne morphologische Klappenveränderungen deutet auf einen Links-rechts-Shunt hin (relative Pulmonalstenose).

7

Tab. 7.3 Doppler-echokardiographische Schweregradeinteilung der Pulmonalinsuffizienz.

Schweregrad	Max. Druckgradient (CW-Doppler)
Physiologische PI	– Länge des Regurgitationsjets < 1 cm – Kein holodiastolischer Rückfluss
Mäßiggradige PI	– Länge des Regurgitationsjets 1–2 cm – Holodiastolischer Rückfluss
Schwere PI	– Länge des Regurgitationsjets > 2 cm – V_{max} > 1,5 m/s – Holodiastolischer Rückfluss

PI = Pulmonalklappeninsuffizienz

Literatur

1. Johnson GL, Kwan OL, Handshoe S, Noonan JA, DeMaria AN. Accuracy of combined two-dimensional echocardiography and continuous wave Doppler recordings in the estimation of pressure gradient in right ventricular outlet obstruction. J Am Coll Cardiol 1984; 3: 1013–8.
2. Takao S, Miyatake K, Izumi S et al. Clinical implications of pulmonary regurgitation in healthy individuals: detection by cross sectional pulsed Doppler echocardiography. Br Heart J 1988; 59: 542–50.
3. Weyman AE, Hurwitz RA, Girod DA, Dillon JC, Feigenbaum H, Green D. Cross-sectional echocardiographic visualization of the stenotic pulmonary valve. Circulation 1977; 56: 769–74.
4. Lee RT, Lord CP, Plappert T, Sutton MS. Prospective Doppler echocardiographic evaluation of pulmonary artery diastolic pressure in the medical intensive care unit. Am J Cardiol 1989; 64: 1366–70.
5. Kirshenbaum HD. Pulmonary valve disease. In: Dalen JE, Alpert JS (Hrsg.): Valvular Heart Disease. 2nd ed. Boston, Little, Brown and Company. 1987, pp 403–438.
6. Rao PS, Galal O, Patnana M, Buck SH, Wilson AD. Results of three to 10 year follow up of balloon dilatation of the pulmonary valve. Heart 1998; 80: 591–5.
7. Hayes CJ, Gersony WM, Driscoll DJ et al. Second natural history study of congenital heart defects. Results of treatment of patients with pulmonary valvar stenosis. Circulation 1993; 87 (2 Suppl): I28–37.
8. McCrindle BW. Independent predictors of long-term results after balloon pulmonary valvuloplasty. Valvuloplasty and Angioplasty of Congenital Anomalies (VACA) Registry Investigators. Circulation 1994; 89: 1751–9.
9. Chandraratna PA, Wilson D, Imaizumi T, Ritter WS, Aronow WS. Invasive and noninvasive assessment of pulmonic regurgitation: clinical, angiographic, phonocardiographic, echocardiographic, and Doppler ultrasound correlations. Clin Cardiol 1982; 5: 360–5.
10. Frigiola A, Redington AN, Cullen S, Vogel M. Pulmonary regurgitation is an important determinant of right ventricular contractile dysfunction in patients with surgically repaired tetralogy of Fallot. Circulation 2004; 110 (11 Suppl 1): II153–7.
11. Bouzas B, Kilner PJ, Gatzoulis MA. Pulmonary regurgitation: not a benign lesion. Eur Heart J 2005; 26: 433–9.
12. Davlouros PA, Kilner PJ, Hornung TS et. al. Right ventricular function in adults with repaired tetralogy of Fallot assessed with cardiovascular magnetic resonance imaging: detrimental role of right ventricular outflow aneurysms or akinesia and adverse right-to-left ventricular interaction. J Am Coll Cardiol 2002; 40: 2044–52.

Herzklappenprothesen 8

Senta Graf und Helmut Baumgartner

Die Echokardiographie spielt eine zentrale Rolle in der Nachbetreuung von Patienten mit Herzklappenprothesen, da diese Untersuchungsmethode eine morphologische und funktionelle Beurteilung der Prothese selbst und der Gesamtsituation wie Ventrikelfunktion, Zustand der nativen Klappen und Pulmonalisdruck erlaubt. Die Echokardiographie sollte als Basisuntersuchung kurz nach der Operation zur Beurteilung des Operationsergebnisses und als Verlaufsuntersuchung eingesetzt werden, um bei Änderungen des Befundes möglichst frühzeitig Klappendysfunktionen oder andere neu aufgetretene Probleme zu erkennen [1].

8.1 Prothesentypen

8.1.1 Bioprothesen

Ganz allgemein kann gesagt werden, dass bei Verwendung von Bioprothesen durch deren geringe Thrombogenität auf eine Antikoagulationstherapie verzichtet werden kann. Diesem Vorteil steht eine deutlich geringere Haltbarkeit der Bioprothesen (Autograft ausgenommen) im Vergleich zu mechanischen Klappen gegenüber [1].

Schweineklappen

Schweineklappen bestehen aus präservierten Schweineaortenklappen, die in einen Drahtrahmen gespannt und durch einen Nahtring fixiert werden (☞ Abb. 8.1a). Als bedeutsamer Nachteil ist die geringe Haltbarkeit von durchschnittlich 5–10 Jahren zu erwähnen. Die Haltbarkeit ist allerdings vom Alter des Patienten (beim jüngeren kommt es rascher zur Degeneration als beim alten Patienten) und von der Position der Prothese abhängig (längere Haltbarkeit in Aorten- als in Mitralposition) [2, 3]. Vor allem bei Männern über 65 Jahren und Implantation in Aortenposition sind die Ergebnisse sehr gut. Bei **gerüsttragenden Bioprothesen** besteht insbesondere bei kleinen Klappen häufig ein ungünstiges Verhältnis von Prothesenring zu effektiver Öffnung, wodurch es zu einem stenosierenden Effekt kommen kann.

Alternativ gibt es **gerüstfreie Bioprothesen** (☞ Abb. 8.1b), die vom Prinzip wie Homografts implantiert werden (subkoronar oder mit Aortenwurzeleinschluss bzw. Wurzelersatz mit Reimplantation der Koronarien) und sich dadurch hämodynamisch günstiger verhalten.

Perikardprothesen

Perikardprothesen aus **Rinderperikard** sind gerüsttragende Klappen, die sich aufgrund der raschen Degenerationstendenz und der häufigen akuten Ein- und Abrisse nicht durchgesetzt haben [2]. Des Weiteren können **autologe Perikardklappen** intraoperativ unter Verwendung von Patientenperikard, das auf einen vorgefertigten Rahmen gespannt wird, hergestellt werden.

Homograft

Beim Homograft wird eine menschliche Aorten- oder Pulmonalklappe implantiert (subkoronar unter Aussparung der Koronarostien oder mit Wurzeleinschluss/-ersatz mit Reimplantation der Koronarien) [4]. Während aus hämodynamischer Sicht diese Klappen ideal erscheinen, da ihre Eigenschaften denen normaler Aortenklappen gleichzusetzen sind, bleibt die relativ kurze Lebensdauer der große Nachteil dieser Klappen, obwohl durch besse-

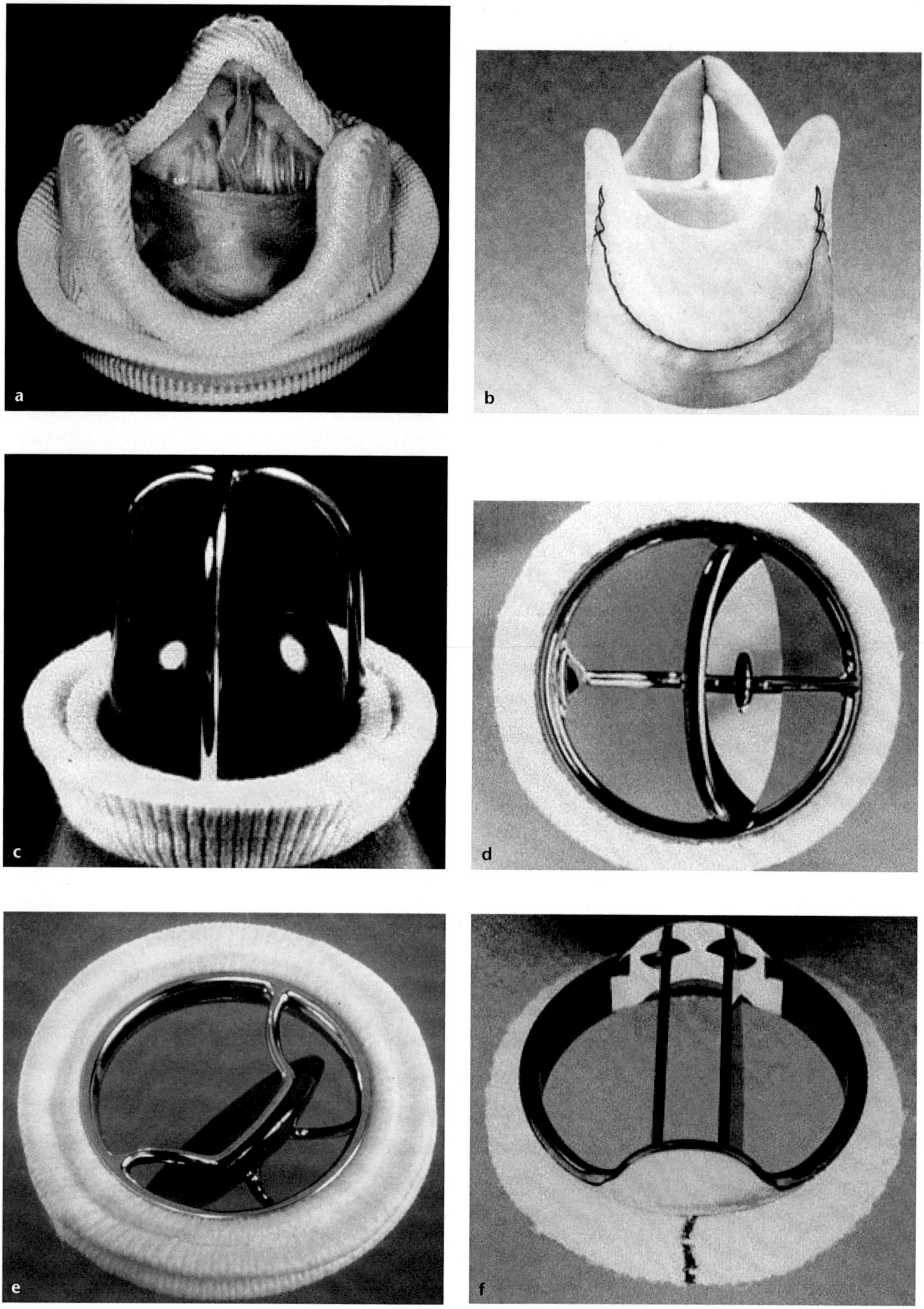
a
b
c
d
e
f

re Aufbereitung (Kryopräservation) die Haltbarkeit bereits erheblich verbessert werden konnte [1, 5]. Entscheidend für die Haltbarkeit erscheint jedoch, dass die Implantation des Homografts möglichst früh nach dem Spendertod erfolgt, um das Endothel der Klappe vital zu erhalten. Die Implantation menschlicher Mitralklappen als Mitralklappenersatz ist derzeit noch in Entwicklung.

Autograft

Bei der **Ross-Operation** wird die Pulmonalklappe des Patienten als Autograft in Aortenposition implantiert. In Pulmonalposition wird ein Homograft eingesetzt. Der Sinn dieser aufwändigen Operation liegt darin, dass die patienteneigene Klappe in Aortenposition eine längere Haltbarkeit aufweist, da sie durch die nur kurze Explantation sicher vital ist und bei Kindern im weiteren Verlauf auch mitwächst. In Pulmonalposition wird der Homograft weniger beansprucht und verspricht daher eine längere Lebensdauer. Im Fall eines notwendigen Ersatzes ist dieser in Pulmonalposition darüber hinaus auch mit weniger Komplikationen verbunden.

8.1.2 Mechanische Prothesen

Kugelprothese

Die Kugelprothese (☞ Abb. 8.1c), die älteste mechanische Prothese, besteht aus einem abstromwärts gerichteten Käfig und einer darin befindlichen Kugel, die sich bei offener Klappe mit dem Blutstrom in den Käfig bewegt und bei Klappenschluss als Verschlussteil dient, indem sie in den Ring zurückfällt oder zusätzlich durch einen zweiten Käfig an der Einstromseite gehalten wird.

Die Kugelprothese stellt heute eine sehr seltene Variante dar. Durch den kompletten Verschluss durch die Kugel fehlen bei dieser Prothesenform die sonst bei mechanischen Prothesen üblichen normalen Regurgitationen. Die Prothese hat den Vorteil einer langen Lebensdauer, weist aber ein hohes Profil und ungünstige hämodynamische Verhältnisse mit hohen Gradienten in Aortenposition und leider auch hohen Hämolyseraten auf [6, 7]. Auch thromboembolische Komplikationen wurden auffallend häufig bei dieser in den letzten Jahren nicht mehr verwendeten Prothese beobachtet.

Kippscheibenprothese

Die Kippscheibenprothese besteht aus einer einzelnen runden Scheibe, die exzentrisch gehalten wird und dadurch eine kleinere und eine größere Öffnung aufweist (☞ Abb. 8.1d). Sie öffnet sich mit dem Blutstrom je nach Typ um 55–70°, was besonders bei kleiner Öffnung im Vergleich zur Doppelflügelklappe zu einer stärkeren Ablenkung des Blutstroms und einer bedeutenderen Stagnation des Blutes hinter der Klappe führt [8]. Dadurch besteht bei dieser Prothesenform eine höhere Gefahr der Thromboembolie und Prothesenthrombose. Bei Prothesenschluss ist ein geringer Blutrückstrom normal.

Doppelflügelklappe

Die heute am häufigsten verwendete mechanische Prothese ist die Doppelflügelklappe (☞ Abb. 8.1e). Sie besteht aus zwei symmetrischen halbrunden Flügeln, die in der Mittellinie Scharniere als Halterung aufweisen. Der Öffnungswinkel von ca. 80° ermöglicht einen unbehinderten und hämodynamisch günstigen, symmetrischen und achsenzentrischen Durchstrom [7, 8]. Der für diese Prothesenart typische geringe Rückfluss im geschlossenen Zustand zwischen Flügeln, Gehäuse und Scharnieren ist hämodynamisch nicht relevant und verhindert möglicherweise thrombotische Auflagerungen an der geschlossenen Prothese.

Abb. 8.1 Prothesentypen. **a)** Hancock-Bioprothese (gerüsttragende Bioprothese). **b)** Gerüstfreie Bioprothese. **c)** Starr-Edwards-Kugelprothese. **d)** Medtronic-Hall-Kippscheibenprothese. **e)** Sorin-Kippscheibenprothese. **f)** St.-Jude-Doppelflügelklappe.

8

8.1.3 Prothesen in Mitralposition

In Mitralposition werden hauptsächlich mechanische Prothesen implantiert, da die **Haltbarkeit der Bioprothesen** in dieser Position wesentlich schlechter ist als in Aortenposition. Die große Schwierigkeit der echokardiographischen Untersuchung der mechanischen Klappenprothesen in Mitralposition besteht in der eingeschränkten morphologischen und farb-Doppler-echokardiographischen Beurteilbarkeit der Prothese sowie der in Schallrichtung dahinter liegenden Strukturen durch Artefakte. Dies betrifft bei apikaler Anschallung den linken Vorhof, der sich dann im so genannten Schallschatten befindet. Diesbezüglich besteht eine große Überlegenheit der transösophagealen Untersuchungstechnik (TEE), bei der die Mitralprothesen deutlich besser beurteilbar sind.

8.1.4 Prothesen in Aortenposition

In Aortenposition werden prinzipiell alle derzeit zur Verfügung stehenden Prothesen implantiert. Bei Kindern und jungen Erwachsenen ist eine Ross-Operation (☞ 8.1.1) in Erwägung zu ziehen. Bei älteren Patienten (Männer über 65 und Frauen über 70 Jahre) haben sich Bioprothesen bewährt, da in dieser Altersgruppe durchaus eine gute Haltbarkeit gegeben ist und die Vorteile der nicht erforderlichen Antikoagulation besonders schwer wiegen. In der dazwischen liegenden Altersgruppe werden überwiegend mechanische Prothesen wegen ihrer guten Haltbarkeit eingesetzt. Sie haben den Nachteil, dass eine morphologische Beurteilung sowohl von transthorakal wie transösophageal nur sehr eingeschränkt möglich ist.

8.2 Echokardiographische Untersuchung

8.2.1 Beurteilung mittels TTE

2-D-Bildgebung

Gerüstfreie Bioprothesen werden wie **Homografts und Autografts** derzeit nur in Aortenposition implantiert und unterscheiden sich in der morphologischen Beurteilung nicht wesentlich von der nativen Aortenklappe. In Abhängigkeit von der **Operationsart** können sich allerdings Besonderheiten ergeben: Im Fall eines Wurzelersatzes ist eine Unterscheidung von einer nativen Klappe nicht möglich. Bei subkoronarer Implantation kann die Verdickung des Klappenrings auffallen. Bei Wurzeleinschluss (die Klappe wird mit der Wurzel in die Empfängerwurzel implantiert) findet sich praktisch eine doppelte Aortenwand. Wenn die Aortenwurzel ersetzt wurde, wird deren regelmäßige Vermessung empfohlen, da es postoperativ zu einer Dilatation in diesem Bereich kommen kann.

Die Entwicklung von Pathologien an **Homo-** und **Autografts** sowie **gerüstfreien Bioprothesen** (Verdickung, Stenose bzw. Insuffizienz) ist im Prinzip wie bei nativen Klappen möglich. Bei der **Ross-Operation** ist neben dem Autograft in Aortenposition auch besonderes Augenmerk auf den Homograft in Pulmonalisposition zu legen, da es auch hier zu degenerativen Veränderungen kommen kann, aus denen eine Stenose oder Insuffizienz resultieren kann. Zusätzlich ist auch die Anastomosenstelle genau zu untersuchen.

Gerüsttragende Bioprothesen werden in Aorten-, Mitral- und selten in Trikuspidalposition implantiert. Vom Aspekt sind sie mit nativen Klappen vergleichbar, häufig ist aber ihre Beurteilbarkeit durch die akustischen Schallschatten des Gerüsts eingeschränkt, wodurch im Bedarfsfall eine transösophageale Untersuchung notwendig sein kann.

Die morphologische Beurteilung **mechanischer Klappen** ist durch die ungünstigen akustischen Eigenschaften des prothetischen Materials stark beeinträchtigt. Es kommt zu verstärkter Schallreflexion und -absorption, schlechter Lateralauflösung und Reverbera-

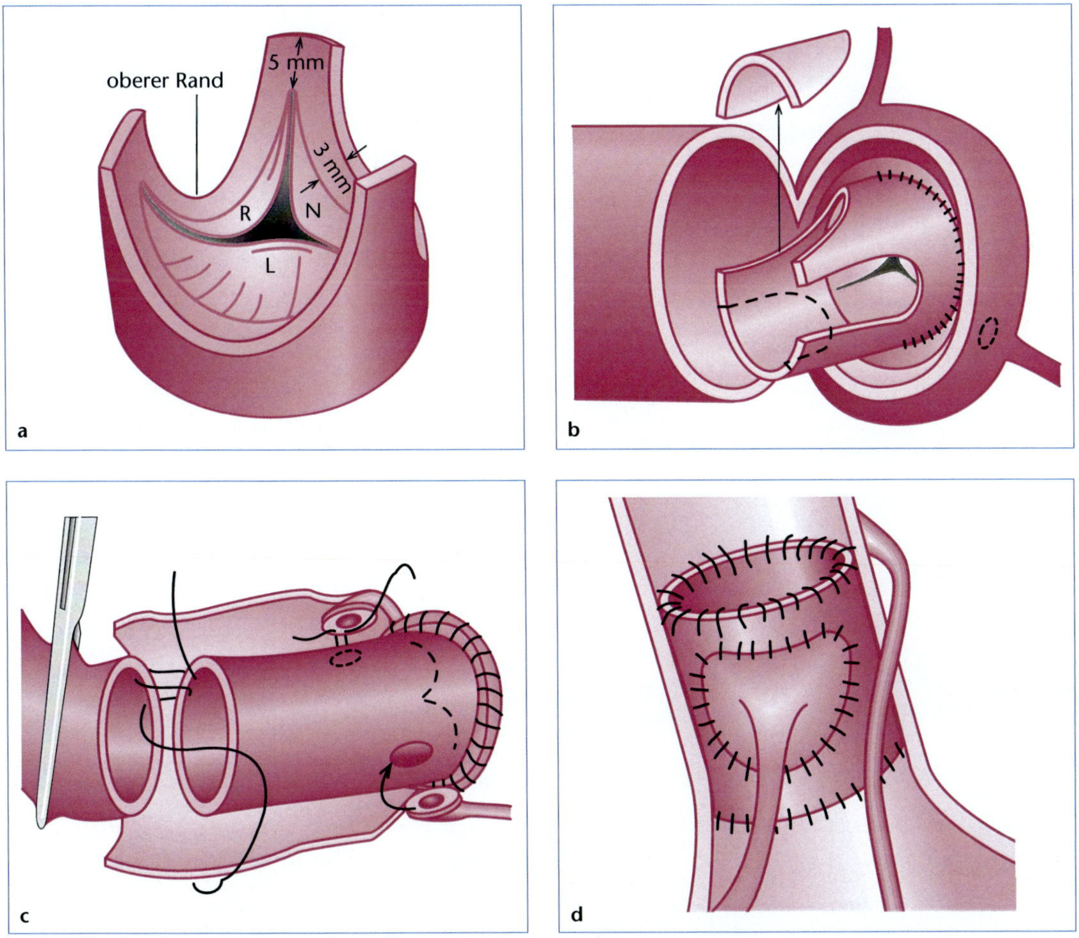

Abb. 8.2 Implantationsarten bei Aortenklappenprothesen. **a)** Getrimmte Klappe, **b)** Subkoronare Implantation, **c)** Wurzelersatz, **d)** Wurzeleinschluss.

tionen. Letztlich resultieren daraus Artefakte, vor allem aber sind durch das Auftreten akustischer Schatten (Schallschatten) direkt hinter mechanischem Klappenmaterial, aber auch hinter Gerüstteilen von Bioprothesen eine strukturelle sonographische Beurteilung wie auch eine Doppler-Analyse des Flusses nicht möglich [9].

Die Beurteilung kann durch **Änderung des Schallfensters**, was durch eine Veränderung der Schallkopfposition und Anwendung atypischer Schnittführungen gelingt, erleichtert werden. Zusätzlich kann durch **Änderung der Geräteeinstellung** wie z. B. die Reduktion der Verstärkung und der Niedergeschwindigkeitsfilter die Bildqualität optimiert werden. Während durch diese Maßnahmen eine Beurteilung bei Doppelflügel- und Kippscheibenprothesen oft gut gelingt, ist dies bei Kugelprothesen durch die besonders starken Artefakte meist nicht möglich. Zur besseren Untersuchung der Mitralklappenprothese kann eine **transösophageale Untersuchung** hilfreich sein, bei der dann auch der linke Vorhof eingesehen werden kann, was zur Darstellung von Thromben oder Vegetationen unerlässlich ist. Bei unklarem Befund, speziell in Aortenposition, kann eine **Durchleuchtung** zur Darstellung des Klappenspiels notwendig sein, da hier auch durch die transösophageale Untersuchung aufgrund der ungünstigen Position der Prothese im Verhältnis zum Schallkopf die

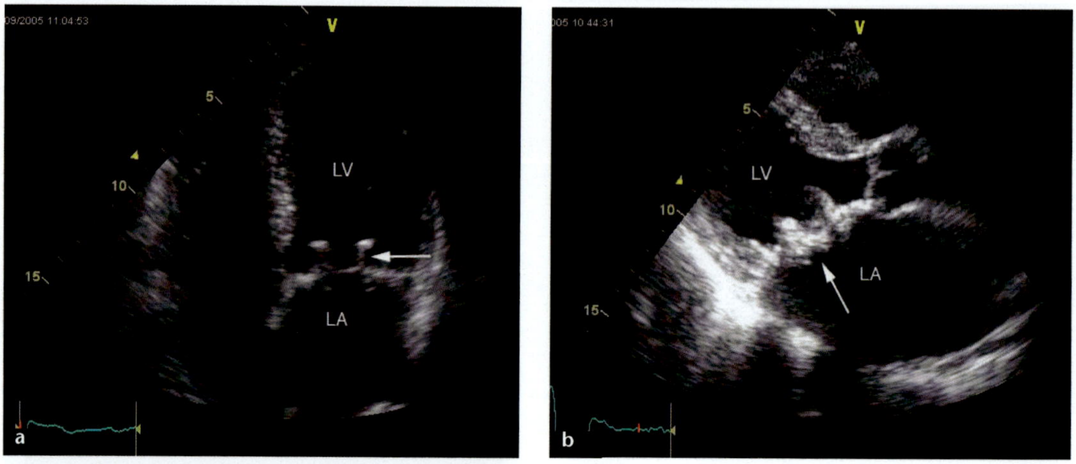

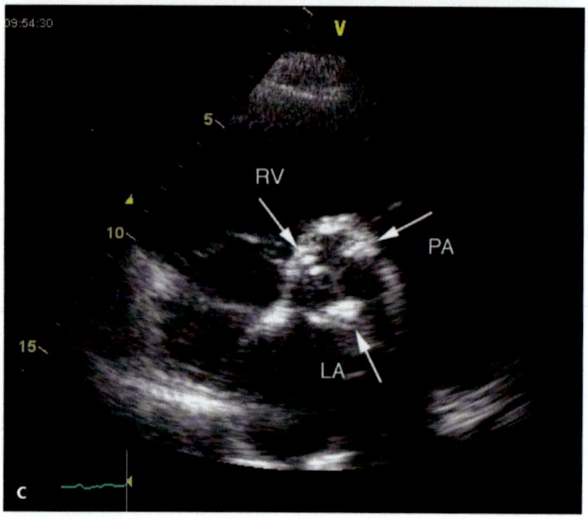

Abb. 8.3 Bioprothesen. **a)** Normale Bioprothese in Mitralposition mit Gerüst (Pfeil) – apikaler 4-Kammerblick. **b)** Verdickte Bioprothese (Pfeil) in Mitralposition – parasternaler Längsachsenschnitt. **c)** Normale Bioprothese in Aortenposition mit Aufhängeapparat (Struts) (Pfeile) und zarten Taschen – parasternal kurze Achse. LA = linker Vorhof; LV = linker Ventrikel; PA = Pulmonalarterie; RV = rechter Ventrikel.

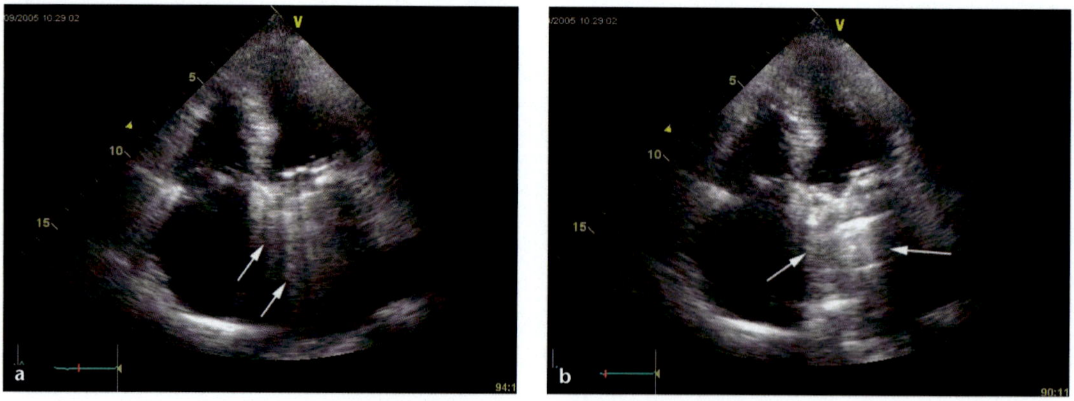

Abb. 8.4 Mechanische Prothese (Doppelflügelklappe) in Mitralposition von transthorakal – apikaler 4-Kammerblick mit typischen Schallschatten (Pfeile). **a)** Offene Flügel. **b)** Geschlossene Flügel.

Bildqualität nicht wesentlich zu verbessern ist.

Bei **Aortenklappenprothesen** ist insbesondere bei kongenitalen Aortenklappenerkrankungen zusätzlich immer eine genaue Untersuchung der Aorta erforderlich, da diese häufig miterkrankt ist und zur Dilatation neigt. Da die Aortenektasie bzw. Aneurysmabildung teilweise erst distal des sinotubulären Übergangs beginnt, ist eine entsprechend sorgfältige Schnittführung, die möglichst viel Einsicht in die aszendierende Aorta erlaubt, von entscheidender Bedeutung (☞ 11.6).

Merke

Neben der Begutachtung der Klappenprothesen darf nicht vergessen werden, auf die Morphologie und Funktion der übrigen kardialen Strukturen zu achten, da Klappenprothesenträger vielfältige assoziierte Veränderungen aufweisen können. So kann die Links- und Rechtsventrikelfunktion eingeschränkt sein, es können sich Vorhofthromben bilden und die Aorta ascendens kann ektatisch bzw. aneurysmatisch verändert sein. Auch die nicht-operierten Klappen können progrediente Veränderungen aufweisen.

M-mode-Echokardiographie

Die M-mode-Technik hat heute einen nur sehr untergeordneten Stellenwert. Sie ist allerdings hilfreich bei der Beurteilung der Klappentaschenbewegung bei **Bioprothesen** und bei der Diagnostik von **Vegetationen**, deren hohe Mobilität und oszillierende Oberfläche sowie auch lockere Echostruktur im M-mode gut zur Darstellung gelangen. Bei **mechanischen Prothesen** kann die M-mode-Technik einerseits zum Nachweis von Thrombosierungen hilfreich sein, da dabei typischerweise die Öffnungs- und Schlussbewegung abgerundet ist, während sie sich bei normaler Funktion immer kantig darstellt. Auch eine durch Nahtdehiszenz hervorgerufene **Kippbewegung der Prothese** lässt sich im M-mode gut darstellen [10].

Doppler-Echokardiographie

Transvalvuläre Flussgeschwindigkeit und Gradient

Bei allen Prothesen sollten routinemäßig im Rahmen der echokardiographischen Kontrolle die maximale Flussgeschwindigkeit und die Gradienten mittels CW-Doppler gemessen bzw. berechnet werden. Die korrekte Dopplersonographische Messung der maximalen Flussgeschwindigkeit und der Gradienten über der Prothese setzt einen zur Flussrichtung parallelen Doppler-Strahl voraus (maximale Abweichung < 20°).

Im Unterschied zur nativen Klappe ist bei **mechanischen Prothesen** zusätzlich der Prothesentyp und die eventuell von der nativen Klappenposition abweichende Implantationslage zu berücksichtigen. Bei Mitral- und Trikuspidalprothesen erfolgen die Messungen von apikal. Hierbei hilft die Orientierung mittels Farb-Doppler, um die Flussrichtung zu bestimmen. Die optimale Winkelangleichung sollte dann durch Änderung der Schallkopfposition, nicht aber durch Winkelkorrektur erfolgen. Bei Aortenklappenprothesen sollte zur Auffindung des optimalen Spektrums ähnlich wie bei der nativen Aortenstenose die beste Schallkopfposition durch Anloten aus verschiedenen Winkeln von apikal, suprasternal, rechtsparasternal gesucht werden. Die Farb-Doppler-Echokardiographie ist hier nicht hilfreich.

Analog zur nativen Klappe kann auch bei Prothesen die vereinfachte **Bernoulli-Gleichung** zur Berechnung der Druckgradienten aus der transvalvulären Flussgeschwindigkeit verlässlich angewandt werden [11, 12]. Wie bei der nativen Klappe gibt es auch hier Einschränkungen in der Anwendung dieser Formel (☞ 5.2.1).

Besonders hervorzuheben ist die Tatsache, dass bei Doppelfügel- und Kugelprothesen signifikante **Unterschiede zwischen Dopplerechokardiographisch und invasiv gemessenen Gradienten** über der Klappe bestehen, ein Phänomen, das besonders bei kleinen Prothesen und hohen Flussvolumina relevant wird [11, 13, 14]. Dieser Unterschied ist dadurch erklärbar, dass von den beiden Methoden Druckdifferenzen prinzipiell unterschiedlich gemessen werden. Der Doppler-echokardiographisch gemessene Gradient errechnet sich aus der hohen zentralen Flussgeschwindigkeiten über die Prothese (bei Doppelflügelklappe) und entspricht der Differenz zwischen proximalem Druck und dem Niedrigdruckfeld zwischen den beiden Prothesenflügeln. Diese zentrale Flussgeschwindigkeit liegt wesentlich höher als in den Seitöffnungen der Klappe. Zusätzlich stellen die leicht divergierenden Flügel eine gute Voraussetzung dar für Druckerholung, worunter man einen Wiederanstieg des Drucks distal einer Flussobstruktion durch Rückgewinn von potenzieller aus kinetischer Energie versteht. In Abhängigkeit von der Aortengröße kann es schließlich auch noch zu mehr oder weniger Druckerholung stromabwärts der Klappe kommen. Die beiden Phänomene Druckerholung und zentral hohe transvalvuläre Flussgeschwindigkeiten bedingen, dass Doppler-Gradienten bei Doppelflügelklappen bis zu doppelt so hoch sein können wie der eigentliche Nettodruckabfall über der Klappe, der auf invasivem Weg normalerweise mit distaler Druckmessung mehrere Zentimeter stromabwärts der Prothese ermittelt wird.

Merke
Zusätzlich zu den bereits bei der nativen Klappe beschriebenen Fehlerquellen ist auf die richtige Bewertung hoher Doppler-Gradienten bei Doppelflügel- und Kugelprothesen zu achten. Insbesondere sind hier auch nochmals die Registrierung inadäquater Doppler-Spektren, ein zu großer Winkel zwischen Schallstrahl und Jet (Winkelfehler) und die Auswahl nicht repräsentativer Doppler-Spektren bei Arrhythmie zu erwähnen.

Normwerte für transvalvuläre Geschwindigkeiten und Gradienten

Während gerüstfreie Bioprothesen, Homo- und Autografts sich kaum von nativen Klappen unterscheiden und im Normalzustand ähnliche Flussgeschwindigkeiten und Gradienten aufweisen, besteht bei gerüsttragenden Bioprothesen und mechanischen Prothesen immer eine mehr oder weniger ausgeprägte Obstruktion. Diese spiegelt sich in erhöhten Flussgeschwindigkeiten und Gradienten über diese Klappen wider [15]. Die Normwerte sind dabei vom Prothesentyp und der Prothesengröße abhängig (☞ Tab. 8.1 und 8.2).
Auch bei bekanntem Prothesentyp und bekannter Prothesengröße bestehen wegen ihrer starken Flussabhängigkeit **große Schwankungsbreiten für Normalwerte**, was die Interpretation von Einzelmessungen in Hinblick auf normal oder pathologisch entsprechend erschweren kann.
Die Berechnung von Flussgeschwindigkeiten und Gradienten zur Beurteilung der Prothesenfunktion ist in erster Linie für Prothesen in Aortenposition entscheidend, während sie für Mitralklappenprothesen wegen deren starker Schwankungen in Abhängigkeit von der Herzfrequenz nur eingeschränkt verwertbar sind. Jedenfalls ist die Angabe der Herzfrequenz bei der Messung der Flussgeschwindigkeit und der Gradienten unerlässlich.
Diese Schwankungsbreite der Normwerte zeigt die Wichtigkeit der möglichst frühen **Erhebung von Basisdaten**, welche einen späteren Vergleich ermöglicht. Die Veränderung von Flussgeschwindigkeiten und Gradienten stellt dann den verlässlichsten Parameter zur Erkennung einer Prothesendysfunktion dar [14]. Wenn der Verdacht auf eine Klappendysfunktion aufgrund hoher Flussgeschwindigkeiten besteht, sollten weitere Untersuchungen wie transösophagealer Ultraschall bzw. bei mechanischen Klappen eine Durchleuchtung, bei welcher die Bewegung der Okkluder dargestellt werden kann, ergänzend durchgeführt werden.

Klappenöffnungsfläche

Wie bei der Aortenstenose kann prinzipiell auch bei der Aortenklappenprothese die **Klappenöffnungsfläche** mit der Kontinuitätsgleichung berechnet werden (☞ 5.2.1) [16, 17, 18]. Ausnahmen stellen allerdings Doppelflügel- und Kugelprothesen dar. Die Berechnung würde prinzipiell die Kenntnis der Durchschnittsflussgeschwindigkeit über den Querschnitt der Klappenöffnung voraussetzen. Tatsächlich wird aber bei diesen Prothesentypen, wie oben geschildert, eine Spitzengeschwindigkeit gemessen, die weit über der Durchschnittsgeschwindigkeit liegt, was zwangsläu-

Tab. 8.1 Flussgeschwindigkeiten, -gradienten und effektive Öffnungsflächen in Abhängigkeit von Prothesentyp und Prothesengröße in Aortenposition. [19]

Prothesentyp	Größe	n	Max. Gradient (mmHg)	Mittl. Gradient (mmHg)	Max. Geschwindigkeit (m/s)	Effektive Öffnungsfläche (cm²)
ATS Medical AP, ATS Medical Standard Doppelflügelklappe	16	6	47,7 ± 12	27 ± 7,3	3,44 ± 0,47	0,61 ± 0,09
	19	9	47 ± 12,6	26,2 ± 7,9	3,41 ± 0,43	0,96 ± 0,18
	21	15	25,5 ± 6,1	14,4 ± 3,5	2,4 ± 0,39	1,58 ± 0,37
	23	8	19 ± 7	12 ± 4		1,8 ± 0,2
	25	12	17 ± 8	11 ± 4		2,2 ± 0,4
	27	10	14 ± 4	9 ± 2		2,5 ± 0,3
	29	5	11 ± 3	8 ± 2		3,1 ± 0,3
Biocor gerüstfreie Bioprothese	21	45	35,97 ± 4,06	18 ± 4		
	23	115	29,15 ± 8,28	18,64 ± 7,14	3 ± 0,6	1,4 ± 0,5
	25	100	28,65 ± 6,6	17,72 ± 6,99	2,8 ± 0,5	1,6 ± 0,38
	27	55	25,87 ± 2,81	18 ± 2,8	2,7 ± 0,2	1,9 ± 0,46
	29	16	24 ± 2			
Biocor Extended gerüstfreie Bioprothese	19–21	12	17,5 ± 5,8	9,7 ± 3,5		1,3 ± 0,4
	23	18	14,8 ± 5,9	8,1 ± 3,1		1,6 ± 0,3
	25	20	14,2 ± 3,5	7,7 ± 1,9		1,8 ± 0,3
Bioflo Pericardial gerüsttragende Bioprothese	19	16	37,25 ± 8,65	24,15 ± 5,1		0,77 ± 0,11
	21	9	28,7 ± 6,2	18,7 ± 5,5		1,1 ± 0,1
	23	4	20,7 ± 4	12,5 ± 3		1,3 ± 0,09
Björk-Shiley Monostrut Kippscheibenprothese	19	37	46	26,67 ± 7,87	3,3 ± 0,6	0,94 ± 0,19
	21	161	32,41 ± 9,73	18,64 ± 6,09	2,9 ± 0,4	
	23	153	26,52 ± 9,67	14,5 ± 6,2	2,7 ± 0,5	
	25	89	22,33 ± 7	13,3 ± 4,96	2,5 ± 0,4	
	27	61	18,31 ± 8	10,41 ± 4,38	2,1 ± 0,4	
	29	9	12 ± 8	7,67 ± 4,36	1,9 ± 0,2	
Björk-Shiley Kippscheibenprothese (sphärisch oder nicht spezifiziert)	17	1			4,08	
	19	2	27		3,75	1,06
	21	18	38,94 ± 11,93	21,8 ± 3,4	2,92 ± 0,88	1,1 ± 0,25
	23	41	33,86 ± 11	17,34 ± 6,86	2,42 ± 0,4	1,22 ± 0,23
	25	39	20,39 ± 7,07	11,5 ± 4,55	2,06 ± 0,28	1,8 ± 0,32
	27	23	19,44 ± 7,99	10,67 ± 4,31	1,77 ± 0,12	2,56
	29	5	21,1 ± 7,1		1,87 ± 0,18	2,52 ± 0,69
	31	2			2,1 ± 0,14	

Fortsetzung nächste Seite

Tab. 8.1 (Fortsetzung)

Prothesentyp	Größe	n	Max. Gradient (mmHg)	Mittl. Gradient (mmHg)	Max. Geschwindigkeit (m/s)	Effektive Öffnungsfläche (cm^2)
Carbomedics Doppelflügelklappe	17	7	33,4 ± 13,2	20,1 ± 7,1		1,02 ± 0,2
	19	63	33,3 ± 11,19	11,61 ± 5,08	3,09 ± 0,38	1,25 ± 0,36
	21	111	26,31 ± 10,25	12,68 ± 4,29	2,61 ± 0,51	1,42 ± 0,36
	23	120	24,61 ± 6,93	11,33 ± 3,8	2,42 ± 0,37	1,69 ± 0,29
	25	103	20,25 ± 8,69	9,34 ± 4,65	2,25 ± 0,34	2,04 ± 0,37
	27	57	19,05 ± 7,04	8,41 ± 2,83	2,18 ± 0,36	2,55 ± 0,34
	29	6	12,53 ± 4,69	5,8 ± 3,2	1,93 ± 0,25	2,63 ± 0,38
Carbomedics reduced Doppelflügelklappe	19	10	43,4 ± 1,8	24,4 ± 1,2		1,22 ± 0,08
Carbomedics supraannular top hat Doppelflügelklappe	19	4	29,04 ± 10,1	19,5 ± 2,12	1,8	1 ± 0,18
	21	30	29,61 ± 8,93	16,59 ± 5,79	2,62 ± 0,35	1,18 ± 0,33
	23	30	24,38 ± 7,53	13,29 ± 3,73	2,36 ± 0,55	1,37 ± 0,37
	25	1	22	11	2,4	
Carpentier-Edwards gerüsttragende Bioprothese	19	56	43,48 ± 12,72	25,6 ± 8,02		0,85 ± 0,17
	21	73	27,73 ± 7,6	17,25 ± 6,24	2,37 ± 0,54	1,48 ± 0,3
	23	100	28,93 ± 7,49	15,92 ± 6,43	2,76 ± 0,4	1,69 ± 0,45
	25	85	23,95 ± 7,05	12,76 ± 4,43	2,38 ± 0,47	1,94 ± 0,45
	27	50	22,14 ± 8,24	12,33 ± 5,59	2,31 ± 0,39	2,25 ± 0,55
	29	24	22	9,92 ± 2,9	2,44 ± 0,43	2,84 ± 0,51
	31	4			2,41 ± 0,13	
Carpentier-Edwards pericardial gerüsttragende Bioprothese	19	14	32,13 ± 3,35	24,19 ± 8,6	2,83 ± 0,14	1,21 ± 0,31
	21	34	25,69 ± 9,9	20,3 ± 9,08	2,59 ± 0,42	1,47 ± 0,36
	23	20	21,72 ± 8,57	13,01 ± 5,27	2,29 ± 0,45	1,75 ± 0,28
	25	5	16,46 ± 5,41	9,04 ± 2,27	2,02 ± 0,31	
	27	1	19,2 ± 0	5,6	1,6	
	29	1	17,6 ± 0	11,6	2,1	
Carpentier-Edwards supraannular AV (CE-SAV) gerüsttragende Bioprothese	19	15	34,1 ± 2,7			1,1 ± 0,09
	21	8	25 ± 8	14 ± 5		1,06 ± 0,16

Tab. 8.2 Flussgeschwindigkeiten, -gradienten, Druckhalbwertszeiten und Öffnungsflächen in Abhängigkeit von Prothesentyp und Prothesengröße in Mitralposition. [19]

Prothesentyp	Größe	n	Max. Gradient (mmHg)	Mittl. Gradient (mmHg)	Max. Geschwindigkeit (m/s)	Druckhalbwertszeit (ms)	Effektive Öffnungsfläche (cm²)
Biocor gerüstfreie Bioprothese	27	3	13 ± 1				
	29	3	14 ± 2,5				
	31	8	11,5 ± 0,5				
	33	9	12 ± 0,5				
Bioflo pericardial gerüsttragende Bioprothese	25	3	10 ± 2	6,3 ± 1,5			2 ± 0,1
	27	7	9,5 ± 2,6	5,4 ± 1,2			2 ± 0,3
	29	8	5 ± 2,8	3,6 ± 1			2,4 ± 0,2
	31	1	4	2			2,3
Björk-Shiley Kippscheiben-prothese	23	1			1,7	115	
	25	14	12 ± 4	6 ± 2	1,75 ± 0,38	99 ± 27	1,72 ± 0,6
	27	34	10 ± 4	5 ± 2	1,6 ± 0,49	89 ± 28	1,81 ± 0,54
	29	21	7,83 ± 2,93	2,83 ± 1,27	1,37 ± 0,25	79 ± 17	2,1 ± 0,43
	31	21	6 ± 3	2 ± 1,9	1,41 ± 0,26	70 ± 14	2,2 ± 0,3
Björk-Shiley monostrut Kippscheiben-prothese	23	1		5	1,9		
	25	102	13 ± 2,5	5,57 ± 2,3	1,8 ± 0,3		
	27	83	12 ± 2,5	4,53 ± 2,2	1,7 ± 0,4		
	29	26	13 ± 3	4,26 ± 1,6	1,6 ± 0,3		
	31	25	14 ± 4,5	4,9 ± 1,6	1,7 ± 0,3		
Carbomedics Doppelflügel-klappe	23	2			1,9 ± 0,1	126 ± 7	
	25	12	10,3 ± 2,3	3,6 ± 0,6	1,3 ± 0,1	93 ± 8	2,9 ± 0,8
	27	78	8,79 ± 3,46	3,46 ± 1,03	1,61 ± 0,3	89 ± 20	2,9 ± 0,75
	29	46	8,78 ± 2,9	3,39 ± 0,97	1,52 ± 0,3	88 ± 17	2,3 ± 0,4
	31	57	8,87 ± 2,34	3,32 ± 0,87	1,61 ± 0,29	92 ± 24	2,8 ± 1,14
	33	33	8,8 ± 2,2	4,8 ± 2,5	1,5 ± 0,2	93 ± 12	
Carpentier-Edwards gerüsttragende Bioprothese	27	16		6 ± 2	1,7 ± 0,3	98 ± 28	
	29	22		4,7 ± 2	1,76 ± 0,27	92 ± 14	
	31	22		4,4 ± 2	1,54 ± 0,15	92 ± 19	
	33	6		6 ± 3		93 ± 12	
Carpentier-Edwards pericardial gerüsttragende Bioprothese	27	1		3,6	1,6	100	
	29	6		5,25 ± 2,36	1,67 ± 0,3	110 ± 15	
	31	4		4,05 ± 0,83	1,53 ± 0,1	90 ± 11	
	33	1		0,99	0,8	80	
Duromedics Doppelflügel-klappe	27	8	13 ± 6	5 ± 3	1,61 ± 0,40	75 ± 12	
	29	14	10 ± 4	3 ± 1	1,40 ± 0,25	85 ± 22	
	31	21	10,5 ± 4,33	3,3 ± 1,36	1,38 ± 0,27	81 ± 12	
	33	1	11,2	2,45		85	

8

Tab. 8.2 (Fortsetzung)

Prothesentyp	Größe	n	Max. Gradient (mmHg)	Mittl. Gradient (mmHg)	Max. Geschwindigkeit (m/s)	Druckhalbwertszeit (ms)	Effektive Öffnungsfläche (cm²)
Hancock I oder nicht spezifizierte gerüsttragende Bioprothese	27	3	10 ± 4	5 ± 2			1,3 ± 0,8
	29	13	7 ± 3	2,46 ± 0,79		115 ± 20	1,5 ± 0,2
	31	22	4 ± 0,86	4,86 ± 1,69		95 ± 17	1,6 ± 0,2
	33	8	3 ± 2	3,87 ± 2		90 ± 12	1,9 ± 0,2
Hancock II gerüsttragende Bioprothese	27	16					2,21 ± 0,14
	29	64					2,77 ± 0,11
	31	90					2,84 ± 0,1
	33	25					3,15 ± 0,22
Hancock pericardial gerüsttragende Bioprothese	29	14		2,61 ± 1,39	1,42 ± 0,14	105 ± 36	
	31	8		3,57 ± 1,02	1,51 ± 0,27	81 ± 23	
Ionescu-Shiley gerüsttragende Bioprothese	25	3		4,87 ± 1,08	1,43 ± 0,15	93 ± 11	
	27	4		3,21 ± 0,82	1,31 ± 0,24	100 ± 28	
	29	6		3,22 ± 0,57	1,38 ± 0,2	85 ± 8	
	31	4		3,63 ± 0,9	1,45 ± 0,06	100 ± 36	
Ionescu-Shiley low profile gerüsttragende Bioprothese	29	13		3,31 ± 0,96	1,36 ± 0,25	80 ± 30	
	31	10		2,74 ± 0,37	1,33 ± 0,14	79 ± 15	
Labcor-Santiago pericardial gerüsttragende Bioprothese	25	1	8,7	4,5		97	2,21
	27	16	5,6 ± 2,3	2,8 ± 1,5		85 ± 18	2,12 ± 0,48
	29	20	6,2 ± 2,1	3 ± 1,3		80 ± 34	2,11 ± 0,73
Lillehei-Kaster Kippscheibenprothese	18	1			1,65	140	
	20	1			1,7	67	
	22	4			1,56 ± 0,09	94 ± 22	
	25	5			1,38 ± 0,27	124 ± 46	
Medtronic Hall Kippscheibenprothese	27	1			1,4	78	
	29	5			1,57 ± 0,1	69 ± 15	
	31	7			1,45 ± 0,12	77 ± 17	
Medtronic Intact porcine gerüsttragende Bioprothese	29	3		3,5 ± 0,51	1,6 ± 0,22		
	31	14		4,2 ± 1,44	1,6 ± 0,26		
	33	13		4 ± 1,3	1,4 ± 0,24		
	35	2		3,2 ± 1,77	1,3 ± 0,5		
Mitroflow gerüsttragende Bioprothese	25	1		6,9	2	90	
	27	3		3,07 ± 0,91	1,5	90 ± 20	
	29	15		3,5 ± 1,65	1,43 ± 0,29	102 ± 21	
	31	5		3,85 ± 0,81	1,32 ± 0,26	91 ± 22	

Tab. 8.2 Flussgeschwindigkeiten, -gradienten, Druckhalbwertszeiten und Öffnungsflächen in Abhängigkeit von Prothesentyp und Prothesengröße in Mitralposition. [19]

Prothesentyp	Größe	n	Max. Gradient (mmHg)	Mittl. Gradient (mmHg)	Max. Geschwindigkeit (m/s)	Druckhalbwertszeit (ms)	Effektive Öffnungsfläche (cm²)
Omnicarbon Kippscheibenprothese	23	1		8			
	25	16		6,05 ± 1,81	1,77 ± 0,24	102 ± 16	
	27	29		4,89 ± 2,05	1,63 ± 0,36	105 ± 33	
	29	34		4,93 ± 2,16	1,56 ± 0,27	120 ± 40	
	31	58		4,18 ± 1,4	1,3 ± 0,23	134 ± 31	
	33	2		4 ± 2			
On-X Doppelflügelklappe	25	3	11,5 ± 3,2	5,3 ± 2,1			1,9 ± 1,1
	27–29	16	10,3 ± 4,5	4,5 ± 1,6			2,2 ± 0,5
	31–33	14	9,8 ± 3,8	4,8 ± 2,4			2,5 ± 1,1
Sorin Allcarbon Kippscheibenprothese	25	8	15 ± 3	5 ± 1	2 ± 0,2	105 ± 29	2,2 ± 0,6
	27	20	13 ± 2	4 ± 1	1,8 ± 0,1	89 ± 14	2,5 ± 0,5
	29	34	10 ± 2	4 ± 1	1,6 ± 0,2	85 ± 23	2,8 ± 0,7
	31	11	9 ± 1	4 ± 1	1,6 ± 0,1	88 ± 27	2,8 ± 0,9
Sorin bicarbon Doppelflügelklappe	25	3	15 ± 0,25	4 ± 0,5	1,95 ± 0,02	70 ± 1	
	27	25	11 ± 2,75	4 ± 0,5	1,65 ± 0,21	82 ± 20	
	29	30	12 ± 3	4 ± 1,25	1,73 ± 0,22	80 ± 14	
	31	9	10 ± 1,5	4 ± 1	1,66 ± 0,11	83 ± 14	
St. Jude Medical Doppelflügelklappe	23	1		4	1,54	160	1,03
	25	4		2,5 ± 1	1,34 ± 1,12	75 ± 4	1,35 ± 0,17
	27	16	11 ± 4	5 ± 1,82	1,61 ± 0,29	75 ± 10	1,67 ± 0,17
	29	40	10 ± 3	4,15 ± 1,8	1,57 ± 0,29	85 ± 10	1,75 ± 0,24
	31	41	12 ± 6	4,46 ± 2,22	1,59 ± 0,33	74 ± 13	2,03 ± 0,32
Starr-Edwards Kugelprothese	3	5			1,79 ± 0,26	127 ± 24	
	26	1		10			1,4
	28	27		7 ± 2,75			1,9 ± 0,57
	30	25	12,2 ± 4,6	6,99 ± 2,5	1,7 ± 0,3	125 ± 25	1,65 ± 0,4
	32	17	11,5 ± 4,2	5,08 ± 2,5	1,7 ± 0,3	110 ± 25	1,98 ± 0,4
	34	1		5			2,6
Stentless quadrileaflet bovine pericardial gerüsttragende Bioprothese	26	2		2,2 ± 1,7	1,61	103 ± 31	1,7
	28	14			1,58 ± 0,25		1,7 ± 0,6
	30	6			1,42 ± 0,32		2,3 ± 0,4
Wessex gerüsttragende Bioprothese	29	9		3,69 ± 0,61	1,66 ± 0,17	83 ± 19	
	31	22		3,31 ± 0,83	1,41 ± 0,25	80 ± 21	

fig zu einer starken Unterschätzung der Klappenöffnungsfläche führt [16, 20].
Bei allen anderen Prothesentypen ist die Anwendung der Kontinuitätsgleichung zulässig, es ist allerdings zu beachten, dass die effektive Öffnungsfläche nicht mit der vom Hersteller angegebenen Öffnungsfläche gleichzusetzen ist. Hier wird in der Regel die Fläche innerhalb des Prothesenringes angegeben. Der bzw. die Okkluder reduzieren jedoch diese Fläche noch weiter.
Die Berechnung der **Öffnungsfläche von Mitralprothesen** mittels Kontinuitätsgleichung ist schwieriger und wird routinemäßig kaum verwendet. Bei Ausschluss einer relevanten Aorten- und Mitralinsuffizienz kann der Fluss über den linksventrikulären Ausflusstrakt zur Berechnung herangezogen werden. Alternativ kann auch der Fluss über der Pulmonal- oder Trikuspidalklappe verwendet werden, wenn keine wirksamen Insuffizienzen an diesen Klappen bzw. der Prothese und keine Shunts bestehen.

Druckhalbwertszeit

Die Druckhalbwertszeit ist als Maß einer Obstruktion bei Mitralklappenprothesen ein hilfreicher Parameter [15, 21]. Wie bei nativen Klappen muss der Einfluss von initialem Druckgradienten, Linksventrikelfunktion und Vorhofcompliance auf die Druckhalbwertszeit berücksichtigt werden. Die bei nativen Klappen übliche **Umrechnung in die Mitralklappenöffnungsfläche** mit der Formel 220/Druckhalbwertszeit ist aber bei Prothesen nicht sinnvoll, da sie nicht für diese Situation entwickelt wurden und insbesondere bei kurzer Druckhalbwertszeit keine verwertbaren Berechnungen liefern.
Die **Normwerte der Druckhalbwertszeit** sind vom Prothesentyp und der Prothesengröße abhängig und zeigen teilweise, wie auch die Gradienten, relativ große Referenzbereiche. Auch hier ist es günstig, mit früh postoperativ erhobenen Basiswerten den weiteren Verlauf zu vergleichen. Besonders wertvoll ist dieser Parameter für die Differenzierung einer Prothesenstenose von einer Insuffizienz, da es in beiden Fällen zu einer Zunahme der transvalvulären Flussgeschwindigkeiten bzw. Gradienten kommt, während die Druckhalbwertszeit sich nur bei Stenosen verlängert, bei Insuffizienzen aber „normal" bleibt.

Insuffizienz

Während Bioprothesen, Homo- und Autografts im Normalzustand keine Insuffizienzen aufweisen sollten, ist bei mechanischen Klappen (ausgenommen hiervon sind Kugelprothesen) ein geringer Rückfluss (in Abhängigkeit vom Prothesentyp von bis zu 3–6 ml/Schlag) bei modernen Klappen normal [7]. Diese **normalen Regurgitationen** sind von transthorakal in Aortenposition sehr häufig darstellbar, hingegen bei Mitralklappen meist nur von transösphageal zu erkennen, da sie bei transthorakaler Untersuchung im akustischen Schallschatten liegen [9].
Jeder Prothesentyp hat ein charakteristisches Muster von Regurgitationsjets, dessen Kenntnis die Voraussetzung für die Differenzierung normaler Regurgitationen von pathologischen Insuffizienzen ist [22]. Bei Doppelflügelprothesen entspringen Jets aus den Spalten zwischen den beiden Flügeln sowie zwischen Flügeln und Gehäuse und im Bereich der Aufhängepunkte der Scharniere, so dass je nach Schnittebene entweder zwei konvergierende Jets oder ein zentraler und zwei periphere divergierende Jets dargestellt werden können.
Diese Jets sind typischerweise relativ kurz und weisen ein **Aliasing** (Mosaikmuster) nur im Nahbereich der Klappe auf. Die meisten Kippscheibenprothesen weisen zwei kleine, jeweils aus dem Spalt zwischen Scheibe und Gehäuse entspringende Jets auf. Eine Ausnahme bildet die **Medtronic-Hall-Klappe**. Hier findet man einen relativ großen, langen, zentralen Jet, der durch sein eindrucksvolles Erscheinungsbild leicht zur Fehldiagnose einer Klappendysfunktion führen kann. Dieser Jet ist bedingt durch ein zentrales Loch in der Scheibe, durch welches der Aufhängebügel verläuft. Zusätzlich bestehen kleine Jets, die aus dem Spalt zwischen Scheibe und Gehäuse entspringen. Bei **Kugelprothesen** sind bei geschlossener Klappe üblicherweise keine Insuffizienzen nachweisbar.
Pathologische transvalvuläre Insuffizienzen treten in erster Linie bei Homografts, Autografts und Bioprothesen auf und sind entweder durch einen Tascheneinriss bzw. durch

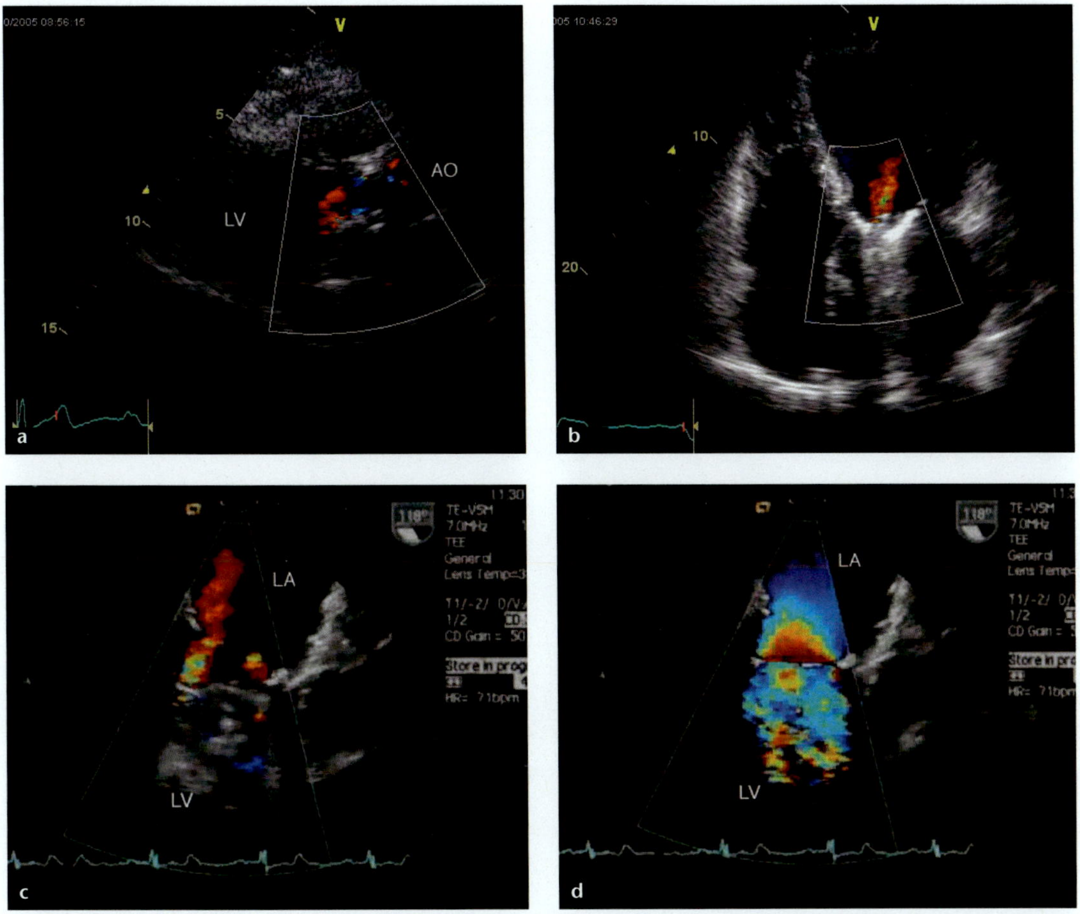

Abb. 8.5 Normale Regurgitationen. **a)** Mechanische Aortenklappenprothese (Doppelflügelklappe) in der parasternalen Längsachse. **b)** Mechanische Aortenklappenprothese (Medtronic-Hall-Kippscheibenprothese) im apikalen 5-Kammerblick. **c)** Mechanische Prothese (Doppelflügelklappe) in Mitralposition von transösophageal – geschlossene Prothese mit normalen Regurgitationen. **d)** Mechanische Prothese (Doppelflügelklappe) in Mitralposition von transösophageal – offene Prothese mit typischem Korbmuster beim Einstrom. Ao = Aorta; LA = linker Vorhof; LV = linker Ventrikel.

einen Abriss der Klappe vom Gerüst (akut) oder durch Schrumpfung der Klappentaschen im Rahmen einer degenerativen Veränderung (chronisch) verursacht. Sehr selten kommt es bei mechanischen Prothesen zu relevanten valvulären Insuffizienzen, bedingt durch Thromben oder Pannus, die neben einer Stenosierung auch den Klappenschluss behindern können. Dabei resultieren meist stark exzentrische Jets. Ein Ausriss eines Flügels bzw. der Scheibe wird heute kaum noch beobachtet. **Paravalvuläre Insuffizienzen** sind von transvalvulären nur durch eindeutige Darstellung des Jetursprunges außerhalb des Prothesenringes verlässlich zu unterscheiden.
In der Regel sind die Jets exzentrisch und haben oft eine mond- bzw. sichelförmige Ausdehnung. Die Jetexzentrizität führt oft zur Unterschätzung des Schweregrades. Es sollte versucht werden zu beurteilen, welchen Anteil der Klappenzirkumferenz das paravalvuläre Leck umfasst. **Effekts** (☞ 4.3.4) besteht jedoch auch bei der transösophagealen Bildgebung.

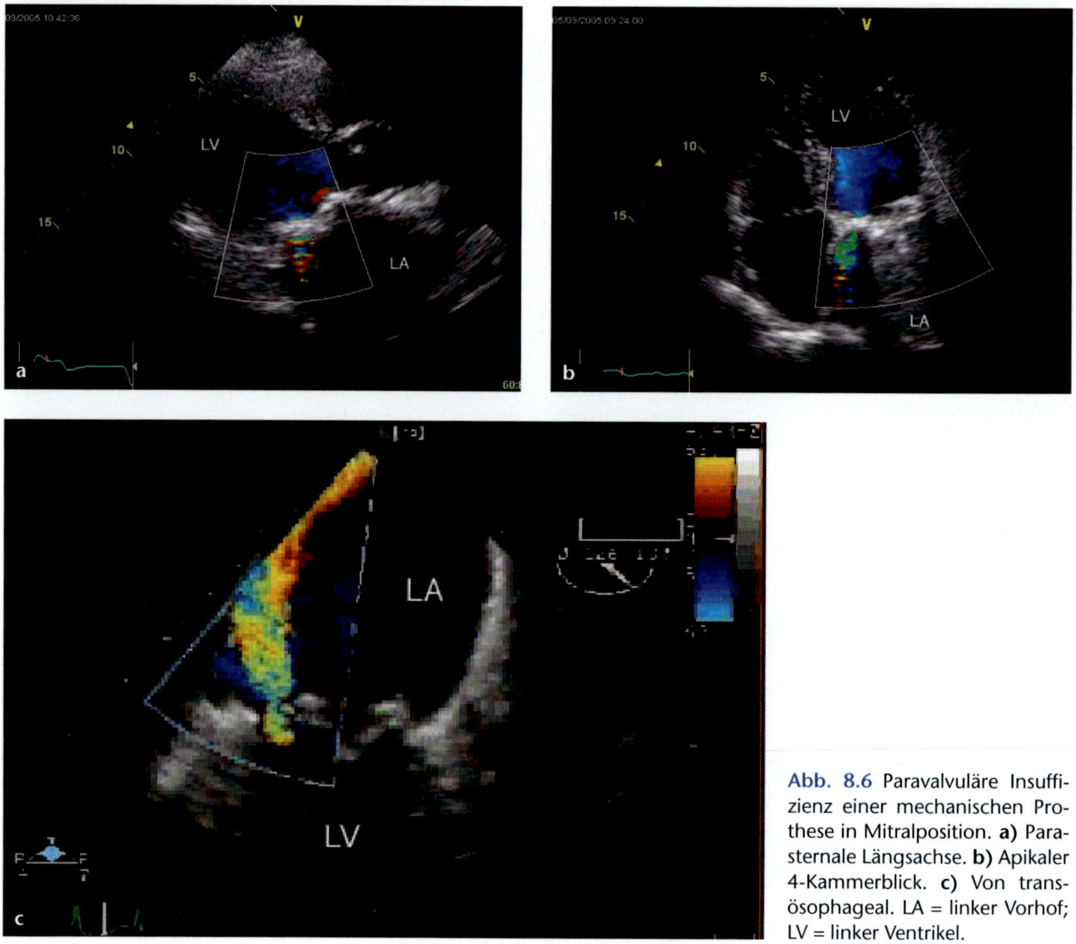

Abb. 8.6 Paravalvuläre Insuffizienz einer mechanischen Prothese in Mitralposition. **a)** Parasternale Längsachse. **b)** Apikaler 4-Kammerblick. **c)** Von transösophageal. LA = linker Vorhof; LV = linker Ventrikel.

Quantifizierung von Protheseninsuffizienzen

Die Quantifizierung von Protheseninsuffizienzen erfolgt prinzipiell wie bei nativen Klappen. Bei Mitralklappenprothesen ist eine signifikante **Zunahme der antegraden Flussgeschwindigkeit** bzw. des transvalvulären Gradienten bei normaler Druckhalbwertszeit in der Regel hinweisend auf eine hämodynamisch relevante Insuffizienz mit signifikantem Regurgitationsvolumen. Dieses Zeichen ist besonders hilfreich, wenn entsprechende Veränderungen der Messwerte im Vergleich zu einem Ausgangsbefund vorliegen.

Merke

Durch die akustische Schattenbildung bei mechanischen Prothesen und gerüsttragenden Bioprothesen ist der Regurgitationsjet bei Prothesen in Mitralposition von transthorakal meist nur sehr eingeschränkt darstellbar. In Mitralposition kann jedoch der Konvergenzstrom für die Insuffizienzquantifizierung hilfreich sein.

Bei Aortenprothesen kann zwar der Regurgitationsjet beurteilt werden, der Konvergenzstrom ist aber meist weder von transthorakal noch von transösophageal gut darstellbar. Der typischerweise stark exzentrische Regurgitationsjet kann leicht zur Unterschätzung des Schweregrades der Insuffizienz führen.

Bei Verwendung des Pulmonalvenenflussmusters zur Quantifizierung der Insuffizienz muss bedacht werden, dass das Flussmuster bereits durch die Prothese selbst verändert ist. Der systolische Vorwärtsfluss ist bei Mitralprothesen bereits ohne Insuffizienz erniedrigt. Zusätzlich beeinflussen auch die Linksventrikelfunktion, die Nachlast, der Herzrhythmus und die Vorhof-Compliance das Venenflussmuster.

8.2.2 Beurteilung mittels TEE

Die Beurteilung der Klappenprothesen mittels TEE ist spezifischen Fragestellungen vorbehalten. Prinzipiell ist in erster Linie die Überlegenheit der morphologischen und farb-Doppler-echokardiographischen Beurteilbarkeit gegenüber der TTE hervorzuheben, während die Berechnungen von Gradienten und Druckhalbwertszeit aufgrund der günstigeren, stärker variierbaren Schallkopfposition mit Ausnahme der Prothesen in Mitralposition von transthorakal verlässlicher sind.

Mitralklappenprothesen

Die TEE ist insbesondere für die morphologische Beurteilung der Prothesen in Mitralposition von großer Bedeutung, da sie die vorhofseitige Inspektion der Prothese erlaubt, die von transthorakal durch den akustischen Schallschatten meist nur unzureichend evaluiert werden kann [9]. So ermöglicht die TEE neben einer höheren Bildauflösung mit meist sehr guter Darstellung der Prothese selbst und insbesondere auch der Okkluderbewegung die Erkennung von vorhofseitig lokalisierten Thromben oder Vegetationen an der Prothese und die Darstellung von Abszessen oder Fisteln bzw. anderen mit Endokarditis assoziierten Komplikationen am Prothesenring [23, 25, 26, 27] (☞ 16.3.6).
Zusätzlich sind auch die quantitative Beurteilung sowie die Lokalisation einer Mitralinsuffizienz von transösophageal in der Regel besser möglich, obwohl diese durch atypische Schallkopfposition von transthorakal und hier insbesondere von parasternal unter Zuhilfenahme des proximalen Konvergenzstroms und der antegraden Flussgeschwindigkeit häufig auch ausreichend verlässlich evaluiert werden kann [23, 24].

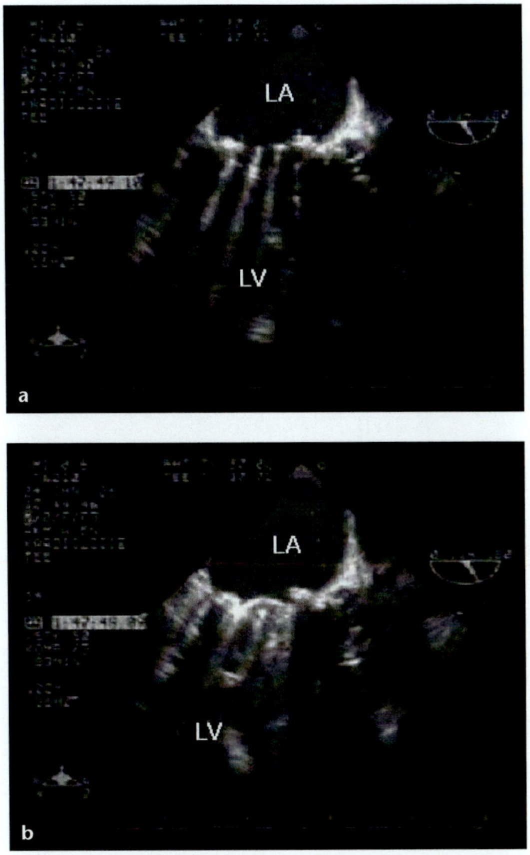

Abb. 8.7 Mitralklappenprothese von transösophageal. **a)** In offener Position. **b)** In geschlossener Position.

Aortenklappenprothesen

Die Beurteilung der Aortenklappenprothese mittels TEE bringt – im Unterschied zur Mitralklappenprothese – meist nur wenige Vorteile gegenüber der transthorakalen Technik, da von transösophageal der Betrachtungswinkel ungünstig liegt und die Bildqualität durch akustische Schallschatten beeinträchtigt ist [24, 28, 29]. Aus diesem Grund sind auch häufig eine morphologische Beurteilung und die Analyse der Okkluderbewegung nur sehr eingeschränkt möglich.

Lediglich durch die höhere Bildauflösung der TEE ist eine verbesserte Diagnostik von Thromben, Vegetationen, Abszessen und Fisteln gegeben. Der diagnostische Informationsgewinn ist geringer als bei Mitralklappenprothesen. Zur Beurteilung und Quantifizierung einer Insuffizienz eignet sich die transösophageale Bildgebung meist nicht und sollte daher nur bei schlechter transthorakaler Schallbarkeit in Erwägung gezogen werden.

8.2.3 Diagnostik bei Komplikationen

Thrombose und Pannusbildung

Thrombosen treten in erster Linie bei mechanischen Prothesen auf [30]. Eine sehr seltene Ausnahme besteht bei Mitralklappenbioprothesen, bei denen es sekundär durch eine massive Thrombosierung im Vorhof zu einer Obstruktion der Prothese kommen kann.
Kleinere thrombotische Auflagerungen sind meist nur von transösophageal und vornehmlich bei Mitralklappenprothesen diagnostizierbar. Ihre Bedeutung liegt hauptsächlich in der Embolie-Gefahr.
Bei **progredienter Thrombosierung** kann es schließlich zur Prothesenfunktionsstörung mit Stenose und/oder Insuffizienz kommen. Differenzialdiagnostisch muss bei diskreten Strukturen an Nahtmaterial oder sog. „Strands“ gedacht werden. Bei Strands handelt es sich vermutlich um Fibrinfäden, deren Pathogenese und klinische Relevanz aber noch unzureichend geklärt sind.
Die **Ursache von Thrombenbildungen** besteht meist in einer unzureichenden Antikoagulation. Hierzu kommt es gelegentlich bei der Umstellung von oraler Antikoagulation auf Heparin im Rahmen nichtkardialer chirurgischer Eingriffe. Dabei kann es zur direkten Einengung der Prothesenöffnung oder zur Behinderung der Okkluderbewegung durch einen Thrombus kommen. Überwiegend führt dies zu mangelnder Öffnung und damit Stenosierung. Ein unzureichender Klappenschluss kann aber auch zu einer relevanten Insuffizienz führen. Je nach Ausmaß der Thrombosierung und der resultierenden Prothesendysfunktion kann es zum klinischen Bild der Herzinsuffizienz und im Extremfall zum kardiogenen Schock kommen. Zusätzlich besteht immer die **Gefahr der Embolie**, wenn sich Teile des Thrombus ablösen.

Diagnose

Während die **direkte Darstellung von Thromben** meist nur von transösophageal gelingt [34], was bei Aortenprothesen dennoch schwierig, bei Mitralprothesen jedoch mit hoher Genauigkeit möglich ist, kann es indirekt durch den **stenosierenden Effekt des Thrombus** zu erhöhten Flussgeschwindigkeiten und Gradienten über der thrombosierten Prothese und bei Mitralprothesen zu

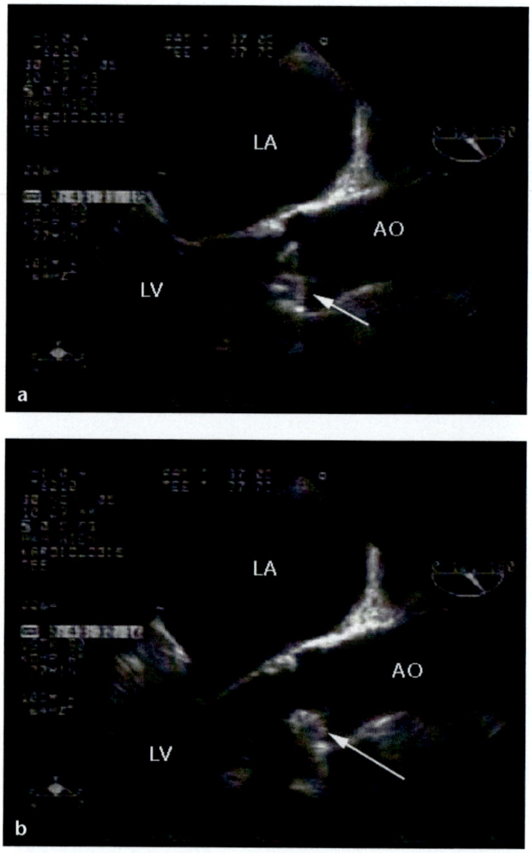

Abb. 8.8 Thrombose einer mechanischen Aortenklappenprothese (transösophageale Darstellung). Ein Flügel ist mit dem Thrombus verbacken und unbeweglich. **a)** In offener Position. **b)** In geschlossener Position.

einer verlängerten Druckhalbwertszeit kommen. Dies kann wiederum gut von transthorakal erkannt werden [26, 31, 32]. Die **valvuläre Insuffizienz** durch Behinderung des Klappenschlusses kann zu stark exzentrischen, schwer interpretierbaren Jets führen. Auch ein abnormes Bewegungsmuster der Okkluder kann indirekt auf eine Thrombosierung hinweisen. Die Okkluderbewegung kann aber meist nur bei Mitralprothesen und hier oft wieder nur von transösophageal ausreichend beurteilt werden.

Bei **Doppelflügelklappen** ist oft nur ein Flügel durch den Thrombus in seiner Beweglichkeit behindert. Bei großen Doppelflügelklappen kann daher bei isolierter Behinderung eines Flügels die hämodynamische Auswirkung relativ gering bleiben, so dass eine nur mäßige Erhöhung von Flussgeschwindigkeit und Gradient über der Prothese resultiert. Es kann sein, dass Funktionsstörungen auch nur intermittierend auftreten, so dass eine ausreichend lange Untersuchung der Prothese über mehrere Herzzyklen notwendig ist [33].

Im **M-mode** ist eine abgerundete Schluss- und Öffnungsbewegung immer suspekt für das Vorhandensein eines Thrombus, da das typische Muster einer normal funktionierenden Prothese immer kantig ist [10]. Im **Farb-Doppler** kann ein exzentrischer Einstrom durch die Klappe hinweisend auf eine Prothesendysfunktion sein [26].

Bei der Beurteilung des Thrombus ist insbesondere auf die **Echogenität des Thrombus**

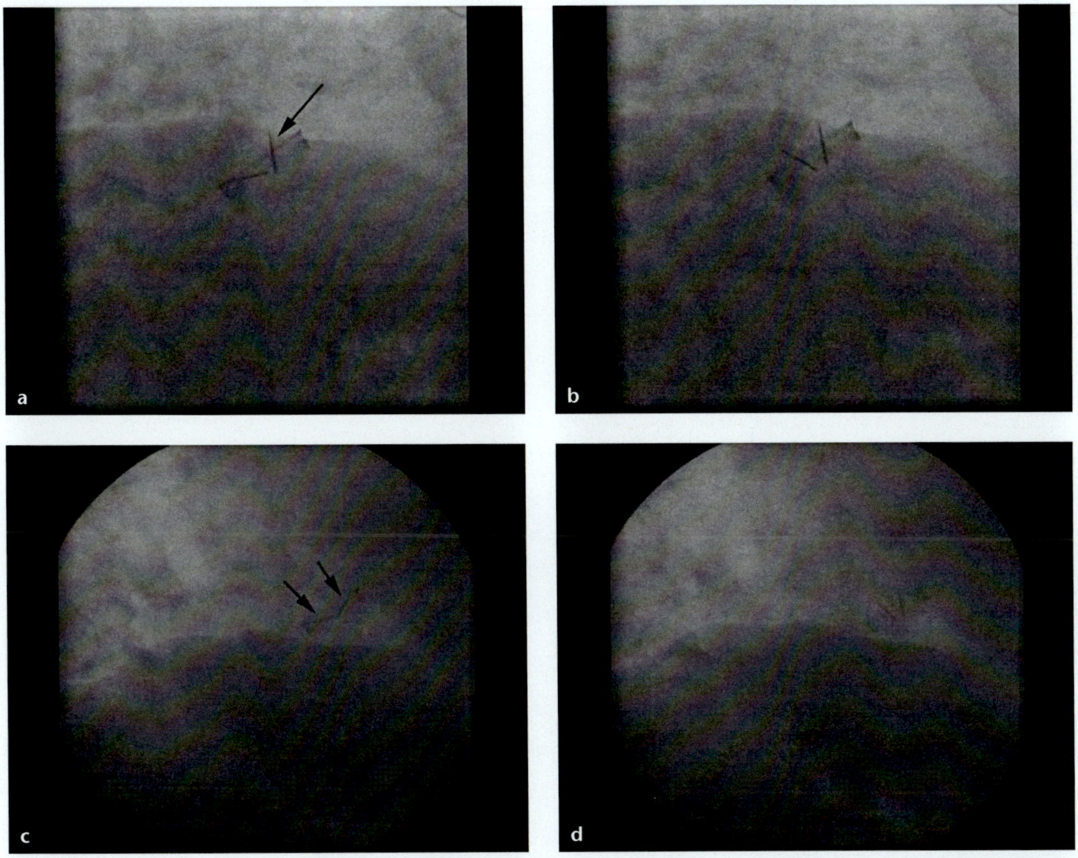

Abb. 8.9 Durchleuchtung eines Patienten mit Thrombose einer mechanischen Aortenklappenprothese. **a)** Ein Flügel ist mit thrombotischem Material verbacken und unbeweglich. Der Flügel (Pfeil) bleibt daher auch bei geschlossener Prothese offen stehen. **b)** Offene Position. **c)** Normales Flügelklappenspiel nach erfolgreicher Lysetherapie, geschlossene Position. **d)** Offene Position.

zu achten, da bei frischem Thrombus mit lockerer Struktur und niedriger Echogenität bei entsprechend schwerer Klappendysfunktion und hämodynamisch kompromittiertem Patienten eine Lysetherapie erwogen werden kann. Die Beurteilung des Klappenspiels ist von transösophageal, insbesondere bei Mitralklappenprothesen, deutlich besser möglich. Bei unklarem Befund und mangelnder Darstellung des Klappenspiels sollte zusätzlich eine Röntgendurchleuchtung (☞ Abb. 8.9) durchgeführt werden.

Im Unterschied zur Thrombose ist die **Pannusbildung** durch einen langsam fortschreitenden Prozess mit vermehrtem Einwachsen von Bindegewebe (= Pannus) gekennzeichnet. Auch hierbei kann es neben einer Obstruktion zum Auftreten einer Insuffizienz kommen. Im Gegensatz zum frischen Thrombus ist die Echogenität des Pannus hoch, die Struktur typischerweise kompakt und unbeweglich. Die Differenzierung von einem organisierten Thrombus ist allerdings schwierig. Ganz selten kann die Pannusbildung subvalvulär lokalisiert sein, so dass die Prothese selbst in ihrer Funktion unbehindert bleibt.

Prothesenendokarditis

Bereits bei nativen Klappen ist der Nachweis von Vegetationen von transthorakal nur eingeschränkt und erst ab einer hinreichenden Größe möglich. Von transösophageal hingegen kann eine sehr hohe Sensitivität und Spezifität selbst für kleine Auflagerungen erwartet werden [35].

Durch die oben beschriebenen Probleme von Schallschatten und Artefakten ist die Identifizierung einer Vegetation im Rahmen einer Prothesenendokarditis noch wesentlich schwieriger als bei nativen Klappen. Die Aussagemöglichkeit bei transthorakaler Untersuchung ist hier besonders eingeschränkt. Selbst von transösophageal muss aber mit einer wesentlich schlechteren Sensitivität und Spezifität gerechnet gerechnet werden. Differenzialdiagnostisch muss an nichtinfizierte Thromben, Nahtmaterial, „Strands“ oder residuales Klappengewebe, was insbesondere bei Prothesen in Mitralposition vorkommt, gedacht werden. An degenerativ veränderten Bioprothesen sind, ähnlich wie bei verdickten und verkalkten nativen Klappen, Vegetationen eher schwierig zu erkennen.

Häufigste Folge einer Prothesenendokarditis ist die **paravalvuläre Abszedierung**, die aber aufgrund der Probleme mit Prothesenartefakten und Schallschatten wesentlich schwieriger als bei der nativen Klappe nachgewiesen werden kann. Oft wird der Entzündungsprozess erst indirekt durch Auftreten eines paravalvulären Lecks diagnostiziert. Umgekehrt sollte eine neu aufgetretene oder progrediente paravalvuläre Insuffizienz immer an eine Endokarditis denken lassen (☞ 16.3.6).

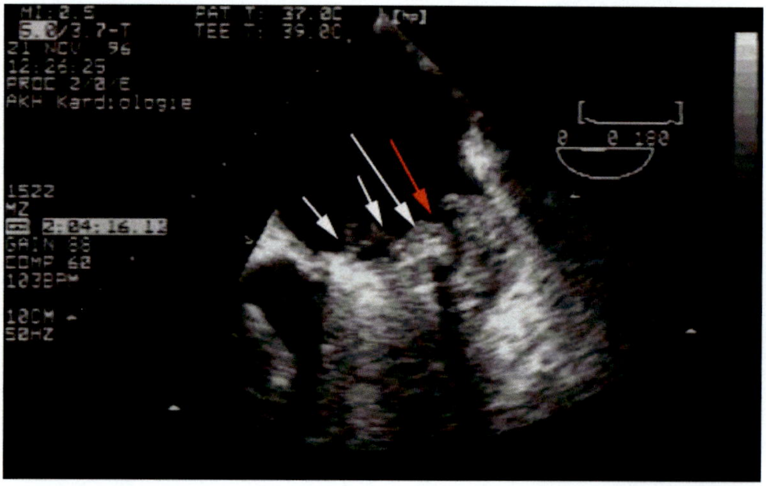

Abb. 8.10 Endokarditis. TEE einer Bioprothese in Mitralposition: multiple kleine Vegetationen (kurze Pfeile); im Bereich des Klappenringes findet sich eine große Vegetation (großer Pfeil). Massive entzündliche Infiltration des Klappenringes mit Dehiszenz (roter Pfeil).

Prinzipiell können Vegetationen bei Erreichen einer entsprechenden Größe auch zu einer Behinderung der Okkluderbewegung mit resultierender Stenose bzw. Insuffizienz führen.

Paravalvuläre Insuffizienz

Frühe, unmittelbar postoperativ auftretende geringe paravalvuläre Insuffizienzen infolge eines kleinen paravalvulären Lecks kommen relativ häufig vor und haben meist keine Relevanz [36]. Eine mechanisch bedingte Hämolyse kann aber selbst bei kleinen Lecks zum Problem werden.

Die Darstellung einer paravalvulären Insuffizienz ist bei Prothesen in Aortenposition von transthorakal meist gut möglich, während mit der Mitralklappenprothese assoziierte Lecks aufgrund der erwähnten Artefakte und Schallschatten oft zur Identifizierung und näheren Charakterisierung eine transösophageale Untersuchung erfordern.

Bei paravalvulären Insuffizienzen, die erst in größerem zeitlichem Abstand zur Operation auftreten, muss jedoch immer an eine **Endokarditis** gedacht werden. Bei massiver Insuffizienz ist der Defekt bereits im 2-D-Bild erkennbar. Durch starke Dehiszenz kann es zu einer Instabilität mit abnormer Bewegung der gesamten Prothese kommen (Schaukelbewegung) [37, 38]. In der Regel wird eine paravalvuläre Insuffizienz aber farb-Doppler-echokardiographisch diagnostiziert, wobei durch den meist schlitzförmigen Defekt entlang des Prothesenrings und den dadurch in der Regel stark exzentrischen Jet die Insuffizienz häufig im Schweregrad unterschätzt wird (☞ auch 4.3.4).

Prothesenversagen

Bioprothesen

Prinzipiell kann zwischen einem akuten und einem chronischen Versagen bei Bioprothesen unterschieden werden. Während das nur sehr selten vorkommende akute Versagen meist mit einer dramatischen Klinik einhergeht und den Patienten vital bedroht, ist die chronische Degeneration ein langsam progredienter Prozess.

Das früher häufiger bei Rinderperikardklappen (wesentlich seltener bei Schweineklappen) aufgetretene **akute Prothesenversagen** wird durch das Einreißen von Klappentaschen bzw. Ausreißen von Klappengewebe vom klappentragenden Gerüst hervorgerufen und ist in der Regel gut von transthorakal durch eine ausgeprägte Insuffizienz erkennbar. Zur Klärung der genauen Ursache der Insuffizienz ist meist eine transösophageale Untersuchung nötig [23, 24].

Die **chronische Degeneration** ist durch eine langsam progrediente Verdickung und Verkalkung gekennzeichnet, die zu einer Versteifung und Stenosierung der Klappe führt [39]. Dadurch kommt es zur Erhöhung der Vorwärtsgeschwindigkeit und des transvalvulären Gradienten bzw. bei Mitralklappenersatz auch zur Verlängerung der Druckhalbwertszeit. Des Weiteren kann es begleitend auch zum Auftreten einer valvulären Insuffizienz kommen, die durch Schrumpfung der verdickten Klappentaschen bedingt ist.

Mechanische Prothesen

Während die Kugelprothese primär schon relativ robust war, kam es in den Anfängen der Doppelflügel- und Kippscheibenprothesen gelegentlich zu **Materialbrüchen** und **Embolisierung** von Flügeln oder Scheiben und damit zum Auftreten massiver Insuffizienzen. Durch die Verbesserung der Technik sind diese Komplikationen heute zur Rarität geworden.

Operationstechnische Probleme

Eine im Verhältnis zum Ausflusstrakt zu kleine Prothese (**Größen-Mismatch**) kann eine Obstruktion bewirken, die sich gelegentlich aufgrund der anatomischen Situation nicht vermeiden lässt. Hauptsächlich tritt dieses Problem in Aortenposition auf, besonders bei gerüsttragenden Bioprothesen, die typischerweise durch ein ungünstiges Verhältnis von Prothesenring zur effektiven Öffnung gekennzeichnet sind. Bei Homo- und Autografts kann ein Größen-Mismatch ein Verziehen der Klappe bewirken und zum Beispiel einen Prolaps und damit eine Insuffizienz zur Folge haben. Andererseits kann es auch durch überschüssiges Gewebe bei zu groß gewählten

Klappen zu einer Obstruktion kommen. Auch **Hämatome** im Bereich des Klappenrings können bei Homo- und Autografts eine Obstruktion hervorrufen. Hier muss differenzialdiagnostisch auch an paravalvuläre Abszesse gedacht werden.
Beim Einnähen einer Prothese kann in seltenen Fällen ein **Pseudoaneurysma** entstehen.
Bei mechanischen Mitralprothesen wird versucht, den Mitralklappenapparat zu erhalten, um die linksventrikuläre Funktion nicht zu beeinträchtigen. Es kann dabei zur **Einklemmung von nativem Klappenmaterial** kommen, welche unter Umständen die Flügelbewegung behindert.

Sekundäre Probleme

Eine **linksventrikuläre Funktionseinschränkung** kann Folge des ursprünglichen Klappenfehlers sein, wenn das Vitium bereits zu einem irreversiblen Myokardschaden geführt hat. Andererseits kann sie durch eine länger bestehende Prothesendysfunktion (Stenose und/oder Insuffizienz) bzw. eine signifikante paravalvuläre Insuffizienz bedingt sein. Auch Klappenfehler, die primär chirurgisch nicht mitkorrigiert wurden, können in weiterer Folge progredient sein und das Myokard schädigen. Differenzialdiagnostisch zu erwähnen sind alle anderen nicht klappenassoziierten Ursachen der Herzinsuffizienz (ischämisch, entzündlich etc.).
Bei der Erstoperation **nicht mitkorrigierte Klappenfehler** können durch zunehmende Dysfunktion im weiteren Verlauf problematisch werden, wie das z. B. häufig bei der Trikuspidalinsuffizienz zu sehen ist. Eine **pulmonale Hypertension** kann ebenfalls Residuum im Fall einer irreversiblen Pulmonalgefäßerkrankung oder im postoperativen Verlauf Folge von progredienten myokardialen oder valvulären Problemen des linken Herzens sein.

8.2.4 Verlaufsbeobachtung

Von großer Wichtigkeit erscheint die **erste postoperative Kontrolle**, die ca. 3–4 Wochen nach der Klappenoperation durchgeführt werden sollte. Hierbei dienen die genaue Anamnese, der klinisch-physikalische Status, EKG, Thorax-Röntgen und Laborbefunde sowie echokardiographische Parameter als Ausgangsbefund für Folgeuntersuchungen.
Der **echokardiographische Befund** gibt dabei Auskunft über mögliche perioperative Komplikationen wie Myokardinfarkt, Infektion, Perikard- und Pleuraergüsse sowie über die nativen Klappen und das Bestehen einer pulmonalen Hypertension. Besonderes Augenmerk soll auf die Linksventrikelfunktion und die Beurteilung der Prothese selbst gelegt werden. Eine mögliche Änderung des Gradienten bzw. (bei Mitralprothesen) der Druckhalbwertszeit bei Verlaufskontrollen kann später hinweisend für eine Prothesendysfunktion sein [14, 40].
Die **weiteren klinischen Kontrollen** sollten beim unkomplizierten Patienten mit guter linksventrikulärer Funktion und normaler Prothesenfunktion, weitgehend unauffälligen nativen Klappen und fehlender pulmonaler Hypertension einmal pro Jahr durchgeführt werden [1]. Die Empfehlungen zu den Abständen der weiteren echokardiographischen Kontrolluntersuchungen sind hingegen diskrepant. Sie werden von manchen Zentren nur bei Auftreten von Symptomen, von anderen jedoch erst ab 5 Jahre (Mitralklappenersatz) bzw. 8 Jahre (Aortenklappenersatz) postoperativ, von wieder anderen jährlich empfohlen, um mögliche Prothesendegenerationen rechtzeitig zu erkennen. Bei pathologischem Ausgangsbefund sind einmal jährliche oder je nach Bedarf auch kürzere Kontrollabstände empfohlen. Hierzu zählen Patienten mit reduzierter systolischer linksventrikulärer Funktion, hohen Gradienten über der Prothese, paravalvulärer Insuffizienz, beginnender Bioprothesendegeneration, pathologischen Befunden der nativen Klappen oder pulmonaler Hypertension.
Bei **Verschlechterung der Klinik** wie Leistungseinschränkung, Dyspnoe oder Angina pectoris, neu aufgetretener belastungsabhängiger Schwindelsymptomatik sowie Beinödemen ist eine Kontrolluntersuchung mit Echokardiographie notwendig. Bei **Dyspnoe** muss in erster Linie eine Klappendysfunktion ausgeschlossen werden. Dabei wäre eine Stenose durch erhöhte antegrade Flussgeschwindigkeiten und Gradienten über der Prothese gekennzeichnet. Bei Mitralklappenprothesen kommt es zusätzlich zu einer verlängerten Druckhalbwertszeit. Eine Insuffizienz ist in

Aortenposition meist von transthorakal gut zu erkennen, in Mitralposition wäre eine antegrade Flussbeschleunigung bei unveränderter Druckhalbwertszeit hinweisend, allerdings meist nur durch eine transösophageale Untersuchung exakt diagnostizierbar und näher zu charakterisieren. Ein weiterer Grund für Dyspnoe kann eine linksventrikuläre Funktionsstörung sein, die wiederum klappenassoziiert durch Prothese oder native Klappe oder davon unabhängig ischämisch, entzündlich oder anderweitig bedingt auftreten kann.

Bei Zeichen der **Rechtsherzinsuffizienz** muss eine wirksame Trikuspidalinsuffizienz, die wiederum primär oder viel häufiger sekundär durch ein Linksherzproblem (Mitralklappe) oder durch fixierte pulmonale Hypertension hervorgerufen sein kann, ausgeschlossen bzw. nachgewiesen werden. Eine gute rechtsventrikuläre Funktion stellt eine wichtige Voraussetzung für eine Trikuspidalklappensanierung dar.

Bei **neurologischen Symptomen**, die ein embolisches Geschehen vermuten lassen, sowie bei **peripheren Embolien** muss an eine Klappenthrombose gedacht werden. Der diesbezügliche Nachweis ist am ehesten durch eine TEE möglich. Als Emboliequelle kommen insbesondere bei Mitralprothesen und Vorhofflimmern auch der linke Vorhof und bei reduzierter systolischer linksventrikulärer Funktion mit umschriebenen Akinesien nach Myokardinfarkt der linke Ventrikel in Betracht. **Schwindel und Synkopen** können neben Embolien auch durch Klappendysfunktionen bedingt sein.

Eine **Angina pectoris** muss nicht durch eine koronare Herzkrankheit, sondern kann auch durch eine Stenosierung der Aortenklappenprothese hervorgerufen werden. Ebenso sollte bei neu aufgetretenen **Rhythmusstörungen** auch an eine Klappendysfunktion gedacht werden. Bei **Fieber** sollte immer an eine Prothesenendokarditis gedacht werden.

Literatur

1. ACC/AHA guidelines for the management of patients with valvular heart disease. A report of the American College of Cardiology/American Heart Association. Task Force on Practice Guidelines (Committee on Management of Patients with Valvular Heart Disease). J Am Coll Cardiol 1998; 32: 1486–588.
2. Cohn LH, Mudge GH, Pratter F, Collins JJ, Jr. Five to eight-year follow-up of patients undergoing porcine heart-valve replacement. N Engl J Med 1981; 304: 258–62.
3. Oyer PE, Stinson EB, Reitz BA, Miller DC, Rossiter SJ, Shumway NE. Long-term evaluation of the porcine xenograft bioprosthesis. J Thorac Cardiovasc Surg 1979; 78: 343–50.
4. Ross DN. Aortic-valve replacement. Lancet 1966; 2: 461–3.
5. Angell WW, Angell JD, Oury JH, Lamberti JJ, Grehl TM. Long-term follow-up of viable frozen aortic homografts. A viable homograft valve bank. J Thorac Cardiovasc Surg 1987; 93: 815–22.
6. Miller DC, Oyer PE, Stinson EB, Reitz BA, Jamieson SW, Baumgartner WA, Mitchell RS, Shumway NE. Ten to fifteen year reassessment of the performance characteristics of the Starr-Edwards Model 6120 mitral valve prosthesis. J Thorac Cardiovasc Surg 1983; 85: 1–20.
7. Rashtian MY, Stevenson DM, Allen DT, Yoganathan AP, Harrison EC, Edmiston WA, Faughan P, Rahimtoola SH. Flow characteristics of four commonly used mechanical heart valves. Am J Cardiol 1986; 58: 743–52.
8. Yoganathan AP, Chaux A, Gray RJ, Woo YR, DeRobertis M, Williams FP, Matloff JM. Bileaflet, tilting disc and porcine aortic valve substitutes: in vitro hydrodynamic characteristics. J Am Coll Cardiol 1984; 3: 313–20.
9. Sprecher DL, Adamick R, Adams D, Kisslo J. In vitro color flow, pulsed and continuous wave Doppler ultrasound masking of flow by prosthetic valves. J Am Coll Cardiol 1987; 9: 1306–10.
10. Bernal-Ramirez JA, Phillips JH. Echocardiographic study of malfunction of the Bjork-Shiley prosthetic heart valve in the mitral position. Am J Cardiol 1977; 40: 449–53.
11. Baumgartner H, Khan S, DeRobertis M, Czer L, Maurer G. Discrepancies between Doppler and catheter gradients in aortic prosthetic valves in vitro. A manifestation of localized gradients and pressure recovery. Circulation 1990; 82: 1467–75.
12. Simpson IA, Fisher J, Reece IJ, Houston AB, Hutton I, Wheatley DJ. Comparison of Doppler ultrasound velocity measurements with pressure differences across bioprosthetic valves in a pulsatile flow model. Cardiovasc Re 1986; 20: 317–21.
13. Baumgartner H, Schima H, Kuhn P. Discrepancies between Doppler and catheter gradients across bileaflet aortic valve prostheses. Am J Cardiol 1993; 71: 1241–3.

14. Baumgartner H, Schima H, Kuhn P. Effect of prosthetic valve malfunction on the Doppler-catheter gradient relation for bileaflet aortic valve prostheses. Circulation 1993; 87: 1320–7.
15. Reisner SA, Meltzer RS. Normal values of prosthetic valve Doppler echocardiographic parameters: a review. J Am Soc Echocardiogr 1988; 1: 201–10.
16. Baumgartner H, Khan SS, DeRobertis M, Czer LS, Maurer G. Doppler assessment of prosthetic valve orifice area. An in vitro study. Circulation 1992; 85: 2275–83.
17. Chafizadeh ER, Zoghbi WA. Doppler echocardiographic assessment of the St. Jude Medical prosthetic valve in the aortic position using the continuity equation. Circulation 1991; 83: 213–23.
18. Dumesnil JG, Honos GN, Lemieux M, Beauchemin J. Validation and applications of mitral prosthetic valvular areas calculated by Doppler echocardiography. Am J Cardiol 1990; 65: 1443–8.
19. Rosenhek R, Binder T, Maurer G, Baumgartner H. Normal values for Doppler echocardiographic assessment of hearts valve protheses. J Am Soc Echocardiogr. 2003; 16: 1116–27.
20. Henneke KH, Pongratz G, Pohlmann M, Bachmann K. Doppler echocardiographic determination of geometric orifice areas in mechanical aortic valve prostheses. Cardiology 1995; 86: 508–13.
21. Sagar KB, Wann LS, Paulsen WH, Romhilt DW. Doppler echocardiographic evaluation of Hancock and Bjork-Shiley prosthetic values. J Am Coll Cardiol 1986; 7: 681–7.
22. Baumgartner H, Khan S, DeRobertis M, Czer L, Maurer G. Color Doppler regurgitant characteristics of normal mechanical mitral valve prostheses in vitro. Circulation 1992; 85: 323–32.
23. Khandheria BK, Seward JB, Oh JK, Freeman WK, Nichols BA, Sinak LJ, Miller FA, Jr., Tajik AJ. Value and limitations of transesophageal echocardiography in assessment of mitral valve prostheses. Circulation 1991; 83: 1956–68.
24. Nellessen U, Schnittger I, Appleton CP, Masuyama T, Bolger A, Fischell TA, Tye T, Popp RL. Transesophageal two-dimensional echocardiography and color Doppler flow velocity mapping in the evaluation of cardiac valve prostheses. Circulation 1988; 78: 848–55.
25. Daniel WG, Mugge A, Grote J, Hausmann D, Nikutta P, Laas J, Lichtlen PR, Martin RP. Comparison of transthoracic and transesophageal echocardiography for detection of abnormalities of prosthetic and bioprosthetic valves in the mitral and aortic positions. Am J Cardiol 1993; 71: 210–5.
26. Habib G, Cornen A, Mesana T, Monties JR, Djiane P, Luccioni R. Diagnosis of prosthetic heart valve thrombosis. The respective values of transthoracic and transoesophageal Doppler echocardiography. Eur Heart J 1993; 14: 447–55.
27. Zabalgoitia M, Herrera CJ, Chaudhry FA, Calhoon JH, Mehlman DJ, O'Rourke RA. Improvement in the diagnosis of bioprosthetic valve dysfunction by transesophageal echocardiography. J Heart Valve Dis 1993; 2: 595–603.
28. Herrera CJ, Chaudhry FA, DeFrino PF, Mehlman DJ, Mulhern KM, O'Rourke RA, Zabalgoitia M. Value and limitations of transesophageal echocardiography in evaluating prosthetic or bioprosthetic valve dysfunction. Am J Cardiol 1992; 69: 697–9.
29. Pinto FJ, Wranne B, Schnittger I. Transesophageal echocardiography for study of bioprostheses in the aortic valve position. Am J Cardiol 1992; 69: 274–6.
30. Rizzoli G, Guglielmi C, Toscano G, Pistorio V, Vendramin I, Bottio T, Thiene G, Casarotto D. Reoperations for acute prosthetic thrombosis and pannus: an assessment of rates, relationship and risk. Eur J Cardiothorac Surg 1999; 16: 74–80.
31. Barzilai B, Eisen HJ, Saffitz JE, Perez JE. Detection of thrombotic obstruction of a Bjork-Shiley prosthesis by Doppler echocardiography. Am Heart J 1986; 112: 1088–90.
32. Koblic M, Carey C, Webb-Peploe MM, Braimbridge MV. Streptokinase treatment of thrombosed mitral valve prosthesis monitored by Doppler ultrasound. Thorac Cardiovasc Surg 1986; 34: 333–4.
33. Shahid M, Sutherland G, Hatle L. Diagnosis of intermittent obstruction of mechanical mitral valve prostheses by Doppler echocardiography. Am J Cardiol 1995; 76: 1305–9.
34. Dzavik V, Cohen G, Chan KL. Role of transesophageal echocardiography in the diagnosis and management of prosthetic valve thrombosis. J Am Coll Cardiol 1991; 18: 1829–33.
35. Mugge A, Daniel WG, Frank G, Lichtlen PR. Echocardiography in infective endocarditis: reassessment of prognostic implications of vegetation size determined by the transthoracic and the transesophageal approach. J Am Coll Cardiol 1989; 14: 631–8.
36. Chambers J, Monaghan M, Jackson G. Colour flow Doppler mapping in the assessment of prosthetic valve regurgitation. Br Heart J 1989; 62: 1–8.
37. Kotler MN, Mintz GS, Panidis I, Morganroth J, Segal BL, Ross J. Noninvasive evaluation of normal and abnormal prosthetic valve function. J Am Coll Cardiol 1983; 2: 151–73.

38. Mehta A, Kessler KM, Tamer D, Pefkaros K, Kessler RM, Myerburg RJ. Two-dimensional echographic observations in major detachment of a prosthetic aortic valve. Am Heart J 1981; 101: 231–3.
39. Forman MB, Phelan BK, Robertson RM, Virmani R. Correlation of two-dimensional echocardiography and pathologic findings in porcine valve dysfunction. J Am Coll Cardiol 1985; 5: 224–30.
40. Barbetseas J, Zoghbi WA. Evaluation of prosthetic valve function and associated complications. Cardiol Clin 1998; 16: 505–30.

Linksventrikuläre Funktionsbeurteilung 9

Thomas Bartel

Bei Funktionsstörungen des linksventrikulären Myokards auf der Grundlage verschiedener Entitäten dient die Echokardiographie zunächst der allgemeinen diagnostischen Orientierung und der Bewertung der Vorwärts- und Rückwärtsinsuffizienz des linken Ventrikels. Eine transthorakale echokardiographische Untersuchung ist somit im Rahmen der kardiologischen Grunddiagnostik bei jeder Form der Linksherzinsuffizienz indiziert. Hierbei bietet bereits die **zweidimensionale** (2-D-) und **M-mode-Echokardiographie** eine Reihe von Vorteilen gegenüber anderen bildgebenden Verfahren.

Als nichtinvasive, bettseitig einsetzbare, beliebig oft wiederholbare und kostengünstige Methode ist die Echokardiographie schnell und überall verfügbar und kann durch das Hinzuziehen neuer Techniken und Verfahren speziellen Fragestellungen angepasst werden. Die echokardiographischen Untersuchungsverfahren tragen damit nicht nur wesentlich zur Indikationsstellung bezüglich einer eventuellen Herzkatheteruntersuchung bei, sondern sollten prinzipiell vor invasiven diagnostischen Schritten durchgeführt werden, um dem Operateur z. T. essenzielle Informationen über die Ventrikelfunktion und -morphologie sowie assoziierte myokardiale Strukturauffälligkeiten zur Verfügung zu stellen. Auf diese Weise ermöglicht es die Echokardiographie, invasive und nichtinvasive funktionelle und strukturelle Untersuchungsergebnisse einander zuzuordnen. Somit können therapeutische Entscheidungen durch das Zusammenspiel mit anderen diagnostischen Verfahren wesentlich optimiert werden.

Die Echokardiographie stellt das Verfahren der Wahl zur **Verlaufs- und Therapiekontrolle der linksventrikulären Funktion** nach interventionellen oder chirurgischen Eingriffen bei koronarer Herzkrankheit, Klappenoperationen, Herztransplantation und Eingriffen bei angeborenen Vitien dar. Neben der 2-D- und M-mode-Echokardiographie gehört die Farb-Doppler-Echokardiographie unter Einsatz des gepulsten (PW-)Dopplers zur grundlegenden Standardfunktionsdiagnostik. Darüber hinaus können der kontinuierliche (CW-)Doppler, der Gewebe-Doppler sowie das Harmonic-Imaging mit und vor allem auch ohne den Einsatz transpulmonaler echokardiographischer Kontrastmittel (Non-Contrast-Harmonic-Imaging) wesentliche Zusatzinformationen vermitteln.

Dagegen bleibt der Einsatz der **transösophagealen Echokardiographie** im Rahmen der linksventrikulären Funktionsbeurteilung überwiegend der Diagnostik schwerer Komplikationen bzw. einer dekompensierten Herzinsuffizienz vorbehalten, z. B. dem kardiogenen Schock auf der Intensivstation, der intrakardialen Thrombenbildung nach Myokardinfarkt oder anderen Komplikationen wie dem Papillarmuskelabriss mit konsekutiver hochgradiger Mitralinsuffizienz, der intra- und perioperativen Beurteilung sowie der differenzialdiagnostischen Abgrenzung einer Aortendissektion und u. U. auch einer Lungenembolie. Zur reinen Funktionsdiagnostik wird die transösophageale Echokardiographie dagegen nur bei intubierten oder extrem schlecht schallbaren Patienten, beispielsweise intra- oder postoperativ, eingesetzt.

Die Anwendung der **3-D-Echokardiographie** auf der Grundlage transthorakaler und transösophagealer Bildakquisitionen ist wegen des vergleichsweise hohen Aufwandes auf ausgewählte Fragestellungen begrenzt. Hierzu zählen beispielsweise die präoperative Planung bei Aneurysmaresektion sowie entsprechende Verlaufskontrollen. Andere mögliche Einsatzgebiete im Rahmen linksventrikulärer Funktionsstörungen stellen Begleitaffektionen des Klappenhalteapparates, insbesondere der Mitralklappe, oder ein Ventrikelseptumdefekt dar. Mit der Entwicklung der 3-D-Echtzeit-Echokardiographie (3-D-Real-Time-Echocardiography) und der Freehand-3-D-Datenakquisition stehen nunmehr, neben der bereits seit Jahren bewährten transösophagealen 3-D-Echokardiographie, zwei außerordentlich leicht handhabbare und somit auch in der klinischen Routine gut einsetzbare transthorakale Verfahren zur Verfügung.

Zusätzlich zur Diagnostik der Myokardfunktion sowie der Ventrikelmorphologie erlaubt die Echokardiographie mit ihren vielfältigen Teil- und Spezialverfahren auch die **Bewertung der globalen Hämodynamik**, die ihrerseits Rückschlüsse auf die Ventrikelfunktion zulässt. Diesbezüglich stehen gegenwärtig vor allem die 2-D- und Doppler-Echokardiographie, zukünftig möglicherweise auch die 3-D-Echokardiographie im Vordergrund. Bei koronarer Herzkrankheit ist die Echokardiographie neben der stressechokardiographischen Beurteilung heute auch unter notfalldiagnostischen Aspekten als relevantes und im Einzelfall sogar entscheidendes diagnostisches Verfahren anzusehen. So verkörpert die Echokardiographie bei allen postinfarziellen, aber auch postoperativen Komplikationen, wie z. B. klassischerweise dem Hämoperikard infolge Herzwandruptur, die Methode der Wahl (☞ 10.1.4). Generell sollte eine Echokardiographie bei frischem Myokardinfarkt und auch in der postoperativen Phase nach Bypass-Operationen immer vor der Extubation des Patienten durchgeführt werden. Beim akuten Myokardinfarkt ist eine Echokardiographie insbesondere vor interventionellen Eingriffen oder einer Lysetherapie erforderlich, um schwere Komplikationen oder aber andere Erkrankungen des Herzens und der angrenzenden großen Gefäße auszuschließen. Insbesondere ist die differenzialdiagnostische Abgrenzung einer akuten Aortendissektion, die rein klinisch nicht immer problemlos vorzunehmen ist, für den Patienten von entscheidender Bedeutung. Hierbei sollte darauf geachtet werden, dass die echokardiographische Diagnostik nicht die medikamentöse oder interventionelle Therapie verzögert, sondern vielmehr im Zuge der Vorbereitung dieser Maßnahmen unverzüglich erfolgt, wobei meist kurze und orientierende Untersuchungen ausreichend sind.

Ergänzend kann neben einer transösophagealen Untersuchung, die im Zweifel immer herangezogen werden sollte, oft auch die suprasternale Anschallung hilfreich sein, um den Aortenbogen darzustellen (☞ 11.7).

9.1 Systolische Funktion

9.1.1 Parameter der linksventrikulären Gesamtfunktion

Echoventrikulographie

Während zur Bestimmung der Dimensionen der Herzhöhlen sowie der Wanddicken die parasternalen Anlotungen zur Anwendung kommen, erfolgt die Beurteilung der systolischen linksventrikulären Gesamtfunktion durch die Echoventrikulographie als 2-D-Echokardiographie **von apikal im 5-Kammerblick und bei biplaner Beurteilung zusätzlich im apikalen 3-Kammerblick** [1]. In dieser Anlotposition kann in der Regel ein Schnittbild abgeleitet werden, das die Innenkontur des linken Ventrikels bestmöglich repräsentiert. Dabei ist zu beachten, dass eine genaue mediane Schnittführung in vielen Fällen nicht möglich ist, da sich die Herzspitze häufig direkt retrokostal befindet und somit der Ventrikel zwangsläufig tangential geschnitten wird. Die **Bestimmung der linksventrikulären Volumina**, wie enddiastolisches und endsystolisches Volumen (EDV, ESV), sowie die Berechnung des linksventrikulären Schlagvolumens (SV), der linksventrikulären Ejektionsfraktion (LVEF) und des Herzzeit-Minutenvolumens (HZV) sind in vitro mit hinreichender Genauigkeit möglich, wie durch Versuche an Herzmodellen gezeigt werden konnte. Für entsprechende Messungen an Patienten ergeben sich insbesondere hinsichtlich der nativen 2-D-Echokardiographie eine Reihe von Limitationen, die jedoch weitgehend ausgeglichen werden können durch das Einhalten von Untersuchungsstandards [2], persönliche Erfahrung des Untersuchers, aber auch die Anwendung neuer Techniken, wobei insbesondere das **Non-Contrast-Harmonic-Imaging** [3] und die **Kontrastmittelechokardiographie** [4] (☞ 2.6.4, 2.6.5 und 2.7) zu nennen sind.

Eine Limitation besteht darin, dass alle aufgeführten Messungen die bestmögliche Erkennung der **Endokardgrenze** (☞ Abb. 9.1) voraussetzen, da diese nur eine schwache Reflexion des Ultraschalls hervorruft. Dies trifft vor allem auf apikale Schnittbilder des linken Ventrikels zu, in denen die Endokardgrenze häufig schwer erkennbar ist. Dabei vermag die Kontrastmittelechokardiographie die Endokarderkennbarkeit deutlich zu verbessern.

Die in der Anfangsphase der 2-D-Echokardiographie weit verbreitete Methode der Volumenbestimmung aus dem M-mode-Bild des linken Ventrikels bei parasternaler Anlotung wurde verlassen, da ihre Gültigkeit nur für Ventrikel mit physiologischer Geometrie nachgewiesen werden konnte. Durch die Berechnung der Volumina aus eindimensionalen Messwerten kommt es zu erheblichen Fehlern und einer Einschränkung der Reproduzierbarkeit. Bestand hat die Messung im M-mode dagegen für die orientierende **Berechnung der Muskelmasse** und des **Fractional shortening** (FS). Auch können hier bereits einige Wandbewegungsstörungen, wie die des anterioren Septums, der Vorderwand und der Hinterwand, jedoch nicht alle regionalen Kinetikstörungen ausreichend beurteilt werden.

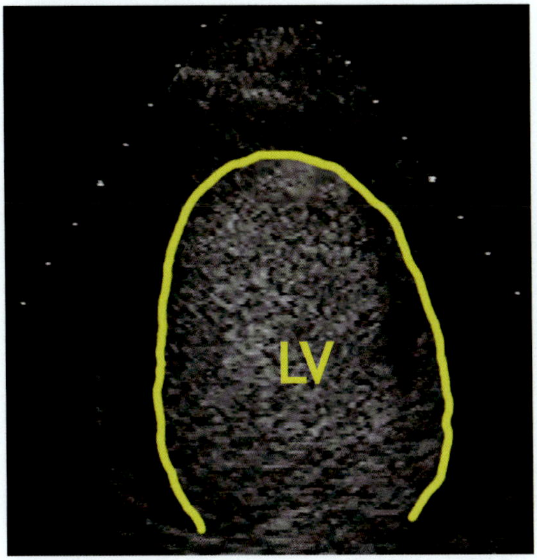

Abb. 9.1 Optimale Erkennung der Endokardgrenze mittels Kontrastechokardiographie. LV = linker Ventrikel; gelbe Linie = Endokardgrenze.

Als Grundlage der echoventrikulographischen Volumenbestimmung und Funktionsbeurteilung dient zunächst die **visuelle Beurteilung der globalen Wandbewegung**. Hierbei wird zwischen globaler Normo-, Hypo- und Hyperkinesie unterschieden. Die visuelle Beurteilung dient lediglich der grundlegenden Klassifizierung der Ventrikelfunktion. Dabei ergeben sich auch bereits direkte und indirekte Hinweise auf eine mögliche pathologische Erhöhung der Ventrikelvolumina. So deuten beispielsweise eine Ausrundung der linksventrikulären Spitze (☞ Abb. 9.1) und eine Einschränkung der globalen Pumpfunktion bereits auf eine Vergrößerung der linksventrikulären Volumina hin. Die qualitative Beurteilung von linksventrikulärer Form, Größe und Kinetik dient zudem der Überprüfung der anschließenden echoventrikulographischen Messungen, ersetzt diese jedoch nicht.

Ventrikelvolumina

Für die Berechnung der Volumina sind die modernen echokardiographischen Geräte mit entsprechender Software ausgerüstet, die sich voneinander in der Handhabbarkeit etwas unterscheiden und sich im Wesentlichen auf drei mathematische Modelle und deren Modifikationen sowie die daraus abgeleiteten Bestimmungsmethoden stützen:

- Scheibchensummationsmethode
- Flächen-Längen-Methode
- Ellipsoidmethode.

Dabei gilt die Scheibchensummationsmethode heute als die genaueste Methode zur Messung der linksventrikulären Volumina.

Scheibchensummationsmethode

Die Scheibchensummationsmethode beruht auf der Summation von dünnen Scheibchen gleicher Höhe. Es existiert eine Reihe von Modifikationen, wobei die Zahl der Scheibchen variabel ist. Bei einer hohen Zahl von Scheibchen ist es beispielsweise völlig ausreichend, eine Zylinderform an Stelle der ursprünglich trapezoiden Form zu postulieren, um ein genaues Ergebnis zu erhalten. Auch das Summationsverfahren, bei dem aus dem Aufsummieren der einzelnen Teilvolumina das

Gesamtvolumen resultiert, hat eine Reihe von Modifikationen erfahren. Beispielhaft soll hier das Verfahren nach Erbel erläutert werden [5]:
Die Zahl der Scheibchen ergibt sich hierbei aus der Länge des Ventrikels und der Höhe der einzelnen Scheibchen, die einer Fernsehzeile entsprechen.

$$n = \frac{L}{h} \qquad \text{(I)}$$

L = Länge des Ventrikels; h = Höhe der Scheibchen, n = Anzahl der Scheibchen.

Entsprechend der Summationsregel berechnet sich das Volumen eines Scheibchens wie folgt:

$$Vi = \frac{h}{6} \times (Ai + ai + 4 \times Mi) \qquad \text{(II)}$$

Ai = Bodenfläche; ai = Deckfläche; Mi = mittlere Schnittfläche; Vi = Scheibchenvolumen.

Für einen Zylinder ist Ai = ai = Mi. Somit ergibt sich für die Annahme zylindrischer Teilvolumina die vereinfachte Formel:

$$Vi = h \times Ai \qquad \text{(III)}$$

Ai = Bodenfläche; h = Höhe der Scheibchen; Vi = Scheibchenvolumen.

Für die monoplane Berechnung der Volumina ergibt sich die kreisförmige Bodenfläche Ai wie folgt:

$$Ai = \frac{\pi}{4} \times Di^2 \qquad \text{(IV)}$$

Di = Durchmesser des Scheibchens in der Anlotebene; Ai = Kreisfläche des Scheibchens.

Für die biplane Berechnung der Volumina wurde die Fläche Ai als Fläche einer Ellipse betrachtet:

$$Ai = \left(\frac{\pi}{4} \times Di_A\right) \times Di_B \qquad \text{(V)}$$

Di_A = Durchmesser des Scheibchens in der Ebene A; Di_B = Durchmessers des Scheibchens in der Ebene B.

Das Ventrikelvolumen ergibt sich aus der Summation der einzelnen Scheibchen:

$$V = h \times \sum_{i=1}^{n} Ai \qquad \text{(VI)}$$

Ai = Kreisfläche des Scheibchens; h = Höhe der Scheibchen; V = Ventrikelvolumen.

Durch Einsetzen der Gleichung (IV) in Gleichung (VI) berechnet sich das Volumen auf der Basis eines monoplanen Modells unter Annahme eines Rotationsellipsoids wie folgt:

$$V = h \times \sum_{i=1}^{n} \frac{\pi}{4} \times Di^2 \qquad \text{(VII)}$$

Di = Durchmesser des Scheibchens in der Anlotebene; h = Höhe der Scheibchen; V = Ventrikelvolumen.

Durch das Einsetzen der Gleichung V in die Gleichung VI ergibt sich das Volumen auf der Grundlage des biplanen mathematischen Modells als:

$$V = h \times \sum_{i=1}^{n} \left(\frac{\pi}{4} \times Di_A\right) \times Di_B \qquad \text{(VIII)}$$

Di_A = Durchmesser des Scheibchens in der Ebene A; Di_B = Durchmesser des Scheibchens in der Ebene B; h = Höhe der Scheibchen; V = Ventrikelvolumen.

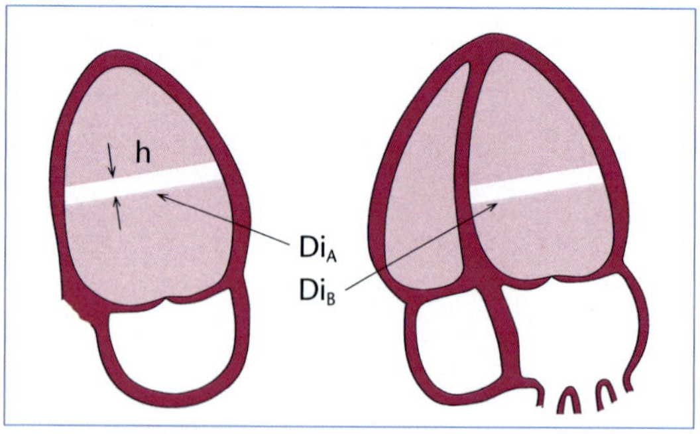

Abb. 9.2 Scheibchensummationsmethode.
Di_A = Durchmesser der Scheibchengrundfläche im 2- bzw. 3-Kammerblick; Di_B = Durchmesser der Scheibchengrundfläche im 4- bzw. 5-Kammerblick; h = Scheibchenhöhe.

Diese Methode wurde u. a. durch die Amerikanische Gesellschaft für Echokardiograhie als genauestes Verfahren empfohlen.

Flächen-Längen-Methode

Die Flächen-Längen-Methode stellt ebenfalls ein häufig in der Routine angewandtes Volumetrieverfahren dar. Auch für die Flächen-Längen-Methode existieren eine monoplane und eine biplane Modellvariante. Dabei wird, wie auch schon bei den vorher beschriebenen Methoden, die Endokardgrenze in der jeweiligen Schnittebene planimetriert und zusätzlich die Länge der Längsachse bestimmt. Biplan werden dabei sowohl die Fläche als auch die Länge für die Schnittebenen A und B separat ermittelt. Es ergibt sich dann folgende Rechnungsformel unter Annahme eines Rotationsellipsoids:

Monoplane Anlotung:

$$V = \frac{8}{3\pi} \times \frac{F^2_{(A),(B)}}{L} \qquad \text{(IX)}$$

F = Fläche; L = Länge der Längsachse; V = Volumen.

Für die biplane Volumenbestimmung stellt sich die Formel wie folgt dar:

$$V = \frac{8}{3\pi} \times \frac{(F_A \times F_B)}{L} \qquad \text{(X)}$$

F = Fläche; L = Länge der Längsachse; V = Volumen.

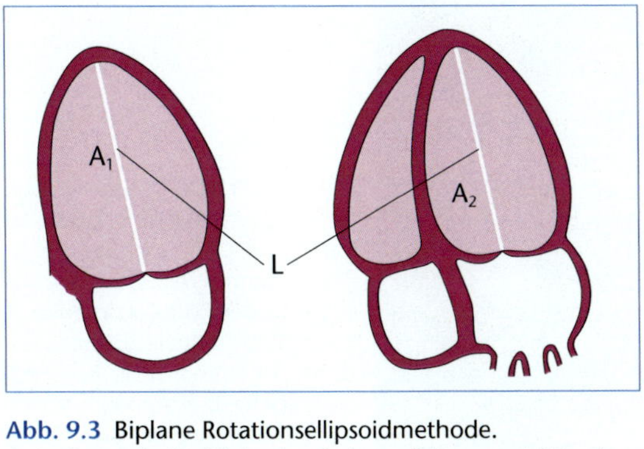

Abb. 9.3 Biplane Rotationsellipsoidmethode.
A_1 = Querschnittsfläche im 2- bzw. 3-Kammerblick; A_2 = Querschnittsfläche im 4- bzw. 5-Kammerblick; L = Länge der Ventrikellängsachse.

Ellipsoidmethode

Auch für die Berechnung der Volumina nach der Ellipsoidmethode folgt zunächst die Bestimmung der Länge der Längsachse in zwei perpendikulären Ebenen (A und B), in der vereinfachten Modifikation monoplan. Dabei stellt die Längsachse die Verbindungslinie zwischen der Herzspitze und dem Übergangspunkt von der Aorta zur Mitralklappe dar. Das Volumen berechnet sich nach der Ellipsoidmethode wie folgt:

$$V = \frac{\pi}{6} \times L \times D^2 \qquad \text{(XI)}$$

D = äquatorialer Durchmesser bei monoplaner Anschallung; L = Länge der Längsachse; V = Volumen.

Biplan errechnet sich das Volumen nach der Ellipsoidmethode nach der entsprechenden Formel:

$$V = \frac{\pi}{6} \times L \times D_A \times D_B \qquad \text{(XII)}$$

D = äquatorialer Durchmesser bei monoplaner Anschallung; L = Länge der Längsachse; V = Volumen.

Im Vergleich mit der cineventrikulographischen Volumenbestimmung können die echoventrikulographischen Messungen wie folgt bewertet werden [6]: Hinsichtlich der Bestimmung des EDV ergibt sich durch alle drei Methoden eine gewisse **Volumenunterschätzung**. Dabei fällt diese bei biplaner Anlotung und Berechnung über die Flächen-Längen-Methode am geringsten aus. Bei monoplaner Anlotung ist die Scheibchensummationsmethode der Flächen-Längen-Methode sowie der Ellipsoidmethode leicht überlegen. Die besten Korrelationskoeffizienten wurden für die Scheibchensummationsmethode mit 0,77–0,83 und für die Flächen-Längen-Methode mit 0,77–0,79 erzielt. Im Vergleich von Ellipsoidmethode und Cineventrikulographie ergaben sich dagegen nur Korrelationskoeffizienten zwischen 0,64 und 0,77.

Bezüglich des ESV fällt die Unterschätzung noch deutlicher aus als beim EDV. Unterschiede im Grad der Übereinstimmung mit der Cineventrikulographie bestehen zwischen den drei mathematischen Berechnungsmodellen dagegen kaum. Es ergeben sich jeweils Korrelationskoeffizienten zwischen 0,77 und 0,89. Hinsichtlich des berechneten SV ergibt sich für alle drei Methoden eine deutlich schlechtere Korrelation im Vergleich mit der Cineventrikulographie als bei der Bestimmung des EDV und ESV. Die beste Korrelation wird dabei durch die biplane Scheibchensummationsmethode mit einem Korrelationskoeffizienten von 0,47 erreicht, was letztlich zu der Einschätzung führen muss, dass die Schlagvolumenbestimmung mittels 2-D-Echokardiographie für den klinischen Einsatz keine ausreichende Validität aufweist. Alle übrigen monoplanen und biplanen Bestimmungen mit Hilfe der Scheibchensummations- und Flächen-Längen-Methode ergeben gar nur Korrelationskoeffizienten zwischen 0,23 und 0,35. Noch schlechter schneidet die Ellipsoidmethode mit Korrelationskoeffizienten unter 0,20 ab.

Im Gegensatz dazu ergibt der Vergleich zwischen echokardiographischer und cineventrikulographischer Bestimmung der LVEF wesentlich bessere Korrelationen mit Korrelationskoeffizienten von 0,72–0,78 für die Scheibchensummationsmethode, 0,70–0,79 für die Flächen-Längen-Methode und 0,67–0,72 für die Ellipsoidmethode. Hier kommt es jedoch systematisch zu einer gewissen Unterschätzung der LVEF. Bei der Bestimmung der Reproduzierbarkeit anhand der Bestimmung von Schlag-zu-Schlag-Variationen ergab sich hinsichtlich des EDV und ESV eine Varianz von über 95%. Dagegen lag die Varianz bei der

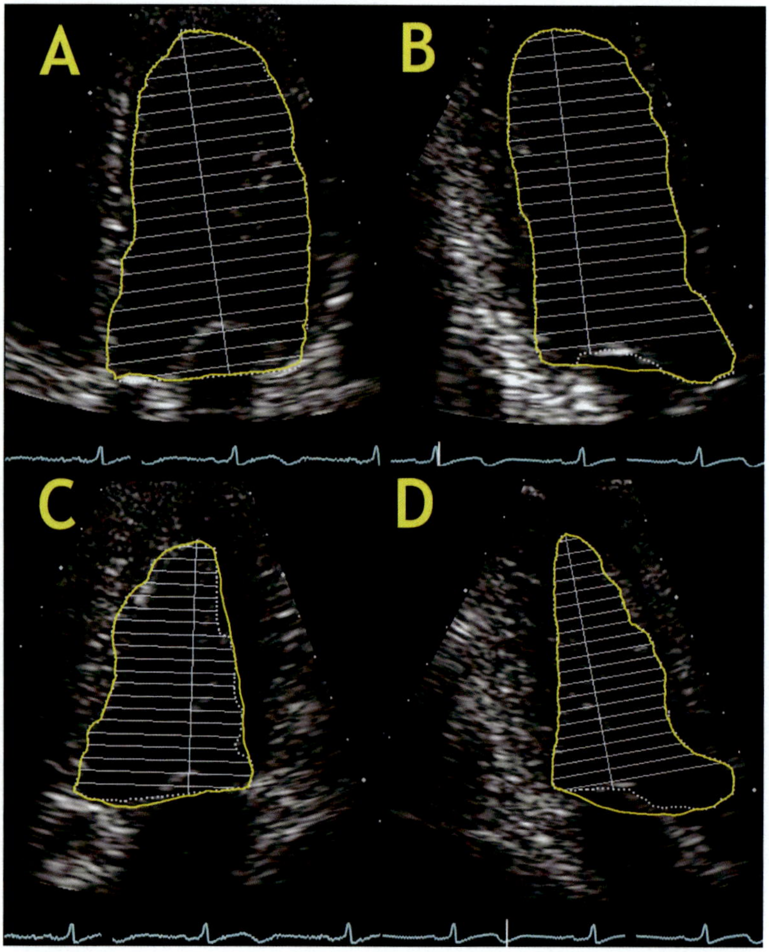

Abb. 9.4 Praktische Bestimmung der linksventrikulären Ejektionsfraktion in 2 Ebenen (apikaler 3- und 5-Kammerblick) durch Planimetrie der Endokardgrenze. A = enddiastolische Endokardgrenze im 5-Kammerblick; B = enddiastolische Endokardgrenze im 3-Kammerblick; C = endsystolische Endokardgrenze im 5-Kammerblick; D = endsystolische Endokardgrenze im 3-Kammerblick.

Bestimmung des SV zwischen 65 und 88% und bei der Messung der LVEF zwischen 83 und 90%. Insbesondere bei der Berechnung des SV, aber auch der LVEF muss mit signifikanten Unterschieden auch zwischen erfahrenen Untersuchern gerechnet werden.

$$LVEF = \frac{(EDV - ESV)}{EDV} \times 100\%$$

Normbereich: > 49%

(☞ Abb. 9.4)
EDV = enddiastolisches Volumen, ESV = endsystolisches Volumen, LVEF = linksventrikuläre Ejektionsfraktion.

Die Unterschätzung der linksventrikulären Volumina resultiert aus einem systematischen Fehler, der durch **„tangentiale Schnitte"** (☞ Abb. 9.5) des linken Ventrikels bedingt ist. Der Schallkegel ist im Bereich der Ventrikelspitze relativ klein.

Dabei hängt das Ausmaß der Unterschätzung von der Lage des apikalen Schallfensters, also des Interkostalraums, zur Ventrikelspitze ab. Liegt die Ventrikelspitze retrokostal, kann sie durch den engen Schallkegel nicht erfasst werden. Die häufig auch bei optimaler Anschallung nicht zu vermeidenden „tangentialen Schnitte" reduzieren das messbare Ventrikelkavum individuell sehr unterschiedlich, in Einzelfällen jedoch beträchtlich. Eine weitere Fehlerquelle besteht in der mangelhaften Erkennbarkeit der Endokardgrenze des subendokardialen Myokards. Dieser Fehler wirkt sich in geringerem Umfang auf die enddiastolische, dafür jedoch stärker auf die endsystolische Messung des linksventrikulären Volumens aus. Dabei wird die Endokardgrenze endsystolisch meist nicht zentral genug planimetriert.

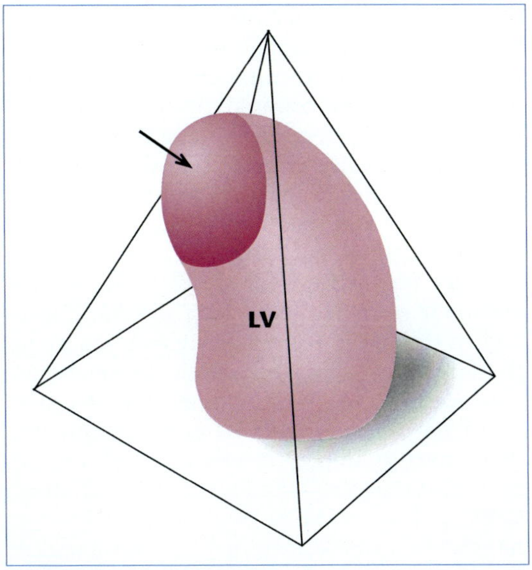

Abb. 9.5 Tangentiale Schnitte des linken Ventrikels führen dazu, dass das Ventrikelkavum im Bereich der Ventrikelspitze nicht vollständig erfasst wird („Problem der abgeschnittenen Spitze"). Zu diesem Phänomen kommt es, wenn die Ventrikelspitze retrokostal liegt, so dass „an der Spitze vorbei" geschallt werden muss. LV = linker Ventrikel; → = Ventrikelspitze.

Tipp
Ist die Endokardgrenze nur stellenweise, beispielsweise im Bereich der lateralen Ventrikelwand, jedoch nicht sicher erkennbar, so empfiehlt es sich für die Planimetrie, den Verlauf der Endokardgrenze diastolisch etwa 1 cm und systolisch 1,5 cm innerhalb des Perikards anzunehmen.

Im Ergebnis beider Fehlerquellen entsteht häufig eine ungleiche Unterschätzung des EDV und des ESV, sodass die gemessenen LVEF im Vergleich zur Cineventrikulographie systematisch niedriger liegen. Nur ausnahmsweise kann es bei sehr kleinen Ventrikelvolumina zu Überschätzungen kommen. Dies gilt insbesondere für die Volumenbereiche von unter 40 ml. Hinsichtlich der Schlagvolumenbestimmung ergibt sich sowohl aus vergleichenden Untersuchungen mit der Cineventrikulographie als auch der Thermodilutionsmethode eine generelle Unterschätzung durch die Echoventrikulographie. Die von mehreren Autoren berichtete und lediglich als mäßig einzustufende Übereinstimmung der echokardiographischen Schlagvolumenmessung mit anderen Methoden resultiert auch aus der bekanntermaßen hohen Schwankungsbreite des SV. Es ergeben sich jedoch auch beim Vergleich der berechneten Herzminutenvolumina erhebliche Unterschiede zu anderen Methoden, wie der Cineventrikulographie, der Thermodilution oder der Radionuklidventrikulographie und der Magnetresonanztomographie.

Die für die LVEF durchgeführten Regressionsanalysen deuten auf eine geringfügig schlechtere Korrelation als für die linksventrikulären Volumina hin. Dies ist auf die Tatsache zurückzuführen, dass die LVEF eine von den Volumina abgeleitete Größe darstellt und sich somit durch auftretende Fehler eine höhere Variation ergibt. Klinisch von entscheidender Bedeutung ist die Tatsache, dass die **Unterschätzung der LVEF deutlich geringer ausfällt als die der Volumina**. Bei Patienten mit koronarer Herzkrankheit beträgt die Unterschätzung der LVEF zwischen 15 und 25%. Dabei hat sich die biplane Messung als eindeutig überlegen erwiesen [7].

Die Scheibchensummationsmethode ist der Flächen-Längen-Methode überlegen. Hinsichtlich der Unterschätzung von Volumina und der LVEF kann der apikale 5-Kammerblick als optimale Anlotebene angesehen werden. So resultiert aus den Messungen im 4-Kammerblick eine zusätzliche Unterschätzung im Vergleich zum 5-Kammerblick sowohl hinsichtlich der Volumina als auch der LVEF von durchschnittlich 7%. Bei der Berechnung der Sensitivität der echokardiographischen Messungen ergab sich bei Zugrundelegung der Cineventrikulographie als Referenzmethode ein Wert von 83% für das EDV, 94% für das ESV, lediglich 39% für das SV. Für die LVEF, die wesentliche systolische Funktionsgröße des LV, wurde eine Sensitivität von 84% ermittelt. Die Spezifität betrug 88% für das EDV, 86% für das ESV und jeweils 98% für das SV und die LVEF. Der prädiktive Wert lag für das EDV bei 85%, für das ESV bei 86% und für das SV bei lediglich 78%. Die **LVEF erwies sich hier mit 98% als der deutlich verlässlichere Parameter**. Bei der Zugrundelegung niedrigerer Normwerte stellt die 2-D-Echokardiographie eine zuverlässige Methode dar, um die systolische Globalfunktion des linken Ventrikels bei Patienten mit koronarer Herzkrankheit sicher abschätzen zu können. Bedeutsame Einschränkungen ergeben sich insbesondere dann, wenn ausgeprägte regionale Kinetikstörungen vorliegen, die bei der Berechnung von Volumenparametern aus 2-D-Messgrößen nicht genügend berücksichtigt werden. Die Messwerte für die absoluten Volumenparameter (alle Volumenparameter außer LVEF) sollten stets auf die Körperoberfläche bezogen werden, um sicher die Messungen zu identifizieren, die außerhalb des Referenzbereiches liegen.

Andere Hilfsmittel zur Beurteilung der globalen linksventrikulären Funktion, wie automatische Konturerkennung, akustische Quantifizierung oder Color-Kinesis-Technik, haben sich bei der Bestimmung von Volumenparametern sowie der visuellen Beurteilung der Globalfunktion gegenüber den übrigen Technologien als unterlegen erwiesen und konnten sich deshalb bislang nicht durchsetzen. Die neueste Methode unter den automatischen Konturerkennungsmethoden stellt u. a. das **„Advanced Automated Contour Trace“** dar. Dabei wird die Bewegung des Endokards wie auch des Mitralklappenrings über den Herzzyklus hinweg verfolgt. Volumenparameter wie EDV, ESV, SV und die LVEF werden automatisch und online ausgegeben. Erste Untersuchungen zeigen, dass die Methode viel versprechend ist, da sie genau genug arbeitet und ein echokardiographisch-hämodynamisches Monitoring unter Einbeziehung der diastolischen linksventrikulären Funktion zu erlauben scheint.

Die Bestimmung der linksventrikulären Volumenparameter ist global unter dem Gesichtspunkt der **Beurteilung der Hämodynamik** bei koronarer Herzkrankheit oder sonstigen Ursachen einer Herzinsuffizienz zu verstehen, ist aber gänzlich ungeeignet, um etwa das **Ausmaß an myokardialen Ischämien** zu beurteilen. So kann selbst nach abgelaufenem Myokardinfarkt und damit einhergehender regionaler Hypokinesie die LVEF in Ruhe vollkommen normal bleiben, da der Funktionsverlust durch die Hyperkinesie anderer, nichtischämischer Myokardareale ausgeglichen wird. Auch das EDV und das ESV müssen sich, selbst bei schwerer koronarer Herzkrankheit, nicht zwangsläufig verändern. Hinzu kommt, dass alle Volumenparameter einschließlich der LVEF in hohem Maße vor- und nachlastabhängig sind. So konnte gezeigt werden, dass die LVEF, die die linksventrikuläre Funktion im Zusammenspiel mit der linksventrikulären Füllung und dem systemvaskulären Widerstand widerspiegelt und somit als extrem lastabhängig angesehen werden muss, kein Maß für die isolierte Myokardfunktion darstellt.

Merke

Fehlermöglichkeiten bei der Bestimmung der linksventrikulären Volumina und der LVEF entstehen insbesondere dann, wenn die Messungen nicht im 5- und 3-, sondern im 4- und 2-Kammerblick erfolgen, wodurch es dann verstärkt zu tangentialen Anschnitten des linken Ventrikels kommt oder die Endokardabgrenzbarkeit nicht hinreichend gegeben ist. Hier kann mittels Harmonic-Imaging mit und ohne Kontrastmittelgabe eine wesentliche Verbesserung der Bildgebung und somit der Funktionsbeurteilung erreicht werden.

3-D-echokardiographische Bestimmung der Volumina

Vielen Problemen, die auf die 2-D-Schnittbilddarstellung zurückzuführen sind, begegnet die 3-D-Echokardiographie unterdessen mit verschiedenen Techniken der Datenakquisition und Weiterverarbeitung in der Weise, dass 3-D-Bilddatensätze aufgenommen und kalibriert werden. Neben der Möglichkeit der Bildrekonstruktion besteht ein weiterer Hauptvorteil der 3-D-Echokardiographie gegenüber der konventionellen Bildgebung darin, dass Volumenberechnungen ohne die Zugrundelegung mathematischer Modelle, wie z.B. des Rotationsellipsoids, die der Individualität der Ventrikelform oft nur in begrenztem Maß gerecht werden, erfolgen können [8] (☞ 2.3.1).

Die bei der 2-D-Echokardiographie in mathematische Modelle gekleideten geometrischen Annahmen über die Ventrikelkonfiguration werden bei Verwendung der 3-D-echokardiographischen **Disk summation method** (☞ Abb. 9.6) durch die schichtweise Planimetrie der Endokardgrenze ersetzt. So stellt diese Form der Volumetrie auf der Grundlage von 3-D-Datensätzen die eigentliche Umsetzung der Scheibchensummationsmethode dar. Nach der Definition der langen Achse in zwei perpendikulären Ebenen innerhalb des gleichen Datensatzes erfolgt die Rekonstruktion von Kurzachsenschnitten entlang der langen Achse. Dabei wird jedem Schnitt eine Schichtdicke zugeordnet, so dass sich nach Planimetrie der Endokardgrenze in der betreffenden Schnittebene rechnerisch ein Teilvolumen ergibt. Durch Aufsummierung der einzelnen Teilvolumina berechnet sich dann schließlich das Gesamtvolumen.

Alternativ wurde die **Rotationsmethode (Average rotation method)** (☞ Abb. 9.6) entwickelt. Hierbei werden Längsachsenschnitte in einem vorher festgelegten Gradabstand planimetriert. Es empfiehlt sich dabei, einen Abstand von 22,5° zwischen den einzelnen Ebenen zu wählen. Die Rotationsmethode hat den Vorteil, dass gegenüber der Scheibchensummation die Endokardgrenze in der Längsachse

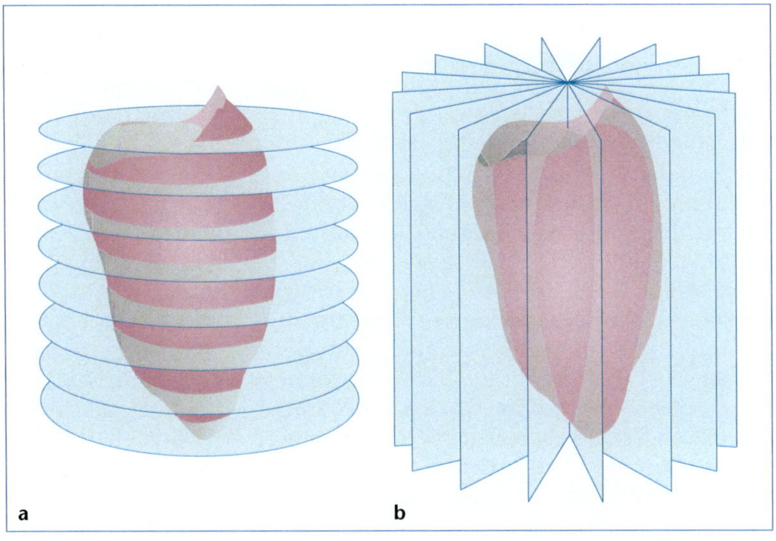

Abb. 9.6 Schematische Darstellung der 3-D-Volumetrieverfahren. **a)** = Disk summation method; **b)** = Average rotation method.

besser erkennbar ist und somit Messfehler minimiert werden können.
Die Genauigkeit der 3-D-echokardiographischen Volumetrie wurde tierexperimentell und klinisch unter Verwendung der beiden bekannten Verfahren untersucht: zum einen die **TomTec-Technologie**, die dadurch gekennzeichnet ist, dass 3-D-Datensätze aus nacheinander aufgenommenen 2-D-Bildern errechnet werden, einschließlich ihrer neuesten Variante, des Freehand-Scannings; zum anderen die **3-D-Echtzeitechokardiographie**, die mittels Matrixschallköpfen 3-D-Datensätze online aufnimmt. Diese Methode wurde durch Validierungsuntersuchungen mit der Thermodilutionsmethode, der Magnetresonanztomographie und der Radionuklidventrikulographie verglichen [8, 9].
Der Hauptvorteil der 3-D-Echokardiographie, der darin besteht, 3-D-Größen nicht mehr aus 2-D-Messungen ermitteln zu müssen, wirkt sich dahingehend aus, dass eine deutlich **genauere Bestimmung der Volumina** (EDV und ESV) möglich wird. Dieser Vorteil kommt insbesondere dann zum Tragen, wenn extreme Abweichungen von der physiologischen Ventrikelform bestehen. Dies ist insbesondere bei Vorliegen eines Ventrikelaneurysmas und generell bei Vorliegen regionaler Kinetikstörungen der Fall. Hier ermöglicht die 3-D-Echokardiographie eine der Magnetresonanztomographie vergleichbare Genauigkeit bei der Bestimmung der Ventrikelvolumina. Darüber hinaus kann auch das aneurysmatische Teilvolumen einschließlich seiner systolischen Zunahme genau ermittelt werden. Über die Zunahme der Größe des Aneurysmas kann somit auch eine quantitative Aussage hinsichtlich des „Bulging" getroffen werden. Das Verhältnis zwischen SV und Zunahme des Aneurysmavolumens in der Systole stellt dabei eine relevante Größe zur Beurteilung der Funktion des aneurysmatischen Ventrikels dar.
Trotz dieser Vorteile der 3-D-echokardiographischen Volumetrie bleiben bestimmte **Limitationen**, die für die 2-D-Echokardiographie gelten, auch hier bestehen, was insbesondere das Problem des „tangentialen Anschnitts" des linken Ventrikels betrifft. So haben neuere Untersuchungen mit Hilfe der 3-D-Echtzeitechokardiographie ergeben, dass bei vielen Patienten insbesondere das enddiastolische Ventrikelvolumen nicht vollständig im 3-D-Datensatz enthalten ist [10]. Dies ist dadurch bedingt, dass spitzennahe Anteile des Ventrikelvolumens so ungünstig zum Schallfenster liegen, dass sie vom Schallkegel des Matrixschallkopfes nicht erfasst werden. So kommt es trotz exakter Volumetrie häufig zu, wenn auch geringen, **Unterschätzungen der Ventrikelvolumina**. Die Häufigkeit und der Umfang so bedingter Volumenunterschätzungen nehmen bei Dilatation des Ventrikels linear zu. Eine weitere Schwierigkeit, der die 3-D-Echokardiographie genauso wie die 2-D-Echokardiographie unterliegt, besteht in der **Endokardabgrenzbarkeit**. Sie stellt für jede Form der echokardiographischen Volumetrie eine Grundvoraussetzung dar, ist jedoch nicht selten begrenzt durch die Einschränkung der Schallbedingungen bei einem gewissen Prozentsatz, was insbesondere bei Patienten mit koronarer Herzkrankheit und dadurch bedingten, mehr oder weniger ausgeprägten regionalen Kinetikstörungen und entsprechenden Risikofaktoren, wie Adipositas, der Fall ist.
Bei Verwendung der 3-D-Technologie ergibt sich durch die hier bestehende geringe zeitliche Auflösung des dynamischen Datensatzes ein weiteres Problem, das darin besteht, dass die **enddiastolische und endsystolische Triggerung** insbesondere bei kurzem R-R-Abstand **nicht ganz exakt** ist, sodass aus diesem Grund das EDV häufig leicht unter- und das ESV in der gleichen Weise leicht überschätzt wird. Dieser Fehler wirkt sich umso stärker aus, je besser die linksventrikuläre Kontraktilität und Relaxation ist. Damit besteht eine direkte Abhängigkeit des Fehlers von der ventrikulären Volumenänderung während des Herzzyklus.
Im Ergebnis der Vorteile und der noch weiter bestehenden Limitationen der 3-D-echokardiographischen Volumetrie gegenüber der konventionellen 2-D-Messung der Volumina ergibt sich eine systematische leichte Unterschätzung insbesondere des EDV, aber auch eine Unter- oder Überschätzung des ESV. Dabei ist die Standardabweichung der Messwerte bei Vergleichen mit anderen Methoden deutlich geringer als bei der 2-D-Echokardiographie. Zusätzlich verbessert sich auch die Reproduzierbarkeit der Messwerte. Parallel dazu verringert sich die Interobserver-Variabilität. Somit erhöht die 3-D-Echokardiographie die Validi-

tät der Echokardiographie hinsichtlich der Bestimmung globaler hämodynamischer Parameter deutlich.

Im Gegensatz dazu ergeben sich **keine eindeutigen Vorteile** der 3-D-Echokardiographie gegenüber der konventionellen 2-D-Messung der **LVEF**. Dieser wohl wichtigste systolische Globalparameter der linksventrikulären Funktion, der mittels 2-D-Echokardiographie bereits mit hinreichender Genauigkeit bestimmt werden kann, wird auch unter Verwendung der bekannten 3-D-Techniken weiterhin leicht unterschätzt. Die ermittelten Korrelations- und Regressionskoeffizienten im Vergleich mit Referenzmethoden liegen im Bereich der auch für die 2-D-Echokardiographie bestimmten Werte. Vor Einführung der Echtzeit-3-D-Echokardiographie rechtfertigte die exaktere Bestimmung der Volumenparameter nur in Ausnahmefällen die Durchführung der vergleichsweise aufwändigen 3-D-Datenakquisition und -Volumenmessung auf der Grundlage der 3-D-Technologie. Die wohl wichtigste Indikation in diesem Zusammenhang ergibt sich aus der Planung und postoperativen Verlaufskontrolle von operativen Ventrikelrekonstruktionen zum Nachweis sowie zur Quantifizierung des erzielten therapeutischen Ergebnisses.

Mit der Entwicklung der 3-D-Echtzeit-Echokardiographie ergibt sich die Möglichkeit einer deutlichen **Erweiterung klinischer Fragestellungen**. Eine der neuen Möglichkeiten besteht darin, die Volumina bettseitig und mit vertretbarem zeitlichem Aufwand zu bestimmen [11]. Da für die Datenakquisition kein zeitlicher Mehrbedarf gegenüber der 2-D-Echokardiographie entsteht, verbleibt lediglich ein geringer Mehraufwand durch die **schichtweise Planimetrie der Teilvolumina**. Unter dieser Voraussetzung ist lediglich ein zeitlicher Bedarf für eine komplette Volumetrie einschließlich der Bestimmung von EDV und ESV und der Berechnung des SV und des HZV von wenigen Minuten zu veranschlagen. Da der 3-D-Datensatz gleichzeitig die Bestimmung der kardialen Dimensionen und mit der neuesten Gerätegeneration auch Doppler-Messungen ermöglicht, stellt das Verfahren bereits heute eine nichtinvasive **Alternative zur konventionellen hämodynamischen Messung mittels Einschwemmkatheter** dar. Dies ist insbesondere dann von Bedeutung, wenn auf Überwachungs- oder Intermediate-Care-Einheiten nur eine begrenzte Anzahl von Betten mit hämodynamischer Überwachung zum Monitoring mittels Swan-Ganz-Katheter zur Verfügung steht.

Eine weitere neue Möglichkeit, die 3-D-echokardiographische Volumetrie zu verbessern, besteht abermals in der Anwendung des **Harmonic Imaging**. So ermöglicht bereits das Non-Contrast-Harmonic-Imaging, das in den meisten der zurzeit auf dem Markt befindlichen Geräte implementiert ist, bei 95% der Patienten eine Verbesserung der Endokardabgrenzbarkeit. Das Non-Contrast-Harmonic-Imaging erlaubt nicht nur eine **verbesserte Endokardabgrenzung**, sondern auch eine **genauere Bewertung der Wanddickenzunahme** während der Systole, was bei konventioneller Bildgebung durch den Umstand, dass das Myokard extrem gering echogen ist, erschwert wird. Eine Kombination von Harmonic Imaging mit der 3-D-Echtzeitechokardiographie ist derzeit noch nicht möglich, sodass die Anwendung dieser Techniken in Zusammenhang mit der 3-D-echokardiographischen Volumetrie auf die Verfahren der TomTec-Technologie begrenzt ist.

Erst wenn trotz der verbesserten Bildgebung mittels Non-Contrast-Harmonic-Imaging noch keine ausreichende Endokardabgrenzbarkeit erreicht werden kann, empfiehlt sich die Gabe **transpulmonaler Kontrastmittel in Kombination mit der Contrast-Harmonic-Bildgebung**. Seit der Einführung der transpulmonalen Kontrastmittel der zweiten Generation ist durch die Gabe eines kleinen Bolus oder unter kontinuierlicher intravenöser Injektion die komplette Kontrastierung des linksventrikulären Kavums auch dann möglich, wenn die Schallbedingungen erheblich reduziert sind. Bezüglich der 3-D-echokardiographischen Volumetrie verbessert sich insbesondere die Genauigkeit bei der Bestimmung des ESV, sodass im Gegensatz zur konventionellen Bildgebung eine mehr oder weniger proportionale, leichte Unterschätzung von EDV und ESV entsteht. Dadurch fällt die Unterschätzung der LVEF im Vergleich zur herkömmlichen 2-D-Bestimmung geringer aus. Unter Verwendung des Non-Contrast- und des Contrast-Harmonic-Imaging ist heute davon auszugehen, dass nahezu bei jedem

Patienten eine zuverlässige Bestimmung zumindest der LVEF erfolgen kann [12]. Die übrigen Limitationen der 2-D-Echokardiographie, worunter vor allem die tangentiale Schnittführung durch den LV und die Zugrundelegung grober mathematischer Modelle fallen, vermögen die Non-Contrast- und die Contrast-Harmonic Bildgebung dagegen nicht zu beeinflussen. Durch die Kombination der 3-D-Echokardiographie und hier insbesondere der 3-D-Echtzeit-Echokardiographie und des Freehand-Scanning mit dem Non-Contrast- und dem Contrast-Harmonic-Imaging zeichnet sich also gegenwärtig die Lösung mehrerer der heute noch mit der 2-D-echokardiographischen Volumetrie verbundenen Probleme ab.

Doppler-echokardiographische Messungen

Schlagvolumenbestimmung

Das SV, das als wichtiger linksventrikulärer Funktionsparameter kaum zuverlässig 2-D-echokardiographisch bestimmbar ist, da es aus den Messungen des EDV und ESV resultiert, die ihrerseits mit erheblichen Ungenauigkeiten behaftet sind, lässt sich alternativ auch mittels PW-Doppler-Echokardiographie näherungsweise bestimmen [13]. Da das SV über allen vier Herzklappen gleich groß ist, kann dieses auch **an allen Herzklappen** gemessen werden. Einschränkungen bestehen jedoch bei Vorliegen von Klappenregurgitationen, da sich dann das Regurgitationsvolumen, das über die Klappe pendelt, zum SV hinzuaddiert und damit Doppler-echokardiographisch zu einer Überschätzung führt. Andererseits kann durch die SV-Bestimmung an zwei Klappen über die Differenz der Messwerte auf die **Größe eines Regurgitationsvolumens** geschlossen werden, wenn an der jeweils anderen Klappe keine Regurgitation besteht. Klappenstenosen stellen dagegen kein grundlegendes Hindernis für die Doppler-echokardiographische Messung des SV dar. In Abhängigkeit davon, ob in der Stenose oder im Fall der Aortenklappe davor gemessen wird, kommen CW-Doppler oder PW-Doppler zur Anwendung. Der wohl am häufigsten verwendete Ort ist die Aortenklappe bzw. der **linksventrikuläre Ausflusstrakt (LVOT)**. Dazu wird im 5- oder 3-Kammerblick zunächst der Durchmesser des LVOT unmittelbar in Höhe des Mitralklappenringes bei geschlossener Mitralklappe bestimmt. Anschließend erfolgt die Positionierung des PW-Sample-Volumes genau in den LVOT an die Stelle der vorherigen Messung des Diameters. Dort erfolgt die Ableitung des **systolischen Flussprofils**. Das aus dem Flussprofil errechnete **Geschwindigkeitszeitintegral (VTI)** stellt eine eindimensionale Größe (Strecke) dar (☞ Abb. 9.7).

Das VTI wird mit der Querschnittsfläche des LVOT, die zuvor aus dem Durchmesser des LVOT in der parasternalen langen Achse bestimmt wurde, multipliziert. Dabei wird die Querschnittsfläche des LVOT modellhaft als eine Kreisfläche angenommen, sodass sich SV

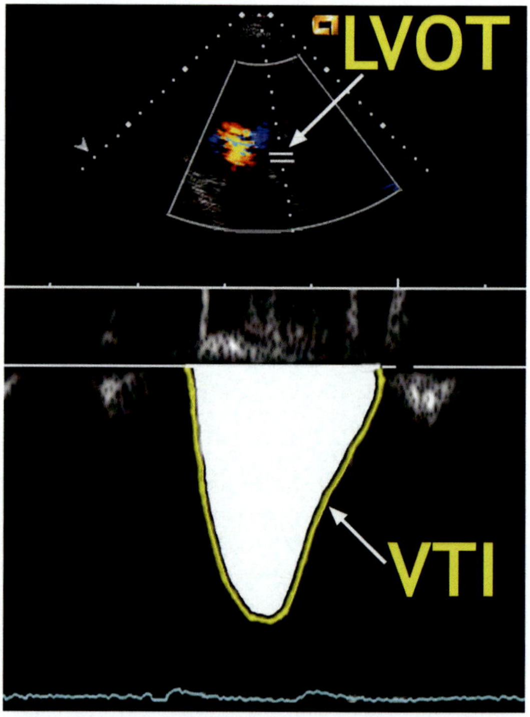

Abb. 9.7 Für die spektral-Doppler-echokardiographische Bestimmung des Geschwindigkeitszeitintegrals zur Schlagvolumenberechnung wird das Sample volume des PW-Dopplers in den linksventrikulären Ausflusstrakt positioniert und das so resultierende Spektral-Doppler-Signal planimetrisch umfahren. LVOT = linksventrikulärer Ausflusstrakt; VTI = Geschwindigkeitszeitintegral.

und Herzminutenvolumen (HZV) wie folgt ergeben:

$$A_{LVOT} = \pi \times \left(\frac{d_{LVOT}}{2}\right)^2$$

Normbereich: 2,5–4 cm^2

$$SV = VTI \times \pi \left(\frac{d_{LVOT}}{2}\right)^2$$

Normbereich: 60–70 ml

$$HMV = HF \times SV$$

Normbereich: 5–7 l/min.

A = Querschnittsfläche, d = Diameter, HF = Herzfrequenz, HMV = Herzminutenvolumen, SV = Schlagvolumen, VTI = Geschwindigkeitszeitintegral über dem systolischen Flussprofil.

Das so im LVOT ermittelte SV stellt das **effektive SV** dar und muss sich dann von dem mittels 2- oder 3-D-Echokardiographie bestimmten Wert unterscheiden, wenn eine signifikante Mitralinsuffizienz oder ein VSD vorliegt. Der Wert für das SV kann als Grundlage zur Berechnung des HZV dienen, wenn keine bedeutsamen Rhythmusstörungen und keine hämodynamisch bedeutsame Aorteninsuffizienz bestehen. **Grenzen der Methode** ergeben sich vor allen Dingen dadurch, dass sich das VTI auf die Strommitte bezieht, obgleich laminare Flüsse mit einer geringeren peripheren Geschwindigkeit einhergehen. Die so bedingte leichte **Überschätzung des Volumens** wird jedoch häufig dadurch ausgeglichen, dass die Querschnittsfläche des LVOT durch eine zu geringe Bestimmung seines Diameters und die ovale Form seines Querschnitts unterschätzt wird. Zusätzlich ist das allen Doppler-Techniken zugrunde liegende Problem des **Winkelfehlers** zu beachten. Im apikalen Blick ist dieser jedoch meist zu vernachlässigen oder mittels leichter Winkelkorrektur vollständig zu eliminieren.

Ergibt das Doppler-Flussprofil keine eindeutige Hüllkurve, so sollte das Doppler-Signal mittels **Kontrastmittel-Enhancement** verstärkt werden. Dabei empfiehlt sich im Fall der Messung im LVOT die Gabe geringer Mengen eines transpulmonalen Kontrastmittels, um das Auftreten eines „Blooming-Effects" zu vermeiden. Auf diese Weise kann eine recht genaue Bestimmung des VTI erfolgen. Alternativ kann die Messung auch im Mitralklappenanulus erfolgen, der ebenfalls als kreisförmig angenommen wird, was allerdings ungenau ist. Um der in Wahrheit eher elliptischen Form des Mitralklappenrings gerecht zu werden, sollte der lange Durchmesser der Ellipse im 4-Kammerblick und der kurze Durchmesser in der parasternalen langen Achse ermittelt werden. Für die rechtsseitige Messung des SV bietet sich die parasternale kurze Achse an, um den systolischen Fluss über der Pulmonalklappe oder den diastolischen Fluss über der Trikuspidalklappe zu messen.

Eine Weiterentwicklung der Doppler-echokardiographischen SV-Bestimmung besteht in der automatischen Herzminutenvolumen-(HMV-)Bestimmung (**ACM-Methode**), die jedoch nur von zwei Geräteherstellern angeboten wird. Dabei wird mittels eines großen Sample-Volumens der gesamte LVOT abgedeckt und das Farb-Doppler-Signal in eine mittlere Geschwindigkeit umgerechnet, sodass aus der Breite des registrierten Stroms und dem Integral der Geschwindigkeit die automatische Berechnung des SV und des HMV erfolgen kann. Obgleich eine Verbesserung der Genauigkeit gegenüber der PW-Messung erreicht wird, bleibt mit der Messung im 2-D-Bild und der somit vernachlässigten Dreidimensionalität sowohl des LVOT als auch des in ihm befindlichen Ausstroms eine gewisse Limitation bestehen.

Linksventrikuläre Druckanstiegsrate

Dieses Verfahren der Bestimmung eines der wichtigsten Parameter der linksventrikulären Kontraktilität ist an das **Vorhandensein einer Mitralinsuffizienz** gebunden. Mittels CW-Doppler wird in der apikalen Schnittebene mit der besten Farb-Doppler-echokardiographischen Darstellung der Mitralinsuffizienz das Spektral-Doppler-Profil aus dem Regurgitationsjet abgeleitet. Dieses Spektral-Doppler-Profil kennzeichnet die systolische Druckdifferenz zwischen linkem Ventrikel und linkem Vorhof und hängt nicht von der Schwere der Mitralinsuffizienz ab. Dabei korreliert dp/dt_{max} mit der Steilheit der Tangente am Spektral-Doppler-Profil. Bei reduzierter Funktion vergeht demnach mehr Zeit, bis ein bestimmter Druckgradient erreicht ist, die Tangente verläuft also flacher als bei normaler Funktion. Maßgeblich ist die Zeitspanne, die vergeht, bis die Flussgeschwindigkeit im Regur-

9

gitationsjet von 1 auf 3 m/s angestiegen ist. Dieser Anstieg entspricht einem Gradientenanstieg um 32 mmHg. Die Berechnung des maximalen Druckanstiegs gelingt dann wie folgt (☞ Ab. 9.8):

$$dp/dt_{max} = \frac{32\ \text{mmHg}}{\Delta t}$$

Normbereich: 1350–1950 mmHg/s

dp/dt_{max} = maximaler linksventrikulärer Druckanstieg

Δt = Zeitintervall des Flussgeschwindigkeitsanstiegs von 1 m/s auf 3 m/s im Regurgitationsjet

Die Methode ist insbesondere zur **Bewertung der globalen Myokardfunktion bei stark eingeschränkter Ventrikelfunktion**, also beispielsweise auch bei KHK im fortgeschrittenen Stadium, gut einsetzbar, da hier häufig bereits eine Dilatation des LV mit konsekutiver relativer Mitralinsuffizienz vorliegt. Umgekehrt ist das Verfahren bei der Mehrzahl der Patienten mit nicht wesentlich eingeschränkter Ventrikelfunktion nicht anwendbar, da die für die Messung erforderliche Mitralinsuffizienz dann häufig nicht vorhanden ist. Im Allgemeinen ist jedoch bereits eine Mitralinsuffizienz I° hinreichend für eine exakte Bestimmung des dp/dt_{max}.

Weitere systolische linksventrikuläre Parameter

Ein weiterer Parameter mit funktionsdiagnostischer Relevanz ist die **isovolumetrische Kontraktionszeit** (☞ Abb. 9.9, Normbereich: < 50 ms). Ihre Bestimmung ist möglich, wenn das PW-Doppler-Sample-Volume zwischen dem linksventrikulären Ausflusstrakt und dem mitralen Einstrom positioniert wird, sodass sowohl das **diastolische Einstromsignal** als auch der **systolische Ausstrom** durch den linksventrikulären Ausflusstrakt (LVOT) registriert werden.

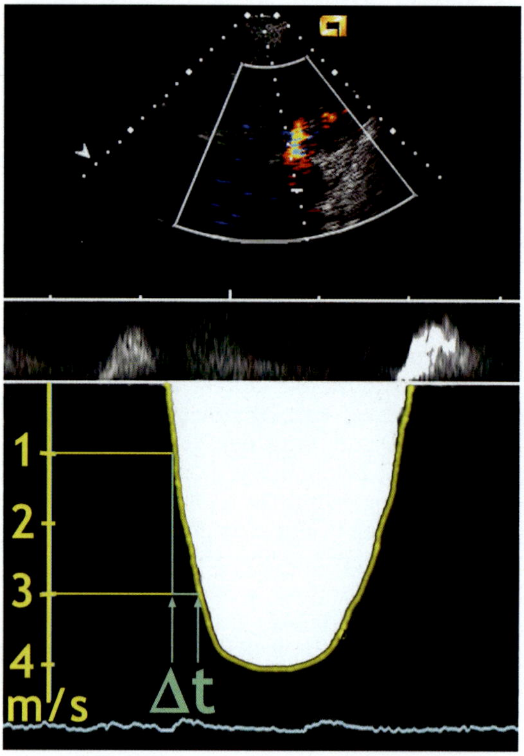

Abb. 9.8 Messung der Zeitspanne Δt, während der die Flussgeschwindigkeit im Mitralinsuffizienzjet von 1 auf 3 m/s ansteigt.

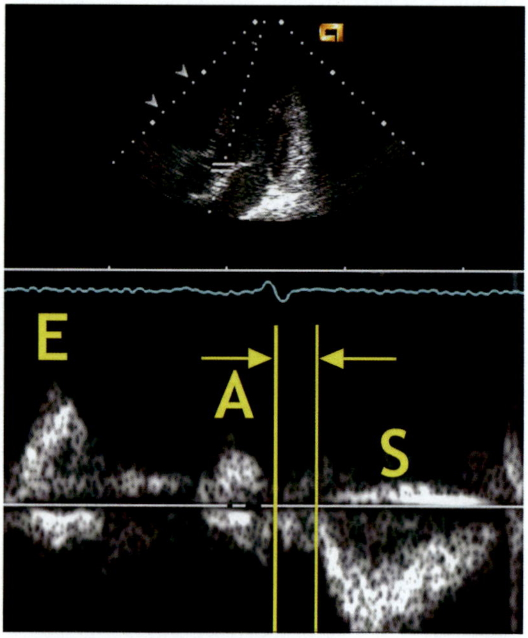

Abb. 9.9 Bestimmung der isovolumetrischen Kontraktionszeit. E = frühdiastolisches transmitrales Einstromsignal; A = spätdiastolisches transmitrales Einstromsignal; S = systolisches Ausstromsignal im LVOT.

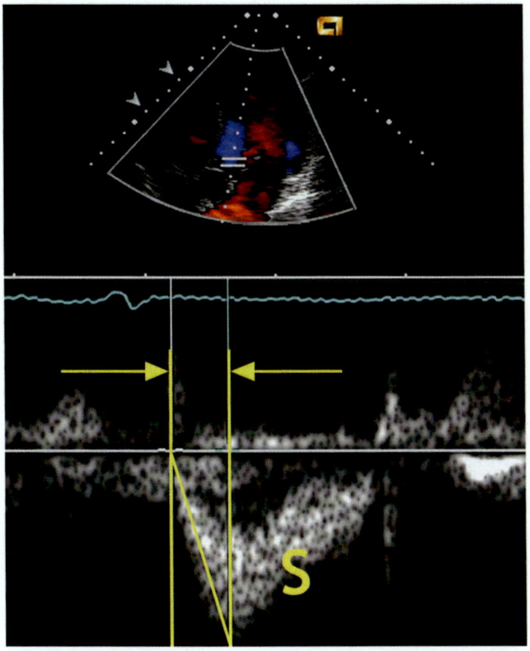

Abb. 9.10 Bestimmung der Akzelerationszeit. S = systolisches Ausstromsignal im linksventrikulären Ausflusstrakt.

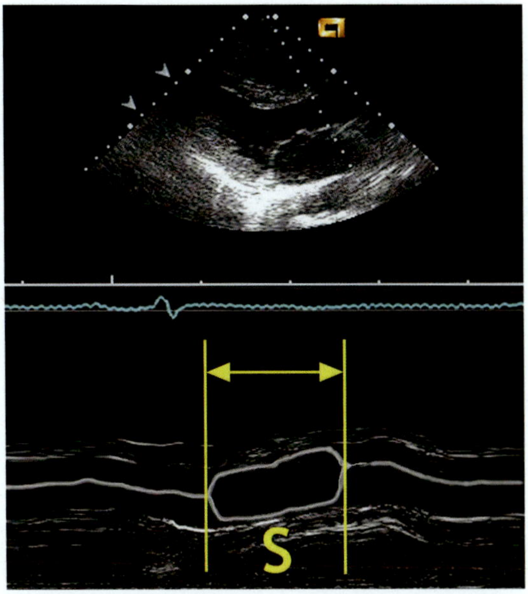

Abb. 9.11 Aortenklappenöffnungszeit zwischen Öffnungs- und Schließbewegung der Aortenklappe im parasternalen M-mode. S = systolisches Aortenklappenöffnungssignal.

Hierbei ergibt sich die **isovolumetrische Kontraktionszeit** als Zeitintervall zwischen dem Ende des transmitralen Einstroms und dem Beginn des systolischen Ausstroms. Diese Methode ist jedoch nicht genau und birgt hauptsächlich deshalb die Gefahr von Fehlbestimmungen in sich, da Ende und Anfang der Doppler-Fluss-Signale durch die Positionierung des PW-Doppler-Sample-Volumens zwischen Einstrom- und Ausstromtrakt nicht immer genau abgrenzbar sind. Es empfiehlt sich, die M-mode-Laufgeschwindigkeit maximal einzustellen, um eine optimale zeitliche Auflösung des Spektral-Dopplers zu erreichen und somit Messungenauigkeiten zu minimieren.

Von untergeordneter Bedeutung ist die **Akzelerationszeit** (☞ Abb. 9.10), die aus dem systolischen Spektral-Doppler-Profil abgeleitet werden kann.

Die **Aortenklappenöffnungszeit** (☞ Abb. 9.11) bzw. die **linksventrikuläre Ejektionszeit** (☞ Abb. 9.12) stellt einen weiteren, allerdings recht groben systolischen, linksventrikulären Funktionsparameter dar, der leicht im parasternalen M-mode der Aortenklappe bestimmbar ist. Allerdings kommt es erst bei schwerer

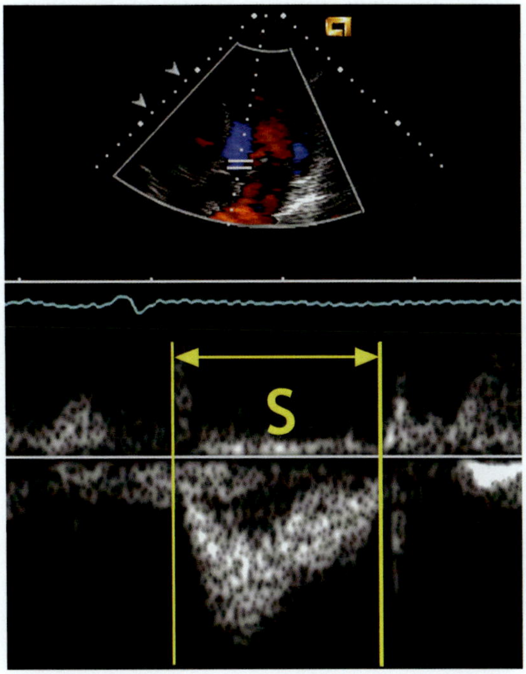

Abb. 9.12 Bestimmung der Ejektionszeit als Zeitspanne des systolischen Ausstromsignals. S = systolisches Ausstromsignal im LVOT.

Funktionsstörung zu einer Verkürzung auf Werte < 290 ms.

Linksventrikuläre Funktionsanalyse mittels TEE

Im elektiven Fall beim nicht beatmeten Patienten ist eine TEE zur linksventrikulären Funktionsanalyse nur im Ausnahmefall bei sehr schlechter transthorakaler Schallbarkeit indiziert.

> **Merke**
> Bei perioperativem oder akutem Linksherzversagen ist wegen der meist bestehenden Beatmungspflicht des Patienten die TEE die diagnostische Methode der Wahl. Sie stellt gleichzeitig ein sicheres und minimalinvasives Verfahren dar, das auch zu Monitoringzwecken gut genutzt werden kann, um die linksventrikuläre Funktion sowie die kardialen Dimensionen exakt zu beurteilen.

Der einzigartige Vorteil der TEE liegt darin, dass die Beurteilung der kardiovaskulären Funktion und Morphologie rasch und ohne Interferenz mit chirurgischen oder intensivtherapeutischen Maßnahmen vorgenommen werden kann.
Neben der globalen systolischen Funktionsbeurteilung und Berechnung der LVEF (☞ Abb. 9.13) ist auch die semiquantitative Abschätzung der Vorlast durch die Beurteilung der Größe des linken Vorhofs, des transmitralen Flussprofils, der Füllung der rechtsseitigen Herzhöhlen und die Ausmessung der rechten Pulmonalarterie möglich und liefert komplementäre Informationen über die linksventrikuläre Funktion. Die **globale linksventrikuläre Funktion** stellt einen wichtigen Prädiktor für das therapeutische Ergebnis nach chirurgischen und insbesondere kardiochirurgischen Eingriffen dar. Obgleich perioperativ das hämodynamische Monitoring mittels Swan-Ganz-Katheter zum Standard gehört, vermag diese traditionelle Methode nicht immer zu beurteilen, ob beispielsweise das HZV überwiegend durch eine entsprechende **Kontraktilität des linken Ventrikels** oder aber in erster Linie durch eine **Ausschöpfung des Frank-Starling-Mechanismus** über eine hohe Vorlast erreicht wird. Diese Information erbringt einzig und allein die TEE, die damit zur differenzialtherapeutischen Entscheidungsfindung wesentlich beiträgt. Als quantitatives Maß können der enddiastolische und endsystolische Durchmesser des linken Ventrikels im gastralen Kurzachsenschnitt gemessen und die Verkürzungsfraktion (FS) anschließend errechnet werden:

$$FS\% = \frac{(100 \times (EDD - ESD))}{EDD}$$

Normbereich: 25–35%

FS = Fractional Shortening; EDD = enddiastolischer Durchmesser; ESD = endsystolischer Durchmesser.

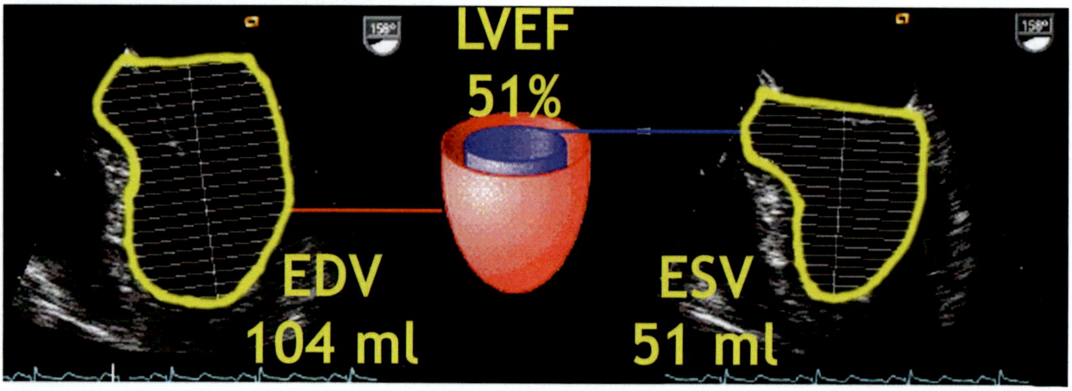

Abb. 9.13 Bestimmung der linksventrikulären Volumina und der Ejektionsfraktion mittels transösophagealer Echokardiographie nach Simpson. EDV = enddiastolisches Volumen; ESV = endsystolisches Volumen; LVEF = linksventrikuläre Ejektionsfraktion.

Im transösophagealen 3-Kammerblick (Schallkopfrotation um 120–130°) gelingt die Darstellung des LV bis in die apikalen Segmente. In diesem Schnitt kann analog zur transthorakalen Bewertung die Bestimmung der Volumina und der LVEF erfolgen. Nach Umfahren der enddiastolischen und endsystolischen Endokardgrenze resultieren zwei Flächen, die, voneinander subtrahiert, die **fraktionierte Flächenänderung** ergeben:

$$FAC\% = \frac{(EDA - ESA)}{EDA} \times 100\%$$

FAC = fraktionierende Flächenänderung;
EDA = enddiastolische Ventrikelschnittfläche;
ESA = endsystolische Ventrikelschnittfläche.

Die fraktionierte Flächenänderung erlaubt die Abschätzung der LVEF. Die Ventrikelvolumina lassen sich aus der Summe aufeinander liegender Scheiben (Scheibchensummationsmethode, s. o.) berechnen, wobei es auch hier durch das Auftreten tangentialer Schnitte regelmäßig zu Unterschätzungen kommt. Die Bestimmung der LVEF, der Ventrikelvolumina sowie die qualitative Bewertung von Kontraktilität und Vorlast erfordern eine gewisse Erfahrung des Untersuchers.
Das SV kann auch mittels PW- oder CW-Doppler näherungsweise bestimmt werden. Voraussetzung dafür ist, dass im LVOT, wenn dieser den Messort darstellt, ein laminarer Fluss besteht und somit ein uniformes Flussgeschwindigkeitsprofil abgeleitet werden kann. Weiterhin muss darauf geachtet werden, dass der Winkelfehler vernachlässigbar klein bleibt. Dies ist nur dann der Fall, wenn Doppler-Strahl und Flussrichtung einen Winkel < 20° bilden, was allerdings nur in der gastralen langen Achse realisierbar ist. Alternativ kann die Bestimmung des SV auch in verschiedenen Schnittebenen im Mitralklappenring analog zur transthorakalen Bestimmung erfolgen.

Probleme bei der linksventrikulären Funktionsanalyse

Prinzipielle Erschwernisse sowohl bei der subjektiven Beurteilung der Wandbewegung als auch bei Messungen von Ventrikelvolumina, LVEF und Flussgeschwindigkeiten entstehen bei Vorliegen von Rhythmusstörungen. Am schwersten fällt dies beim Vorhandensein einer **Arrhythmia absoluta** ins Gewicht. Bei wechselndem SV sowie EDV und ESV ist auch die Bestimmung der entsprechenden hämodynamischen Parameter ungenau bzw. nicht repräsentativ, sodass Mittelungen aus mehreren Schlägen vorgenommen werden müssen (das erhöht jedoch den Aufwand der Bestimmung z. T. wesentlich).
Grundlegend muss jedoch davon ausgegangen werden, dass die Bestimmung der Volumina, aber auch der LVEF bei Arrhythmia absoluta nicht so zuverlässig erfolgen kann wie unter Sinusrhythmus. Berechnungen vorlast- und nachlastassoziierter hämodynamischer Parameter sollten unterbleiben, da mit Fehlbewertungen zu rechnen ist. Ähnliche Einschränkungen gelten bei supraventrikulärem und ventrikulärem **Bigeminus**. Dagegen sind die volumetrischen Messungen, insbesondere jedoch die Ermittlung der LVEF, bei einzelnen oder auch gehäuft auftretenden Extrasystolen in aller Regel gut möglich.

9.1.2 Regionale Ventrikelfunktion

Kinetikstörungen

Der echokardiographischen Aufdeckung regionaler linksventrikulärer Funktionsstörungen liegt die Erkennung von entsprechenden Wandbewegungsstörungen im 2-D-Echokardiogramm zugrunde. Die visuelle Beurteilung stützt sich dabei auf eine **semiquantitative Klassifizierung von Wandbewegungsstörungen**. Die systematische Analyse der regionalen Kinetik erfolgt in standardisierten Schnittebenen. Dabei handelt es sich um Darstellungen des linksventrikulären Myokards in der parasternalen langen und kurzen Achse auf Papillarmuskelhöhe sowie der apikalen Anlotung des linken Ventrikels im 2- und 4-Kammerblick.
Unterschieden werden dabei:

- Normokinesie
- Hypokinesie
- Akinesie
- Dyskinesie
- paradoxe Kinetik und Dyssynchronie
- Hyperkinesie

Entscheidend für die Diagnostik im Rahmen der koronaren Herzkrankheit ist die Unterscheidung der drei Wandbewegungsstörungen: **Hypokinesie, Akinesie** und **Dyskinesie** (☞ Abb. 9.14). Da die Einwärtsbewegung des Myokards nicht nur von der Myokardfunktion selbst, sondern auch vom momentanen hämodynamischen Gesamtzustand abhängt und somit insbesondere bei Nachlastschwankungen stark variieren kann, gilt die Wanddickenzunahme während der Systole als zweites unabhängiges Kriterium für die Beurteilung der Myokardkinetik. Eine **Normokinesie** liegt demnach nur dann vor, wenn neben einer hinreichenden Einwärtsbewegung auch eine adäquate Wanddickenzunahme im betreffenden Myokardareal nachweisbar ist. Da eine Hypokinesie eines einzelnen Segments durch eine Normokinesie oder gar Hyperkinesie benachbarter Segmente bis zu einem gewissen Grad verschleiert werden kann, ist bereits eine verringerte Wanddickenzunahme bei noch normaler Einwärtsbewegung als Hypokinesie anzusehen.

Hypokinesie

Unter Hypokinesie ist eine herabgesetzte systolische Einwärtsbewegung (< 25%) des betreffenden Myokardareals zu verstehen. Hypokinesien kommen bei Ischämie im Rahmen der koronaren Herzkrankheit sowie infolge anderweitig bedingter Myokardischämie, aber auch nach Herztransplantationen oder bei sonstigen Herzmuskelerkrankungen, wie Kardiomyopathien, toxischem Myokardschaden oder Speicherkrankheiten, vor.

Akinesie

Bei einer Akinesie fehlt die systolische Einwärtsbewegung nahezu vollständig und darf 5% Restwandbewegung nicht überschreiten. Gleichzeitig kommt es systolisch zu keiner Wanddickenzunahme mehr. Akinesien sind ein typischer Hinweis für das Vorliegen einer Infarktnarbe oder einer akuten Ischämie.

Dyskinesie

Beim Vorliegen einer Dyskinesie kommt es zu einer systolischen Auswärtsbewegung des betreffenden Segments, dem so genannten **„Bulging"**. Auch diese Störung stellt einen typischen Befund in Folge eines abgelaufenen Myokardinfarktes dar. Die Dyskinesie repräsentiert gleichzeitig eins von zwei Kriterien für die Diagnose eines **Herzwandaneurysmas**. Diese sind erst dann erfüllt, wenn neben der Dyskinesie auch eine Wandverdünnung und Störung der systolischen und diastolischen Ventrikelkontur vorliegt. In jedem Fall handelt es sich bei Vorliegen einer Dyskinesie zumindest um die Vorstufe eines Herzwandaneurysmas. Bei bereits bestehendem oder in Entstehung befindlichem Herzwandaneurysma hat sich die transthorakale Echokardiographie

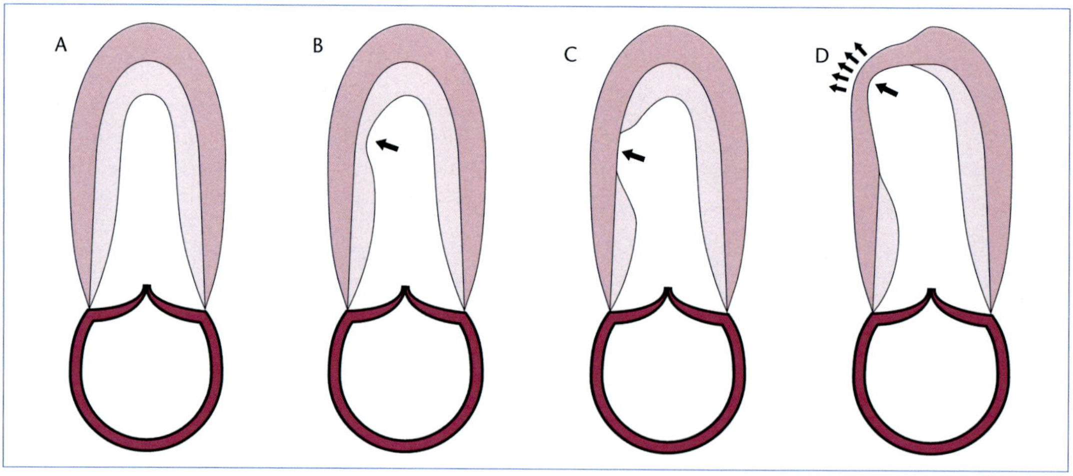

Abb. 9.14 Schematische Darstellung regionaler linksventrikulärer Kinetikstörungen. A = Normokinesie; B = Hypokinesie; C = Akinesie; D = Dyskinesie.

als zuverlässige Methode zur Verlaufskontrolle bei der medikamentösen Optimierung der Lastbedingungen erwiesen. Durch Nachlastsenkung und Einstellung der Herzfrequenz auf Werte um 80/min. kann das „Bulging" des Aneurysmas deutlich gesenkt werden [14].

Paradoxe Kinetik und Dyssynchronie

Dyssynchrone Wandbewegungen können ebenfalls Ausdruck einer **Myokardischämie** sein. Häufig sind sie jedoch Folge von **Erregungsleitungsstörungen** und kommen regelmäßig beim Linksschenkelblock vor, was dann auch die Erkennung von Hypokinesien behindern kann. Bewegt sich das interventrikuläre Septum so dyssynchron, dass es systolisch eine Bewegung hin zum rechtsventrikulären Kavum vollzieht, spricht man von einer paradoxen Septumbewegung, die typischerweise bei schwerer Rechtsherzbelastung, wie z.B. nach Lungenembolie, aber auch im Zuge eines chronischen Cor pulmonale auftritt. Hierbei wird die Septumbewegung mehr vom rechten als vom linken Ventrikel diktiert und erscheint dann als paradox, wenn der linke Ventrikel isoliert betrachtet wird.

Merke
Paradoxe Septumbewegung und Dyssynchronie sind streng von einer Dyskinesie zu unterscheiden, da sich dahinter höchst unterschiedliche Pathomechanismen verbergen und sich die diagnostischen wie therapeutischen Konsequenzen demzufolge erheblich unterscheiden.

Hyperkinesie

Hyperkinesien treten infolge einer verstärkten Einwärtsbewegung bestimmter Myokardareale oder des gesamten Ventrikels auf und können, wenn sie auf bestimmte Segmente begrenzt sind, Ausdruck einer **Kompensation** bei gleichzeitig vorliegender Hypo- oder Akinesie in anderen Myokardabschnitten sein. Eine generelle Hyperkinesie dagegen stellt meist das Resultat einer **linksventrikulären Hypertrophie** dar. Geringer ausgeprägt kommt es auch zu Hyperkinesien als Folge eines **Regurgitationsvitiums** an der Aorten- oder Mitralklappe bzw. eines **Rezirkulationsvitiums**.

Segmenteinteilung und Wandbewegungsscore

Um eine standardisierte Beurteilung und Dokumentation von Wandbewegungsstörungen zu ermöglichen, ist die Zuordnung der einzelnen Schweregrade der Wandbewegungsstörungen zu bestimmten Myokardarealen unerlässlich. Danach ergibt sich entsprechend den Empfehlungen der American Heart Association (AHA) eine Aufteilung des linksventrikulären Myokards in 17 nummerisch angeordnete Segmente [15]:

Segmente der Ventrikelbasis

- Segment 1: anterobasal.
- Segment 2: anteroseptal-basal.
- Segment 3: inferoseptal-basal.
- Segment 4: inferobasal.
- Segment 5: inferolateral-basal.
- Segment 6: anterolateral-basal.

Segmente des mittleren Ventrikels

- Segment 7: anteromedial.
- Segment 8: anteroseptal-medial.
- Segment 9: inferoseptal-medial.
- Segment 10: inferomedial.
- Segment 11: inferolateral-medial.
- Segment 12: anterolateral-medial.

Segmente der Ventrikelspitze

- Segment 13: anterior-apikal.
- Segment 14: septal-apikal.
- Segment 15: inferior-apikal.
- Segment 16: lateral-apikal.
- Segment 17: äußerste Ventrikelspitze.

Gegenüber dem früher in der Echokardiographie verwendeten 16-Segmente-Modell der Amerikanischen Gesellschaft für Echokardiographie hat die neue Einteilung den Vorteil, dass sie für alle Schnittbildverfahren verbindlich ist und somit Befundvergleiche unter Einbeziehung verschiedener Schnittbildverfahren wesentlich erleichtert werden.

Wandbewegungs-Score

Zur semiquantitativen Wandbewegungsanalyse wurde die Bestimmung des Wandbewegungs-Scores (☞ Abb. 9.15) in Ruhe und unter Belastung eingeführt. Dabei wird jeder Wandbewegungsstörung ein bestimmter Wert zugeordnet:

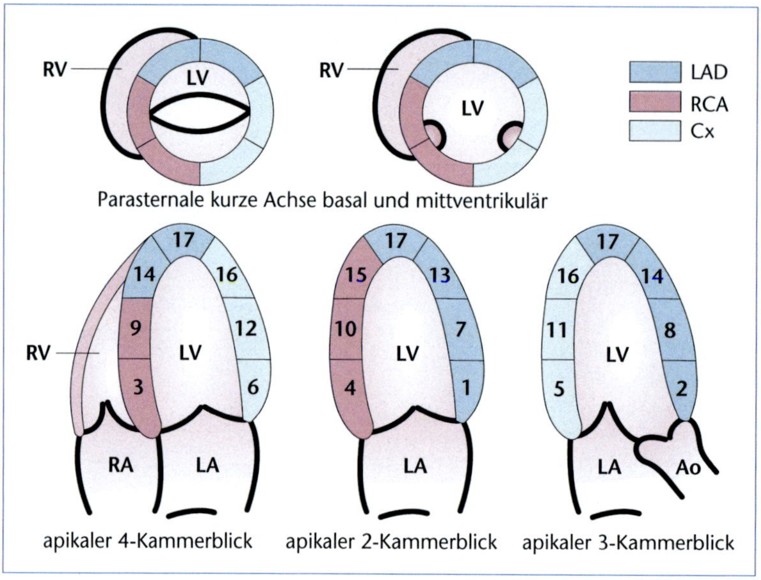

Abb. 9.15 17-Segmente-Modell entsprechend den Empfehlungen der American Heart Association (AHA) zur Verwendung bei allen bildgebenden Verfahren. Ao = Aorta; Cx = Versorgungsgebiet des Ramus circumflexus; LA = linker Vorhof; LAD = Versorgungsgebiet der links-anterior deszendierenden Koronararterie; LV = linker Ventrikel; RA = rechter Vorhof; RCA = Versorgungsgebiet der rechten Koronararterie; RV = rechter Ventrikel; Nummerierung der Segmente – siehe Segmentzuordnung.

- Normokinesie: 1
- Hypokinesie: 2
- Akinesie: 3
- Dyskinesie: 4

Der entsprechende **Score-Wert** ergibt sich wie folgt:

$$\text{Score} = \frac{\text{Summe der Werte aller Segmente}}{\text{Anzahl der Segmente}}$$

Anhand des Wandbewegungs-Scores kann eine grobe **Klassifikation des Schweregrades der Ischämie** vorgenommen werden:

- Grad I: WBS = 1 Normalbefund
- Grad II: WBS 1,1 bis < 1,5 leichte bis mittelgradige Ischämie
- Grad III: WBS 1,5 bis < 2,0 mittelgradige bis schwere Ischämie
- Grad IV: WBS ab 2,0 schwere Ischämie

Regionale Wandbewegungsstörungen sind bei koronarer Herzkrankheit empfindlicher als globale Funktionsstörungen. Erst nach abgelaufenem Myokardinfarkt wirken sich die dann schweren regionalen Wandbewegungsstörungen auf die globale linskventrikuläre systolische Funktion aus.

Hinweis
Die schräge Anschallung und unzureichende Einstellung der Standardschnittebenen wirkt sich auch nachteilig auf die segmentale Bewertung der Kinetik aus. Sind Schrägschnitte oder vom Standard abweichende Anschallungen unvermeidlich, was beispielsweise durch Verbände, offene Wunden, Drainagen oder mangelnde Lagerungsfähigkeit des Patienten bedingt sein kann, sollten die entsprechenden Einschränkungen im Befundbericht auch ausdrücklich vermerkt werden.

9.1.3 Neue Methoden zur Funktionsanalyse

Gewebe-Doppler-echokardiographische Messungen

Myokardgeschwindigkeit

Seit der Einführung der Gewebe-Doppler-Echokardiographie wird die Technik eingesetzt, um die linksventrikuläre Funktionsanalyse zu optimieren. Bedeutung hat die Methode bei der Aufdeckung einer **ischämie-**

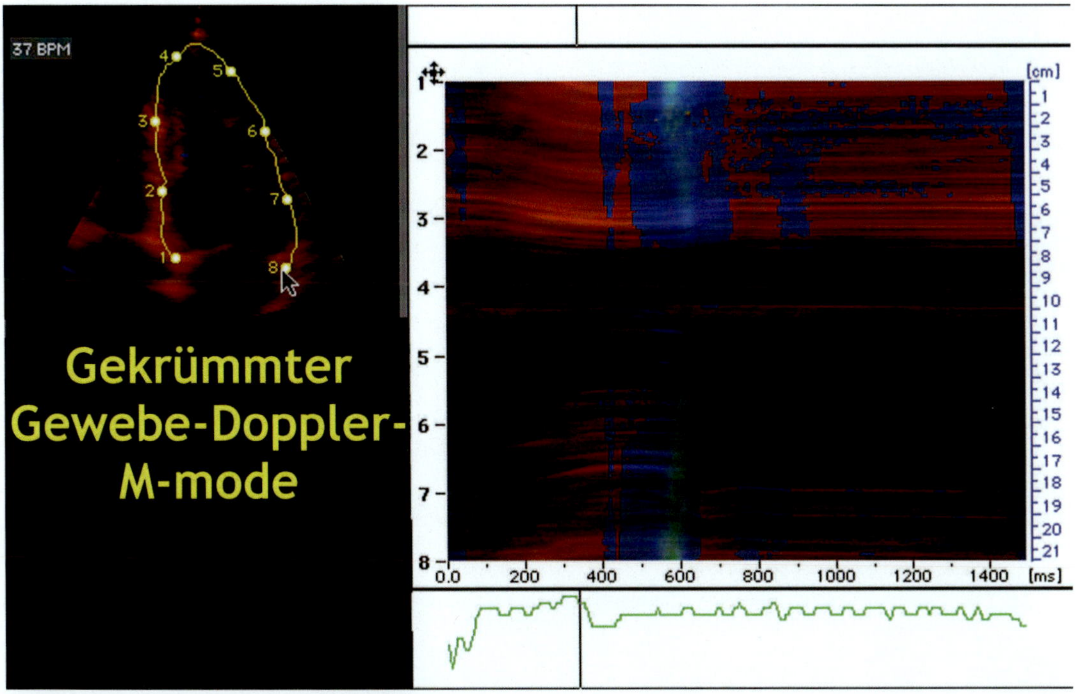

Abb. 9.16 Die Farb-Gewebe-Doppler-Darstellung im gekrümmten M-mode erleichtert die Erkennung und Dokumentation von Dyssynchronien und anderen Kinetikstörungen.

bedingten, spätsystolischen bzw. **frühdiastolischen Kontraktion**, die die isovolumetrische Relaxation verzögert, erlangt. Dieses bereits seit langem bekannte Phänomen kann mittels Gewebe-Doppler-Echokardiographie erstmals echokardiographisch diagnostiziert werden. So kann die farbkodierte Gewebe-Doppler-Echokardiographie die Dyssynchroniediagnostik erleichtern, die es ermöglicht, regionale spätsystolische Kontraktionen und damit verbundene Störungen der isovolumetrischen Relaxation aufzudecken. Zur qualitativen Darstellung dient hierbei die Farb-Gewebe-Doppler-Darstellung im gekrümmten M-mode (☞ 2.4.5) (☞ Abb. 9.16).

Hinweis

Zur Quantifizierung und Analyse von Wandgeschwindigkeiten wurden Standards ausgearbeitet. So werden radiale Myokardgeschwindigkeiten in der parasternalen Längsachse und longitudinale Myokardgeschwindigkeiten in den apikalen Schnittebenen aufgezeichnet.

Eine weitere Variante der Gewebe-Doppler-echokardiographischen Analyse stellt der **Spektral-Doppler (PW-Gewebe-Doppler)** dar. Dafür wird das PW-Sample-Volume in die interessierende Region positioniert und im Gewebe-Doppler-Modus das aus der Wandbewegung resultierende Spektral-Doppler-Profil abgeleitet. Damit gelingt beispielsweise die Messung der isovolumetrischen Kontraktionszeit verlässlicher als aus dem PW-Doppler-Flussprofil. Gewebe-Doppler-echokardiographisch ist die radiale isovolumetrische Kontraktionszeit (Normbereich < 70 ms) (☞ Abb. 9.17) von der longitudinalen isovolumetrischen Kontraktionszeit (Normbereich < 50 ms) (☞ Abb. 9.18) zu unterscheiden.

Die größten Hoffnungen wurden an die Technik hinsichtlich der Objektivierung der Wandbewegungsanalyse durch die **Messung von Wandgeschwindigkeitsparametern** geknüpft. Prinzipiell ist die Gewebe-Doppler-Echokardiographie auch dazu geeignet, Hypokinesien Farb-Doppler-echokardiographisch darzustellen und anhand von Geschwindigkeitsparame-

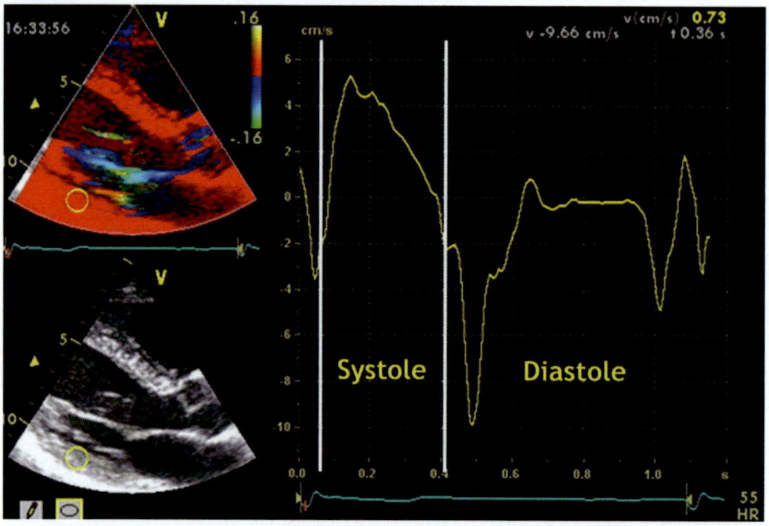

Abb. 9.17 Messung der radialen Myokardgeschwindigkeit im Bereich der linksventrikulären Hinterwand in der langen parasternalen Achse und graphische Darstellung (mit freundlicher Genehmigung von Herrn PD Dr. J. Strotmann, Würzburg).

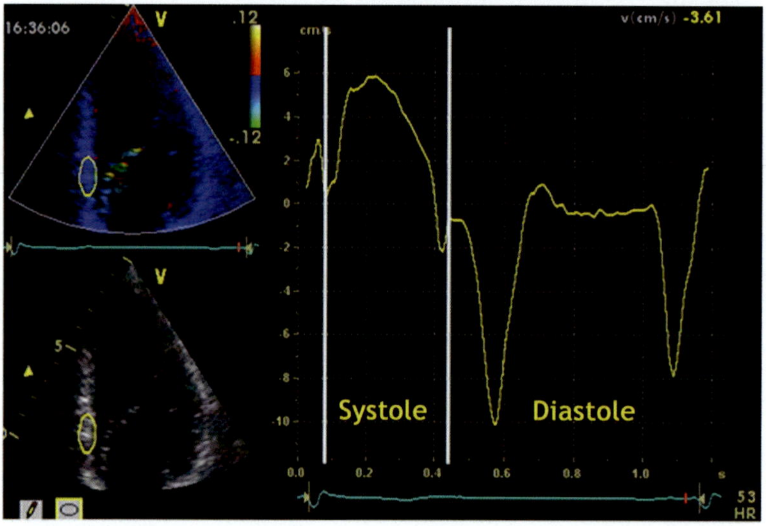

Abb. 9.18 Messung der longitudinalen Myokardgeschwindigkeit im Bereich des interventrikulären Septums und graphische Darstellung (mit freundlicher Genehmigung von Herrn PD Dr. J. Strotmann, Würzburg).

tern auch quantitativ zu erfassen. Der klinisch anwendbaren Quantifizierung stehen jedoch physiologische und technische Probleme entgegen. Zum einen wird die Einwärtsbewegung des Endokards durch Rotation und Translation des Herzens überlagert, sodass **Summationsvektoren** resultieren, die anschließend, farbig kodiert, kein wahres Bild der Einwärtsbewegung, sondern der Gesamtbewegung des Herzens abgeben. Zum anderen sind nicht alle Myokardsegmente im Winkel von ≤ 20° anschallbar, sodass für eine Reihe von Segmenten, trotz der Möglichkeit der Anschallung von verschiedenen Schallfenstern aus, ein beträchtlicher **Winkelfehler** resultiert.

Wandgeschwindigkeitsparameter haben sich deswegen als interindividuell schlecht reproduzierbar und wenig sensitiv bei der Suche nach regionalen Wandbewegungsstörungen erwiesen [16]. **Wandgeschwindigkeitsgradienten** stellen eine Weiterentwicklung der Gewebe-Doppler-echokardiographischen Messmethoden dar und beinhalten das **Verhältnis zwischen subendokardialer und subepikar-**

dialer Myokardgeschwindigkeit während der Systole. Durch die Wanddickenzunahme muss die Geschwindigkeit der Einwärtsbewegung des Endokards die Bewegungsgeschwindigkeit der subepikardialen Wandanteile übersteigen. Ist dies nicht der Fall, besteht eine Akinesie. Ist die subendokardiale Geschwindigkeit nur geringfügig höher als die subepikardiale Wandgeschwindigkeit, so liegt eine Hypokinesie vor. Da die Wandgeschwindigkeiten nur in Relation zueinander, nicht aber absolut bewertet werden, wirken sich Winkelfehler, Translations- und Rotationsbewegung des Herzens jeweils proportional auf die Grunddaten, aus denen die Gradienten berechnet werden, aus. Um auch interindividuelle Vergleiche zu ermöglichen, wird die subepikardiale von der subendokardialen Wandgeschwindigkeit subtrahiert und **mit der Wanddicke ins Verhältnis gesetzt**.

Insgesamt erfordert die Errechnung von Gradientenparametern einen erhöhten Aufwand und ist daher klinisch schlecht handhabbar. Die Gradientenparameter stellten jedoch die Grundlage für die Entwicklung von Strain und Strain-rate als weitgehend automatisierte Messmethode dar, die klinische Relevanz erlangt hat (☞ 2.4.5).

Strain und Strain-rate

Strain stellt eine dimensionslose Größe dar, die systolisch die **regionale Verkürzung** eines Myokardsegments repräsentiert (☞ Abb. 9.19).

Bei der Strain-rate handelt es sich um die **regionale Verformungsgeschwindigkeit** eines Myokardabschnitts. Strain und Straine-rate werden aus Gewebe-Doppler-echokardiographischen Geschwindigkeitsdaten zweier Myokardpunkte online errechnet und farbig kodiert oder in Form von Strain-rate-Kurven dargestellt. Strain ist als Quotient zweier Myokardgeschwindigkeiten und Strain-rate als dessen zeitliche Veränderung definiert. Strain und Strain-rate wurden entwickelt, um die reine Kontraktion bzw. Kontraktionsgeschwindigkeit zu quantifizieren und somit die Wandbewegungsanalyse auch intra- und interindividuellen Vergleichen zuzuführen [17] (☞ Abb. 9.20–9.23).

Systolisch treten während der Ejektionsphase Verformungsgeschwindigkeiten von 1,1–2,0 m/s in Abhängigkeit vom untersuchten Segment auf. In der Diversität der Normwerte liegt auch der größte Nachteil für die klinische Anwendbarkeit. So werden die höchsten Verformungsgeschwindigkeiten mit nahezu 2,0 m/s im Segment 16 und die niedrigsten mit nur 1,1 m/s in Segment 14 erreicht. Bei regionalen Wandbewegungsstörungen zeigen sich Strain und Strain-rate jedoch sensitiver und spezifischer (91% und 84%) als konventionelle Verfahren der Wandbewegungsanalyse. Auch gelingt der Nachweis einer spätsystolischen Kontraktion in der akuten Ischämie, was auch als Hinweis auf erhaltene Vitalität gilt.

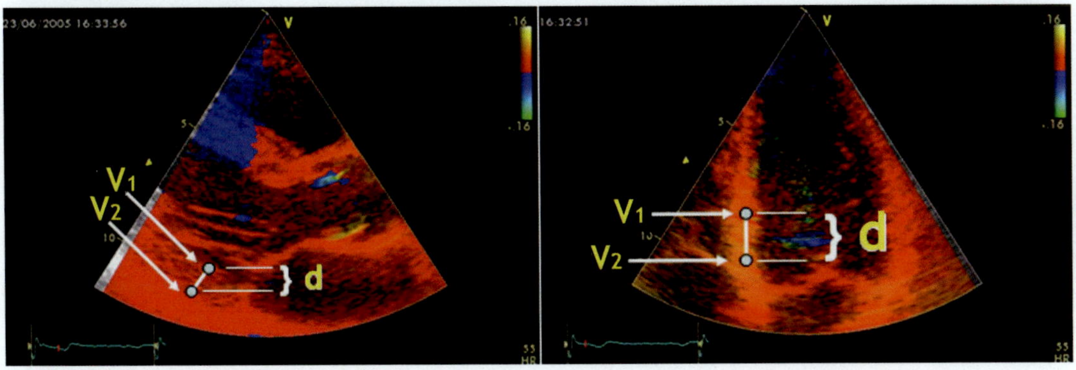

Abb. 9.19 Strain rate imaging. V_1 = Geschwindigkeit am Punkt 1; V_2 = Geschwindigkeit am Punkt 2; d = Abstand zwischen beiden Punkten (mit freundlicher Genehmigung von Herrn PD Dr. J. Strotmann, Würzburg).

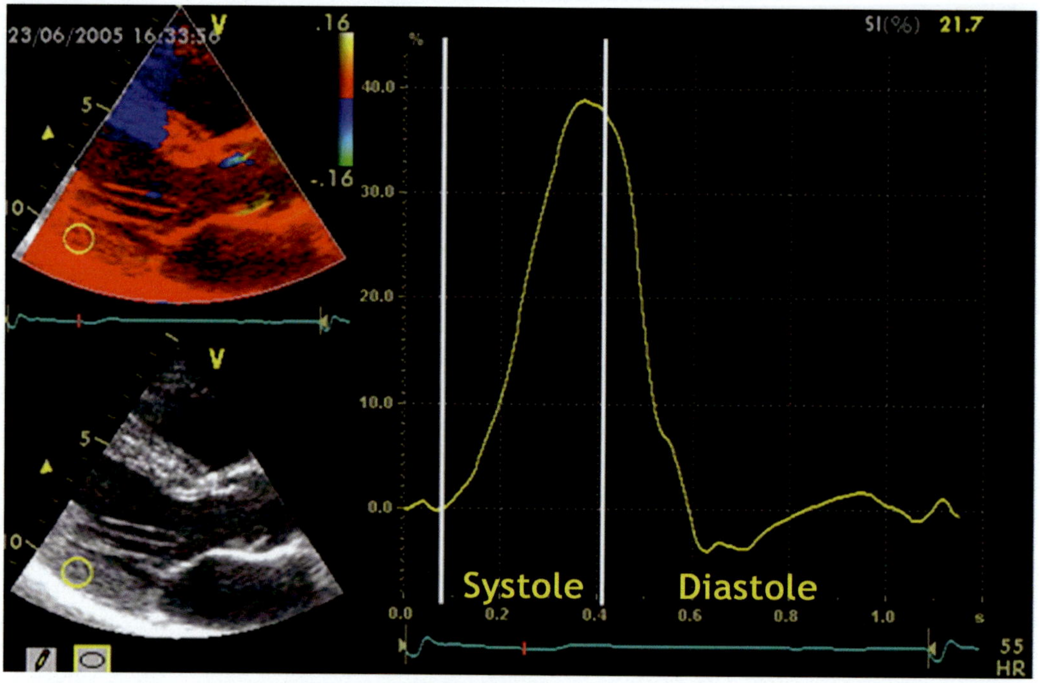

Abb. 9.20 Radialer Strain mit Zunahme bis zum Ende der Systole (mit freundlicher Genehmigung von Herrn PD Dr. J. Strotmann, Würzburg).

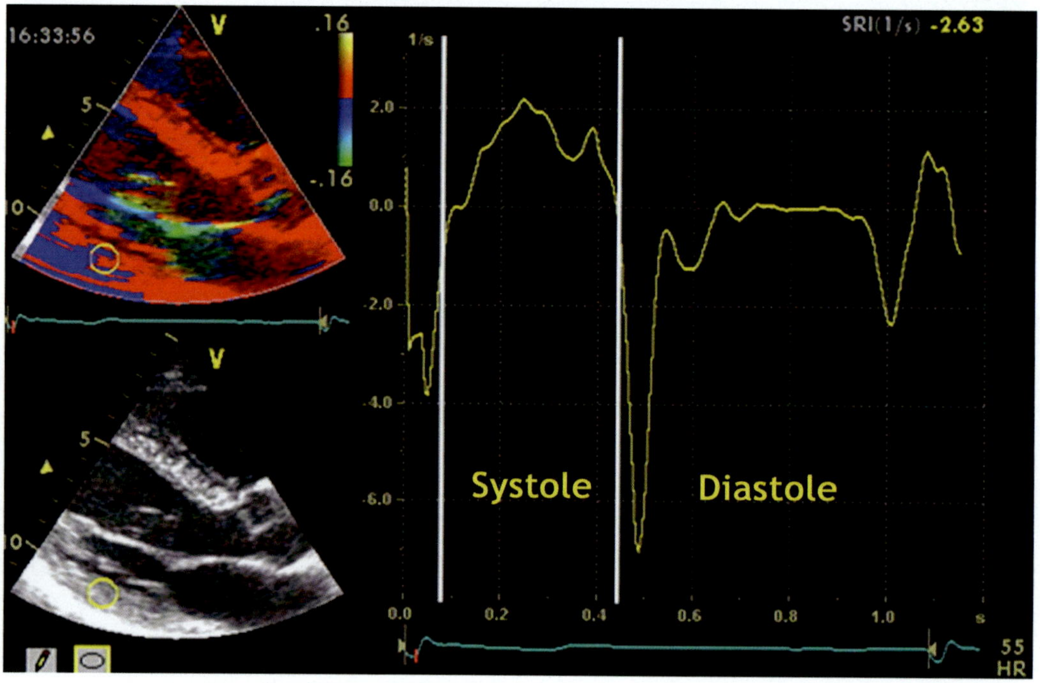

Abb. 9.21 Radiale Strain-Rate mit Zunahme bis etwa zur Mitte der Systole (mit freundlicher Genehmigung von Herrn PD Dr. J. Strotmann, Würzburg).

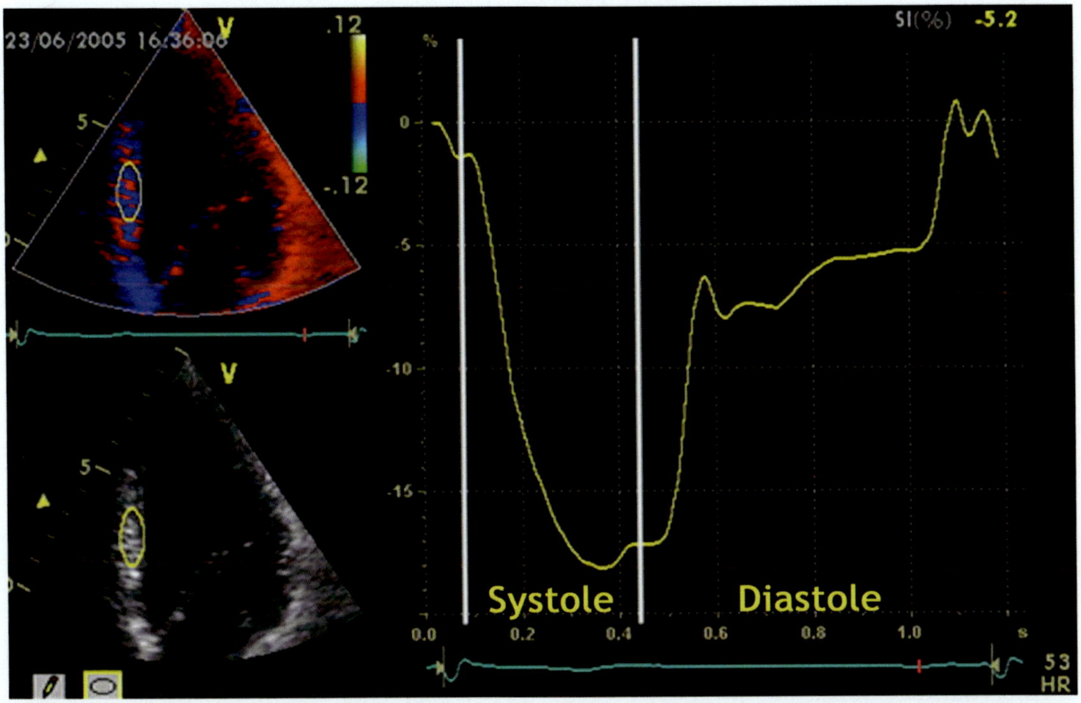

Abb. 9.22 Longitudinaler Strain (mit freundlicher Genehmigung von Herrn PD Dr. J. Strotmann, Würzburg).

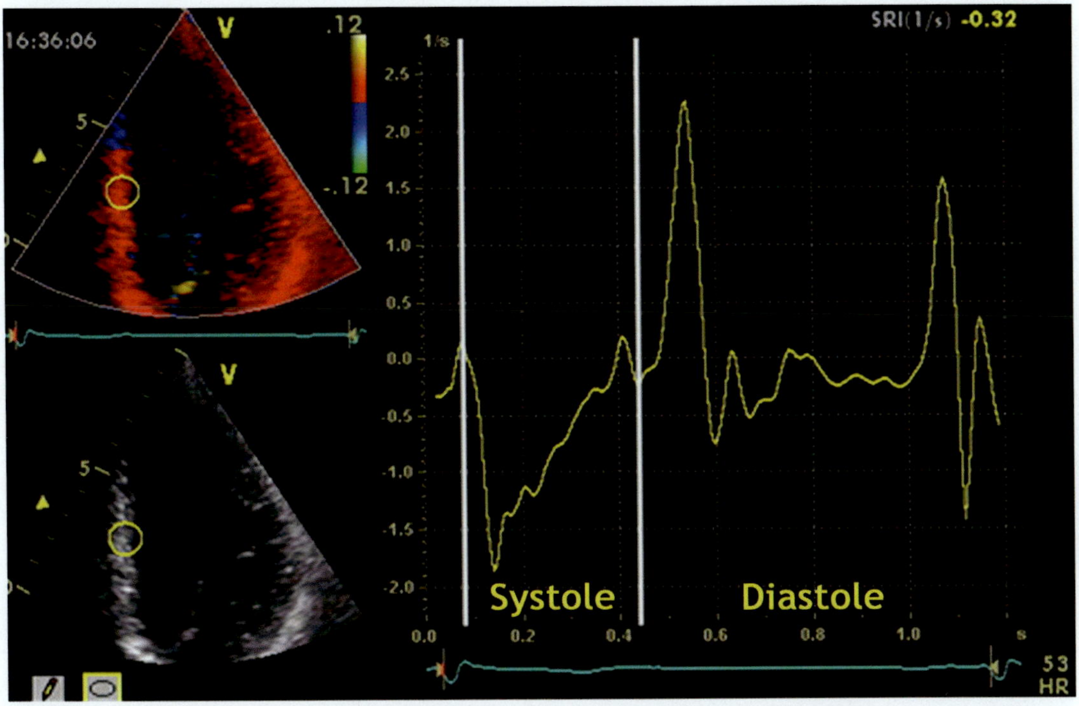

Abb. 9.23 Longitudinale Strain-Rate (mit freundlicher Genehmigung von Herrn PD Dr. J. Strotmann, Würzburg).

Weitere Techniken

Koronarflussmessungen und koronare Flussreserve

Koronare Flussgeschwindigkeiten können von transthorakal alternativ durch die Nutzung sehr hoher Schallfrequenzen von bis zu 7 MHz abgeleitet werden oder unter Verwendung der Doppler-Harmonic-Technik mit und ohne Kontrastmittelgabe, insbesondere aus der anterioren deszendierenden Koronararterie (LAD) und aus der A. thoracica interna, die zur Bypassanlage auf die LAD verwendet wird, vorgenommen werden. Hier gelingen Flussgeschwindigkeitsmessungen mit guter Signalqualität bei über 90% der Patienten [18]. Schwieriger ist die Anschallung der rechten Koronararterie und des R. circumflexus. Hier liegen jedoch die Erfolgsraten deutlich niedriger.

Die **koronare Flussgeschwindigkeit** ist durch ein diastolisches Maximum gekennzeichnet und sinkt systolisch deutlich ab. Besteht systolisch jedoch kein Fluss mehr, so kann dies als Hinweis auf eine Muskelbrücke gewertet werden, die systolisch den Koronarfluss unterbindet. Maßgeblich für die Perfusion ist die maximal erreichte durchschnittliche Geschwindigkeit über den Herzzyklus (**Average peak velocity**) (☞ Ab. 9.24). Sie beträgt im Normalfall in Ruhe etwa 12–15 cm/s und ist bei Mikrozirkulationsstörungen sowie nach Revaskularisationen erhöht. Erniedrigte Ruheflüsse deuten auf schwere Perfusionsstörungen hin, während normale Werte keinesfalls wirksame Koronarstenosen ausschließen. Um dies zu erreichen, kommt das Konzept der koronaren Flussreserve zur Anwendung.

Unter **koronarer Flussreserve** versteht man die maximale Steigerung des Koronarflusses unter Belastung bzw. bei maximaler Gefäßdilatation. Dabei entspricht die **koronare Flussgeschwindigkeitsreserve** näherungsweise der koronaren Flussreserve. Um die Reserve zu mobilisieren, wird Adenosin intravenös in einer Dosis von 140 µg/kg/min über 1–2 min verabreicht. Die Basisflussgeschwindigkeit muss sich darunter um mindestens das Dreifache erhöhen. Geringere Erhöhungen sprechen für eine eingeschränkte Flussreserve, was funktionelle, aber auch morphologische Ursachen, wie beispielsweise wirksame Koronarstenosen, haben kann.

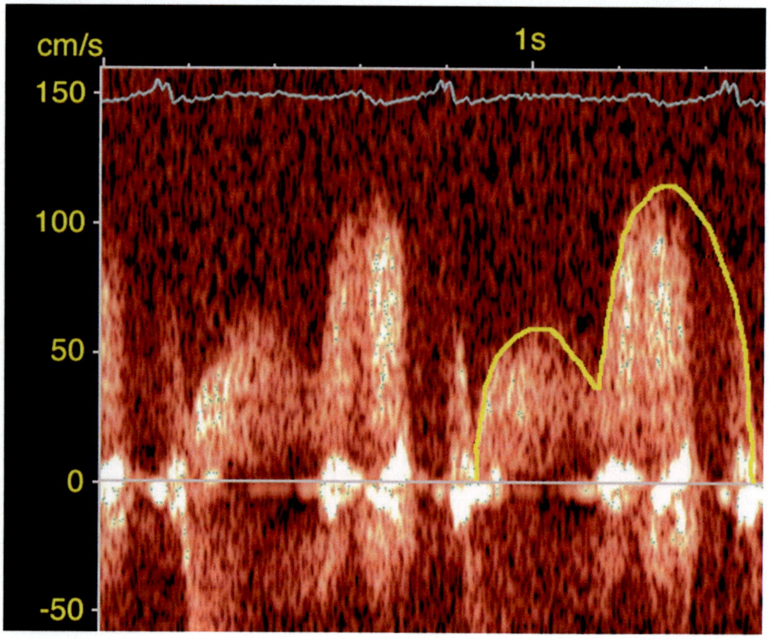

Abb. 9.24 Spektral-Doppler-Profil einer koronaren Flussmessung in der linken Kranzarterie. Typischerweise findet sich ein biphasisches Profil mit geringer systolischer und höherer diastolischer Flussgeschwindigkeit.

Color Kinesis

Nur bedingt hilfreich bei der Beurteilung der regionalen Wandkinetik kann der Einsatz der Color-Kinesis-Technik sein. Voraussetzung dafür sind jedoch ebenfalls hinreichend gute Schallbedingungen, da das Verfahren auf einer **automatischen Konturerkennung** beruht. Dabei wird während der Systole die Endokardkontur alle 50 ms eingefroren und die während dieses Zeitraums vollzogene Endokardeinwärtsbewegung farbig kodiert. Die farbig kodierten Zonen entsprechen dem Ausmaß der Wandbewegung über definierte Zeitintervalle. Die Farbkodierung bleibt dann über die anschließende Diastole auf dem Bildschirm sichtbar, sodass anhand des Abstands der verschiedenen Farbbereiche zueinander hypokinetische Zonen von normokinetischen Arealen gut unterschieden werden können. Ein weiterer Vorteil der Color-Kinesis-Technik besteht auch darin, dass Hypokinesien im Standbild dokumentiert und dem Befund beigefügt werden können. Ist die Endokardabgrenzbarkeit jedoch nicht ausreichend für die automatische Konturerkennung, kommt es häufig zu **fehlerhaften Markierungen des Endokards** und somit zu einer vollkommen unregelmäßigen Farbgebung, die einer exakten Befundung eher abträglich ist. Umgekehrt ist gerade bei guter Endokardabgrenzbarkeit meist auch eine hinreichende konventionelle Beurteilbarkeit gegeben, sodass sich diese Technik im Rahmen der linksventrikulären Funktionsbeurteilung nicht durchsetzen konnte.

9.2 Stress-echokardiographie

9.2.1 Grundlagen

Unter Stressechokardiographie wird eine transthorakale echokardiographische Untersuchung unter Belastung mit Vergleich zur Ruheuntersuchung verstanden. Dabei kommt sowohl eine **körperliche** als auch eine **pharmakologische Belastungsform** in Betracht. Dagegen hat sich die Auslösung von Stress durch mentale Belastung, Hyperventilation oder elektrophysiologische Stimulation in der Praxis nicht bewährt und wurde weitgehend verlassen. Gleiches gilt für die transösophageale Stressechokardiographie.

Sinn der Stressechokardiographie ist meist die **Aufdeckung einer Myokardischämie** oder der **Vitalitätsnachweis**, in selteneren Fällen wird sie aber auch eingesetzt, um beispielsweise die signifikante Zunahme eines **Druckgradienten** bei Aortenstenose nachzuweisen. Hierbei kommen allerdings nur leichtere Belastungen weit unterhalb der submaximalen altersabhängigen Leistungsgrenze in Betracht (☞ 5.2.1). Ist die Untersuchung wegen Ischämieverdachts indiziert, können sowohl überwiegend funktionelle Ursachen als auch eine fixierte reduzierte Koronarreserve auf dem Boden organischer Faktoren wie Stenosen der epikardialen Koronargefäße oder strukturelle Veränderungen des Myokards einschließlich seiner Mikrozirkulation zugrunde liegen.

Die stressechokardiographische Provokation einer Myokardischämie basiert im Wesentlichen auf zwei physiologischen Mechanismen: Zum einem kommt es, bedingt durch die Belastung, zu einem **gesteigerten Sauerstoffbedarf** und zum anderen zu einer **koronararteriellen Flussinhomogenität** bzw. Flusssteigerung. Unter einer dynamischen ergometrischen Belastung, der wohl am meisten verbreiteten Anwendung der Stressechokardiographie, steigen Herzfrequenz und Blutdruck und damit das Druck-Frequenz-Produkt (Produkt aus systolischem Blutdruck und Herzfrequenz) auf über 20000 an. Die körperliche Belastung führt bei den meisten Patienten zu einer adäquaten Steigerung des myokardialen Sauerstoffverbrauchs, was in dieser Form mit anderen Tests nicht ohne weiteres zu erreichen ist. Mit der körperlichen Belastung geht auch eine Steigerung des Blutflusses in den Koronararterien auf bis zum Fünffachen des Ausgangswertes einher. Diese Form der koronaren Flusssteigerungsfähigkeit wird als koronare Flussreserve bezeichnet (☞ 9.1.3). Ist die koronare Flussreserve ausgeschöpft, kommt es zu einem Missverhältnis zwischen Sauerstoffangebot und -bedarf, was gleichbedeutend mit einer regionalen Ischämie ist. Diese spiegelt sich stressechokardiographisch in einer Veränderung der Myokardkinetik wieder. Als physiologisch gilt eine Zunahme der Wandbewegung unter Belastung. Es kommt zu einer Verstärkung der Einwärtsbewegung während der Systole und zu einer verstärkten Wanddickenzunahme. Einer stressechokardiographischen Untersuchung muss eine eingehende Aufklärung mit schriftlicher Einverständniserklärung am Vortag der Untersuchung vorausgehen [19].

9.2.2 Dynamische Stressechokardiographie

Durchführung der Untersuchung

Als häufigste Belastungsform kommt die **fahrradergometrische Belastung** zur Anwendung. Sie hat den Vorteil, leicht verfügbar und allen Patienten gut vertraut zu sein. Die Belastungen in sitzender Position sind auch auf Alltagssituationen sehr gut übertragbar. Ein Problem liegt in der nicht stabilen Oberkörperposition vieler Patienten im Sitzen, was das standardisierte Anschallen erschwert. In der **halb sitzenden Position** dagegen bestehen wesentlich bessere Schallbedingungen für die Stressechokardiographie als im Liegen oder Sitzen. Eine weitere Optimierung ist durch eine Seitwärtsneigung der Liege in halb sitzender Position möglich. Eine solche Neigevorrichtung wird von mehreren Herstellern angeboten und ist empfehlenswert, aber für die Untersuchung nicht zwingend erforderlich. In dieser Lage ist vor allem die apikale Anschallung gut möglich. Wichtig ist, dass sich bei Seitwärtsneigung die apikalen Schnitte sehr gut standardisiert einstellen lassen. In den USA werden stressechokardiographische Untersuchungen auch mittels **Laufbandergometrie** durchgeführt, was sich in Europa jedoch bislang nicht durchgesetzt hat.

Das **Belastungsprotokoll** bei der dynamischen Stressechokardiographie entspricht dem eines normalen Belastungs-EKGs. So müssen auf jeder Belastungsstufe ein EKG geschrieben sowie Blutdruck und Herzfrequenz schriftlich dokumentiert werden. Begonnen wird in der Regel mit einer Belastung von 50 W. Anschließend erfolgt eine Steigerung um jeweils 25 W in zweiminütigen Abständen bis zur submaximalen Ausbelastung. Die Beurteilung der Wandbewegung erfolgt auf jeder Belastungsstufe in der parasternalen langen und kurzen Achse sowie im apikalen 4- und 2-Kammerblick. In Ruhe, unter submaximaler Belastung und nach der Belastung sollte die LVEF gemessen werden, um den Kontraktilitätsanstieg zu objektivieren.

Patienten, die bereits bei der Ruheuntersuchung in Linksseitenlage als schlecht schallbar eingestuft werden, sollten nicht unbedingt einer dynamischen stressechokardiographischen Untersuchung unterzogen werden, da die Schallbedingungen sich unter der Belastung weiter verschlechtern und häufig unter Ausbelastung nicht ausreichend sind. Es gelten bei der dynamischen Stressechokardiographie identische Abbruchkriterien wie beim Belastungs-EKG [20]. Heute gilt die Verwendung des **Non-Contrast-Harmonic-Imaging** als Standard für die Stressechokardiographie.

Auswertung

Bei der Auswertung der Stressechokardiographie geht es darum, eine reduzierte **Wanddickenzunahme** und **Wandeinwärtsbewegung** zu erkennen und alle Segmente nach etwaigen Störungen der Wandbewegung systematisch abzusuchen. Beim Ischämienachweis kommt es zunächst zu einer Verbesserung der Myokardkinetik, bei höherer Belastung schließlich dann zur Verschlechterung, was als **biphasische Reaktion** bezeichnet wird. Die Erkennung solcher Störungen ist stark untersucherabhängig und somit subjektiv.

Unterschiedliche **Software-Lösungen** wurden vorgeschlagen, um eine semiautomatische Auswertung zu ermöglichen und dem Untersucher somit die stark erfahrungsabhängige visuelle Wandbewegungsanalyse zu erleichtern. Die bisher vorgestellten Lösungen basieren auf einer **automatischen Wandkonturerkennung**. All diese Wanderkennungsalgorithmen unterliegen jedoch bestimmten Einschränkungen und sind mit technischen Problemen behaftet. Diese bestehen z. B. darin, die wahren Längsschnitte durch das linksventrikuläre Kavum zu erkennen oder die linksventrikuläre Spitze vollständig abzubilden. Ein weiteres Problem stellen die Trabekel sowie die Papillarmuskeln dar. Eine verlässliche und reproduzierbare Quantifizierung gelingt daher auch heute noch überwiegend nur durch den Untersucher selbst.

Es existieren verschiedene **Herangehensweisen für die visuelle Beurteilung** der stressechokardiographischen Bilder. Eine Möglichkeit stellt die kontinuierliche Beobachtung der echokardiographischen Bilder und die Erkennung neu aufgetretener Wandbewegungsstörungen dar. Dies kann noch während der Untersuchung oder aber vom Videoband (Videobandanalyse) erfolgen. Von Vorteil ist jedoch eine visuelle Beurteilung mittels digitaler Cinelooptechnik. Die Möglichkeit, digitale Bildsequenzen zu speichern, hat die Beurteilung der Stressechokardiographie deutlich vereinheitlicht und verbessert. So wurde es möglich, **Cineloops im „Quad Screen"-Verfahren** (vier dynamische Bilder können gleichzeitig auf dem Schirm abgebildet werden) auszuwerten. Jeweils eine Projektion wird unter Ruhebedingungen und bei mäßiger Belastung zwei weiteren identischen Anlotungen auf dem Maximum der Belastung sowie einer Abbildung unmittelbar nach der Belastung gegenübergestellt. Alternativ können auch vier Cineloops vergleichbarer Standardschnitte auf verschiedenen Stufen der Belastung dargestellt werden und somit kann die Sequenz einer ischämischen Wandbewegungsstörung verfolgt werden. **Endlos sich wiederholende Bildfolgen** erleichtern es dem Betrachter, regional begrenzte Wandbewegungsstörungen zu erkennen. Bei der Beurteilung mittels digitaler Quad-Screen-Technik werden auf jeder Belastungsstufe die entsprechenden Standardschnitte automatisch abgefragt, und bei optimaler Bildgebung wird der Datentransfer in die Auswerteeinheit vorgenommen. In einige moderne Geräte ist eine entsprechende Funktion bereits integriert. Alternativ kann eine **Stressecho-Workstation** angeschlossen werden. Dabei werden Bildsequenzlängen empfohlen, die zumindest eine gesamte Systole und eine Diastole beinhalten. Um Verlaufskontrollen und Befundbesprechungen zu erleichtern, empfiehlt es sich, alle aufgezeichneten Cineloops elektronisch zu archivieren. Durch die weitgehende Notwendigkeit der visuellen Auswertung der Cineloops durch den Untersucher bleibt die Stressechokardiographie eine im Vergleich zur Ruheuntersuchung zeitaufwendige Methode.

Die **Beschreibung der Lokalisation** von Wandbewegungsstörungen sollte entsprechend den Empfehlungen der American Heart Association (AHA) anhand der Einteilung des linksventrikulären Myokards in **17 Segmente** erfolgen (☞ 9.1.2). Ergänzend wird die Wandbewegung in Ruhe und unter Belastung mittels Wandbewegungsscore (☞ 9.1.2) semiquantitativ bewertet. Eine Wandbewegungsstörung im Sinne einer Hypokinesie liegt bereits vor, wenn die systolische Wanddickenzunahme, die sich unter Belastung physiologisch verstärkt, gegenüber den anderen Segmenten vermindert ist bzw. eine Zunahme unter Stress ausbleibt, ohne dass die Einwärtsbewegung der Wand reduziert erscheint.

Eine sichere **Wandbewegungsstörung** liegt dann vor, wenn **mindestens in zwei Segmenten eine zu geringe Zunahme** oder **eine Abnahme der Kontraktilität** unter Belastung nachweisbar ist. Eine vorzeitige Relaxation kann ebenso wie eine spätsystolische Kontraktion als Frühindikator für eine Ischämie gewertet werden. Bei Vorliegen einer Akinesie stellt sich die Differenzialdiagnose einer Narbe, eines **Hybernating** oder **Stunning Myocardium**. Eine bereits in Ruhe erkennbare Dyskinesie wird unter Belastung in der Regel verstärkt und stellt dann einen sicheren Hinweis auf das Vorliegen einer Narbe dar.

Die genannten Kontraktionsstörungen sind jedoch nicht immer Ausdruck unterschiedlicher Schweregrade einer myokardialen Ischämie. Es gibt eine ganze Reihe **nichtischämischer Ursachen** für eine regional gestörte Myokardkinetik, die unter Stress verstärkt werden und somit Ursache für eine Fehlbeurteilung sein können. So kann es, auch bedingt durch eine Myokarditis, Schenkelblockbilder, ein WPW-Syndrom, pulmonale Hypertonie, asymmetrische Septumhypertrophie oder bei Zustand nach kardiochirurgischem Eingriff, insbesondere nach Ventrikulotomie, zu regionalen Wandbewegungsstörungen kommen.

Der **Schweregrad einer Ischämiereaktion** kann anhand verschiedener Indikatoren abgeschätzt werden. So wird die Ischämiereaktion als umso schwerer angesehen, je niedriger die Ischämieschwelle liegt, d. h. je früher die Reaktion unter Belastung einsetzt. Weiterhin ist die Anzahl der Segmente, die Wandbewegungsstörungen aufweisen, maßgeblich für die Schwere der Ischämie. Schließlich ist die Schwere der Wandbewegungsstörungen, die durch den Wandbewegungsscore ausgedrückt wird, ein Gradmesser für den Schweregrad der Ischämie (☞ 9.1.2).

Für eine hinreichend genaue Wandbewegungsanalyse ist eine gewisse Erfahrung des Untersuchers unerlässlich. Generell gilt, dass ein Untersucher bereits 100 Stressechokardiogramme unter Anleitung ausgewertet haben muss, um selbstständig eine entsprechende Analyse vornehmen zu können. Unter diesen Voraussetzungen erreicht die Stressechokardiographie eine **Sensitivität von 80 bis zu 85%** und eine **Spezifität von 85 bis 90%** bezüglich einer koronararteriellen Gefäßlumeneinengung auf unter 50%. Damit ist die Stressechokardiographie dem Belastungs-EKG weitgehend überlegen und etwa diagnostisch gleichwertig mit nuklearmedizinischen Verfahren, wie der Single-photon-Emissionscomputertomographie (SPECT) zum Ischämienachweis oder der Positronenemissionstomographie (PET) zum Vitalitätsnachweis, die jedoch eine erhebliche Strahlenbelastung für den Patienten sowie deutlich höhere Kosten für das Gesundheitssystem mit sich bringen. Alternativ kann heute auch die allerdings ebenfalls sehr kostenaufwendige Belastungsmagnetresonanztomographie sowohl zum Ischämie- als auch zum Vitalitätsnachweis eingesetzt werden.

Hinweis

Falschpositive Wandbewegungsanalysen kommen insbesondere im Bereich der basalen Hinterwandsegmente vor. Eine weitere häufige Ursache ist das Vorliegen einer Septumdyssynchronie infolge einer vorangegangenen Herzoperation oder bei Linksschenkelblock. Insbesondere bei der dynamischen Stressechokardiographie kann es durch Nichteinhaltung der Standardschnitte unter Belastung zu tangentialen Wandanschnitten kommen, was zu artefiziellen Wandbewegungssignalen führt. Falschnegative Befunde resultieren häufig aus der Fortführung einer antianginösen Behandlung, was aber auch beabsichtigt sein kann, um gerade den Therapieeffekt bei bekannter Ischämie zu objektivieren. Auch ein vorzeitiger Belastungsabbruch bzw. eine unzureichende Ausbelastung können eine Ischämie verschleiern. Im Versorgungsgebiet des R. circumflexus kommt es ebenfalls gehäuft zu falschnegativen Befunden, da dort meist die beste Kollateralisierung besteht.

9.2.3 Medikamentöse Stressechokardiographie

Ischämienachweis

Die pharmakologische Stressechokardiographie stellt eine Alternative zur dynamischen Belastung dar und kann mit einer ganzen Reihe von Medikamenten durchgeführt werden. Den einzelnen Substanzen liegen dabei ganz unterschiedliche Wirkungsmechanismen zugrunde. Die pharmakologische Belastung bietet sich vor allem bei Patienten an, die sich aus den verschiedensten Gründen nicht ausreichend körperlich belasten können. Ein wesentlicher Vorteil der medikamentösen Stressechokardiographie liegt in der **bettseitigen Anwendbarkeit**. In der Anfangsphase der Stressechokardiographie wurde überwiegend das **Dipyridamol**, das heute vom **Adenosin** weitgehend abgelöst wurde, verwendet. Beide Substanzen führen zu einer starken Vasodilatation und somit zu einer vier- bis fünffachen Steigerung des koronaren Blutflusses. Liegt eine Koronarstenose vor, kommt es über interkoronare Steal-Effekte zur Auslösung einer Ischämie in kollateralenabhängigen Segmenten des linksventrikulären Myokards. Im Unterschied dazu stimuliert **Dobutamin** bevorzugt β1-Rezeptoren, aber auch β2- und in geringerem Maße auch α-Rezeptoren. Damit besitzt Dobutamin einen ausgeprägt positiv inotropen und chronotropen Effekt und führt zu einem Anstieg des HMV, der Herzfrequenz und zu einer Beschleunigung der AV-Überleitung. Peripher kommt es zu einer Vasodilatation. Dobutamin wirkt demnach im Gegensatz zum Adenosin überwiegend über eine Steigerung des myokardialen Sauerstoffverbrauchs. Im poststenotischen Versorgungsgebiet führt dies bei eingeschränkter Flussreserve zur Ischämie. Andere Katecholamine, wie z. B. das Arbutamin, finden heute keine Anwendung mehr.

Führt die Gabe von Dobutamin nicht zu dem gewünschten Anstieg der Herzfrequenz, wird in der Endphase des Stresstests Atropin zusätzlich verabreicht. **Atropin** trägt als Parasympathikolytikum zu einem erhöhten myokardialen Sauerstoffverbrauch über seinen frequenzsteigernden Effekt bei. Noch bevor die Ischämie zu Wandbewegungsstörungen führt, äußert sie sich in Form von diastolischen Funktionsstörungen. Erst anschließend kommt es zu den klassischen Kontraktionsstörungen, die dann mittels zweidimensionaler Echokardiographie nachweisbar sind. Somit ist es mit Hilfe der Methode möglich, Ischämiephänomene auf einer sehr frühen Stufe der kaskadenartig ablaufenden Ischämieentstehung sichtbar zu machen.

Ist eine Belastung mit Adenosin vorgesehen, sollte der Patient keine koffein-, thein- oder kakaohaltigen Nahrungsmittel oder Medikamente mit Xanthinwirkung (z. B. Theophyllin) zu sich nehmen. Das **Protokoll für die Adenosin-Stressechokardiographie** beginnt mit einer Dosis von 50 µg/kg/min mit einer Steigerung von 25 µg/kg/min bis auf zunächst 100 µg/kg/min nach drei Minuten und anschließend auf 140 µg/kg/min bis zu insgesamt 5 Minuten. Der Hauptvorteil des Adenosins liegt in der extrem **kurzen Halbwertzeit**. Die Wirkung des Medikaments lässt unmittelbar nach Unterbrechung der Zufuhr nach, sodass in der Regel keinerlei medikamentöse Gegenmaßnahmen beim Auftreten von Beschwerden während des Stresstests notwendig sind. Als Nebenwirkung kann es zu kurzzeitigen **Asystolien** und zu **Übelkeit** bis hin zum **Erbrechen** kommen. Wird Dobutamin verwendet, sollte am Tag der Untersuchung auf die Einnahme von Nitraten und β-Rezeptorblockern verzichtet werden, da diese Medikamente die Sensitivität des Stresstests nachhaltig negativ beeinflussen. Sinnvoll ist eine Untersuchung unter Wirkung dieser Medikamente nur dann, wenn bei bekannter koronarer Herzkrankheit eine Therapiekontrolle unter laufender Behandlung erforderlich ist. Das Protokoll der Dobutamin-Stressechokardiographie beginnt mit einer Dosis von 5 µg/kg/min und einer anschließenden Steigerung auf 10, 20, 30 und 40 µg/kg/min nach jeweils drei Minuten. Im Anschluss daran kann noch eine Gabe von 0,25–1,0 mg Atropin erfolgen, um die submaximale Herzfrequenz (Abbruchfrequenz) zu erreichen. Beide Medikamente, Dobutamin und Adenosin, werden kontinuierlich über einen Perfusor intravenös appliziert. Kommt es unter Dobutamin zu AP-Beschwerden oder ventrikulären Rhythmusstörungen > Lown II oder aber supraventrikulären Tachykardien, deren Frequenz die submaximale altersabhängige Belastungsgrenze überschreiten, sollte die Zufuhr des Dobutamins sofort unterbrochen, ein β-Rezeptorenblocker (z. B. Esmolol 100 mg i. v.) und gleichzeitig Nitroglyzerinspray verabreicht werden [21]. Das **Risiko** einer Dobutamin-Stressechokardiographie ist im Vergleich zur dynamischen Stressechokardiographie erhöht. Vereinzelte Todesfälle wurden beschrieben. Die **Auswertung der Untersuchung** geschieht analog zur dynamischen Stressechokardiographie.

> **Merke**
> Insbesondere bei der Dobutamin-Stress-Echokardiographie kann es zu schweren Rhythmusstörungen und in seltenen Einzelfällen auch zum Kammerflimmern bis hin zu tödlichen Ereignissen kommen.

Vitalitätsnachweis

Trotz z. T. erheblich eingeschränkter Myokardfunktion kann die myokardiale Vitalität vollständig oder teilweise erhalten sein. Es kann auch eine mehr oder weniger eingeschränkte Myokardkinetik schon unter Ruhebedingungen vorliegen, was eine chronisch verminderte Profusion des Myokards anzeigt. Wir sprechen dann von einem sog. **„Hybernating Myocardium"**. Liegt eine postischämische Wandbewegungsstörung vor, was sowohl nach operativer Revaskularisation als auch nach katheterinterventioneller Therapie der Fall sein kann, besteht sog. **„Stunning"**. Insbesondere die medikamentöse Stressechokardiographie vermag zwischen Hybernating und Avitalität zu differenzieren. Kommt es unter Belastungsbedingungen zu einer Verbesserung der Wandbewegung, liegt Hybernating vor, bleibt dies jedoch aus, besteht eine Avitalität, d. h. eine Narbe. Hybernating Myocardium ist deshalb gleichbedeutend mit myokardialer Vitalität.

Um bei in Ruhe vorliegenden Wandbewegungsstörungen Vitalität nachzuweisen, sind nur geringe Katecholamindosen erforderlich, um die Myokardkinetik sichtbar zu verbessern. Der Vitalitätsnachweis gelingt meist schon bei Dobutamindosen um 10–15 µg/kg/min. Eine Dosissteigerung über 20 µg/kg/min sollte zum reinen Vitalitätsnachweis unterbleiben. Kommt es dann bei höheren Dosen zu einer erneuten Verstärkung der Wandbewegungsstörungen bis hin zur Akinesie, ist dies wiederum Ausdruck einer Ischämie. Kommt es dagegen bei Belastung zur Verbesserung der Wandbewegung und bleibt diese auch bei höheren Dosen erhalten, so ist dies Ausdruck eines postischämisch geschädigten Myokards im Sinne eines **Stunning Myocardium**. Zum Vitalitätsnachweis ist ausschließlich die Dobutaminbelastung geeignet.

9.3 Diastolische Funktion und kombinierte Parameter

9.3.1 Diastolische linksventrikuläre Füllung

Neben dem systolischen oder Vorwärtsversagen, das sich durch eine Reduktion der Wandbewegung und der LVEF ausdrückt, kommt es bei einer Reihe von Herzerkrankungen auch oder vorrangig zum diastolischen Herzversagen. Besonders ausgeprägt ist das diastolische Herzversagen bei der hypertensiven Herzerkrankung oder der Pericarditis constrictiva. Hier tritt nicht selten eine ausschließlich **diastolische Herzinsuffizienz** auf.

Im Fall der diastolischen oder Rückwärtsinsuffizienz des linken Ventrikels kommt es zu einer **Einschränkung der Ventrikelfüllung** und erst in zweiter Linie, bei fortgeschrittener diastolischer Funktionsstörung, schließlich auch zum **Abfall des HMV**. Diastolische Funktionsstörungen können mittels transthorakaler oder transösophagealer Anschallung aufgedeckt und genau klassifiziert werden. Im Rahmen der Ischämiekaskade entwickelt sich bereits sehr frühzeitig bei latenter Ischämie eine diastolische Funktionsstörung, ohne dass regionale oder gar globale Wandbewegungsstörungen zu beobachten sind.

Am empfindlichsten gegenüber einer Ischämie kann hier die **Relaxation** als Frühphase der Diastole gelten. Die Relaxation ist keineswegs ein passiver, sondern ebenso wie die Kontraktion ein energieabhängiger Prozess, der große Mengen Adenosintriphosphat (ATP) in der Herzmuskelzelle verbraucht. Steht das notwendige ATP nicht in ausreichendem Maß zur Verfügung, kommt es zu einer verzögerten Relaxation. Dies äußert sich echokardiographisch in einer **Reduktion der frühdiastolischen Einstromgeschwindigkeit** in den linken Ventrikel. Demzufolge ändert sich das diastolische Flussprofil, das mittels PW-Doppler an der Mitralklappe abgeleitet werden kann. Dazu wird das PW-Doppler-Sample-Volume zwischen die Spitzen der geöffneten Mitralklappe positioniert. Da im Normalfall 75% des diastolischen Einstroms durch die Mitralklappe in der frühen Diastole realisiert werden, übersteigt die frühdiastolische Einstromgeschwindigkeit und damit der entsprechende spektral-Doppler-echokardiographische Signalanteil (E-Welle) physiologisch den spätdiastolischen oder atrialen Signalanteil (A-Welle) deutlich. Demzufolge beträgt das E/A-Verhältnis beim Gesunden im Alter unter 65 Jahren immer > 1 (☞ Abb. 9.25). Bei einer **Störung der Relaxation infolge latenten Energiemangels** reduziert sich die Geschwindigkeitsamplitude des frühdiastolischen Signalanteils.

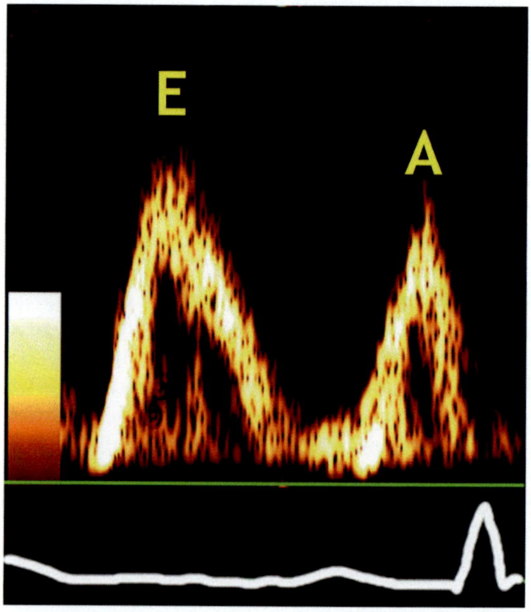

Abb. 9.25 Normales diastolisches transmitrales Einstromprofil (E/A > 1). E = maximale frühdiastolische Einstromgeschwindigkeit; A = maximale spätdiastolische (atriale) Einstromgeschwindigkeit.

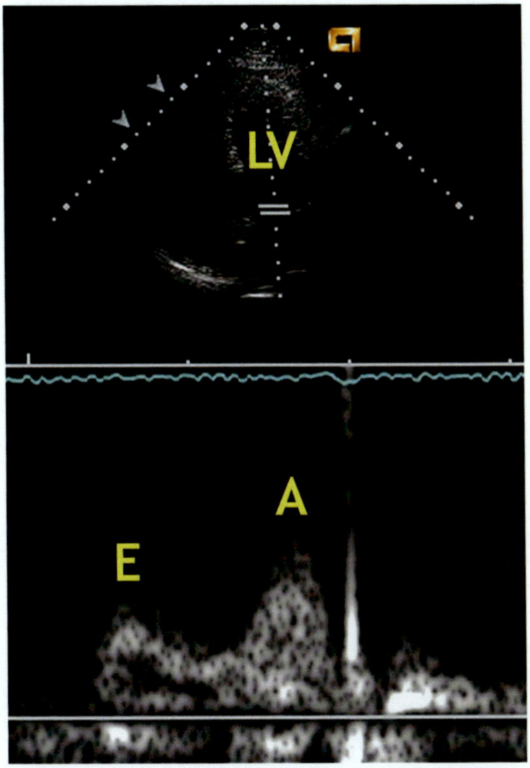

Abb. 9.26 Relaxationsstörung: Die frühdiastolische Einstromgeschwindigkeit ist reduziert und die spätdiastolische kompensatorisch erhöht (E/A < 1). E = maximale frühdiastolische Einstromgeschwindigkeit; A = maximale spätdiastolische (atriale) Einstromgeschwindigkeit.

Dadurch, dass dann aber frühdiastolisch ein größeres Volumen im linken Vorhof verbleibt, **erhöht** sich durch die spätdiastolisch ablaufende atriale Kontraktion die **spätdiastolische Einstromgeschwindigkeit** in den linken Ventrikel. Demzufolge nimmt die maximale Geschwindigkeit der A-Welle kompensatorisch zu. Dies hat eine **Umkehr des E/A-Verhältnisses** zur Folge (E/A < 1) (☞ Abb. 9.26). Die Relaxationsstörung ist echokardiographisch somit durch ein E/A-Verhältnis < 1 definiert.

Zu einer Relaxationsstörung kommt es neben der Myokardischämie infolge einer stenosierenden koronaren Herzkrankheit auch bei toxischen Myokardschäden, der arteriellen Hypertonie und allgemein bei linksventrikulärer Hypertrophie. Im Alter über 65 Jahren tritt offenbar physiologisch eine Abnahme der Relaxationsgeschwindigkeit auf, wodurch es echokardiographisch bei den meisten Menschen dann zu einem E/A-Verhältnis von ≤ 1 kommt. Hierbei darf das E/A-Verhältnis jedoch einen Wert von 0,8 auch im hohen Alter nicht unterschreiten, da die altersbedingte physiologische Relaxationsstörung nur ein vergleichsweise geringes Ausmaß annimmt.

Die **Dezelerationszeit (DT)** (☞ Abb. 9.27) des frühdiastolischen Signalanteils des transmitralen Flussprofils bleibt zunächst im Vergleich zur physiologischen Myokardfunktion unverändert und verringert sich erst bei höhergradigen diastolischen Funktionsstörungen. Das **Pulmonalveneneinstromprofil** (☞ Abb. 9.28) zeigt bei normaler Funktion spätsystolisch die höchste Flussgeschwindigkeit. Hier kommt es im Unterschied zum transmitralen Flussprofil bei initialen Funktionsstörungen zu keinen wesentlichen Veränderungen. Der systolische Anteil kann sogar noch leicht zunehmen und der diastolische Signalanteil bleibt weitgehend unverändert. Die früh- und spätsystolischen Signalanteile verschmelzen in Abhängigkeit von der Herzfrequenz miteinander.

Echokardiographische **Normbereiche** zur Diagnostik der diastolischen LV-Füllung:

- E = 0,8 ± 0,2 m/s
- A = 0,5 ± 0,2 m/s
- E/A = 1,1 – 1,9 m/s
- DT = 150 ± 20 ms
- Frühsystolische Pulmonalvenenflussgeschwindigkeit ≥ 0,50 m/s
- Spätsystolische Pulmonalvenenflussgeschwindigkeit ≥ 0,60 m/s
- Diastolische Pulmonalvenenflussgeschwindigkeit ≤ 0,45 m/s
- Atriale Flussgeschwindigkeit in die Pulmonalvenen (Reversal flow) ≤ 0,20 m/s

Beim Fortschreiten der Herzinsuffizienz, die dann auch meist schon mit einer Einschränkung der systolischen linksventrikulären Funktion zumindest unter Belastung einhergeht, kommt es zu einer **Verstärkung der diastolischen Funktionsstörung** und zur **beginnenden Kongestion**, die mit einem erhöhten linksatrialen Druck einhergeht, wodurch es frühdiastolisch erneut zu einer Zunahme der Einstromgeschwindigkeit kommt, obgleich die myokardiale Relaxation zunehmend reduziert

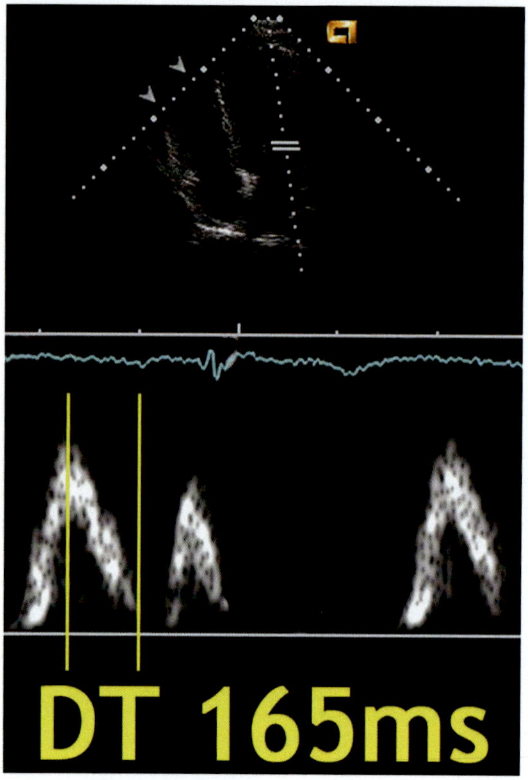

Abb. 9.27 Normale Dezelerationszeit der E-Welle im transmitralen Einstrom; DT = Dezelerationszeit.

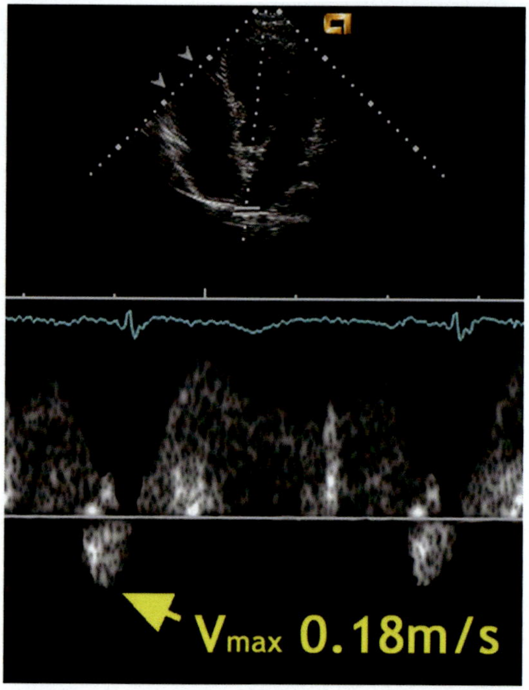

Abb. 9.28 Pulmonalvenöser Einstrom: Physiologischer atrialer Fluss (normale Flussgeschwindigkeit) in die Pulmonalvene in der späten Diastole (atriale Phase). V_{max} = Maximalgeschwindigkeit des Flusses.

ist. Die E-Welle repräsentiert in diesem Stadium also nicht mehr die Relaxation, sondern ist vielmehr durch den ansteigenden frühdiastolischen Druckgradienten zwischen linkem Vorhof und Ventrikel determiniert. Durch den im Zuge der Vorlasterhöhung gesteigerten frühdiastolischen Einstrom erfolgt wiederum kompensatorisch ein **Abfall der spätdiastolischen Einstromgeschwindigkeit** und somit der A-Welle im transmitralen Flussprofil. Man spricht in diesem Zusammenhang auch vom Stadium der **Pseudonormalisierung** (diastolische Funktionsstörung II°) (☞ Abb. 9.29), da sich durch die Erhöhung der frühdiastolischen und die Verringerung der atrialen Flussgeschwindigkeit das E/A-Verhältnis physiologischen Werten erneut angleicht, obwohl bereits eine deutliche Funktionsstörung besteht. Das Flussprofil ist aber nunmehr durch eine Verkürzung der DT gekennzeichnet, da die schnelle frühe LV-Füllung abrupt wegen des bereits erhöhten enddiastolischen linksventrikulären Drucks abbricht, der sich aufgrund der begrenzten diastolischen Aufnahmekapazität des bereits vergrößerten linken Ventrikels entwickelt.

Umgekehrt kann eine **Vorlastverringerung**, die beispielsweise durch unzureichende Flüssigkeitsaufnahme bedingt sein kann, ebenfalls zu einer Reduktion der E-Wellengeschwindigkeit führen und damit eine Relaxationsstörung vortäuschen. Höhergradige Störungen sind jedoch durch solch geringe Vorlastschwankungen nicht zu imitieren. Allerdings kann eine gezielte Vorlastsenkung, beispielsweise durch die Gabe von Diuretika, zu einer Verringerung einer bestehenden höhergradigen diastolischen Funktionsstörung beitragen. Damit stellt die echokardiographisch bestimmte diastolische Funktion auch einen sehr guten Verlaufsparameter bei Herzinsuffizienz dar. Bei einer Zunahme der diastolischen Funktionsstörung über das Stadium der Pseudonormali-

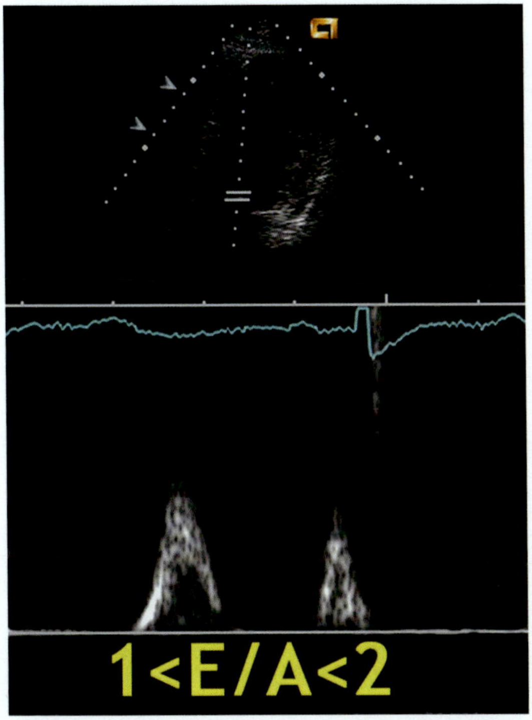

Abb. 9.29 Pseudonormales Füllungsmuster: Die frühdiastolische Geschwindigkeit ist erneut höher als die atriale, erreicht allerdings noch nicht den doppelten Wert (E/A > 1, aber < 2). E = maximale frühdiastolische Einstromgeschwindigkeit; A = maximale spätdiastolische (atriale) Einstromgeschwindigkeit.

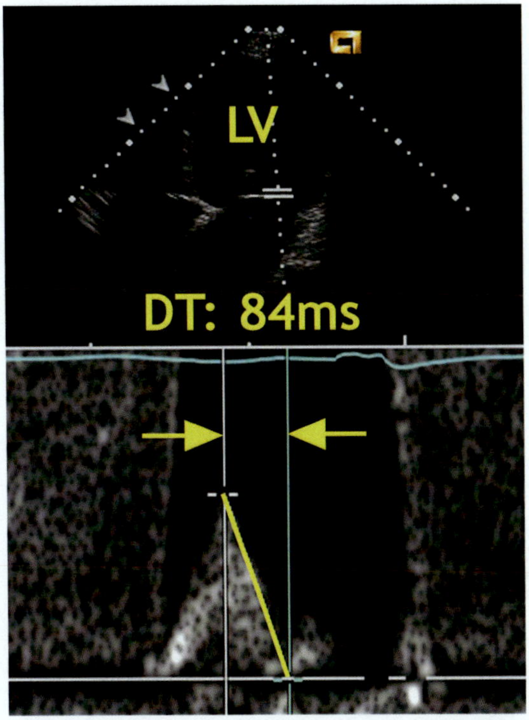

Abb. 9.30 Restriktion: Die frühdiastolische Einstromgeschwindigkeit steigt auf mehr als den doppelten Wert der atrialen Einstromgeschwindigkeit (E/A > 2). Gleichzeitig ist die Dezelerationszeit stark verkürzt. DT = Dezelerationszeit; LV = linker Ventrikel.

sierung hinaus kommt es schließlich zur **Restriktion**, die mit einem weiteren Anstieg der maximalen E-Wellengeschwindigkeit und gleichzeitig einer weiteren Verkürzung des E-Wellensignals und somit auch der DT einhergeht [22] (☞ Abb. 9.30).

9.3.2 Gewebe-Doppler-Parameter

Neben dem transmitralen Flussprofil ist auch die Mitralklappenring-Geschwindigkeit sehr sensitiv für die Beurteilung der diastolischen linksventrikulären Funktion. So kann analog zum transmitralen Flussprofil auch ein Spektral-Doppler-Profil der Mitralklappenring-Bewegung abgeleitet werden. Dies gelingt mit Hilfe des Gewebe-PW-Dopplers, der für diese Messung in den lateralen oder medialen Mitralklappenring positioniert wird. Systolisch spiegelt das Spektral-Doppler-Profil dann die **Mitralklappenring-Bewegung** hin zum Apex wider, während diastolisch ebenfalls ein biphasisches Geschwindigkeitsprofil resultiert, das spiegelbildlich zum transmitralen Flussprofil durch eine Bewegung vom Schallkopf weg die frühdiastolische und spätdiastolische Ausdehnung bzw. Füllung des linken Ventrikels repräsentiert (☞ Abb. 9.31).

Der frühdiastolische Signalanteil des Mitralklappenring-Geschwindigkeitsprofils wird als E′ und der spätdiastolische als A′ bezeichnet. Eine Relaxationsstörung drückt sich demzufolge ebenfalls als ein E′/A′-Verhältnis < 1 aus (☞ Abb. 9.32). Die **Mitralklappenring-Geschwindigkeit** weist anders als das transmi-

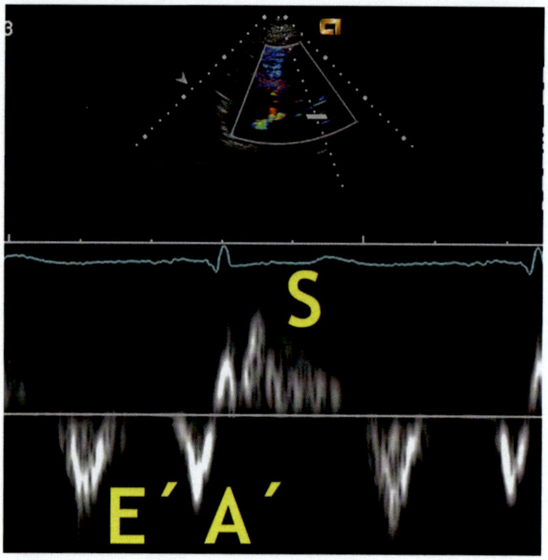

Abb. 9.31 Normales Mitralklappenring-Geschwindigkeitsprofil (E'/A'> 1). E' = frühdiastolische Mitralklappenring-Geschwindigkeit; A' = spätdiastolische Mitralklappenring-Geschwindigkeit; S = systolische Mitralklappenring-Geschwindigkeit.

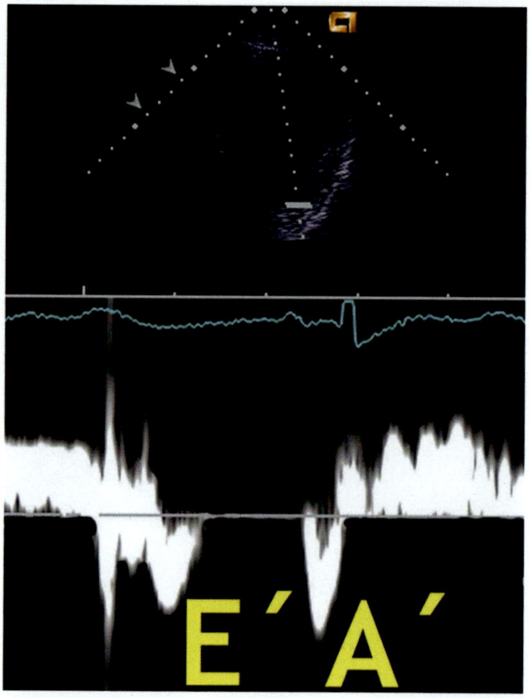

Abb. 9.32 Diastolische Funktionsstörung II°: Im Gegensatz zum transmitralen Flussprofil kommt es beim Mitralklappenring-Geschwindigkeitsprofil nicht zu einer Pseudonormalisierung (E'/A' < 1). E' = frühdiastolische Mitralklappenring-Geschwindigkeit; A' = spätdiastolische Mitralklappenring-Geschwindigkeit.

trale Flussprofil kaum eine Vorlastabhängigkeit auf, sodass es hier nicht zum Phänomen der Pseudonormalisierung kommt. Stattdessen fällt bei Störungen über das Stadium der Relaxationsstörung hinaus das E'/A'-Verhältnis weiter ab. So kann das Gewebe-Doppler-echokardiographisch bestimmte Mitralklappenring-Geschwindigkeitsprofil komplementär zum Mitralklappen-Einstrom-Profil verwendet werden, um die linksventrikuläre diastolische Funktion zu klassifizieren.

9.3.3 Schweregradbeurteilung der diastolischen Funktionsstörung

Eine Relaxationsstörung wird auch als **diastolische Funktionsstörung I°** bezeichnet und entspricht dem klinischen Stadium der Herzinsuffizienz NYHA I. Dies bedeutet, dass sich die Kompensation der Störung noch im Herzen selbst vollzieht, ohne dass daraus eine Kongestion oder gar ein Vorwärtsversagen resultiert. Der Patient verspürt im Alltag wie auch unter Belastung keinerlei Beschwerden.

Das Stadium der Pseudonormalisierung wird als **diastolische Funktionsstörung II°** bezeichnet. Es ist durch die Dissoziation des E/A- und E'/A'-Verhältnisses gekennzeichnet (E/A >1, E'/A' < 1). Beide Anteile des Mitralklappenring-Geschwindigkeitsprofils sind reduziert. Auch das Pulmonalveneneinstromprofil zeigt bei der diastolischen Funktionsstörung II° bereits deutliche Veränderungen. Dabei verringert sich der systolische Anteil und der diastolische Signalanteil nimmt entsprechend zu. Die früh- und spätsystolischen Signalanteile verschmelzen miteinander (☞ Abb. 9.33).
Der Reversal flow, d. h. der physiologisch minimale Rückfluss in Richtung Pulmonalvenen infolge der atrialen Kontraktion, zeigt jedoch noch keine Erhöhung. Dieser steigert sich erst im folgenden Stadium der diastolischen Funktionsstörung, der **Restriktion**. Dabei handelt

es sich um die **diastolische Funktionsstörung III°** [22]. Es kommt hier im Anschluss an die Kontraktion des linken Vorhofs zu einer Zunahme des Rückflusses in die Pulmonalvenen, was generell zu einer erhöhten Stauungsneigung führt. So repräsentiert die Restriktion auch ein **Vorstadium des Lungenödems**. Sie ist ferner dadurch gekennzeichnet, dass sich die Pseudonormalisierung des transmitralen Flussprofils durch eine weitere Zunahme der frühdiastolischen Flussgeschwindigkeit fortsetzt, sich jedoch die Breite der E-Welle verringert. Der spätdiastolische Flussanteil nimmt weiter ab. Dies führt zu einer Erhöhung des E/A-Verhältnisses auf > 2. Gleichzeitig kommt es zu einer Abnahme der DT auf < 130 ms. Im Mitralklappenring-Geschwindigkeitsprofil verringern sich die E- und A-Geschwindigkeiten

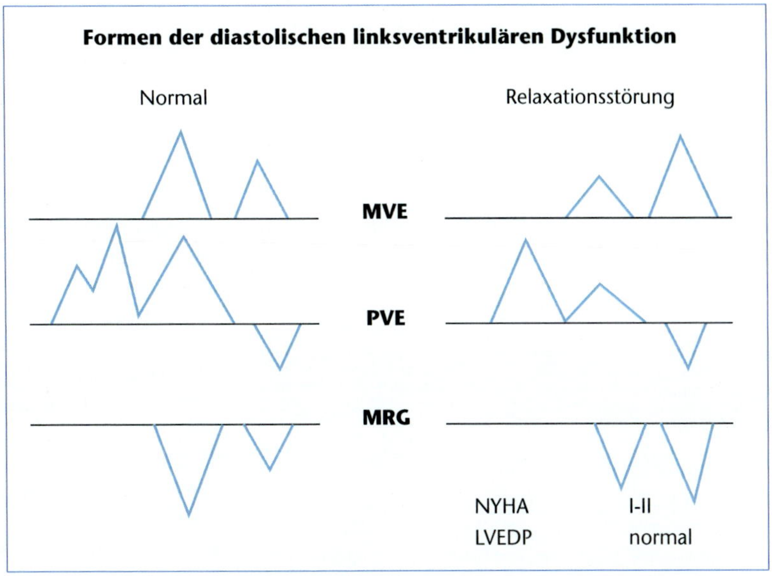

Abb. 9.33 Schematische Darstellung der Spektral-Doppler-Profile bei normaler diastolischer Funktion und bei Relaxationsstörung. LVEDP = linksventrikulärer enddiastolischer Druck; MRG = Mitralklappenring-Geschwindigkeit; MVE = mitralvalvuläres Einstromprofil; NYHA = Stadieneinteilung der New York Heart Association zur Herzinsuffizienz; PVE = Pulmonalveneneinstromprofil.

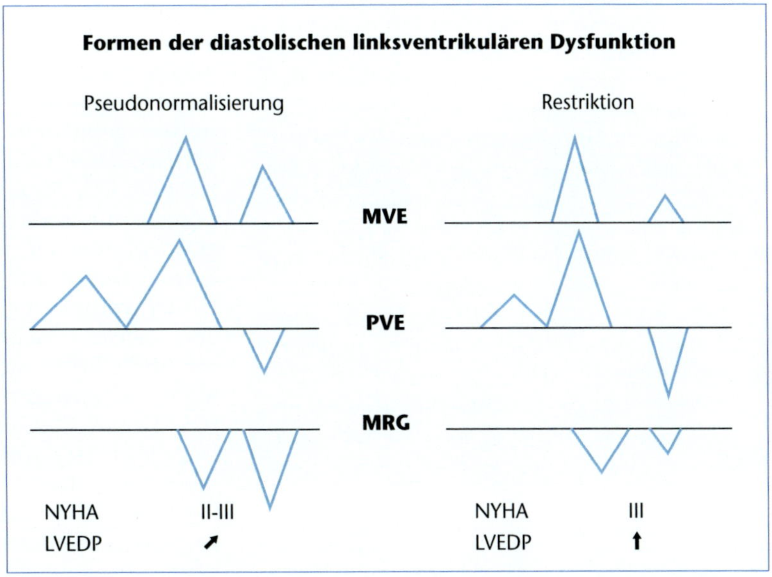

Abb. 9.34 Schematische Darstellung der Spektral-Doppler-Profile bei Pseudonormalisierung und bei Restriktion. LVEDP = linksventrikulärer enddiastolischer Druck; MRG = Mitralklappenring-Geschwindigkeit; MVE = mitralvalvuläres Einstromprofil; NYHA = Stadieneinteilung der New York Heart Association zur Herzinsuffizienz; PVE = Pulmonalveneneinstromprofil.

weiter, wobei das Verhältnis zwischen beiden um 1 schwankt. Das Pulmonalvenenflussprofil zeigt eine Fortsetzung des Anstiegs des diastolischen Signalanteils (☞ Abb. 9.34).
Im letzten Stadium, der **diastolischen Funktionsstörung IV°** (irreversible Restriktion), besteht die Indikation zur Herztransplantation. Hier kommt es im Unterschied zur reversiblen Restriktion unter Gabe von Vasodilatatoren (z. B. Natriumnitroprussid) nicht mehr zu einer Rückbildung in Richtung der diastolischen Funktionsstörung II°. Die irreversible Restriktion ist von der reversiblen Restriktion auch dadurch zu differenzieren, dass der atriale Anteil der Mitralklappenring-Geschwindigkeit bei < 0,05 m/s liegt [23, 24]. Patienten mit einer diastolischen Funktionsstörung IV° haben ohne Herztransplantation eine außerordentlich schlechte Prognose. Die Fünfjahresüberlebensrate beträgt unter 5%.

Merke

Der genaue Schweregrad der diastolischen Funktionsstörung ist durch die gemeinsame Bewertung des transmitralen Flussprofils, der Mitralklappenring-Geschwindigkeit und des Pulmonalveneneinstroms zu bestimmen. Dabei ist zu beachten, dass sich das transmitrale Flussprofil bereits durch mäßige Dehydratation oder zusätzliche Flüssigkeitsaufnahme infolge der Vorlastabhängigkeit deutlich verändern kann. Dies ist insbesondere bei den Mitralklappenring-Geschwindigkeitsprofilen nicht der Fall, sodass sich diese vor allem zur Bewertung mittelgradiger diastolischer Funktionsstörungen eignen.
Die diastolischen Funktionsparameter stellen auch sehr gute Verlaufsparameter im Rahmen der Behandlung einer mittelgradigen bis schweren Herzensinsuffizienz dar. So kann beispielsweise durch eine Einstellung auf nachlast- wie vorlastsenkende Medikamente oder eine Digitalisierung häufig eine Verbesserung der diastolischen Funktion echokardiographisch nachgewiesen werden. Die Bewertung der diastolischen LV-Funktion gehört daher heute zu jeder echokardiographischen Routineuntersuchung.

9.3.4 Abschätzung hämodynamischer Parameter

Obgleich ein Zusammenhang zwischen den Flussgeschwindigkeiten des transmitralen Flussprofils und dem systolischen Anteil des transpulmonalen Flussprofils mit dem **linksatrialen Mitteldruck (LAP)** und damit dem **linksventrikulären enddiastolischen Druck (LVEDP)** besteht, ist die Messung dieser Drucke mittels gepulstem Doppler nur eingeschränkt möglich, da beide Flussprofile und insbesondere der transmitrale Fluss von der linksventrikulären Funktion und hier insbesondere von der Relaxation beeinflusst werden.
Eine genauere Bestimmung des LAP ist durch die Messung der **diastolischen linksventrikulären Flusspropagation** mittels Farb-Doppler-M-mode-Echokardiographie möglich. Hierbei wird zugrunde gelegt, dass der Einstrom in den linken Ventrikel erst enddiastolisch seinen Höhepunkt erreicht, wenn der linksatriale Druck erhöht ist. Wird eine Tangente an das M-mode-Farb-Doppler-Flussprofil angelegt, so zeigt sie im Fall eines erhöhten LAP eine geringere Steigung an als bei niedrigerem LAP. Der **Steigungswinkel der Tangente** spiegelt somit die Flusspropagation und damit indirekt den LAP wider.
Einfacher und in der täglichen Routine ohne bedeutsamen zeitlichen Aufwand leicht zu bestimmen ist der LAP unter Berücksichtigung der maximalen frühdiastolischen Einstromgeschwindigkeit an der Mitralklappe (E-Welle) und der maximalen frühdiastolischen Mitralklappenring-Geschwindigkeit (E'-Welle), die mittels gepulstem Gewebe-Doppler zu erheben ist. Durch die Untersuchung der unterschiedlichen Entwicklung beider Parameter unter zunehmender Herzinsuffizienz wurde ein empirischer Zusammenhang zwischen dem **Verhältnis E/E'** und dem LAP bzw. dem LVEDP gefunden [25]. Es sollte jedoch die in den meisten Geräten eigens hierfür implementierte Voreinstellung für die beiden Doppler-Messungen genutzt werden, um langwieriges Umschalten und Neueinstellen zwischen Doppler-Fluss- und Gewebe-Doppler-PW zu vermeiden. Der Quotient E/E' ergibt einen Wert, der etwa im Verhältnis von 1 : 1 mit dem LAP korreliert, sofern dieser über 5 mmHg liegt.

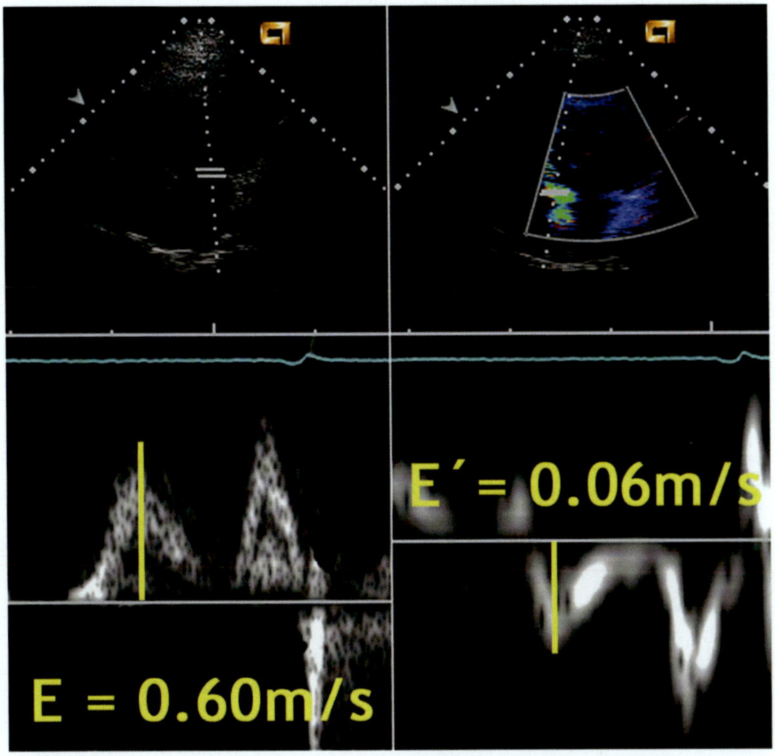

Abb. 9.35 Ein Patient mit Relaxationsstörung zeigt eine frühdiastolische Einstromgeschwindigkeit von 0,60 m/s und eine frühdiastolische Mitralklappenring-Geschwindigkeit von 0,06 m/s. Es besteht ein linksatrialer Mitteldruck von etwa 10 mmHg. E = frühdiastolische transmitrale Einstromgeschwindigkeit; E' = frühdiastolische Mitralklappenring-Geschwindigkeit.

Beispiel

Bei einer Geschwindigkeit E von 0,60 m/s und einer Geschwindigkeit E' von 0,06 m/s resultiert ein E/E'-Verhältnis von 10. Der LVEDP bzw. LAP ist dann mit 10 mmHg leicht erhöht (☞ Abb. 9.35).

Die Bewertung des **systemischen Widerstands** und damit der linksventrikulären Nachlast ist eine Domäne des hämodynamischen Monitorings. Dennoch kann die Nachlast auch näherungsweise über die Bewertung der **linksventrikulären endsystolischen Wandspannung (LVESWS)** ermittelt werden. Deren Messung erfolgt über die Bestimmung der endsystolischen Dimensionen und die Abschätzung des endsystolischen linksventrikulären Drucks, der bei ungestörtem Ausfluss aus dem LV ohne Vorliegen einer Obstruktion oder Aortenstenose über den systolischen Blutdruck geschätzt werden kann:

$$LVESWS = \frac{(1{,}35 \times AP_S \times LVESD)}{(4 \times ESW \times (1 + ESW/LVESD))}$$

LVESWS = linksventrikuläre endsystolische Wandspannung;
AP_S = systolischer Blutdruck;
LVESD = linksventrikulärer endsystolischer Durchmesser;
ESW = endsystolische Wanddicke.

Die hierfür notwendigen Messungen erfolgen von links parasternal oder mittels TEE im gastralen Blick in der kurzen Achse, in der sowohl die Hinter- als auch die Vorderwand im Winkel von etwa 90° anlotbar sind. Die mittlere endsystolische Wanddicke wird dabei als Mittelwert aus der Vorder- und Hinterwanddicke berechnet.

9.3.5 Tei-Index

Eine sehr praktikable Alternative und Ergänzung zur konventionellen Funktionsbeurteilung stellt der nach seinem Erstbeschreiber benannte Tei-Index dar [26, 27], der die kombinierte Bewertung der **isovolumetrischen Kontraktions- und Relaxationszeit im Ver-**

hältnis zur Herzzykluslänge verkörpert. Es ist bekannt, dass bei Vorliegen einer latenten Ischämie die isovolumetrische Kontraktionszeit im Vergleich zur ungestörten Myokarddurchblutung ansteigt. Der Grund hierfür ist die vergleichsweise lange Zeitspanne, die das Myokard zur Kraftentwicklung benötigt, um den linksventrikulären Druck so weit anzuheben, dass sich die Aortenklappe öffnet. Noch bevor diese im zweidimensionalen Echokardiographiebild in der Regel nicht erkennbare Verlängerung der isovolumetrischen Kontraktion auftritt, kommt es zur **Beeinträchtigung der Myokardrelaxation**, da die Lösung der Aktin-Myosin-Brücken ebenfalls energieabhängig ist. Bei Vorliegen einer Myokardischämie verzögert sich somit auch die isovolumetrische Relaxation und die anschließende schnelle Füllungsphase (☞ 9.3.1).

Mit dem Tei-Index steht nunmehr ein Parameter zur Verfügung, der die Summation beider Effekte widerspiegelt. Der Überlegung von Tei et al. lag die Tatsache zu Grunde, dass die **Periode zwischen dem Ende der atrialen Füllungsphase des transmitralen Flussprofils und dem Beginn des frühen Mitraleinstroms** die Summe aus isovolumetrischer Kontraktionszeit, linksventrikulärer Ejektionszeit und isovolumetrischer Relaxationszeit darstellt. Da das transmitrale Flussprofil mittels gepulstem Doppler in der Regel ausgezeichnet darstellbar ist und insbesondere der zeitliche Beginn sowie das Ende der beiden Füllungsphasen sehr gut abgrenzbar sind, lässt sich die Dauer dieses Intervalls sehr einfach im Spektral-Doppler bestimmen.

Nach Umpositionierung des PW-Doppler-Sample-Volumens in den LVOT kann dort das systolische Doppler-Flussprofil abgeleitet sowie dessen zeitliche Dauer ausgemessen werden. Die sich so ergebende **Ejektionszeit** wird von der vorher bestimmten Zeitspanne vom Ende der atrialen Einstromphase bis zum Beginn der frühdiastolischen Einstromphase des nächsten Herzzyklus abgezogen, sodass daraus die Summe aus isovolumetrischer Kontraktionszeit und isovolumetrischer Relaxationszeit resultiert.

Die beiden sehr kurzen Zeitintervalle, die der Ejektionszeit jeweils vor- und nachgeschaltet sind, hängen u. a. auch von der Länge des Herzzyklus und der Ejektion selbst ab. Aus diesem Grund wurde die Summe aus isovolumetrischer Kontraktionszeit und Relaxationszeit zur Ejektionszeit ins Verhältnis gesetzt. Der **obere Normwert** für den dimensionslosen Tei-Index beträgt 0,49. Ein unterer Normwert wurde bisher nicht definiert (☞ Abb. 9.36).

Der Tei-Index ist als globaler linksventrikulärer Funktionsparameter bereits dann in Ruhe erhöht, wenn noch keine Wandbewegungsstörungen oder gar Veränderungen von Volumenparametern bestehen. Neben seinem hohen Stellenwert als **Screening-Parameter** bei Verdacht auf eine stenosierende koronare Herzkrankheit erlaubt der Tei-Index auch eine **prognostische Aussage** nach abgelaufenem Myokardinfarkt. So konnte gezeigt werden, dass Patienten nach Myokardinfarkt, die einen nur gering erhöhten Tei-Index bis 0,55 aufweisen, eine signifikant höhere Fünfjahresüberlebensrate zeigen als Patienten mit einem Tei-Index über 0,55.

Die insgesamt hohe Sensitivität des Tei-Index gegenüber der Myokardischämie im Allgemeinen wird durch bestimmte Sonderfälle, in

$$\text{Tei-index} = \frac{ICT + IRT}{ET} = \frac{a-b}{b}$$

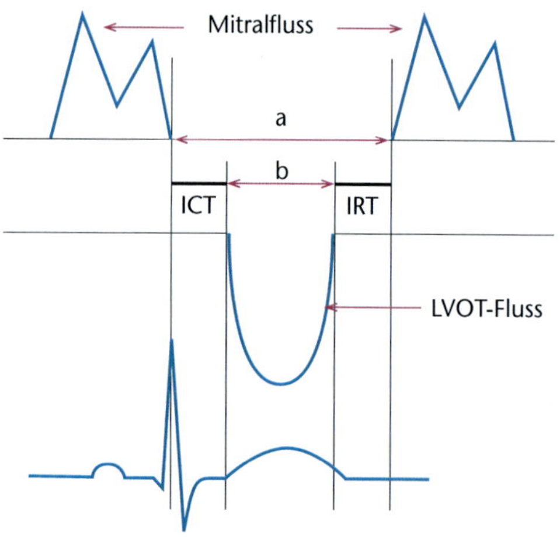

Abb. 9.36 Schematische Darstellung zur Berechnung des Tei-Index aus dem Abstand zweier transmitraler Einstromprofile und der Ejektionszeit. A = Summe aus isovolumetrischer Relaxationszeit, Ejektionszeit und isovolumetrischer Kontraktionszeit; b = ET = Ejektionszeit; ICT = isovolumetrische Kontraktionszeit; IRT = isovolumetrische Relaxationszeit; LVOT = linksventrikulärer Ausflusstrakt.

denen der Tei-Index **falschnegative Ergebnisse** erbringt, eingeschränkt. Diese besonderen Konstellationen ergeben sich bei hyperkinetischem und leicht konzentrisch hypertrophiertem linken Ventrikel sowie bei verschiedenen Klappenvitien. Die betreffenden Patienten zeigen häufig vergleichsweise kleine endsystolische Volumina. Der linke Ventrikel ist aber imstande, trotz hypertrophiebedingter Verkleinerung des linksventrikulären Kavums ein adäquates SV auszuwerfen. Die hierfür notwendige Hyperkontraktilität bedingt einen beschleunigten Druckanstieg im linken Ventrikel, sodass die Dauer der isovolumetrischen Kontraktionszeit abnimmt. Ist gleichzeitig die isovolumetrische Relaxationszeit nicht oder nicht wesentlich verlängert, treten normale oder gar auffällig niedrige Tei-Index-Werte auf. Somit kann eine beginnende Ischämie bei gleichzeitig vorliegender hypertensiver Herzerkrankung maskiert werden, da die Verkürzung der isovolumetrischen Kontraktionszeit eine mögliche Verlängerung der isovolumetrischen Relaxationszeit kompensiert und der Zähler des Tei-Index somit unverändert bleibt. Der Tei-Index eignet sich demnach dann nicht für die Beurteilung der Ventrikelfunktion, wenn bei linksventrikulärer Hypertrophie eine Neigung zur Hyperkontraktilität besteht.

Weiterhin muss festgehalten werden, dass der Parameter **nicht spezifisch** ist. So konnte bereits mehrfach nachgewiesen werden, dass es bei Kardiomyopathien, Amyloidose oder toxischen Myokardschäden, die beispielsweise nach Chemotherapie auftreten können, ebenfalls zu deutlichen Anstiegen des Parameters kommt, noch bevor eine Verringerung der LVEF auftritt. Der Tei-Index ist insbesondere dann von hohem klinischen Nutzen, wenn bereits vor Beginn der Chemotherapie eine Herzinsuffizienz vorliegt oder diese wegen der Aggressivität der Chemotherapeutika wahrscheinlich ist. Die Validität des Tei-Index hinsichtlich der linksventrikulären Funktion bei gleichzeitig vorhandenen signifikanten Klappenvitien ist bislang noch nicht ausreichend untersucht worden. Hämodynamische Vergleichsuntersuchungen mit liegendem Einschwemmkatheter haben zudem eine gewisse Vorlastabhängigkeit des Parameters offenbart.

Merke

Insgesamt ist der Tei-Index als Routineparameter insbesondere deswegen empfehlenswert, weil er sehr einfach und schnell zu bestimmen ist und sowohl erste Hinweise auf das mögliche Vorhandensein einer Myokardischämie liefert als auch die prognostische Einschätzung bei bereits stattgehabten Ereignissen erleichtert. Oftmals ist der Tei-Index neben einem reduzierten E/A-Verhältnis der einzige quantitativ bestimmbare echokardiographische Parameter, der bei latenter Myokardischämie in der Ruheuntersuchung als pathologisch auffällt. Zusätzlich eignet er sich vor allem zur Verlaufskontrolle der Myokardfunktion unter Chemotherapie.

Literatur

1. Erbel R, Schweizer P, Lambertz H et al. Echoventriculography – a simultaneous analysis of 2-dimensional echocardiography and cine ventriculography. Circulation 1983; 67: 205–15.
2. Jenni R, Vieli SO, Anliker M, Krayenbühl HP. Estimation of left ventricular volume from apex orthogonal 2-dimensional echocardiograms. Eur Heard J 1981; 2: 217–25.
3. Spencer KT, Bednarz J, Rafter PG, Korcarz C, Lang RM. Use of harmonic imaging without echocardiographic contrst to improve 2-dimensional image quality. Am J Cardiol 1989; 82: 794–9.
4. Mulvagh SL, DeMaria AN, Feinstein SB et al. ASE position paper. Contrast echocardiography: Current and future applications. J Am Soc Echocardiogr 2000; 13: 331–42.
5. Erbel R, Schweizer P, Krebs W, Meyer J, Effert S. Sensitivity and specificity of 2-dimensional echocardiography in detection of impaired left ventricular function. Eur Heart J 1984; 5: 477–89.
6. Henry WL, DeMaria A, Gramiak R et al. Report of the American Society of Echocardiography Committee on Nomenclature and Standards in Two-dimensional Echocardiography. Circulation 1980; 62: 212–7.
7. Erbel R, Schweizer P, Richter HA, Krebs W, Meyer J, Effert S. Vergleich zwischen monoplaner und biplaner 2-dimensionaler echokardiographischer Volumenbestimmung bei asymmetrischen Ventrikeln. Z Kardiol 1980; 69: 231–6.
8. Gopal AS, Keller AM, Rigling R, King DL (Jr.), King DL. Left ventricular volume and endocardial surface area by 3-dimensional echocardiogra-

phy. Comparison with 2-dimensional echocardiography and nuclear magnetic resonance imaging in normal subjects. J Am Coll Cardiol 1993; 22: 259–70.
9. Müller S, Bartel T, Weber F et al. Preliminary report: Evaluation of three-dimensional echocardiographic volumetry by simultaneous thermal dilution in coronary heart disease. Cardiology 1996; 87: 552–9.
10. Müller S, Bartel T, Katz MA, Möhlenkamp S, Pachinger O, Erbel R. Determinants of echocardiographic tangential cuts of the left ventricle and effects on volumetry. Ultrasound Med Biol 2003; 29: 25–30.
11. Mondelli JA, Di Luzio S, Nagaraj A et al. The validation of volumetric real-time 3-dimensional echocardiography for the determination of left ventricular function. J Am Soc Echocardiogr 2001; 14: 994–1000.
12. Yu E, Sloggett C, Iwanochko RM, Rakowski H, Siu S. Feasibility and accuracy of left ventricular ejection fraction determination by fundamental, tissue harmonic, and Levovist enhanced contrast imaging. J Am Soc Echocardiogr 2000; 13: 216–24.
13. Lewis JF, Kuo LG, Nelson JG et al. Pulsed Doppler echocardiographic determination of stroke volume and cardiac output: Clinical validation of two new methods using the apical window. Circulation 1984; 70: 425–31.
14. Bartel T, Vanheiden H, Schaar J, Merzkirch W, Erbel R. Biomechanical modeling of hemodynamic factors determining bulging of ventricular aneurysms. Ann Thorac Surg 2002; 74: 1581–8.
15. Cerqueira MD, Weissman NJ, Dilsizian V et al. Standardized myocardial segmentation and nomenclature for tomographic imaging of the heart. American Heart Association Writing Group on Myocardial Segmentation and Registration for Cardiac Imaging. Circulation 2002; 105: 538–42.
16. Bartel T, Müller S, Reich D, Gasmann B, Bruch C, Erbel R. Evaluation of hemodynamic determinants of quantitative tissue Doppler echocardiography in the assessment of left ventricular function. Echocardiography 1999; 16: 481–9.
17. Urheim S, Edvardsen T, Torp H, Angelsen B, Smiseth OA. Myocardial strain by Doppler echocardiography. Validation of a new method to quantify regional myocardial function. Circulation 2000; 102: 1158–64.
18. Bartel T, Yang Y, Müller S et al. Noninvasive assessment of microvascular function in arterial hypertension by transthoracic Doppler Harmonic echocardiography. J Am Coll Cardiol 2002; 39: 2012–8.
19. Armstrong VF, Pellikka PA, Ryan T et al. Stress echocardiography: Recommendations for performance and interpretation of stress echocardiography. J Am Soc Echocardiogr 1998; 11: 97–104.
20. Marwick TH, Mehta R, Arheart K, Lauer MS. Use of exercise echocardiography for prognostic evaluation of patients with known or suspected coronary artery disease. J Am Coll Cardiol 1997; 30: 83–90.
21. Mertes H, Sawada SG, Ryan T et al. Symptoms, adverse effects, and complications associated with dobutamine stress echocardiography: Experience in 1118 patients. Circulation 1993; 88: 15–19.
22. Nishimura RA, Appleton CP. „Diastology": beyond E and A. J Am Coll Cardiol 1995; 27: 327–34.
23. Roeland JRTC, Pazzoli M. Non-invasive assessment of left ventricular diastolic (dys)function and filling pressure. Thoraxcenter 2001; 13: 2–8.
24. Erbel R, Neumann T, Zeidan Z, Bartel T, Buck T. Echokardiographische Diagnostik der diastolischen Herzinsuffizienz. Herz 2002; 27: 99–106.
25. Nagueh SF, Middleton KJ, Kopelen HA et al. Doppler tissue imaging: a non-invasive technique for evaluation of left ventricular relaxation and estimation of filling pressures. J Am Coll Cardiol 1997; 30: 1527–33.
26. Tei C, Dujardin KS, Hodke DE et al. New index of combined systolic and diastolic cardiac performance: a simple and reproducible measure of cardiac function A study in normals and dilated cardiomyopathy. J Am Coll Cardiol 1995; 26: 357–66.
27. Tei C, Dujardin KS, Hotke DE et al. Doppler index combining systolic and diastolic myocardial performance: Clinical value in cardiac amyloidosis. J Am Coll Cardiol 1996; 28: 658–64.

Erkrankungen des linken Ventrikels 10

Thomas Bartel

Bei den Erkrankungen des linken Ventrikels handelt es sich um eine sehr heterogene Gruppe, deren verschiedene Pathomechanismen zu sehr unterschiedlichen echokardiographischen Befunden führen. Dabei lassen sich im Wesentlichen vier Gruppen von Parametern unterscheiden, die in Abhängigkeit von der zugrunde liegenden Erkrankung isoliert oder aber auch kombiniert verändert sein können:

- Dimensionsparameter,
- Parameter der systolischen Funktion,
- Flussgeschwindigkeitsreserve in den Herzkranzarterien,
- Parameter der diastolischen Funktion.

Zusätzlich können qualitative Veränderungen eintreten, wie z. B. die Ausrundung der linksventrikulären Spitze. Dies ist z. B. beim Remodeling nach Myokardinfarkt oder bei Kardiomyopathien der Fall. Andererseits können bei der koronaren Herzkrankheit im Anfangsstadium die Dimensionsparameter wie auch die Parameter der systolischen Funktion vollkommen normal ausfallen, sodass sich erste Hinweise auf die Erkrankungen häufig nur anhand der diastolischen Funktionsparameter ergeben. Beim hypertensiven Herzleiden dagegen besteht in der Regel eine konzentrische linksventrikuläre Hypertrophie, die echokardiographisch als verdicktes Myokard und verkleinertes linksventrikuläres Kavum imponiert, obgleich auch hier diastolische Funktionsstörungen zur Herzinsuffizienz führen. Andere Erkrankungen wie der Herzinfarkt, die Myokarditis oder der toxische Myokardschaden fallen zunächst durch ein systolisches Pumpversagen auf.

10.1 Koronare Herzkrankheit und Myokardinfarkt

10.1.1 Systolische Funktionsstörungen

Die systolischen linksventrikulären echokardiographischen Parameter wie linksventrikuläre Ejektionsfraktion (LVEF), Schlagvolumen oder dp/dt_{max} können je nach Schweregrad der koronaren Herzerkrankung sehr unterschiedlich ausfallen. Gleiches gilt auch für die regionale Wandbewegung wie auch für die Dimensionsparameter. Entscheidend für die Schwere der entsprechenden echokardiographischen Befunde ist der Grad der Schädigung. Dabei sind Belastungsischämie, Ruheischämie und bereits vorliegender Myokardschaden zu unterscheiden. Sehr leichte Formen der koronaren Herzerkrankung ohne Einschränkung der koronaren Flussgeschwindigkeitsreserve wie bei nichtstenosierenden Plaques in den Herzkranzgefäßen sind echokardiographisch in der Regel nicht zu diagnostizieren.

Beginnende koronare Herzkrankheit

Liegen keine morphologischen Veränderungen im Sinne einer Myokardnarbe oder eines Aneurysmas vor und besteht lediglich eine latente Ischämie ohne Ruhebeschwerden, so stellen sich die Wanddicken sowie die endsystolischen und enddiastolischen Dimensionen des linken Ventrikels normal dar, sofern keine begleitende Hypertonie oder andere Herzerkrankungen vorliegen. In Ruhe sind LVEF und regionale Wandbewegung ebenfalls unauffällig. Bei hämodynamisch wirksamen Stenosen kommt es jedoch stressechokardiographisch unter der Voraussetzung der Ausbelastung entsprechend den gültigen Abbruchkriterien zum Abfall der LVEF und zur Erholung nach der Belastung. Parallel treten regionale Hypokinesien auf (☞ Abb. 10.1).

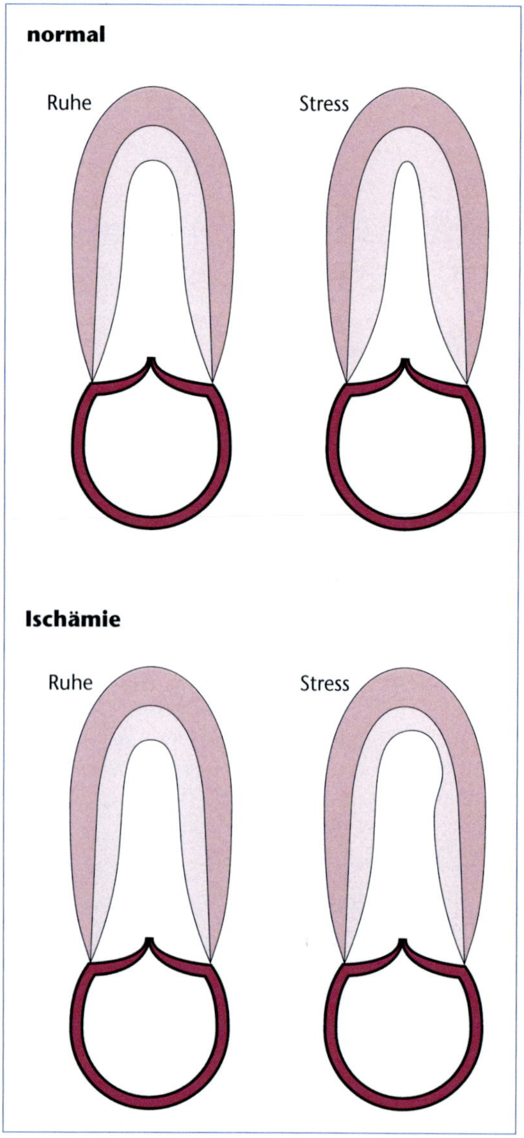

Abb. 10.1 Prinzip des stressechokardiographischen Ischämienachweises mit klassischen reversiblen regionalen Wandbewegungsstörungen unter Belastung. Liegt keine Ischämie vor, nimmt die Kontraktilität des Myokards unter Belastung allseitig zu.

Diese sind manchmal lediglich durch eine fehlende systolische Wanddickenzunahme gekennzeichnet, ohne dass die eigentliche Einwärtsbewegung nachhaltig beeinträchtigt sein muss. Von einem positiven Ischämienachweis ist auszugehen, wenn eine belastungsabhängige Hypokinesie in mindestens zwei Segmenten mittels Stressechokardiographie nachweisbar ist (☞ Abb. 9.14).

Keine Ischämie besteht, wenn eine allseitige Wanddickenzunahme nachweisbar ist und sich unter Belastung noch verstärkt (☞ 9.2).

In Ruhe und mehr noch bei der stressechokardiographischen Beurteilung der Kinetik einzelner Segmente muss darauf geachtet werden, dass das Ausmaß der physiologischen systolischen Einwärtsbewegung sowie der Myokardverdickung in den einzelnen Segmenten unterschiedlich ist. So nimmt das Ausmaß der Einwärtsbewegung von apikal nach basal ab. Dies kann bei unzureichender Erfahrung des Untersuchers dazu führen, dass im Bereich der basalen Segmente falschpositive Befunde im Sinne einer Wandbewegungsstörung erhoben werden. Trotz Standardisierung bleibt die Sensitivität der semiquantitativen Wandbewegungsanalyse auch wegen der bestehenden Subjektivität der Beurteilung begrenzt. Die qualitative Wandbewegungsanalyse ist umso mehr nur mit Einschränkungen anwendbar, wenn keine hinreichende Myokardabgrenzbarkeit gegeben ist. In diesem Fall wird insbesondere die Erkennung der Wanddickenzunahme erschwert. Zur Verbesserung der qualitativen bzw. semiquantitativen Wandbewegungsanalyse stellt zunächst die Nutzung des Non-Contrast-Harmonic-Imaging in den meisten Fällen eine wertvolle Hilfe dar, sodass bereits dadurch eine hinreichende Endokardabgrenzbarkeit aller Segmente erreicht werden kann [1].

Vergleichsuntersuchungen ergaben, dass das Non-Contrast-Harmonic-Imaging (Tissue Harmonic Imaging) gegenüber der konventionellen 2-D-echokardiographischen Darstellung eine deutliche Verbesserung der Endokarderkennbarkeit erbringt (☞ 2.7.1). Diese Verbesserung wird insbesondere in den Segmenten deutlich, für die mittels konventioneller Echokardiographie häufig eine eingeschränkte Darstellbarkeit resultiert. Auch im Rahmen der Stressechokardiographie konnte nachgewiesen werden, dass mittels Standardisierung und Anwendung des Non-Contrast-Harmonic-Imaging die untersucherabhängige Variabilität und damit die Ungenauigkeit der Methode abnahm [2]. Die bekannte Tatsache, dass das Endokard im Standbild schlechter zu erkennen ist als in der bewegten Darstellung, wirkt sich im Non-Contrast-Harmonic-Imaging deutlich geringer aus als bei konventioneller Darstellung. Dies wiederum ist insbesondere bei enddiastolischen Standbildern der Fall. Im apikalen 4-Kammerblick sind für gewöhnlich die lateralen und apikalen Segmente und im apikalen 2-Kammerblick die apikalen und anterioren Segmente schwer darstellbar. Die eingeschränkte Darstellbarkeit im apikalen Bereich ist dabei häufig auf Nahfeld- und Rauschartefakte zurückzuführen. Eine mangelhafte Bildgebung hinsichtlich der lateralen und anterioren Segmente mit unzureichender Endokarddefinition wird auf die Tatsache zurückgeführt, dass diese Myokardareale tangential zum Ultraschall positioniert sind. Dagegen sind die anteroseptalen und anterioren Segmente im Kurzachsenschnitt auch konventionell eher leichter darstellbar, da ihre Position orthogonal zum Ultraschallstrahl liegt. Aus diesem Grund stellt das Non-Contrast-Harmonic-Imaging insbesondere bei der apikalen Anschallung den allgemeinen Standard jeder echokardiographischen Routineuntersuchung dar. Neben der Beurteilung der Endokardgrenze im Standbild bewirkt die Methode eine verbesserte Bewertung der Wanddickenzunahme im dynamischen Bild. Dies ist in der Mehrzahl der Segmente im Kurzachsenschnitt und im apikalen 4-Kammerblick der Fall. Hierbei muss nochmals betont werden, dass die Endokarderkennbarkeit sowie die sichere Bewertung der Wanddickenzunahme in der Systole entscheidend für eine korrekte Wandbewegungsanalyse sind.

Eine Hilfe bietet die Fluss-Farb-Doppler-Darstellung, da so eine bessere Abgrenzung zwischen dem Ventrikelkavum und dem Endokard gelingt. Ist aber die Wandbewegung stark herabgesetzt und die endokardnahe Blutflussgeschwindigkeit gering, so ist die linksventrikuläre Lumendarstellung limitiert und die Fluss-Farb-Doppler-Darstellung ist dann kaum gewinnbringend. Ist die Kontraktion weitgehend normal ausgeprägt, verbessern sich die Farb-Doppler-Darstellungen insbesondere im Grenzbereich zwischen Kavum und Myokard. Kann trotz der Anwendung der genannten Techniken keine entscheidende Verbesserung der Endokardabgrenzbarkeit erreicht werden, sollte die intravenöse Gabe eines transpulmonalen Kontrastmittels der zweiten Generation erfolgen, um das Endokard durch die Anhebung des Kavumkontrastes sicher abzugrenzen [3] (☞ 2.6.4). Ähnlich wie bei der Bestimmung der Volumenparameter kann man davon ausgehen, dass mit Hilfe des Non-Contrast bzw. Contrast-Harmonic-Imaging die visuelle Beurteilbarkeit der regionalen Wandkinetik in den meisten der Fälle, die vorher nicht beurteilt werden konnten, möglich wird. Im Unterschied zur kontrastmittelverstärkten Echoventrikulographie konnte die Diagnostik von Perfusionsdefekten mittels transpulmonaler Kontrastmittel in Kombination mit dem Power-Harmonic-Imaging wegen des erhöhten Aufwandes und der Gefahr falschpositiver Befunde insbesondere im Bereich der lateralen Ventrikelwand nur bedingt Einzug in die klinische Routinediagnostik halten.

Schwere koronare Herzkrankheit

Bei Vorliegen einer schweren koronaren Herzkrankheit kommt es neben diffusen und hochgradigen Störungen der Wandverdickung und der Endokardbewegung bis hin zum systolischen „Bulging“ auch zu einer mehr oder minder ausgeprägten spätsystolischen bzw. frühdiastolischen Kontraktion (☞ Abb. 10.2).

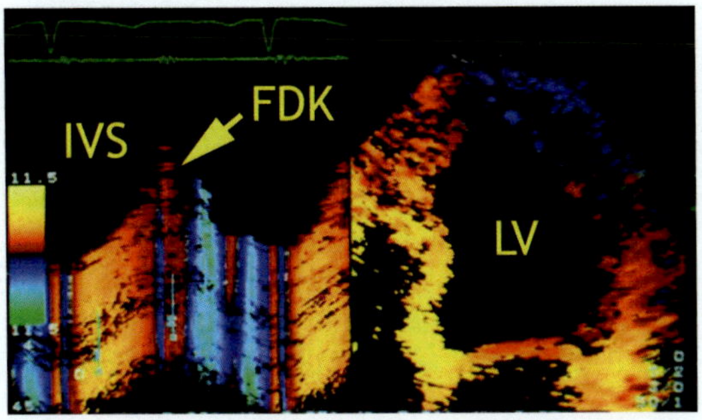

Abb. 10.2 Gewebe-Doppler-echokardiographische Darstellung einer frühdiastolischen Kontraktion als Ausdruck der Myokardischämie bei koronarer Herzkrankheit. FDK = frühdiastolische Kontraktion; IVS = interventrikuläres Septum; LV = linker Ventrikel.

10

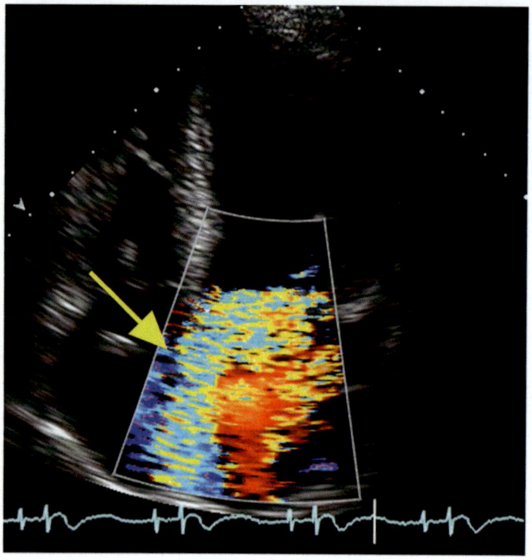

Abb. 10.3 Ischämische Mitralinsuffizienz nach Hinterwandinfarkt mit typischem exzentrischem Jet. → = exzentrische Regurgitation in den linken Vorhof.

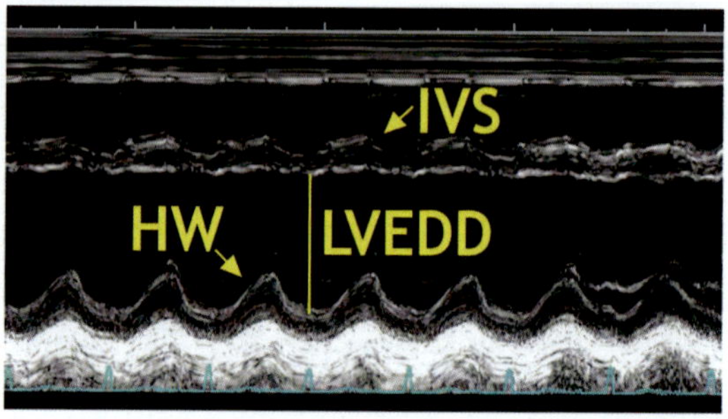

Abb. 10.4 Akinesie nach Vorderwandinfarkt sowie Dilatation des linken Ventrikels. HW = linksventrikuläre Hinterwand; IVS = interventrikuläres Septum; LVEDD = linksventrikulärer enddiastolischer Durchmesser.

Dieses Phänomen, das als Ischämienachweis gilt, lässt sich am besten mittels Strain- und Strain-rate-Imaging darstellen (☞ 9.1.3). Es ist regional auf ischämische Segmente beschränkt. Liegt eine ischämische Kardiomyopathie vor oder sind bereits Myokardinfarkte abgelaufen, kommt es häufig zu einer deutlichen Vergrößerung der linken Herzkammer, was die Abgrenzung zur dilatativen Kardiomyopathie oder zur Ventrikelvergrößerung bei schweren Klappenvitien, die im Fall der Mitralinsuffizienz andererseits aber auch sekundär entstehen können, erschwert (☞ Abb. 10.3) (☞ 4.3.3).

Durch verschiedene klinische Studien konnte gezeigt werden, dass das Ausmaß der Ventrikeldilatation, die echokardiographisch sehr genau zu quantifizieren ist, die Prognose weitgehend bestimmt (☞ Abb. 10.4 u. Abb. 10.5).

Die in Folge eines Myokardinfarktes auftretende zunehmende Ventrikeldilatation wird auch als Infarktremodeling bezeichnet. Darunter wird neben der Veränderung der Größe und Form des linken Ventrikels auch die Reduktion der globalen Kinetik bzw. der linksventrikulären Funktion zusammengefasst (☞ Abb. 10.6).

Der Prozess des Remodelings geht mit einer erhöhten Rate an kardialen Ereignissen (höhergradige ventrikuläre Rhythmusstörungen, Dekompensationsneigung, plötzlicher Herztod) einher. In der Initialphase konzentrieren sich die Veränderungen auf das Infarktgebiet selbst. Es kommt hier zu einem „Bulging" des betreffenden Areals bei langsam fortschreitender Verdünnung der Ventrikelwand. Dieser Vorgang wird auch als Infarktdehnung bezeichnet.

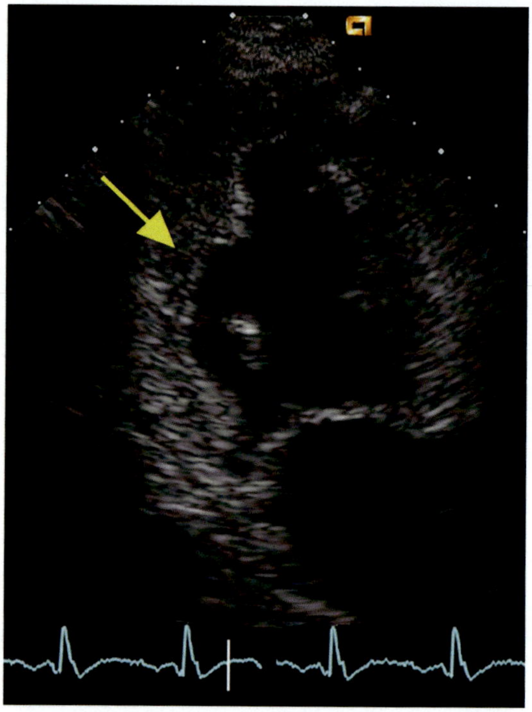

Abb. 10.5 Akinesie nach Hinterwandinfarkt. → = akinetische Zone ohne Wandverdünnung.

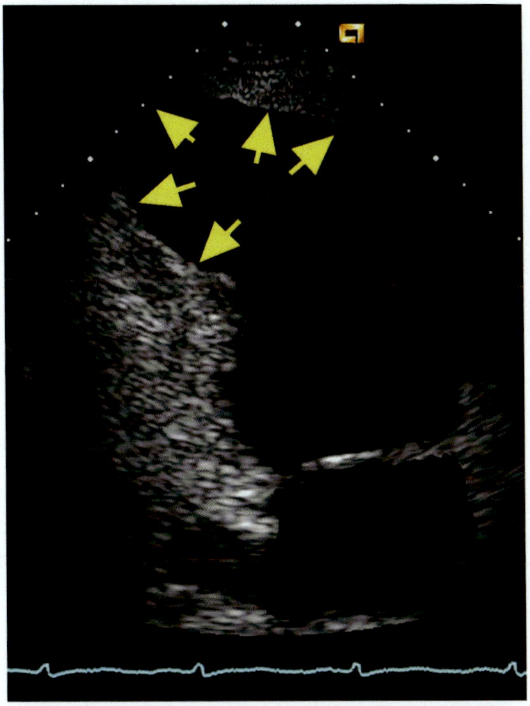

Abb. 10.6 Infarktremodeling nach Vorderwandspitzeninfarkt. → = Infarktzone.

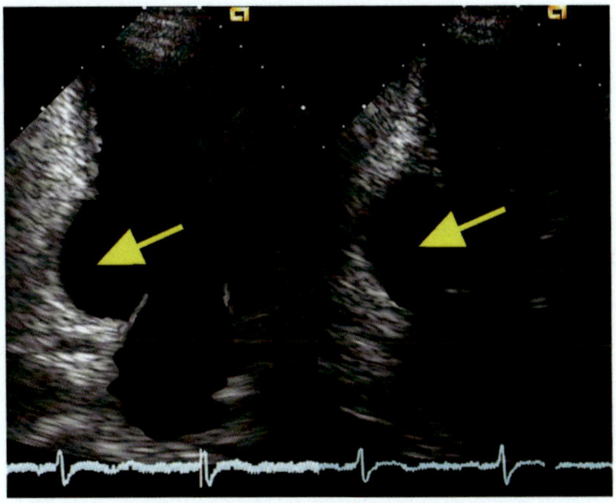

Abb. 10.7 Hinterwandaneurysma – Diastole links, Systole rechts: Systolisch vergrößert sich das Aneurysmavolumen als Folge des „Bulgings". → = Aneurysma.

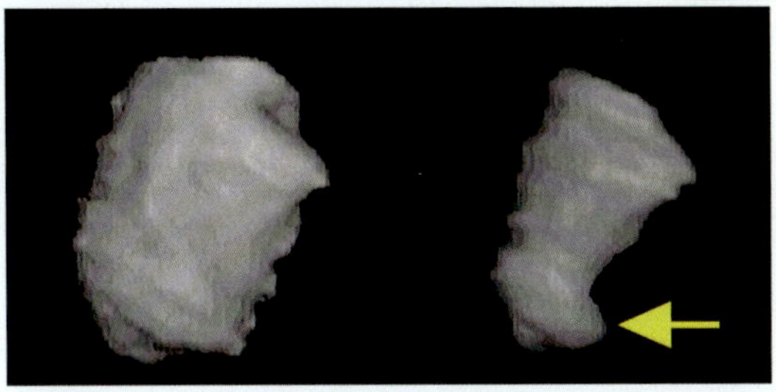

Abb. 10.8 3-D-Rekonstruktion des linken Ventrikels aus einem transösophagealen Datensatz: Kleiner Spitzeninfarkt mit systolischem „Bulging" der Ventrikelspitze. → = kleines Ventrikelspitzenaneurysma.

Ursache der Infarktdehnung ist einerseits der Verlust an Kontraktilität und andererseits die durch den Zelluntergang und das Austreten lytischer Enzyme aufgebrochene bindegewebige Struktur. Einen wichtigen quantitativen echokardiographischen Anhaltspunkt stellt in diesem Zusammenhang die Verdünnung der Ventrikelwand dar. Das Infarktareal ist echokardiographisch häufig als paradox pulsierendes Segment (Bulging) erkennbar. Dabei hängt das Ausmaß von Infarktdehnung und aneurysmatischem Bulging nicht nur von der Ausdehnung des Infarkts, sondern auch wesentlich von der linksventrikulären Nachlast, dem Schlagvolumen (SV) und auch der Herzfrequenz ab [4] (☞ Abb. 10.7 u. Abb. 10.8).
Die erst spät einsetzende Einschränkung des SV bedingt eine langsam zunehmende kompensatorische Herzvergrößerung, die das Remodeling abschließt und mit einer Ausrundung der Ventrikelspitze einhergeht. Bezieht das Infarktareal die Hinterwand ein, lässt sich echokardiographisch meist eine Mitralinsuffizienz feststellen, die einerseits Folge des Remodelings sein kann, in diesem Fall handelt es sich um eine relative Mitralinsuffizienz. Andererseits kann die Klappendysfunktion auch durch eine Papillarmuskelinsuffizienz, in seltenen Fällen auch durch einen Papillarmuskelabriss bedingt sein. Nach der Aktivierung von Fibroblasten im Infarktareal kommt das Remodeling bei veränderter Geometrie unter Einbeziehung der Narbe zum Stehen und bedingt eine mehr oder weniger stark ausgeprägte Herzinsuffizienz. Es resultieren dann multiple Wandbewegungsstörungen, die differenzialdiagnostisch nicht allein durch die Ruheechokardiographie abgeklärt werden können. Um die therapeutische Strategie festzulegen, ist es bei in Ruhe hypokinetischen oder

gar akinetischen Arealen erforderlich, ischämisches von avitalem Myokard zu unterscheiden, was mittels stressechokardiographischer Methoden gelingt (☞ 9.2). Außerdem nimmt eine initial nach dem Infarkt bestehende kompensatorisch verstärkte Kontraktion der zum Infarktgebiet kontralateral gelegenen Wand nur sehr langsam ab, sodass die LVEF, die auch nach einem Myokardinfarkt lange Zeit kaum abfällt und im Normbereich verbleibt, sich dann aber im Rahmen des linksventrikulären Remodelings schließlich doch verringert. Die globalen systolischen Parameter wie SV und LVEF sind demnach bei koronarer Herzkrankheit insgesamt wenig sensitiv.

Merke
Die koronare Herzerkrankung äußert sich ganz überwiegend in regionalen Kinetikstörungen, die unterschiedlich schwer ausgeprägt sein können und oft nur stressechokardiographisch zu diagnostizieren sind. Ruheechokardiographisch sind dagegen Wandbewegungsstörungen nur dann erkennbar, wenn eine Ruheischämie („Hibernating") bzw. eine Reperfusion nach Koronarverschluss („Stunning") vorliegt oder bereits ein Myokardinfarkt abgelaufen ist. Globale systolische Funktionsparameter sind gar erst in einer sehr späten Phase der koronaren Herzkrankheit pathologisch eingeschränkt.

10.1.2 Einschränkung der koronaren Flussreserve

Vor dem Eintreten regionaler Wandbewegungsstörungen kommt es zur Verringerung der koronaren Flussreserve, die sich Doppler-echokardiographisch als eingeschränkte Flussgeschwindigkeitsreserve (CFVR) darstellt (☞ 9.1.3). Die Bestimmung der koronaren Flussgeschwindigkeit und der CFVR mittels koronaren Flussdrahts stellt eine Domäne der Herzkatheterdiagnostik dar [5], ist aber sehr aufwendig und kommt daher vergleichsweise selten zur Anwendung. Weiterhin wurde die Bestimmung der CFVR katheterdiagnostisch auch weitgehend von der Messung der fraktionierten Flussreserve (FFR) mittels Druckdraht abgelöst. Die FFR ist bei stenosierender koronarer Herzkrankheit wesentlich sensitiver als die CFVR. Die pathophysiologischen Grundsätze der koronaren Flussdynamik sind jedoch gut auf die Echokardiographie übertragbar. Nicht immer sind Einschränkungen der CFVR durch Koronararterienstenosen bedingt. Vielmehr stellt die CFVR eine Resultante aus Mikro- und Makrozirkulation dar, was auch die Überlegenheit der FFR-Bestimmung erklärt. Eine Einschränkung der CFVR kann demnach auch allein durch Störungen der Mikrozirkulation bedingt sein. Durch die gerätetechnische Weiterentwicklung der Echokardiographiegeräte in der letzten Dekade können morphologisch wie funktionell bedingte Einschränkungen der CFVR auch echokardiographisch bestimmt werden [6]. Die Koronarostien, der Hauptstamm der linken Herzkranzarterie sowie der ostiumnahe Anteil der rechten Herzkranzarterie, die z.T. in der kurzen parasternalen oder transösophagealen Schnittebene darstellbar sind, eignen sich wegen des großen Winkelfehlers eher nicht für die Doppler-echokardiographische Messung von Koronarflussgeschwindigkeiten. Außerdem liegen die zentralen Abschnitte beider Herzkranzarterien meist prästenotisch, sodass die Bestimmung der CFVR hier nicht diagnostisch ist. Allerdings können Hauptstammstenosen in der transösophagealen Anlotung in der kurzen Achse auf Aortenklappenebene gut erkannt werden. Dagegen lässt sich die koronare Flussgeschwindigkeit am besten transthorakal im Bereich der distalen linksanterior deszendierenden Herzkranzarterie (LAD) in einem modifizierten Kurzachsenschnitt (Anschallpunkt: 4.–5. Interkostalraum zwischen parasternal links und apikal) bestimmen. Dabei werden die LAD oder die von ihr abgehenden Diagonal- oder Septaläste in bis zu 90% der Fälle aufgefunden. Schwieriger ist die Auffindung des R. interventricularis posterior, was in bis zu 50% der Untersuchungen gelingt. Insgesamt erfordert die transthorakale Anschallung der Koronararterien einige Übung und die Nutzung optimaler Parametereinstellungen (Presets), die nur auf High-End-Geräten verfügbar sind. Eine Einschränkung der CFVR auf Werte < 3 gilt als pathologisch und deutet auf eine unzureichende Steigerung des Koronarflusses unter Belastung hin, die aber auch funktionell bedingt sein kann [6]. Typisch für funktionelle Störungen der koronaren Flussreserve ist eine gleichzeitige Erhöhung der Basisflussgeschwindigkeit (☞ 9.1.3). Liegen Koronarstenosen vor, bleibt die Basisflussgeschwindigkeit unverändert. Lediglich die Steigerungsfähigkeit des koronararteriellen Flusses ist eingeschränkt. So ist bei einer CFVR < 2,5 das Vorliegen einer Koronarstenose sehr wahrscheinlich. Die Methode, die klassischerweise mit einer intravenösen Adenosingabe verbunden ist, eignet sich auch für Verlaufskontrollen nach erfolgreicher Koronarintervention [7] und zum Screening auf In-Stent-Restenosen im Bereich der LAD und mit Einschränkungen auch im Bereich der rechten Herzkranzarterie. Die Bestimmung der CFVR mittels transösophagealer Echokardiographie (TEE) hat keine Bedeutung erlangt und ist technisch schwierig. Zur Verbesserung des koronaren Doppler-Signals können transpulmonale Kontrastmittel eingesetzt werden, die aber während der gleichzeitigen Adenosingabe kontinuierlich über Perfusor verabreicht werden müssen, was die Anlage zweier Zugänge erfordert.

10.1.3 Diastolische Funktionsstörungen

Wie bereits im Abschnitt 9.3.3 erläutert, stellen diastolische Funktionsstörungen sehr frühzeitige Anzeichen für eine beginnende myokardiale Minderperfusion dar. Hier liegt auch der diagnostische Hauptwert der diastolischen Funktionsanalyse im Rahmen der koronaren Herzkrankheit [8].

Beginnende koronare Herzkrankheit

Geringe Verzögerungen bei der energieabhängigen Lösung der Aktin-Myosin-Brücken zu Beginn der Diastole in der Phase der Relaxation führen zu einer erhöhten Steifigkeit des Myokards und reduzieren den frühdiastolischen Einstrom wie auch die Einstromgeschwindigkeit in den linken Ventrikel signifikant. Die mittels PW-Doppler bestimmbare frühdiastolische Einstromgeschwindigkeit ist reduziert. Da der frühdiastolische Einstrom jedoch auch sehr stark vorlastabhängig ist (☞ 9.3.1 und 9.3.2), kann eine solche Geschwindigkeitsreduktion nur im Verhältnis zur atrialen (spätdiastolischen) Einstromgeschwindigkeit interpretiert werden (E/A-Verhältnis). Bei reduzierter frühdiastolischer linksventrikulärer Füllung erhält der linke Vorhof in der Diastase eine höhere Vordehnung, sodass durch die Vorhofkontraktion eine höhere spätdiastolische linksventrikuläre Einstromgeschwindigkeit (atriale Phase) resultiert, die in diesem Fall nicht nur wie physiologisch die linksventrikuläre Füllung komplettiert, sondern den geminderten frühdiastolischen Anteil kompensiert. Klinisch stellt sich das Stadium NYHA I und CCS I dar, da die systolische Funktion unverändert und die Füllung des linken Ventrikels am Ende der Diastole vollständig ist.

Typischerweise ist demnach das E/A-Verhältnis bei beginnender koronarer Herzkrankheit mit Werten < 1,0 reduziert, was einer diastolischen Funktionsstörung I° (Relaxationsstörung) entspricht. Das E/A-Verhältnis stellt so einen sehr guten Screening-Parameter zur Detektion myokardialer Ischämien in einem sehr frühen Stadium dar. Es ist jedoch keinesfalls spezifisch für die koronare Herzerkrankung, da es auch auf funktionelle oder relative Perfusionsminderungen, wie z. B. bei der arteriellen Hypertonie, sehr empfindlich reagiert. Auch andere die Myokardsteifigkeit erhöhende Veränderungen, wie beispielsweise eine Myokardfibrose, Speicherkrankheiten und Kardiomyopathien, führen im Anfangsstadium zu ähnlichen Veränderungen.

Weitere diastolische Parameter zeigen ebenfalls bereits Veränderungen: Das Verhältnis von früh- zu spätdiastolischer Mitralklappenring-Geschwindigkeit (E'/A') verringert sich parallel zum E/A-Verhältnis [9]. Das Pulmonalvenenflussprofil zeigt einen Anstieg der systolischen atrialen Füllungsgeschwindigkeit zu Lasten der diastolischen. Isovolumetrische Relaxationszeit (IVRT) wie auch Dezelerationszeit des frühdiastolischen transmitralen Füllungssignals (DT) sind dagegen noch unverändert normal. Insbesondere um beginnende diastolische Funktionsstörungen und Übergänge zu mittelgradigen Funktionseinschränkungen zu diagnostizieren, wird auch die diastolische Funktionsbeurteilung unter dynamischer Belastung eingesetzt [10,11]. Die hämodynamische Beurteilung dient im Rahmen der Diagnostik bei koronarer Herzkrankheit v. a. zur Abschätzung des linksventrikulären enddiastolischen Drucks (LVEDP) (☞ 9.3.4).

Schwere koronare Herzkrankheit

Der Übergang zur diastolischen linksventrikulären Funktionsstörung II° ist durch eine Beeinträchtigung der systolischen linksventrikulären Funktion mindestens in Form von regionalen Wandbewegungsstörungen bedingt, was eine Erhöhung des mittleren linksatrialen Drucks nach sich zieht. Dadurch kommt es frühdiastolisch zur Entwicklung eines Druckgradienten zwischen linkem Vorhof und linkem Ventrikel, der den physiologischen Verhältnissen sehr ähnlich ist (Pseudonormalisierung, ☞ 9.3.3), obgleich sich beide Druckkurven bereits auf erhöhtem Niveau befinden, was jedoch der direkten echokardiographischen Analyse entgeht. Das Verhältnis von früh- zu spätdiastolischer Mitralklappenring-Geschwindigkeit zeigt dagegen keine Pseudonormalisierung [9]. Auch die DT ist nur gering und oft noch nicht signifikant verkürzt. Das Pulmonalvenenflussprofil zeigt ebenfalls eine Pseudonormalisierung (diastolische > systolische Füllungsgeschwindigkeit). In diesem Stadium der koronaren Herzkrankheit steht jedoch die systolische Funktionsbeurteilung im Vordergrund.

Zur diastolischen Funktionsstörung III° (Restriktion) kommt es erst bei schwersten Einschränkungen der linksventrikulären Funktion im Sinne einer ischämischen Kardiomyopathie mit der typischen Verkürzung der DT und einem Anstieg des E/A-Verhältnisses auf Werte > 2 [8] (☞ Abb. 10.9).

Die Amplituden von E' und A' nehmen mit der Entwicklung einer Restriktion ab, wobei sich das E'/A'-Verhältnis nur noch unwesentlich ändert [9]. Die Verbreiterung des atrialen (spätdiastolischen) Signalanteils im Pulmonalvenenflussmuster deutet zuerst auf einen Übergang von der Pseudonormalisierung zur Restriktion hin. Hiermit ist eine deutliche Prognoseverschlechterung verbunden, wodurch die detaillierte diastolische Funktionsanalyse gegenüber der Bewertung der systolischen Funktion erneut an Bedeutung gewinnt. Die Echokardiographie trägt hier insbesondere durch die Diagnose einer irreversiblen Restriktion (diastolische Funktionsstörung IV°, ☞ auch 9.3.3) auch zur Indikationsstellung für eine Herztransplantation bei.

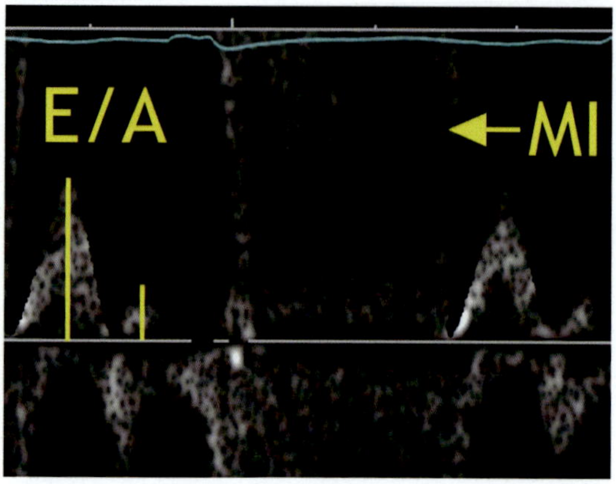

Abb. 10.9 Diastolische Funktionsstörung III° (Restriktion) bei schwerer koronarer Herzkrankheit; E/A-Verhältnis > 2. E = frühdiastolische transmitrale Einstromgeschwindigkeit; A = spätdiastolische (atriale) transmitrale Einstromgeschwindigkeit; MI = Mitralinsuffizienz.

10.1.4 Myokardinfarkt und seine Komplikationen

Akuter Myokardinfarkt

Beim akuten Myokardinfarkt hat die echokardiographische Untersuchung Notfallcharakter und darf weitere diagnostische Maßnahmen, insbesondere aber therapeutische Schritte nicht verzögern oder behindern. Dennoch sollten die Dimensionen sowie die LVEF bestimmt und Komplikationen ausgeschlossen werden. Dazu eignen sich v. a. „Handheld"-Echokardiographiegeräte, da diese am ehesten schnell eingesetzt werden können und zeitgleich andere diagnostische und therapeutische Maßnahmen zulassen. Bei der visuellen Beurteilung stehen zunächst die Lokalisation regionaler Wandbewegungsstörungen (☞ 9.1.2) und die Bewertung des Schweregrads im Vordergrund [12], wobei die LVEF in vielen Fällen nicht oder nicht wesentlich eingeschränkt ist. Ausgenommen hiervon sind schwere und schwerste Vorderwandinfarkte, die große Teile der Herzspitze und des interventrikulären Septums mit einbeziehen, sodass die verbleibenden Myokardareale den Funktionsverlust nicht durch ihre physiologischerweise einsetzende kompensatorische Hyperkinesie ausgleichen können. In diesem Fall kann es auch zu einer deutlichen Größenzunahme des linken Ventrikels kommen, sodass bei dieser Konstellation von der Gefahr eines drohenden Lungenödems auszugehen ist, da die Größenzunahme mit einer Erhöhung des linksventrikulären enddiastolischen Drucks und damit des linksatrialen Mitteldrucks einhergeht. Besteht im Infarktareal eine Hypokinesie und noch keine Akinesie, so deutet dies auf einen nichttransmuralen Infarkt hin. Neben der akuten Diagnostik kann auch die Langzeitprognose nach akutem Myokardinfarkt echokardiographisch recht genau bestimmt werden. Dabei gelten der errechnete LVEDP [13] (☞ 9.3.4) und das linksatriale Volumen [14] als wesentliche Prädiktoren. Die von einigen Zentren propagierte stressechokardiographische Evaluation von Patienten mit akutem Brustschmerz, jedoch ohne EKG-Veränderungen kann bei hämodynamisch stabilen Patienten zielführend sein und die Indikationsstellung zur interventionellen Therapie beschleunigen.

Eine Sonderform stellt der rechtsventrikuläre Infarkt dar, der echokardiographisch durch einen mehr oder weniger vergrößerten rechten Ventrikel mit meist deutlich reduzierter Kontraktilität und ggf. herabgesetzter linksventrikulärer Füllung imponiert [15]. Eine pulmonalarterielle Druckerhöhung, die leicht über die relative Trikuspidalinsuffizienz zu diagnostizieren wäre, findet sich hier in Abgrenzung zum Cor pulmonale nicht. Die Echokardiographie ist spezifischer und sensitiver als die konventionelle EKG-Diagnostik. Eine sichere Diagnosestellung ist bei Vorliegen eines rechtsventrikulären Infarktes besonders bedeutsam, da im Vergleich zur sonstigen Infarktbehandlung ein gänzlich differentes therapeutisches Vorgehen mit Volumensubstitution und katecholaminerger Unterstützung indiziert ist (☞ 12.3).

Die Echokardiographie stellt darüber hinaus die einzige Methode dar, mit der es bettseitig zuverlässig gelingt, schwere wie weniger schwere Komplikationen des akuten Myokardinfarktes, die für die Prognose des Patienten bestimmend sein können, zu diagnostizieren oder aber auszuschließen.

Merke
Klinisch muss in den Tagen nach einem Myokardinfarkt bei erneut auftretender Luftnot, einem neu zu auskultierenden Herzgeräusch, hämodynamischer Instabilität, persistierender ST-Streckenelevation oder neuerlichen Schmerzen an eine Reihe von akuten und subakuten Komplikationen gedacht werden, die meist alle mit Hilfe der transthorakalen Echokardiographie zu diagnostizieren sind.

Akute Komplikationen des Myokardinfarkts

- Papillarmuskelischämie und Papillarmuskelabriss,
- Infarktbedingter Ventrikelseptumdefekt (VSD),
- Freie Herzwandruptur, Hämoperikard und Herzbeuteltamponade.

Subakute Komplikationen des Myokardinfarkts

- Gedeckte Herzwandruptur mit Ausbildung eines Pseudoaneurysmas,
- Aneurysma verum und Thrombenbildung,
- Pericarditis epistenocardica.

Papillarmuskelischämie und Papillarmuskelabriss

In den meisten Fällen handelt es sich bei einem neu aufgetretenen Geräusch nach Myokardinfarkt um eine ischämisch bedingte Mitralinsuffizienz [16]. Bei der Papillarmuskelischämie resultiert in der Regel lediglich eine milde bis moderate Regurgitation, die zwar die Neigung zur Entwicklung eines Lungenödems verstärken kann, jedoch meist nicht unmittelbar zur Dekompensation führt. Die echokardiographische Diagnostik entspricht der einer sonstigen Mitralinsuffizienz. Einerseits ist der Papillarmuskel durch die regional fehlende

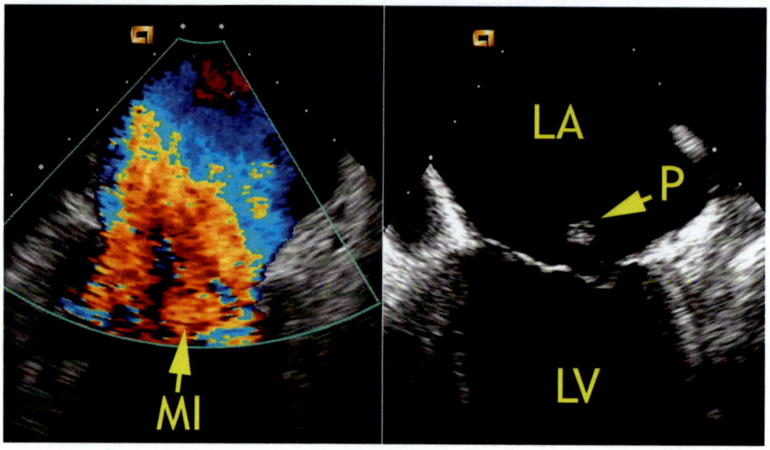

Abb. 10.10 Transösophageale Darstellung einer schweren Mitralinsuffizienz bei Papillarmuskelabriss nach Myokardinfarkt. LA = linker Vorhof; MI = Mitralinsuffizienz; P = abgerissener Papillarmuskelkopf; LV = linker Ventrikel.

Wandkontraktion im Infarktareal relativ zu kurz, um die Klappe systolisch vollständig zu schließen. Andererseits kommt es auch zu Verziehungen des Mitralklappenrings, der seine physiologische Form verliert, was ebenfalls zur Schlussunfähigkeit beiträgt.
Wesentlich schwerwiegender sind die Auswirkungen beim Auftreten einer Ruptur des Papillarmuskels, die insbesondere bei Hinterwandinfarkten bis zu 6 Tage nach dem Infarktereignis vorkommt und eine akut lebensbedrohliche Komplikation darstellt. Die in den Vorhof zurückschlagende Klappe mit den an ihr befestigten Sehnenfäden und Anteilen des Papillarmuskels ist oft bereits transthorakal ausgezeichnet erkennbar (☞ Abb. 10.10).
Sind die Sehnenfäden nicht erkennbar, müssen differenzialdiagnostisch linksatriale Raumforderungen oder Vegetationen in Betracht gezogen werden. Ist der Patient intubiert und beatmet oder ist die Diagnose wegen der in Notfallsituationen häufig eingeschränkten Schallbarkeit transthorakal nicht sicher zu stellen, empfiehlt sich alternativ eine TEE. Bei Diagnosestellung eines Papillarmuskelabrisses ist eine Thrombolyse-Therapie kontraindiziert. Vielmehr stellt eine Notfalloperation die einzige lebensrettende Maßnahme dar. Die Echokardiographie ist neben der Auskultation die einzige Methode, mit deren Hilfe eine Diagnose in dem sehr engen Zeitfenster möglich ist.

Infarktbedingter Ventrikelseptumdefekt

Viel seltener dagegen ist ein neu zu auskultierendes Herzgeräusch durch einen VSD bedingt. Dieser tritt als Folge streng septaler Infarkte bedingt durch lokale Nekrotisierung mit einer zeitlichen Verzögerung von einigen Tagen auf. Klinisch imponiert eine plötzliche hämodynamische Instabilität, die zum Schock führen kann. Hierbei stellt sich Farb-Dopplerechokardiographisch in der parasternalen langen Achse, häufig aber auch im apikalen 4- und 5-Kammerblick ein turbulenter systolischer Shuntfluss in den rechten Ventrikel dar [17]. Neben der echokardiographischen Diagnosestellung und der Bestimmung des maximalen Druckgradienten im Shuntfluss sowie zur Abschätzung des rechtsventrikulären Drucks ist hier v.a. die genaue Bestimmung der Lokalisation des VSD von Bedeutung. Handelt es sich um einen im Bereich des basalen Septums lokalisierten VSD, so ist dieser in aller Regel auch von hämodynamischer Bedeutung, sodass als Folge die unmittelbare Entwicklung eines Lungenödems zu erwarten ist. In diesem Fall kann eine Akutintervention mit dem Ziel eines provisorischen Ballonverschlusses des Defektes angezeigt sein. Zusätzlich sind sowohl ein hämodynamisches Monitoring mittels Swan-Ganz-Katheter als auch kurzfristige echokardiographische Kontrollen erforderlich. Ein Ballonverschluss sollte erst nach Intubation und unter Beatmung und idealerweise auch unter TEE-Kontrolle erfolgen. Ist der Shuntfluss dagegen im apikalen Anteil des Septums nachweisbar, so ist der zugrunde liegende Defekt, bei dem es sich auch um mehrere kleine Defekte handeln kann, meist nicht von hämodynamischer Bedeutung. Solche infarktbedingten Defekte haben gewöhnlich eine gute Prognose und bedürfen keiner zusätzlichen interventionellen therapeutischen Maßnahmen (☞ Abb. 10.11).

Freie Herzwandruptur, Hämoperikard und Herzbeuteltamponade

Bei jeder nach Herzinfarkt auftretenden epiperikardialen Separation besteht der Verdacht auf eine Wandruptur, worunter die Ruptur der Außenwand des linken Ventrikels verstanden wird. Bei der Entwicklung einer Herzwandruptur kommt es in aller Regel binnen kürzester Zeit zur Ausbildung einer letalen Herzbeuteltamponade (☞ 14.1.3). Bei einigen Patienten verzögert sich das Anwachsen des Hämoperikards bis hin zur Ausbildung der Tamponade, da epiperikardiale Adhäsionen die zunehmende epiperikardiale Separation aufhalten. Insbesondere in diesen Fällen besteht bei sofortiger transthorakaler echokardiographischer Diagnosestellung [18] die Chance, unter echokardiographischer Führung eine Notfallpunktion des bestehenden Hämoperikards bei gleichzeitiger Schocktherapie vorzunehmen und eine Notfalloperation mit plastischer Rekonstruktion bzw. Abdeckung der perforierten Herzwand unmittelbar anzuschließen. Mitunter gelingt die Lokalisation der Ruptur Doppler-echokardiographisch. Eine TEE ist nicht indiziert und würde die Diagnosestellung nur unnötig verzögern. Meist handelt es sich um diffuse und massive epiperikardiale Separationen, seltener dagegen um ein lokales Hämoperikard, das viel häufiger postoperativ anzutreffen ist, dann aber in aller Regel nicht die Folge einer Herzwandruptur darstellt.

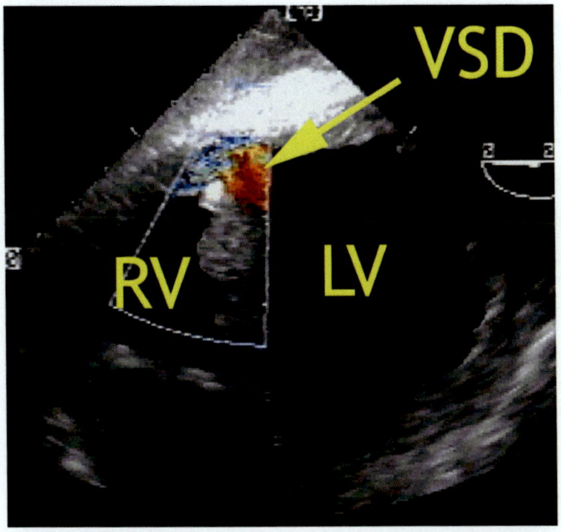

Abb. 10.11 Transösophageale Darstellung eines infarktbedingten Ventrikelseptumdefekts, der im Bereich der septalen Hinterwand lokalisiert ist und hämodynamisch eher nicht bedeutsam zu sein scheint. LV = linker Ventrikel; RV = rechter Ventrikel; VSD = Ventrikelseptumdefekt.

Gedeckte Herzwandruptur und Pseudoaneurysma

Ist die Rupturstelle durch das Epi- und Perikard gedeckt, kommt es zur Ausbildung eines linksventrikulären Pseudoaneurysmas, was eine spontane freie Ruptur zu einem späteren Zeitpunkt jedoch keinesfalls ausschließt. Die Entstehung eines Pseudoaneurysmas der Herzwand ist in diesem Zusammenhang eher als subakute Komplikation des Myokardinfarkts anzusehen. Dabei kann das Pseudoaneurysma ähnlich wie eine Tamponade die linksventrikuläre Funktion und hier insbesondere die Füllung des linken Ventrikels so maßgeblich beeinträchtigen, dass ein kongestives Herzversagen resultiert. Durch die vergleichsweise langsame Entwicklung des Pseudoaneurysmas bis hin zur Füllungsbehinderung besteht prinzipiell die Chance der rechtzeitigen Diagnosestellung, die am ehesten, jedoch nicht zwangsläufig, echokardiographisch erfolgt, und der anschließenden operativen Therapie. Oft ist ein apikales Herzgeräusch hinweisend. Die echokardiographische Diagnose eines Pseudoaneurysmas kann in Abhängigkeit von der Lage und der individuellen Schallbarkeit schwierig sein. Im Zweifelsfall sollte nicht gezögert werden, eine transösophageale Untersuchung anzuschließen, um eine sicherere Ausschlussdiagnostik zu führen oder aber insbesondere die räumliche Zuordnung und die Größenverhältnisse des Pseudoaneurysmas exakt zu bestimmen. Wichtig ist hier v. a. der

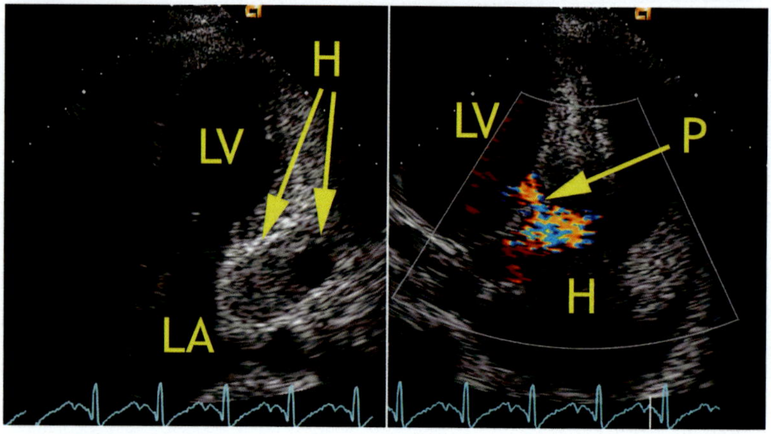

Abb. 10.12 Pseudoaneurysma nach Vorder-Seitenwandinfarkt mit schmalem Hals, bereits ausgeprägter Hämatombildung (links) und Farb-Doppler-echokardiographischem Nachweis eines Shunts im Bereich der Rupturstelle (rechts). H = Hämatom; LA = linker Vorhof; LV = linker Ventrikel; P = Pseudoaneurysma mit Doppler-echokardiographischer Darstellung der Rupturstelle. [Dichtl W, Müller S, Bonatti J, Rachinger O, Bartel T. Left ventricular pseudoaneurysm. Wien Klin Wochenschr 2006; 118: 151]

Doppler-echokardiographische Nachweis der Kommunikation des Pseudoaneurysmas mit dem linksventrikulären Kavum, was bei fortgeschrittener Thrombosierung ebenfalls auf Schwierigkeiten stoßen kann. In den meisten Fällen gelingt jedoch Farb-Doppler-echokardiographisch der Nachweis des systolischen Einstroms in das Pseudoaneurysma und des diastolischen Flusses zurück in den Ventrikel. Die Kommunikation ist beim Pseudoaneurysma meist eng und halsförmig (☞ Abb. 10.12). Dieses Merkmal ist von Bedeutung, um das Pseudoaneurysma vom viel häufiger vorkommenden „wahren" Ventrikelaneurysma (Aneurysma verum) abzugrenzen [19].

Aneurysma verum und Thrombenbildung

Das wahre Ventrikelaneurysma, das ebenfalls, allerdings über längere Zeiträume, zur hochgradigen Einschränkung der linksventrikulären Funktion und zur kongestiven Herzinsuffizienz führen kann, ist durch Wandverdünnung und eine Dyskinesie (systolisches „Bulging") definiert. Im Unterschied zum Pseudoaneurysma ist die Ventrikelfunktion dabei vornehmlich systolisch beeinträchtigt, da sich die durch das Aneurysma entstehende Raumforderung kaum füllungsbehindernd auswirkt. Ein weiterer wesentlicher Unterschied besteht in der breiten Basis wahrer Aneurysmata. Der Quotient aus dem Durchmesser der Kommunikation und dem Aneurysmadurchmesser ist > 0,5. Da es je nach Ventrikelfunktion und Größe des Aneurysmas relativ oft zu Thrombenbildungen kommt, stellt das Aneurysma verum wie auch das Pseudoaneurysma eine kardiale Emboliequelle dar [20]. Die breite Kommunikation zwischen Ventrikelkavum und wahrem Aneurysma erhöht jedoch die Wahrscheinlichkeit der systemischen Embolisation beim wahren Aneurysma (☞ Abb. 10.13).

Das Vorkommen von meist apikal gelegenen Thromben kann mit der Bildung von Spontankontrast einhergehen, der häufig auch isoliert auftritt, was dann wiederum auf die hohe Wahrscheinlichkeit einer zukünftigen Bildung von Thromben hindeutet. Meist ist das apikale Schallfenster diagnostisch. Hier empfiehlt sich die Anwendung hoher Schallfrequenzen, da auf diese Weise die Sensitivität gegenüber den nur wenige Zentimeter vom Schallkopf entfernt liegenden Thromben erhöht werden kann. Die Echogenität der Thromben hängt von deren Alter ab. Mit zunehmender Organisation erhöht sich die Echogenität, was im Umkehrschluss Hinweise auf die etwaige Wirksamkeit einer Antikoagulation zulässt. In jedem Fall sollte die Größe des Thrombus in mindestens zwei perpendikulären Ebenen vermessen werden, um durch Verlaufskontrollen eine Aussage über eine mögliche Verkleinerung der Raumforderung zu ermöglichen (☞ Abb. 10.14).

Ist die Unterscheidung zwischen Trabekeln und Thrombus schwierig, sollte von medial des apikalen Schallfensters durch Drehen des Schallkopfes die kurze Achse der Herzspitze

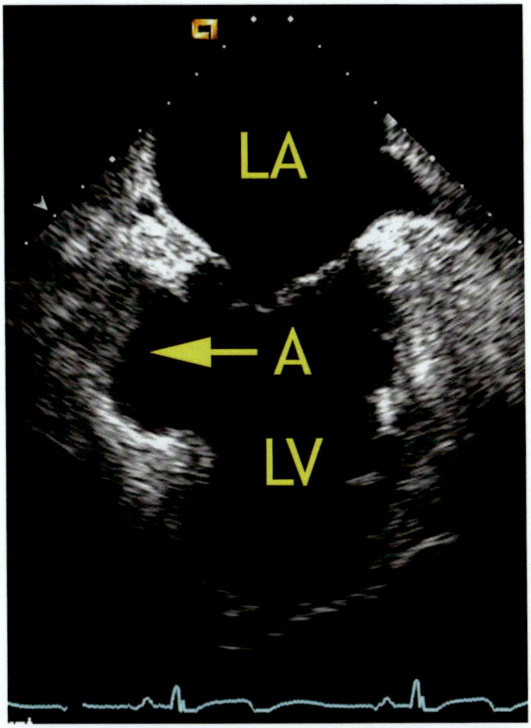

Abb. 10.13 Basales Hinterwandaneurysma mit beginnender Thrombenbildung. A = Aneurysma; LA = linker Vorhof; LV = linker Ventrikel.

eingestellt werden, was die Abgrenzung zwischen Endokard und Thrombus erleichtert. Gelingt dennoch kein sicherer Ausschluss eines apikalen Thrombus, kann in Einzelfällen eine TEE indiziert sein (☞ Abb. 10.15). Diese ist jedoch nur in wenigen Fällen hilfreich, da die apikale Region von transösophageal sehr schallkopffern liegt und Thromben somit eher schlechter als besser erkennbar sind. Eine Ausnahme bilden Patienten mit eingeschränkter transthorakaler Schallbarkeit.

Dagegen kann die Anwendung der farbkodierten Gewebe-Doppler-Echokardiographie sinnvoll sein. Thromben bewegen sich im Unterschied zu den umgebenden Myokardstrukturen nur passiv mit dem Ventrikel. Dadurch kommt es zu trägheitsbedingten Phasenverschiebungen im Bewegungsablauf der Thromben im Vergleich zu deren Umgebung (Kohärenz mit Phasendifferenz). Diese Phasendifferenzen können sowohl im zweidimensionalen Bild als auch – besser noch – in der M-mode-Darstellung nachgewiesen werden und führen so zur Identifizierung des Thrombus [21]. Der echokardiographische Nachweis der regionalen Dyskinesie mit Wandverdünnung sowie die Quantifizierung der linksventrikulären Funktionseinschränkung durch die Bestim-

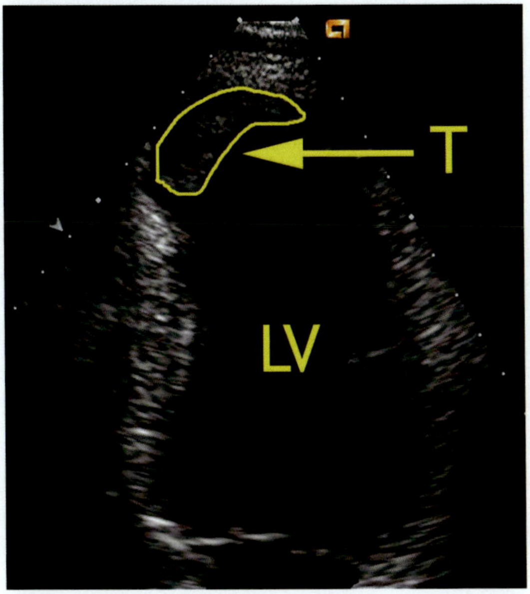

Abb. 10.14 Mäßig echogener apikaler Thrombus nach Myokardinfarkt. LV = linker Ventrikel; T = Thrombus.

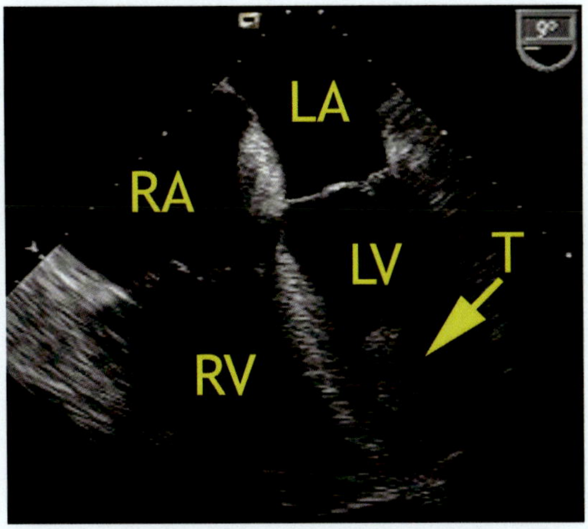

Abb. 10.15 Intraventrikuläre Thrombenbildung nach Vorderwandspitzeninfarkt im transösophagealen 4-Kammerblick. Zusätzlich besteht eine Rechtsherzbelastung als Folge der Kongestion. LA = linker Vorhof; LV = linker Ventrikel; RA = rechter Vorhof; RV = rechter Ventrikel; T = Thrombus.

10

mung der LVEF und ggf. auch der linksventrikulären Volumina mit und ohne Einbeziehung der aneurysmatischen Region stellen meist kein Problem dar. Ist eine plastische Rekonstruktion des Ventrikels („Dor-Plastik") vorgesehen, können eine dreidimensionale Bildrekonstruktion auf der Grundlage von transösophagealen Schnittbildern und die Vermessung der aneurysmatischen Wand- und Kavumanteile sinnvoll sein.

Pericarditis epistenocardica

Meist zwei bis drei Tage nach einem transmuralen Myokardinfarkt auftretend, ist die Pericarditis epistenocardica typischerweise mit einem Reibegeräusch und oft mit heftigen Schmerzen verbunden. In der großen Mehrzahl der Fälle besteht echokardiographisch lediglich eine geringe epiperikardiale Separation von wenigen Millimetern. Der Befund sollte täglich auf das Ansprechen der antiphlogistischen Therapie echokardiographisch kontrolliert werden. Sehr selten dagegen kommt es zur Ausbildung einer Tamponade, sodass eine Punktion erforderlich wird.

Merke
Die schnellere, zielgerichtete echokardiographische Diagnostik kann beim Myokardinfarkt, v.a. jedoch beim Auftreten lebensbedrohlicher Komplikationen in der Verlaufsbeobachtung die weitere Therapie unmittelbar beeinflussen. In einigen Fällen kann gar nur durch eine rechtzeitige Echokardiographie die Indikation zu lebensrettenden Notfalleingriffen gestellt werden.

10.2 Kardiomyopathien

10.2.1 Dilatative Kardiomyopathie

Die Echokardiographie stellt die Methode der Wahl zur Diagnose und Verlaufsbeurteilung der dilatativen Kardiomyopathie (DCM) dar (☞ Abb. 10.16).
So kommen erweiterte Herzhöhlen und eine Zunahme der Herzmuskelmasse echokardiographisch zur Darstellung. Hier ist die Echokardiographie wesentlich genauer als die konventionelle Röntgenaufnahme des Thorax. Gleichzeitig ist die globale systolische linksventrikuläre Funktion, ausgedrückt durch die LVEF, bei der DCM typischerweise deutlich reduziert. Gerade bei jungen Patienten mit DCM muss die Schwere des echokardiographischen Bildes nicht mit dem klinischen Erscheinungsbild oder dem Grad der Leistungseinschränkung korrelieren, da diese Patienten oft über ein erstaunliches Kompensationsvermögen verfügen. Ohne die echokardiographische Diagnostik kommt es deshalb nicht selten zu Verzögerungen bei der Diagnosestellung, was nachhaltige negative Folgen für den Patienten haben kann. So wird die Diagnose oft erst dann gestellt, wenn die LVEF auf ca. 20% gesunken ist.

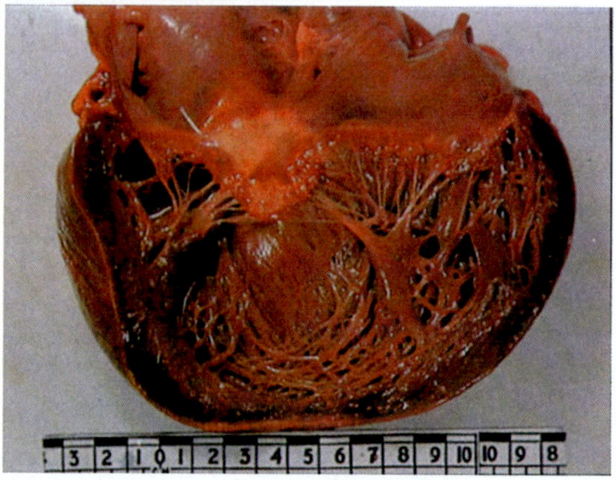

Abb. 10.16 Sektionspräparat einer dilatativen Kardiomyopathie mit extremer Größenzunahme des linken Ventrikels.

M-mode und 2-D-Bildgebung des linken Ventrikels

M-mode-echokardiographisch sowie in der 2-D-Bildgebung ergeben sich eine Reihe typischer und meist schwerer Befunde. Kennzeichnend ist die allseitige Hypokinesie ohne wesentliche Bevorzugung einzelner Segmente (☞ Abb. 10.17).
Der linksventrikuläre enddiastolische wie auch der endsystolische Durchmesser sind deutlich auf Werte > 60 bzw. 45 mm vergrößert (☞ 20.1) (☞ Abb. 10.18).

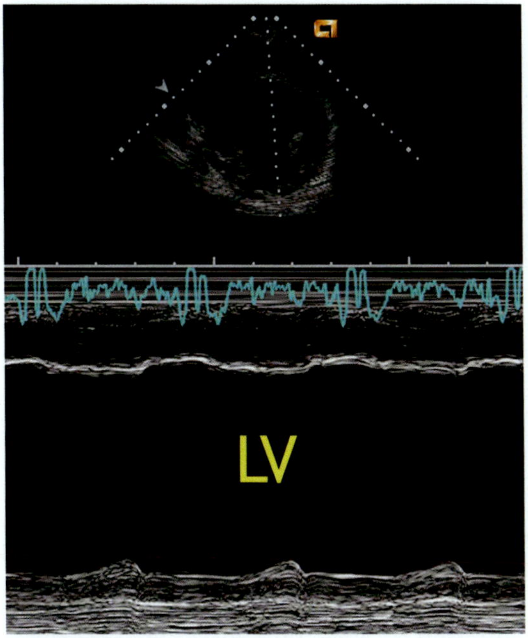

Abb. 10.17 Dilatative Kardiomyopathie mit allseitiger Hypokinesie des linksventrikulären Myokards in der parasternalen kurzen Achse: LV = linker Ventrikel im M-mode.

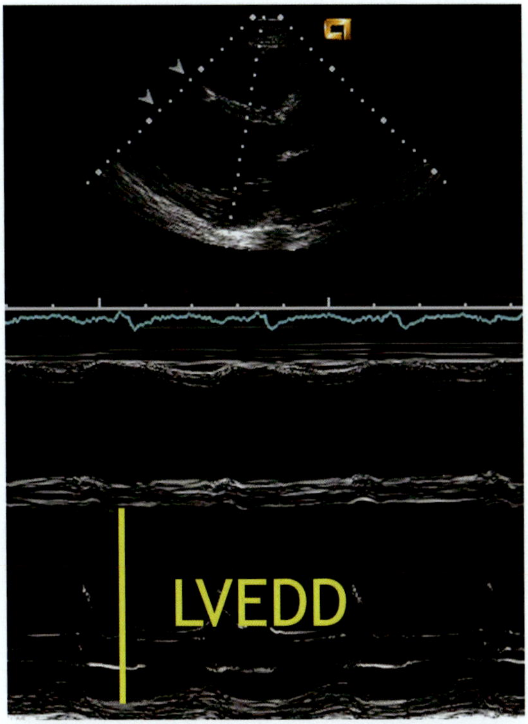

Abb. 10.18 Dilatierter und hypokinetischer linker Ventrikel bei dilatativer Kardiomyopathie. Der linksventrikuläre enddiastolische Durchmesser ist vergrößert. LVEDD = linksventrikulärer enddiastolischer Durchmesser.

In der parasternalen Anlotung ist der linke Vorhof, bedingt durch die meist fortgeschrittene diastolische linksventrikuläre Funktionsstörung und die fast immer vorliegende relative Mitralinsuffizienz, in der Regel auf > 45 mm erweitert (☞ Abb. 10.19).

Das Verhältnis zwischen dem Durchmesser des linken Vorhofs und dem Aortenwurzeldurchmesser liegt im Allgemeinen weit über 1,3. Ferner besteht ein erweiterter Abstand zwischen dem maximalen frühdiastolischen Ausschlag des anterioren Mitralklappensegels nach anterior und dem interventrikulären Septum (EPSS-Abstand). Dies wird einerseits durch eine Verringerung der Mitralklappenöffnungsamplitude und andererseits durch die relative Verlagerung der Mitralklappe nach dorsal verursacht. Meist sind Patienten mit DCM sehr gut transthorakal schallbar, da das vergrößerte Herz die Lunge etwas verdrängt und somit größere parasternale und apikale Schallfenster resultieren. Durch die Verlagerung der Herzachse kommt es jedoch oft dazu, dass der M-mode-Strahl in der parasternalen langen Achse den linken Ventrikel nicht im

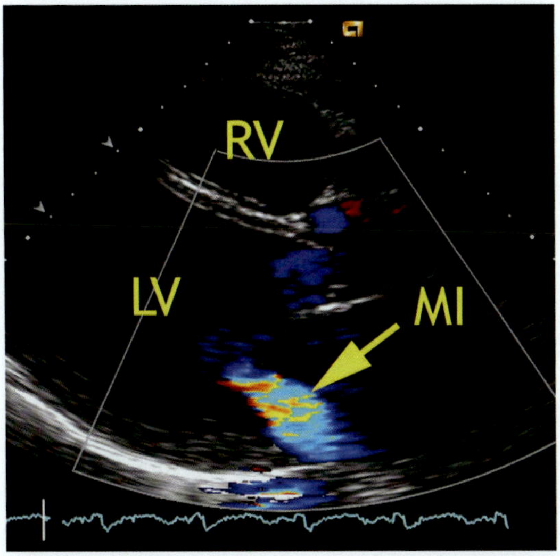

Abb. 10.19 Darstellung einer relativen Mitralinsuffizienz in der parasternalen langen Achse bei dilatativer Kardiomyopathie. LV = linker Ventrikel; RV = rechter Ventrikel; MI = Mitralinsuffizienz.

rechten Winkel trifft, sondern schräg anschneidet, was dann zu einer Überschätzung der Ventrikeldimensionen führen kann. Dieser Fehler kann an einigen modernen Geräten mit Hilfe des anatomischen M-mode vermieden werden (☞ 2.1.2). Vom apikalen Schallfenster aus lässt sich der vergrößerte Ventrikel mit stark ausgerundeter Spitze und reduzierter allseitiger Kinetik am besten beurteilen (☞ Abb. 10.20).

Die Ausrundung insbesondere des apikalen Anteils des linksventrikulären Kavums ist dabei das Resultat der erhöhten Wandspannung. Die Wandbewegung kann regional durchaus unterschiedlich stark eingeschränkt sein, zeigt typischerweise jedoch wenige oder keine regionalen Betonungen. Bei ischämischer Herzkrankheit dagegen bleibt die Regionalität der Wandbewegungsstörungen lange erhalten. Erst im Endstadium gleichen sich Dimensionen, LVEF und Wandbewegungsscore denen der DCM weitgehend an. Die LVEF beträgt bei der DCM bereits bei der Erstdiagnostik meist < 30%. Die Ventrikelvolumina sind endsystolisch und enddiastolisch stark erhöht (☞ 20.1). Kann die Auswurfleistung trotz der zusätzlichen Vordehnung des linken Ventrikels nicht aufrechterhalten werden, nehmen die Öffnungsamplitude der Aortenklappe und insbesondere die Aortenklappenöffnungszeit ab.

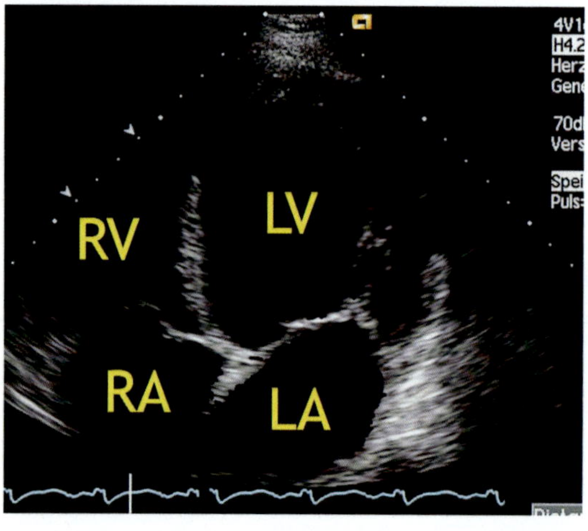

Abb. 10.20 Dilatative Kardiomyopathie im 4-Kammerblick. Die linksventrikuläre Spitze ist deutlich ausgerundet. LA = linker Vorhof; LV = linker Ventrikel; RA = rechter Vorhof; RV = rechter Ventrikel.

Oft kommt es zusätzlich zu einer kurzzeitigen frühsystolischen Schließbewegung der Aortenklappe und einer verzögerten spätdiastolischen Schließbewegung der Mitralklappe (beschrieben auch als „B-bump"). Beide Phänomene sind M-mode-echokardiographisch sehr gut darstellbar. Im Bereich des linksventrikulären Ausflusstrakts finden sich bedingt durch die reduzierte Kontraktilität verringerte Flussgeschwindigkeiten. Die Austreibungsgeschwindigkeit im Ausflusstrakt kann mittels PW-Doppler im apikalen 3- oder 5-Kammerblick sehr gut bestimmt werden. Das Sample-volume kann hier ohne Winkelfehler in den linksventrikulären Ausflusstrakt positioniert werden. Die maximale systolische Flussgeschwindigkeit beträgt beim Normalpatienten mindestens 0,9 m/s. Dieser Wert wird bei der DCM z. T. erheblich unterschritten. Auch sind die Akzelerationszeit (Zeit bis zum Erreichen der maximalen Ausstromgeschwindigkeit) und die Austreibungszeit (Zeitdauer des Ausstroms) auf < 100 bzw. < 300 ms reduziert. Das Doppler-echokardiographisch leicht bestimmbare Schlagvolumen (☞ 9.1.1) ist ebenfalls deutlich reduziert. Auch die eingeschränkte systolische und diastolische Verlagerung der Atrioventrikularebene kann von apikal gut verfolgt und dokumentiert werden. Normal ist eine Verlagerung der Atrioventrikularebene um mindestens 1 cm. Auch die Wanddickenzunahme, die im Bereich der linksventrikulären Hinterwand und des interventrikulären Septums am besten M-mode-echokardiographisch dokumentiert werden kann, ist stark verringert. Die Exkursion der Wände kann in schweren Fällen weniger als 5 mm betragen.

Neben der Einschränkung der systolischen Funktionsparameter besteht meist eine diastolische linksventrikuläre Funktionsstörung II° oder III° (Pseudonormalisierung oder Restriktion). Selten liegt bereits bei der Erstdiagnostik eine diastolische Funktionsstörung IV° (irreversible Restriktion) vor (☞ 9.3.3). Ist dies der Fall, muss mit einer erheblich eingeschränkten Prognose des Patienten [22] und einer Verdopplung der Rate schwerwiegender Ereignisse, wie z. B. Kammerflimmern, gerechnet werden [23]. Häufig gelingt es, die diastolische Funktion durch konsequente medikamentöse Einstellung zur Vor- und Nachlastsenkung sowie durch eine Digitalisierung, insbesondere aber durch die Gabe von Vasodilatatoren um einen Grad zu verbessern [24]. Eine Normalisierung kann dagegen nicht erreicht werden. Liegt lediglich eine diastolische Funktionsstörung I° (Relaxationsstörung) vor, zeigen die betreffenden Patienten meist keine Symptome einer schweren Herzinsuffizienz, auch wenn die systolischen Funktionsparameter eine erhebliche Einschränkung anzeigen. Dies liegt daran, dass ganz überwiegend die diastolische linksventrikuläre Funktionsstörung die Stauungsneigung und damit die Neigung zur Dyspnoe und zur konsekutiven Rechtsherzbelastung bestimmt. Der Tei-Index (☞ 9.3.5) ist bei der DCM regelmäßig erhöht (> 0,49). Erreicht die Erhöhung einen Wert von 0,77, besteht ein sehr schwerer Befund mit erheblicher Prognoseeinschränkung.

Durch eine 3-D-Rekonstruktion ergeben sich meist keine zusätzlichen Befunde. Lediglich für die genaue Ventrikelvolumetrie eignen sich die 3-D-echokardiographischen Verfahren besser als die 2-D-Echokardiographie. Die TEE hat in der Diagnostik der DCM lediglich im Rahmen von Komplikationen einen bedeutsamen Stellenwert. So können intraventrikuläre oder intraatriale Thromben sowie Spontankontrast mit der TEE bedeutend sicherer diagnostiziert werden als mittels TTE. Dies gilt insbesondere bei Vorhofflimmern und dadurch bedingten Thromben im linken Herzohr. Beim Spontankontrast, der bei DCM auftritt, wenn die Flussgeschwindigkeit in einzelnen Herzhöhlen, vorzugsweise jedoch im linken Vorhof stark vermindert ist, handelt es sich um langsam kreisende, wolkige Echos, die besonders mittels Gewebe-Doppler sehr gut auch im Standbild darstellbar sind. Auch bei der Abgrenzung zwischen relativer und primärer Mitralklappeninsuffizienz ist die TEE der TTE überlegen. Dies gilt auch für die Detaildiagnostik des Klappenhalteapparates, wie z. B. bei Papillarmuskeldysfunktion. Für die eigentliche Diagnostik der DCM ist jedoch in fast allen Fällen eine TTE diagnostisch vollkommen ausreichend.

Farb-Doppler-echokardiographisch kann bei der DCM regelmäßig eine relative Mitralinsuffizienz nachgewiesen werden, die sich als zentraler systolischer Regurgitationsjet in den linken Vorhof darstellt. Dabei handelt es sich um Jets, die durch die Schlussunfähigkeit der Klappen in Folge einer Ringdilatation und der relativen Verkürzung der Sehnenfäden bei Ventrikeldilatation entstehen und zur pulmonalen Stauung wesentlich beitragen. Entsprechend der Einteilung nach Carpentier handelt es sich um eine Mitralinsuffizienz Typ I [25] (☞ 4.3.2). Die relative Mitralinsuffizienz ist häufig mittelgradig, selten hochgradig. Mittels CW-Doppler kann die Regurgitationsgeschwindigkeit im Jet bestimmt werden, was für die Bestimmung des Schweregrads der Mitralklappeninsuffizienz nicht bedeutsam ist. Aus dem Flussprofil der Mitralinsuffizienz können jedoch der dp/dt_{max} und damit die linksventrikuläre Kontraktilität, die bei der DCM hochgradig reduziert ist, abgeschätzt werden (☞ 9.1.1).

Rechtsventrikuläre arrhythmogene Dysplasie

Die rechtsventrikuläre arrhythmogene Dysplasie stellt eine Sonderform der Kardiomyopathie dar und wird unter den Rechtsherzerkrankungen (☞ 12.4) abgehandelt.

Asynchroniediagnostik

Bei Vorliegen eines Linksschenkelblocks kommt es zusätzlich zu einer Asynchronie v. a. des septalen Kontraktionsablaufs (paradoxe Septumbewegung), was die Herzarbeit weiter deökonomisiert (☞ Abb. 10.21).

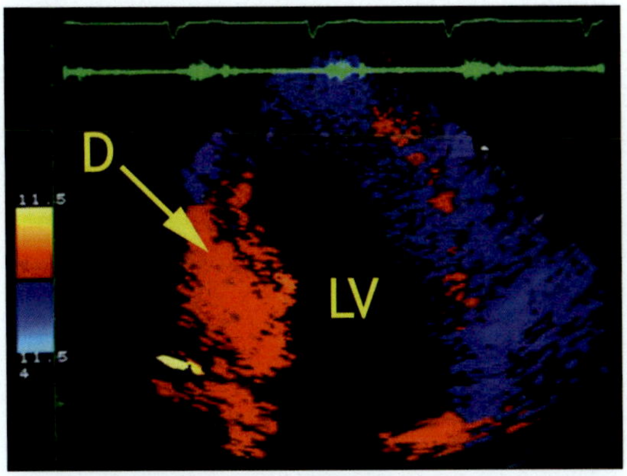

Abb. 10.21 Gewebe-Farb-Doppler-echokardiographische Darstellung einer Septumdyssynchronie mit unterschiedlicher Farbgebung des Septums im Vergleich zum übrigen linksventrikulären Myokard. D = Dyssynchronie; LV = linker Ventrikel.

10

Eine therapeutische Option bei schwerer Herzinsuffizienz, die linksventrikuläre Funktion zu bessern, liegt bei Nachweis einer Asynchronie in der Resynchronisationstherapie mittels biventrikulären Pacings. Die Asynchronie zählt auch zu den wesentlichen Prädiktoren für schwere kardiale Ereignisse bei hochgradiger linksventrikulärer Funktionseinschränkung [26]. Ziel der Asynchroniediagnostik ist die Quantifizierung der Asynchronie, um die Indikation zur Resynchronisationstherapie zu stellen. Die in diesem Zusammenhang lange Zeit favorisierte QRS-Breite im EKG hat sich als wenig sensitiv erwiesen, sodass heute zunehmend Gewebe-Doppler-echokardiographische oder Fluss-Doppler-echokardiographische Parameter hierzu herangezogen werden, während konventionelle Parameter (2-D-Echokardiographie und M-mode) weitgehend außer Betracht bleiben. Die interventrikuläre Asynchronie wird am leichtesten durch die Messung der Ausflusssignale im links- und rechtsventrikulären Ausflusstrakt mittels PW-Doppler bestimmt. Dabei werden die Zeiten vom Q im EKG bis zum Beginn des jeweiligen Ausstromsignals gemessen. Besteht eine Differenz von > 60 ms, gilt eine Asynchronie als bewiesen. Als noch sensitiver und gleichzeitig gut praktikabel hat sich die quantitative Bestimmung der intraventrikulären Asynchronie durch die Gewebe-Doppler-echokardiographische Bestimmung der Septum-zu-Hinterwandverspätung erwiesen. Überschreitet diese > 130 ms, so profitieren 79% der Patienten vom biventrikulären Pacing [27]. Die Strain- und Strain-rate-Bildgebung bietet keine Vorteile gegenüber der Spektral-Doppler-Analyse der einfachen Wandgeschwindigkeiten (PW-Gewebe-Doppler), da es vordergründig nicht um die Myokardbewegung an sich, sondern nur um deren Verspätung geht (☞ Abb. 10.22).

Dabei ist noch umstritten, ob biventrikuläres Pacing tatsächlich Vorteile gegenüber einer rein linksventrikulären Stimulation erbringt [28]. Unabhängig davon eignet sich die Gewebe-Doppler-Echokardiographie sehr gut, um den Effekt einer Stimulation auf die Linksverspätung zu dokumentieren und damit zu kontrollieren [29].

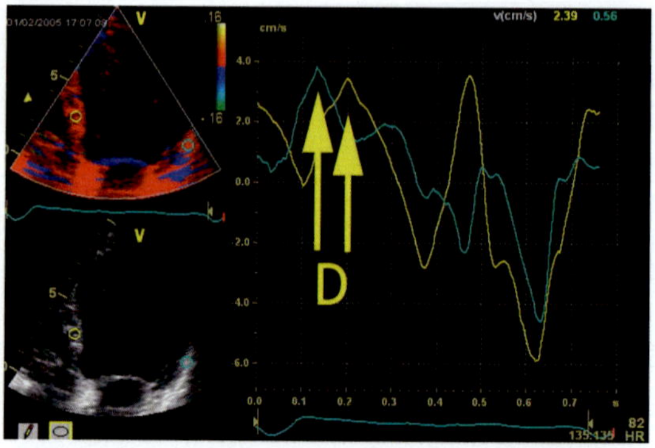

Abb. 10.22 Dyssynchronie des Septums: Die Septumkontraktion läuft im Vergleich zur Seitenwand verspätet ab. D = Dyssynchronie.

Zeichen der Rechtsherzbelastung

Meist ist auch der rechte Ventrikel von der DCM direkt betroffen. Die Dimensionen des rechten Ventrikels sind bereits dadurch vergrößert. Zusätzlich kommt es durch das linksventrikuläre Rückwärtsversagen zu einer Rechtsherzbelastung mit Erweiterung des rechtsventrikulären Ausflusstraktes und der rechten Pulmonalarterie. Eine relative Pulmonalinsuffizienz und Trikuspidalinsuffizienz, die in Folge einer Trikuspidalklappenringerweiterung auf > 20 mm/m² Körperoberfläche auftritt, ist häufig. Dabei kann die Trikuspidalinsuffizienz in Abhängigkeit von der Kongestion und der konsekutiven Rechtsherzbelastung durchaus hämodynamische Bedeutung erlangen. Der aus dem Flussprofil der Trikuspidalklappeninsuffizienz berechnete systolische pulmonalarterielle Druck (PAP) ist erhöht (☞ Abb. 10.23).

Die Berechnung des systolischen PAP (☞ 6.3.2) gelingt bei leicht- und mittelgradigen Trikuspidalinsuffizienzen sehr genau. Bei höhergradigen Regurgitationen wird aufgrund der V-Welle im rechten Vorhof der systolische Druck im kleinen Kreislauf etwas unterschätzt. Im Zuge der Rechtsherzbelastung kann es in schweren Fällen auch zu einer Erweiterung der V. cava inferior auf > 17 mm und zum Verschwinden des physiologischen inspiratorischen Kollapses kommen. Häufig sind auch die Lebervenen gestaut. Der zentrale Lebervenendurchmesser ist dann auf > 10 mm erweitert.

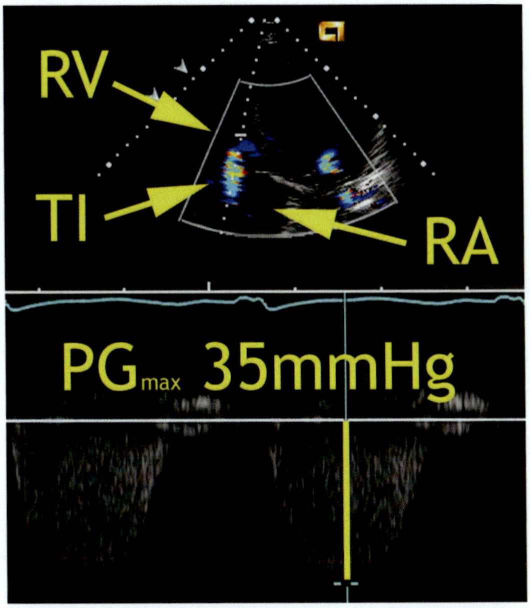

Abb. 10.23 Rechtsherzbelastung bei dilatativer Kardiomyopathie. Über der Trikuspidalklappe kann systolisch ein maximaler Druckgradient von 35 mmHg registriert werden, was bei mäßig erweitertem rechtem Vorhof einer pulmonalen Hypertonie mit einem berechneten systolischen Pulmonalisdruck von 45 mmHg entspricht. PG = Druckgradient; RA = rechter Vorhof; RV = rechter Ventrikel; TI = Trikuspidalinsuffizienz.

Ein kleiner Perikarderguss kann v.a. bei dekompensierter Herzinsuffizienz vorkommen, ist aber keineswegs typisch für die DCM.

Merke
Wichtige echokardiographische Prognoseparameter bei DCM sind überwiegend systolische und diastolische linksventrikuläre Funktionsparameter. Eine schlechte Prognose ist verbunden mit einem verzögerten spätdiastolischen Mitralklappenschluss, einer starken Ausrundung des linksventrikulären Kavums, einer Dilatation des linken Vorhofs auf über 50 mm, einer Reduktion der LVEF auf < 20% und insbesondere mit einer diastolischen Funktionsstörung IV°.

10.2.2 Hypertrophe Kardiomyopathie

Im Rahmen der klassischen Diagnostik durch Auskultation, Röntgen-Thorax und EKG ist die Auskultation am sensitivsten. Im Allgemeinen wird die Diagnose jedoch heute echokardiographisch gestellt. Die Echokardiographie stellt neben genetischen Tests die Methode der Wahl zum Screening auf hypertrophe Kardiomyopathie dar [30]. Bei allen Formen der hypertrophen Kardiomyopathie finden sich folgende echokardiographische Zeichen:

- Asymmetrische Hypertrophie des linken Ventrikels,
- Linker Ventrikel mit hochnormaler systolischer Funktion,
- Systolisches Leerschlagen des linken Ventrikels,
- Diastolische Funktionsstörung,
- Neigung zur subaortalen, mittventrikulären oder apikalen Obstruktion.

Bei der asymmetrischen Septumhypertrophie (☞ Abb. 10.24) ist das interventrikuläre Septum enddiastolisch im M-mode mindestens um den Faktor 1,3 stärker hypertrophiert als die übrigen Myokardanteile. Das asymmetrisch hypertrophierte Septum zeigt bei sehr starker Wanddickenzunahme auch typischerweise eine Hypokinesie, während sich die übrigen Myokardsegmente eher hyperkinetisch darstellen (☞ Abb. 10.25).

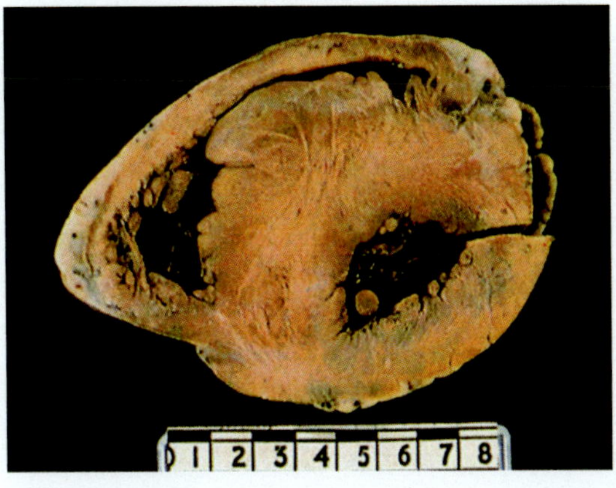

Abb. 10.24 Sektionspräparat einer hypertroph-obstruktiven Kardiomyopathie mit deutlich erkennbarer asymmetrischer Septumhypertrophie.

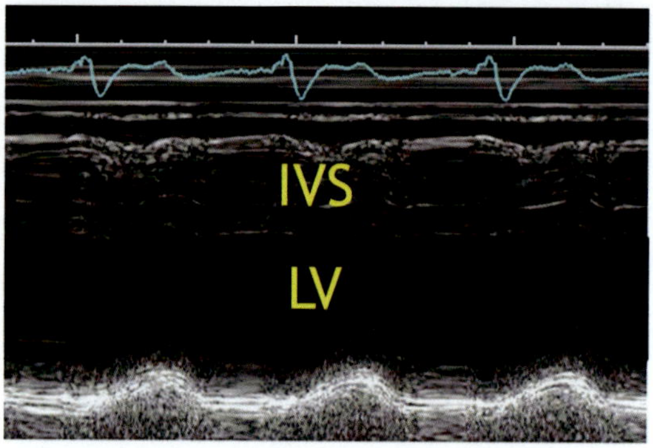

Abb. 10.25 M-mode-Darstellung bei asymmetrischer Septumhypertrophie mit gleichzeitiger septaler Hypokinesie. IVS = interventrikuläres Septum; LV = linker Ventrikel.

Es kann ausschließlich das anteriore Septum betroffen sein (Typ I). Sind anteriores und posteriores Septum einbezogen, handelt es sich um einen Typ II. Abzugrenzen ist dabei die physiologische Prominenz des interventrikulären Septums im Alter. Dabei handelt es sich um ein mäßiges systolisches „Bulging" des interventrikulären Septums, das auch als „Knuckle" bezeichnet wird und Ausdruck einer gewissen Knickbildung zwischen Aorta und linkem Ventrikel ist. Es kann jedoch auch zur asymmetrischen Hypertrophie in Form einer diffusen Hypertrophie unter Aussparung der basalen Myokardanteile (Typ III) oder zu der seltenen isolierten Hypertrophie des apikalen Myokards (Typ IV) kommen. Die asymmetrische Hypertrophie kann sehr gut in der parasternalen langen Achse und im M-mode sowie von transösophageal, was ggf. intraoperativ von Bedeutung ist, im 3-Kammerblick bei 130° Schallkopfrotation beurteilt werden. Das systolische Leerschlagen bei hochnormaler Pumpfunktion ist am besten im 4- oder 5-Kammerblick zu beobachten. Bei der diastolischen Funktionsstörung handelt es sich meist um eine ausgeprägte Relaxationsstörung mit einem E/A-Verhältnis < 0,7. Parallel kommt es zu den der Relaxationsstörung immanenten Veränderungen des Mitralklappenring-Geschwindigkeitsprofils (E'/A'< 1). Weiterhin ist die isovolumetrische Relaxationszeit typischerweise verlängert. Auch im Pulmonalvenenflussprofil ergibt sich durch die Verlängerung des spätdiastolischen atrialen Rückflusses in die Lungenvenen ein typischer Befund (☞ 9.3.1 und 9.3.3). All diese Veränderungen sind Ausdruck der hohen Steifigkeit des hypertrophierten linken Ventrikels und des erhöhten linksventrikulären enddiastolischen Drucks (LVEDP).

Hypertroph-obstruktive Kardiomyopathie

In ca. 88% der Fälle liegt eine Obstruktion des linksventrikulären Ausflusstraktes (Typ I oder II) vor, sehr viel seltener dagegen handelt es sich um eine mittventrikuläre oder gar apikale Obstruktion, die leichter übersehen werden kann (☞ Abb. 10.26 und Abb. 10.27).
In diesem Fall entsteht der Druckgradient in der Mitte des linken Ventrikels (☞ Abb. 10.28). Gelegentlich ist systolisch in den genannten Regionen kein Kavum mehr vorhanden, was z. B. im 4-Kammerblick dazu führen kann, dass das Epikard fälschlicherweise für das Endokard gehalten wird. Aufschluss gibt hier die Gabe eines transpulmonalen Kontrastmittels, wodurch das systolische Aneinanderschlagen der apikalen Ventrikelwände wie auch das Abschnüren der apikalen Kavumanteile bei mittventrikulärer Obstruktion sichtbar werden

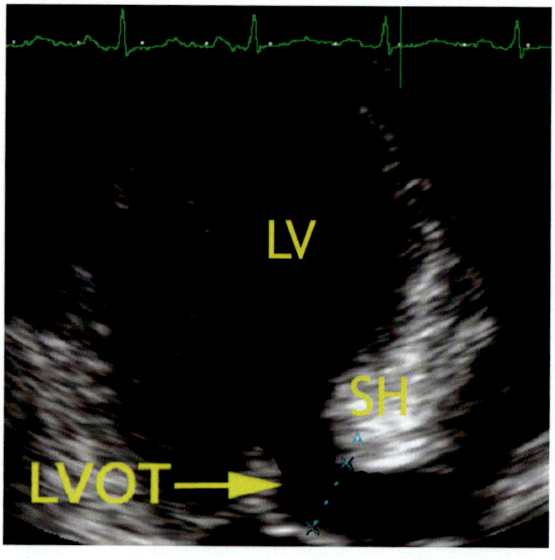

Abb. 10.26 Ausflusstraktobstruktion bei hypertroph-obstruktiver Kardiomyopathie. LV = linker Ventrikel; LVOT = linksventrikulärer Ausflusstrakt; SH = Septumhypertrophie.

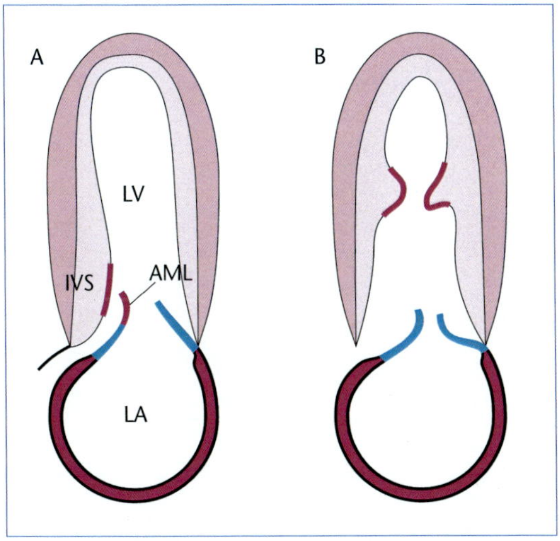

Abb. 10.27 Ausflusstraktobstruktion (A) vs. mittventrikuläre Obstruktion (B). AML = anteriores Mitralklappensegel; IVS = interventrikuläres Septum; LA = linker Vorhof; LV = linker Ventrikel.

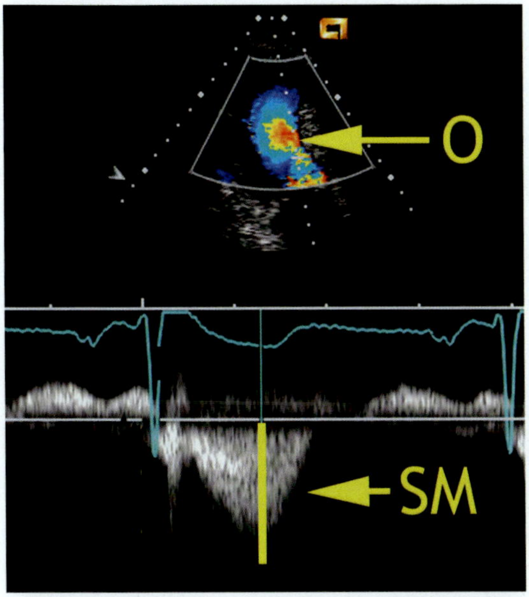

Abb. 10.28 Mittventrikuläre Obstruktion: Die stärkste Flussbeschleunigung wird in der Mitte des linken Ventrikels Farb-Doppler-echokardiographisch sichtbar und zeigt das typische spätsystolische Geschwindigkeitsmaximum im Spektral-Doppler. O = Obstruktion; SM = spätsystolisches Maximum.

[31]. Auch der Farb-Doppler kann hier hilfreich sein, da systolisch in den fraglichen Arealen kein Fluss nachweisbar ist. Kommt es durch die Hypertrophie zur Obstruktion des linksventrikulären Ausflusstraktes, treten eine Reihe weiterer klassischer Zeichen hinzu:

- Systolische Vorwärtsbewegung der Mitralklappensegel (SAM-Phänomen),
- Mitralinsuffizienz,
- Mittsystolische Schließbewegung der Aortenklappe,
- Grobes Flattern der Aortenklappenanteile in der späten Systole,
- Hohe Flussgeschwindigkeit im linksventrikulären Ausflusstrakt mit spätsystolischem Maximum,
- Positive Provokationstests.

SAM-Phänomen und Mitralinsuffizienz

Zum SAM-Phänomen kommt es durch eine systolische Sogwirkung auf das vordere Mitralklappensegel durch die Flussbeschleunigung im linksventrikulären Ausflusstrakt (Venturi-Effekt). Die Sogwirkung kann so stark sein, dass es durch das Anschlagen des anterioren Mitralklappensegels am interventrikulären Septum zu einer „Kontaktläsion" am Endokard des interventrikulären Septums kommen kann (☞ Abb. 10.29 u. Abb. 10.30).

Die hämodynamisch wirksame Obstruktion tritt erst ab der Mitte der Systole ein, wenn die Kontraktion des hypertrophierten Myokards entsprechend fortgeschritten ist. Die fast immer begleitende Mitralinsuffizienz ist zum einen ebenfalls durch die Vorwärtsbewegung des anterioren Mitralklappensegels und zum anderen durch die eingeschränkte Beweglichkeit und Schlussunfähigkeit des hinteren Mitralklappensegels zu erklären (☞ Abb. 10.31). Diese rührt auch daher, dass sich die Vorwärtsbewegung des anterioren Mitralklappensegels schneller vollzieht als die des posterioren Segels. Meist ist die Mitralinsuffizienz mittelgradig, selten dagegen hochgradig [32]. Zusätzlich ist die Mitralklappe auch anatomisch verändert. So weisen die Mitralklappensegel eine vergrößerte Länge und Oberfläche auf. Die Koaptationsebene ist nach posterior verlagert. Bei 10% der Patienten kommt es auch zu Veränderungen der Papillarmuskelanatomie.

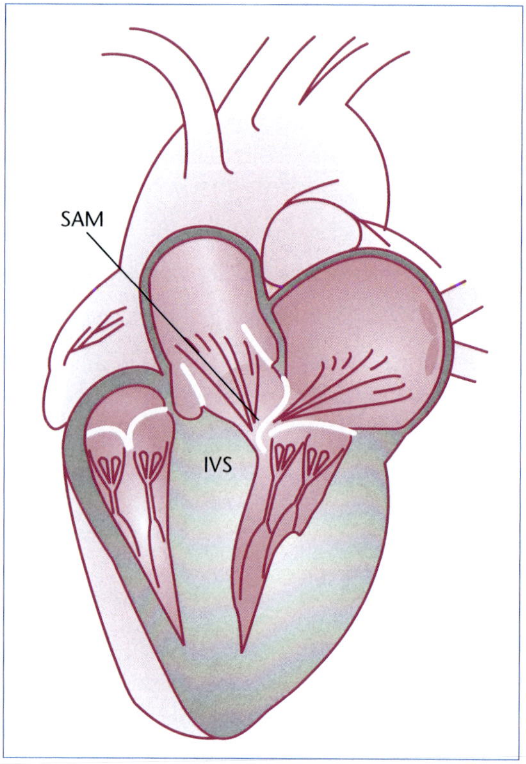

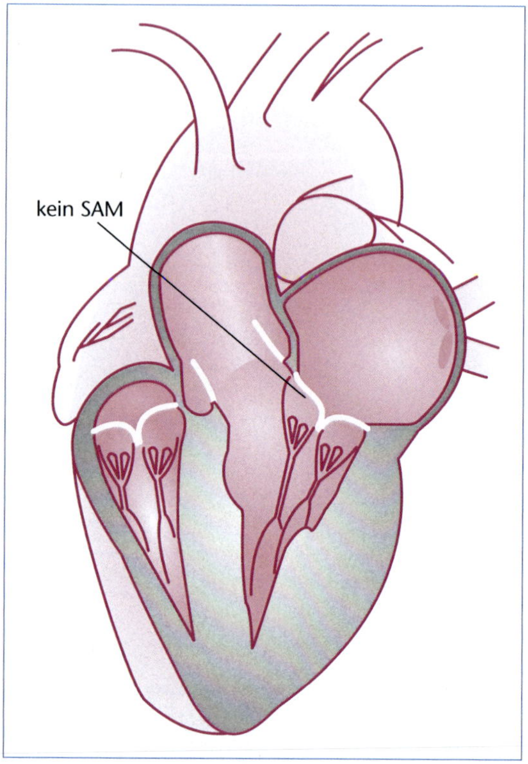

Abb. 10.29 Schematische Darstellung des SAM-Phänomens. SAM = systolic anterior movement (systolische Vorwärtsbewegung des anterioren Mitralklappensegels). Nach Myektomie lässt sich kein SAM-Phänomen mehr nachweisen (rechts).

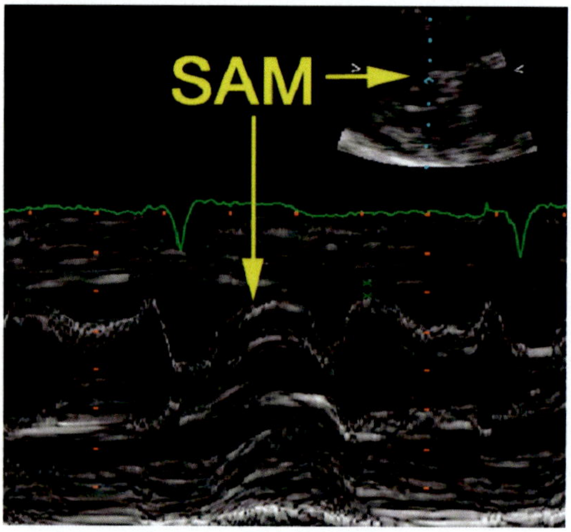

Abb. 10.30 SAM-Phänomen im M-mode. Das vordere Mitralklappensegel bewegt sich systolisch nach anterior. SAM = systolic anterior movement (systolische Vorwärtsbewegung des anterioren Mitralklappensegels).

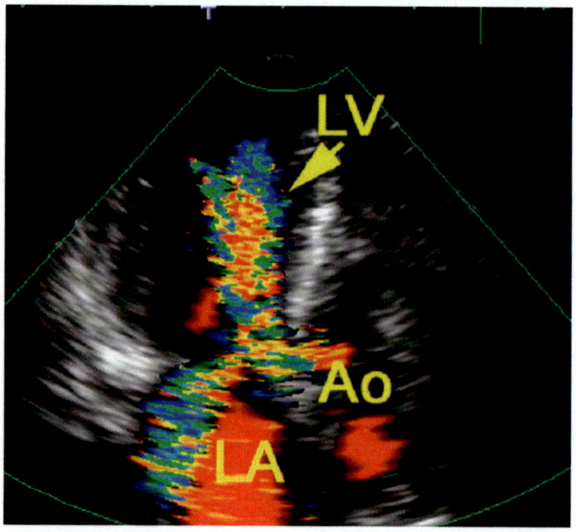

Abb. 10.31 Mitralinsuffizienz bei hypertroph-obstruktiver Kardiomyopathie. Ao = Aorta ascendens; LA = linker Vorhof; LV = linker Ventrikel.

Mittsystolische Schließbewegung und Flattern der Aortenklappe

An der Aortenklappe kommt es nach vollständiger Ausprägung der Obstruktion etwa zur Mitte der systolischen Austreibungsphase hin zu einer abrupten Flussverlangsamung. Dadurch vollführen die Aortenklappenanteile eine unvollständige Schließbewegung, die sich in der zweiten Hälfte der Systole als grobes Flattern fortsetzt, bis dieses endsystolisch in den Klappenschluss übergeht (☞ Abb. 10.32). Je stärker die Obstruktion, desto früher setzt die Schließbewegung ein, was in schweren Fällen auch schon nach einem Drittel der Systole der Fall sein kann. Die Phänomene sind insgesamt sehr diagnostisch, da sie nur dann auftreten können, wenn die Obstruktion hämodynamisch so bedeutsam ist, dass der linksventrikuläre Ausstrom während der zweiten Hälfte der Systole nachhaltig gedrosselt wird. Nachweisbar sind Schließbewegung und Flattern am besten im M-mode in der parasternalen langen Achse. Zusätzlich kann die Aortenklappe unter langjähriger mechanischer Überbeanspruchung schneller sklerosieren, sodass häufig auch eine meist jedoch nur geringgradige Aorteninsuffizienz beobachtet wird.

Flussdynamik im linksventrikulären Ausflusstrakt

In der parasternalen kurzen Achse kann die zunehmende Querschnittsverringerung des linksventrikulären Ausflusstrakts in der frühen Systole Bild für Bild nachverfolgt werden. Dabei müssen weder die systolische Vorwärtsbewegung noch die Obstruktion selbst gleichmäßig von medial nach lateral verteilt sein. Deshalb empfiehlt sich die Darstellung in mehreren apikalen Modifikationen des 2-Kammerblicks. Farb-Doppler-echokardiographisch imponieren eine starke Turbulenz in der obstruierten Region des linken Ventrikels und die im Fall der Ausflussbahnobstruktion auftretende Mitralinsuffizienz. Die Farb-Doppler-Darstellung der intra- und poststenotischen Turbulenz dient neben der optischen Lokalisation der Obstruktion auch dazu, den CW-Doppler-Strahl exakt zu positionieren. Die Flussgeschwindigkeit im linksventrikulären Ausflusstrakt ist dann mittels Spektral-Doppler im apikalen 3- und 5-Kammerblick sehr gut messbar. Nach der Bernoulli-Gleichung (☞ 2.4.4) repräsentiert die Erhöhung der Flussgeschwindigkeit den Grad der Obstruktion. Mittels der vereinfachten Bernoulli-Gleichung ist analog zur Aortenstenose eine Bestimmung des Druckgradienten angezeigt. Eine wirksame Obstruktion liegt ab einem maximalen systolischen Druckgradienten von 80 mmHg vor. Dies gilt auch, wenn der Nachweis nur unter Provokationstests möglich ist. In Abgrenzung zur Aortenstenose findet sich bei der Ausflussbahnobstruktion ein Doppler-Flussprofil mit spätsystolischem Maximum, da erst dann die Obstruktion ihre volle Wirkung entfaltet (☞ Abb. 10.33).

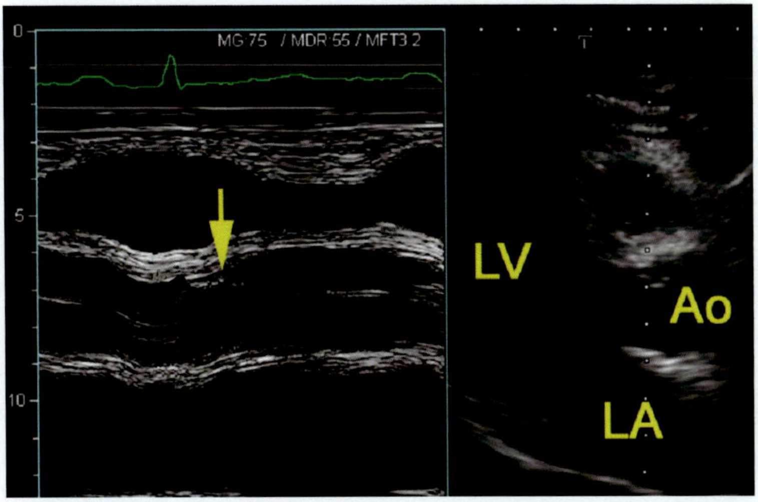

Abb. 10.32 Mittsystolische Schließbewegung der Aortenklappe. Ao = Aorta ascendens; LA = linker Vorhof; LV = linker Ventrikel; → = mittsystolische Schließbewegung.

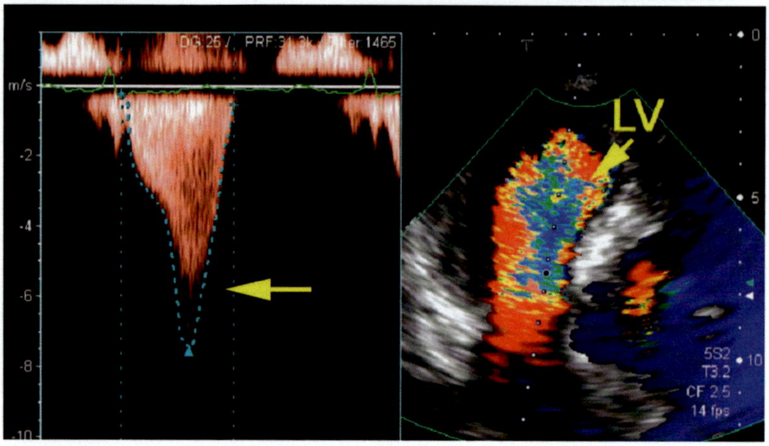

Abb. 10.33 Typisches spätsystolisches Maximum des Druckgradienten über der Obstruktion. LV = linker Ventrikel; → = spätsystolisches Maximum.

Diese Flussdynamik ist jedoch nicht spezifisch. Ähnliche Profile können auch bei durch Hypertonie bedingter Hypertrophie sowie durch Hypovolämie verursacht werden. Schwierig ist der Nachweis einer Obstruktion bei gleichzeitiger valvulärer Aortenstenose. Hierbei sollte durch die Feinjustierung des CW-Doppler-Strahls versucht werden, beide Verengungen getrennt darzustellen. Das entscheidende Trennungskriterium ist hier abermals das spätsystolische Maximum im Spektral-Doppler-Flussprofil. Auch der PW-Doppler mit hoher Pulsrepetitionsfrequenz (HPRF-Doppler) kann hilfreich sein, um beide Anteile separat darzustellen.

Provokationstests

Liegen echokardiographische Zeichen einer hypertrophen Kardiomyopathie vor und ist der Patient symptomatisch, muss nicht in jedem Fall eine Obstruktion in Ruhe nachweisbar sein. Häufig lässt sich nur eine geringgradige Flussbeschleunigung nachweisen. Bei einigen Patienten setzen die typischen Zeichen der Obstruktion, insbesondere die Entwicklung einer pathologischen Flussbeschleunigung und eines Druckgradienten im linksventrikulären Ausflusstrakt, überhaupt erst unter bestimmten Lastveränderungen ein. Diese können durch Provokationstests ausgelöst werden, um den tatsächlichen Grad der Obstruktion nachzuweisen. Alle vorlastsenkenden Eingriffe in die Hämodynamik erhöhen den Grad der Obstruktion. Dies ist z. B. bei der Gabe von Nitraten oder der Auslösung eines Valsalva-Manövers der Fall. Bei der Gabe von Nitrat-Spray kommt es außerdem zu einer Nachlastsenkung, die den Druckgradienten in der Obstruktion zusätzlich erhöht. Da Patienten mit Obstruktion sehr empfindlich und ggf. auch mit Kollapsneigung auf höhere Dosen von Nitraten mit den entsprechenden Lastveränderungen reagieren, sollte nur ein Hub verabreicht werden. Schließlich kann der Nachweis einer wirksamen Obstruktion auch mittels dynamischer Belastungsechokardiographie geführt werden, was jedoch aufwändiger ist.

Intraoperatives und intrainterventionelles Monitoring

Das Ergebnis einer Myektomie sollte nach Abgang von der Herz-Lungen-Maschine mittels TEE evaluiert werden [33]. Dabei geht es einerseits um den Ausschluss eines iatrogenen Ventrikelseptumdefekts (VSD). Für die eigentliche Bewertung der Effektivität der Operation ist es wichtig, die Regredienz des SAM-Phänomens nachzuweisen. Des Weiteren sind der systolische Ausflusstraktdiameter und die Normalisierung des Aortenklappenöffnungsprofils maßgeblich. Auch das Verschwinden der funktionell bedingten Mitralinsuffizienz kann nachgewiesen werden. Der Druckgradient ist dagegen nicht regelmäßig zu beurteilen, da dies nur manchmal bei gastraler Anlotung der Aortenklappe ohne wesentlichen Winkelfehler gelingt. Bei septaler Ausflussbahnobstruktion kommen alternativ die chirurgische Myektomie und die katheterinterventionelle Septalastablation (PTSMA) in Betracht. Von Bedeutung ist der Nachweis des Therapieerfolgs über die Quantifizierung der Obstruktion vor und nach dem Eingriff. Insbesondere nach Septalastablation müssen Verlaufskontrollen angeschlossen werden, da sich nach Erholung des Myokards im Ablationsbereich die Obstruktion nach zunächst erfolgreicher Therapie erneut ausbilden kann. Wichtig ist deshalb auch eine exakte Vorbereitung des jeweiligen Eingriffs auf der Grundlage echokardiographischer Daten. So ist bei geplanter Myektomie der zu resezierende Abschnitt des Septums genau zu vermessen. Beginn und Ende der die Obstruktion verursachenden Hypertrophie sollten mit der Entfernung zum Aortenklappenring angegeben werden, um dem Chirurgen eine klare Orientierung für den zu resezierenden Bereich zu vermitteln, da der Bereich der wirksamen Obstruktion am offenen Herzen schwer zu bestimmen ist. Die intraoperative Kontrolle mittels TEE kann zunächst einen iatrogen hervorgerufenen VSD ausschließen. Zusätzlich kann der Durchmesser des linksventrikulären Ausflusstrakts systolisch gemessen werden. Schwieriger ist die Dopplerechokardiographische Evaluierung der Flussbeschleunigung. Dem steht der durch die transösophageale Anlotung bedingte Winkelfehler entgegen. Hier kann auch die epikardiale Anschallung Aufschluss über die Beseitigung der Obstruktion geben. Allgemein sollte für eine echokardiographische Beurteilung zunächst die Vorlast auch auf ein normales Niveau angehoben werden.

Auch im Rahmen der Septalastablation kann die Echokardiographie zur Steuerung des Eingriffs eingesetzt werden. So lässt sich durch die intrakoronare Applikation eines Echokontrastmittels in niedriger Dosierung echokardiographisch das durch den Verschluss dieses Astes zu infarzierende Areal genau lokalisieren. Auf diese Weise kann der Septalast bzw. -teilast exakt bestimmt werden, dessen Ablation selektiv die zur Obstruktion führenden Anteile des hypertrophierten Septums durch einen lokalen Infarkt ausschalten kann. Transthorakal kann eine signifikante Abnahme der erhöhten Flussgeschwindigkeit im linksventrikulären Ausflusstrakt meist schon unmittelbar nach erfolgter Ablation nachgewiesen werden. Oft ist auch Farb-Doppler-echokardiographisch eine Abnahme der Turbulenz zu beobachten, was als qualitativer Hinweis auf eine erfolgreiche Ablation angesehen werden kann (☞ 18.3.5).

Hypertroph-nichtobstruktive Kardiomyopathie

Hier bestehen die Zeichen der hypertrophen Kardiomyopathie, jedoch fehlen die Hinweise auf eine Obstruktion. Auch mit Hilfe von Provokationstests ist eine wirksame Obstruktion nicht nachweisbar. Diese Patienten werden zum einen durch Rhythmusstörungen symptomatisch. In diesem Zusammenhang ist auf das Risiko des plötzlichen Herztodes hinzuweisen. Ein Risikofaktor hierfür, der mittels Echokardiographie bestimmbar ist, besteht in einer Septumdicke von > 30 mm. Hämodynamisch jedoch sind die Patienten mit nichtobstruktiver hypertropher Kardiomyopathie durch das linksventrikuläre Rückwärtsversagen, also die diastolische Funktionsstörung beeinträchtigt. Der linke Vorhof ist daher in der Regel dilatiert. Zusätzlich finden sich auch oftmals Zeichen der konsekutiven Rechtsherzbelastung. So ist in der Regel eine engmaschige echokardiographische Verlaufs- und Therapiekontrolle erforderlich, da sich eine Obstruktion u.U. auch erst im Verlauf ausbilden kann.

Merke
Die echokardiographische Diagnostik bei hypertropher Kardiomyopathie schließt neben der Diagnosestellung die Bewertung der Form der Hypertrophie, die Beschreibung der funktionellen und morphologischen Veränderungen an der Mitralklappe sowie die Quantifizierung des linksventrikulären Rückwärtsversagens ein.

10.2.3 Restriktive Kardiomyopathie

Der Begriff der restriktiven Kardiomyopathie bezeichnet solche Funktionsstörungen des linksventrikulären Myokards, die sich ganz überwiegend durch ein linksventrikuläres

Rückwärtsversagen auszeichnen. Obgleich bei frühen Formen bzw. Vorstadien auch geringgradigere diastolische Funktionsstörungen (Relaxationsstörung und Pseudonormalisierung) auftreten können, besteht bei Vollausprägung einer restriktiven Kardiomyopathie eine diastolische Funktionsstörung III° oder IV° (☞ 9.3.1 und 9.3.3), ohne dass in den meisten Fällen die systolische Funktion stark vermindert erscheint. Wichtig ist hier die Abgrenzung einer Konstriktion, die vom Perikard ausgeht (Pericarditis constrictiva). Beiden Störungen ist gemeinsam, dass spektral-Doppler-echokardiographisch das Bild eines restriktiven transmitralen Füllungsprofils und eine Verkürzung der DT vorliegen. Sehr spät kommt es auch zur Verkürzung der isovolumetrischen Relaxationszeit. Bei der konstriktiven Kardiomyopathie kommt es zu Veränderungen des Pulmonalveneneinstromprofils mit Zunahme sowohl der Geschwindigkeit als auch der Dauer des Rückflusses in die Pulmonalvenen während der atrialen Systole sowie zu einer reduzierten diastolischen Füllungsgeschwindigkeit bei gleich bleibender systolischer Füllungsgeschwindigkeit.

Im Unterschied zur Konstriktion fehlt bei der restriktiven Kardiomyopathie jedoch die stark erhöhte respiratorische Variabilität der transmitralen und transtrikuspidalen diastolischen Flussgeschwindigkeiten, die an der Mitralklappe 10% und an der Trikuspidalklappe 25% nicht überschreitet. Auch die atemabhängige Variabilität der diastolischen Flussgeschwindigkeit im pulmonalvenösen Flussprofil beträgt bei der Restriktion < 18%. Bei der Konstriktion beträgt der Unterschied zwischen der frühen transtrikuspidalen Einstromgeschwindigkeit bei Inspiration und bei Exspiration nicht selten jedoch mehr als 50%. Schließlich ist die mittels Gewebe-Doppler bestimmte systolische Mitralklappenring-Geschwindigkeit bei Restriktion geringer als bei Konstriktion [34]. Auch die E'-Geschwindigkeit des Mitralklappenrings (☞ 9.3.2), die ebenfalls mittels gepulstem Gewebe-Doppler bestimmt wird, ist bei restriktiver Kardiomyopathie mit durchschnittlich etwa 5 cm/s deutlich geringer (E'/A'< 1) als bei der Konstriktion.

Neben der restriktiven Kardiomyopathie können Restriktionen auch durch eine DCM, bei der es jedoch primär zur Einschränkung der systolischen Funktion kommt, ausgelöst werden. Die Dimensionen des linksventrikulären Kavums liegen dagegen bei der restriktiven Kardiomyopathie im Normbereich. Die Ventrikelwände sind je nach Ursache der restriktiven Kardiomyopathie grenzwertig oder deutlich verdickt. Meist ist auch die rechtsventrikuläre freie Wand verdickt. Die systolischen Funktionsparameter, wie die LVEF, sind weitgehend normal, sodass sich das meist eher schwere klinische Bild (NYHA-Stadium III oder IV) durch die Bewertung der systolischen Ventrikelfunktion allein nicht erklären lässt. Bedingt durch das biventrikuläre Rückwärtsversagen kommt es zu einer Druckbelastung beider Vorhöfe, die sich echokardiographisch auch z.T. erheblich dilatiert darstellen. Auch der rechtsatriale Einstrom aus den Lebervenen ist verändert. Er zeigt eine ausgeprägte Rückflussphase in die Lebervenen bei atrialer Kontraktion. Die diastolische rechtsatriale Füllungsgeschwindigkeit ist verringert. Der pulmonalarterielle Druck ist erhöht, wenn auch nicht exzessiv.

Einteilung der restriktiven Kardiomyopathie

Im Unterschied zur DCM oder hypertroph-obstruktiven Kardiomyopathie, der in der Regel keine ursächliche Erkrankung zuzuordnen ist, wird die restriktive Kardiomyopathie als sekundäres Geschehen verstanden. Dabei kommen die folgenden Entitäten bzw. Krankheitsgruppen als Ursache in Betracht:

Entzündungskrankheiten

- Sarkoidose
- Endomyokardfibrose (hypereosinophiles Syndrom)

Speichererkrankungen

- Amyloidose
- Hämochromatose
- Glykogenspeicherkrankheiten

Endomyokardfibrose

Bei der Endomyokardfibrose handelt es sich um eine primär hämatologische Erkrankung (Hypereosinophiliesyndrom), die zur Verdickung des Endokards und schließlich zur Anlagerung von Thromben bis hin zur Ausmauerung des linksventrikulären oder rechtsventrikulären Kavums führt. In Folge dieser Entwicklung kommt es auch zu einer Restriktion. Die Patienten leiden unter starker Luftnot bei geringsten Belastungen. Der Blutdruck ist meist erniedrigt und die Herzfrequenz erhöht. Echokardiographisch zeigt sich das Bild der „Ventrikelamputation". Darunter ist eine meist rundliche Ausmauerung der Ventrikelspitze zu verstehen, die etwa die Hälfte des Ventrikelkavums einnimmt und die Ventrikelvolumina so in kritischer Weise reduziert. Die Bildung von intraventrikulären Thromben kann zusätzlich zu systemischen Embolien führen. Es kommt bei der Erkrankung nicht zu einer Dilatation oder Hypertrophie der Ventrikel, wie dies bei Kardiomyopathien der Fall ist. Die Vorhöfe jedoch sind als Folge der Restriktion in der Regel erweitert. Trotz des typischen 2-D-echokardiographischen Befundes (Blickdiagnose) ist jedoch erst der histologische Befund mit Nachweis einer Gewebseosinophilie beweisend (☞ 12.5).

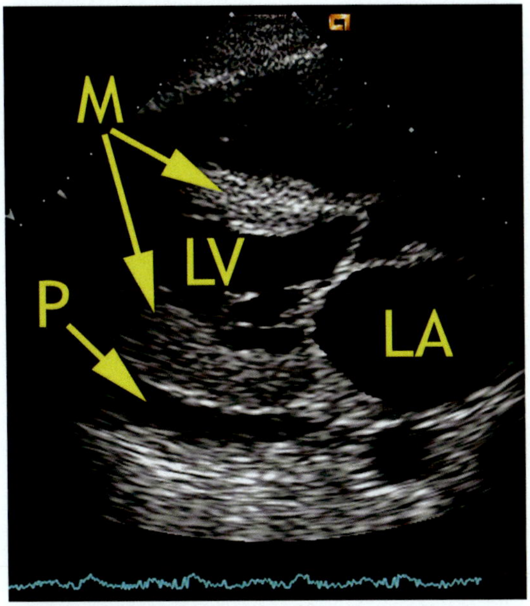

Abb. 10.34 Amyloidose mit typischer Verdickung der Herzwände. LA = linker Vorhof, LV = linker Ventrikel; M = Myokard; P = Perikarderguss.

Amyloidose

Die Amyloidose zeichnet sich durch eine Verdickung aller Herzwände, insbesondere im Bereich des interventrikulären Septums, aus (☞ Abb. 10.34).
Häufig sind auch das Vorhofseptum und die Klappenstrukturen einbezogen. Dabei kommt der Wanddickenzunahme eine erhebliche prognostische Bedeutung zu [35]. Mit zunehmender Wanddicke und Einengung des linksventrikulären Kavums nimmt die diastolische Funktionsstörung, die sich anfänglich lediglich als Relaxationsstörung und Pseudonormalisierung (diastolische Funktionsstörung I° und II°) darstellt, bis zur Ausbildung einer Restriktion zu. Das Myokard kann dabei vermehrt echogene Einlagerungen zeigen, für die ein ausgeprägtes Hell-dunkel-Fleckenmuster typisch ist. Die Diagnose kann jedoch nicht anhand der auffälligen Myokardtextur gestellt werden, da diese Veränderung nicht spezifisch für die Amyloidose ist und auch bei anderen Formen der linksventrikulären Hypertrophie vorkommen kann. Die typische echokardiographische Befundkonstellation besteht in der Kombination einer ausgeprägten Restriktion mit einer überwiegend septalen linksventrikulären Hypertrophie mit Texturauffälligkeiten. Weiterhin wird der Tei-Index deutlich erhöht gefunden [36]. Im M-mode des linken Ventrikels kann es aus der parasternalen Schallposition zu einer horizontalen Bewegung des posterioren Myokards nach frühdiastolischer, kurzzeitiger posteriorer Bewegung kommen (abruptes Abbrechen der posterioren Bewegung). Auch dieses Zeichen ist jedoch nicht spezifisch. Bei vergrößertem linken Vorhof besteht meist eine pulmonale Hypertonie in Folge der Kongestion. Relative Vitien an den atrioventrikulären Klappen können vorkommen. Ähnliche echokardiographische Erscheinungsbilder können jedoch auch durch die Hämochromatose, die Sarkoidose und andere Speichererkrankungen bedingt sein. Eine exakte Diagnosestellung ist daher nur mittels Myokardbiopsie möglich. Für die Indikationsstellung zur invasiven Untersuchung mit Myokardbiopsie ist die Echokardiographie jedoch maßgeblich.

10.3 Spezifische Herzmuskelerkrankungen

10.3.1 Myokarditis

Die Myokarditis kann echokardiographisch sehr unterschiedlich imponieren. Klinisch sind Begleitmyokarditiden sehr viel häufiger zu beobachten als klassische Myokarditiden. Bei der Begleitmyokarditis, bei der myokardbioptisch kein Virusnachweis gelingt, kommt es neben Rhythmusstörungen häufig auch zu Einschränkungen der Belastbarkeit, die Anlass zu einer echokardiographischen Untersuchung geben. Typischerweise finden sich dann keine schweren Befunde. Die LVEF sowie die Dimensionen der Herzhöhlen sind in der Regel normal. Dagegen kann die diastolische Funktion eingeschränkt sein. Meist ist lediglich eine Relaxationsstörung (diastolische Funktionsstörung I°; ☞ 9.3.3) erkennbar, für die es keine sonstige Ursache gibt. In einigen Fällen kann auch ein in der Regel sehr kleiner Begleitperikarderguss nachgewiesen werden (☞ Abb. 10.35).

Bei der eigentlichen, viruspositiven Myokarditis dagegen resultieren neben leichten auch häufig schwere Befunde. Dies reicht von der leichten Einschränkung der systolischen Funktion bis hin zu einer hochgradigen Verringerung der LVEF bis auf 20% und darunter. Parallel dazu treten auch höhergradige diastolische Funktionsstörungen auf. Die myokardialen akustischen Eigenschaften können bei akutem Verlauf verändert sein, sodass das ansonsten wenig echogene Myokard eine stellenweise erhöhte Signalintensität aufweist. Zur Entwicklung relativer Vitien kommt es meist erst nach einem Übergang in eine DCM. Sofern der rechte Ventrikel einbezogen ist, ist dieser direkt oder auch indirekt durch die Kongestion betroffen und somit ebenfalls kontraktionsgemindert und vergrößert. Der pulmonalarterielle Druck ist erhöht. Die rechte Pulmonalarterie zeigt sich nur grenzwertig oder gering vergrößert. Ihr Durchmesser nimmt erst bei längerer pulmonaler Druckerhöhung zu. Die Zeichen der Perikarditis (☞ 14.1) können deutlich oder gering ausgeprägt sein. Insbesondere bei schweren Verlaufsformen ist eine tägliche transthorakale Kontrolluntersuchung mit genauer Bestimmung der Funktions- und Dimensionsparameter angezeigt, um den Therapieeffekt abzuschätzen.

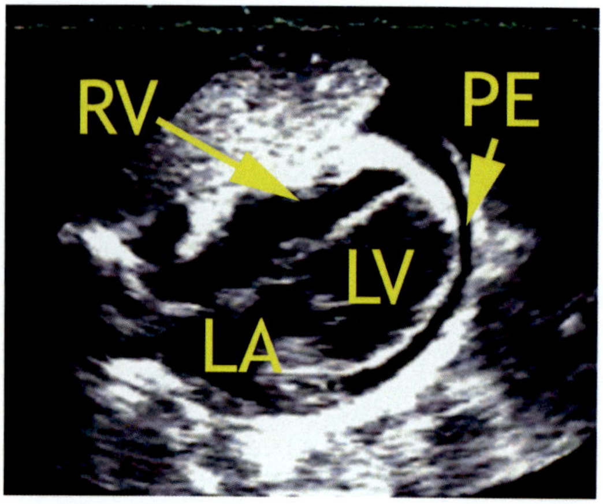

Abb. 10.35 Virusmyokarditis mit erhöhter Echogenität des Myokards und kleinem Perikarderguss. LA = linker Vorhof; LV = linker Ventrikel; PE = Perikarderguss; RV = rechter Ventrikel.

10.3.2 Toxischer Myokardschaden

Die hohe Zahl zytostatischer Behandlungen führt dazu, dass es im Zuge dieser Therapien auch gehäuft zu toxischen Myokardschäden kommt (☞ Abb. 10.36 u. Abb. 10.37). Eine weitere Ursache stellt der Alkoholmissbrauch dar, obgleich alkoholtoxische Kardiomyopathien heute eher selten anzutreffen sind. Beim toxischen Myokardschaden kann die gesamte Spielbreite linksventrikulärer Funktionsstörungen auftreten – beginnend mit einer isolierten Relaxationsstörung bis hin zu dramatischen Einschränkungen der Pumpleistung (☞ 9.1 und 9.3). Toxische Myokardschäden entwickeln sich langsam. Ein diesbezüglich erhöhtes Risiko besteht bei vorgeschädigten Ventrikeln bzw. bei einer vorbestehenden Herzinsuffizienz. Da chemotherapeutische Behandlungen oft über mehrere Zyklen und Wochen oder gar Monate erfolgen müssen, erwachsen mehrere Anforderungen an die Echokardiographie. Zunächst geht es darum, einen Myokardschaden frühzeitig zu erkennen. Hierbei hat sich insbesondere der Tei-Index bewährt (☞ 9.3.5).

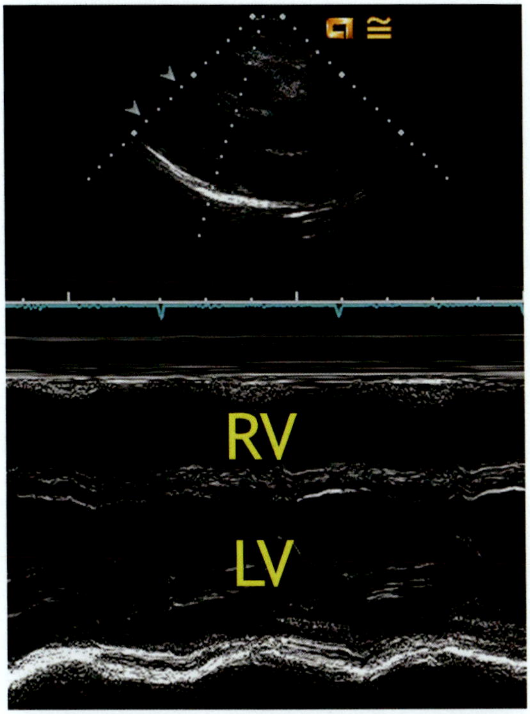

Abb. 10.36 Toxischer Myokardschaden mit allgemeiner linksventrikulärer Hypokinesie. LV = linker Ventrikel; RV = rechter Ventrikel.

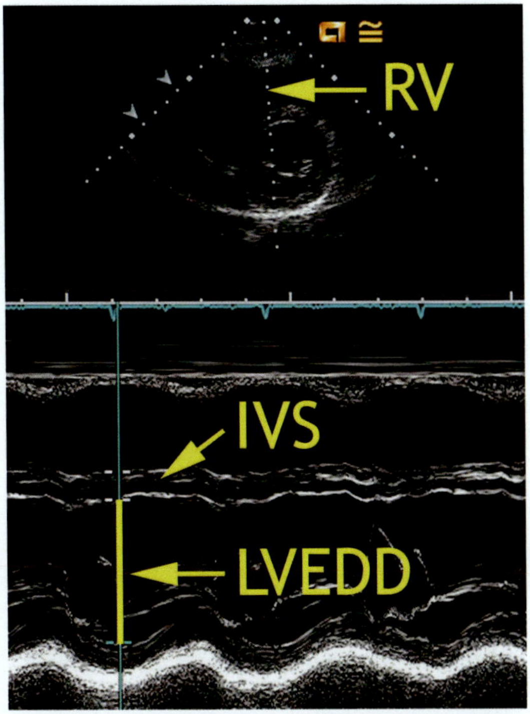

Abb. 10.37 Toxischer Myokardschaden mit beginnender Ventrikeldilatation bei septal-anteriorer Hypokinesie. IVS = interventrikuläres Septum; LVEDD = linksventrikulärer enddiastolischer Durchmesser; RV = rechter Ventrikel.

Zu deutlichen Erhöhungen dieses Parameters kommt es bereits, wenn die systolische Funktion noch weitgehend normal ist. Gleichzeitig ist der Tei-Index in hohem Maß prädiktiv. Unterbleibt eine frühzeitige supportive Herzinsuffizienzbehandlung, ist entsprechend der Höhe des Wertes die Entwicklung einer mehr oder minder ausgeprägten systolischen Funktionsstörung zu erwarten.

Bei geringgradigen Funktionseinschränkungen eignen sich neben dem Tei-Index auch die diastolischen Funktionsparameter sehr gut zur Verlaufs- und Therapiekontrolle. Bei schweren systolischen Funktionseinschränkungen mit einem Abfall der LVEF auf < 30% ist eine Unterbrechung der Zytostatikatherapie bzw. deren Umstellung oft nicht zu umgehen. In aller Regel bildet sich die Funktionsstörung dann unter konsequenter Herzinsuffizienztherapie vollständig zurück. Ist ein toxischer Myokardschaden nachweisbar, sollte die weitere Chemotherapie durch wöchentliche echokardiographische Kontrollen begleitet werden, um ggf. rechtzeitig supportiv-therapeutisch eingreifen zu können.

10.3.3 Veränderungen in der Schwangerschaft

Durch die physiologische Vergrößerung des Herzzeitminutenvolumens in der Schwangerschaft ist häufig eine leichte linksventrikuläre Hyperkontraktilität zu beobachten. Dabei kann der maximale linksventrikuläre Druckanstieg d_p/d_{tmax} erhöht sein. Bei vorbestehenden linksventrikulären Funktionsstörungen können sich diese unter der ansteigenden Belastung verstärken. Liegt eine Stauung vor und stellt sich der linke Ventrikel normal dar, ist differenzialdiagnostisch auch an die Entwicklung einer Mitralstenose während der Schwan-

10

gerschaft zu denken. Schließlich neigen auch andere vorbestehende und bis dahin klinisch inapparente Vitien zur Dekompensation. Dies trifft in besonderem Maß auf Rezirkulationsvitien und hier in erster Linie auf den Vorhofseptumdefekt, aber auch andere kongenitale Vitien zu. Mit der steigenden Zahl der im Kindesalter operativ korrigierten oder in früheren Jahren palliativ-chirurgisch behandelten angeborenen Fehlbildungen steigt auch die Zahl junger Frauen mit entsprechenden Funktionseinschränkungen im reproduktionsfähigen Alter. Allgemein empfiehlt sich bei bekannten Erkrankungen oder Funktionseinschränkungen des linken Ventrikels eine genaue echokardiographische Abklärung vor der Planung einer Schwangerschaft.

10.3.4 Evaluation nach Herztransplantation

Nach Herztransplantation können neben einer akuten oder chronischen Abstoßungsreaktion auch Transplantatvaskulopathien und schließlich alle sonstigen erworbenen Herzerkrankungen auftreten. Frühzeitig nach der Transplantation kann es zur Entwicklung eines Perikardergusses kommen, der jedoch meist sehr gering ausgeprägt und schnell regredient ist (☞ Abb. 10.38).

Ebenfalls unmittelbar postoperativ kann sich eine rechtsventrikuläre Insuffizienz mit Größenzunahme und Minderung der Kontraktilität des rechten Ventrikels entwickeln, da der pulmonale Widerstand durch die vorbestehende schwere Herzerkrankung oft erhöht ist und sich der neuen Hämodynamik erst anpassen muss. Sehr häufig entwickelt sich eine geringgradige relative Trikuspidalinsuffizienz, die im Verlauf auch eine Abschätzung des systolischen pulmonalarteriellen Drucks zulässt (☞ 6.3.3) (☞ Abb. 10.39).

Der Prozess der hämodynamischen Anpassung der pulmonalen Zirkulation muss teilweise auch medikamentös unterstützt werden. Weiterhin kann es zu linksventrikulären Funktionsstörungen durch mangelhaften Transplantatschutz nach der Entnahme oder durch eine unbemerkte Erkrankung des Transplantats kommen. Dabei handelt es sich meist um eine klinisch stumme koronare Herzerkrankung.

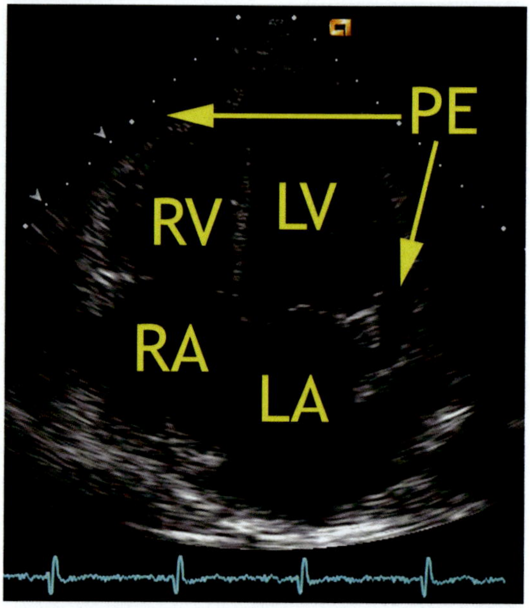

Abb. 10.38 Kleiner Perikarderguss nach Herztransplantation. Der linke Vorhof ist vergrößert und bezieht Teile des nativen Herzens mit ein. LA = linker Vorhof; LV = linker Ventrikel; PE = Perikarderguss; RA = rechter Vorhof; RV = rechter Ventrikel.

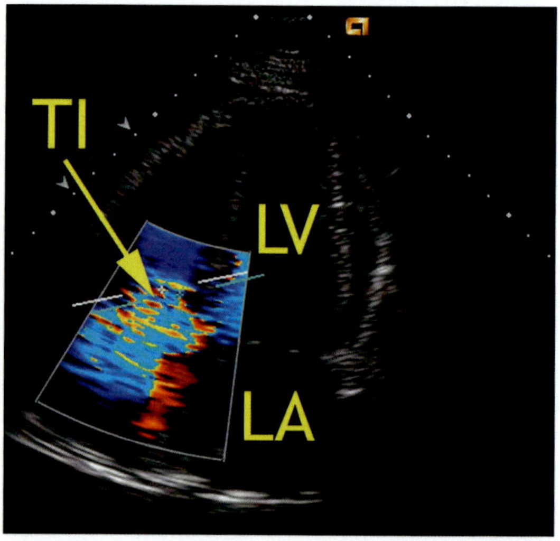

Abb. 10.39 Trikuspidalinsuffizienz nach Herztransplantation. LA = linker Vorhof; LV = linker Ventrikel; TI = Trikuspidalinsuffizienz.

Bei der Abstoßungsreaktion schließlich handelt es sich um eine besondere Form der Herzmuskelentzündung. Histologisch findet sich dabei ein Myokardödem, das sich echokardiographisch in einer Zunahme der Wanddicken und teilweise auch in schollenartigen Texturaufhellungen sowie der Entwicklung eines Perikardergusses ausdrückt. In diesem Zusammenhang sind eine exakte Standardisierung der Untersuchung und der Vergleich mit den Vorbefunden unerlässlich, um solche Veränderungen frühzeitig zu erkennen. Bei schweren Abstoßungsreaktionen kommt es zur Schädigung der Myozyten bis hin zu interstitiellen Einblutungen und dadurch zur Einschränkung der LVEF [37]. In Bezug auf die Rejektion sind die Doppler-Parameter deutlich sensitiver als die 2-D-Parameter. Der über die Mitralinsuffizienz abschätzbare maximale linksventrikuläre Druckanstieg sinkt bei der Abstoßung ebenso ab. Ferner entwickeln sich diastolische Funktionsstörungen II° und III° (☞ auch 9.3). Dabei gilt eine Zunahme der frühdiastolischen transmitralen Einstromgeschwindigkeit (E-Welle) um mehr als 20% und eine Verkürzung der isovolumetrischen Relaxationszeit um mehr als 15% als hinweisend für eine Rejektion.

Bei der Transplantatvaskulopathie kommt es im Gegensatz zur gewöhnlichen koronaren Herzkrankheit oft zu diffusen Gefäßveränderungen, wie sie eher für eine ischämische Kardiomyopathie typisch sind. Daher ist stressechokardiographisch oft keine ausgeprägte regionale Kinetikstörung erkennbar. Vielmehr ist die Ventrikelfunktion global eingeschränkt. Normal dagegen ist eine dyssynchrone Septumbewegung mit leicht geminderter systolischer Wanddickenzunahme nach Herztransplantation. Wurde chirurgisch ein Teil des linken Empfängervorhofs belassen, wie es v. a. früher häufig der Fall war, stellt sich eine biatriale Vergrößerung des linken Vorhofs dar. Die Nahtlinie ist meist gut erkennbar und sollte vom unerfahrenen Untersucher nicht als Zusatzstruktur interpretiert werden. Bei den jüngeren Transplantationen wurden die Gefäße meist direkt zu den Herzhöhlen anastomosiert, sodass der linke Vorhof nicht oder nur gering vergrößert ist.

Literatur

1. Thomas JD, Rubin DN. Tissue Harmonic Imaging: why does it work? J Am Soc Echocardiogr 1998; 11: 803–8.
2. Franke A, Hoffmann R, Kühl HP et al. Second harmonic imaging without left heart contrast agents improves wall motion analysis and reduces interobserver variability in stress echocardiography. Heart 2000; 83: 133–40.
3. Spencer K, Dednarz J, Mor-Avi V et al. The role of echocardiographic harmonic imaging and contrast enhancement for improvement of endocardial border delineation. J Am Soc Echocardiogr 2000; 13: 131–8.
4. Bartel T, Vanheiden H, Schaar J, Mertzkirch W, Erbel R. Biomechanical modeling of hemodynamic factors determining bulging of ventricular aneurysms. Ann Thorac Surg 2002; 74: 1581–8.
5. Baumgart D, Haude M, Liu F et al. Current concepts of coronary flow reserve for clinical decision making during cardiac catheterization. Am Heart J 1998; 136: 136–49.
6. Bartel T, Yang Y, Müller S et al. Noninvasive assessment of microvascular function in arterial hypertension by transthoracic Doppler harmonic echocardiography. J Am Coll Cardiol 2002; 39: 20012–8.
7. Pizzuto F, Voci P, Mariano E et al. Assessment of flow velocity reserve by transthoracic Doppler echocardiography and venous adenosine infusion before and after left anterior descending coronary artery stenting. J Am Coll Cardiol 2001; 38: 155–62.
8. Oh JK, Appleton CP, Hatle LK et al. The noninvasive assessment of left ventricular diastolic function with two-dimensional and Doppler echocardiography. J Am Soc Echocardiogr 1997; 10: 246–70.
9. De Boeck BW, Cramer MJ, Oh JK, van der Aa RP, Jaarsma W. Spectral pulsed tissue Doppler imaging in diastole: a tool to increase our insight in and assessment of diastolic relaxation of the left ventricle. Am Heart J 2003; 146: 411–9.
10. Ha JW, Lulic F, Bailey KR et al. Effects of treadmill exercise on mitral inflow and annular velocities in healthy adults. Am J Cardiol 2003; 91: 114–5.
11. Ha JW, Oh JK, Pellikka PA et al. Diastolic stress echocardiography: A novel noninvasive diagnostic test for diastolic dysfunction using supine bicycle exercise Doppler echocardiography. J Am Soc Echocardiogr 2005; 18: 63–8.
12. Kontos MC, Arrowood JA, Paulsen WH et al. Early echocardiography can predict cardiac events in emergency department patients with chest pain. Ann Emerg Med 1998; 31: 550–7.
13. Hillis GS, Moller JE, Pellikka PA et al. Noninvasive estimation of left ventricular filling pressure

by E/e' is a powerful predictor of survival after acute myocardial infarction. J Am Coll Cardiol 2004; 43: 360–7.
14. Moller JE, Hillis GS, Oh JK et al. Left atrial volume: a powerful predictor of survival after acute myocardial infarction. Circulation 2003; 107: 2207–12.
15. Kinch JW, Ryan TJ. Right ventricular infarction. N Engl J Med 1994; 330: 1211–7.
16. Rankin JS, Hickey MS, Smith LR et al. Ischemic mitral regurgitation. Circulation 1989; 79: 116–21.
17. Harrison MR, MacPhail B, Gurley JC et al. Usefullness of color Doppler flow imaging to distinguish ventricular septal defect from acute mitral regurgitation complicating acute myocardial infarction. Am J Cardiol 1989; 64: 697–701.
18. Olivia PB, Hammill SC, Edwards WD. Cardiac rupture, a clinically predictable complication of acute myocardial infarction: Report of 70 cases with clinicopathologic correlations. J Am Coll Cardiol 1993; 22: 720–6.
19. Catherwood E, Mintz GS, Kotler MN et al. Two-dimensional echocardiographic recognition of left ventricular pseudoaneurysm. Circulation 1980; 62: 294–303.
20. Visser CA, Kann G, Metzer RS et al. Incidence, timing, and prognostic value of left ventricular aneurysm formation after myocardial infarction: A prospective, serial echocardiographic study in 158 patients. Am J Cardiol 57: 729–32.
21. Bartel T, Müller S, Nesser HJ, Möhlenkamp S, Bruch C, Erbel R. Usefullness of motion patterns identified by tissue Doppler echocardiography for diagnosing various cardiac masses, particularly vavular vegetations. Am J Cardiol 1999; 84: 1428–33.
22. Faris R, Coats AJ, Henein MY. Echocardiography-derived variables predict outcome in patients with nonischemic dilated cardiomyopathy with or without a restrictive filling pattern. Am Heart J 2002; 144: 343–350.
23. Pozzoli M, Traversi E, Cioffi G, Stenner R, Sanarico M, Travazzi L. Loading manipulations improve prognostic value of Doppler evaluation of mitral flow in patients with chronic haert failure. Circulation 1997; 95: 1222–1230.
24. Erbel R, Neumann T, Zeidan Z, Bartel T, Buck T. Echokardiographische Diagnostik der diastolischen Herzinsuffizienz. Herz 2002; 27: 99–106.
25. Carpentier A, Chauvaud S, Fabiani JN et al. Reconstructive surgery of mitral valve incompetence: a ten-year appraisal. J Thorac Cardiovasc Surg 1980; 79: 338–48.
26. Bader H, Garrigue S, Fafitte S, Reuter S, Jais P, Haissaguerre M, Bonnet J, Clementy J, Roudaut R. Intra-left ventricular electromechanical asynchrony. A new independent predictor of severe cardiac events in heart failure. J Am Coll Cardiol 2004; 43: 248–256.
27. Pitzalis MV, Iacoviello M, Romito R, Guida P, De Tommasi E, Luzzi G, Anaclerio M, Forleo C, Rizzon P. Ventricular asynchrony predicts a better outcome in patients with chronic heart failure receiving cardiac resynchronization therapy. J Am Coll Cardiol 2005; 45: 65–69.
28. Vinereanu D, Bleasdale R, Turner M, Frenneaux MP, Fraser AG. Comparison of left ventricular-biventricular pacing on ventricular synchrony, mitral regurgitation, and global left ventricular function in patients with severe chronic heart failure. Am J Cardiol 2004; 94: 519–512.
29. Ansalone G, Giannantoni P, Ricci R, Trambaiolo P, Fedele F, Santini M. Doppler myocardial imaging to evaluate the effectiveness of pacing sites in patients receiving biventricular pacing. J Am Coll Cardiol 2002; 39: 489–499.
30. Maron BJ, Seidman JG, Seidman CE. Proposal for contemporary screening strategies in families with hypertrophic cardiomyopathy. J Am Coll Cardiol 2004; 44: 2125–2132.
31. Ward RP, Weinert L, Spencer KT, Furlong KT, Bednarz J, DeCara J, Lang RM. Quantitative diagnosis of apical cardiomyopathy using contrast echocardiography. J Am Soc Echocardiogr 2002; 15: 316–322.
32. Schwammenthal E, Nakatani S, He S et al. Mechanism of mitral regurgitation in hypertrophic cardiomyopathy, mismatch of posterior to anterior leaflet length and mobility. Circulation 1998; 98: 856–865.
33. Woo A, Williams WG, Choi R, Wigle ED, Rozenblyum E, Fedwick K, Siu S, Ralph-Edwards A, Rakowski H. Clinical and echocardiographic determinants of long-term survival after surgical myectomy in obstructive hypertrophic cardiomyopathy. Circulation 2005; 111: 2033–2041.
34. Rajagopalan N, Garcia MJ, Rodriguez L et al. Comparison of new Doppler echocardiographic methods to differentiate constrictive pericardial heart disease and restrictive cardiomyopathy. Am J Cardiol 2001; 87: 86–94.
35. Klein AL, Hatle LK, Taliercio CP et al. Prognostic significance of Doppler measures of distolic function in cardiac amyloidosis: A Doppler echocardiography study. Circulation 1991; 83: 808–816.
36. Tei C, Dujardin KS, Hodge DO, Kyle RA, Tajik AJ, Seward JB. Doppler index combining systolic and diastolic myocardial performance: clinical value in cardiac amyloidosis. J Am Coll Cardiol 1996; 28: 658–64.
37. Burgess MI, Bhattacharyya A, Ray SG et al. Echocardiography after cardiac transplantation. J Am Soc Echocardiogr 2002; 15: 917–925.

Erkrankungen der Aorta 11

Holger Eggebrecht

Neben angeborenen Veränderungen stehen v.a. erworbene, vornehmlich degenerative Erkrankungen der Aortenwand im Vordergrund des Spektrums der thorakalen Aortenerkrankungen [1]. Dabei kann es durch atherosklerotische Wandveränderungen, Veränderungen des Bindegewebsstoffwechsels (z.B. bei Marfan-Syndrom) oder entzündliche Gefäßwandinfiltrationen zu Verdickungen der Aortenwand, Aortendilatationen (Ektasien), Aneurysmen oder Dissektionen kommen. Aufgrund des häufig foudroyanten Verlaufs erfordert das akute Aortensyndrom eine besonders schnelle Diagnostik, von der sich unmittelbare Therapieentscheidungen ableiten, die die weitere Prognose des Patienten entscheidend bestimmen [2].

11.1 Anatomie der Aorta

Die Aorta beginnt an der Aortenklappe und reicht nach distal bis zur Aortenbifurkation. Die Aorta wird in vier Abschnitte eingeteilt:

- Aorta ascendens,
- Aortenbogen,
- Supradiaphragmale Aorta descendens thoracica,
- Infradiaphragmale Aorta descendens abdominalis.

Die Aorta ascendens nimmt ihren Ursprung im supravalvulären Teil des linken Ventrikels. Der Anulus der Aorta ascendens trägt die Aortenklappe. Der Anfangsteil der Aorta ascendens, die Aortenwurzel (Bulbus aortae), ist zwiebelartig erweitert, enthält entsprechend den Aortenklappentaschen drei Ausbuchtungen. Der linkskoronare bzw. rechtskoronare Sinus valsalvae trägt den Abgang der linken bzw. rechten Koronararterie. Davon wird der akoronare Sinus abgegrenzt. Der Aortenbulbus dient als Blutreservoir für die Koronararterien. Er verjüngt sich im sinutubulären Übergang zur eigentlichen Aorta ascendens. Die aszendierende Aorta ist vor dem Übergang in den Arcus aortae noch völlig in die perikardiale Umschlagfalte integriert. Der Aortenbogen zieht von rechts-anterior nach links-dorsal und überquert dabei die rechte Pulmonalarterie und den linken Hauptbronchus. Der Aortenbogen gibt die supraaortalen Arterien ab. Bei ca. 70% findet die Aufteilung in der Reihenfolge Truncus brachiocephalicus, linke A. carotis communis und linke A. subclavia statt, während bei ca. 20% die linke A. carotis communis sich dem Truncus brachiocephalicus anschließt, sodass die A. subclavia dextra und beide Aa. carotis communes gemeinsam abgehen. Bei vielen Patienten zeigt die thorakale Aorta im Bereich des Isthmus aortae durch den Ansatz des Lig. arteriosum eine physiologische Enge. Diese bleibt hämodynamisch meist ohne Bedeutung. Die thorakale Aorta descendens liegt unmittelbar links vor der Wirbelsäule und zieht zum Hiatus aorticus des Zwerchfells. Von der Aorta descendens gehen die Vasa propria der Lunge, die Aa. spinales und viele andere, kleinere Arterien ab. Die Aorta descendens ist insbesondere bei älteren Patienten oft erheblich elongiert und verläuft geschlängelt („Kinking"), was meist ohne klinische Folgen bleibt. Die Aorta descendens besitzt einen deutlich kleineren Durchmesser als die Aorta ascendens, verjüngt sich in ihrem Verlauf jedoch nur gering. Kaudal des Hiatus aorticus wird sie als Aorta abdominalis bezeichnet.

11.2 Grundlagen der echokardiographischen Darstellung

Um eine zuverlässige und aussagekräftige echokardiographische Untersuchung der Aorta zu erreichen, ist es notwendig, die Aorta möglichst in allen Abschnitten, d.h. Aorta ascendens, Aortenbogen, Aorta descendens und Aorta abdominalis, darzustellen und zu beurteilen. Dabei ist die Untersuchung der Aorta eine Domäne der transösophagealen Echokardiographie (TEE). Allerdings sind der Aortenbogen sowie der abdominelle Bereich der Aorta der Untersuchung mittels TEE nicht zugänglich und werden daher auch als der „blinde Fleck" der TEE bezeichnet. Daher ist idealerweise eine Kombination von transthorakaler Echokardiographie (TTE) und TEE erforderlich, da sich beide Verfahren aufgrund ihrer jeweiligen Schallfenster in der Darstellung der Aortenabschnitte ergänzen.

11.2.1 Transthorakale Echokardiographie

Die transthorakale echokardiographische Diagnostik von Aortenerkrankungen erfordert die Anlotung der Aorta von verschiedenen Positionen. Im parasternalen Längsachsenschnitt kann die Aorta in ihrem Anfangsteil dargestellt werden. Die proximale Aorta ascendens kann hier bis zu 3–4 cm eingesehen werden (☞ Abb. 11.1).

Im basalen parasternalen Kurzachsenschnitt kann die Aorta ascendens in ihrer Querachse dargestellt werden. Neben der 2-D-Echokardiographie eignet sich die M-mode-Echokardiographie besonders gut zur quantitativen Durchmesserbestimmung z.B. des Aortenbulbus. Die Bestimmung des Durchmessers des Aortenbulbus wird z.B. als routinemäßige Verlaufsuntersuchung bei Patienten mit Marfan-Syndrom empfohlen. Zur Durchmesserbeurteilung sind dabei Nomogramme hilfreich, die den Aortendurchmesser auf die Körperoberfläche normieren (☞ Abb. 11.2).

Neben dem Bulbusdurchmesser sollte auch der Aortenklappenring, der sinutubuläre Übergang sowie der eigentliche Anfangsteil der Aorta ascendens ausgemessen werden (☞ Abb. 11.3).

Der unmittelbar klappennah gelegene Anfangsteil der Aorta (Aortenwurzel) kann zudem im apikalen und subkostalen 3- bzw. 5-Kam-

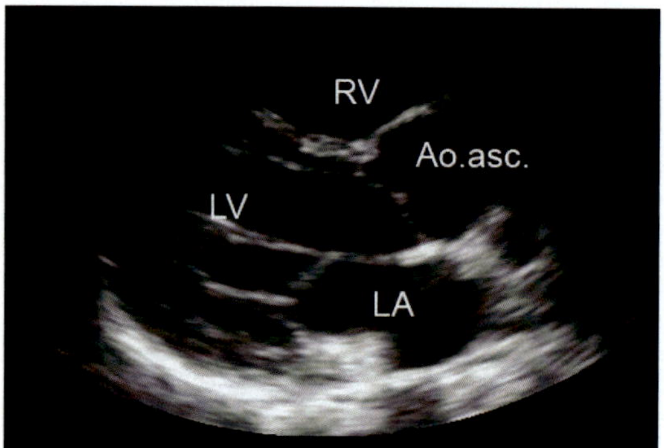

Abb. 11.1 Darstellung des Aortenbulbus im transthorakalen parasternalen Längsachsenschnitt. Ao. asc = aszendierende Aorta; LA = linker Vorhof; LV = linker Ventrikel; RV = rechter Ventrikel.

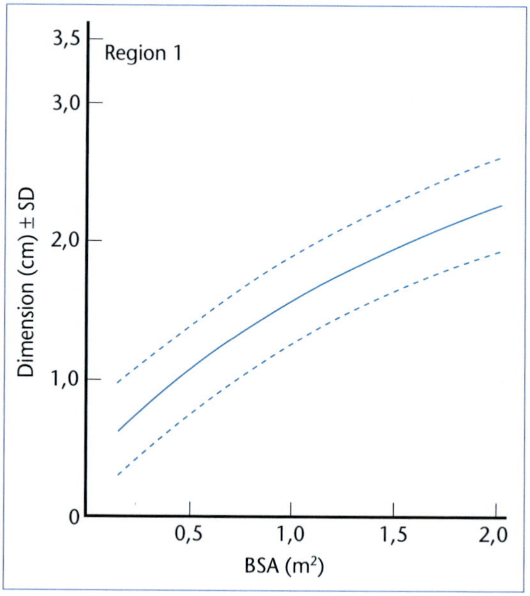

Abb. 11.2 Beziehung des Durchmessers der Aorta ascendens zur Körperoberfläche. (Reprinted from Am J Cardiol, Volume 64, Roman MJ, Devereux RB, Kramer, Fox R, O'Loughlin J. Two-dimensional echocardiographic aortic dimensions in children and adults, pp. 507–512 with permission from Excerpta Medica Inc.).

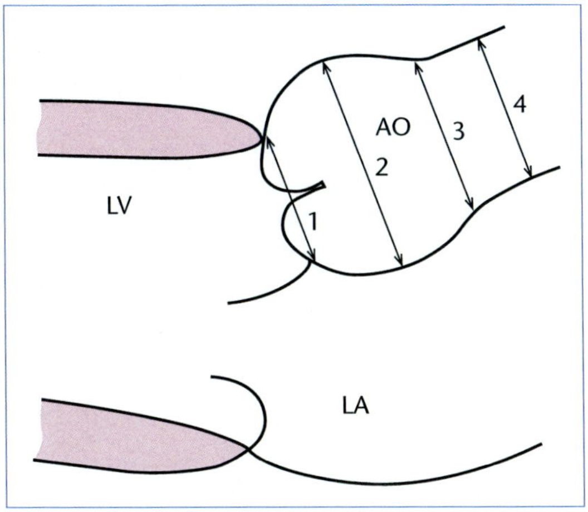

Abb. 11.3 Schematische Darstellung der Aorta ascendens. 1 = Aortenklappenring; 2 = Aortenbulbus; 3 = sinutubulärer Übergang; 4 = eigentliche Aorta ascendens. (Reprinted from Am J Cardiol, Volume 64, Roman MJ, Devereux RB, Kramer, Fox R, O'Loughlin J. Two-dimensional echocardiographic aortic dimensions in children and adults, pp. 507–512). Ao = Aorta; LA = linker Vorhof; LV = linker Ventrikel.

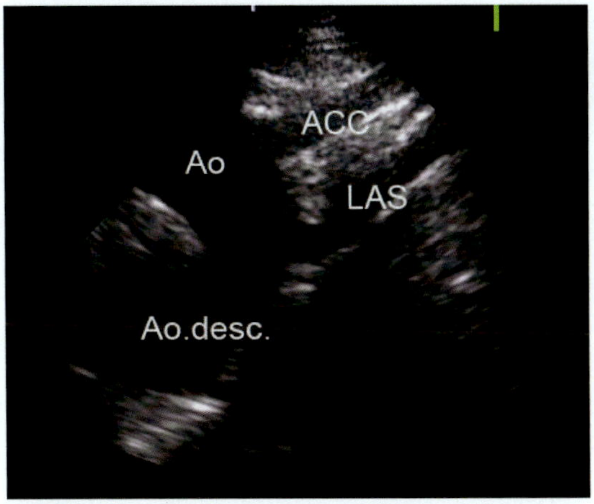

Abb. 11.4 Darstellung des Aortenbogens sowie der proximalen Aorta descendens in der transthorakalen, suprasternalen Anlotung. ACC = Arteria carotis communis; Ao = Aorta; Ao. desc. = deszendierende Aorta; LAS = linke Arteria subclavia.

merblick dargestellt werden. Schwierigkeiten bei der sauberen Einstellung des 4-Kammerblicks können dabei ein Hinweis auf eine Ektasie des Aortenbulbus sein. Der Aortenbogen, der proximale Abschnitt der Aorta descendens thoracica (Aortenisthmus) sowie der Abgang der linken Arteria subclavia können in der suprasternalen Anlotung v.a. bei jüngeren Patienten meist sehr gut eingesehen werden (☞ Abb. 11.4).

Bei älteren Patienten ist dagegen oftmals eine Darstellung aufgrund einer Interposition der Lunge nicht möglich. Ein eventuell bestehender Pleuraerguss kann genutzt werden, um die Aorta descendens thoracica in ihrem mittleren Abschnitt von einer paravertebralen Anlotposition einzusehen.

Zur Darstellung der abdominellen Aorta descendens kann der transthorakale Echokardiographieschallkopf im Sinne einer Oberbauchsonographie eingesetzt werden. So kann die Aorta abdominalis sowohl in der Quer- als auch in der Längsachse dargestellt werden (☞ Abb. 11.5 u. Abb. 11.6). Bei allen Anlotpositionen sollte neben der 2-D-Echokardiographie auch obligat die Farb-Doppler-Echokardiographie eingesetzt werden.

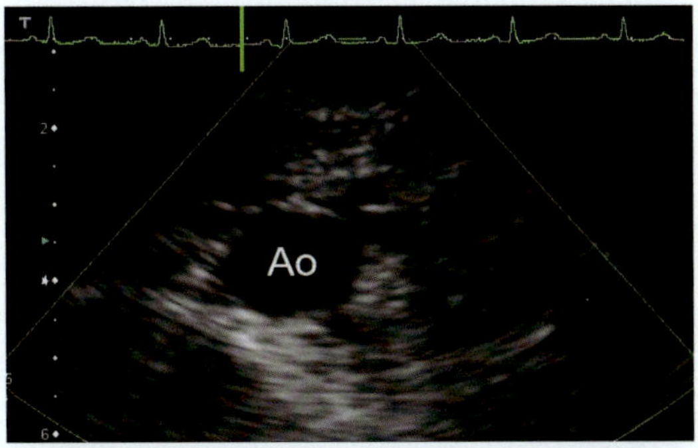

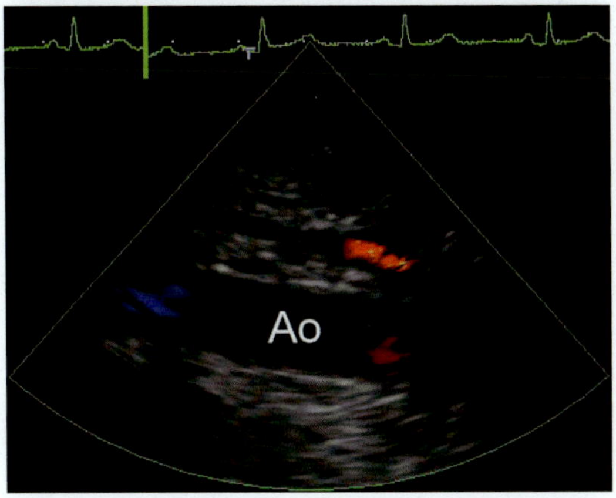

Abb. 11.5 und 11.6 Darstellung der abdominellen Aorta in der Transversal- und Langachse.

11.2.2 Transösophageale Echokardiographie

Trotz der verschiedenen Anlotpositionen ist die zuverlässige Beurteilung der Aorta mittels TTE schwierig. Die TEE hat die Diagnostik von Aortenerkrankungen in dieser Hinsicht wesentlich verbessert und kann die thorakale Aorta mit weitaus höherer Bildqualität darstellen [3]. Neben der Durchmesserbestimmung (☞ Tab. 11.1) können die Beurteilung der Aortenwand sowie die Analyse von Zusatzstrukturen (z. B. Dissektionsmembran) mit hoher Detailauflösung erfolgen.

Zunächst wird der 4-Kammerblick eingestellt. Anschließend wird an der multiplanen TEE-Sonde ein Winkel von ca. 100–130° eingestellt. In dieser so genannten mittösophagealen Schallposition kann die Aorta ascendens in der Längsachse in einem Verlauf von 6–8 cm ab ihrem Abgang aus dem linken Ventrikel dargestellt werden (☞ Abb. 11.7).

Zudem kann die Morphologie und Funktion der Aortenklappe beurteilt werden. Ähnlich wie bei der TTE sollten die Durchmesser von Aortenklappenring, Aortenbulbus, sinutubulärem Übergang sowie eigentlicher Aorta ascendens ausgemessen werden. Wird der in einer Position von 0–30° gehaltene TEE-Schallkopf dann wenige Zentimeter in den Ösophagus zurückgezogen, kann die Aorta ascendens in der kurzen Achse zusammen mit der rechten Pulmonalarterie und der Vena cava superior dargestellt werden (☞ Abb. 11.8).

Bei einem Winkel von 90° kann die Aorta in dieser Schallkopfposition bis fast in den proximalen Aortenbogen eingesehen werden (sog. „Banana-View"; ☞ Abb. 11.9).

Tab. 11.1 Normwerte der Aortendurchmesser.

Aorta ascendens	
– Aortenanulus	2,3–3,0 cm
– Sinus valsalva	3,0–3,7 cm
– Proximale Aorta ascendens	2,5–3,5 cm
Aorta descendens	2,0–3,0 cm
Wanddicke	< 4 mm

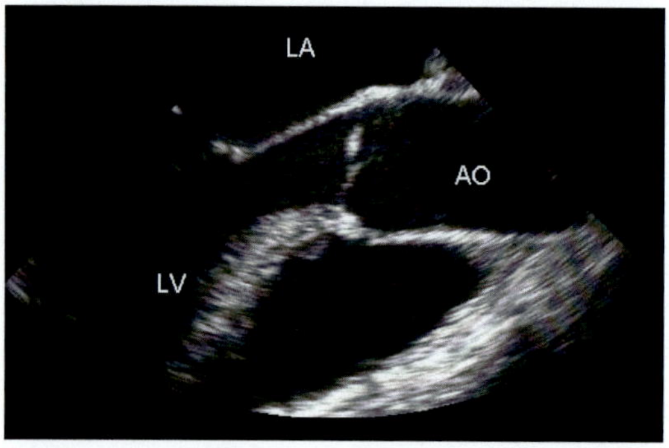

Abb. 11.7 Darstellung des Anfangsteils der Aorta ascendens einschließlich der Aortenklappe sowie des linksventrikulären Ausflusstrakts in der mittösophagealen Schallposition bei 120°. AO = Aorta; LA = linker Vorhof; LV = linker Ventrikel.

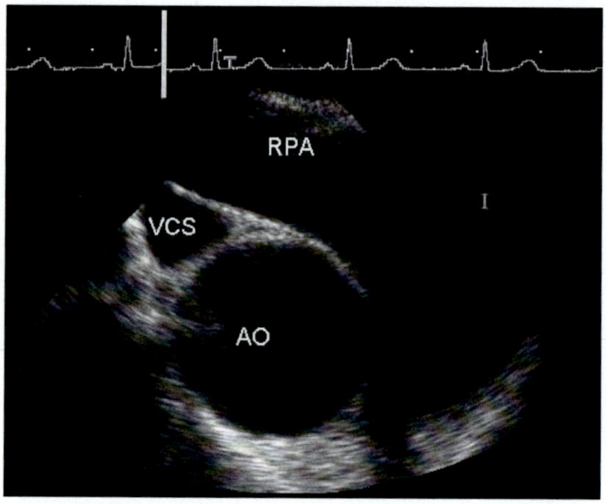

Abb. 11.8 Darstellung der Aorta ascendens im Transversalschnitt bei 0°. AO = Aorta; RPA = rechte Pulmonalarterie; VCS = Vena cava superior.

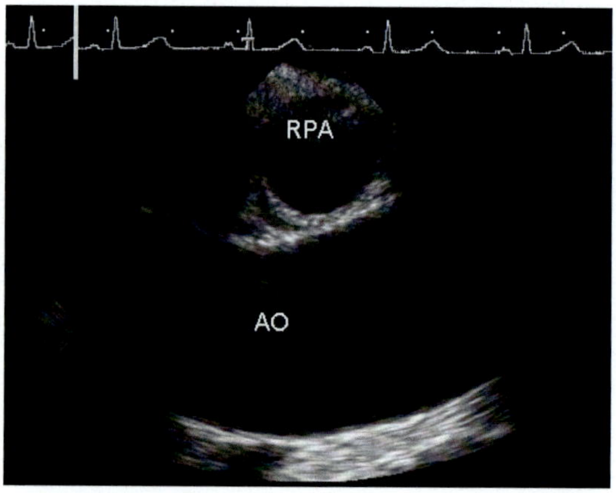

Abb. 11.9 Darstellung der Aorta ascendens im Längsachsenschnitt bei 90° („Banana-View"). AO = Aorta; RPA = rechte Pulmonalarterie.

Die weiter kranial liegenden Abschnitte der Aorta ascendens sowie der Aortenbogen können aufgrund der Interposition des linken Hauptbronchus nicht eingesehen werden („blinder Fleck“ der TEE). Zur Darstellung der deszendierenden Aorta thoracica wird die TEE-Sonde wieder in den Magen vorgeführt und nach dorsal rotiert. Die Aorta kann so in Transversal- und Längsschnitten dargestellt werden (☞ Abb. 11.10 u. Abb. 11.11).

Von ca. 45 cm (subdiaphragmal) bis ca. 25 cm ab Zahnreihe (distaler Aortenbogen) wird die Sonde schrittweise zurückgezogen. Aufgrund des Verlaufs des Ösophagus in Bezug auf die Aorta muss dabei eine progressive Drehung der TEE-Sonde in der Hand des Untersuchers erfolgen. Es hat sich bewährt, die deszendierende Aorta in Abständen von 5 cm, beginnend bei 40 cm, sowohl in der Kurzachse (0°) als auch in der Längsachse (90°) auszumessen. Der distale Aortenbogen wird aufgrund seines Verlaufs tangential in der Längsachse abgebildet, sodass der Schallwinkel der multiplanen TEE-Sonde entsprechend angepasst werden muss (zumeist ca. 60°), um eine Transversaldarstellung zu erreichen. Häufig gelingt es auch, den Abgang der linken Arteria subclavia darzustellen. Bei allen Schallkopfpositionen sollte neben der zweidimensionalen Darstellung auch obligat die Farb-Doppler-Echokardiographie eingesetzt werden.

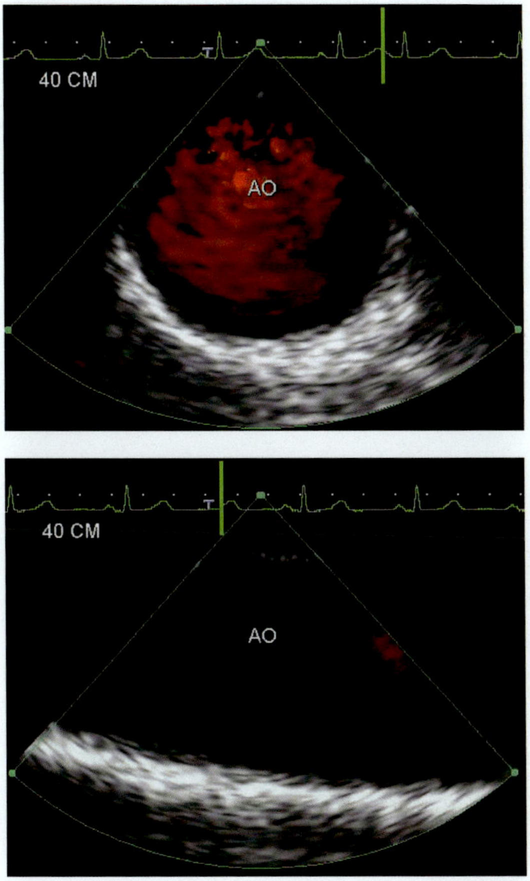

Abb. 11.10 und 11.11 Darstellung der deszendierenden Aorta thoracica bei 40 cm ab Zahnreihe sowohl in der Transversal- als auch in der Längsachse. AO = Aorta.

11.3 Kongenitale Fehlbildungen

11.3.1 Aortenisthmusstenose

Die Aortenisthmusstenose ist mit einer Häufigkeit von ca. 5% aller angeborenen Angiokardiopathien die häufigste angeborene Anomalie der Aorta. Dabei kommt es zu einer umschriebenen Einengung bis hin zum Verschluss der thorakalen Aorta. Entsprechend der Lokalisation wird die Aortenisthmusstenose in präduktale und postduktale Stenosen unterteilt. Die präduktale Stenose (ca. 25%) ist zumeist proximal oder auf Höhe der Einmündung des Ductus arteriosus Botalli lokalisiert und ist häufig mit komplexen kardiovaskulären Fehlbildungen assoziiert. In ca. 75% der Fälle ist die präduktale Aortenisthmusstenose mit einem offenen Ductus Botalli kombiniert, sodass es durch den Rechts-links-Shunt zu einer konsekutiven Zyanose der unteren Körperhälfte kommt. Daher ist eine operative Korrektur bei dieser Form bereits im frühen Säuglingsalter erforderlich. Postduktale Stenosen treten in der Mehrzahl der Fälle bei Erwachsenen auf und gehen mit ausgeprägten Kollateralkreisläufen einher. Sie liegen typischerweise unmittelbar distal der Ductuseinmündung. Bei dieser Form der Aortenisthmusstenose finden sich Kombinationen mit einer biskuspidalen Aortenklappe. Klinisch besteht bei beiden Formen eine Blutdruckdifferenz zwischen oberer und unterer Extremität; die Femoralispulse sind meist nur schwach palpabel oder können gänzlich fehlen. In der klinischen Untersuchung lässt sich ein systolisches Geräusch im 2. Interkostalraum links und auch links paravertebral auskultieren. Im Erwachsenenalter besteht bei einigen Patienten häufig eine schwere arterielle Hypertonie im Bereich der oberen Körperhälfte, einschließlich der zerebralen Strombahn. Bei vielen Patienten kann fahrradergometrisch eine Belastungshypertonie nachgewiesen werden, die häufig zum Abbruch der Belastung führt.

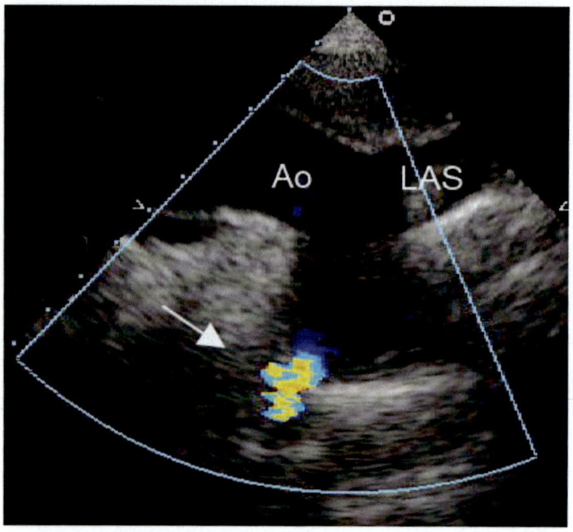

Abb. 11.12a Transthorakale Darstellung einer Aortenisthmusstenose (Pfeil) in loco typico in suprasternaler Anlotung. Ao = Aorta; LAS = linke Arteria subclavia.

Mittels TTE lassen sich v.a. bei jungen Patienten der Aortenbogen und die proximale Aorta descendens einschließlich des Isthmusbereichs von suprasternal darstellen. Bei Erwachsenen lässt sich die Aortenisthmusstenose aufgrund einer Interposition der Lunge häufig nicht exakt mittels 2-D-Echokardiographie lokalisieren. Selbst bei suboptimaler 2-D-Bildgebung ist aber eine Quantifizierung der Aortenisthmusstenose mittels CW-Doppler-Echokardiographie auch bei Erwachsenen mit ausreichender Schallqualität zumeist möglich (☞ Abb. 11.12a und b).

Bei kurzstreckiger Isthmusstenose kann man anhand der vereinfachten Bernoulli-Gleichung (☞ 5.2.3) den Druckgradienten bestimmen. Dabei muss jedoch die Flussgeschwindigkeit vor der Stenose berücksichtigt werden. Es empfiehlt sich demnach, die Flussgeschwindigkeit proximal der Stenose von der Geschwindigkeit distal der Einengung abzuziehen und die Differenz in die vereinfachte Bernoulli-Gleichung einzusetzen, um somit den wahren instantanen Druckgradienten zu bestimmen. Die nicht-invasive Druckgradientenbestimmung eignet sich im besonderen Maße zur Verlaufskontrolle nach interventioneller oder operativer Therapie einer Aortenisthmusstenose.

Die TEE erlaubt eine Darstellung der Aortenisthmusstenose mit weitaus höherer Bildqua-

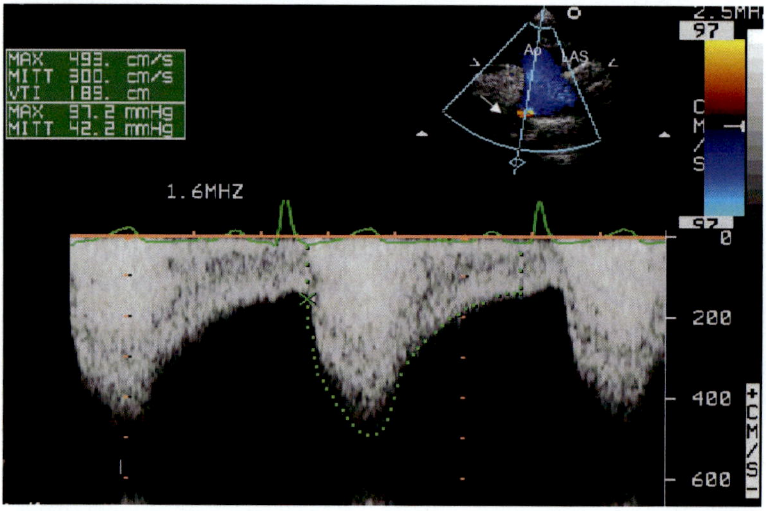

Abb. 11.12b Bestimmung des mittleren Gradienten der Aortenisthmusstenose (42 mmHg) mittels CW-Doppler-Echokardiographie in der suprasternalen Anlotung.

lität. Typischerweise lässt sich der minimale Durchmesser der Aortenisthmusstenose bei 24–28 cm ab Zahnreihe ausmessen. Aufgrund des Verlaufs des Aortenbogens ist hier eine individuelle Winkeleinstellung der multiplanen Sonde erforderlich. Tangentialschnitte der Aorta können Fehlmessungen bedingen, sodass die TEE-Untersuchung häufig durch eine Schnittbildgebung mittels kontrastverstärkter CT oder MRT ergänzt werden muss. Zur Planung einer interventionellen, d.h. angioplastischen, Therapie ist es notwendig, auch die „gesunden" Abschnitte der Aorta proximal und distal der Stenose genau auszumessen.

Merke
Mittels TTE kann der Druckgradient und mittels TEE die Morphologie der Aortenisthmusstenose beurteilt werden. Die genaue Bestimmung des minimalen Durchmessers kann wegen des meist bestehenden „Kinkings" schwierig sein und erfordert individuelle Winkeleinstellungen.

11.3.2 Sinus-valsalva-Aneurysma

Das angeborene Sinus-valsalva-Aneurysma ist eine seltene Anomalie. Es kann jedoch auch sekundär bei Atherosklerose, Lues, zystischer Media-Nekrose oder infektiöser Endokarditis mit Abszessbildung (☞ 16.3) entstehen. Das Sinus-valsalva-Aneurysma resultiert aus einer umschriebenen Bindegewebsdystrophie im Bereich des Sinus, die zu einer Diskontinuität zwischen der aortalen Media und dem bindegewebigen Ring der Aortenklappe führt. Die Mehrzahl der Sinus-valsalva-Aneurysmen (ca. ⅔ aller Fälle) entsteht im rechtskoronaren Sinus. Dagegen werden Aneurysmen des nichtkoronaren Sinus (ca. ¼ aller Fälle) bzw. im linken Koronarsinus seltener gefunden. Bei angeborenem Sinus-valsalva-Aneurysma findet man bei 50% der Patienten Kombinationen mit einem Ventrikelseptumdefekt und einer Aortenklappeninsuffizienz.

Solange das Aneurysma nicht rupturiert, sind die Patienten gewöhnlich symptomlos. Die Diagnose erfolgt daher oft erst als Zufallsbefund im Rahmen einer routinemäßigen TTE oder durch die Folgen einer Ruptur. Komplikationen sind abhängig von der Größe des Aneurysmas. Üblicherweise nimmt der Durchmesser des Aneurysmas nur langsam zu, was ein Hauptgrund für die Symptomarmut ist. Durch ein großes Aneurysma kann der rechtsventrikuläre Ausflusstrakt obstruiert werden, die geometrische Verziehung der Aortenklappe kann zu einer Aorteninsuffizienz führen. Weitere Komplikationen sind die Kompression der linken Koronararterie und des Reizleitungssystems. Bei Überschreiten eines kritischen Durchmessers kann es zu einer Ruptur mit Perforation in die Herzkammern, die die Aortenwurzel umgeben, kommen. Die Ruptur erfolgt dabei spontan und selten vor dem 20. Lebensjahr. Die rechten Sinus-Aneurysmen rupturieren typischerweise in den rechten Vorhof oder den rechten Ventrikel, während Aneurysmen des nicht-koronaren Sinus nur in den rechten Vorhof rupturieren. Beide Arten von Rupturen führen zu einem akuten Links-rechts-Shunt. Die seltene Ruptur von linkskoronaren Sinus-Aneurysmen erfolgt in den linken Vorhof, in den linken Ventrikel oder in die Perikardhöhle. Deshalb entsteht hier kein Links-rechts-Shunt. Nichtrupturierte Aneurysmen sollten mit Bedacht operiert werden. Die Klinik-Mortalität liegt unter 5%, und die Langzeit-Resultate sind sehr gut, wenn die Aortenklappen unbeschädigt bleiben. Bei rupturiertem Aneurysma ist eine schnelle chirurgische Korrektur dringend geraten.

11.4 Aortitis

Die Aortitis ist durch entzündliche Infiltrationen der Aortenwand bedingt. Die Entzündung der Aorta wird in die infektiöse syphilitische, die infektiöse nichtsyphilitische und die nichtinfektiöse Aortitis aufgrund einer Vaskulitis der großen Gefäße unterteilt. Durch den weit verbreiteten Einsatz von Penicillin ist die infektiöse syphilitische Aortitis selten geworden; allerdings muss auch heute bei immunsupprimierten Patienten (z.B. HIV) weiterhin mit dem Auftreten von Aortitiden im Rahmen der tertiären Syphilis gerechnet werden. Die infektiöse nichtsyphilitische Aortitis wird vornehmlich durch Staphylococcus aureus oder gramnegative Bakterien (Salmonella-

und Proteus-Spezies) verursacht und betrifft zumeist Loci minoris resistenciae, d.h. vorbestehende Aneurysmen. Neben der Takayasu- und Riesenzell-Arteriitis kann die nichtinfektiöse Aortitis bei einer Vielzahl autoimmuner/rheumatologischer Erkrankungen (z.B. Behcet-Erkrankung, systemischer Lupus erythematodes) auftreten. Echokardiographisch stellt sich die Aortitis initial als inflammatorische Wandverdickung dar (☞ Abb. 11.13a).

Die Wandverdickung bei Aortitis kann sich bis hin zur Stenose der Aorta entwickeln oder zu hochgradigen Abgangsstenosen von Seitenästen (z.B. der Koronararterien oder der hirnversorgenden Arterien) und damit zu entsprechenden Ischämien führen. Die echomorphologische Unterscheidung vom intramuralen Hämatom ist oft schwierig. Hier gibt das klinische Gesamtbild den entscheidenden Hinweis auf die richtige Diagnose. Durch inflammatorische Infiltrationen kann eine Wandschwächung der Aorta resultieren, sodass sich atypisch konfigurierte, sog. „mykotische" Aneurysmen ausbilden können, die häufig indolent sind und rasch an Größe zunehmen.

> **Merke**
> Die Aortitis lässt sich mittels TEE anhand der Wandverdickung unter möglicher Einbeziehung von Gefäßabgängen erkennen.

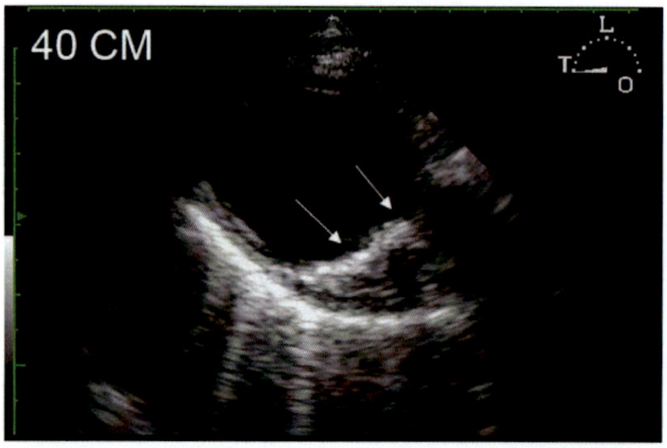

Abb. 11.13a TEE-Darstellung der thorakalen Aorta descendens bei einem immunsupprimierten Patienten mit Nachweis einer exzentrischen Wandverdickung bei syphilitischer Aortitis – Schallkopfposition 40 cm distal der vorderen Zahnreihe.

11.5 Aortensklerose

Atherosklerotische Wandveränderungen werden vorrangig in der deszendierenden Aorta sowie im Aortenbogen nachgewiesen (☞ Abb. 11.13b u. Tab. 11.2). Alternativ wird im Rahmen der Emboliequellendiagnostik die Einteilung nach Kavalis verwendet (☞ 17.4.4).

In der Aorta ascendens werden atherosklerotische Plaques dagegen seltener gefunden, diese können aber eine wichtige Ursache im Rahmen der Emboliequellenabklärung bei stattgehabtem Apoplex sein. Im Rahmen der Aortensklerose kommt es zunächst zu einer atherosklerotischen Verdickung der Aortenwand. Bei

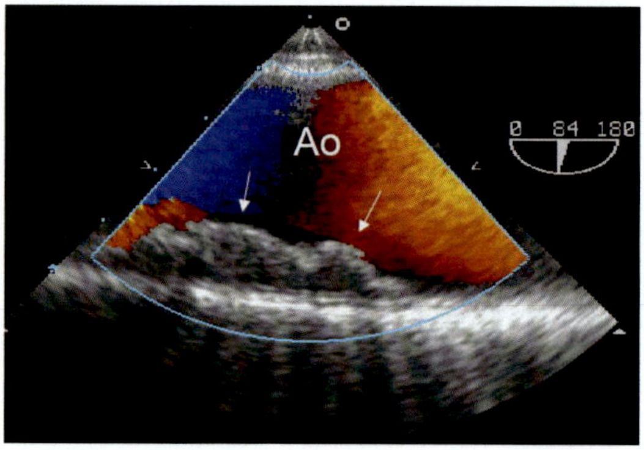

Abb. 11.13b TEE-Langachsendarstellung eines Plaques IV. Grades der thorakalen Aorta descendens. Ao = Aorta.

Tab. 11.2 Schweregradeinteilung der Aortensklerose.

Schweregrad I:	Minimale intimale Verdickung < 4 mm
Schweregrad II:	Deutliche intimale Verdickung > 4 mm
Schweregrad III:	Breitbasig aufsitzende Plaquebildung ohne Vorwölbung ins Lumen
Schweregrad IV:	In das Aortenlumen ragende Plaques
Schweregrad V:	Plaquebildung mit flottierenden Anteilen der Intima oder aufgelagerten Thromben

fortgeschrittener Aortensklerose kommt es zur Bildung von umschriebenen Plaques, die thrombotische oder flottierende Auflagerungen haben können und ein erhebliches Embolierisiko darstellen (☞ Abb. 11.14).

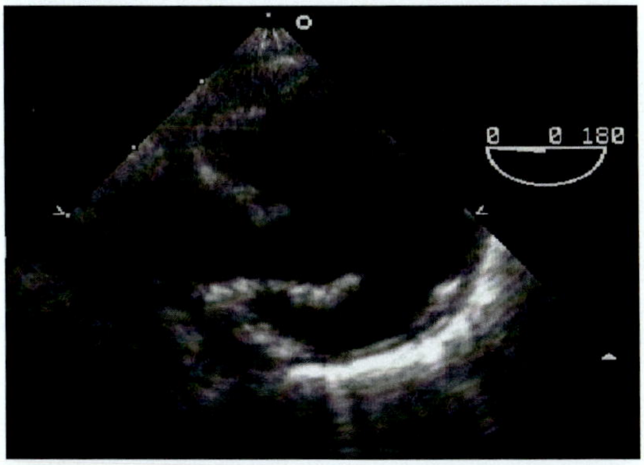

Abb. 11.14 Darstellung einer komplizierten Plaque der thorakalen Aorta descendens mit flottierenden Anteilen.

11.6 Aortenaneurysma

Der normale Durchmesser der Aorta variiert in Abhängigkeit von der Lokalisation der Messung sowie vom Alter und Geschlecht des Patienten. Frauen haben im Vergleich zu Männern um ca. 10% niedrigere Normalwerte. Neben geschlechtsspezifischen Unterschieden ist der Aortendurchmesser auch von der körperlichen Belastung abhängig. So weisen Personen, die eine schwere körperliche Arbeit ausüben, größere Aortendurchmesser auf als Personen mit körperlich leichter Arbeit. Die Angabe des Aortendurchmessers sollte auf die Körperoberfläche bezogen werden.

Normbereiche:

Aorta ascendens:	1,4–2,1 cm/m² Körperoberfläche.
Aorta descendens:	1,0–1,6 cm/m² Körperoberfläche.

Mit zunehmendem Alter kommt es zu einer Erweiterung des Aortendurchmessers, die ca. 1–2 mm innerhalb von 10 Jahren beträgt. Bei einer Erweiterung des Aortendurchmessers über die Norm (> 3,5 cm für die Aorta ascendens bzw. > 3 cm für die Aorta descendens) wird zunächst von einer Aortenektasie gesprochen (☞ Tab. 11.3). Ein Überschreiten eines Grenzwertes von 4 cm für den Durchmesser wird als Aortenaneurysma bezeichnet. Die Messung des maximalen Aneurysmadurchmessers sollte senkrecht zur Hauptflussrichtung des Blutes erfolgen. Dies kann bei Vorliegen eines Aortenkinkings schwierig sein und aufgrund von Tangentialschnitten zu Fehlmessungen führen. Daher muss hier bei multiplaner TEE der Winkel so gewählt werden, dass die Anlotung der Aorta möglichst in der Transversalebene liegt.

Ein Aneurysma verum ist die fusiforme oder sacculäre Erweiterung aller Wandschichten der Aorta, die meist durch Aortensklerose bedingt ist. Risikofaktoren für die Aneurysmaentstehung sind neben den klassischen atherosklerotischen Risikofaktoren angeborene Störungen des Bindegewebsstoffwechsels bei Marfan- und Ehlers-Danlos-Syndrom sowie eine bikuspidal angelegte Aortenklappe. Symptome entstehen chronisch hauptsächlich durch Organkompression (Dysphagie, Lähmung des Nervus recurrens, obere Einflussstauung etc.) und akut meist durch gedeckte Perforationen, selten durch eine akute Zunahme des Aortendurchmessers ohne Wandruptur. Das Aneurysma verum kann die Entwicklung klassischer Dissektionen und intramuraler Hämatome (IMH) bedingen; Dissektionen und intramurales Hämatom entwickeln sich jedoch auch in einem normkalibrigen Aortenrohr [12]. Daher sollte die alte Bezeichnung „Aneurysma dissecans" nicht mehr benutzt werden.

Tab. 11.3 Veränderungen der Aorta.

Aortenektasie	Aorta ascendens: > 3,5 cm und < 4,0 cm Aorta descendens: > 3,0 cm und < 4,0 cm
Aortenaneurysma	Aorta ascendens: > 4,0 cm Aorta descendens: > 4,0 cm
Indikation zur OP	Aorta ascendens: > 5,5 cm (Marfan-Syndrom: > 4,5 cm) Aorta descendens: > 6,5 cm (Marfan-Syndrom: > 5,5 cm)
Aortendissektion	Nachweis einer intraluminären Dissektionsmembran mit wahrem und falschem Lumen

Im Aneurysmalumen kommt es aufgrund von erniedrigten Blutflussgeschwindigkeiten zur Bildung von Spontankontrast bis hin zu muraler Thrombusbildung (☞ Abb. 11.15).
Sowohl das Vorliegen von Spontankontrast als auch von Thromben stellt einen wesentlichen Risikofaktor für periphere Embolien dar. Spontankontrast kann durch die Verwendung der Tissue-Doppler-Echokardiographie genauer charakterisiert werden. Thromben sitzen der Aortenwand zumeist breitbasig auf und flottieren in der Regel nicht. Ältere Thromben können, v.a. lumenseitig, verkalkt sein. Die Unterscheidung zwischen muralem Thrombus und intramuralem Hämatom kann mitunter schwierig sein (☞ Tab. 11.4). Hilfreich ist dabei die Lokalisierung der oftmals verkalkten oder atherosklerotisch verdickten Intima. Bei mu-

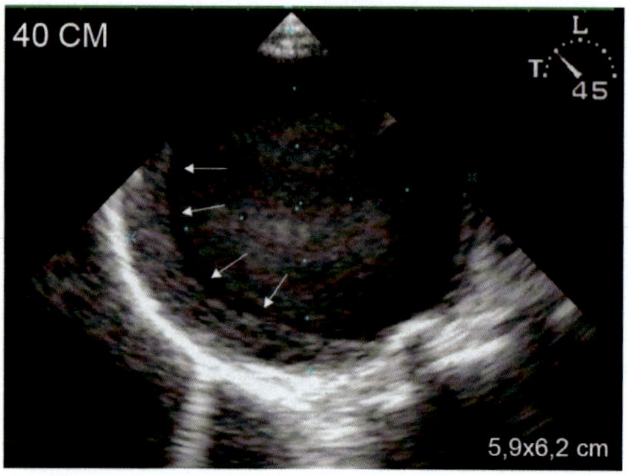

Abb. 11.15 Darstellung eines großen Aneurysmas der thorakalen Aorta descendens bei 40 cm distal der vorderen Zahnreihe mit muralem Thrombus (Pfeile) und Spontankontrast im Aneurysmalumen.

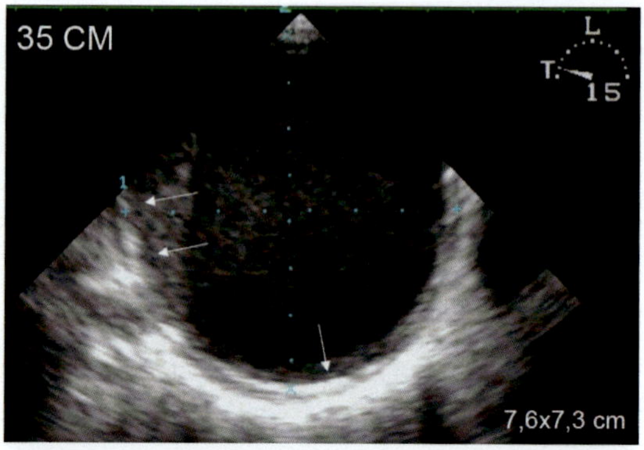

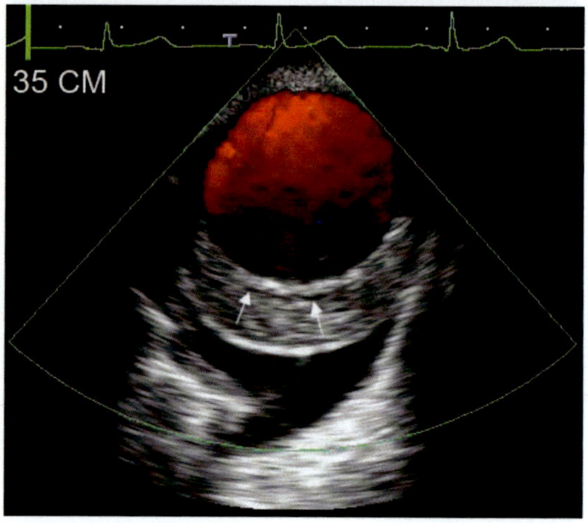

Abb. 11.16 und 11.17 Bei einer Schallkopfposition von 35 cm distal der vorderen Zahnreihe Darstellung eines Aneurysmas der thorakalen Aorta descendens mit muraler Thrombusbildung (☞ **Abb. 11.16**). Der Thrombus liegt der sklerosierten Intima (Pfeile) lumenseitig auf. Dagegen zeigt sich bei intramuralem Hämatom eine Verschiebung der verdickten Intima (Pfeile) nach lumenwärts (☞ **Abb. 11.17**).

Tab. 11.4 Unterscheidung teilthrombosiertes Aortenaneurysma versus IMH.

	Aortenaneurysma	**IMH**
Aortendurchmesser	↑↑	Normal bis ↑
Fluss in der Aorta	Verzögert bis Spontankontrast	Normal
Lumenseitige Oberfläche	Unregelmäßig	Glatt
Beziehung zur Intima	Intima liegt auf der adventitiellen Seite	Intima nach luminal verschoben
Ausdehnung	Meist lokalisiert	Meist konstant über längeres Aortensegment

ralem Thrombus liegt die verkalkte Intima auf der dem Lumen abgewandten Seite. Bei intramuralem Hämatom liegt die Intima dagegen lumenseitig („Luminal displacement of intimal calcium") (☞ Abb. 11.16 u. Abb. 11.17).

Eine Operationsindikation besteht in der Regel bei einem Aneurysma der Aorta ascendens mit einem maximalen Durchmesser > 5,5 cm. Bestehen weitere Begleitveränderungen, so beispielsweise bei höhergradiger Aorteninsuffizienz mit linksventrikulärer Dilatation, kann die Indikation zum operativen Ersatz der Aorta ascendens auch unterhalb dieser Grenze gegeben sein. Bei Patienten mit Marfan-Syndrom wird die Indikation zur operativen Therapie bereits ab einem Durchmesser von 4,5 cm gestellt. Bei einem Aneurysma der Aorta descendens wird aufgrund des größeren Eingriffs die Indikation zur chirurgischen Therapie erst bei einem maximalen Durchmesser > 6,5 cm gestellt. Hier bietet die endovaskuläre Aortenstentimplantation eine neue, minimalinvasive differenzialtherapeutische Alternative.

11.7 Akutes Aortensyndrom

Thorakale Schmerzsyndrome werden oft durch akute Erkrankungen der Aorta verursacht. In einer Notaufnahme wird auf 80 bis 300 Fälle mit akutem Koronarsyndrom ein Fall mit akutem Aortensyndrom diagnostiziert [2]. Unter den Differenzialdiagnosen des Thoraxschmerzes ist das akute Aortensyndrom nach dem akuten Koronarsyndrom und vor der Lungenembolie die häufigste akut lebensbedrohende Erkrankung.

Das vergangene Jahrzehnt hat in dieser Hinsicht wichtige Fortschritte bei Diagnostik und Management erbracht. Neu ist dabei das Konzept des akuten Aortensyndroms, das ein zunehmend einheitliches diagnostisches und therapeutisches Vorgehen ermöglicht. Bei optimalem Management ist ein Überleben des akuten Aortensyndroms in 80% der Fälle möglich. Dennoch versterben bis heute 80% der Betroffenen, da die Diagnose nicht in vivo gestellt wird [2]. Daher sollte bei allen Patienten, die sich mit akuten Thoraxschmerzen vorstellen, nach Ausschluss einer akuten Myokardischämie an ein akutes Aortensyndrom gedacht werden.

Das akute Aortensyndrom beinhaltet ein klinisches Erscheinungsbild, dem verschiedene, ursächlich heterogene, akut lebensbedrohende Erkrankungen der thorakalen Aorta zugrunde liegen können [1]. Neben der klassischen Aortendissektion (Klasse-1-Dissektion) werden heute gemäß einer von Svensson vorgeschlagenen Einteilung das intramurale Hämatom (Klasse-2-Dissektion, IMH), die umschriebene Dissektion (Klasse-3-Dissektion), das penetrierende Aortenulkus (Klasse-4-Dissektion, PAU) sowie die traumatische/iatrogene Dissektion (Klasse-5-Dissektion) als pathologische Varianten bzw. Vorläufer der klassischen Aortendissektion unterschieden [4] (☞ Abb. 11.18 u. Tab. 11.5).

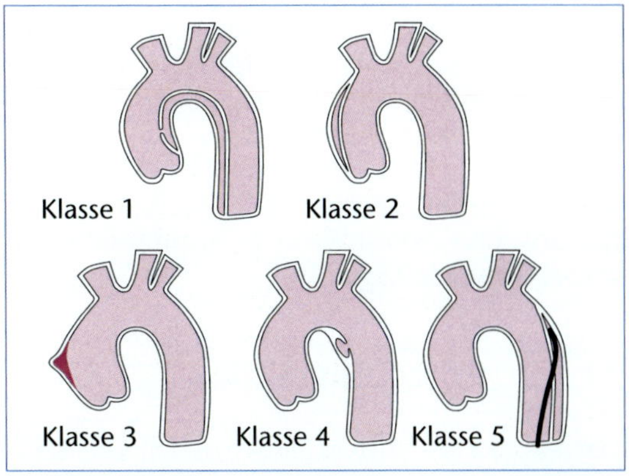

Abb. 11.18 Einteilung des Aortensyndroms nach Svensson (nach Erbel R, Alfonso F, Boileau C, Dirsch O, Eber B, Haverich A, Rakowski H, Struyven J, Radegran K, Sechtem U, Taylor J, Zollikofer C, Klein WW, Mulder B, Providencia LA; Task Force on Aortic Dissection, European Society of Cardiology. Diagnosis and management of aortic dissection. Eur Heart J 2001 Sep; 22 (18): 1642–81).

Tab. 11.5 Neue Einteilung der Aortendissektion nach Svensson [4].

Klasse-1-Dissektion	Klassische Aortendissektion mit wahrem und falschem Lumen
Klasse-2-Dissektion	Intramurales Hämatom (IMH)
Klasse-3-Dissektion	Umschriebene Dissektion
Klasse-4-Dissektion	Penetrierendes Aortenulkus (PAU)
Klasse-5-Dissektion	Iatrogene/traumatische Transsektion/Dissektion

Neben der Svensson-Einteilung, die die pathologisch-anatomische Form der Dissektion beschreibt, wird die Stanford-Klassifikation zur Beschreibung des Ausmaßes bzw. der Lokalisierung der Dissektion benutzt [5] (☞ Abb. 11.19a).
Seltener kommt heutzutage die De-Bakey-Klassifikation zur Anwendung. Entsprechend der Stanford-Klassifikation wird jede Beteiligung der Aorta ascendens als Stanford Typ A klassifiziert. Die alleinige Beteiligung der deszendierenden Aorta wird als Typ B nach Stanford klassifiziert. Diese Einteilung ist von wichtiger klinischer Bedeutung, da im Grundsatz jede Typ-A-Dissektion aufgrund der hohen Rupturgefahr einer notfallmäßigen Operation, d.h. chirurgischem Ersatz der Aorta ascendens, zugeführt werden sollte, also z.B. auch das intramurale Hämatom der Aorta ascendens. Bei Vorliegen einer Typ-B-Dissektion ist dagegen zumeist die medikamentöse Therapie mit strenger Blutdruckeinstellung die Therapie der Wahl, während chirurgische Maßnahmen Komplikationen vorbehalten bleiben.

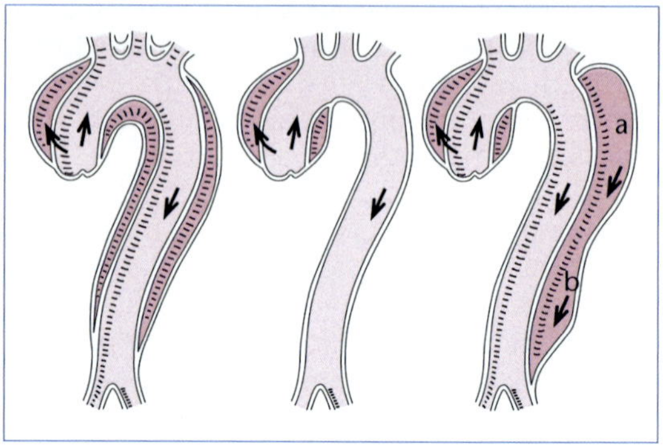

Abb. 11.19a Einteilung der Aortendissektion nach Stanford und De Bakey [nach Erbel R, Oelert H, Meyer J, Puth M, Mohr-Katoly S, Hausmann D, Daniel W, Maffei S, Caruso A, Covino FE et al. Effect of medical and surgical therapy on aortic dissection evaluated by transesophageal echocardiography. Implications for prognosis and therapy. The European Cooperative Study Group on Echocardiography. Circulation 1993 May; 87 (5): 1604–15].

11.7.1 Aortendissektion

Die klassische Aortendissektion ist die häufigste und gefährlichste Variante des akuten Aortensyndroms. Die Inzidenz der akuten Aortendissektion wird mit 5–15 pro 100000 Einwohner und Jahr bzw. mit 10–20 auf 1 Million Einwohner angegeben [1]. Hierbei sind – mit Ausnahme des Marfan-Syndroms – v.a. Patienten im Alter zwischen 50 und 70 Jahren mit einer 3:1-Bevorzugung des männlichen Geschlechts betroffen [6]. Häufigster Risikofaktor der Aortendissektion ist die arterielle Hypertonie, die bei > 75% der Patienten nachweisbar ist. Daneben begünstigen v.a. angeborene Störungen des Bindegewebsstoffwechsels (Marfan- oder Ehlers-Danlos-Syndrom) sowie eine bikuspidal angelegte Aortenklappe die Entstehung einer Aortendissektion. Die idiopathische anuloaortale Ektasie, die vorwiegend Männer betrifft, ist durch eine Dilatation der Aortenwurzel ohne begleitende marfantypische Merkmale gekennzeichnet und wird auch als „forme fruste" des Marfan-Syndroms bezeichnet [1].

Bei der Aortendissektion kommt es zu einer Längsspaltung des Gefäßes mit Ausprägung eines falschen Lumens in der mittleren Wandschicht. Die Aortendissektion kann sich als Folge einer Vergrößerung des Aortendurchmessers aufgrund der dadurch erhöhten Wandspannung entwickeln. Die veraltete Bezeichnung „Aneurysma dissecans" sollte aber vermieden werden, da sich eine Dissektion auch in einer normalkalibrigen Aorta entwickeln kann. In diesem Zusammenhang wird die Ruptur von Vasa vasorum mit Ausbildung eines intramuralen Hämatoms und sekundärer kommunizierender Dissektion als ursächlich diskutiert. Durch den initialen Intimaeinriss wird die Aortenmedia dem pulsatilen Blutstrom ausgesetzt, sodass sich ein nach distal fortschreitendes falsches Lumen ausbildet. Dabei liegen die intimalen Einrissstellen an den Punkten, an denen die Scherkräfte des Blutstroms am wirksamsten und die Blutdruckschwankungen am ausgeprägtesten sind. Die Einrissstelle der Intima mit Durchtritt von Blut in die Aortenmedia (Entry) als Ursprungsort der Dissektion findet sich meist in der Aorta ascendens und führt ohne sofortige operative Therapie fast stets zur Ruptur (proximale Aortendissektion, Typ A der Stanford-Klassifikation) und konsekutiv zum letalen Ausgang. Die Typ-A-Aortendissektion stellt daher eine absolute chirurgische Notfallindikation dar. Seltener sind Dissektionen ohne Beteiligung der Aorta ascendens, die meist ein Entry distal des Abganges der linken Arteria subclavia haben. Diese als Typ B der Stanford-Klassifikation eingeteilte Form wird meist ohne chirurgische Intervention überlebt; hier ist die strenge Blutdrucksenkung die Behandlung der ersten Wahl [7]. Als neue Therapiealternative steht für diese Patienten zudem die Aortenstentgraftimplantation zur Verfügung [8]. Für die Einteilung der Dissektion entsprechend der Stanford-Klassifikation ist dabei die Lokalisierung des Entrys unerheblich; entscheidend ist vielmehr, welcher Abschnitt der Aorta betroffen ist. So wird eine (retrograde) Dissektion der Aorta ascendens mit alleinigem Entry in der deszendierenden Aorta ebenfalls als Typ-A-Aortendissektion klassifiziert, was in der klinischen Praxis allerdings selten vorkommt.

Typische Komplikationen klassischer Dissektionen sind die Aortenruptur inklusive Perikardtamponade, schwere Aortenklappeninsuffizienzen durch Zerstörung der Aortenwurzelgeometrie und die Okklusion von Seitenästen der Aorta mit Myokardinfarkt oder Ischämie in Myokard, Hirn, Rückenmark, Mesenterium, Nieren oder Extremitäten [1, 9]. Ohne Therapie liegt die Letalität der klassischen Dissektion bei 1–2% pro Stunde innerhalb der ersten Stunden nach Symptombeginn [10].

Aufgrund der hohen Akutletalität besteht das Ziel der echokardiographischen Untersuchung bei Verdacht auf Aortendissektion in der unverzüglichen, aggressiven Klärung der Diagnose [1]. Die Diagnosestellung ist die Domäne der TEE. Die TTE kann diagnostische Hinweise liefern, ein sicherer Ausschluss ist mittels TTE allein aber nicht möglich (☞ Abb. 11.19b).

Ein wichtiger Vorteil der TEE im Vergleich zu anderen schnittbildgebenden Verfahren (CT, MRT) ist, dass sie auch beim instabilen Patienten ohne Umlagerung unmittelbar bettseitig oder auch direkt im Operationssaal und ohne Kontrastmittelbelastung durchgeführt werden kann. Selbst bei der früher üblichen Verwendung von monoplanen TEE-Sonden wurde von den meisten Autoren eine Sensitivität von über 90% angegeben. Allerdings wurden bei Verwendung von monoplanen TEE-Sonden auch falschpositive Befunde erhoben, die vorwiegend die Aorta ascendens und den Aortenbogen betrafen. Diese dürften überwiegend durch Reverberationsartefakte begründet sein. Durch Verwendung von heute üblichen multiplanen TEE-Sonden konnte die diagnostische Zuverlässigkeit der TEE noch weiter gesteigert werden, sodass Patienten mit akuter Typ-A-Aortendissektion auch ohne weitere diagnostische Untersuchungen allein auf dem Boden des TEE-Befundes operiert werden können (☞ Tab. 11.6).

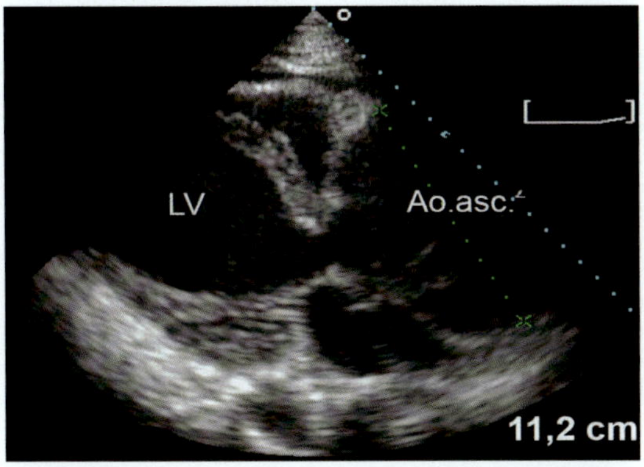

Abb. 11.19b Transthorakaler parasternaler Längsachsenschnitt mit Darstellung einer akuten Typ-A-Aortendissektion bei massivster Erweiterung des Aortenbulbus (11,2 cm) bei einem Patienten mit Marfan-Syndrom. Ao. asc. = aszendierende Aorta; LV = linker Ventrikel.

Tab. 11.6 Diagnostische Genauigkeit der TEE bei Aortendissektion.

Autoren	N	Sensitivität	Spezifität	PPV	NPV
Erbel [11]	164	99%	98%	98%	99%
Nienaber [12]	110	98%	77%	88%	95%
Evangelista [13]	132	98%	97%	98%	97%
Keren [14]	112	98%	95%	94%	98%
IRAD [15]	447	88%	–	–	–

PPV = positiver prädiktiver Wert; NPV = negativer prädiktiver Wert; IRAD = International Registry on Aortic Dissection

Die Diagnose der Aortendissektion stützt sich auf den Nachweis der beweisenden Dissektionsmembran, die die aortale Gefäßbahn in ein wahres (TL = true lumen) und falsches Lumen (FL = false lumen) aufteilt (☞ Abb. 11.20).

Zur Vermeidung falschpositiver Befunde sollte die Darstellung immer in zwei Ebenen erfolgen. Bei akuter Dissektion stellt sich die Dissektionsmembran häufig als dünne, hypermobile Lamelle dar (☞ Abb. 11.21).

Im chronischen Zustand ist die Dissektionsmembran in der Regel verdickt und zeigt eine deutlich geringere Bewegungsamplitude (☞ Abb. 11.22).

Bei einigen Patienten kann die Dissektionsmembran nahezu zirkumferenziell nachweisbar sein.

Nach der Diagnosestellung ist es das vorrangige Ziel der echokardiographischen Untersuchung, die Ausdehnung bzw. Lokalisierung der Dissektion gemäß der Stanford-Klassifikation zu erheben. Wie bereits beschrieben, leiten sich hieraus unmittelbare therapeutische Konsequenzen ab. Entscheidend dabei ist, bei Beteiligung der Aorta ascendens (Typ-A-Aortendissektion) eine notfallmäßige operative Therapie ohne jeden Zeitverzug zu veranlassen.

Ein weiteres Ziel der echokardiographischen Untersuchung ist die Lokalisierung intimaler Einrissstellen (sog. Entrys). Bei der Typ-A-Dissektion liegt das Entry zumeist unmittelbar oberhalb des Klappenrings. Bei der Typ-B-Aortendissektion findet sich das Entry typischerweise in enger Beziehung zum Abgang der linken Arteria subclavia, d.h. im Bereich des Isthmus aortae (☞ Abb. 11.23).

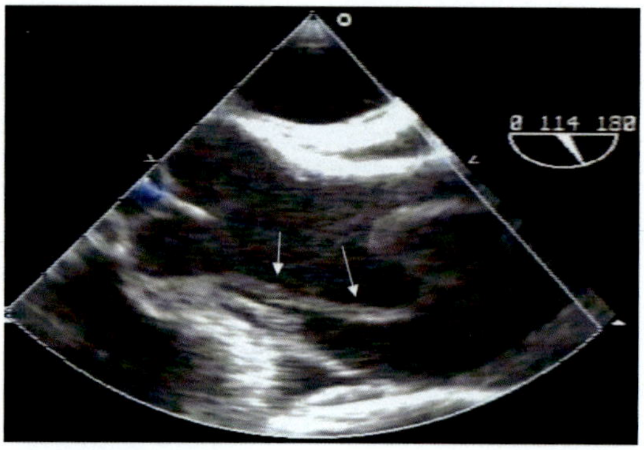

Abb. 11.20 Darstellung einer Typ-A-Aortendissektion mit Nachweis der flottierenden Dissektionsmembran in der aszendierenden Aorta.

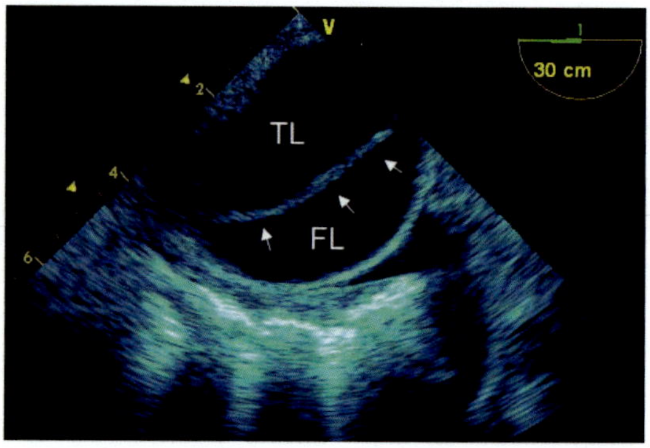

Abb. 11.21 Akute Typ-B-Aortendissektion. In der Transversalebene Nachweis einer dünnen Dissektionsmembran. TL, „true lumen" = wahres Lumen; FL = falsches Lumen.

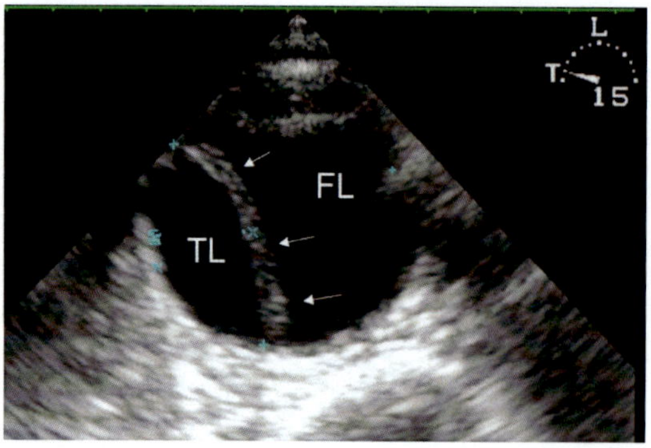

Abb. 11.22 Transversalschnitt einer chronischen Typ-B-Aortendissektion mit verdickter, wenig mobiler Dissektionsmembran. TL, „true lumen" = wahres Lumen; FL = falsches Lumen.

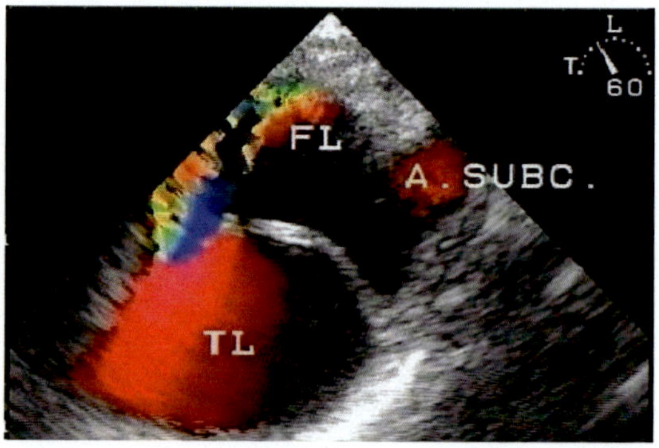

Abb. 11.23 Darstellung eines großen, proximalen Entrys im Abgangsbereich der linken Arteria subclavia im Transversalschnitt. A. subc. = Arteria subclavia; TL, „true lumen" = wahres Lumen; FL = falsches Lumen.

Häufig sind jedoch multiple Kommunikationen, d. h. mehrere Entrys vorhanden (☞ Abb. 11.24).

Bei Nachweis einer großen, proximalen Kommunikation ist mit einer Thrombosierung des FL nicht zu rechnen. Durch Verwendung der Farb-Doppler-Echokardiographie ist der Nachweis selbst kleinster Kommunikationen zwischen TL und FL möglich (☞ Abb. 11.25).

In dieser Hinsicht ist die TEE deutlich sensitiver als z. B. die kontrastverstärkte CT-Untersuchung. Mittels Spektral-Doppler (CW-Doppler) kann das Flussprofil näher charakterisiert werden. In der Regel findet sich ein mehrphasiges Flussprofil mit systolisch-diastolischer Flussumkehr, entsprechend der wechselnden Druckdifferenz zwischen TL und FL (☞ Abb. 11.26).

Entsprechend der Druckdifferenz wird zwischen drucktrennenden und nicht drucktrennenden Entrys unterschieden. Je stärker eine Drucktrennung ausgeprägt ist, desto größer ist die Wahrscheinlichkeit einer spontanen Thrombosierung des falschen Lumens.

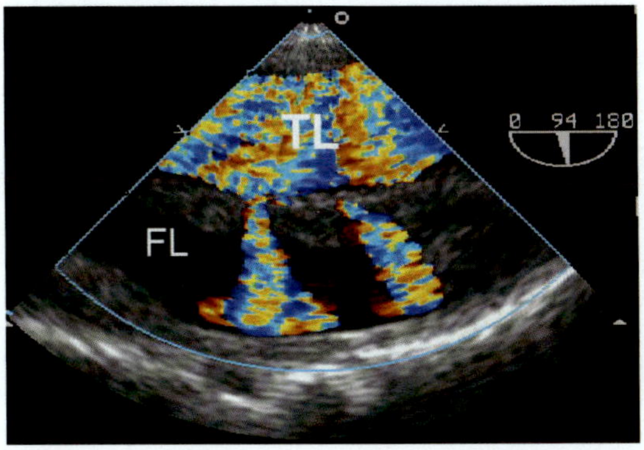

Abb. 11.24 Darstellung von zwei Entrys im Bereich der thorakalen Aorta descendens bei Typ-B-Aortendissektion im Längsachsenschnitt mit teilthrombosiertem falschem Lumen. TL, „true lumen" = wahres Lumen; FL = falsches Lumen.

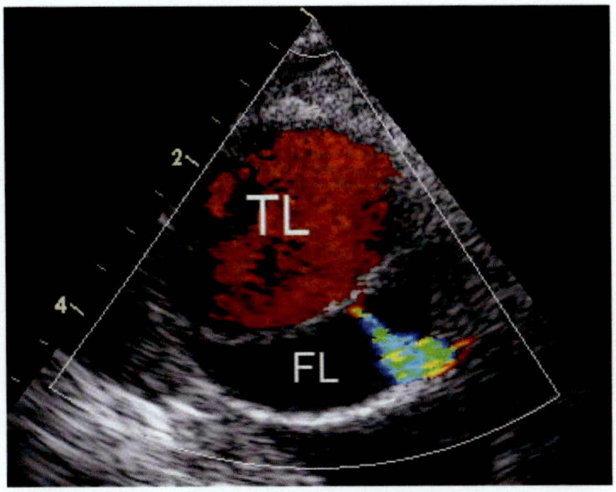

Abb. 11.25 Darstellung eines kleinen Entrys im Bereich der thorakalen Aorta descendens (25 cm ab Zahnreihe) mittels Farb-Doppler-Echokardiographie. TL, „true lumen" = wahres Lumen; FL = falsches Lumen.

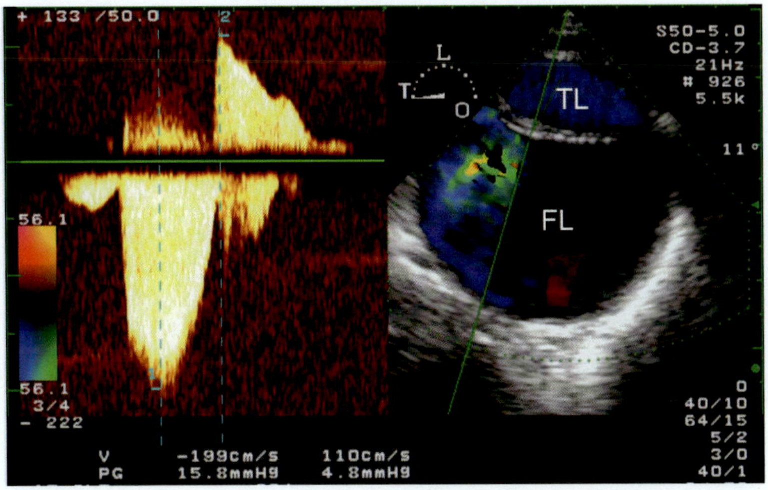

Abb. 11.26 Charakterisierung des Flusses über das Entry mit Hilfe des CW-Dopplers. Es zeigt sich ein systolisch-diastolischer Pendelfluss entsprechend den wechselnden Druckverhältnissen im wahren und falschen Lumen. TL, „true lumen" = wahres Lumen; FL = falsches Lumen.

Unterscheidung zwischen wahrem und falschem Lumen

Das wahre Lumen wird durch den höheren Druck im falschen Lumen häufig komprimiert und ist in der 2-D-Echokardiographie daher zumeist schmaler als das falsche Lumen und oval konfiguriert. Mit der systolischen Pulswelle erweitert sich das wahre Lumen und ist dann durch die Dissektionsmembran konvexbogig vom falschen Lumen abgegrenzt (☞ Tab. 11.7). Diastolisch kann es, v.a. bei akuter Dissektion, zu einer Kompression des wahren durch das falsche Lumen bis hin zum vollständigen Kollaps des wahren Lumens kommen (☞ Abb. 11.27a u. Abb. 11.27b).
In diesem Zusammenhang kann die M-mode-Echokardiographie wertvolle Informationen liefern. Der sog. „True lumen collapse" kann eine viszerale bzw. periphere Malperfusion mit kritischer Organ- bzw. Extremitätenischämie bedingen. In diesem Fall sind weitere therapeutische Maßnahmen, wie z. B. die perkutane Ballonfensterung der Dissektionsmembran, indiziert. Diese dynamische Kompression des wahren Lumens kann aufgrund der hohen zeitlichen Auflösung am besten durch die TEE erfasst werden, während der Nachweis der ungetriggerten CT-Aufnahme häufig nicht gelingt.

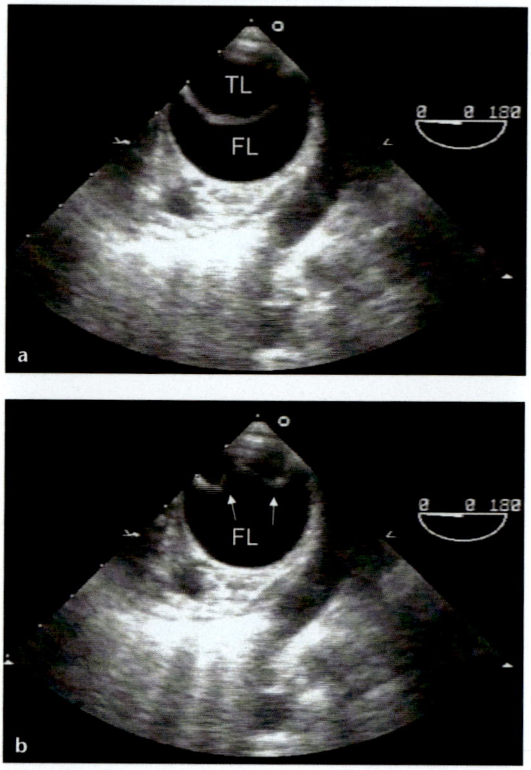

Abb. 11.27 Systolische Erweiterung des TL **(a)** und anschließender Kollaps des wahren Lumens während der Diastole **(b)**. TL, „true lumen" = wahres Lumen; FL = falsches Lumen.

Tab. 11.7 Unterscheidung zwischen wahrem und falschem Lumen.

	Wahres Lumen	Falsches Lumen
Größe	Zumeist schmal, konvex begrenzt, TL < FL	Zumeist größer als das wahre Lumen, konkav begrenzt
Pulsation	Erweiterung mit systolischer Pulswelle, diastolische Kompression bis hin zum Kollaps	Systolische Kompression
Lokalisation im Aortenbogen	Innere, vordere Kurvatur	Äußere, hintere Kurvatur
Blutfluss innerhalb des Lumens	Systolischer, antegrader Fluss	Verlangsamter bis aufgehobener Fluss
Thrombus	Selten	Häufig, in Abhängigkeit von der Kommunikation

FL = falsches Lumen; TL = wahres Lumen

Der Fluss ist im falschen Lumen meist vermindert, sodass sich hier Spontankontrast bis hin zu einer (Teil-)Thrombosierung zeigen kann (☞ Abb. 11.28a u. b). Farb-Doppler-echokardiographisch finden sich dann entsprechend niedrige Flussgeschwindigkeiten.

Neben der Diagnosesicherung der Aortenerkrankung sollte die TEE-Untersuchung auch die linksventrikuläre Funktion sowie die Aortenklappe mitbeurteilen. Diese kann als bikuspidale Klappe angelegt sein. Durch die Dissektion kann es zu einer Störung der Geometrie des Aortenbulbus mit Maladaptation der Klappentaschen und konsekutiver Aortenklappeninsuffizienz kommen. Bei bis zu 70% der Patienten wird bei Typ-A-Aortendissektion eine Aortenklappeninsuffizienz gefunden (☞ Abb. 11.29).

Der Prolaps der Dissektionsmembran in den linksventrikulären Ausflusstrakt kann ebenfalls zu einer hochgradigen, akuten Aortenklappeninsuffzienz führen. Die Darstellung des Pathomechanismus der Aortenklappeninsuffizienz ist insbesondere für die Planung der chirurgischen Therapie wichtig, da die klappenerhaltende Operation dem Klappenersatz im Hinblick auf die Langzeitergebnisse vorzuziehen ist. Bei primärer Anuloektasie als Ursache der Aortenklappeninsuffizienz ist jedoch auch weiterhin ein Klappenersatz notwendig.

Ein Perikarderguss muss als unmittelbares Alarmzeichen einer drohenden Ruptur bzw. einer bereits gedeckten Ruptur gewertet werden. Der Perikarderguss sollte ohne Tamponadezeichen nicht perkutan entlastet werden. Ebenso muss ein begleitender Pleuraerguss als Alarmzeichen für eine drohende Perforation der deszendierenden Aorta gewertet werden. Patienten mit Mediastinalhämatom weisen eine besonders hohe Letalität auf. Das Vorliegen eines Mediastinalhämatoms lässt sich durch einen erweiterten Abstand zwischen der im Ösophagus befindlichen TEE-Sonde und Aorta descendens von > 1 cm im Kurzachsenschnitt nachweisen.

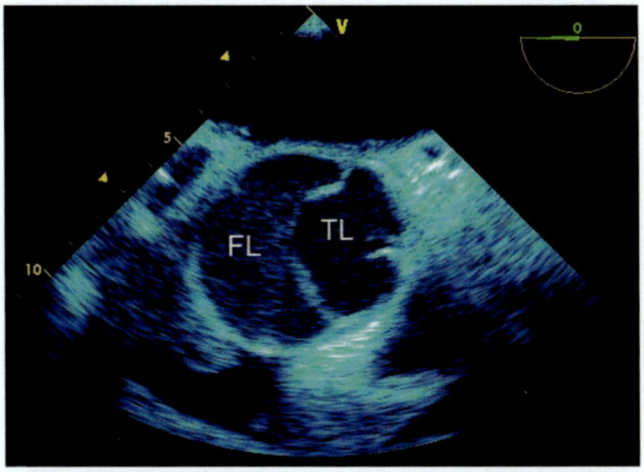

Abb. 11.28a Kurzachsendarstellung einer akuten Typ-A-Aortendissektion mit deutlich verlangsamtem Fluss im falschen Lumen und Ausbildung von Spontankontrast. TL, „true lumen" = wahres Lumen; FL = falsches Lumen.

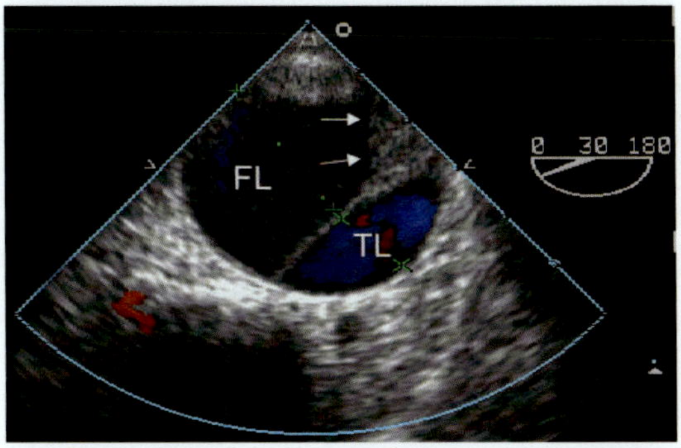

Abb. 11.28b Teilthrombosiertes falsches Lumen der thorakalen Aorta descendens (Kurzachsenschnitt). TL, „true lumen" = wahres Lumen; FL = falsches Lumen.

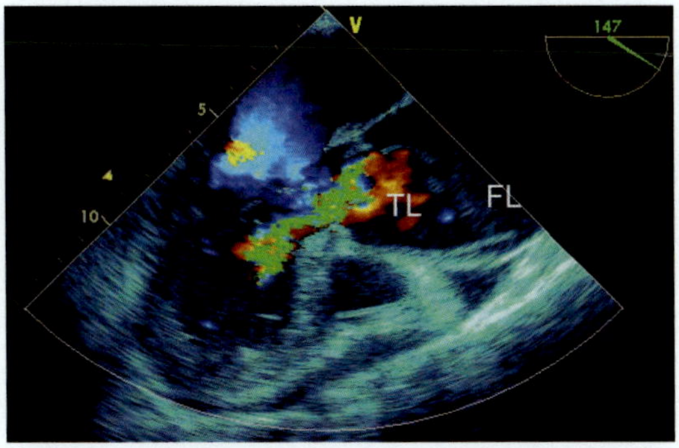

Abb. 11.29 Farb-Doppler-echokardiographische Darstellung einer hochgradigen Aortenklappeninsuffizienz bei akuter Typ-A-Aortendissektion. TL, „true lumen" = wahres Lumen; FL = falsches Lumen.

Merke
Die Genauigkeit der Diagnosestellung mittels TEE ist von der Erfahrung des jeweiligen Untersuchers abhängig. Zudem wird die Diagnostik durch Artefakte erschwert. Schon im Normalfall ist das Aortenlumen nicht völlig echofrei, sodass das Vorliegen einer Dissektionsmembran vorgetäuscht werden kann [12, 16]. Vor allem in der Aorta ascendens kommen so häufig Artefakte vor. Neben Reverberationsartefakten der Aortenwand können aber auch andere echoreiche Strukturen, z.B. Pulmonaliskatheter, Artefakte erzeugen, die eine Dissektionsmembran im Aortenlumen vortäuschen. Häufig ist hier der Wechsel der Ebene in der multiplanen TEE bzw. der Nachweis der simultanen Bewegung mit dem potenziellen Artefaktgeber in der M-mode-Echokardiographie hilfreich, das Artefakt als solchen zu erkennen. Auch die Farb-Doppler-Gewebe-Echokardiographie kann in diesem Zusammenhang von großem Nutzen sein, da sich Artefakte immer synchron mit den gespiegelten Strukturen (Aortenwand, Pulmonaliskatheter etc.) bewegen, während Dissektionsmembranen immer durch zufällige (diskordante) Bewegungen gekennzeichnet sind.

11.7.2 Intramurales Hämatom der Aorta (IMH, Klasse-2-Dissektion)

Das IMH entsteht durch akute Blutungen aus rupturierten, zumeist hypertensiv vorgeschädigten Vasa vasorum der Aortenmedia [17]. Diese zeigt definitionsgemäß keine Kommunikation mit dem wahren Lumen und kann sich über die gesamte Aorta erstrecken. Die Blutung entsteht fulminant, verursacht heftigste Schmerzen und wird deshalb auch als „Apoplexie der Aorta" bezeichnet [18]. Eine typische Komplikation stellt auch hier die Ruptur der Aorta dar, die meist bei Lokalisation des IMH in der Aorta ascendens auftritt (Typ A); sie vollzieht sich oft über einen Progress hin zur klassischen Dissektion. Malperfusionssyndrome sind seltener als bei klassischer Dissektion. Die Prävalenz des IMH bei Patienten mit akutem Aortensyndrom wird auf 10–30% geschätzt [2].

Charakteristisches Zeichen des IMH in der echokardiographischen Untersuchung ist die im Querschnitt zumeist sichelförmige, hämatombedingte Verdickung der Aortenwand auf mehr als 5 mm (☞ Abb. 11.30a u. b).
Häufig finden sich echoarme Zonen in der Wandverdickung als Zeichen der akuten Einblutung. Definitionsgemäß lässt sich Farb-Doppler-echokardiographisch keine Kommunikation dieser echoarmen Zonen mit dem Aortenlumen darstellen. Da das intramurale Hämatom aber relativ häufig zur offenen, klassischen Dissektion voranschreitet, muss auf Kommunikationen im Sinne einer beginnenden Dissektion besonders geachtet werden.
Ähnlich wie bei der klassischen Aortendissektion ist es bei Patienten mit intramuralem Hämatom wichtig, zu klären, ob die Aorta ascendens beteiligt ist. Bei Typ-A-IMH ist, in

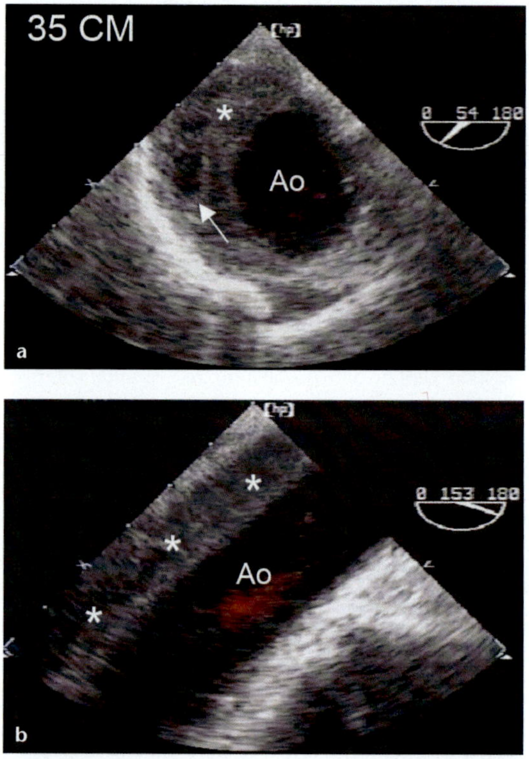

Abb. 11.30a, b Kurzachsen- und Langachsendarstellung eines ausgedehnten intramuralen Hämatoms (*) der thorakalen Aorta descendens. In der Kurzachsendarstellung zeigt sich eine charakteristische echoarme Zone (Pfeil) innerhalb des intramuralen Hämatoms als Zeichen der frischen Wandeinblutung. Ao = Aorta.

Analogie zur klassischen Aortendissektion, die notfallmäßige Operation indiziert.

Die Abgrenzung des IMH gegen komplizierte atherosklerotische Plaques bzw. gegen murale Thrombusbildung oder Aortendissektion mit thrombosiertem falschem Lumen kann, wie bereits oben dargestellt, schwierig sein. Die lumenseitige Oberfläche atherosklerotischer Plaques ist häufig unregelmäßig, während das IMH lumenseitig glatt begrenzt ist. Zudem erstreckt sich das IMH zumeist relativ konstant über ein längeres Aortensegment. Zur Abgrenzung gegen murale Thromben ist die Lokalisierung der Intima hilfreich. Bei intramuralem Hämatom kommt es aufgrund der Wandeinblutung zu einer Verlagerung der sklerosierten/verkalkten Intima nach zentral, d.h. lumenwärts. Dagegen ist die Intima bei muralem Thrombus zur adventitiellen Seite hin verlagert (☞ auch Abb. 11.16 und Abb. 11.17).

11.7.3 Umschriebene Dissektion (Klasse-3-Dissektion)

Die umschriebene Dissektion spielt in der klinischen Praxis eine eher untergeordnete Rolle. Sie wird häufig erst intraoperativ und dann v.a. bei Patienten mit Marfan-Syndrom gefunden. Makroskopisch zeigt sich ein sternförmiger oder linearer Einriss der Aortenwand, der thrombusbedeckt ist. Ein solcher Einriss kann zu einer klassischen Dissektion mit Ausbildung eines falschen Lumens führen, aber auch spontan abheilen. Die Diagnostik der umschriebenen Dissektion mittels TEE ist häufig schwierig und eher eine Domäne der Angiographie; charakteristisch ist hier die umschriebene Auswölbung des Aortenlumens durch den Einriss (sog. „Buldging") [4].

11.7.4 Penetrierendes Aortenulkus (PAU, Klasse-4-Dissektion)

Aortale Plaques können durch progrediente Erosion ein zentrales Ulkus entwickeln, das sich bei Penetration der Membrana elastica interna in die Aortenmedia und die Adventitia ausdehnen kann. Komplikationen sind eine Progression hin zur Dissektion, die Entstehung rasch progredienter Pseudoaneurysmen und die (gedeckte) Aortenruptur [19]. Aortenrupturen wurden im Zusammenhang mit penetrierenden Aortenulzera sogar häufiger beobachtet als bei klassischer Typ-B-Aortendissektion [20]. Bei Arrosion von Vasa vasorum der Aortenmedia durch das Ulkus kann es zu einer intramuralen Einblutung kommen. Diese Blutung ist im Gegensatz zum eigentlichen IMH meist lokalisiert und führt fast nie zur klassischen Dissektion.

Ein penetrierendes Aortenulkus entsteht zumeist nur bei massiver Aortensklerose und manifestiert sich deshalb häufig erst jenseits der siebten Lebensdekade. Zumeist finden sich penetrierende Aortenulzera in der deszendierenden thorakalen Aorta. Ulzera der Aorta ascendens sind prognostisch ungünstig, treten aber sehr selten auf [9–11].

Echokardiographisch stellen sich penetrierende Aortenulzera typischerweise als ulkusartige Krater dar (☞ Abb. 11.31a und b).

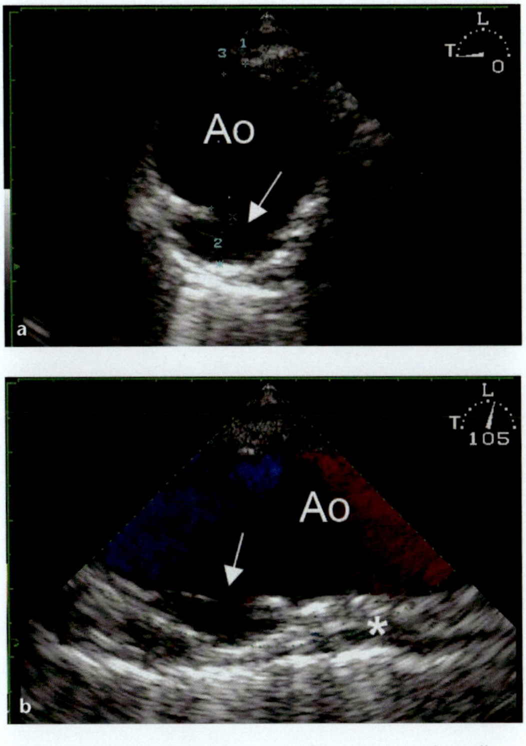

Abb. 11.31a, b Kurzachsen- und Langachsendarstellung eines penetrierenden Aortenulkus (Pfeil) der thorakalen Aorta descendens. Begleitend zeigt sich eine ausgedehnte Atherosklerose der Aorta. Ao = Aorta.

In der Regel besteht eine begleitende, ausgeprägte Atherosklerose der Aorta. Pseudoaneurysmen haben häufig eine pilzartige Konfiguration in der Longitudinalachse, sodass in der Kurzachse eine Dissektion vorgetäuscht werden kann. Daher sollte die Beurteilung immer in mindestens zwei Ebenen erfolgen.

Wie bei allen Patienten mit akutem Aortensyndrom sollte auch hier auf einen begleitenden, linksseitigen Pleuraerguss geachtet werden, der einen wichtigen Hinweis auf eine drohende Ruptur darstellen kann. Daher sollte die Eindringtiefe nicht zu gering gewählt werden (☞ Abb. 11.32).

11.7.5 Iatrogene/traumatische Transsektion/Dissektion (Klasse-5-Dissektion)

Durch stumpfe Thoraxtraumen, aber auch bei schweren Dezelerationstraumen oder Stürzen aus großer Höhe kann es zu Verletzungen der Aorta kommen. Diese Verletzungen betreffen meist die Region des Aortenisthmus, können aber auch die Aorta ascendens einschließen. Dissektionen der Aorta können auch iatrogen bedingt sein und im Rahmen von diagnostischen Herzkatheteruntersuchungen oder Koronarinterventionen, Angioplastie bei Aortenisthmusstenose, nach Anlage einer intraaortalen Ballonpumpe oder im Rahmen herzchirurgischer Eingriffe auftreten.

Das Spektrum der traumatischen Aortenverletzung reicht von der intimalen Abschilferung („intimal laceration“) über eine intramurale Einblutung oder Dissektion bis hin zur kompletten Zerreißung der Aorta (Transsektion) (☞ Abb. 11.33a u. b).

Typisch ist der Nachweis echogener Massen, die in das Aortenlumen hineinragen. Häufig findet sich zudem ein mediastinales Hämatom.

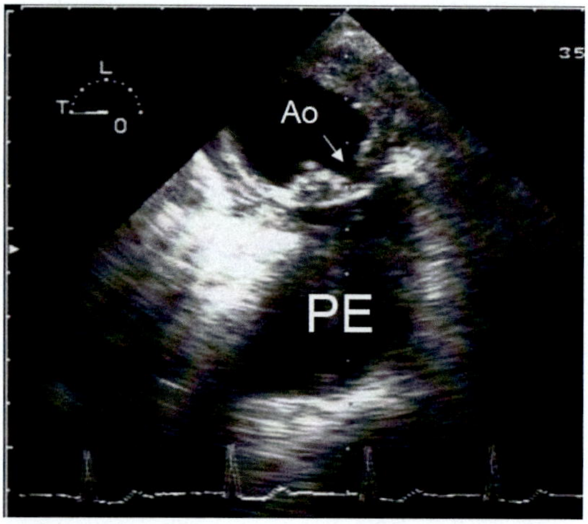

Abb. 11.32 Kurzachsendarstellung eines penetrierenden Aortenulkus (Pfeil) der thorakalen Aorta descendens. Begleitend zeigt sich ein ausgedehnter linksseitiger Pleuraerguss als Zeichen der drohenden Ruptur. Ao = Aorta; PE = Pleuraerguss.

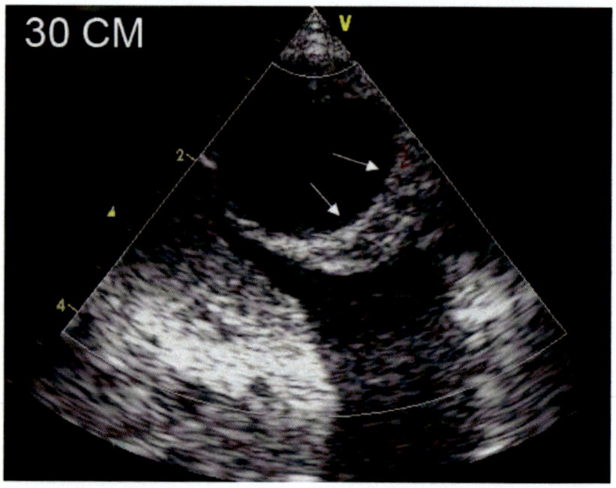

Abb. 11.33a 30 cm distal der vorderen Zahnreihe: TEE-Kurzachsendarstellung eines traumatischen intramuralen Hämatoms (Pfeile) bei Zustand nach Sturz aus großer Höhe.

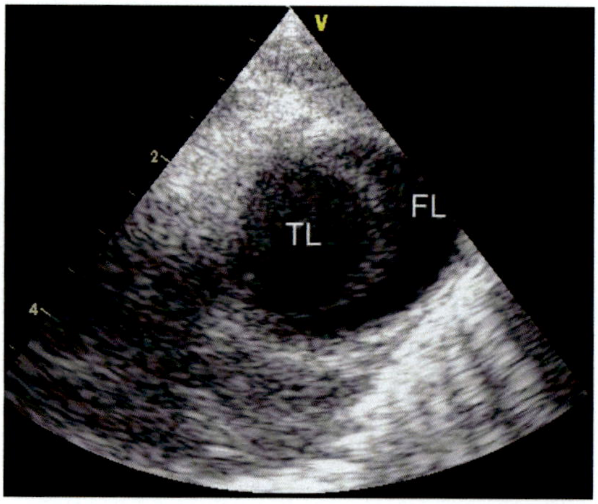

Abb. 11.33b TEE-Kurzachsendarstellung einer traumatischen Aortendissektion mit wahrem und falschem Lumen im Rahmen eines Polytraumas bei Verkehrsunfall. TL, „true lumen“ = wahres Lumen; FL = falsches Lumen.

Merke
Neben der klassischen Dissektion existieren Vorformen und Varianten der Aortendissektion, die alle zum klinischen Bild des akuten Aortensyndroms führen, mittels TEE sehr gut diagnostizierbar und hinsichtlich der therapeutischen Relevanz danach zu unterscheiden sind, ob die Aorta ascendens in den Prozess einbezogen ist oder nicht.

11.8 Echokardiographisches Monitoring bei Interventionen

Ein großer Vorteil der TEE-Untersuchung gegenüber anderen schnittbildgebenden Verfahren wie CT oder MRT ist ihre mobile Einsatzmöglichkeit. Daher kann die TEE zur intraoperativen Steuerung und Überwachung von kardiovaskulären Operationen sowie Interventionen eingesetzt werden.

Bei der Angioplastie der Aortenisthmusstenose kann es durch die Ballondehnung zur umschriebenen Intimadissektion kommen, die häufig dem angiographischen Nachweis entgeht und nur durch die TEE nachweisbar ist. Alternativ kann hier auch der intravaskuläre Ultraschall (IVUS) eingesetzt werden, der durch den nicht sedierten Patienten im Allgemeinen besser toleriert wird.

Des Weiteren gewinnt die TEE zunehmend an Bedeutung im Rahmen von endovaskulären Aortenstentgraftimplantationen der thorakalen Aorta. Der Behandlungserfolg, d.h. die Ausschaltung des falschen Lumens bzw. des Aneurysmasacks durch den membranbeschichteten Stentgraft, kann mit der Angiographie als luminographischem Verfahren nicht beurteilt werden. Die TEE ist in dieser Hinsicht sehr nützlich, da sie z.B. die Thrombosierung des falschen Lumens bzw. Aneurysmasacks mittels 2-D-Bildgebung gut darstellen kann (☞ Abb. 11.34).

Zudem kann sie durch Verwendung der Farb-Doppler-Echokardiographie selbst kleinste Leckagen (sog. Endoleaks) nachweisen, sodass ggf. zur vollständigen Entfaltung des Stentgrafts eine Ballonnachdilatation bzw. die Implantation eines weiteren Stentgrafts erforderlich ist, um die Dissektion bzw. das Aneurysma komplett auszuschalten. Die TEE ist der Röntgenangiographie bei der Detektion von Endoleckagen deutlich überlegen. Sie ist aber nicht nur zur Kontrolle des Behandlungserfolgs nützlich, sondern ermöglicht auch die Steuerung und Führung von endovaskulären Eingriffen. Bei Aortendissektion kann z.B. die zu verschließende, proximale Einrissstelle durch Pendelfluss angiographisch nicht ausreichend sichtbar sein. In diesem Fall wird die Einrissstelle mit der TEE dargestellt. Der TEE-Schallkopf dient dann im Durchleuchtungsbild als Zielmarke für den zu implantierenden Stentgraft.

Auch bei perkutaner Ballonfensterung der Intimamembran zur Behandlung eines durch Kompression des wahren Lumens bedingten Malperfusionssyndroms bei akuter Aortendissektion kann die Echokardiographie die diagnostische Information der Röntgendurchleuchtung in wertvoller Weise ergänzen. Da die Fensterung allerdings zumeist im Bereich der abdominellen Aorta durchgeführt wird, kann hier nur der intravaskuläre Ultraschall verwendet werden. Erste Berichte legen nahe, dass ein von der Vena cava inferior durchgeführter farbkodierter Katheterultraschall mit Sektorbild (Intraluminal phased-array imaging mittels AcuNav-Katheter) in dieser Hinsicht besonders hilfreich sein kann [21].

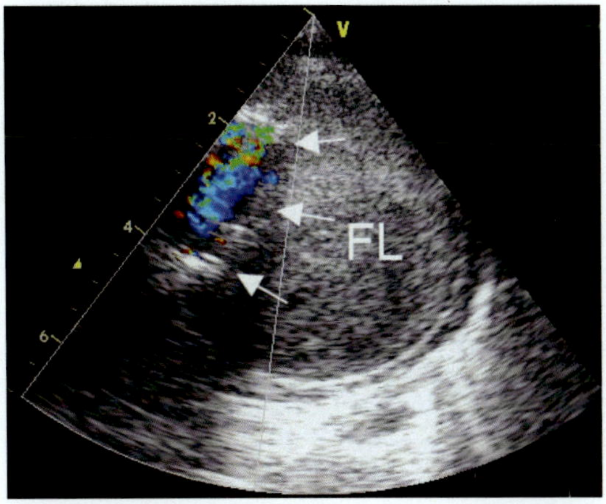

Abb. 11.34 TEE-Kurzachsendarstellung mit Nachweis der kompletten Thrombosierung des falschen Lumens der thorakalen Aorta descendens nach endovaskulärer Aortenstentgraftimplantation (Pfeile). FL = falsches Lumen.

Auch im Rahmen kardiochirurgischer Eingriffe ist die TEE für das intraoperative Monitoring sehr nützlich. Das Ergebnis von Klappenrekonstruktionen kann mit hoher Genauigkeit bereits intraoperativ beurteilt werden. Ebenso können operativ eingebrachte Aortenprothesen überprüft werden (☞ 8.1.4) (☞ Abb. 11.35).

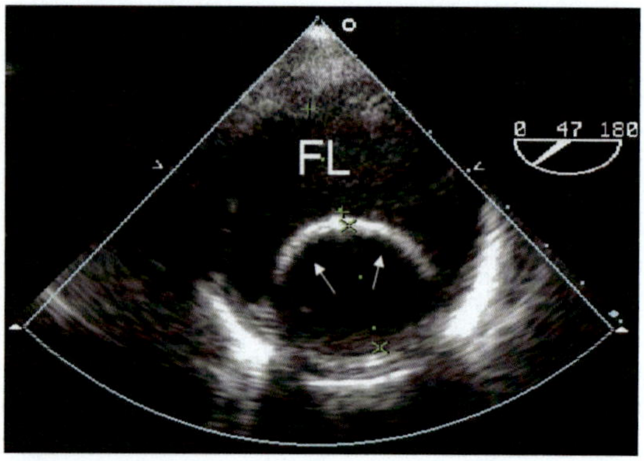

Abb. 11.35 TEE-Kurzachsendarstellung nach operativ eingebrachter Aorta-descendens-Prothese in Elephant-trunk-Technik mit Ausschaltung des falschen Lumens. FL = falsches Lumen.

Literatur

1. Erbel R, Alfonso F, Boileau C, Dirsch O, Eber B, Haverich A et al. Diagnosis and management of aortic dissection. Eur Heart J 2001; 22: 1642–81.
2. von Kodolitsch Y, Baumgart D, Eggebrecht H, Diekmann C, Jakob H, Meinertz T et al. Das akute Aortensyndrom. Dtsch Ärztebl 2003; 100: A326–A333.
3. Erbel R, Engberding R, Daniel W, Roelandt J, Visser C, Rennollet H. Echocardiography in diagnosis of aortic dissection. Lancet 1989; 1: 457–61.
4. Svensson LG, Labib SB, Eisenhauer AC, Butterly JR. Intimal tear without hematoma: an important variant of aortic dissection that can elude current imaging techniques. Circulation 1999; 99: 1331–36.
5. Crawford ES, Svensson LG, Coselli JS, Safi HJ, Hess KR. Surgical treatment of aneurysm and/or dissection of the ascending aorta, transverse aortic arch, and ascending aorta and transverse aortic arch. Factors influencing survival in 717 patients. J Thorac Cardiovasc Surg 1989; 98: 659–73.
6. Nienaber CA, Fattori R, Mehta RH, Richartz BM, Evangelista A, Petzsch M et al. Gender-related differences in acute aortic dissection. Circulation 2004; 109: 3014–21.
7. Hagan PG, Nienaber CA, Isselbacher EM, Bruckman D, Karavite DJ, Russman PL et al. The International Registry of Acute Aortic Dissection (IRAD): new insights into an old disease. JAMA 2000; 283: 897–903.
8. Eggebrecht H, Herold U, Kuhnt O, Schmermund A, Bartel T, Martini S et al. Endovascular stent-graft treatment of aortic dissection: determinants of post-interventional outcome. Eur Heart J 2005; 26: 489–97.
9. Nienaber CA, Eagle KA. Aortic dissection: new frontiers in diagnosis and management: Part I: from etiology to diagnostic strategies. Circulation 2003; 108: 628–35.
10. Meszaros I, Morocz J, Szlavi J, Schmidt J, Tornoci L, Nagy L et al. Epidemiology and clinicopathology of aortic dissection. Chest 2000; 117: 1271–78.
11. Erbel R, Oelert H, Meyer J, Puth M, Mohr-Katoly S, Hausmann D et al. Effect of medical and surgical therapy on aortic dissection evaluated by transesophageal echocardiography. Implications for prognosis and therapy. The European Cooperative Study Group on Echocardiography. Circulation 1993; 87: 1604–15.
12. Nienaber CA, von Kodolitsch Y, Nicolas V, Siglow V, Piepho A, Brockhoff C et al. The diagnosis of thoracic aortic dissection by noninvasive imaging procedures. N Engl J Med 1993; 328: 1–9.
13. Evangelista A, Avegliano G, Elorz C, Gonzalez-Alujas T, Garcia dC, Soler-Soler J. Transesophageal echocardiography in the diagnosis of acute aortic syndrome. J Card Surg 2002; 17: 95–106.
14. Keren A, Kim CB, Hu BS, Eyngorina I, Billingham ME, Mitchell RS et al. Accuracy of biplane and multiplane transesophageal echocardiography in diagnosis of typical acute aortic dissection and intramural hematoma. J Am Coll Cardiol 1996; 28: 627–36.
15. Moore AG, Eagle KA, Bruckman D, Moon BS, Malouf JF, Fattori R et al. Choice of computed tomography, transesophageal echocardiography, magnetic resonance imaging, and aortography in acute aortic dissection: International Registry of Acute Aortic Dissection (IRAD). Am J Cardiol 2002; 89: 1235–38.
16. Nienaber CA, Spielmann RP, von Kodolitsch Y, Siglow V, Piepho A, Jaup T et al. Diagnosis of thoracic aortic dissection. Magnetic resonance imaging versus transesophageal echocardiography. Circulation 1992; 85: 434–47.

17. Evangelista A, Mukherjee D, Mehta RH, O'Gara PT, Fattori R, Cooper JV et al. Acute intramural hematoma of the aorta: a mystery in evolution. Circulation 2005; 111: 1063–70.
18. von Kodolitsch Y, Nienaber CA. Intramural hemorrhage of the thoracic aorta: diagnosis, therapy and prognosis of 209 in vivo diagnosed cases. Z Kardiol 1998; 87: 797–807.
19. Coady MA, Rizzo JA, Elefteriades JA. Pathologic variants of thoracic aortic dissections. Penetrating atherosclerotic ulcers and intramural hematomas. Cardiol Clin 1999; 17: 637–57.
20. Coady MA, Rizzo JA, Hammond GL, Pierce JG, Kopf GS, Elefteriades JA. Penetrating ulcer of the thoracic aorta: what is it? How do we recognize it? How do we manage it? J Vasc Surg 1998; 27: 1006–15.
21. Bartel T, Eggebrecht H, Ebradlidze T, Baumgart D, Erbel R. Images in cardiovascular medicine. Optimal guidance for intimal flap fenestration in aortic dissection by transvenous two-dimensional and Doppler ultrasonography. Circulation 2003; 107: e17–e18.

Rechtsherzerkrankungen 12

Jörg Strotmann

12.1 Einführung

Im Gegensatz zur Erfassung der linksventrikulären (LV) Funktion gehört die Evaluation der rechtsventrikulären (RV) Funktion bis heute nicht zu den Routineverfahren in der echokardiographischen Funktionsdiagnostik.
Die Erfassung der RV-Funktion wird durch die sehr komplexe Morphologie des rechten Ventrikels erschwert. Im Vergleich zum linken Ventrikel können für den rechten Ventrikel nur eingeschränkt geometrische Modelle als Basis einer Rekonstruktion angenommen werden. Unter normalen physiologischen Umständen ist der Kontraktionsablauf des rechten Ventrikels ausgesprochen komplex und besteht aus einem Zusammenspiel zwischen passiver (Mitbewegung durch Kontraktion des interventrikulären Septums) und aktiver Bewegung der rechtsventrikulären freien Wand [1, 2]. Die Situation wird weiter kompliziert, da das rechtsventrikuläre Myokard keine homogenen Kontraktionseigenschaften aufweist. Ontogenetisch besteht eine Teilung zwischen dem rechtsventrikulären Einfluss- und Ausflusstrakt, wobei der Ausflusstrakt im Embryonalstadium im Wesentlichen die Aufgabe hat, die Lungenstrombahn vor Druckschwankungen zu schützen. Daraus ergibt sich dann die Frage, ob und in welchem Maß selbst bei normaler rechtsventrikulärer Pumpfunktion regionale Kontraktionsabläufe als Surrogat-Marker für die globale rechtsventrikuläre Funktion extrapoliert werden können. So ist leicht nachvollziehbar, dass, bedingt durch die Komplexität der Erfassung der RV-Funktion, deren Messung letztendlich noch keinen Eingang in die klinische Routine der Echokardiographie gefunden hat. Obwohl seit Anfang der 1980er Jahre standardisierte Messungen zur zweidimensionalen Echokardiographie vorgestellt wurden und in Richtlinien zur Durchführung der Echokardiographie mündeten, sind Empfehlungen zur rechtsventrikulären Funktionserfassung nur limitiert vorhanden [3, 4]. Aus diesem Grund können letztendlich nur wenige Normwerte zur Beurteilung herangezogen werden (☞ Tab. 12.1 u. Tab. 12.2).

Tab. 12.1a Mittelwerte und Referenzbereiche der rechtsventrikulären Dimensionen. Messpunkte – ☞ begleitendes Piktogramm (nach [5]).

		Männer (n = 26)			**Frauen (n = 25)**		
RV	**Einheit**	**Mittelwert**	**STDABW**	**KI-Intervall**	**Mittelwert**	**STDABW**	**KI-Intervall**
Lange Achse							
Enddiastolisch	cm/m^2	4,1	0,6	3,6–4,6	4,3	0,6	3,8–4,8
Endsystolisch	cm/m^2	3,0	0,6	2,5–3,5	3,1	0,5	2,7–3,5
Kurze Achse							
Enddiastolisch	cm/m^2	1,7	0,4	1,3–2,1	1,8	0,4	1,4–2,2
Endsystolisch	cm/m^2	1,3	0,4	0,9–1,7	1,3	0,4	0,9–1,7

STDABW = Standardabweichung; KI-Intervall = Konfidenzintervall

Tab. 12.1b Mittelwerte und Referenzbereiche der rechtsatrialen Dimensionen. Messpunkte – ☞ begleitendes Piktogramm (nach [5]).

		Männer (n = 26)			Frauen (n = 25)		
RV	**Einheit**	**Mittelwert**	**STDABW**	**KI-Intervall**	**Mittelwert**	**STDABW**	**KI-Intervall**
Lange Achse							
Enddiastolisch	cm/m²	1,4	0,3	1,1–1,7	1,5	0,5	1,1–2,0
Endsystolisch	cm/m²	2,3	0,4	1,9–2,7	2,4	0,6	1,9–2,9
Kurze Achse							
Enddiastolisch	cm/m²	1,5	0,4	1,1–1,9	1,6	0,3	1,3–1,9
Endsystolisch	cm/m²	1,8	0,4	1,4–2,2	1,9	0,4	1,5–2,3

STDABW = Standardabweichung; KI-Intervall = Konfidenzintervall

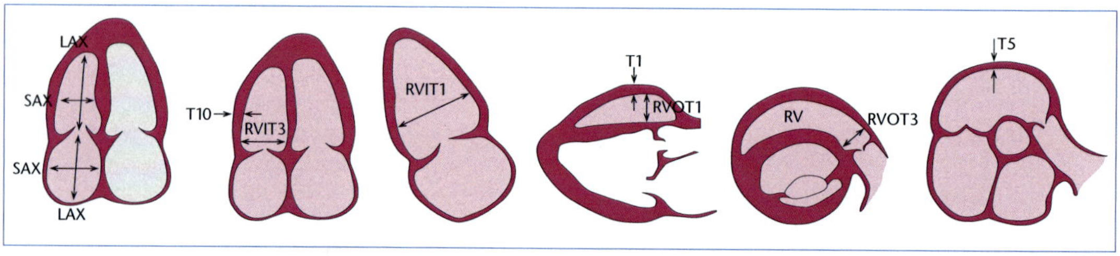

Die Abbildung zeigt die Anlotebenen für die jeweiligen Messwerte. Beginnend von oben links nach unten rechts sind der apikale 4-Kammerblick (zweimal), der modifizierte subkostale Längsachsenschnitt des rechten Ventrikels, der parasternale Längsachsenschnitt, der parasternale Kurzachsenschnitt auf Papillarmuskelhöhe sowie, im letzten Bild, auf Aortenklappenhöhe dargestellt.

Tab. 12.2 Die Normwerte enthalten hier zusätzlich auch Angaben zu den verschiedenen Wandstärken des RV; Ableitungspunkte siehe Piktogramm (nach [6]).

	Absolutwerte in cm			Relativwerte nach KÖF (cm/m²)		
n = 41	**Mittelwert**	**STDABW**	**Bereich**	**Mittelwert**	**STDABW**	**Bereich**
RV-LAX	7,6	0,5	6,9–8,9	4,4	0,4	3,6–5,4
RV-SAX	3,0	0,3	2,4–3,7	1,8	0,2	1,4–2,2
RVIT1	4,5	0,5	3,7–5,4	2,6	0,3	2,0–3,3
RVIT3	2,4	0,4	1,5–3,0	1,4	0,2	1,0–1,8
RVOT1	2,2	0,3	1,8–3,0	1,3	0,2	1,0–1,7
RVOT3	2,0	0,3	1,4–2,6	1,1	0,1	0,9–1,4
T1	0,3	0,07	0,2–0,5	0,2	0,04	0,1–0,3
T5	0,3	0,08	0,2–0,5	0,2	0,05	0,1–0,3
T10	0,4	1,0	0,3–0,7	0,2	0,06	0,1–0,4

RVIT = right ventricular inflow tract; RVOT = right ventricular outflow tract; T1/T5/T10 = rechtsventrikuläre Wandstärken an definierten Messstellen.

2-D- und M-mode-Echokardiographie

Die M-mode-Echokardiographie hat in der RV-Funktionsdiagnostik weiterhin ihren Platz, obwohl nur wenige Schnittebenen eine rechtwinklige Anlotung von RV-Wandanteilen erlauben. Dies ist lediglich im parasternalen Längsachsen- und Kurzachsenschnitt der Fall. Daher werden die RV-Diameter häufiger aus den 2-D-Bildern ausgemessen, da technische Weiterentwicklungen in neuen Gerätegenerationen eine erhebliche Verbesserung der 2-D-Bildqualität gestatten.

Parasternale Schnittbilder (M-mode): In Analogie zur Erfassung der linksventrikulären Pumpfunktion besteht die Möglichkeit, in der parasternalen Anlotung im Längsachsenschnitt eine Größenangabe hinsichtlich des rechtsventrikulären Ausflusstraktes zu erhalten. Dabei muss darauf geachtet werden, dass eine möglichst rechtwinkelige Anlotung im Bereich der Segelspitzen der Mitralklappe gewährleistet ist (☞ Abb. 12.1a). Eine technische Limitation besteht dabei in der Nähe der rechtsventrikulären Wand zum Schallkopf und in der eingeschränkten Schallqualität aufgrund der retrosternalen Lage der freien rechtsventrikulären Wand. Dadurch ist häufig eine gute Abgrenzung der rechtsventrikulären freien Wand nicht möglich. Die zu diesem Blick komplementäre zweite Ebene erhält man durch Rotation des Schallkopfes um 90° im Uhrzeigersinn und leichtes Kippen, sodass man in den parasternalen Kurzachsenschnitt schwenkt. In diesem Schnitt sind auf Höhe der quergeschnittenen Aortenklappe dann Teile des rechtsventrikulären Einflusstraktes direkt distal der Trikuspidalklappenebene darstellbar sowie zur Pulmonalklappe hin der rechtsventrikuläre Ausflusstrakt. Durch leichtes Kippen des Schallkopfes zur Herzspitze hin wird dann der rechtsventrikuläre Ausflusstrakt häufig deutlicher und besser darstellbar, allerdings geht die Einsicht in den rechtsventrikulären Einflusstrakt verloren (☞ Abb. 12.1b). In dieser Projektion lässt sich dann auch die Pulmonalarterie gut darstellen. In der Regel ist durch leichte Kippung des Schallkopfes auch die Bifurkation und Teilung in rechte und linke Arteria pulmonalis noch darstellbar. Distal der

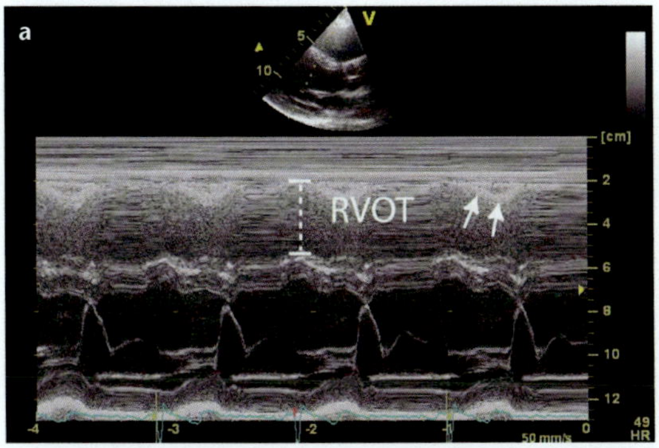

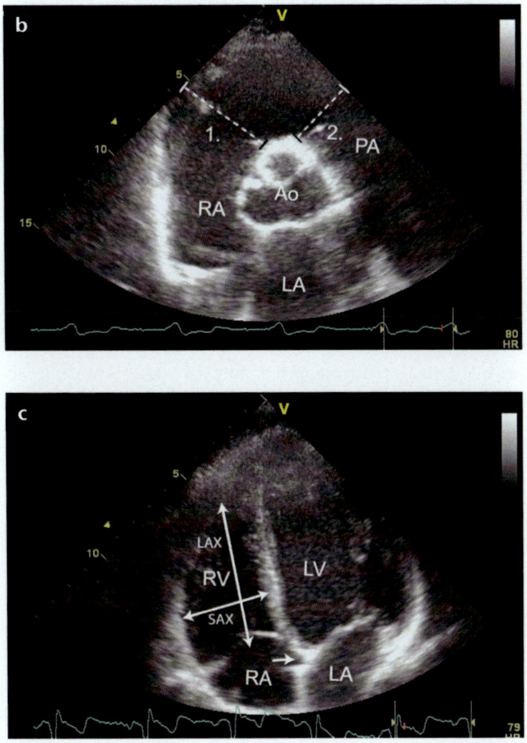

Abb. 12.1a–c **a)** In der parasternalen langen Achse wird der RV-Ausflusstrakt (RVOT) im M-mode gemessen. Pfeile kennzeichnen die eingeschränkte Qualität der Endokardkonturdarstellung. **b)** Durch 90-Grad-Drehung im Uhrzeigersinn kommt man in die parasternale kurze Achse. Linie 1 markiert den RV-Einflusstrakt, Linie 2 den RV-Ausflusstrakt. **c)** Im apikalen 4-Kammerblick werden der Hauptkörper des rechten Ventrikels und der rechte Vorhof vermessen. Die Messung erfolgt in der Enddiastole in langer Achse und kurzer Achse. Ao = Aorta; LA = linker Vorhof; LAX = lange Achse; LV = linker Ventrikel; RA = rechter Vorhof; RV = rechter Ventrikel; RVOT = rechtsventrikulärer Ausflusstrakt; SAX = kurze Achse; PA = Pulmonalarterie.

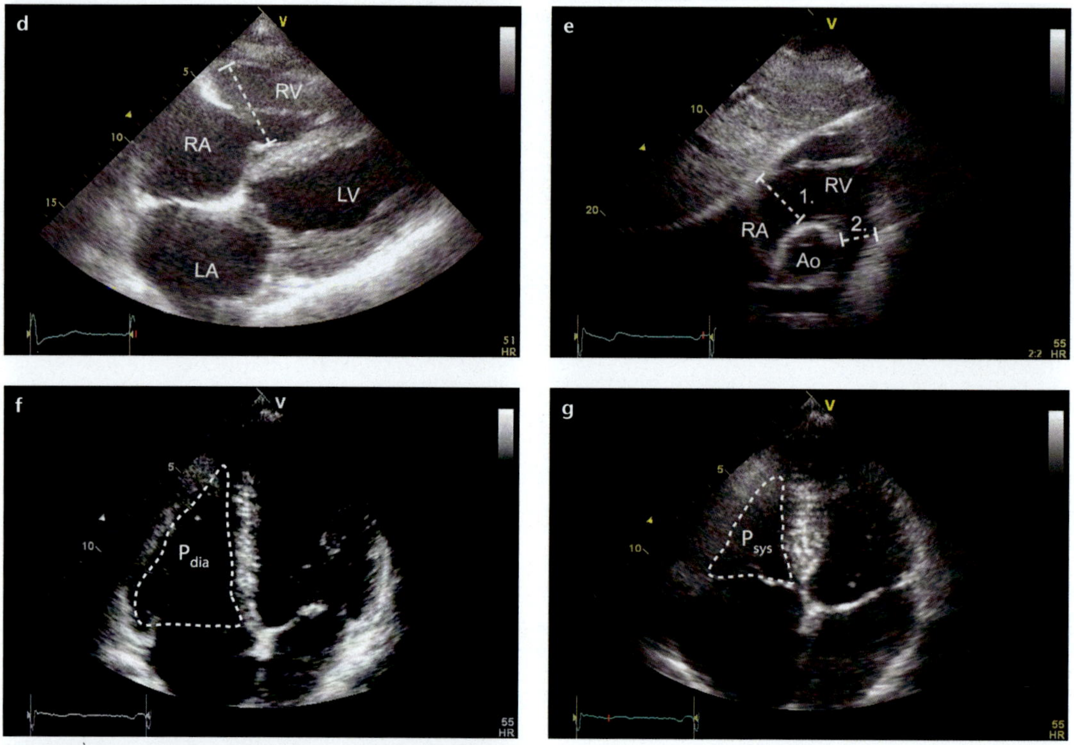

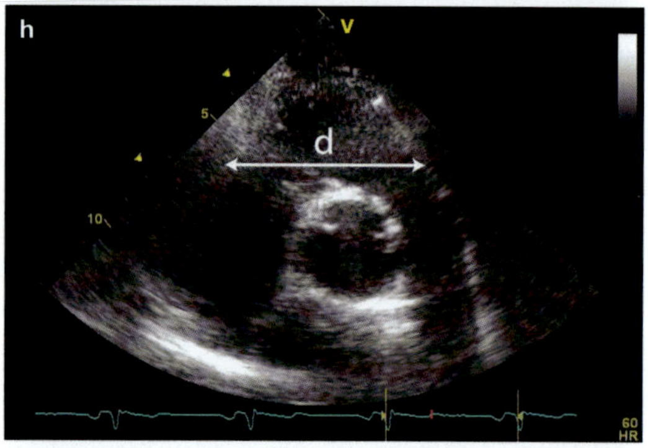

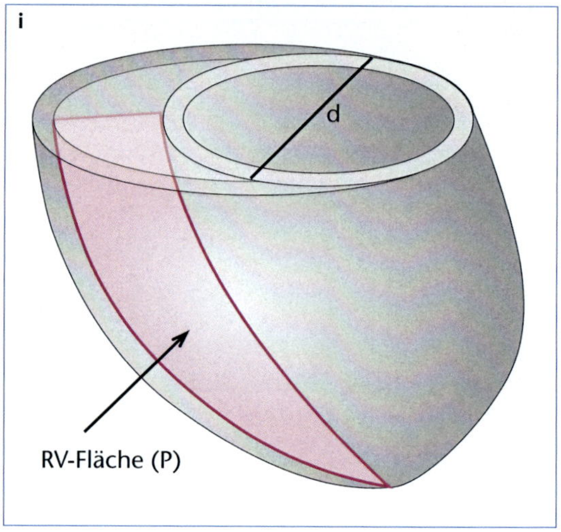

Abb. 12.1d–i *(Fortsetzung)* **d)** In subkostaler Anlotung erfolgt die Messung des Einflusstrakts (weiße Linie) des rechten Ventrikels (RV). RA = rechter Vorhof; LA = linker Vorhof; LV = linker Ventrikel. **e)** Durch Drehung des Schallkopfes kommt man auch in der subkostalen Position zu einem Äquivalent des parasternalen Kurzachsenschnitts. Hier können Einfluss- (Linie 1) und Ausflusstrakt (Linie 2) des RV gemessen werden. RA = rechter Vorhof; Ao = Aorta. **f)** Planimetrie der enddiastolischen Fläche und der endsystolischen Fläche des RV **(g)** im 4-Kammerblick. Der Diameter d wird im parasternalen Kurzachsenschnitt **(h)** gemessen. **i)** zeigt das geometrische Modell, auf dessen Grundlage die Berechnung der RV-Volumina erfolgt. P = Planimetrie.

Bifurkation ist allerdings in den meisten Fällen keine ausreichende Bildqualität mehr vorhanden, um die Gefäßstrukturen sicher zu beurteilen.

Apikale Schnittbilder: In der apikalen Anlotung, welche am häufigsten zur RV-Messung herangezogen wird, kommt das Kavum des RV vollständig zur Darstellung. In Übereinstimmung wird der RV-Einflusstrakt auf einer gedachten Linie zwischen Trikuspidalklappe und Ventrikelspitze im basisnahen Drittel angenommen (☞ Abb. 12.1c). Dabei ist entscheidend, dass entsprechend der Messkonvention die Darstellung des RV so erfolgt, dass alle 4 Herzhöhlen – wie im 4-Kammerblick gefordert – zur Darstellung kommen.

Merke
Durch Kippen des Schallkopfes können erhebliche Differenzen in der Messung der rechtsventrikulären Diameter artifiziell erzeugt werden.

Um eine annähernd gute Einschätzung der RV-Diameter zu erhalten, ist daher zu fordern, dass der RV sowohl in der apikalen 4-Kammer-Anlotung als auch im modifizierten parasternalen Längsachsenschnitt gemessen wird. Eine weitere Möglichkeit der Messung der entsprechenden Diameter besteht in der subkostalen Anlotung, wobei sich letztendlich eine dem 4-Kammerblick äquivalente Darstellung ableiten lässt. Durch Drehung des Schallkopfes aus dieser Ebene um 90° erhält man dann ein der parasternalen Kurzachse äquivalentes Schnittbild (☞ Abb. 12.1d und e).

Die Dicke der freien RV-Wand kann in Analogie zur Erfassung der Dimensionen des Ventrikels in verschiedenen Schnittbildern gemessen und abgeleitet werden. In der Praxis hat sich bewährt, die Wanddickenbestimmung im apikalen 4-Kammerblick ca. 1 cm distal des Trikuspidalanulus sowie mittventrikulär durchzuführen. Eine zweite Anlotebene zur Verifizierung der erfassten Parameter ist der subkostale 4-Kammerblick. Dieser zeichnet sich insbesondere durch die gute Abgrenzbarkeit der RV-Wand zum Leberrand aus (☞ Tab. 12.1 und Tab. 12.2).

Suprasternale Anlotung: In der suprasternalen Anlotung wird der Durchmesser der proximalen Anteile der rechten Pulmonalarterien erfasst. Traditionell geschieht dies mittels M-mode, mittlerweile können jedoch auch gute 2-D-Bilder abgeleitet werden. Eine Erweiterung des Durchmessers der rechten Pulmonalarterie auf mehr als 1,2 cm/m² Körperoberfläche gilt als wichtiges Zeichen für eine pulmonale Hypertonie.

Messung der RV-Ejektionsfraktion: Wegen der komplizierten RV-Geometrie gilt die 2-D-Echokardiographie als ungeeignet zur Erfassung volumetrischer Daten. Dagegen konnte gezeigt werden, dass mittels 3-D-Echokardiographie ähnlich genaue Messungen wie in der Magnetresonanztomographie zu realisieren sind [7–9].

In der klinischen Praxis sind diese Techniken allerdings nicht im Routinebetrieb anwendbar. Daher ist es bedeutsam, welche geometrischen Modelle zur Rekonstruktion des RV-Volumens aus 2-D-Schnittbildern genutzt werden. Hier hat sich das „Ellipsoidal Shell"-Modell durchgesetzt [10]. Der RV wird hier als Ellipsoid angesehen und als halbmondförmig rekonstruiert. Dabei wird die Fläche des RV aus dem apikalen 4-Kammerblick in Enddiastole und Endsystole planimetrisch bestimmt. Zusätzlich muss der Diameter **d** aus dem parasternalen Kurzachsenschnitt in Systole und Diastole bestimmt werden:

$$V = \frac{2}{3} \times P \times d$$

V = RV-Volumen; P = RV-Fläche; d = RV-Diameter von anterior nach posterior.

Es kann dann das enddiastolische und endsystolische Volumen bestimmt werden, sodass durch Subtraktion das Schlagvolumen abgeleitet werden kann (☞ Abb. 12.1f–i).

Transösophageale Untersuchung: Falls durch eine eingeschränkte Bildqualität bzw. schlechte Ableitungsbedingungen die RV-Dimensionen im transthorakalen Echokardiogramm nicht ausreichend zu beurteilen sind, besteht die Möglichkeit der Durchführung einer transösophagealen Untersuchung. In den verschiedenen Anlotebenen gelingt eine gute Darstellung sowohl des rechten Vorhofs als auch des rechten Ventrikels mit seinen verschiedenen Einfluss- und Ausflussbahnstrukturen, als auch des RV-Kavums. Aufgrund der erheblichen Varianz der verschiedenen Anlotebenen bzw. der dann zur Darstellung kommenden rechtsventrikulären Strukturen gibt es keine festgelegten Messprotokolle für den rechten Ventrikel [11]. Besondere Bedeutung kann die transösophageale Echokardiographie in der Detektion von Lungenembolien haben, da eine erheblich verbesserte Einsicht in den Pulmonalarterienhauptstamm bzw. die rechte Pulmonalarterie möglich wird (☞Abb. 12.2a u. b).

Doppler-Echokardiographie: Zur Bestimmung der RV-Funktion trägt immer auch die Ableitung der PW-, CW- und Farb-Doppler-Profile über der Trikuspidal- und Pulmonalklappe bei. Hierzu dient die parasternale Anlotung für die Pulmonalklappe und ggf. je nach Einsicht die Trikuspidalklappe. Letztere kann aber meist besser in apikaler Anlotung dargestellt werden (☞ Abb. 12.3a und b).

> **Merke**
> Der Einsatz von nicht lungengängigem Kontrastmittel kann bei schwierigen Ableitungsbedingungen die Flussprofile über den Klappen deutlich verbessern (☞ Abb. 12.4). Dabei muss beachtet werden, dass bei pulmonaler Hypertonie mit Spitzendruckwerten über 80 mmHg die Kontrastmittelgabe kontraindiziert ist.

Neue Technologien: Obwohl die bisher eingeführten geometrischen Modelle zur Bestimmung der RV-Funktionsparameter, wie bei-

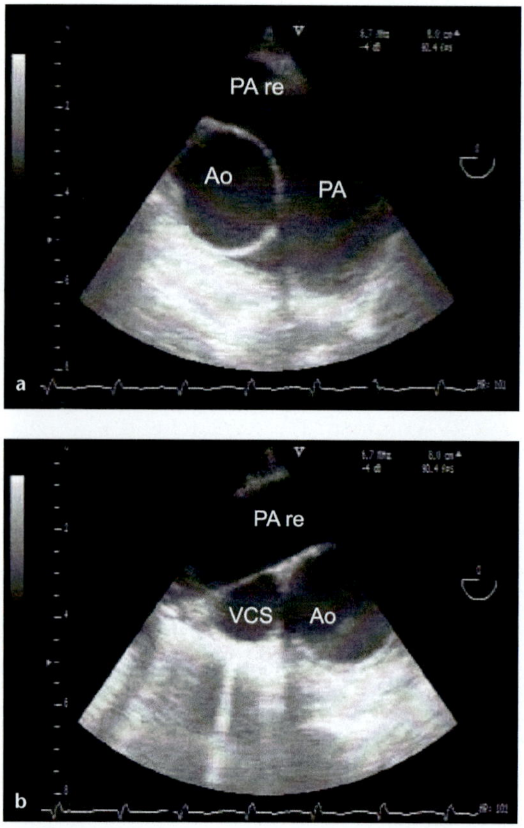

Abb. 12.2a, b In der transösophagealen Echokardiographie können Diameter des Hauptstammes der Pulmonalarterie **(a)** sowie Anteile der rechten Pulmonalarterie **(b)** vermessen werden. PA = Pulmonalarterie; PA re = rechte Pulmonalarterie; Ao = Aorta; VCS = Vena cava superior.

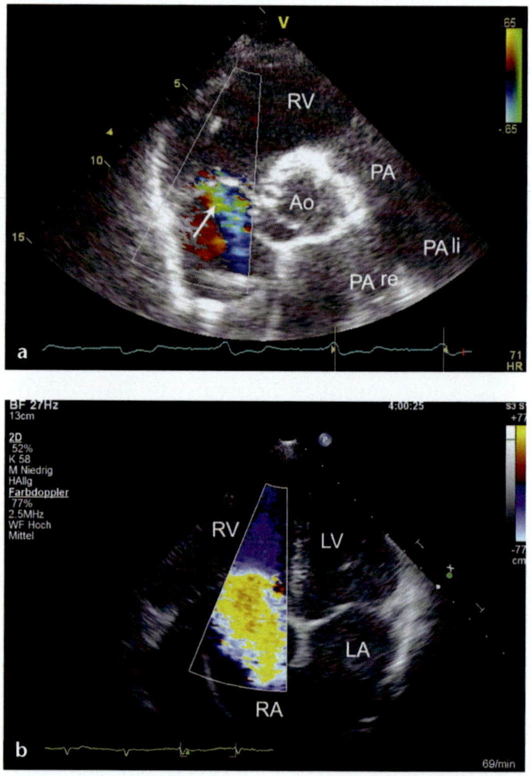

Abb. 12.3a, b Darstellung einer leichtgradigen Trikuspidalinsuffizienz im Farb-Doppler (☞ Pfeil) in der parasternalen kurzen Achse **(a)** und einer hochgradigen Insuffizienz im 4-Kammerblick **(b)**. RA = rechter Vorhof; RV = rechter Ventrikel; LA = linker Vorhof; LV = linker Ventrikel; PA = Pulmonalarterie; PA li = linke Pulmonalarterie; PA re = rechte Pulmonalarterie; Ao = Aorta.

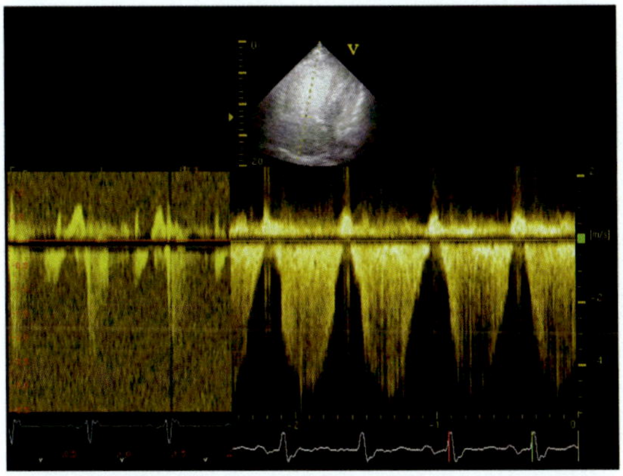

Abb. 12.4 Ohne Einsatz von Kontrastmittel zeigt sich der Regurgitationsjet nur unscharf (linkes „helles" Drittel). Nach KM-Gabe dann deutliche Verbesserung der Kontur der Spektralkurve der Trikuspidalinsuffizienz.

spielsweise der Ejektionsfraktion, bzw. der entsprechenden volumetrischen Maße zwar eine akzeptable Korrelation mit anderen etablierten Messverfahren wie der Magnetresonanztomographie aufwiesen, besteht aufgrund der komplexen Struktur des RV der Wunsch nach einer möglichst realitätsnahen Erfassung ohne Annahme geometrischer Modelle [10, 12]. Seit Mitte der 1990er Jahre existieren Daten, anhand derer die 3-D-Rekonstruktion aufgrund von Schnittbildsummationsverfahren bewertet werden kann [7, 13]. Die Kombination mit neuen Bildverarbeitungstechnologien und Ultraschall-Kontrastmitteln führte zu einer Verbesserung der Genauigkeit dieser Methode [14]. Mit Einführung der Ultraschall-Matrix-Sonden besteht die Möglichkeit, dass die Bedeutung der 3-D-echokardiographischen Beurteilung zukünftig weiter zunimmt.

Im Bereich der Quantifizierung der RV-Kontraktilität bietet die Gewebe-Doppler-Echokardiographie vielversprechende Optionen. In ersten experimentellen Studien wurde diese Technik mit sonomikrometrischen Verfahren verglichen. Es konnte belegt werden, dass damit die Wandverdickung in longitudinaler Richtung erfasst werden kann [15]. Obwohl im Prinzip die Messung von Myokardarealen mit dünnen Wänden häufig ein Problem darstellt, besteht im Rahmen von rechtsventrikulären Hypertrophien eine ausreichende Qualität der Gewebe-Doppler-Aufnahmen [16, 17].

12.2 Cor pulmonale

Als Cor pulmonale wird üblicherweise die Hypertrophie und/oder Dilatation des rechten Ventrikels aufgrund einer primären Lungenerkrankung mit Beeinträchtigung von Funktion oder Struktur bezeichnet. Es erscheint für den klinischen Gebrauch nachvollziehbar, die Begrifflichkeit des Cor pulmonale mit der Ätiologie der morphologischen Veränderung zu verknüpfen. Dabei werden die diagnostischen Kriterien der echokardiographischen Untersuchung im Rahmen der pulmonalen Hypertonie, der globalen Links- und Rechtsherzinsuffizienz sowie die speziellen echokardiographischen Anforderungen in der Diagnostik des Cor pulmonale bei akuten Lungenembolien für die Entwicklung eines chronischen Cor pulmonale dargestellt.

12.2.1 Pulmonale Hypertonie

Unter einer pulmonalen Hypertonie versteht man einen Anstieg des pulmonal-arteriellen Mitteldruckes in Ruhe auf über 25 mmHg oder aber unter Belastung auf über 30 mmHg [18]. Dabei wird eine präkapilläre von einer postkapillären Form unterschieden. Letztere wird im Wesentlichen durch kardiale Ursachen im Sinne einer Linksherzinsuffizienz hervorgerufen, die präkapilläre pulmonale Hypertonie im Gegensatz dazu durch eine primär pulmonale Erkrankung. Hierbei stehen in den Industrienationen die chronisch-obstruktive Lungenerkrankung, interstitielle Lungenerkrankungen, Lungenfibrosen sowie Pneumokoniosen oder maligne Infiltrationen von Seiten der bronchopulmonalen Erkrankungen im Vordergrund. Bei den pulmonalvaskulären Ursachen muss zwischen primärer pulmonaler Hypertonie und anderen Gefäßerkrankungen wie der „pulmonary venoocclusive disease", Lungenerkrankungen bei verschiedenen Kollagenosen und Vaskulitiden bzw. medikamenteninduzierten pulmonalen Hypertonien unterschieden werden. Die häufig auftretende Lungenarterienembolie als Ursache einer pulmonalen Hypertonie wird im Abschnitt 12.2.3 abgehandelt.

Nachteilig für die echokardiographische Funktionsdiagnostik ist, dass es sich bei den Formenkreisen, die eine pulmonale Hypertonie hervorrufen, häufig um Erkrankungen handelt, die durch eine Überblähung des Thorax bzw. der Lunge zu einer Verschlechterung der echokardiographischen Untersuchungsbedingungen führen. In der Echokardiographie kann unterschieden werden zwischen der direkten Darstellung der rechtsventrikulären bzw. rechtsatrialen und pulmonal-arteriellen Morphologie bzw. deren Veränderungen, welche durch die pulmonale Hypertonie bedingt sind, und den hämodynamischen Messungen im Sinne von Doppler-Untersuchungen des kleinen Kreislaufs bzw. des rechten Ventrikels.

In der Regel führt die pulmonale Hypertonie zu einer rechtsventrikulären Hypertrophie. Diese Tendenz wird durch die für den rechten Ventrikel generell schlechte Masse-Volumen-Relation noch verstärkt. So entsteht bei gleichem Druck innerhalb des rechten Ventrikels eine deutlich höhere systolische Wandspannung im Vergleich zum linken Ventrikel. Die Hypertrophie des rechten Ventrikels stellt somit eine Anpassungsreaktion dar, um der Erhöhung der Wandspannung entgegenzuwirken (☞ Abb. 12.5) [19]. Nach Ausschöpfung dieses Anpassungsmechanismus entwickelt sich bei weiterem Voranschreiten der Erkrankung zusätzlich auch eine rechtsventrikuläre Dilatation, sodass in den meisten Fällen bei chronischer pulmonaler Hypertonie eine Hypertrophie und zusätzlich auch eine Dilatation nachweisbar sind. In der Regel werden **enddiastolische Wanddicken** der freien rechtsventrikulären Wand von über 6 mm als pathologisch im Sinne einer Hypertrophie bezeichnet [6].

Die Wanddickemessung der freien rechtsventrikulären Wand ist durch M-mode-Anlotungen gut reproduzierbar durchzuführen. Ältere Studien haben mit diesen Messmethoden eine Sensitivität und Spezifität von über 93 und 95% im Vergleich zu Autopsieergebnissen erzielt [20, 21]. Häufig besteht auch die Möglichkeit einer orthograden Anlotung in der parasternalen Längsachse, welche eine wichtige Voraussetzung für eine exakte Messung darstellt (☞ Abb. 12.6a). Durch neue M-mode-Techniken wie den „anatomischen

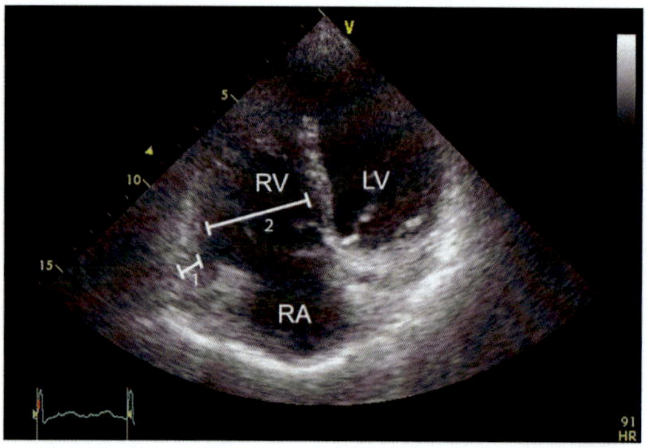

Abb. 12.5 Beispiel für einen dilatierten rechten Ventrikel mit ca. 40 mm (Linie 2) und hypertrophierter freier Wand mit 8 mm (Linie 1). LV = linker Ventrikel; RA = rechter Vorhof; RV = rechter Ventrikel.

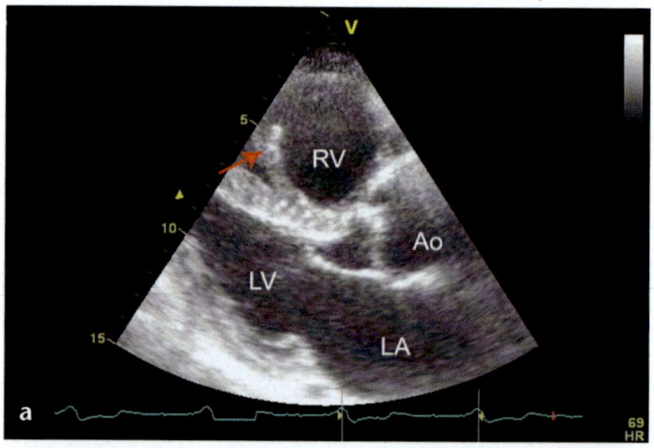

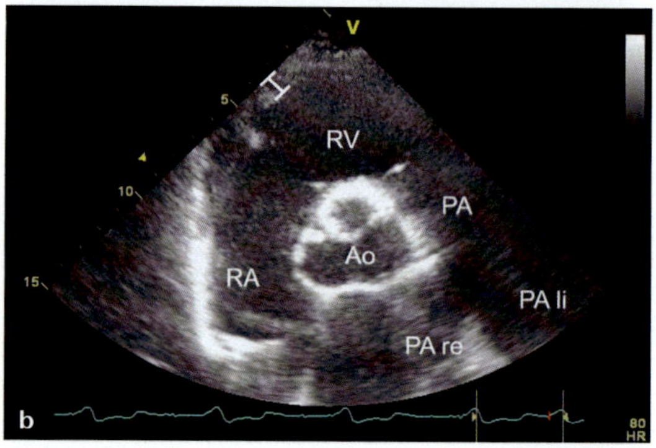

Abb. 12.6a, b **a)** Nicht immer ist in der parasternalen Längsachse eine genau orthograde Anlotung des RV möglich. Beachte die Verdickung des Trikuspidalpapillarmuskels (roter Pfeil) als Zeichen der RV-Hypertrophie. **b)** In der parasternalen Kurzachse kann häufig die RV-Wandstärke im Einflusstrakt gemessen werden (siehe weiße Linie). RA = rechter Vorhof; RV = rechter Ventrikel; LV = linker Ventrikel; LA = linker Vorhof; PA = Pulmonalarterie; PA li = linke Pulmonalarterie; PA re = rechte Pulmonalarterie; Ao = Aorta.

M-mode" können Winkelfehler in der Anlotung ausgeglichen werden. Durch den engen Kontakt der freien RV-Wand zur Rückseite des Sternums und der Lage dieser Regionen im Ultraschallnahfeld sind die Qualität und die räumliche Auflösung oft nicht ausreichend für eine zuverlässige Messung. Daher kann die RV-Wanddicke im Bereich des Einflusstraktes auch gut im parasternalen Kurzachsenschnitt in Höhe der Aortenklappe im 2-D-Bild vermessen werden (☞ Abb. 12.6b). Limitierend wirkt allerdings auch hier die oft eingeschränkte Schallqualität, bedingt durch die Grunderkrankung, sodass sowohl M-mode als auch 2-D-Messungen mit Abgrenzung des RV-Endokards nur schwer möglich sind.

Die Anlotungen von subxiphoidal und die Vermessung der rechtsventrikulären freien Wände im 2-D-Bild stellen deshalb eine gute Alternative dar (☞ Abb. 12.7). Im Gegensatz dazu ist die Bestimmung der Wanddicke in den apikalen 2-D-Schnittbildern häufig fehlerbehaftet, da die räumliche laterale Auflösung in der 2-D-Echokardiographie insbesondere bei erheblicher Trabekularisierung des rechten Ventrikels nicht zuverlässig ist.

Neben der Bestimmung der Wanddicke des rechten Ventrikels ist natürlich auch die Messung der RV-Diameter für die echokardiographische Bewertung eines Cor pulmonale bedeutsam. Hierbei werden sowohl die Diameter des rechtsventrikulären Einflusstraktes als auch die Diameter des rechtsventrikulären Ausflusstraktes im parasternalen Kurzachsenschnitt erfasst (☞ Abb. 12.8). Bei eingeschränkter Beurteilbarkeit kann der Einflusstrakt auch bei subxiphoidaler Anlotung ausgemessen werden, im apikalen 4-Kammerblick können ebenfalls Einflusstrakt und RV-Querdurchmesser im Kurzachsenschnitt bestimmt werden (☞ auch 12.1). Zusätzlich zur Messung der RV-Diameter ist die Bestimmung der Größe des rechten Vorhofes notwendig. Dabei wird die 2-D-Messung des rechtsatrialen Längs- und Querdurchmessers im 4-Kammerblick vorgenommen. Alternativ kann aber auch planimetrisch eine Flächenbestimmung durchgeführt werden.

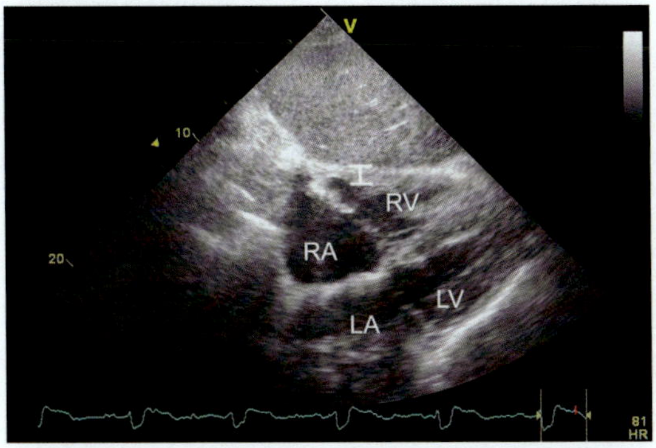

Abb. 12.7 Die Bestimmung der RV-Wanddicke ist auch von subkostal aus möglich (weißer Balken). RA = rechter Vorhof; RV = rechter Ventrikel; LV = linker Ventrikel; LA = linker Vorhof.

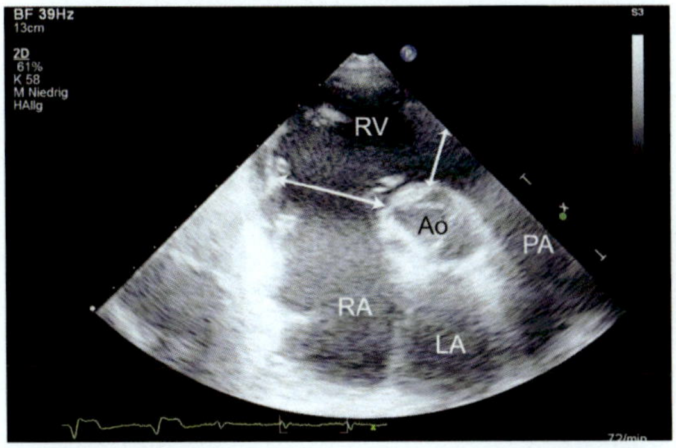

Abb. 12.8 In der parasternalen Anlotung kann im Kurzachsenschnitt der rechtsventrikuläre Einfluss- und der Ausflusstrakt vermessen werden. RA = rechter Vorhof; RV = rechter Ventrikel; LA = linker Vorhof; PA = Pulmonalarterie; Ao = Aorta.

Im Rahmen der Druckbelastung des RV kommt es zu einer typischen Veränderung der Bewegungsamplitude des interventrikulären Septums mit einer so genannten „paradoxen" Bewegung. In Normalfall bewegen sich das Septum und die linksventrikuläre Hinter- und Seitenwand synchron in der Systole zum Zentrum des linken Ventrikels. Bei pulmonaler Druckerhöhung findet man eine paradoxe, anteriore Bewegung des Septums in der Systole, da das Septum funktionell nun eher der Kontraktion des RV folgt (☞ Abb. 12.9a und 12.9b). Dies ist in der Regel ein Zeichen der Adaptation des RV an eine langsam entstandene Druckerhöhung im kleinen Kreislauf.

Neben der Erfassung der morphologischen Veränderung des RV kann über eine Messung der maximalen Geschwindigkeit des Regurgitationsjets bei einer bestehenden Trikuspidalinsuffizienz der pulmonal-arterielle Druckwert sehr zuverlässig abgeschätzt werden.

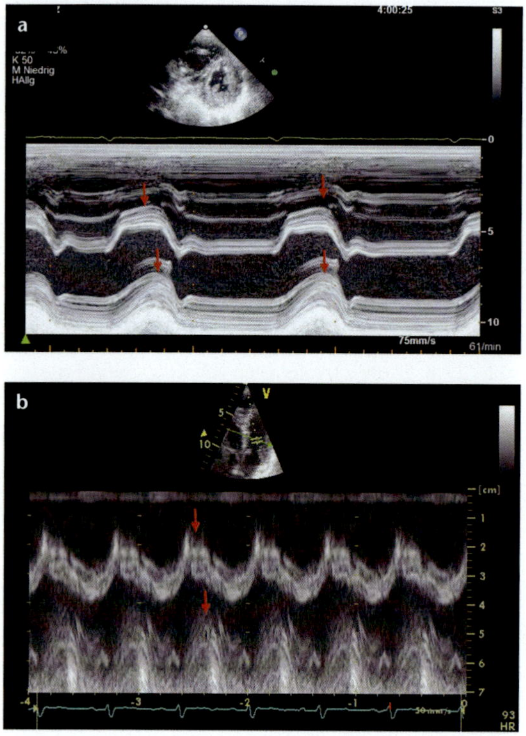

Abb. 12.9a, b **a)** In der M-mode-Darstellung wird die paradoxe Septumbewegung (rote Pfeile) gut sichtbar. **b)** Mittels anatomischer M-mode-Technik kann eine virtuelle M-mode-Ableitung aus 2-D-Bildern erzeugt werden. Trotz der reduzierten Bildqualität ist die paradoxe Septumbewegung ebenfalls gut darstellbar.

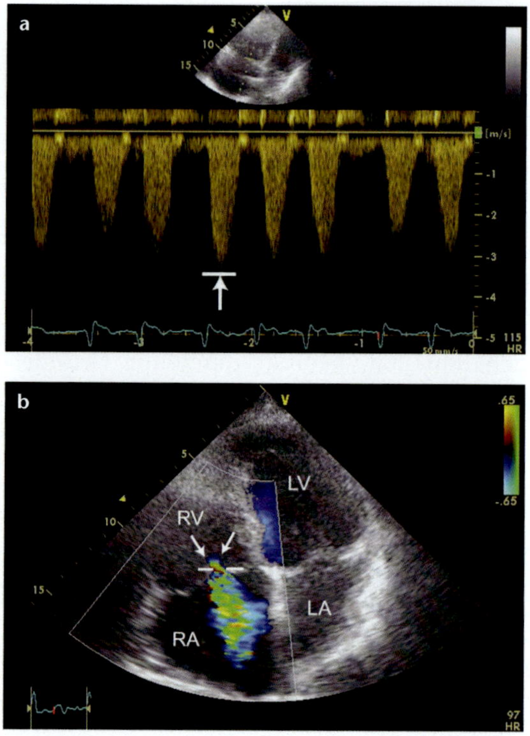

Abb. 12.10a, b **a)** Beispiel für eine CW-Doppler-Ableitung eines Trikuspidalregurgitationsjets mit max. Geschwindigkeit von 3,5 m/s. Beachte die atemabhängige Variation der Spitzendruckwerte. **b)** Im 4-Kammerblick kann der Insuffizienzjet im Farb-Doppler dargestellt werden. Die weißen Linien zeigen die Breite des Jets im Klappendurchtritt (Vena contracta). RA = rechter Vorhof; RV = rechter Ventrikel; LV = linker Ventrikel; LA = linker Vorhof.

Merke

In der Anlotung, in der mittels Farb- und CW-Doppler der Trikuspidalinsuffizienzjet am besten erfasst werden kann (häufig apikaler 4-Kammerblick, aber auch parasternaler Kurzachsenschnitt), wird das Spektral-Doppler-Profil abgeleitet.

Physiologisch entspricht dies nach der Bernoulli-Gleichung einem systolischen Druckgradienten zwischen rechtem Ventrikel und rechtem Vorhof. Wenn zu diesem Gradienten der rechtsatriale Druck addiert wird, ergibt sich näherungsweise der systolische pulmonalarterielle Spitzendruck (☞ Abb. 12.10a und b). Dabei muss beachtet werden, dass der rechtsatriale Druck nur geschätzt werden kann. Bei normal großem Vorhof und normaler inspiratorischer Verkürzung der Vena cava inferior auf über 40% des Ausgangswertes kann von einem Vorhofdruck von 5 mmHg ausgegangen werden. Bei fehlender Abnahme (< 40%) des Vena-cava-Diameters wird ein Druck von 10–15 mmHg angenommen. Diese Methode wurde mehrfach gegen invasive Druckmessungen evaluiert und zeigte in der Regel eine gute Übereinstimmung (Korrelationskoeffizienten zwischen 0,8 und 0,9) [22] (☞ 6.3.3).

Darüber hinaus sollte auch der Hauptstamm der Pulmonalarterie vermessen werden. Bei Erweiterungen über 2,5 cm liegt häufig eine Erhöhung des pulmonal-arteriellen Druckes mit konsekutiver Erweiterung der Pulmonalarterien vor. Bei schlechten transthorakalen Schallbedingungen hilft die transösophageale Untersuchung oft weiter (☞ Abb. 12.11).

Bei Pulmonalinsuffizienz kann der Versuch unternommen werden, die Insuffizienzsignale mittels CW-Doppler zu erfassen (☞ Abb. 12.12). Dabei scheint der frühdiastolische Druckgradient zwischen Pulmonalishauptstamm und RV gut mit dem mittleren Pulmonalarteriendruck zu korrelieren [23]. Da allerdings eine Reihe von Faktoren zu einer Beeinflussung des maximalen frühdiastolischen Gradienten führen kann (z. B. ein deutlich erhöhter enddiastolischer rechtsventrikulärer Druck), spielt diese Methode in der Praxis eine untergeordnete Rolle.

Neben den erwähnten echokardiographischen Befunden bestehen noch weitere indirekte Zeichen für das Vorhandensein einer pulmonalarteriellen Hypertonie. Hier ist die eingeschränkte Akzelerationszeit der rechtsventrikulären Ejektion anzuführen. Aufgrund des erhöhten Widerstandes ist das Maximum des Flusses über der Pulmonalklappe in die frühen Anteile der Systole verlagert. Die Messung erfolgt dabei durch Anlotung der Pulmonalklappe mit dem CW-Doppler im parasternalen Kurzachsenschnitt. Die Zeitmessung beginnt zu Beginn des Flusses, das Maximum des Flusses markiert dabei das Ende des Messintervalls (☞ Abb. 12.13a). Als Grenzwert wird hier eine Zeit von 90 ms angesehen, sicher pathologisch sind verkürzte Akzelerationszeiten

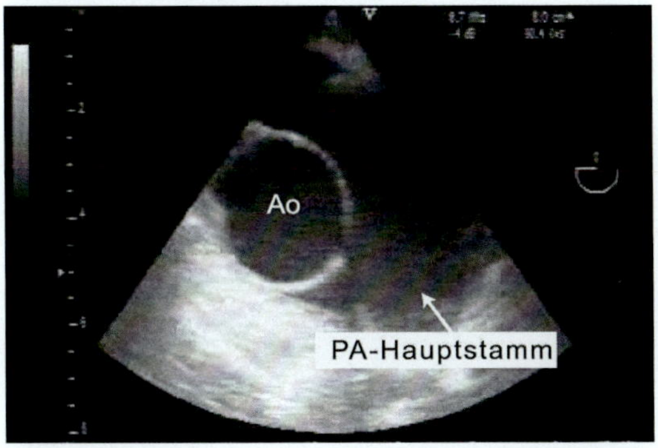

Abb. 12.11 Darstellung des Hauptstamms der Pulmonalarterie in der transösophagealen Untersuchung. Ao = Aorta; PA = Pulmonalarterie.

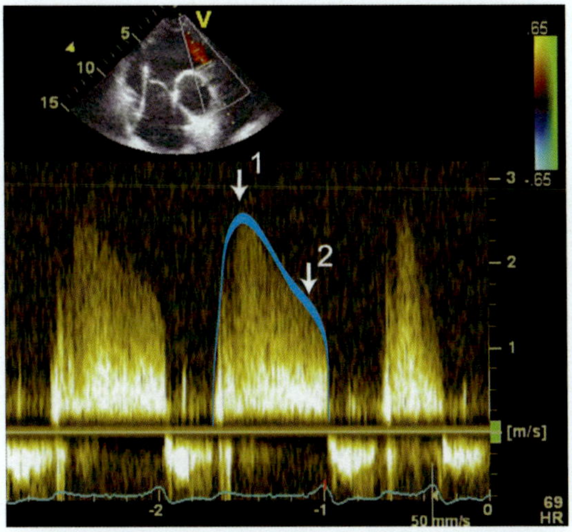

Abb. 12.12 Der Druckgradient des Insuffizienzjets über der Pulmonalarterie korreliert in der frühdiastolischen Phase (Pfeil 1) mit dem mittleren Pulmonalisdruck, in der späten Phase mit dem linken Vorhofdruck (Pfeil 2).

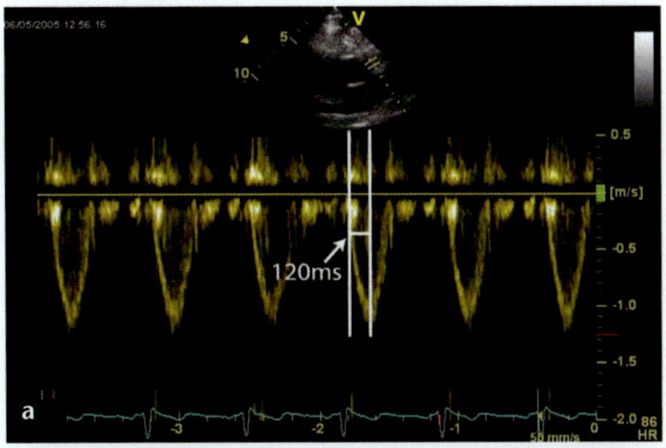

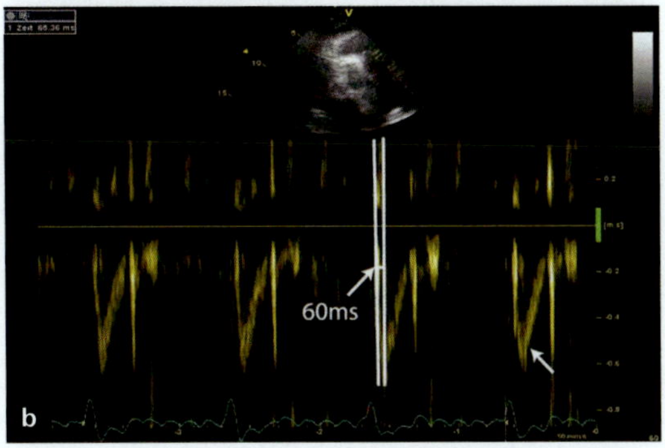

Abb. 12.13a, b **a)** Die Zeit vom Beginn des systolischen Flusses über der Pulmonalklappe bis zur Spitze des Flusses (Akzelerationszeit) liegt normalerweise bei über 100 ms. **b)** Bei pulmonaler Hypertonie ist sie häufig verkürzt, und das Flussprofil zeigt eine „Einkerbung" (Notching, s. Pfeil rechts) als Zeichen der mesosystolischen Schließbewegung der Pulmonalklappe.

um 70 ms. Im Rahmen dieser verkürzten Auswurfphase zeigt die Pulmonalklappe dann auch eine mesosystolische Schließbewegung, welche gelegentlich in der M-mode-Anlotung der Klappe als so genanntes „Notching" sichtbar wird. Aufgrund der Schwierigkeit einer guten M-mode-Darstellung der Pulmonalklappe kann dieses „Notching" auch indirekt als Einkerbung des Pulmonalisflussprofils dargestellt werden (☞ Abb. 12.13b).
Aufgrund der erheblich erhöhten Druckwerte im kleinen Kreislauf und in den rechten Herzhöhlen kann es auch zu einer Veränderung des Flussprofils in der Vena cava inferior bzw. konsekutiv auch in den Lebervenen kommen. In der Regel ist zunächst eine Abflachung des Flussprofils in der Vena cava zu beobachten. Das Cava-Flussprofil besteht aus drei Komponenten, dem mit „S" bezeichneten systolischen Hauptflussanteil, dem mit „D" bezeichneten frühdiastolischen Flussanteil und dem mit „A" bezeichneten retrograden Fluss, der durch die Vorhofkontraktion bedingt ist. Mit zunehmender Druckerhöhung im rechten Vorhof flachen diese Flusskurven von der Vena cava zum rechten Vorhof hin ab, indirekt kann häufig in der 2-D-Echokardiographie ein „Speqlemuster" in der Vena cava inferior aufgrund der deutlich verlangsamten Flussgeschwindigkeiten nachgewiesen werden. Dabei handelt es sich offenbar um eine Erhöhung der Rückstreusignale im Ultraschall aufgrund eines „Clottings" von zellulären Blutbestandteilen bei verlangsamtem Blutfluss. Bei Auftreten einer Trikuspidalinsuffizienz im Rahmen der pulmonalen Hypertonie kann zusätzlich das Phänomen einer systolischen Flussumkehr mit Rückstrom in die Vena cava inferior und die Lebervenen erfasst werden (☞ Abb. 12.14a und b).
Diese Flussumkehr stellt auch ein wichtiges Kriterium für die hämodynamische Relevanz einer Trikuspidalinsuffizienz dar (☞ auch 6.3) [24].

12.2.2 Links- und Rechtsherzinsuffizienz

Die kombinierte Links-Rechtsherzinsuffizienz kann verschiedene Ursachen haben. Zum einen kann als eher seltene, primäre Erkrankung die biventrikuläre dilatative Kardiomyopathie genannt werden. Typischer ist allerdings, dass im Rahmen der Kardiomyopathien häufig nur der linke Ventrikel phänotypisch betroffen ist und es lange Zeit nicht zu einer morphologischen Veränderung des rechten Ventrikels kommt (☞ auch 10.2.1). Wesentlich häufiger sind kombinierte Links- und Rechtsherzinsuffizienzen im Rahmen einer konsekutiven Rechtsherzinsuffizienz bei vorbestehender, dominanter Linksherzinsuffizienz zu finden. Hier kommt es zu einem Anstieg des postkapillären Widerstandes im Pulmonalisstromgebiet, dadurch dann letztendlich zu einer Druckbelastung im kleinen Kreislauf mit Auswirkung auf rechten Ventrikel und Vorhof (☞ Abb. 12.15).
Hinsichtlich der echokardiographischen Messung der rechtsventrikulären Funktion ergeben sich damit nur geringe Unterschiede zu den im vorherigen Abschnitt genannten Me-

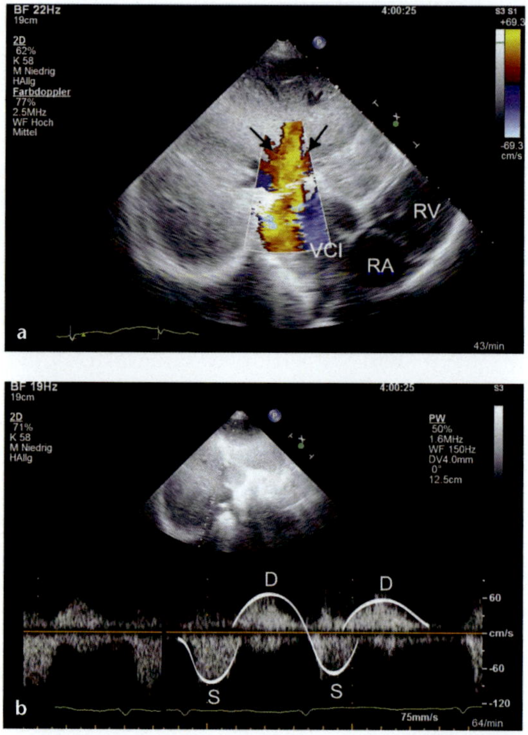

Abb. 12.14a, b **a)** Im Farb-Doppler kann die Flussumkehr bei schwerer Trikuspidalinsuffizienz in den Portalvenen sichtbar gemacht werden. **b)** Deutlicher wird dies noch im PW-Doppler mit Darstellung des invertierten systolischen Flusses (S) und des abgeflachten Flussprofils in der Diastole. D = Diastole; RA = rechter Vorhof; RV = rechter Ventrikel; S = Systole; VCI = Vena cava inferior.

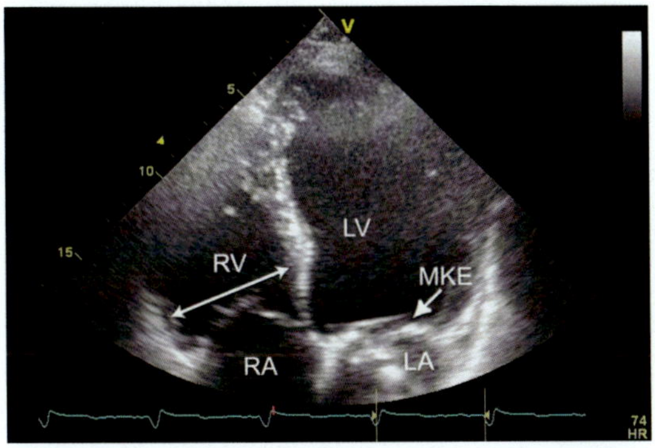

Abb. 12.15 Dilatation des rechten Ventrikels (Pfeil) bei globaler Herzinsuffizienz. RA = rechter Vorhof; RV = rechter Ventrikel; LA = linker Vorhof; LV = linker Ventrikel; MKE = Mitralklappenersatz.

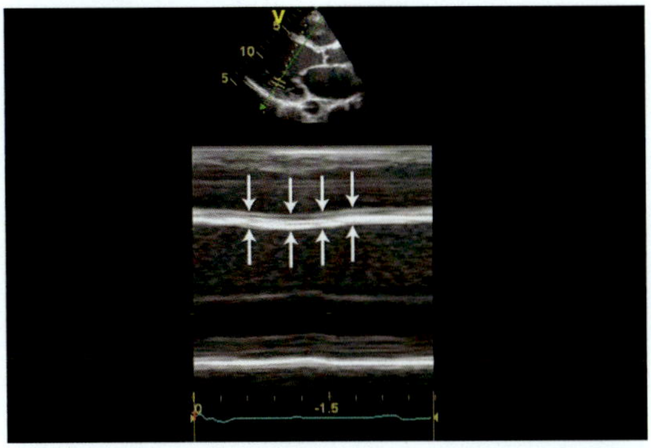

Abb. 12.16 Bei biventrikulärer Herzinsuffizienz ist die Septumexkursion im M-mode abgeflacht, und es kommt nicht zu einer paradoxen Bewegung.

thoden zur Erfassung des chronischen Cor pulmonale. Ein wesentlicher Unterschied besteht in der häufig besseren Schallqualität der Patienten mit vorherrschender Linksinsuffizienz, da eben keine pulmonale Grunderkrankung mit Emphysem und Überblähung der Lunge vorliegt. Ein wichtiger funktioneller Unterschied besteht in der Kinetik des interventrikulären Septums. Während wie oben beschrieben das Septum beim Cor pulmonale mit normaler linksventrikulärer Funktion eine paradoxe Bewegung im Sinne einer „Rechtsventrikularisierung" und funktionellen Zugehörigkeit zum rechten Ventrikel aufweist, ist dies aufgrund der veränderten Kontraktion des Septums im Rahmen der linksventrikulären Funktionsstörung nicht der Fall. Hier kann häufig ein starres, kaum noch bewegliches Septum im M-mode nachgewiesen werden, welches allenfalls eine diskrete, systolisch-anteriore Bewegung in Synchronie mit der Bewegung zur rechtsventrikulären Wand aufweist (☞ Abb. 12.16).
Die im vorherigen Abschnitt genannten hämodynamischen Konsequenzen inklusive der Entwicklung einer Trikuspidal- und Pulmonalinsuffizienz und der Erweiterung der Pulmonalarterie und des rechten Vorhofs mit konsekutiver Flussumkehr in den Lebervenen kann ebenso bei der kombinierten Links-Rechtsherzinsuffizienz wie auch beim chronischen Cor pulmonale angetroffen werden. Dabei ist aber entscheidend, dass hinsichtlich der Prognose der Erkrankung und auch bezüglich des klinischen Beschwerdebildes die Linksherzinsuffizienz dominiert, obwohl zusätzliche Symptome wie periphere Ödeme, Aszites oder auch venöse Einflussstauung der Vena cava superior im Liegen auftreten.

12.2.3 Akute und chronische Lungenembolie

Bei der Erfassung von akuten bzw. chronischen Lungenembolien und damit der akuten bzw. chronischen Druckerhöhung im kleinen Kreislauf muss der zeitliche Verlauf der Entstehung der Druckerhöhung berücksichtigt werden. Während ein langsamer Anstieg der pulmonalarteriellen Druckwerte zu Adaptationsmechanismen im rechten Ventrikel mit Entwicklung der rechtsventrikulären Hypertrophie und rechtsventrikulären Dilatation führt, ist dies bei der akuten Lungenembolie nicht möglich.

Merke
Aufgrund der ungünstigen Masse-Volumen-Relation des rechten Ventrikels mit erheblichem Anstieg der systolischen Wandspannung bei leichten Erhöhungen der rechtsventrikulären Druckbelastung kommt es sehr schnell zur rechtsventrikulären Dekompensation. Hierbei steht die rechtsventrikuläre Dilatation ohne Hypertrophie im Vordergrund. Dies erleichtert die Differenzialdiagnose zum chronischen Cor pulmonale.

Zur Diagnostik der akuten Lungenembolie werden verschiedene echokardiographische Befunde gemeinsam interpretiert. Im Zentrum stehen dabei die Kontraktion und Größe des RV, der Nachweis eines Trikuspidalinsuffizienzjets von über 3–3,5 m/s, die verkürzte Akzeleration des transpulmonalen Flussprofils, die Erweiterung der Pulmonalarterie und ein Fehlen des inspiratorischen Kollapses der Vena cava inferior [25]. Das typische echokardiographische Bild der akuten Lungenembolie ist durch einen dilatierten rechten Ventrikel (oft über 40 mm) mit einer erheblichen Einschränkung der Kontraktionsamplitude gekennzeichnet. Im Gegensatz zu RV-Hypokinesien anderer Genese scheint die Spitze des RV bei einer akuten Lungenembolie nicht hypokinetisch zu werden. Die Messung der rechtsventrikulären und rechtsatrialen Diameter kann in der Regel von apikal gut durchgeführt werden, alternativ ist eine subxiphoidale Anlotung möglich (☞ Abb. 12.17a und b). Konsekutiv wird bei relevanter Trikuspidalinsuffizienz auch innerhalb kurzer Zeit eine Dilatation des rechten Vorhofes einsetzen.

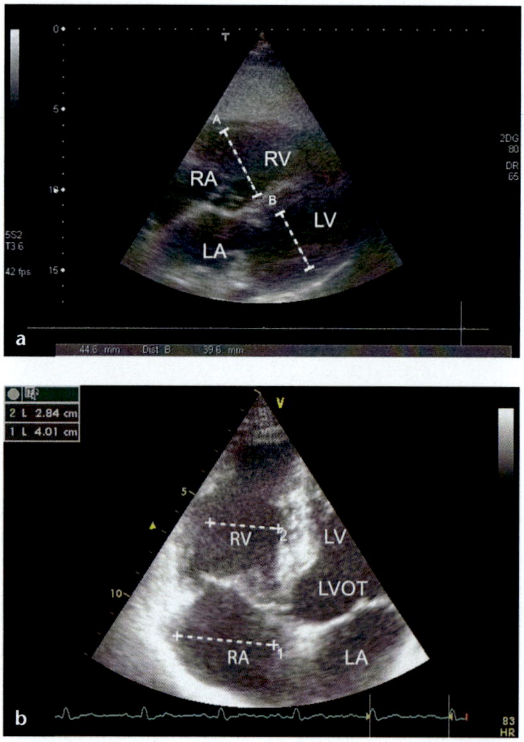

Abb. 12.17a, b Messung einer RV-Dilatation bei Lungenembolie von subxiphoidal **(a)** und von apikal **(b)**. RA = rechter Vorhof; RV = rechter Ventrikel; LA = linker Vorhof; LV = linker Ventrikel; LVOT = linksventrikulärer Ausflusstrakt.

Zur Differenzialdiagnostik der akuten und chronischen Lungenembolie kann die Messung des pulmonal-arteriellen Druckes über der meist bestehenden Trikuspidalinsuffizienz genutzt werden. Typisch für eine hämodynamisch relevante Lungenembolie ist ein Anstieg des systolischen Drucks bis auf 40 mmHg. Da ein akuter Anstieg des PA-Drucks vom rechtsventrikulären Myokard nicht toleriert wird, kommt es häufig zu Zeichen des RV-Versagens mit entsprechender Schocksymptomatik. Im Gegensatz dazu besteht bei Patienten mit chronischer pulmonaler Hypertonie aufgrund einer Teiladaptation an die erhöhten Druckwerte eine hämodynamische Stabilität. Zusätzlich zur Messung der Diameter des rechten Ventrikels und Vorhofes dienen abermals die Dimensionen des Pulmonalishauptstamms sowie der Vena cava inferior und das Lebervenenflussprofil zur kompletten Beurteilung.

Die akute Druckbelastung des rechten Ventrikels führt erneut zu einer asynchronen Septumbewegung (☞ 12.2.1). Neben den Aspekten der morphologischen und hämodynamischen Beschreibung der rechtsventrikulären Funktion und der pulmonal-arteriellen Druckwerte hat die Echokardiographie in der Diagnostik der Lungenembolien noch weitere Aufgaben. Ihr kommt wesentliche Bedeutung im Rahmen der Emboliequellensuche zu (☞ 17.5.1). Selbst in der transthorakalen Anlotung können größere rechtsatrial gelegene Thromben, Raumforderungen oder auch Kunstmaterialien (zentrale Venenverweilkatheter oder atriale Shunts) aufsitzende Thromben erkannt werden. Häufig ist in diesem Rahmen aber eine transösophageale Untersuchung notwendig. Hierbei können der rechte Vorhof sowie der Pulmonalishauptstamm und Teile der rechten Pulmonalarterie sehr gut eingesehen werden. In einer Reihe von Fällen ist es möglich, mittels TEE die Embolusmassen im Pulmonalishauptstamm oder in der rechten Pulmonalarterie nachzuweisen (☞ Abb. 12.18a und b).

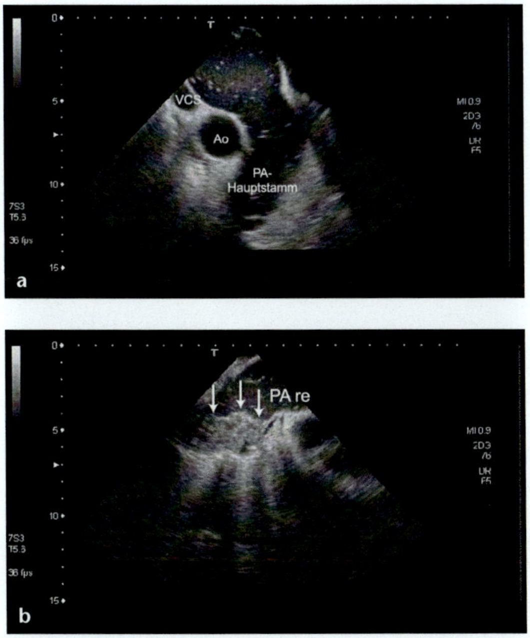

Abb. 12.18a, b Bei der transösophagealen Untersuchung zeigt sich bei Lungenembolien eine Erweiterung der Pulmonalarterie, hier mit Einbeziehung der rechten Pulmonalarterie **(a)**. Häufig sind in der rechten Pulmonalarterie noch Thrombusanteile sichtbar (siehe Pfeile) **(b)**. PA = Pulmonalarterie, PA re = rechte Pulmonalarterie; VCS = Vena cava superior, Ao = Aorta.

12.3 Rechtsventrikulärer Myokardinfarkt

Der rechtsventrikuläre Myokardinfarkt tritt als isoliertes Ereignis, welches auf den rechten Ventrikel beschränkt bleibt, ausgesprochen selten auf. Dies kommt nur vor, wenn eine kleine rechte Kranzarterie, die im Wesentlichen den rechten Ventrikel versorgt, oder einzelne rechtsventrikuläre Äste der rechten Kranzarterie verschlossen sind. In der überwiegenden Mehrzahl der Fälle handelt es sich um Hinterwandinfarkte mit rechtsventrikulärer Beteiligung. Dabei können zwei verschiedene Verlaufsformen unterschieden werden. Zum einen kann es zu einer partiellen Beteiligung mit Nekrosen des rechtsventrikulären Myokards kommen, ohne dass die rechtsventrikuläre Funktion global eingeschränkt wäre. Zum anderen kann es zu einer Infarzierung größerer Anteile des rechtsventrikulären Myokards kommen, was sich in einer rechtsventrikulären Dysfunktion manifestieren und zu einer erheblichen Einschränkung der rechtsventrikulären Hämodynamik führen kann. Diese Patienten benötigen im Rahmen der klinischen Infarktversorgung ein ganz anderes Management mit Volumensubstitution und Katecholamingabe und sollten so schnell wie möglich einer Revaskularisation der betroffenen Herzkranzgefäße zugeführt werden. Von daher kommt der raschen echokardiographischen Diagnostik der rechtsventrikulären Beteiligung beim akuten Hinterwandinfarkt eine wesentliche Rolle zu. Aufgrund der ubiquitären Verfügbarkeit der Echokardiographie und der fehlenden Invasivität und Belastung für den Patienten gehört eine echokardiographische Grundlagendiagnostik im Rahmen der Infarktbehandlung zur klinischen Routine (☞ auch 10.1.4).

Beim rechtsventrikulären Infarkt steht die eingeschränkte rechtsventrikuläre Funktion im Vordergrund. Es kommt zu einer Dilatation des rechten Ventrikels, welche unterschiedlich stark ausgeprägt sein kann (☞ Abb. 12.19a und b).

Merke
Im Gegensatz zur hyperkinetischen Herzaktion beim Cor pulmonale findet sich beim RV-Infarkt eine deutlich eingeschränkte rechtsventrikuläre Kontraktionsamplitude.

Die idealen echokardiographischen Schnittebenen sind dabei der apikale 4-Kammerblick und der subkostale Blick. Im 4-Kammerblick kann neben der Trikuspidalanulusexkursion auch mittels der Gewebe-Doppler-Echokardiographie eine Ableitung der Geschwindigkeiten der rechtsventrikulären Wand im medialen Drittel erfolgen [26, 27]. Darauf basierend kann beispielsweise der maximale Strain als Maß der regionalen Myokardkontraktion errechnet werden (☞ Abb. 12.19c und d) [15]. Damit steht in Analogie zur Messung der Kontraktion des linksventrikulären Myokards eine quantitative Messmethode zur Beurteilung der RV-Kontraktion zur Verfügung.

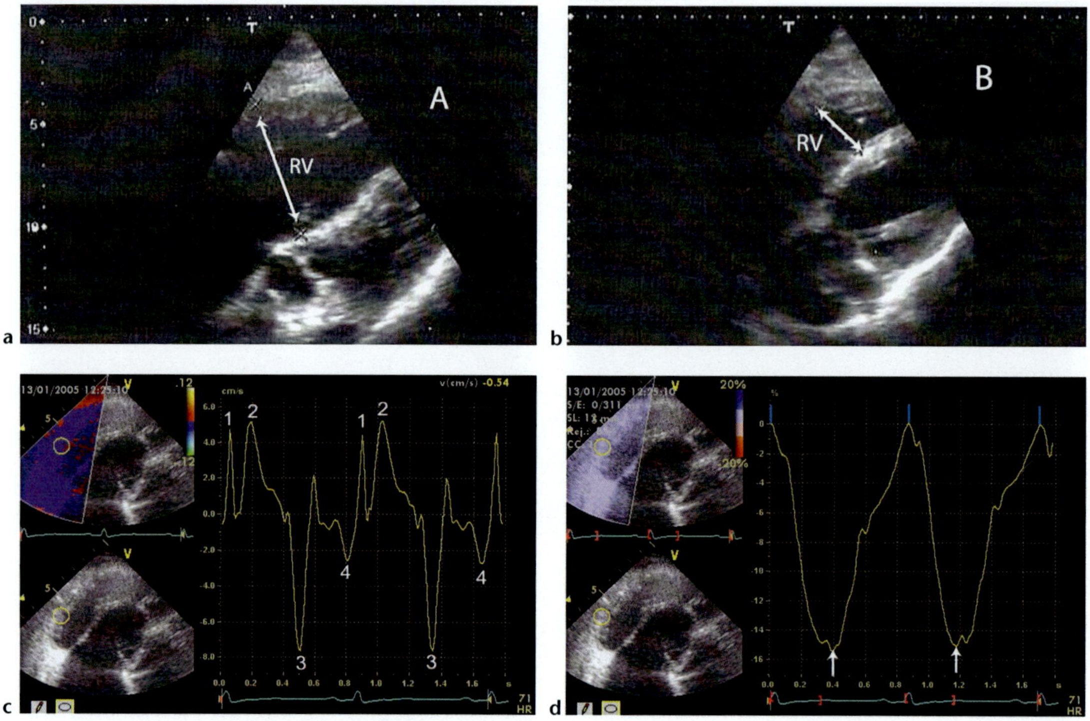

Abb. 12.19a–d **a)** Beim akuten Myokardinfarkt mit rechtsventrikulärer Beteiligung ist der rechte Ventrikel initial oft deutlich dilatiert. **b)** Nach erfolgreicher Revaskularisation bildet sich diese Dilatation wieder zurück. RV = rechter Ventrikel. **c)** Die Abbildung zeigt eine Gewebe-Doppler-Kurve, von der freien RV-Wand abgeleitet. Die einzelnen Phasen geben die jeweiligen Maximalgeschwindigkeiten für die 1 = isovolumetrische Kontraktion, 2 = systolische Ejektion, 3 = frühdiastolische Relaxation und 4 = atriale Kontraktion wieder. **d)** Durch entsprechende Algorithmen kann aus den Geschwindigkeitskurven die Deformation des rechtsventrikulären Myokards berechnet werden. Im vorliegenden Fall besteht eine Muskelverkürzung in longitudinaler Richtung von 15% (☞ untere Pfeile).

Merke
Die Messung des PA-Druckes ist also besonders hilfreich zur differenzialdiagnostischen Unterscheidung einer akuten Rechtsherzbelastung anderer Genese. Beim Hinterwandinfarkt mit rechtsventrikulärer Beteiligung ist typischerweise der pulmonal-arterielle Druck nicht erhöht.

Wesentlich ist natürlich auch die Beurteilung der linksventrikulären Wandbewegung, hierbei vorwiegend der Hinterwandbewegung sowie der Bewegung des Septums. Bei intakter Septumbewegung kann die Hämodynamik des Patienten mit rechtsventrikulärer Infarzierung noch relativ stabil bleiben, da angenommen wird, dass ca. ⅓ der rechtsventrikulären Auswurfleistung über die linksventrikuläre bzw. septale Kontraktion erfolgt [28].

Eine detaillierte echokardiographische Erfassung der RV-Funktion mittels Bestimmung der Ejektionsfraktion ist im Rahmen der echokardiographischen Notfalluntersuchung nicht angezeigt. Im Gegensatz dazu spielt die semiquantitative Erfassung im Sinne eines Monitorings nach erfolgter Revaskularisation bei der Frage der Erholung des rechten Ventrikels eine bedeutsame Rolle. Mit Hilfe des über den PW-Doppler abgeleiteten Geschwindigkeitszeitintegrals über der Pulmonalklappe kann eine semiquantitative Einschätzung der Auswurfleistung erfolgen (☞ auch 9.1.1). Die transösophageale Echokardiographie spielt im Rahmen der Mitbeurteilung der rechtsventrikulären Myokardfunktion beim akuten Myokardinfarkt keine wesentliche klinische Rolle.

12.4 Arrhythmogene rechtsventrikuläre Dysplasie

Der Begriff arrhythmogene rechtsventrikuläre Dysplasie bezeichnet eine Erkrankung, bei der klinisch die rezidivierenden rechtsventrikulären Tachykardien im Vordergrund stehen. Häufig kommen die Patienten zur Abklärung von Synkopen, Schwindel oder Palpitationen. Die Ätiologie der rechtsventrikulären Dysplasie ist bis heute unklar, obgleich die morphologischen Veränderungen bei dieser Erkrankung sehr gut bekannt sind. So kommt es zu einer Einlagerung von Fett und Kollagen in das rechtsventrikuläre Myokard der freien Wand, was zu einer Verdünnung der Herzwand und zu einem Verlust der Kontraktilität im betreffenden Areal führt. Echokardiographisch stellt sich dies als zunehmende Dilatation des rechten Ventrikels und Ausdünnung der freien RV-Wand dar [29]. Diese Ausdünnung ist im Gegensatz zu bestimmten anderen Formen von Kardiomyopathien nicht homogen, sondern weist ein irreguläres Muster auf. Heutzutage gilt die Magnetresonanztomographie als Goldstandard in der Diagnostik dieser Erkrankung. Dies ist auch deshalb der Fall, da nicht nur die Wanddickebestimmung und die Vermessung der rechtsventrikulären Kavitäten sehr zuverlässig möglich sind, sondern vielmehr auch die Fetteinlagerungen in die freie Wand direkt mittels spezieller MR-Sequenzen nachgewiesen werden können.

Die Echokardiographie übernimmt bei der RV-Dysplasie im Wesentlichen die Rolle eines Screening-Verfahrens. Es treten Diameter von teilweise über 50 mm auf. Andererseits ist es möglich, dass durchaus komplett normale rechtsventrikuläre Diameter bei Patienten mit rechtsventrikulärer Dysplasie gefunden werden. Die inhomogene Wanddicke des rechten Ventrikels geht einher mit teilweise deutlich ausgedünnten Arealen und teilweise normalen Wanddicken. Obwohl in der Regel eine globale Hypokinese des RV besteht, findet man auch noch umschriebene Regionen mit normaler Kontraktion (☞ Abb. 12.20).

Bei Verdacht auf eine rechtsventrikuläre Dysplasie ist eine transösophageale Untersuchung an die transthorakale Studie anzuschließen. Hier kann sehr gut im tiefen transgastralen Kurzachsenschnitt Einblick in mögliche dysplastische Areale im Bereich der freien rechtsventrikulären Wand gewonnen werden. Dabei sind auch einzelne umschriebene Aneurysmata gut erkennbar, was transthorakal nicht der Fall ist. Bei komplett unauffälliger Darstellung des RV im Rahmen der TEE kann eine rechtsventrikuläre Dysplasie weitestgehend ausgeschlossen werden. Es muss allerdings betont werden, dass in diesem Rahmen viel Erfahrung des Untersuchers erforderlich ist. Dies gilt insbesondere deshalb, da auch für die TEE keine eindeutigen, auf hohen Fallzahlen basierenden Grenzwerte bzw. Normalwerte für die rechtsventrikulären Diameter in Bezug auf Wanddicke und Durchmesser der Kavitäten existieren.

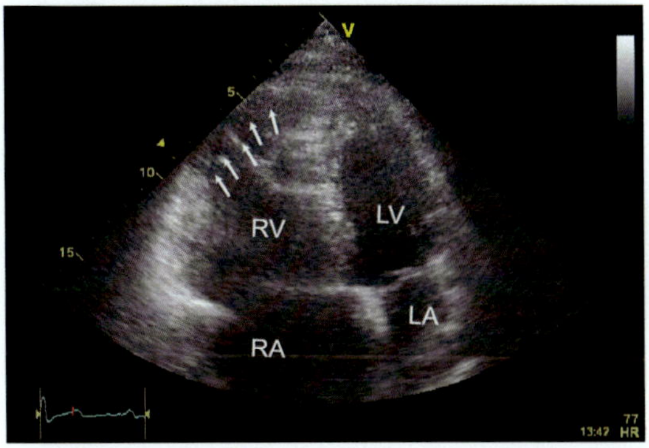

Abb. 12.20 Bei der rechtsventrikulären Dysplasie ist der rechte Ventrikel dilatiert und zeigt regionale aneurysmatische Aussackungen (☞ Pfeile). RA = rechter Vorhof; RV = rechter Ventrikel; LA = linker Vorhof; LV = linker Ventrikel.

12.5 Endomyokardfibrose bei Hypereosinophiliesyndrom (Endokarditis parietalis fibroplastica/ Löffler-Endokarditis)

Die Löffler-Endokarditis ist lediglich die Beschreibung einer Organmanifestation der Grunderkrankung des Hypereosinophiliesyndroms. Die Pathophysiologie hinter diesem Syndrom ist bis heute nicht ausreichend aufgeklärt. Entscheidend ist, dass es als gemeinsame Endstrecke zu einer massiven Produktion von Eosinophilen kommt, diese können dann verschiedene histologische Veränderungen in verschiedenen Organen bewirken. Dabei ist die Miteinbeziehung des Herzens, der Haut, des Nervensystems oder von Lunge und Milz in 40–60% der Fälle beobachtet worden. Miteinbeziehung von Leber, Augen oder Gastrointestinaltrakt ist mit 20% weniger häufig anzutreffen. Die Endokarditis parietalis fibroelastica als Manifestation der Hypereosinophilie im Herzen stellt allerdings einen Hauptgrund der Morbidität und Mortalität bei diesen Patienten dar. In den subendokardialen Schichten des rechts- und linksventrikulären Myokards kommt es zu einer Inflammation und letztendlich zu einer akuten Nekrose. In der intermediär verlaufenden Krankheitsphase ist die Erkrankung durch eine Thrombusformation in eben diesen betroffenen Endomyokardanteilen charakterisiert. Im weiteren Verlauf kommt es dann zu einer fibrotischen Organisation dieser kleinen, überall verteilten Spots, sodass eine restriktive Funktionsstörung des rechten Ventrikels resultiert.

Für die echokardiographische Diagnostik ist von Bedeutung, dass verschiedene Krankheitsstadien und eine Beteiligung des Herzens mittels der Echokardiographie unterschieden werden können. Der häufigste Befund besteht in der Identifikation von größtenteils flächig aufgelagerten Thromben, die die Spitze beider Ventrikel regelrecht ausmauern können. Diese Thromben können sich teilweise bis in die Areale der rechtsventrikulären freien Wand hineinziehen. Im Gegensatz zu den typischerweise anzutreffenden Thromben bei dyskinetischen Wandsegmenten (bei lokaler Flussverlangsamung) besteht eine überwiegend normale Wandkinetik in den betroffenen Abschnitten des Myokards. Im weiteren Verlauf der Erkrankung entwickeln sich entsprechend fibrotische Umbauten der endomyokardialen Wandabschnitte. Diese führen je nach betroffenem Ventrikel zu einem restriktiven Füllungsmuster an der Trikuspidal- oder Mitralklappe (☞ auch 9.3.1). In Analogie zu den Messungen der diastolischen linksventrikulären Funktion kann auch die rechtsventrikuläre Funktion erfasst werden, obwohl hier wesentlich weniger Daten zur Verfügung stehen.

Selten sind im Rahmen des Hypereosinophiliesyndroms auch die Klappen betroffen, was jedoch als Folge einer chronischen Inflammation auftreten kann. Häufig ist dann das posteriore Segel der Mitralklappe betroffen; die fibrotischen Umbauprozesse können zu einer Schrumpfung des Segels führen und mit einer daraus resultierenden Mitralinsuffizienz einhergehen. In sehr seltenen Fällen lässt sich auch mit einer ähnlichen Pathophysiologie eine Trikuspidalinsuffizienz dokumentieren. Wichtig ist die Differenzialdiagnose der durch die Hypereosinophilie bedingten restriktiven Funktionsstörung und der Pericarditis constrictiva, die für den rechten Ventrikel ähnliche diastolische Flussprofile aufzeigt. Hierbei können die klassischen Atemmanöver mit Inspiration und Exspiration hilfreich sein [30].

Literatur

1. Oldershaw P. Assessment of right ventricular function and its role in clinical practice. Br Heart J 1992; 68: 12–5.
2. Oldershaw P, Bishop A. The difficulties of assessing right ventricular function. Br Heart J 1995; 74: 99–100.
3. Schnittger I, Gordon EP, Fitzgerald PJ, Popp RL. Standardized intracardiac measurements of two-dimensional echocardiography. J Am Coll Cardiol 1983; 2: 934–8.
4. Schiller NB, Shah PM, Crawford M et al. Recommendations for quantitation of the left ventricle by two-dimensional echocardiography. American Society of Echocardiography Committee on Standards, Subcommittee on Quantitation of Two-Dimensional Echocardiograms. J Am Soc Echocardiogr 1989; 2: 358–67.
5. Erbel R, Henkel B, Ostlander C et al. Normal values for two-dimensional echocardiography. Dtsch Med Wochenschr 1985; 110: 123–8.
6. Foale R, Nihoyannopoulos P, McKenna W et al. Echocardiographic measurement of the normal adult right ventricle. Br Heart J 1986; 56: 33–44.
7. Vogel M, Gutberlet M, Dittrich S, Hosten N, Lange PE. Comparison of transthoracic three dimensional echocardiography with magnetic resonance imaging in the assessment of right ventricular volume and mass. Heart 1997; 78: 127–30.
8. Menzel T, Kramm T, Bruckner A et al. Quantitative assessment of right ventricular volumes in severe chronic thromboembolic pulmonary hypertension using transthoracic three-dimen-

sional echocardiography: changes due to pulmonary thromboendarterectomy. Eur J Echocardiogr 2002; 3: 67–72.
9. Fujimoto S, Mizuno R, Nakagawa Y, Dohi K, Nakano H. Estimation of the right ventricular volume and ejection fraction by transthoracic three-dimensional echocardiography. A validation study using magnetic resonance imaging. Int J Card Imaging 1998; 14: 385–90.
10. Kovalova S, Necas J, Cerbak R, Malik P, Vespalec J. Echocardiographic volumetry of the right ventricle. Eur J Echocardiogr 2005; 6: 15–23.
11. Flachskampf FA, Decoodt P, Fraser AG, Daniel WG, Roelandt JR. Guidelines from the Working Group. Recommendations for performing transesophageal echocardiography. Eur J Echocardiogr 2001; 2: 8–21.
12. Denslow S, Wiles HB. Right ventricular volumes revisited: a simple model and simple formula for echocardiographic determination. J Am Soc Echocardiogr 1998; 11: 864–73.
13. Menzel T, Wagner S, Kramm T et al. Pathophysiology of impaired right and left ventricular function in chronic embolic pulmonary hypertension: changes after pulmonary thromboendarterectomy. Chest 2000; 118: 897–903.
14. van den Bosch AE, Meijboom FJ, McGhie JS et al. Enhanced visualisation of the right ventricle by contrast echocardiography in congenital heart disease. Eur J Echocardiogr 2004; 5: 104–10.
15. Jamal F, Bergerot C, Argaud L, Loufouat J, Ovize M. Longitudinal strain quantitates regional right ventricular contractile function. Am J Physiol Heart Circ Physiol 2003; 285: H2842–7.
16. Kukulski T, Hubbert L, Arnold M et al. Normal regional right ventricular function and its change with age: a Doppler myocardial imaging study. J Am Soc Echocardiogr 2000; 13: 194–204.
17. Dambrauskaite V, Herbots L, Claus P et al. Differential changes in regional right ventricular function before and after a bilateral lung transplantation: an ultrasonic strain and strain rate study. J Am Soc Echocardiogr 2003; 16: 432–6.
18. Rubin LJ. Primary pulmonary hypertension. Chest 1993; 104: 236–50.
19. Steiner S, Strauer BE. Functional dynamics of the right ventricle and pulmonary circulation in obstructive sleep apnea. Therapeutic consequences. Internist (Berl) 2004; 45: 1101–7.
20. Prakash R, Lindsay P. Determination of right ventricular wall thickness by echocardiogram. JAMA 1978; 239: 638–40.
21. Tsuda T, Sawayama T, Kawai N et al. Echocardiographic measurement of right ventricular wall thickness in adults by anterior approach. Br Heart J 1980; 44: 55–61.
22. Currie PJ, Seward JB, Chan KL et al. Continuous wave Doppler determination of right ventricular pressure: a simultaneous Doppler-catheterization study in 127 patients. J Am Coll Cardiol 1985; 6: 750–6.
23. Masuyama T, Kodama K, Kitabatake A et al. Continuous-wave Doppler echocardiographic detection of pulmonary regurgitation and its application to noninvasive estimation of pulmonary artery pressure. Circulation 1986; 74: 484–92.
24. Curtius JM, Thyssen M, Breuer HW, Loogen F. Doppler versus contrast echocardiography for diagnosis of tricuspid regurgitation. Am J Cardiol 1985; 56: 333–6.
25. Guidelines on diagnosis and management of acute pulmonary embolism. Task Force on Pulmonary Embolism, European Society of Cardiology. Eur Heart J 2000; 21: 1301–36.
26. Akdemir O, Yildiz M, Surucu H et al. Right ventricular function in patients with acute anterior myocardial infarction: tissue Doppler echocardiographic approach. Acta Cardiol 2002; 57: 399–405.
27. Galderisi M, Severino S, Cicala S, Caso P. The usefulness of pulsed tissue Doppler for the clinical assessment of right ventricular function. Ital Heart J 2002; 3: 241–7.
28. Feneley MP, Gavaghan TP, Baron DW et al. Contribution of left ventricular contraction to the generation of right ventricular systolic pressure in the human heart. Circulation 1985; 71: 473–80.
29. Corrado D, Basso C, Thiene G. Arrhythmogenic right ventricular cardiomyopathy: diagnosis, prognosis, and treatment. Heart 2000; 83: 588–95.
30. Hatle LK, Appleton CP, Popp RL. Differentiation of constrictive pericarditis and restrictive cardiomyopathy by Doppler echocardiography. Circulation 1989; 79: 357–70.

Kongenitale Vitien 13

Andreas Franke

13.1 Allgemeine Fragestellungen und Methoden der echokardiographischen Diagnostik

Die Häufigkeit angeborener Herzfehler bei Jugendlichen und Erwachsenen nimmt – v. a. aufgrund der Fortschritte in der Diagnostik und Therapie im Kindesalter – in den vergangenen Jahren zu [1]. In der Erstdiagnose, der Kontrolle und der Risikostratifizierung kongenitaler Vitien spielt die Echokardiographie aufgrund ihrer breiten Verfügbarkeit und der ausgezeichneten Möglichkeiten der Darstellung von Morphologie und Funktion unbestritten eine führende Rolle unter den bildgebenden Verfahren [2, 3].

Die Vielzahl und Komplexität angeborener Herzfehler erschwert es, eine kurz gefasste oder tabellarische Aufstellung sämtlicher möglicher Pathologien zu schaffen. Die hier aufgezählten Herzfehler können daher nur einen groben Überblick über die wichtigsten angeborenen Herzfehler beim Jugendlichen und jungen Erwachsenen unter dem Aspekt der echokardiographischen Bildgebung geben.

Eine (andere) mögliche Einteilung der kongenitalen Vitien im Erwachsenenalter aufgrund pathophysiologischer und morphologischer Veränderungen sowie deren Häufigkeit in größeren Spezialsprechstunden gibt die folgende Auflistung wieder:

- Kongenitale Vitien ohne Shunt (~ 35%):
  - Rechts- und Linksherzobstruktionen (z. B. Pulmonal- und Aortenstenosen, Aortenisthmusstenosen),
  - Komplexe azyanotische Herzfehler (z. B. kongenital korrigierte Transposition, Koronaranomalien),
- Kongenitale Vitien mit Links-rechts-Shunt: ~ 45%. (z. B. Vorhof- und Ventrikelseptumdefekte, Ductus Botalli),
- Kongenitale Vitien mit Rechts-links-Shunt und komplexe Vitien mit Zyanose: ~ 20%:
  - Verminderte Lungenperfusion (z. B. Fallot-Tetralogie, Ebstein-Anomalie, Trikuspidalatresie),
  - Vermehrte Lungenperfusion (z. B. komplette Transposition, Truncus arteriosus communis, univentrikuläre Herzen).

Echokardiographische Diagnostik bei Verdacht auf kongenitale Vitien

Klinische Befunde wie z. B. ein Herzgeräusch, eine Zyanose oder eine Belastungseinschränkung können den Verdacht auf ein bislang unbekanntes kongenitales Vitium lenken. Der wichtigste Schritt in der weiterführenden Diagnostik ist dann die Durchführung einer transthorakalen Echokardiographie.

Echokardiographie bei bekannten nicht operierten Vitien

Auch bei schon bekannter Diagnose eines hämodynamisch relevanten angeborenen Herzfehlers werden regelmäßige echokardiographische Verlaufskontrollen mit 1–2 Jahren Abstand als erforderlich angesehen. Solche Verlaufskontrollen sind bei jeglicher Änderung der klinischen Symptomatik auch kurzfristig indiziert. Mögliche Indikatoren einer Veränderung können auch neu aufgetretene Rhythmusstörungen sein [4].

Die Hauptfragestellung der echokardiographischen Diagnostik ist bei den nicht operierten Patienten vorwiegend der Ausschluss bzw. Nachweis einer hämodynamischen Verschlechterung, die eine weiterführende Diagnostik oder Therapie erfordern würde. Bei nicht operablen kongenitalen Vitien geht es dagegen um die Kontrolle der Ventrikel- oder Klappenfunktion bzw. die Prophylaxe von Rhythmus- oder thrombembolischen Komplikationen [5].

Bei bekanntermaßen nicht hämodynamisch relevanten Vitien ist allerdings eine regelmäßige echokardiographische Kontrolluntersuchung ohne das Auftreten neuer klinischer Symptome nicht indiziert.

Echokardiographie bei bekannten voroperierten Vitien

Ein großer Teil der Patienten mit angeborenem Herzfehler hat eine oder mehrere Voroperationen, von denen solche mit kurativem Ansatz die hämodynamische Situation bestenfalls normalisieren können. Aber auch eine Reihe palliativer Operationstechniken existieren.

Postoperative Restdefekte bestimmen Zeitpunkt und Schweregrad möglicher Komplikationen im Langzeitverlauf. Typische Komplikationen operierter kongenitaler Vitien sind v.a. Stenosen, Shunts, Thromben, Restvitien, Einschränkungen der Ventrikelfunktion, Arrhythmien sowie eine pulmonale Hypertonie. Die Echokardiographie ist hier zur morphologischen und Funktionsdiagnostik die Methode der Wahl.

Periinterventionelle Echokardiographie bei kongenitalen Vitien

Eine periprozedurale Echokardiographie kommt insbesondere intraoperativ während herzchirurgischer Eingriffe bei komplexen angeborenen Herzfehlern (z.B. klappenerhaltende Operationen [6]) sowie während katheterinterventioneller Verfahren zum Einsatz (Valvuloplastien, Okkluder-Implantationen bei Vorhof- oder Ventrikelseptumdefekt [7]). Nicht zuletzt aufgrund der Notwendigkeit einer kontinuierlichen Überwachung und einer guten Bildqualität wird bei periinterventionellen Echokardiographien vorwiegend die transösophageale Untersuchungstechnik angewandt [8–10].

Transösophageale Echokardiographie bei kongenitalen Vitien

Die bei allen erwachsenen Patienten bekannten Indikationen für eine TEE (keine eindeutige Diagnose durch transthorakale Echokardiographie allein, Klappenprothesen oder begründeter Verdacht auf Endokarditis, periprozedurales Monitoring usw.) gelten bei angeborenen Herzfehlern selbstverständlich auch. Der TEE kommt bei kongenitalen Vitien spezifische Bedeutung zu, wenn nach atrialen Pathologien (z.B. Buffle-Leaks nach Vorhofumkehr-Operation [10]), Veränderungen der AV-Klappen oder möglichen intrakavitären Thromben bei beeinträchtigter Hämodynamik gesucht wird (z.B. bei vergrößertem rechten Vorhof nach Fontan-Operation [5]).

Neue echokardiographische Modalitäten bei kongenitalen Vitien

Neu entwickelte Modalitäten in der Echokardiographie wie Gewebe-Doppler, dreidimensionale Echokardiographie und die Linksherzkontrastechokardiographie können bei eingegrenzten Indikationen gerade bei den morphologisch komplexen und funktionell schwer beurteilbaren angeborenen Vitien einen zusätzlichen Informationsgewinn bedeuten. Hier sind z.B. die Beurteilung der rechtsventrikulären Funktion mittels Gewebe-Doppler und die bessere räumliche Orientierung mittels 3-D-Echo beschrieben [11–13].

13.2 Shuntvitien

13.2.1 Vorhofseptumdefekt

Definition und Hämodynamik

Der Vorhofseptumdefekt (ASD) ist ein Substanzdefekt des interatrialen Septums mit resultierendem Links-rechts-Shunt auf Vorhofebene. Entsprechend dem Druckgradienten besteht ein Übertritt von sauerstoffreichem Blut in den Pulmonalkreislauf mit Belastung zunächst der rechtsseitigen Herzhöhlen. Es ist der häufigste,

Tab. 13.1 Formen des ASD.

	Anatomie	Begleitende Fehlbildungen	Markierung in Abbildung
Sekundum-Typ (ASD II)	Zentrale Fossa ovalis (70–80% aller ASDs)	Meist isoliert; ~10% fehlmündende Lungenvenen; selten kombiniert mit angeb. oder erworbener Mitralstenose (Lutembacher Syndrom)	13.2
Primum-Typ (ASD I)	AV-Klappen-nahes Septum (Endokardkissendefekt)	Spaltbildung der Mitral- oder Trikuspidalklappe häufig	13.4
Sinus-venosus-Defekt	Nähe zur Vena cava superior oder sehr selten zur Vena cava inferior (Malalignment)	Meist fehlmündende rechte obere Lungenvene	13.3a u. b
Sinus-coronarius-Typ	Fehlendes „Dach" des Koronarsinus zum linken Vorhof; Rarität!		13.4

erst im Erwachsenenalter diagnostizierte angeborene Herzfehler mit einem Geschlechterverhältnis Frauen : Männer von 3 : 2.
Verschiedene Formen des ASD müssen unterschieden und von anderen Vorhofseptumanomalien differenziert werden (☞ Tab. 13.1 und Abb. 13.1).

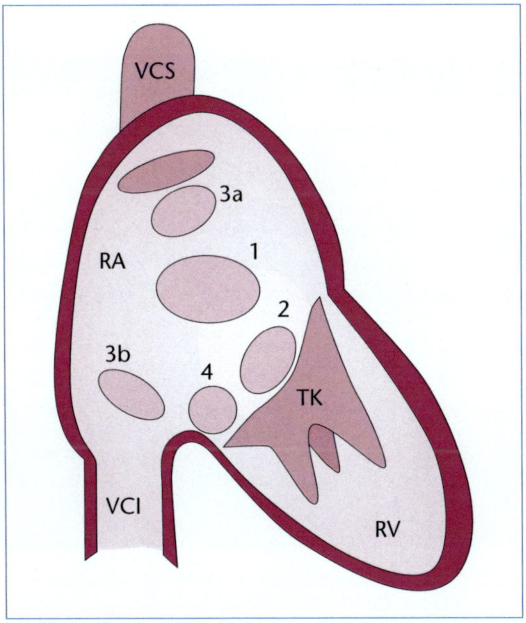

Abb. 13.1 Lokalisation der Vorhofseptumdefekte: Aufblick auf interatriales und interventrikuläres Septum von rechts. Beschreibung ☞ Tab. 13.1. RA = rechter Vorhof, RV = rechter Ventrikel, VCS = Vena cava superior; VCI = Vena cava inferior; TK = Trikuspidalklappe.

Echokardiographische Diagnostik

2-D-Echo und Doppler

Bei hämodynamisch relevantem ASD besteht als indirektes Zeichen eine Vergrößerung des rechten Vorhofes und des rechten Ventrikels als Folge der Volumenbelastung, häufig zusätzlich eine paradoxe diastolische Einwärtsbewegung des Ventrikelseptums in Richtung des linken Ventrikels.
Der direkte Nachweis des Substanzdefektes ist – v. a. in Kombination mit der Farb-Doppler-Echokardiographie – bereits häufig transthorakal möglich, wobei hier Artefakte von apikal beachtet werden müssen (☞ unten, Tipps und Tricks) (☞ Abb. 13.2a–d).
Die sicherste diagnostische Methode ist allerdings die transösophageale Anschallung. Hierdurch gelingt die exakte Lokalisation und Vermessung des Defektes sowie der umgebenden Septumränder.

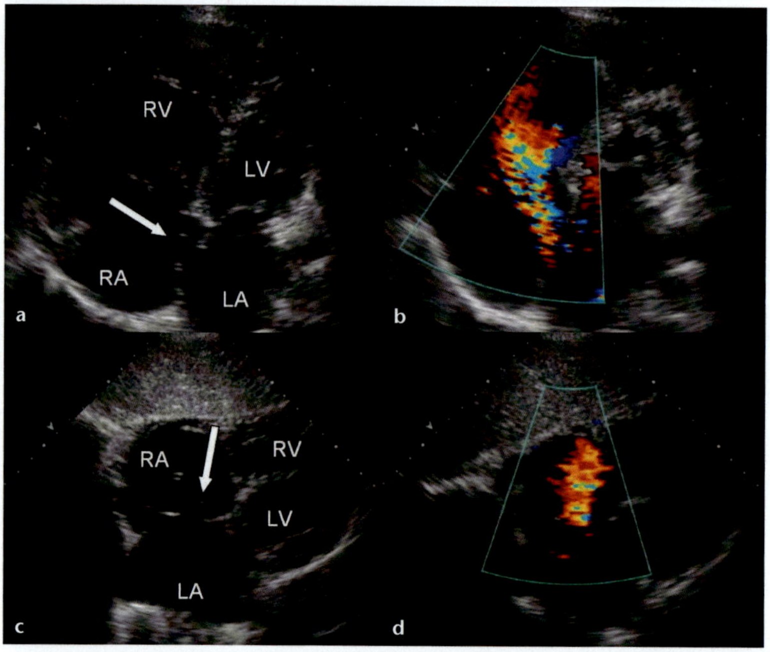

Abb. 13.2a–d Transthorakale Darstellung eines Vorhofseptumdefektes vom Sekundum-Typ. Der Pfeil weist auf den schon im 2-D-Bild erkennbaren Substanzdefekt des interatrialen Septums hin, der sowohl im apikalen 4-Kammerblick **(a)** und **(b)** als auch von subkostal **(c)** und **(d)** sichtbar wird. RA = rechter Vorhof; LA = linker Vorhof; RV = rechter Ventrikel; LV = linker Ventrikel.

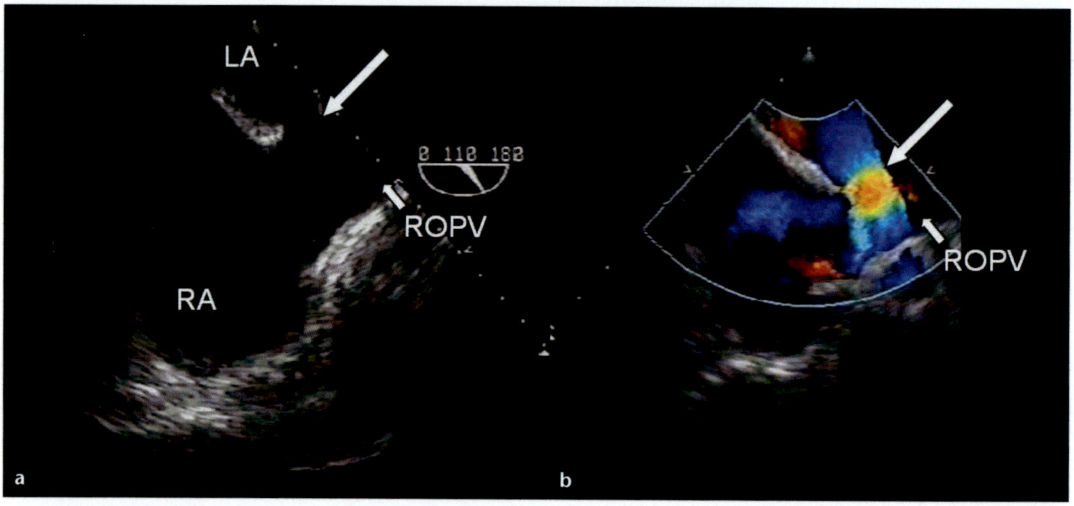

Abb. 13.3 Transösophageale Darstellung eines Sinus-venosus-Defektes vom kranialen Typ in einer longitudinalen Schnittebene. Der große Pfeil weist auf den gut erkennbaren Substanzdefekt des interatrialen Septums hin, der kleine Pfeil bezeichnet die in den rechten Vorhof fehlmündende rechte obere Pulmonalvene. RA = rechter Vorhof; LA = linker Vorhof; ROPV = rechte obere Pulmonalvene.

Sinus-venosus-Defekte sind beim Erwachsenen häufig transthorakal kaum erkennbar und nur transösophageal zu diagnostizieren (☞ Abb. 13.3).

Eine ergänzende Methode ist die Rechtsherz-Kontrastechokardiographie (☞ 2.6.2), bei der aufgrund des in der Regel vorhandenen intermittierenden Rechts-links-Shunts ein Übertritt des venös verabreichten Kontrastmittels von rechts nach links nachweisbar ist. Außerdem wird meist ein „Auswascheffekt" durch Fluss von nicht kontrastangereichertem Blut

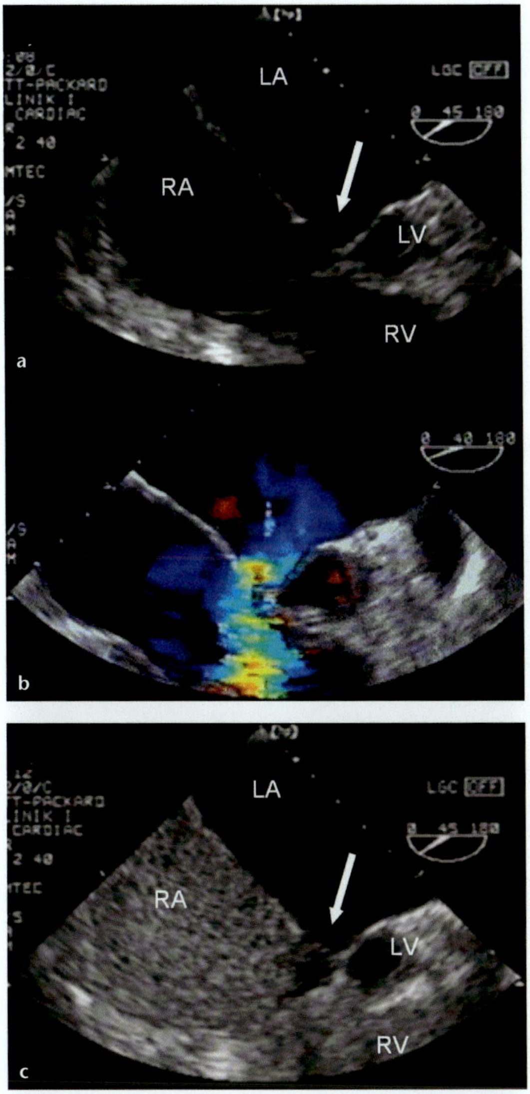

Abb. 13.4a–c Transösophageale Darstellung eines Vorhofseptumdefektes vom Primum-Typ. **a)** 2-D-Schnittbild mit deutlich sichtbarem Substanzdefekt des interatrialen Septums in unmittelbarer Nachbarschaft der AV-Klappen; **b)** Farb-Doppler-echokardiographisch nachweisbarer Links-rechts-Shunt an der Stelle des Defektes; **c)** zeigt den Auswascheffekt (Pfeil) nach intravenöser Kontrastmittelgabe in den gefüllten rechten Vorhof durch von links einströmendes, nicht kontrastangereichertes Blut. RA = rechter Vorhof; LA = linker Vorhof; RV = rechter Ventrikel; LV = linker Ventrikel.

aus dem linken Vorhof durch den Defekt in den kontrastgefüllten rechten Vorhof erkennbar (☞ Abb. 13.4).

Schweregradbestimmung

Das Ausmaß des Shunts ist abhängig von der Größe des Defektes, der atrialen Druckdifferenz und der Dehnbarkeit der nachgeschalteten Ventrikel.

Indirekte Zeichen

Die **Rechtsherzvergrößerung** ist ein indirektes und nicht exakt quantifizierbares Zeichen eines relevanten Shunts. Reaktive Lungengefäßveränderungen bis hin zur Entwicklung eines erhöhten Lungengefäßwiderstandes durch die Volumenbelastung können langfristig eine pulmonale Hypertonie bedingen. Die **Druckerhöhung im rechten Ventrikel** kann wie bei anderen Erkrankungen Doppler-echokardiographisch abgeschätzt werden (siehe Abschnitt 12.1), stellt jedoch ebenfalls nur ein indirektes Kriterium für einen bedeutsamen Shunt dar.

Direkte Zeichen

Die **Bestimmung der Defektgröße** gelingt aufgrund der optimalen Bildqualität und -auflösung am besten mittels transösophagealer Echokardiographie. Es ist üblich, den Maximaldurchmesser des Defektes im 2-D-Schnittbild mit der zugrunde liegenden Schnittebene anzugeben (z. B. Durchmesser bei 40-Grad-Rotation des multiplanen TEE-Schallkopfes). Zu beachten ist bei der Größenmessung, dass der Defekt in der Ventrikelsystole gegenüber der Diastole deutlich größer ist (Tiefertreten der AV-Ebene und Dehnung des interatrialen Septums).

Neuere Echo-Verfahren wie transösophageale 3-D-Rekonstruktion und transthorakale Echtzeit-3-D-Echokardiographie (☞ 2.3.1) erlauben (ohne und mit gleichzeitiger Farb-Doppler-Information) Perspektiven, die zweidimensional nicht erreichbar sind, so z. B. den frontalen Aufblick auf den Defekt. Erste Untersuchungen haben gezeigt, dass dadurch die Defektgröße und die Beziehung zu umgebenden Strukturen zuverlässiger beurteilt und gemessen werden können [12, 13]. Bei dieser Fragestellung hat die 3-D-Echokardiographie

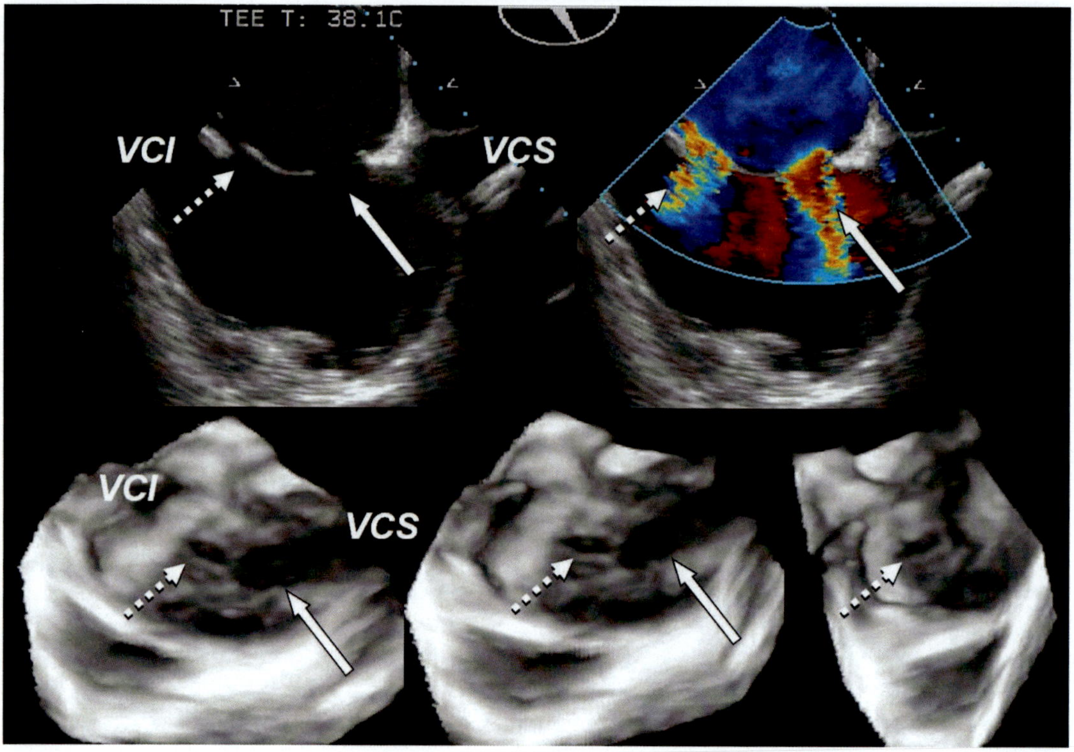

Abb. 13.5 Dreidimensionale Darstellung eines ASD vom Sekundum-Typ mittels transthorakaler Echtzeit-3-D-Echokardiographie im Vergleich zum TEE-Befund. Die oberen beiden Bilder zeigen den TEE-Befund bei einem Patienten mit zwei separaten ASDs in der Fossa ovalis (Pfeil = kranialer Defekt; unterbrochener Pfeil = kaudaler Defekt). Die unteren Bilder zeigen verschieden gedrehte 3-D-Blicke von rechtsatrial auf das sich leicht vorwölbende interatriale Septum mit einem kleineren kaudalen, schlitzförmigen Defekt (unterbrochener Pfeil) und einem größeren kranialen Defekt (durchgezogener Pfeil). Dieser frontale Aufblick auf das Septum gelang von transthorakal. VCS = Vena cava superior; VCI = Vena cava inferior.

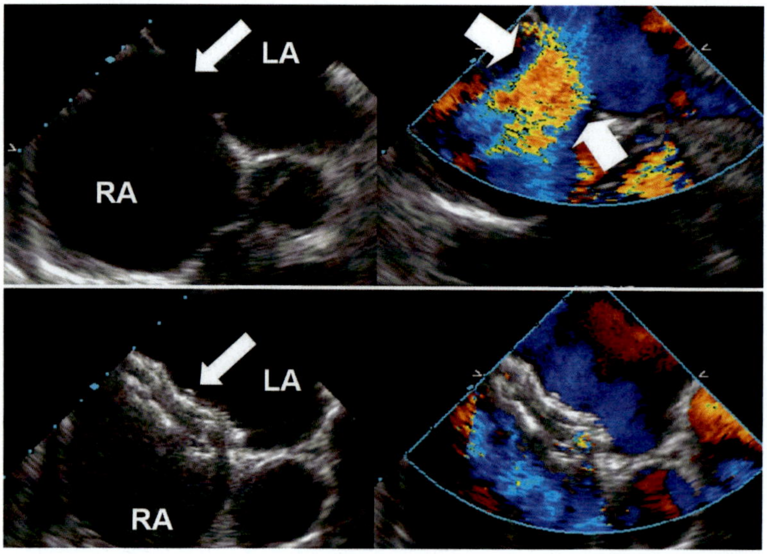

Abb. 13.6 Transösophagealechokardiographischer Befund eines ASD II. Links oben: Zweidimensionale Schnittebene mit erkennbarem Substanzdefekt (Pfeil). Rechts oben: Farb-Doppler-Nachweis des Links-rechts-Shunts. Links unten: Nach kathetertechnischem Verschluss ist der Defekt mittels Okkluder (Pfeil) verschlossen, ein Restshunt auch im Farb-Doppler nicht mehr nachweisbar (rechts unten). RA = rechter Vorhof; LA = linker Vorhof.

unbestritten eine zukünftige klinische Indikation (☞ Abb. 13.5).
Die Bestimmung des links- und rechtsventrikulären Herzzeitvolumens durch Doppler-Messung der Flussgeschwindigkeiten im links- und rechtsventrikulären Ausflusstrakt (☞ 9.1.1) erlaubt die **quantitative Shuntbestimmung**, indem pulmonaler und systemischer Fluss zueinander in Beziehung gesetzt werden. Hier ist allerdings die Messfehler-behaftete Methode Quelle möglicher Fehleinschätzungen!

Periinterventionelle Echokardiographie

Beim ASD II bis zu einem Maximaldurchmesser von 30–35 mm hat sich inzwischen der katheterinterventionelle Verschluss mit Okkluder-Schirmen etabliert. Diese Therapie ist mit hoher Erfolgs- und niedriger Komplikationsrate bei einem großen Teil der Patienten durchführbar.
Periinterventionell wird neben der fluoroskopischen Untersuchung eine TEE durchgeführt, mit der die korrekte Lage des Okkluders sowie der Erfolg mit Fehlen eines Links-rechts-Shunts kontrolliert werden (☞ Abb. 13.6).

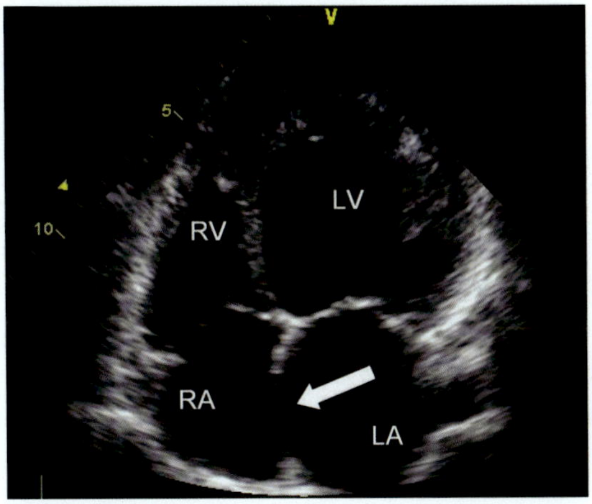

Abb. 13.7 Vorgetäuschter ASD bei Anschallung im apikalen 4-Kammerblick. Erläuterungen siehe unter „Tipps und Tricks". RA = rechter Vorhof; LA = linker Vorhof; RV = rechter Ventrikel; LV = linker Ventrikel.

Tipps und Tricks

- Bei transthorakaler Anschallung im 4-Kammerblick wird durch den Schallschatten der AV-Klappen-Ebene häufig zentral ein Substanzdefekt des interatrialen Septums vorgetäuscht. Durch zusätzlichen Einsatz des Farb-Dopplers sowie einer Rechtsherzkontrastechokardiographie (kein Shunt erkennbar) oder einer versetzten Anschallung (z.B. von subkostal) kann dieser vorgetäuschte ASD meist demaskiert werden (☞ Abb. 13.7).
- Gerade bei jugendlichen Patienten wird aufgrund der steilen Lage des Herzens im Thorax oft eine Rechtsherzvergrößerung von apikal im 4-Kammerblick vorgetäuscht. In diesen Fällen kann eine subkostale Anschallung ebenfalls zuverlässiger die Frage beantworten, ob eine Rechtsvergrößerung vorliegt.
- Ein kräftiger Farb-Doppler-Einstrom aus der Cava inferior und den Lebervenen in den unteren rechten Vorhof streicht oft tangential am interatrialen Septum entlang und ist manchmal schwer von einem Links-rechts-Shunt zu unterscheiden. Beim wahren ASD sind aber meist Flussbeschleunigungen schon linksatrial (in Richtung auf den Defekt – in Analogie zur proximalen Konvergenzzone bei der Mitralinsuffizienz) zu erkennen.

13.2.2 Persistierendes Foramen ovale

Definition und Hämodynamik

Anders als beim Vorhofseptumdefekt liegt beim **persistierenden Foramen ovale** (PFO, engl. patent foramen ovale) kein Substanzdefekt vor.
Während der Fetalzeit fließt durch eine ventilartige Membranduplikatur des Foramen ovale Blut aus der Vena cava inferior unter Umgehung des Lungenkreislaufs in den linken Vorhof. Normalerweise verschließt sich das ventiloffene Foramen ovale nach der Geburt aufgrund des steigenden linksatrialen Druckes. Septum primum und secundum verkleben dann innerhalb der ersten Lebensmonate fibrinös, bleiben aber bei 25–30% der Bevölkerung auch weiterhin voneinander getrennt. So bleibt intermittierend ein minimaler Blutübertritt von rechts nach links

möglich – v. a. bei passagerem rechtsatrialem Druckanstieg (z. B. Husten oder bei schwerem Heben). Diese Shuntverbindung kann als Übertrittspforte für Thromben aus dem venösen System im Rahmen einer paradoxen Embolie klinische Bedeutung erlangen. Bei jüngeren Patienten mit kryptogenem Schlaganfall wird sie inzwischen als häufigste Ursache für einen ischämischen Hirninfarkt angesehen (☞ 17.2).

Bei einem **Vorhofseptumaneurysma** handelt es sich um redundantes Septumgewebe, das eine Vorwölbung des Septums in den linken oder rechten Vorhof (mehr als 10 mm = hypermobiles Vorhofseptum, mehr als 15 mm = Vorhofseptumaneurysma, verschiedene Definitionen in der Literatur [14]) bzw. ein Hin-und-her-Pendeln in beide Richtungen bewirkt. Vorhofseptumaneurysmata sind in vielen Fällen mit einem PFO (85%) oder multiplen ASDs kombiniert (☞ Abb. 13.8a–c).

Echokardiographische Diagnostik

2-D-Echo und Doppler

Das PFO führt in aller Regel nicht zu hämodynamisch relevanten Shunts. Rechtsherzvergrößerungen oder Druckerhöhungen im Pulmonalkreislauf sind daher auf dem Boden des PFO allein nicht zu erwarten.

Ein direkter morphologischer Nachweis der auseinanderklaffenden Septen ist – v. a. in Kombination mit der Farb-Doppler-Echokardiographie – bisweilen transösophageal möglich, aber nicht zuverlässig, weil die Schnittebene

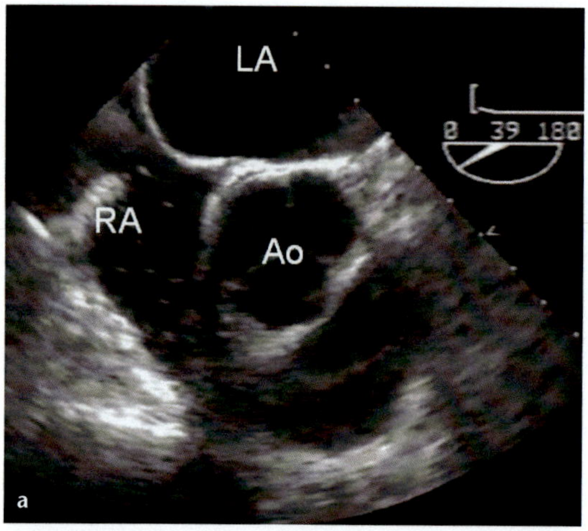

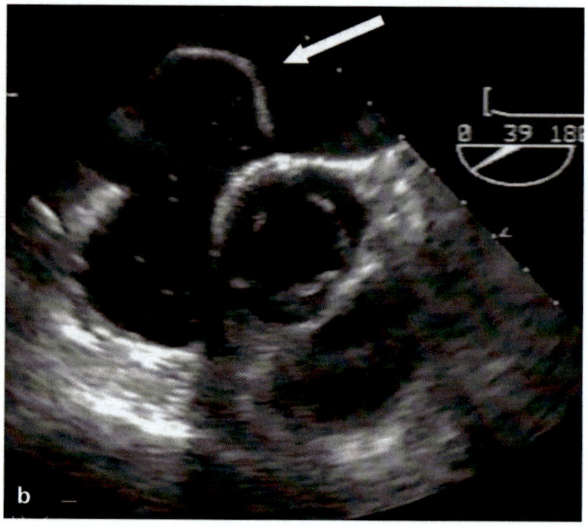

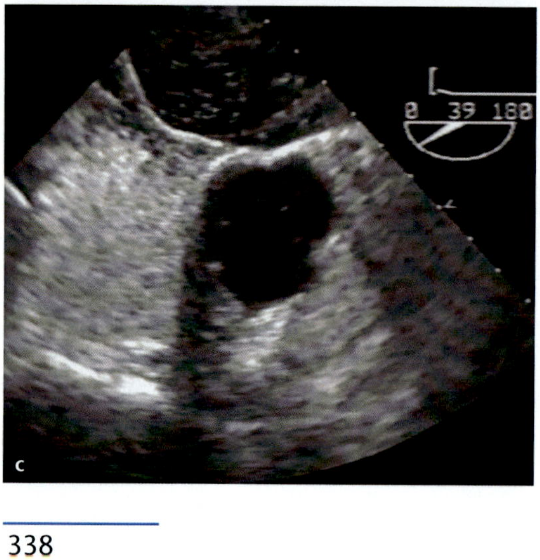

Abb. 13.8a–c Transösophageale Darstellung eines Vorhofseptumaneurysmas. **a)** und **b)** zeigen die erhebliche variable Auslenkung des redundanten interatrialen Septums; **c)** demonstriert den erheblichen Übertritt von Kontrastmittel bei gleichzeitig bestehendem PFO. RA = rechter Vorhof; LA = linker Vorhof; Ao = Aortenklappe.

maximalen Auseinanderweichens nicht immer getroffen wird. Die sicherste diagnostische Methode ist allerdings die transösophageale Anschallung mit gleichzeitiger Injektion von Rechtskontrastmitteln. Hierdurch gelingt der Nachweis des intermittierenden Rechts-links-Shunts inklusive Lokalisation des Übertrittes. Nahezu gleiche Sensitivität im Nachweis des PFO hat die transthorakale Echokardiographie dann, wenn die Technik des „Second Harmonic Imaging" eingesetzt wird [15].

Schweregradbestimmung

Die „Größe" eines PFO ist im engeren Sinn die maximale Entfernung, die kurzfristig zwischen Septum secundum und Septum primum entstehen kann.
Einige Autoren beschreiben daher den im TEE erkennbaren Abstand zwischen den beiden Septen in einem Standbild als direkten Parameter der PFO-Größe. Allerdings ist es wahrscheinlich, dass die wahre Größe des PFO aufgrund der schlitzförmigen Anatomie in der zweidimensionalen Schnittbildtechnik nicht korrekt erfasst, sondern häufig unterschätzt wird, weil die größte Distanz außerhalb der gerade eingestellten Bildebene liegt.
Ein überwiegend verwendeter indirekter Parameter zur Abschätzung der PFO-Größe ist das Ausmaß des Kontrastmittelübertrittes innerhalb der ersten drei Schläge nach maximaler rechtsatrialer Füllung und nach Valsalva-Pressversuch (☞ Abb. 13.9). Hier wird meist eine (leider im Schrifttum nicht einheitliche) semiquantitative Einteilung vorgenommen:

- Kein Übertritt.
- Minimaler Übertritt (< 5 Bläschen von rechts nach links).
- Mäßiggradiger Übertritt (5–20 Bläschen).
- Starker Übertritt (> 20 Bläschen).

Zur korrekten Durchführung einer Kontrastmittelgabe auf der Suche nach einem PFO siehe „Tipps und Tricks".

Periinterventionelle Echokardiographie

Sofern ein Kausalzusammenhang mit einer paradoxen Embolie angenommen wird und ein Wiederholungsrisiko besteht (v. a. bei der Kombination aus Vorhofseptumaneurysma und großem PFO bei jungen Patienten), ist heutzutage der katheterinterventionelle Verschluss mit Okkluder-Schirmen ein häufig eingesetztes Verfahren. Diese Therapie ist mit hoher Erfolgs- und niedriger Komplikationsrate bei einem großen Teil der Patienten durchführbar (siehe auch ASD). Periinterventionell wird eine TEE durchgeführt, mit der die korrekte Lage des Okkluders kontrolliert werden kann (☞ 18.3.2 und 18.3.3).

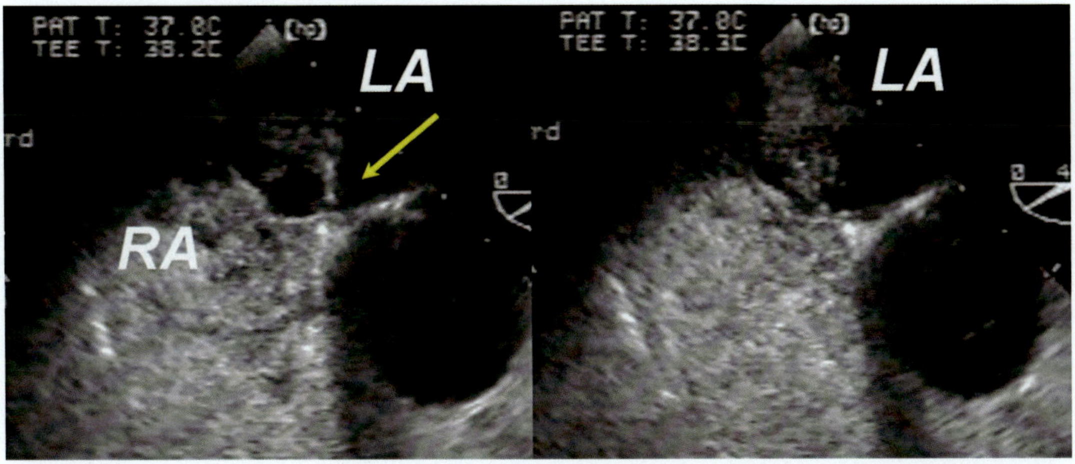

Abb. 13.9 Kontrastmittelübertritt bei PFO. Transösophageale Bilder in kurzem zeitlichem Abstand. Nach intravenöser Injektion von Echokontrastmittel ist der rechte Vorhof kontrastmittelgefüllt. An typischer Stelle tritt eine Kontrastmittelwolke in den linken Vorhof über (Pfeil) und verteilt sich dort (rechtes Bild). RA = rechter Vorhof; LA = linker Vorhof.

Tipps und Tricks

- Für die Diagnostik der PFO ist die korrekte Durchführung der Kontrastechokardiographie und des Valsalva-Pressversuches entscheidend:
  - Anlage eines venösen Zuganges am rechten Arm (in Linksseitenlage während TTE und TEE, sonst kein unbehindertes Anfluten des Kontrastmittels möglich!).
  - Test der Bauchpresse mit dem Patienten vor der eigentlichen Injektion.
  - Eine Kontrastmittelgabe ohne Valsalva-Versuch (Frage: spontaner Übertritt?).
  - Inspiration des Patienten bei Injektion, kurzes, effektives Pressen.
  - Loslassen der Bauchpresse, wenn maximaler Kontrast im rechten Vorhof erreicht (nur so ist eine kurzfristige „Öffnung" des PFO manchmal zu erzielen!).
  - Evtl. müssen mehrere Injektionen in mehreren Schnittebenen durchgeführt werden, um den exakten Übertrittsort darzustellen (z. B. Rotation der multiplanen TEE-Sonde um 0°, 40°, 110°).
  - Von einem Übertritt auf Vorhofebene kann nur ausgegangen werden, wenn der Ort exakt erkennbar war oder Kontrastbläschen innerhalb der ersten drei Schläge nach maximaler Kontrastierung des rechten Vorhofes links sichtbar werden. Später erscheinende Bläschen können durch eine gelegentlich zu beobachtende Pulmonalkapillarpassage bedingt sein (oder durch pulmonale AV-Fisteln).
- Bei aneurysmatischem Vorhofseptum (Definition s. o.) sollten multiple Defekte ausgeschlossen werden. Das Septumaneurysma ist häufig mit einem PFO, aber auch mit einem multifenstriertem Vorhofseptum („Schweizer Käse"-Aspekt) assoziiert.

13.2.3 Ventrikelseptumdefekt und univentrikuläres Herz

Definition und Hämodynamik

Der Ventrikelseptumdefekt (VSD) ist ein Substanzdefekt des interventrikulären Septums mit resultierendem Links-rechts-Shunt auf Ventrikelebene. Ein VSD kann isoliert oder als Bestandteil komplexer Herzfehler auftreten (z. B. Fallot-Tetralogie oder AV-Kanal).

Entsprechend ihrer Lokalisation werden folgende Arten eines VSD unterschieden:

- Perimembranöser VSD (~70%).
- Muskulärer VSD (~12%).
- VSD im Bereich des rechtsventrikulären Ausflusstraktes = infundibulär oder suprakristal (~8%).
- VSD im Bereich der rechtsventrikulären Einflussbahn (~8%).

Insbesondere die muskulären Defekte können multipel auftreten (☞ Abb. 13.10).

Das **Ausmaß des Shuntflusses** ist abhängig von Defektgröße und Widerstand der nachgeschalteten Lungenstrombahn. Es resultiert zunächst ein Links-rechts-Shunt mit konsekutiver Volumenbelastung des rechten Ventrikels und der Lungengefäße.

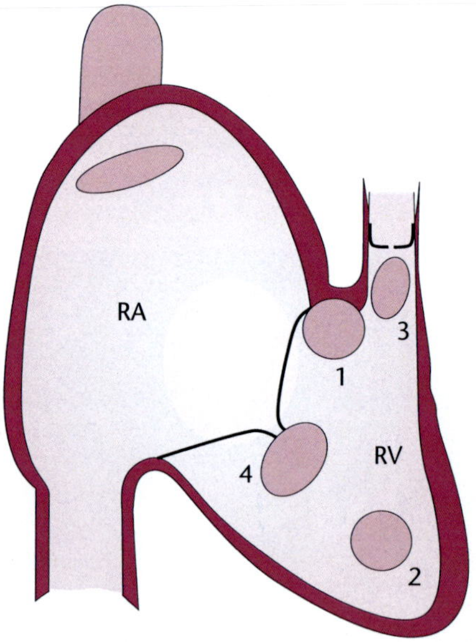

Abb. 13.10 Lokalisation und Nomenklatur der Ventrikelseptumdefekte: Aufblick auf interatriales und interventrikuläres Septum von rechts. Beschreibung siehe Text. RA = rechter Vorhof; RV = rechter Ventrikel.

Bei großem VSD führt eine länger dauernde Volumen- und Druckbelastung des Pulmonalkreislaufes zur Entwicklung einer pulmonalen Hypertonie und eines erhöhten Lungengefäßwiderstandes bis hin zur Shuntumkehr (sog. Eisenmenger-Reaktion, s. u.).

Univentrikuläres Herz

Beim univentrikulären Herzen liegt gewissermaßen die Maximalvariante eines VSD vor, bei dem ein größerer dominanter Ventrikel (häufiger der morphologisch linke) über einen meist großen VSD mit einem rudimentär angelegten kleineren Ventrikel kommuniziert. Sehr selten ist nur eine Kammer nachweisbar, während die zweite, rudimentäre nicht angelegt erscheint („singulärer Ventrikel", ☞ Abb. 13.12).

Die Anatomie der atrioventrikulären Verbindungen reicht bei diesen komplexen Herzfehlern von zwei separaten AV-Klappen, die beide in den dominanten Ventrikel führen (sog. „Double inlet"), über eine gemeinsame AV-Klappe als Verbindung zu den Vorhöfen bis hin zur Atresie der Trikuspidalklappe (☞ 13.3.1) oder – sehr viel seltener – der Mitralklappe.

Die abgehenden großen Arterien Aorta und Pulmonalarterie können zusätzlich in jeder denkbaren anatomischen Variante vorhanden sein: in ventrikuloarterieller Konkordanz (Aorta an LV, Pulmonalis an RV), in ventrikuloarterieller Diskordanz (TGA, ☞ 13.3.1 und 13.3.2) oder beide aus dem dominanten Ventrikel („double outlet") oder sogar aus dem rudimentären Ventrikel.

Echokardiographische Diagnostik

2-D-Echo und Doppler

Selbst wenn der Substanzdefekt gelegentlich – insbesondere bei kleinen perimembranösen Defekten – nicht gut im 2-D-Bild zu erkennen ist, kann der Links-rechts-Shunt meist gut als hochturbulenter Farbjet (einzeln oder multipel) dargestellt werden.

Die Messung des systolischen Flusses durch den VSD erlaubt eine nichtinvasive Bestimmung der Druckdifferenz zwischen beiden Ventrikeln. Große Druckdifferenzen weisen auf die fehlende hämodynamische Signifikanz des Shunts hin („drucktrennender VSD").

Die häufigste Form des perimembranösen VSD ist am besten in der parasternalen langen und kurzen Achse nachzuweisen (☞ Abb. 13.11). Gerade muskuläre Defekte sind bisweilen erst nach längerem und intensivem Suchen in modifizierten apikalen Schnitten aufzufinden [16].

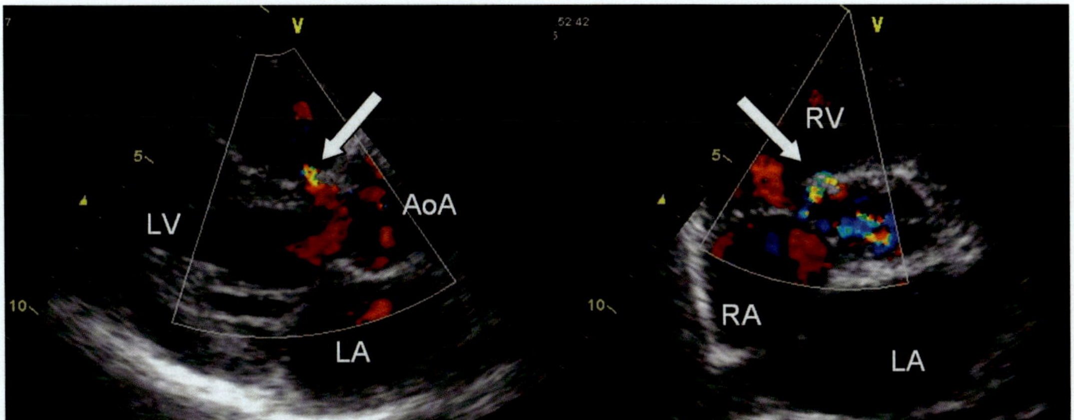

Abb. 13.11 Echokardiographischer Befund eines perimembranösen VSD: In der parasternalen Längsachse (links) ist unterhalb der Aortenklappe ein Farbjet nach rechts erkennbar, im Kurzachsenschnitt (rechtes Bild) ist der schmale Farbjet in der Nähe der Trikuspidalklappe nachweisbar (Pfeile).

Univentrikuläres Herz

Wenn der dominante Ventrikel der morphologisch linke ist, liegt der rudimentäre anterior und superior dazu. Beste Schnittebene zur Darstellung ist die parasternale kurze Achse.

Ist der rechte der dominante Ventrikel, liegt der rechte posterior dazu, was in beiden parasternalen Anlotungen erkennbar wird.

Die Anatomie der AV-Klappen (s.o.) kann am besten im apikalen 4-Kammerblick und in der kurzen parasternalen Achse untersucht werden (☞ Abb. 13.12).

Tipps und Tricks

Beim kleinen, ansonsten nicht hämodynamisch relevanten perimembranösen VSD gibt es eine einzige Indikation zum Verschluss, wenn das benachbarte Aortensegel in den Defekt „hineingezogen" wird und so eine Aortenklappeninsuffizienz entsteht [17]. Daher auch bei kleinem VSD auf eine mögliche Aorteninsuffizienz achten bzw. Verlauf kontrollieren!

Eisenmenger-Reaktion

Ein Sammelbecken verschiedener ursprünglicher Herzfehler ist das **Eisenmenger-Syndrom** bzw. die Eisenmenger-Reaktion. Eine langjährige Volumen- oder Druckbelastung des Pulmonalkreislaufes durch Links-rechts-Shunt führt zu reaktiven strukturellen Veränderungen der Lungengefäße bis hin zur Entwicklung eines erhöhten Lungengefäßwiderstandes und einer fixierten pulmonalen Hypertonie. Diese bedingt schließlich eine Shuntumkehr von initial links nach rechts zu einem Rechts-links-Shunt.

Das Eisenmenger-Syndrom ist im Erwachsenenalter seltener als die Fallot-Tetralogie, aber häufiger als alle anderen komplexen zyanotischen Herzfehler.

Die folgende Liste gibt einen Überblick über die möglichen Ursachen eines Eisenmenger-Syndroms:

- Shunts auf Vorhofebene:
  - Vorhofseptumdefekte jeder Lokalisation; isoliert und in Kombination mit anderen Herzfehlern,
  - Singulärer, sog. „gemeinsamer" Vorhof,
- Shunts auf Ventrikelebene:
  - Ventrikelseptumdefekte jeder Lokalisation; isoliert und in Kombination mit anderen Herzfehlern,
  - Univentrikuläres Herz,
- Shunts auf Ebene der großen Gefäße:
  - Persistierender Ductus arteriosus,
  - Truncus arteriosus (gemeinsamer Stamm von Pulmonalarterie und Aorta),
  - Aortopulmonales Fenster (großer Defekt zwischen Aorta und Pulmonalarterie),
  - Große aorto-bronchiale Kollateralgefäße bei Pulmonalatresie,
  - Nach chirurgischer Palliativoperation mit Anastomosen zwischen arteriellen und pulmonalen Gefäßen (z.B. Blalock-Taussig- oder Waterston-Anastomosen).

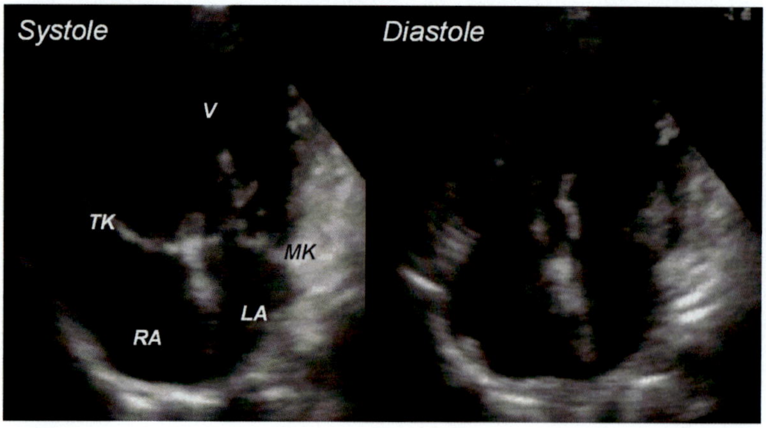

Abb. 13.12 Apikale transthorakale Darstellung eines univentrikulären Herzens (hier: double inlet LV). Beide AV-Klappen sind gut erkennbar, ein Restseptum oder ein rudimentärer Ventrikel fehlen. RA = rechter Vorhof; LA = linker Vorhof; V = Ventrikel; TK = Trikuspidalklappe; MK = Mitralklappe.

2-D-Echo und Doppler

Die diagnostischen Maßnahmen sind bei den zugrunde liegenden Herzfehlern nachzulesen.

Tipps und Tricks

Bei jedem erhöht gemessenen Druck im rechten Ventrikel muss eine subvalvuläre oder valvuläre Pulmonalstenose ausgeschlossen werden, bevor von einer pulmonalen Hypertonie ausgegangen werden kann!

13.2.4 Fallot-Tetralogie

Definition und Hämodynamik

Die Fallot-Tetralogie umfasst folgende vier morphologischen Veränderungen (☞ Abb. 13.13):

- Großer Ventrikelseptumdefekt,
- Pulmonalstenose (in 60% der Fälle kombiniert infundibulär und valvulär; bei 25% liegt eine rein infundibuläre und bei 15% eine rein valvuläre Pulmonalstenose vor),
- „Reitende" Position der Aortenwurzel über dem inkompletten Ventrikelseptum durch eine Rechtsverlagerung der Aorta,
- Hypertrophie des rechten Ventrikels.

Bei zusätzlichem Vorhofseptumdefekt spricht man von einer Fallot-Pentalogie. Gelegentlich wird für die Kombination von ASD mit einer Pulmonalstenose und rechtsventrikulärer Hypertrophie auch der Begriff Fallot-Trilogie verwandt.

Mit 10% aller angeborenen Herzfehler bei Säuglingen ist die Fallot-Tetralogie relativ häufig. Etwa 80% der Fallot-Kinder erreichen nach ein- oder mehrmaliger Operation das Erwachsenenalter.

Für die Verminderung der Lungendurchblutung und die resultierende Zyanose ist die Obstruktion der rechtsventrikulären Ausflussbahn ausschlaggebend, während der VSD als „Überlaufventil" des rechten Ventrikels dient (Rechts-links-Shunt). Insofern unterscheidet sich die hämodynamische Situation erheblich von der eines isolierten VSD, bei dem primär ein Links-rechts-Shunt besteht.

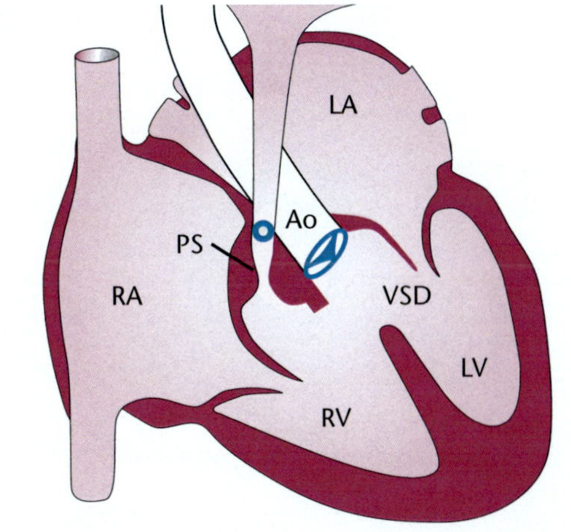

Abb. 13.13 Schematische Darstellung der Fallot-Tetralogie. RA = rechter Vorhof; LA = linker Vorhof; RV = rechter Ventrikel; LV = linker Ventrikel; PS = Pulmonalstenose; VSD = Ventrikelseptumdefekt; Ao = Aorta ascendens.

Echokardiographische Diagnostik

2-D-Echo und Doppler

Erfassung aller pathologischen Veränderungen der Fallot-Tetralogie: Beim nicht operierten Patienten ist die reitende Stellung der Aortenwurzel oberhalb eines großen VSD im 2-D-Bild von apikal und in der parasternalen langen Achse gut erkennbar. Differenzierung und Quantifizierung von Pulmonal- und Subpulmonalstenose sind im Spektral-Doppler möglich (kurze parasternale Achse oder von subkostal).

Beim voroperierten Patienten (mit vollständiger Korrektur) sind häufig noch die ehemals reitende Aortenposition erkennbar und ventrikelwärts der echoreiche VSD-Patch. Hier muss auf Rest- oder Rezidiv-VSD am Patchrand geachtet werden.

Wichtigste klinische Bedeutung in der Verlaufskontrolle hat die Beurteilung der rechtsventrikulären Größe und der häufigen Pulmonalklappeninsuffizienz (v.a. nach trans-

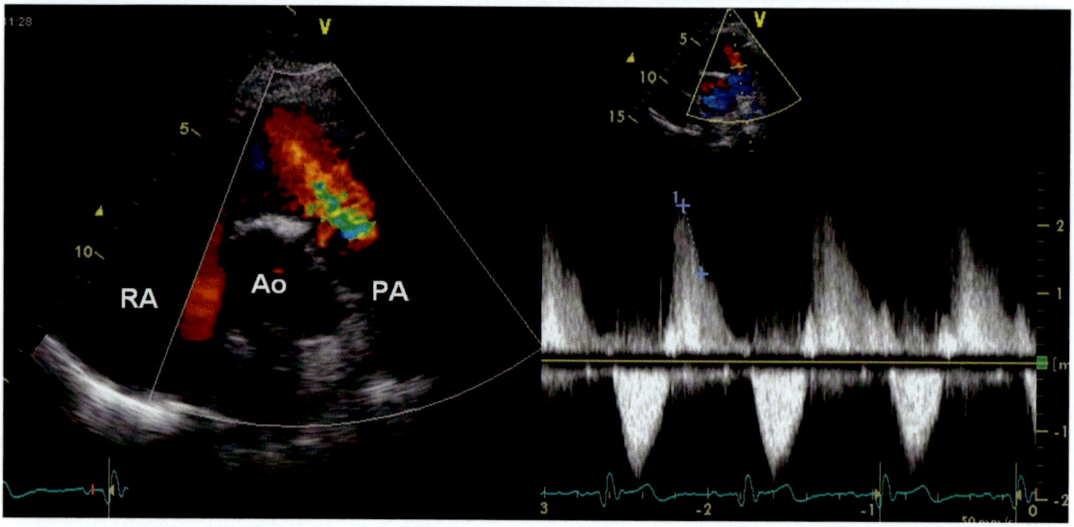

Abb. 13.14 Mittelschwere Pulmonalklappeninsuffizienz bei einem Fallot-Patienten 18 Jahre nach transanulärer Korrektur. Der Farbjet der Pulmonalinsuffizienz ist im Vergleich zum Durchmesser des rechtsventrikulären Ausflusstraktes relativ breit, das Fluss-Signal der Pulmonalinsuffizienz im CW-Doppler (rechtes Bild) kräftig und hell. RA = rechter Vorhof; PA = Pulmonalarterie; Ao = Aorta ascendens.

anulärem Patch zur Erweiterung des RV-Ausflusstraktes und der Pulmonalklappe; ☞ Abb. 13.14).
Hier stehen die im Kapitel Pulmonalklappenerkrankungen (☞ 7) genannten Verfahren zur (semi)quantitativen Beurteilung zur Verfügung.

Tipps und Tricks

Die Pulmonalinsuffizienz ist häufig trotz ihrer Nähe zur Brustwand im Farb-Doppler schlecht einzuschätzen. Sie wird häufig eher unterschätzt, was nicht zuletzt an den geringen Druckunterschieden im Lungenkreislauf liegt. Der Goldstandard zur Quantifizierung der Pulmonalinsuffizienz ist inzwischen die quantitative Flussbestimmung mittels kardialem MRT.

13.2.5 Fehlmündende Lungenvenen und pulmonale arteriovenöse Shunts

Definition und Hämodynamik

Partielle Lungenvenenfehlmündung

Bei der Lungenvenenfehlmündung besteht eine Verbindung mindestens einer Lungenvene zum rechten Vorhof (direkt) oder indirekt über die Vena cava superior oder inferior.
Die partielle Lungenvenenfehlmündung ist eine seltene Fehlbildung (ca. 0,4–0,7% aller angeborenen Herzfehler) und geht mit einem Links-rechts-Shunt einher. Das Ausmaß des Shunts ist von der Anzahl betroffener Lungenvenen abhängig.
Häufigste Form ist die Fehlmündung der rechten oberen und der rechten mittleren Lungenvene in die Vena cava superior. Seltener tritt die Mündung aller rechten Lungenvenen in die Vena cava inferior auf Höhe des Zwerchfells oder der linken Lungenvenen in die Vena anonyma bzw. den Koronarvenensinus auf. Eine Fehlmündung der linken und rechten

Lungenvenen ist zwar beschrieben, jedoch außerordentlich selten.
Bei isolierter partieller Lungenvenenfehlmündung bleiben die meisten Patienten jahrzehntelang asymptomatisch. Treten Symptome auf, liegt das an der Beteiligung von mehr als nur einer Lungenvene oder an assoziierten Fehlbildungen.
Das häufigste assoziierte Vitium ist der Vorhofseptumdefekt; beim Sinus-venosus-Defekt ist eine fehlmündende rechte obere Lungenvene regelhaft vorhanden. 2% aller ASDs vom Sekundum-Typ sind allerdings ebenso mit einer fehlmündenden Lungenvene kombiniert.

Pulmonale arteriovenöse Fisteln

Fistel-Verbindungen zwischen Ästen der Pulmonalarterie und Lungenvenen können entweder kongenital bestehen oder sekundär im Rahmen chronischer Lebererkrankungen im Sinne weit gestellter AV-Verbindungen auftreten. Bei solchen Verbindungen kommt es zu meist schwach ausgeprägten Rechts-links-Shunts, die z. T. zufällig bei der Rechtskontrastechokardiographie auffallen.

Echokardiographische Diagnostik

2-D-Echo und Doppler

Methode der Wahl bei der Suche nach **fehlmündenden Lungenvenen** ist die transösophageale Echokardiographie. Hier gelingt in aller Regel die Darstellung der linksseitigen und der rechten oberen Lungenvenen gut. Da die isolierte Lungenvenenfehlmündung der in der TEE bisweilen schwierig einsehbaren unteren rechten Lungenvenen eine Rarität ist, können so bereits die wesentlichen Abnormalitäten nachgewiesen oder ausgeschlossen werden.
Pulmonale arteriovenöse Fisteln führen zu einer verzögerten Passage von Rechtsherzkontrastmittel, sodass die ersten Kontrastbläschen 4–8 Schläge nach Füllung des rechten Vorhofes im linken Vorhof ankommen. Dabei ist das Vorhofseptum selbst intakt, und die Kontrastmittelbläschen gelangen erkennbar aus einer oder mehreren Pulmonalvenen in den linken Vorhof.

Tipps und Tricks

- Beim Vorhofseptumdefekt in der TEE möglichst alle Lungenvenenostien aufsuchen, um keine mögliche Kontraindikation für einen katheterinterventionellen Verschluss zu übersehen!
- Bei deutlichem Kontrastmittelnachweis im linken Vorhof sollte man versuchen, den eindeutigen Übertrittsort ggf. durch mehrfache Injektion darzustellen, um nicht fälschlich ein PFO zu diagnostizieren. Typische Differenzialdiagnose ist hier die Pulmonalpassage durch AV-Fisteln.

13.2.6 Persistierender Ductus arteriosus Botalli

Definition und Hämodynamik

Besteht die fetal vorhandene Verbindung zwischen der linken Pulmonalarterie (unmittelbar im Abgang aus dem Pulmonalarterienstamm) und der Aorta auch nach dem 2. Lebensmonat fort, kommt es zu einem Links-rechts-Shunt auf Gefäßebene. Dieser persistierende Ductus arteriosus (PDA) ist mit etwa 10% aller angeborenen Herzfehler im Säuglingsalter relativ häufig; Mädchen sind häufiger betroffen als Jungen (3 : 1).
Beim isolierten PDA betreffen die Volumenbelastung und eine daraus resultierende Dilatation vorwiegend die Pulmonalarterie, den linken Vorhof und später den linken Ventrikel. Bei großen Shunts entwickelt sich eine evtl. irreversible pulmonale Hypertonie.
Von den isolierten Formen müssen solche unterschieden werden, die bei begleitenden komplexen Fehlbildungen (z. B. Pulmonalatresie, Aortenbogenhypoplasie) überlebensnotwendig sein können.

Echokardiographische Diagnostik

2-D-Echo und Doppler

Der direkte Nachweis des persistierenden Ductus arteriosus gelingt am besten in der parasternalen kurzen Achse auf Höhe der Aortenklappe bzw. der Pulmonalis-Bifurkation.

Der Pulmonalis-Stamm sollte möglichst weit einsehbar sein. Farb-Doppler-echokardiographisch imponiert ein offener Ductus durch ein systolisch-diastolisches Flussphänomen (Farb-„Fahne") oberhalb der Pulmonalklappe (☞ Abb. 13.15).

Leitet man ein CW-Doppler-Profil des Pulmonalarterien-Stammes ab, erkennt man ein typisches systolisch-diastolisches Flussphänomen mit Gipfel in der Systole, jedoch noch deutlich erkennbarem diastolischem Anteil.

Die Darstellung des Farbjets und der Doppler-Kurve gelingt meist transthorakal, in schwierigen Fällen kann man im vorderen Anteil des distalen Aortenbogens in der TEE den Abgang des Ductus beurteilen.

Die Volumenbelastung bei relevanten Shunts führt neben den direkten Zeichen des PDA zu einer Vergrößerung zuerst des linken Vorhofes. Infolge der Druckbelastung kommt es zur Doppler-echokardiographisch messbaren Druckerhöhung im rechten Ventrikel.

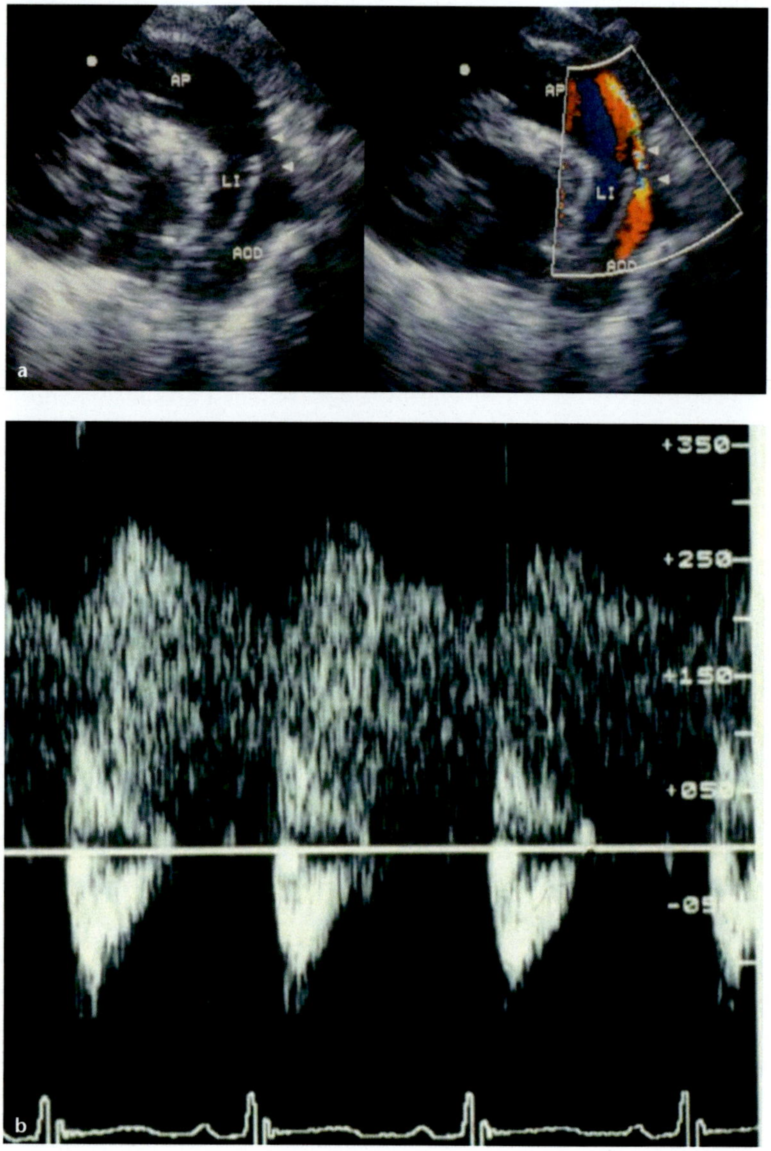

Abb. 13.15 Persistierender Ductus arteriosus Botalli im transthorakalen Kurzachsenschnitt. Bei diesem Jugendlichen ist bei guter Schallbarkeit bereits im 2-D-Bild (links) der offene Ductus erkennbar (Pfeile), im Farb-Doppler (rechts) durch den Farbjet jenseits der Pulmonalklappe bestätigt. Das Doppler-Profil (Bildteil b) zeigt neben dem nach unten gerichteten systolischen pulmonalarteriellen Fluss das auf den Schallkopf gerichtete, typische systolisch-diastolische Flussphänomen (= Maschinengeräusch!). AP = Arteria pulmonalis, Hauptstamm; LI = linke Pulmonalarterie; AOD = Aorta descendens.

Schweregradbestimmung

Bei gut beschallbaren Patienten kann die Breite des Farbjets im modifizierten parasternalen Kurzachsenschnitt als eine Orientierung für die Größe des Ductus herangezogen werden. Der Durchmesser des Ductus ist für katheterinterventionelle Verfahren des Verschlusses entscheidend.
Wie bei allen anderen Shuntvitien ist prinzipiell auch die Doppler-basierte Bestimmung des pulmonalen und systemischen Blutflusses möglich, erscheint dem Autor allerdings für reproduzierbare Messungen zu ungenau!

Tipps und Tricks

Jedes Doppler-Fluss-Signal jenseits der Pulmonalklappe ist suspekt auf das Vorliegen eines PDA. Verwechslungen mit einer Pulmonalklappeninsuffizienz sollten durch Lokalisation der Pulmonalklappe im Verhältnis zum Jet-Ursprung vermieden werden können. Bei fixierter pulmonaler Hypertonie mit nahezu systemischen oder suprasystemischen Drücken ist ein Farbjet in der Pulmonalarterie kaum noch oder gar nicht mehr erkennbar! Hier kann man in Einzelfällen einen Übertritt von Rechtskontrastmitteln in den Aortenbogen und die Aorta descendens (z. B. Abdomensonographisch) feststellen, ohne dass im linken Vorhof oder Ventrikel Kontrastmittel nachweisbar ist.

13.3 Fehlbildungen durch Malrotation des Herzens

13.3.1 Kongenital korrigierte Transposition der großen Arterien

Definition und Hämodynamik

Bei der kongenital korrigierten Transposition der großen Arterien (ccTGA) sind – vereinfachend gesagt – die Ventrikel mit ihren zugehörigen AV-Klappen vertauscht. Der rechte Ventrikel wird allerdings aus dem linken Vorhof gefüllt, der linke Ventrikel aus dem rechten Vorhof. Die meist anterior gelegene Aorta entspringt aus dem morphologisch rechten Ventrikel und die Pulmonalarterie posterior aus dem morphologisch linken Ventrikel (☞ Abb. 13.16 und 13.17). Damit sind Patienten mit einer solchen ccTGA ohne Eingriff überlebensfähig und werden u.U. erst im Erwachsenenalter diagnostiziert.
Der morphologisch rechte Ventrikel ist durch die Transposition zum Systemventrikel geworden und die Trikuspidalklappe zur systemischen AV-Klappe. Beide sind aufgrund ihrer Anatomie langfristig nicht für die Belastungen eines systemischen Ventrikels geeignet. Ab dem 3. Lebensjahrzehnt sind Symptome der systemischen AV-Klappeninsuffizienz (funktionell Mitralinsuffizienz) und der Linksherzinsuffizienz häufig [18, 19].

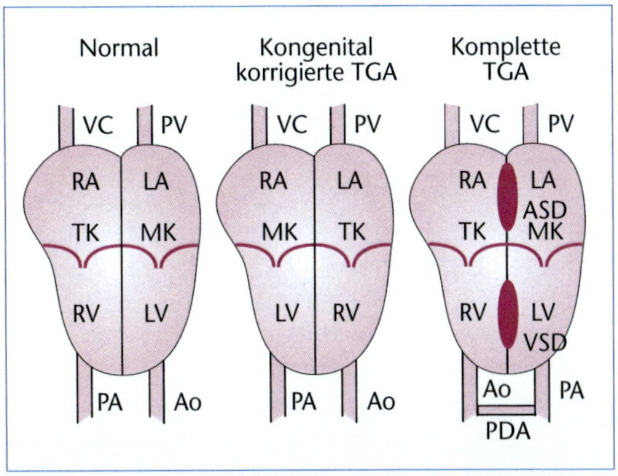

Abb. 13.16 Schematische Darstellung der kongenital korrigierten und der kompletten Transposition der großen Gefäße im Vergleich zum Normalbefund. Das linke Schema zeigt die normale Anatomie, das mittlere Schema demonstriert die auch ohne Shuntverbindungen „funktionierende" Situation bei kongenital korrigierter Transposition der großen Gefäße mit Vertauschung der beiden Ventrikel mit den zugehörigen AV-Klappen. Das rechte Schema zeigt die Anatomie der kompletten Transposition, bei der eine Überlebensfähigkeit nur bei gleichzeitiger Shuntverbindung besteht (ASD, VSD oder PDA). RA = rechter Vorhof; LA = linker Vorhof; RV = rechter Ventrikel; LV = linker Ventrikel; PA = Pulmonalarterie; ASD = Vorhofseptumdefekt; VSD = Ventrikelseptumdefekt; Ao = Aorta ascendens; VC = Vena cava; PV = Pulmonalvenen; MK = Mitralklappe; TK = Trikuspidalklappe; PDA = persistierender Ductus arteriosus.

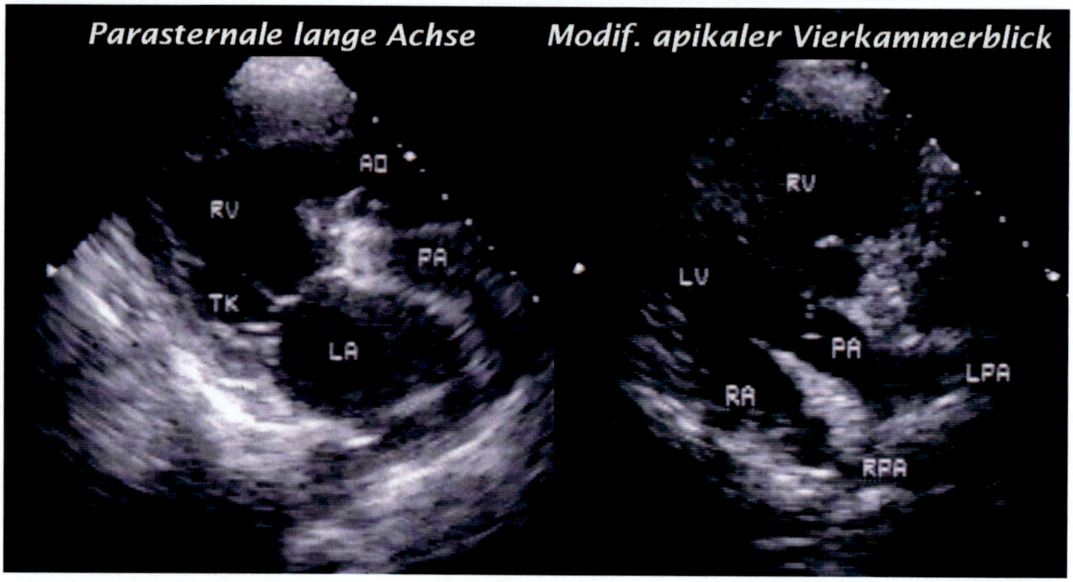

Abb. 13.17 Transthorakale Darstellung einer ccTGA. In der langen parasternalen Achse (links) wird die fehlende Kontinuität zwischen der systemischen AV-Klappe (Trikuspidalis) und der Aortenklappe deutlich, die auf das Vorliegen der TGA hinweist. Kippt man von apikal den Schallkopf leicht nach kranial, kann man den Abgang der Pulmonalis aus dem morphologisch linken Ventrikel sehen (rechtes Bild). RA = rechter Vorhof; LA = linker Vorhof; RV = rechter Ventrikel; LV = linker Ventrikel; PA = Pulmonalarterie; LPA = linke Pulmonalarterie; RPA = rechte Pulmonalarterie.

Echokardiographische Diagnostik

2-D-Echo und Doppler

Die entscheidenden Kriterien zur Diagnosestellung einer ccTGA sind:

- Der Nachweis des Fehlabganges der Pulmonalarterie und der Aorta (ventrikuloarterielle Diskordanz),
- Keine Kontinuität zwischen Mitralklappe und Aortenklappe und ebenso keine Kontinuität zwischen der systemischen AV-Klappe (Trikuspidalklappe!) und der Aortenklappe,
- Der Nachweis der Füllung des rechten Ventrikels aus dem linken Vorhof und umgekehrt (atrio-ventrikuläre Diskordanz).

Die systolische Funktion der Systemventrikels (= morphologisch rechter Ventrikel) sowie das Ausmaß einer möglichen Klappeninsuffizienz der systemischen AV-Klappe (= Trikuspidalklappe) sind prognostisch entscheidend, sodass die Schweregradbestimmung dieser Insuffizienz mit den bekannten konventionellen Farb-Doppler-Methoden klinisch wichtig ist.

Tipps und Tricks

Die systolische Funktion des morphologisch rechten Ventrikels ist aufgrund seiner Form bei TGA-Patienten meist schwierig einzuschätzen und wird subjektiv meist deutlich unterschätzt! 3-D-Methoden wie Echtzeit-3-D-Echo oder MRT, ggf. auch Radionuklidventrikulographie können verlässlichere Daten liefern.

13.3.2 Komplette Transposition nach operativer Therapie

Definition und Hämodynamik

Bei der kompletten Transposition der großen Arterien (TGA) entspringt die meist anterior gelegene Aorta aus dem morphologisch rechten Ventrikel und die Pulmonalarterie posterior aus dem morphologisch linken Ventrikel. Den Zufluss erhalten beide Ventrikel aus dem „normalen“ zugeordneten Vorhof (RA-RV und LA-LV), das bedeutet: Pulmonal- und Systemkreislauf sind parallel geschaltet. Das Vorhandensein von Shuntverbindungen (VSD, ASD, PDA oder PFO) ist daher für die Lebensfähigkeit obligat.

Therapeutisch war bis in die 1980er Jahre die Vorhofumkehr-Operation (nach Mustard oder Senning) die Regel. Dabei wird durch z.T. komplexe intraatriale Umleitungen das Pulmonalvenenblut in den rechten Vorhof und Ventrikel sowie das systemvenöse Blut in den linken Vorhof und Ventrikel geführt, sodass ein funktionsfähiger und getrennter Kreislauf entsteht (☞ Abb. 13.18).

Heutzutage werden meist arterielle Umkehr-Operationen (arterieller Switch) durchgeführt: Noch im Neugeborenenalter werden Pulmonalarterie und Aorta „vertauscht" sowie die Koronararterien reimplantiert.

Echokardiographische Diagnostik

2-D-Echo und Doppler

Die entscheidenden Kriterien zur Diagnosestellung einer kompletten TGA sind:

- Der Nachweis des Fehlabganges der Pulmonalarterie und der Aorta (ventrikulo-arterielle Diskordanz),
- Keine Kontinuität zwischen Mitralklappe und Aortenklappe und keine Kontinuität zwischen der systemischen AV-Klappe (Trikuspidalklappe!) und der Aortenklappe,
- **Kein** Nachweis der Füllung des rechten Ventrikels aus dem linken Vorhof und umgekehrt (also atrio-ventrikuläre Konkordanz – Unterschied zur ccTGA!).

Nach Vorhofumkehr sind die systolische Funktion des Systemventrikels (= morphologisch rechter Ventrikel [20]) sowie das Ausmaß einer möglichen Klappeninsuffizienz der systemischen AV-Klappe (= Trikuspidalklappe) prognostisch bedeutsam – in Analogie zur Situation bei der kongenital korrigierten TGA. Transthorakales 2-D-Echo inklusive aller konventionellen Möglichkeiten der Einschätzung einer AV-Klappeninsuffizienz ist die Methode der Wahl zur Verlaufskontrolle.

Nach arteriellem Switch sind Anastomosen-Stenosen der reimplantierten Koronararterien beschrieben [21], sodass hier die Stressechokardiographie eine mögliche Bedeutung zum nichtinvasiven Nachweis von Ischämien gewinnen wird.

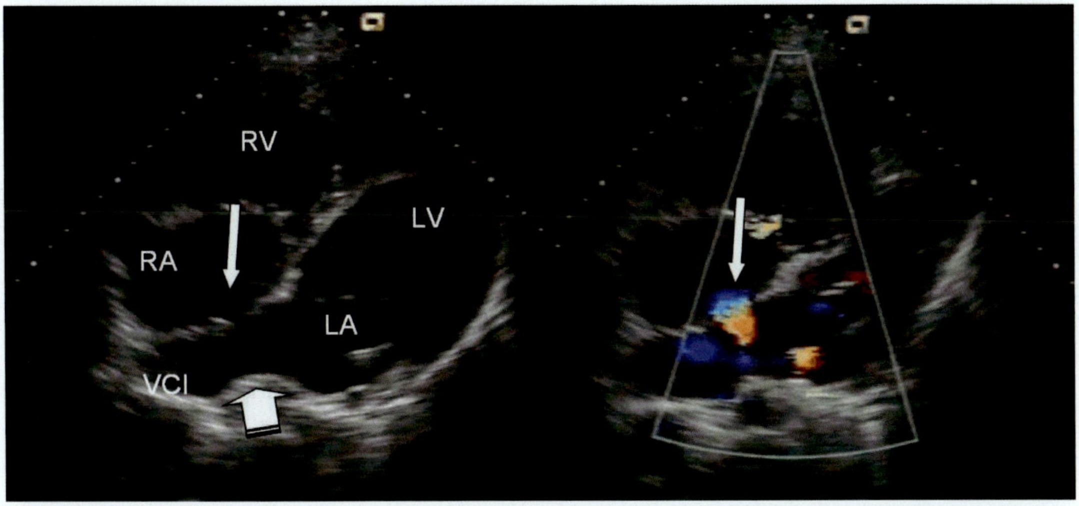

Abb. 13.18 Transthorakale Darstellung eines intraatrialen Tunnels bei einem Patienten nach Vorhofumkehr-Operation nach Mustard. In einer leicht versetzten apikalen Anschallung ist die operativ geschaffene Verbindung der Cava inferior mit dem linken Vorhof (breiter Pfeil) erkennbar. Im vorliegenden Fall ist ein deutlicher Substanzdefekt dieses intraatrialen Tunnels mit dem rechten Vorhof im 2-D-Bild (links) und im Farb-Doppler (rechts) nachweisbar (langer Pfeil). RA = rechter Vorhof; LA = linker Vorhof; RV = rechter Ventrikel; LV = linker Ventrikel; VCI = Vena cava inferior.

Tipps und Tricks

Bei der Verlaufskontrolle von Vorhofumkehr-Operationen sind aufgrund der Komplexität der intraatrialen Umleitungen eine möglichst gute Bildqualität und Informationen zu möglichen pathologischen Blutflüssen wichtig. Hier spielt die TEE eine entscheidende Rolle neben der zunehmend eingesetzten Magnetresonanztomographie. Leckagen der intraatrialen Nähte (sog. Buffle Leaks) sind ebenso zu suchen wie Stenosen der intraatrialen Tunnel.

13.3.3 Abnormalitäten der kardialen Lokalisation und Orientierung

Definition und Hämodynamik

Unabhängig von begleitenden Vitien können verschiedene Lageveränderungen des Herzens vorliegen. Bei der Nomenklatur sind Lagebeschreibungen für das gesamte Herz (Lokalisation und Orientierung) von Lagebeziehungen der Vorhöfe zueinander zu unterscheiden (Situs):

- Kardiale Lokalisation:
  - Levoposition = Das gesamte Herz liegt links im Brustkorb,
  - Mesoposition = Herz liegt mittig,
  - Dextroposition = Rechtsverschiebung des gesamten Herzens,
- Kardiale Orientierung:
  - Levokardie = Apex weist nach links,
  - Mesokardie = Apex weist nach inferior in Mittellinie,
  - Dextrokardie = Apex nach rechts gerichtet = Dextroversion,
- Situs: Die Position des rechten Vorhofes relativ zum linken bestimmt den Situs:
  - Situs solitus = Rechter Vorhof liegt rechtsseitig (Normalbefund),
  - Situs ambiguus = bei atrialem Isomerismus (Vorhofmorphologie nicht determiniert),
  - Situs inversus = Rechter Vorhof liegt linksseitig.

Tipps und Tricks

Abweichungen der Lokalisation und der Orientierung nach rechts erschweren die transthorakale Beschallbarkeit. Häufig führt eine Untersuchung in Rechtsseitenlage oder in Rückenlage zu einem besseren Ergebnis.

13.4 Fehlbildungen im Bereich der Vorhöfe und der AV-Klappe

13.4.1 Trikuspidalklappenatresie

Definition und Hämodynamik

Die fehlende Anlage der Trikuspidalklappe geht in der Regel mit einem großen Vorhofseptumdefekt sowie einem Ventrikelseptumdefekt einher. Kombiniert können Transpositionsstellungen der großen Gefäße sowie häufig ein rudimentärer rechter Ventrikel und Subpulmonalstenosen auftreten (☞ Erläuterung der zugrunde liegenden Anatomie im Abschnitt 13.1.3).

Wird die Pulmonalstrombahn durch vorgeschaltete Stenosierungen vor der Entwicklung eines fixierten pulmonalarteriellen Hypertonus „geschützt“, kann eine Kreislauftrennung mittels Fontan-Operation oder totaler cavopulmonaler Verbindung (total cavo-pulmonary connection = TCPC) durchgeführt werden. Hierbei wird das venöse Blut aus den Hohlvenen ohne zwischengeschalteten Ventrikel durch den rechten Vorhof in die Pulmonalarterie geleitet. Das Pulmonalvenenblut gelangt auf „normalem“ Weg in den linken Vorhof und von dort in den Systemventrikel. Die treibenden Kräfte, die den Blutfluss durch die Lunge aufrechterhalten, sind das geringe Druckgefälle vom rechten Vorhof zum linken sowie der durch die Füllungsphase des Systemventrikels aufgebaute „Sog“ (☞ Abb. 13.19).

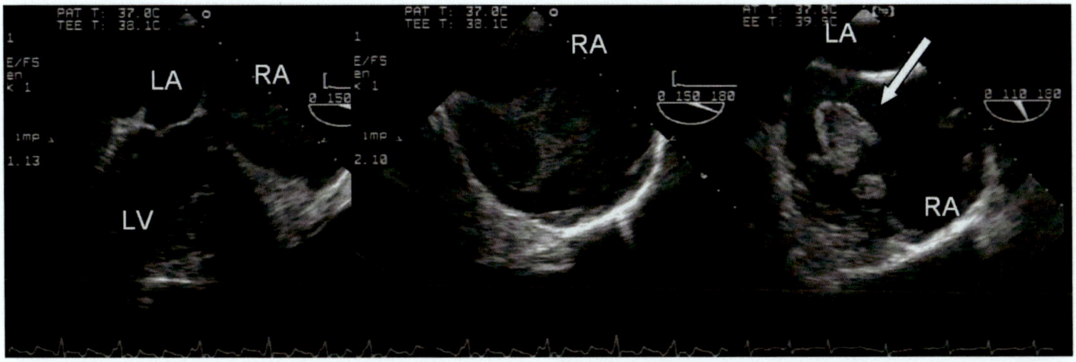

Abb. 13.19 Transösophageale Schnittbilder bei einem Patienten nach Fontan-Operation. Linkes Bild: Neben dem kleinen linken Vorhof ist der massiv dilatierte rechte Vorhof bereits im Anschnitt erkennbar. Mittleres Bild: Durch Drehung der TEE-Sonde nach rechts wird der erweiterte rechte Vorhof sichtbar, durch den das Blut in die Pulmonalgefäße (nicht abgebildet) strömt. Die Flussverzögerung geht mit einem erheblichen Spontankontrast im Vorhof einher und kann bis zur Bildung großer intraatrialer Thromben führen (rechtes Bild; Pfeil). RA = rechter Vorhof; LA = linker Vorhof; LV = linker Ventrikel.

Echokardiographische Diagnostik

2-D-Echo und Doppler

Die typische Atresie der Trikuspidalklappe ist schon im apikalen 4-Kammerblick von transthorakal meist gut erkennbar. Der Nachweis der Verbindungen auf Vorhofebene, auf Ventrikelebene und die Anatomie der abgehenden großen Gefäße inkl. subvalvulärer Stenosierungen bedarf häufig individuell angepasster Schnittebenen. Insbesondere subpulmonale Stenosierungen sind (vor evtl. kreislauftrennenden Operationen) wichtig und müssen mit möglichst gutem CW-Doppler-Profil quantifiziert werden.

Tipps und Tricks

- Bei Patienten mit Kreislauftrennung nach Fontan oder TCPC ist der verzögerte, weil passive Fluss durch die Lunge mit einem Rückstau in den rechtsatrialen Kanal ein häufiges Problem. Um morphologische Veränderungen wie Shunts zwischen rechtsatrialem Tunnel und linkem Vorhof oder intrakavitäre Thromben zu erkennen, ist bei entsprechender Fragestellung eine TEE erforderlich.
- Shunts bei Fontan-Zirkulation sind in der Regel Rechts-links-Shunts, d.h. aus dem rechtsatrialen Tunnel in Richtung linkes Atrium.

13.4.2 Cor triatriatum sinister und dexter

Definition und Hämodynamik

Als Überbleibsel einer einzigen gemeinsamen Pulmonalvene kann der Pulmonalvenenkonfluens durch eine membranartige Struktur vom übrigen linken Vorhof abgetrennt sein. Die hämodynamische Relevanz dieses Cor triatriatum sinister ist von der Durchtrittsöffnung zum linken Vorhof abhängig.
In Analogie ist eine solide Membran im rechten Vorhof als Residuum einer rechten Klappe des ursprünglichen Sinus venosus die noch viel seltenere Fehlbildung des Cor triatriatum dexter.

Echokardiographische Diagnostik

2-D-Echo und Doppler

Sowohl die links- als auch die rechtsatriale membranartige Zusatzstruktur ist in aller Regel bereits transthorakal gut erkennbar. Die Methode der Wahl zur exakten Ausdehnungsdiagnostik ist die TEE. Zur Abschätzung des Schweregrades beim Cor triatriatum sinister ist die zweckmäßigste Methode der PW- oder CW-Doppler des transmembranösen Flusses in Analogie zur (funktionell vergleichbaren) Mitralstenose (☞ Abb. 13.20).

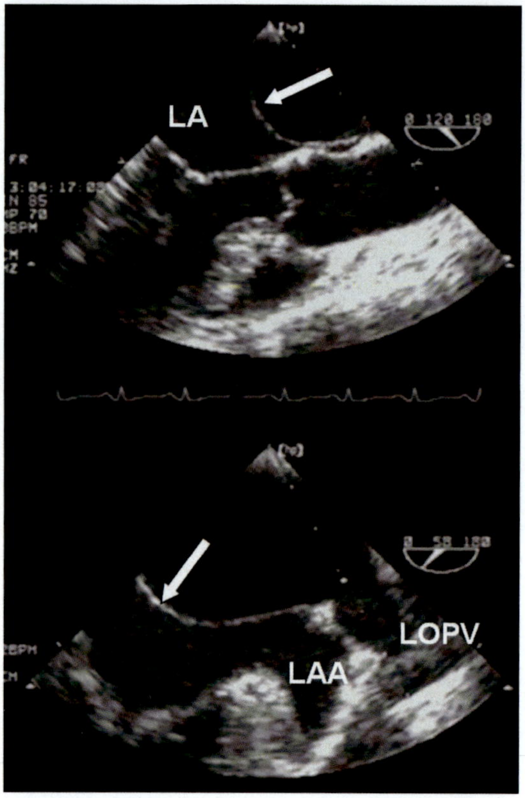

Abb. 13.20 TEE-Bilder eines Cor triatriatum sinister. Im oberen Bild ist die intraatrial aufgespannte Membran (Pfeil) sichtbar, die einen Pulmonalvenen-seitigen Anteil des Vorhofes von dem Mitralklappen-seitigen Teil trennt. Das untere Bild zeigt den Ansatz der Membran an der Leiste zwischen linker oberer Pulmonalvene und dem linken Vorhofohr. LA = linker Vorhof; LAA = linkes Vorhofohr; LOPV = linke obere Pulmonalvene.

Tipps und Tricks

- Typischerweise liegt das linke Vorhofohr auf der Mitralseite der Membran des Cor triatriatum sinister.
- Die Membran beim Cor triatriatum dexter kann man sich als eine Art Maximalvariante eines Chiari-Netzes vorstellen.

13.4.3 Ebstein-Anomalie

Definition und Hämodynamik

Die Ebstein-Anomalie ist bedingt durch eine Dysplasie der Trikuspidalklappe mit Apikalverlagerung v. a. des septalen Trikuspidalsegels. Mit 0,5–1% der angeborenen Herzfehler ist es ein seltenes Vitium, das eine große Varianz in der Ausprägung aufweist. Der basal gelegene Anteil des rechten Ventrikels wird funktionell zu einem Teil des Vorhofs („Atrialisierung"). In der Regel besteht eine relevante Trikuspidalinsuffizienz und eine – mit dem Alter zunehmende – massive Rechtsherzvergrößerung.
Die Ebstein-Anomalie zählt zu den zyanotischen Vitien, wobei hier die verminderte Pulmonaldurchblutung und (meist) nicht ein Rechts-links-Shunt die Ursache der Zyanose darstellt.

Echokardiographische Diagnostik

2-D-Echo und Doppler

Die typische Morphologie zeigt eine Apikalverlagerung des septalen Trikuspidalklappenansatzes im apikalen 4-Kammerblick um mehr als einen Zentimeter im Vergleich zum Mitralklappenanulus (☞ Abb. 13.21). Zusätzlich fällt neben einem redundanten und auffallend großen anterioren Segel eine meist bedeutsame Trikuspidalinsuffizienz auf.

Schweregradbestimmung

Für die Schwere des Vitiums sind das Ausmaß der Trikuspidalinsuffizienz sowie die Größe und Funktion des rechten Rest-Ventrikels ausschlaggebend.

Tipps und Tricks

- Die Differenzierung von erworbenen Trikuspidalinsuffizienzen mit sekundärer Rechtsvergrößerung erfolgt durch den Nachweis des dysplastischen und apikal verlagerten septalen Segels.
- Bei massiv vergrößertem rechtem Vorhof können im Extremfall sogar keine Trikuspidalklappenanteile im apikalen 4-Kammerblick erkennbar sein (Verlagerung bis in Richtung RV-Ausflusstrakt).

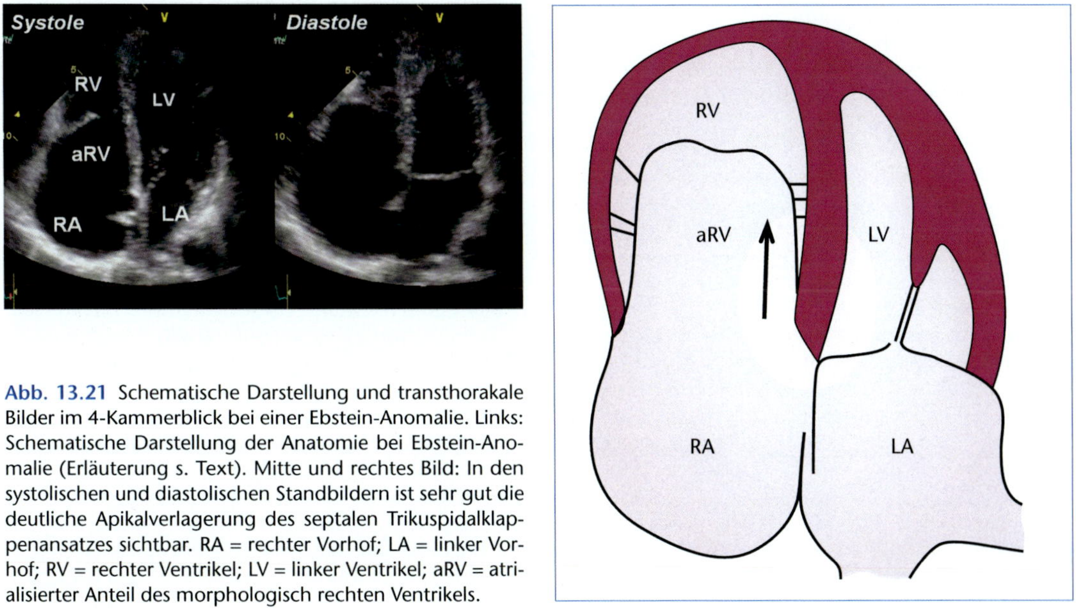

Abb. 13.21 Schematische Darstellung und transthorakale Bilder im 4-Kammerblick bei einer Ebstein-Anomalie. Links: Schematische Darstellung der Anatomie bei Ebstein-Anomalie (Erläuterung s. Text). Mitte und rechtes Bild: In den systolischen und diastolischen Standbildern ist sehr gut die deutliche Apikalverlagerung des septalen Trikuspidalklappenansatzes sichtbar. RA = rechter Vorhof; LA = linker Vorhof; RV = rechter Ventrikel; LV = linker Ventrikel; aRV = atrialisierter Anteil des morphologisch rechten Ventrikels.

13

Literatur

1. Cheitlin MD, Armstrong WF, Aurigemma GP et al. ACC/AHA/ASE 2003 guideline update for the clinical application of echocardiography – summary article: a report of the American College of Cardiology/American Heart Association Task Force on Practice Guidelines (ACC/AHA/ASE Committee to Update the 1997 Guidelines for the Clinical Application of Echocardiography). J Am Coll Cardiol 2003; 42: 954–70.
2. Hoppe UC, Dederichs B, Deutsch HJ, Theissen P, Schicha H, Sechtem U. Congenital heart disease in adults and adolescents: comparative value of transthoracic and transesophageal echocardiography and MR imaging. Radiology 1996; 199: 669–77.
3. Kaemmerer H, Stern H, Fratz S, Prokop M, Schwaiger M, Hess J. Imaging in adults with congenital cardiac disease (ACCD). Thorac Cardiovasc Surg 2000; 48: 328–35.
4. Roos-Hesselink J, Perlroth MG, McGhie J, Spitaels S. Atrial arrhythmias in adults after repair of tetralogy of Fallot. Correlations with clinical, exercise, and echocardiographic findings. Circulation 1995; 91: 2214–9.
5. Fyfe DA, Kline CH, Sade RM, Gillette PC. Transesophageal echocardiography detects thrombus formation not identified by transthoracic echocardiography after the Fontan operation. J Am Coll Cardiol 1991; 18: 1733–7.
6. Stevenson JG. Role of intraoperative transesophageal echocardiography during repair of congenital cardiac defects. Acta Paediatr Suppl 1995; 410: 23–33.
7. Podnar T, Martanovic P, Gavora P, Masura J. Morphological variations of secundum-type atrial septal defects: feasibility for percutaneous closure using Amplatzer septal occluders. Catheter Cardiovasc Interv 2001; 53: 386–91.
8. Fyfe DA, Kline CH. Transesophageal echocardiography for congenital heart disease. Echocardiography 1991; 8: 573–86.
9. Mazic U, Gavora P, Masura J. The role of transesophageal echocardiography in transcatheter closure of secundum atrial septal defects by the Amplatzer septal occluder. Am Heart J 2001; 142: 482–8.
10. Sreeram N, Sutherland GR, Geuskens R et al. The role of transoesophageal echocardiography in adolescents and adults with congenital heart defects. Eur Heart J 1991; 12: 231–40.
11. Weidemann F, Eyskens B, Mertens L, Dommke C, Kowalski M, Simmons L, Claus P, Bijnens B, Gewillig M, Hatle L, Sutherland GR. Quantification of regional right and left ventricular function by ultrasonic strain rate and strain indexes after surgical repair of tetralogy of Fallot. Am J Cardiol. 2002; 90: 133–8.
12. Franke A, Kühl HP, Rulands D et al. Quantitative analysis of the morphology of secundum-type

atrial septal defects and their dynamic change using transesophageal three-dimensional echocardiography. Circulation 1997; 96: 11–7.
13. Pepi M, Tamborini G, Bartorelli AL et al. Usefulness of three-dimensional echocardiographic reconstruction of the Amplatzer septal occluder in patients undergoing atrial septal closure. Am J Cardiol 2004; 94: 1343–7.
14. Hanley PC. Diagnosis and classification of atrial septal aneurysm by two-dimensional echocardiography: report of 80 consecutive cases. J Am Coll Cardiol 1985; 6: 1370–XX.
15. Kühl HP, Hoffmann R, Merx MW et al. Thranstoracic echocardiography using second harmonic imaging: diagnostic alternative to transesophageal echocardiography for the detection of atrial right to left shunt in patients with cerebral embolic events. J Am Coll Cardiol 1999; 34: 1823–30.
16. Gatzoulis MA, Li J, Ho SY. The echocardiographic anatomy of ventricular septal defects. Cardiol Young 1997; 7: 471–484.
17. Lun K, Li H, Leung MP et al. Analysis of indications for surgical closure of subarterial ventricular septal defect without associated aortic cusp prolapse and aortic regurgitation. Am J Cardiol 2001; 87: 1266–1270.
18. Presbitero P, Somerville J, Rabajoli F et al. Corrected transposition of the great arteries without associated defects in adult patients: clinical profile and follow-up. Br Heart J 1995; 74: 57–59.
19. Prieto L, Hordof AJ, Secic M et al. Progressive tricuspid valve disease in patients with congenitally corrected transposition of the great arteries. Circulation 1998; 98: 997–1005.
20. Hurwitz RA, Caldwell RL, Girod DA, Brown J. Right ventricular systolic function in adolescents and young adults after Mustard operation for transposition of the great arteries. J Am Coll Cardiol 2000; 35: 1661–1668.
21. Bonhoeffer P, Bonnet D, Piechaud JF et al. Coronary artery obstruction after the arterial switch operation for transposition of the great arteries in newborns. J Am Coll Cardiol 1997; 29: 202–206.

Erkrankungen des Perikards 14

Christian Bruch

Das **Perikard** ist eine mit Flüssigkeit gefüllte, **wenige Millimeter dicke und doppelwandige Bindegewebshülle**, welche das Herz umgibt. Man unterscheidet wie bei Pleura und Peritoneum zwischen einem äußeren parietalen Blatt, dem Perikard, und dem inneren, dem Herzen direkt aufliegenden viszeralen Blatt, dem Epikard. Zwischen diesen beiden Strukturen befindet sich **physiologisch ca. 20–50 ml Flüssigkeit**, die ein reibungsfreies Gleiten des Herzmuskels während Systole und Diastole ermöglichen. Das parietale Blatt ist ventral mit der Brustwand, dorsal mit der Brustwirbelsäule und basal mit dem Centrum tendineum des Diaphragmas verwachsen. Nach kranial reicht das Perikard bis in den proximalen Anteil der großen Gefäße, wo es eine breite Umschlagfalte bildet. Das Perikard wird sowohl vom N. vagus als auch dem N. phrenicus innerviert. Kleine perikardiale Lymphgefäße drainieren nach mediastinal und axillär. Sowohl von außen als auch von epikardialer Seite ist das Perikard von Fettgewebe umgeben.

Zweidimensionale und M-mode-Echokardiographie sind aufgrund der einfachen Anwendung, der ubiquitären Verfügbarkeit und der hohen diagnostischen Genauigkeit fester Bestandteil der diagnostischen Evaluation und Behandlung von Perikarderkrankungen [1, 2]. Mit Hilfe der Echokardiographie werden Vorhandensein und hämodynamische Relevanz eines Perikardergusses oder eines Hämoperikards sicher beurteilt. Anhand des zweidimensionalen Echokardiogramms kann die Verdachtsdiagnose einer Pericarditis constrictiva gestellt werden, welche sich mittels gepulstem Doppler durch Analyse des rechts- und linksventrikulären Einstroms und des Lebervenenflussprofils mit hoher Treffsicherheit bestätigen lässt [3, 4]. In diesem Zusammenhang kann der Gewebe-Doppler wichtige Zusatzinformationen liefern [5]. Seltene Krankheitsbilder wie maligne Perikarderkrankungen, Perikardzysten oder eine Perikardagenesie werden echokardiographisch ebenfalls erkannt.

Bei unzureichender Schallbarkeit können adjuvant Echokontrastmittel eingesetzt werden, was zur Beurteilung von Perikarderkrankungen allerdings nur sehr selten notwendig ist. Sie erleichtern die Endokardabgrenzung und damit die Differenzierung zwischen extra- und intrakardialen Strukturen und verbessern zusätzlich die Darstellung der Doppler-Spektren. Bei schlecht schallbaren Patienten, wie etwa nach herzchirurgischen Eingriffen, liefert die transösophageale Anlotung wertvolle Zusatzinformationen.

14.1 Perikarderguss

Die Dehnungseigenschaften des Perikards sind nicht linear, d.h., eine geringe Ausdehnung wird gut kompensiert, wohingegen eine rasche Zunahme der Dehnung zu einer Versteifung des Gewebes führt. **Flüssigkeitsansammlungen** zwischen den beiden Perikardblättern, die **über das physiologische Ausmaß** hinausgehen, müssen als **Perikarderguss** angesehen werden. Entwickelt sich dieser langsam über einen längeren Zeitraum, kann sich das Perikard durch Dehnung der Gewebefasern an das zunehmende Volumen anpassen. Nicht selten führt dies zu großen Perikardergüssen bei relativ asymptomatischen Patienten, beispielsweise im Rahmen einer chronischen Niereninsuffizienz. Wenn sich ein Perikarderguss allerdings schnell entwickelt, beispielsweise nach Herzoperation oder im Rahmen einer Blutung, kann dies auch bei kleineren Flüssigkeitsmengen zu einer manifesten Tamponade mit lebensbedrohlicher Verminderung der Herzfüllung und damit des Schlagvolumens führen.

Ein **Perikarderguss** imponiert **echokardiographisch als echoarme Zone zwischen Epi- und Perikard** (☞ Abb. 14.1).

Eine in der M-mode-Darstellung lediglich systolisch nachweisbare Separation ist physiologisch, während der echofreie Raum beim Perikarderguss über den gesamten Herzzyklus bestehen bleibt. Mit zunehmender Ergussmenge vermindern sich typischerweise die Exkursionen des parietalen Perikardblatts (☞ Abb. 14.2).

Im zweidimensionalen Bild kann mit hinreichender Genauigkeit zwischen zirkumferenziellem und lokalisiertem Erguss unterschie-

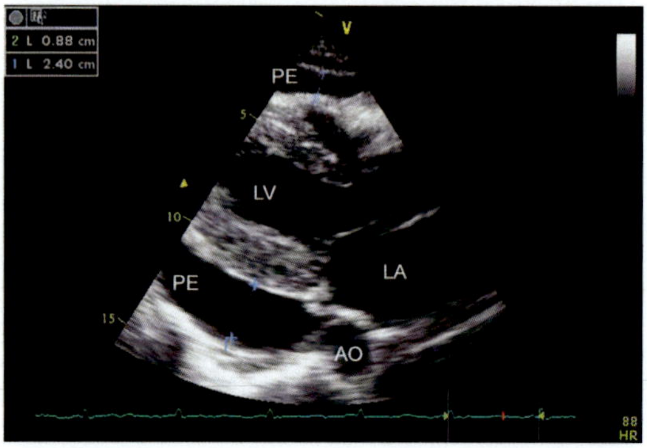

Abb. 14.1 Linksparasternale Anlotung bei großem Perikarderguss mit Hauptlokalisation vor der posterioren Wand (2,4 cm) und geringerer Ausdehung vor dem RV (0,88 cm). AO = Aorta descendens; LA = linker Vorhof; LV = linker Ventrikel; PE = Perikarderguss.

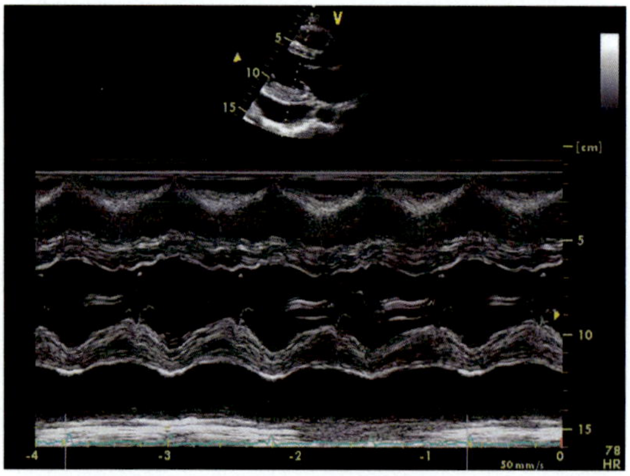

Abb. 14.2 Linksparasternale Anlotung bei großem Perikarderguss mit Hauptlokalisation vor der posterioren Wand – abgeflachte Exkursionen des parietalen dorsalen Blatts (Perikards).

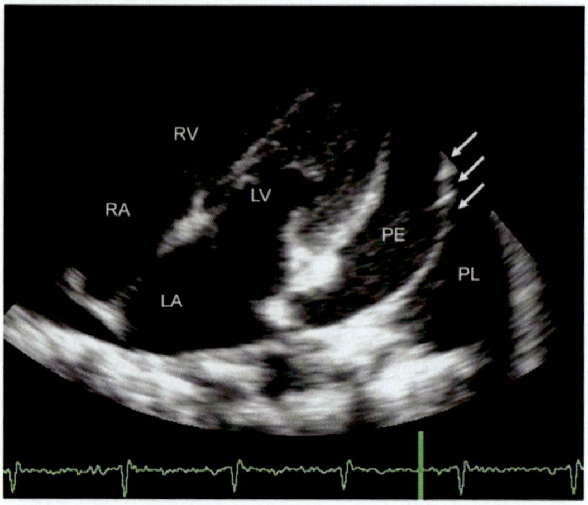

Abb. 14.3 Subkostaler Schnitt – das echoreiche parietale Blatt (Perikard) (↑↑) trennt gut erkennbar Perikarderguss und Pleuraerguss. LA = linker Vorhof; LV = linker Ventrikel; PE = Perikarderguss; PL = Pleuraerguss; RA = rechter Vorhof; RV = rechter Ventrikel.

den werden, wobei sich die meisten Perikardergüsse zirkulär ausbilden. Bei rein anteriorer Lokalisation muss epikardiales Fett in die Differenzialdiagnose einbezogen werden.

Schwierigkeiten bereitet mitunter die **Differenzierung zwischen Pleura- und Perikarderguss.** Bei posterior gelegenen Flüssigkeitsmengen ist dabei die Lage des Ergusses in Projektion zur deszendierenden Aorta von Bedeutung. Während sich ein posterior gelegener **Perikarderguss** typischerweise **zwischen linkem Vorhof und Aorta descendens** ausbreitet, kommt ein **linksseitiger Pleuraerguss posterior der Aorta** zur Darstellung. In den meisten Fällen ist die Identifikation eines Pleuraergusses durch **Abgrenzung des echoreichen Perikards** möglich (☞ Abb. 14.3).

14.1.1 Ätiologie

Die Ursachen eines Perikardergusses sind vielfältig. So werden Perikardergüsse häufig im Rahmen von Systemerkrankungen (z. B. primär-chronische Polyarthritis, M. Reiter, M. Bechterew, M. Sjögren, M. Felty, Lupus erythematodes, Sklerodermie, Dermatomyositis, Panarteritis nodosa) und Malignomen (Mamma-Ca., Pleuramesotheliom, multiples

Myelom), bei chronischer Niereninsuffizienz, bei Sarkoidose, M. Addison und Hypothyreose sowie nach Radiatio beobachtet. Der Anteil idiopathischer Perikardergüsse liegt bei 10 bis 45% [6]. Weitere wichtige Ursachen sind ein stattgehabter herz- oder thoraxchirurgischer Eingriff, ein abgelaufener Myokardinfarkt und eine Aortendissektion vom Typ A (☞ Abb. 14.4). Perikardergüsse können auch infektiös bedingt sein (bakteriell, viral, fungal, parasitär, Tuberkulose).

Eine Metaanalyse zur Ätiologie von Perikardergüssen ergab, dass idiopathische Ergüsse sowie Ergüsse im Rahmen von malignen Erkrankungen am häufigsten beobachtet werden. Letztere waren mit einer äußerst schlechten Prognose verbunden [7]. Die Prognose idiopathischer Perikardergüsse scheint hingegen günstig zu sein. Von 1108 Patienten mit Perikarderguss zeigten 461 einen großen Erguss [8], wovon lediglich 28 Patienten keine spezifische Ursache aufwiesen und somit als idiopathisch klassifiziert wurden. Von den 24 Patienten, die initial mit Perikardiozentese behandelt worden waren, erlitten 5 ein Früh- und 11 ein Spätrezidiv, welches teilweise mit beträchtlicher Latenz zur Erstmanifestation auftrat.

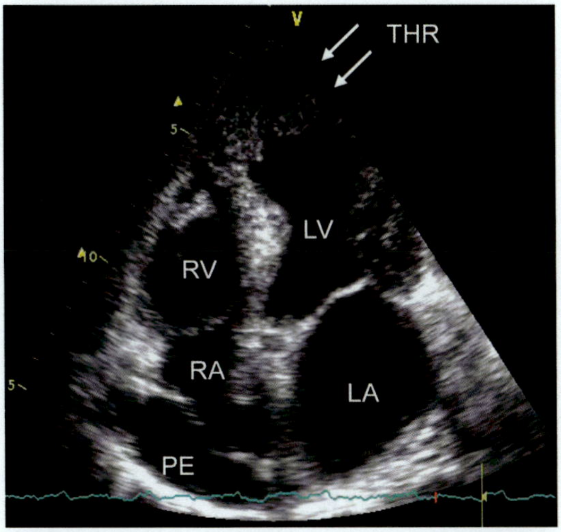

Abb. 14.4 Apikale Anlotung bei einem Patienten mit Dressler-Syndrom 6 Tage nach abgelaufenem Myokardinfarkt – wandständiger LV-Spitzenthrombus (↑↑) und Perikarderguss vorwiegend vor dem rechten Herzen. LA = linker Vorhof; LV = linker Ventrikel; PE = Perikarderguss; RA = rechter Vorhof; RV = rechter Ventrikel; THR = Thrombus.

Wurde das Rezidiv mittels Perikardektomie behandelt, war die Langzeitprognose gut. Bei einem Follow-up von im Median 7 Jahren war keiner der Patienten an einer Perikarderkrankung verstorben, sodass die Perikardektomie bei idiopathischem Erguss eine definitive Therapie darzustellen scheint.

14.1.2 Schweregradbeurteilung und Abschätzung der Ergussmenge

Zur **Schweregradbeurteilung eines Perikardergusses** sollten **Lokalisation, Ausdehnung und hämodynamische Auswirkungen** der Ergussmenge beurteilt und im Befund angegeben werden. Da Perikardergüsse häufig im Verlauf untersucht werden müssen, die Ergussverteilung sich jedoch in Abhängigkeit von der Körperlage ändert, sollten Folgeuntersuchungen in identischer Körperposition und Atemlage erfolgen. Die Zu- oder Abnahme des Ergusses an definierten Punkten sollte dann in der Folgeuntersuchung beschrieben werden.

Zur Quantifizierung der Ergussmenge wurden verschiedene Algorithmen, wie beispielsweise die Fassformel [9], vorgeschlagen und im klinischen Kontext validiert (☞ Abb. 14.5).

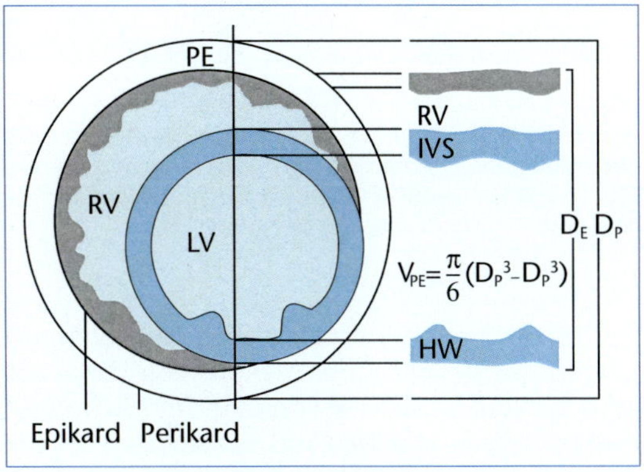

Abb. 14.5 Berechnung der Perikardergussmenge nach der Fassformel im parasternalen M-mode (kurze Achse). D_E = Durchmesser von Epikard zu Epikard; V_{PE} = Volumen des Perikardergusses in ml; D_P= Durchmesser von Perikard zu Perikard. HW = Hinterwand; IVS = interventrikuläres Septum; LV = linker Ventrikel; PE = Perikarderguss; RV = rechter Ventrikel.

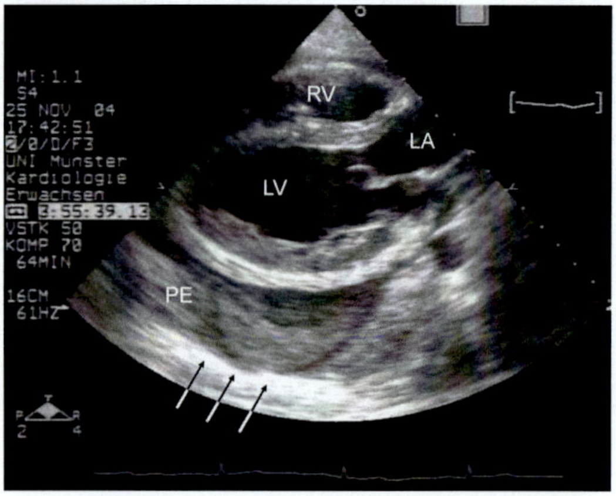

Abb. 14.6a Linksparasternale Anlotung bei einem 17-jährigen Patienten 14 Tage nach stattgehabter OP einer Trichterbrust. Großer, bereits in Teilorganisation begriffener hämorrhagischer Perikarderguss (↑↑) dorsal der posterioren LV-Wand. Der Patient war mehrfach beim Aufstehen aus dem Bett synkopal geworden. LV = linker Ventrikel; LA = linker Vorhof; PE = Perikarderguss; RV = rechter Ventrikel.

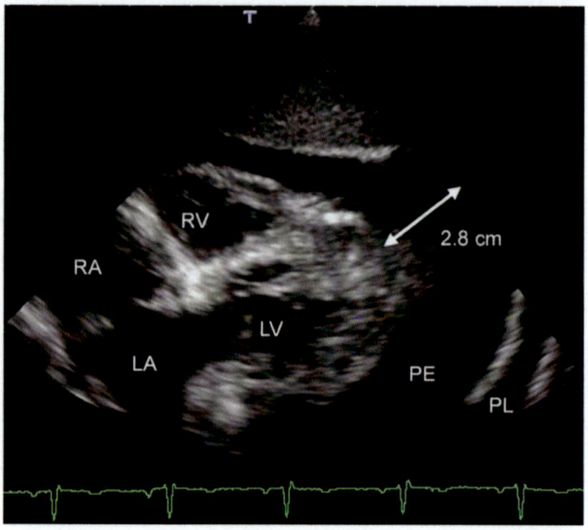

Abb. 14.7 Subkostale Anlotung, die einen für eine Punktion ausreichend breiten Ergusssaum (2,8 cm) vor der linksventrikulären Apex zeigt. LA = linker Vorhof; LV = linker Ventrikel; PE = Perikarderguss; PL = Pleuraerguss; RA = rechter Vorhof; RV = rechter Ventrikel.

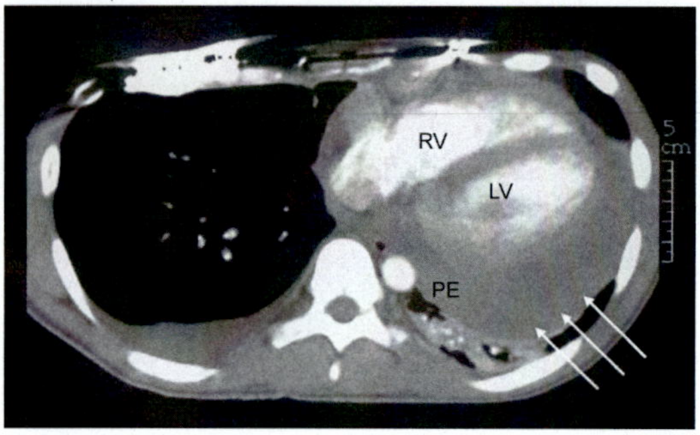

Abb. 14.6b Im 4-Zeilen-CT mit Kontrastmittel bei demselben Patienten sind die Dichteunterschiede innerhalb des Hämatoms (Teilorganisation) nicht eindeutig erkennbar. LV = linker Ventrikel; PE = Perikarderguss; RV = rechter Ventrikel.

Durch unzureichende Schallbedingungen mit ungenügender Abgrenzbarkeit von Perikard und Epikard sind diese Formeln im klinischen Alltag jedoch nur bedingt einsetzbar. In der klinischen Praxis hat sich für zirkumferenzielle Ergüsse eine Unterscheidung zwischen **kleinem (Ergussvolumen < 100 ml**, max. systolische Ergussseparation von < 7 mm vor der posterioren Wand), **mäßigem (Ergussvolumen 100–500 ml**, max. systolische Ergussseparation von 7–20 mm) und **großem Erguss (Ergussvolumen > 1000 ml**, max. systolische Ergussseparation > 20 mm) bewährt. Angegeben werden sollte im Befund auch, ob ein Erguss **partiell oder vollständig organisiert** ist und welches das empfohlene Verfahren im Fall einer Behandlungsbedürftigkeit ist. Dies ist insbesondere bei Ergüssen von Bedeutung, die während oder nach herz- oder thoraxchirurgischen Eingriffen aufgetreten sind (☞ Abb. 14.6).

Da eine therapeutische **Perikardiozentese** in der Regel von subxiphoidal oder apikal erfolgt, sollte im **subkostalen oder apikalen Schnitt** sichergestellt werden, dass ein **ausreichend breiter Ergusssaum vor der LV-Spitze** vorhanden ist (☞ Abb. 14.7).

14.1.3 Kriterien einer Tamponade

Eine Perikardtamponade ist ein medizinischer Notfall, der in der Regel mit einem „Low-output-Syndrom" einhergeht und unverzüglich weitere diagnostische und therapeutische Maßnahmen nach sich ziehen muss. Dabei sind Anamnese und Krankengeschichte des Patienten (bekanntes Malignom, Systemerkrankung, Infektionskrankheit, stattgehabter herzchirurgischer Eingriff, Myokardinfarkt vor kurzer Zeit etc.) bereits in vielen Fällen diagnostisch wegweisend. Zu den **klinischen Zeichen** einer Perikardtamponade zählen **Tachykardie, Hypotonie, Dyspnoe mit Tachypnoe und Orthopnoe, Halsvenenstauung und Pulsus paradoxus.** Je nach Vorgeschichte können sich die Symptome dabei langsam entwickeln (wie im Rahmen einer chronischen Niereninsuffizienz) oder unvermittelt auftreten (wie nach Trauma oder Ventrikelruptur mit perikardialer Einblutung). Alle **klinischen Kriterien** einschließlich eines Pulsus paradoxus werden aber auch bei anderen internistischen Krankheitsbildern beobachtet und weisen somit bezüglich der Diagnose einer Perikardtamponade eine nur **geringe Spezifität** auf. Ähnliches trifft für eine periphere Niedervoltage im 12-Kanal-EKG und eine Kardiomegalie im Röntgenbild mit typischer „Bocksbeutelform" des Herzens zu.

Mittels integrierter **2-D/M-mode- und Doppler-Echokardiographie** gelingt es in den allermeisten Fällen, neben der Ausdehnung auch die **hämodynamischen Auswirkungen eines Perikardergusses** zu erfassen. Zu den wichtigsten echokardiographischen Kriterien eines Perikardergusses zählen dabei der **diastolische Kollaps des rechten Vorhofs und des rechten Ventrikels** [10] (☞ Abb. 14.8).

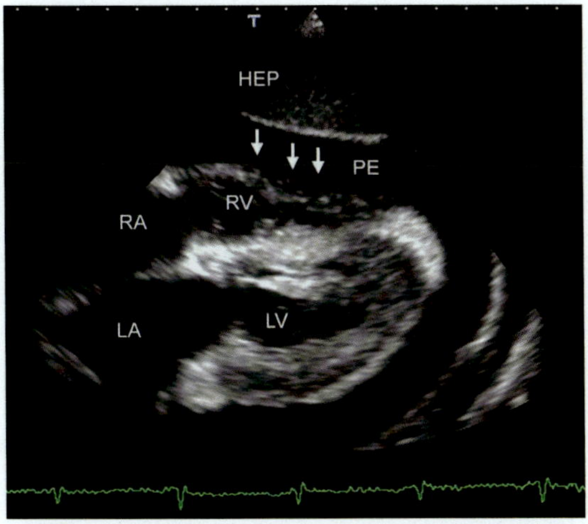

Abb. 14.8 Subkostaler Schnitt bei zirkulärem Erguss mit Tamponade – diastolischer RV-Kollaps (↑↑). HEP = Hepar; LA = linker Vorhof; LV = linker Ventrikel; PE = Perikarderguss; RA = rechter Vorhof; RV = rechter Ventrikel.

Die rechtsseitigen Herzhöhlen sind dabei eher betroffen als die linksseitigen, da der diastolische Druck dort niedriger ist und es somit eher zu einer Kompression bei ansteigendem intraperikardialem Druck kommt. Ein erstes Zeichen einer Tamponade bei zirkumferenziellem Erguss stellt dabei ein rechtsatrialer Kollaps dar, der vorwiegend zum Zeitpunkt der späten Ventrikeldiastole auftritt und sich bis in die Ventrikelsystole erstreckt. Da ein **Kollaps der rechtsatrialen Wand** auch unter physiologischen Bedingungen bei niedrigem rechtsatrialem Druck beobachtet wird, ist die **Spezifität dieses Befundes** bei Verdacht auf Tamponade jedoch **gering** [11]. Dehnt sich ein rechtsatrialer Kollaps über einen Zeitraum von mehr als einem Drittel des Herzzyklus aus, deutet dies allerdings auf eine Tamponade mit einer Sensitivität von über 90% hin [11]. Auch wenn ein diastolischer Kollaps des rechten Ventrikels als spezifischerer Befund bei Tamponade gilt, müssen Faktoren berücksichtigt werden, die Funktion, Volumen und Druck des rechten Ventrikels beeinflussen [12]. So kann ein **diastolischer Ventrikelkollaps des RV** bei Patienten mit **pulmonalem Hypertonus** und konsekutiv erhöhtem RV-Druck **fehlen.** Ähnliches gilt für Patienten mit Rechtsherzbeteiligung im Rahmen eines Myokardinfarkts. Als weitere echokardiographische Hinweise auf eine Tamponade wurden eine paradoxe Septumbewegung sowie eine vermehrte Füllung der unteren Hohlvene mit atemabhängigen Kaliberschwankungen < 50% beschrieben [13]. Bei großen Perikardergüssen auch ohne Tamponade beobachtet man häufig eine schwingende Bewegung des Herzens im Perikardsack (sog. „swinging heart"), welche auch für den im EKG sichtbaren „elektrischen Alternans" verantwortlich gemacht wird.

Doppler-echokardiographisch können die charakteristischerweise atemabhängigen Veränderungen der **intrakardialen und intrathorakalen Hämodynamik** erfasst werden [14]. Physiologischerweise fallen bei der Inspiration intrathorakaler und intraperikardialer Druck sowie Pulmonalkapillarverschlussdruck gleichermaßen ab. Bei der Tamponade sind der Abfall des intraperikardialen Drucks wie auch des linksventrikulären enddiastolischen Drucks deutlich geringer. Die Abnahme des intrathorakalen Drucks bei der **Inspiration** wird jedoch weiterhin in den Lungenkreislauf fortgeleitet. Dadurch fällt der pulmonalkapilläre Verschlussdruck bzw. der Druck in den Lungenvenen in Relation zum enddiastolischen Ventrikeldruck, sodass eine **verminderte frühdiastolische Füllung mit deutlich niedrigerer mitraler E-Welle und verlängerter isovolumetrischer Relaxationszeit** resultiert. Bei der **Exspiration** nimmt der intrathorakale Druck wieder zu, sodass **linksatrialer Druck** und **pulmonalkapillärer Verschlussdruck** ebenfalls wieder **ansteigen**. Da es bei der Perikardtamponade, ebenso wie bei der Pericarditis constricitiva, zur **vermehrten interventrikulären Dependenz** kommt und Druckänderungen in einem Ventrikel zu **reziproken Auslenkungen des Drucks im gegenüberliegenden Ventrikel** führen, geht eine Abnahme des frühdiastolischen Mitraleinstroms mit einer Zunahme des frühdiastolischen Trikuspidaleinstroms einher [15]. Gleichsinnige atemabhängige Schwankungen können auch Doppler-sonographisch in den Pulmonalvenen und Lebervenen bzw. der Vena cava inferior erfasst werden. So nimmt mit der Inspiration der diastolische Vorwärtsfluss in den Pulmonalvenen ab, mit der Exspiration hingegen wieder zu. Umgekehrt nimmt der Rückwärtsfluss in Richtung des Herzens in der Lebervene während der Inspiration signifikant zu und während der Exspiration ab.

Eine **Zunahme des frühdiastolischen Mitralflusses** führt dementsprechend zu einer **Abnahme des frühdiastolischen Trikuspidalflusses**. Nach Appleton und Hatle gelten atemabhängige Schwankungen des frühdiastolischen Mitraleinstroms von > 25% und des frühdiastolischen Trikuspidaleinstroms von > 40% als pathologisch. Schwankungen von 10–25% in Abhängigkeit von der Atmung gelten dagegen noch als physiologisch [16].

Merke

Entscheidend für die hämodynamische Bedeutsamkeit eines Perikardergusses ist nicht die Größe, sondern die wirksame Kompression der rechtsseitigen Herzhöhlen und charakteristische Veränderungen der transmitralen und transtrikuspidalen Doppler-Parameter.

14.1.4 Echokardiographisch gesteuerte Punktion

Die **perkutane Perikardiozentese** ist die Therapie der Wahl der **akuten Tamponade**. Sie dient aber auch zur Diagnosesicherung bei ätiologisch unklarer Perikarditis. Bestimmt werden sollten u.a. Hämoglobinwert, Leukozytenzahl, Triglyzeride, Glucose und Eiweißgehalt. Es empfehlen sich zudem eine zytologische Untersuchung bei Verdacht auf maligne Zellen sowie die Anlage von Blutkulturen zur mikrobiologischen Erregerdiagnostik.

Vor Anlage einer perkutanen Drainage sollte in jedem Fall eine **zweidimensionale Echokardiographie** erfolgen. Diese dient zur Auswahl der **Punktionsstelle**, die möglichst am Ort der größten epiperikardialen Ergussseparation im Bereich der Herzvorderwand liegen sollte. Als **Punktionsort** wurden **subkostale/subxiphoidale** wie auch **apikale** (meist apikal im Bereich der Medioklavikularlinie) Stellen vorgeschlagen. Bei der subxiphoidalen Punktion erfolgt nach großzügiger Lokalanästhesie zunächst eine kleine Stichinzision zwischen Processus xiphoideus und sternalem Rippenansatz; bei der apikalen Punktion erfolgt die Inzision direkt über dem Apex bzw. am Ort der größten Ergussausdehnung (☞ Abb. 14.9).

Zum kontinuierlichen Monitoring des zentralvenösen bzw. rechtsatrialen Drucks kann

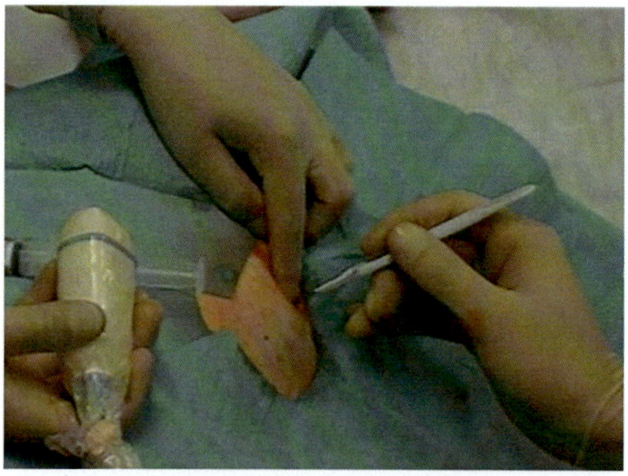

Abb. 14.9 Stichinzision vor apikaler Punktion. Der steril überzogene Schallkopf wird bereitgehalten, um mittels Kontrastechokardiographie die korrekte Lage der Punktionsnadel zu bestätigen, bevor Draht und Schleuse eingeführt werden.

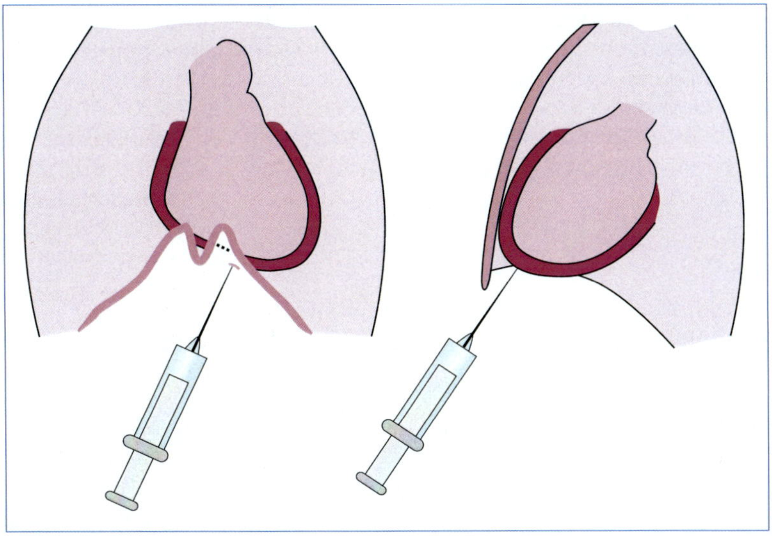

Abb. 14.10 Schematische Darstellung der Perikardiozentese unter Durchleuchtung oder echokardiographischer Kontrolle. Nach Lokalanästhesie wird eine lange Nadel mit aufgesetzter Spritze zwischen sternalem Rippenansatz und Processus xiphoideus durch die Haut gestochen, vorsichtig abgesenkt und dann unter kontinuierlicher Aspiration flach in Richtung linke Schulter vorgeschoben.

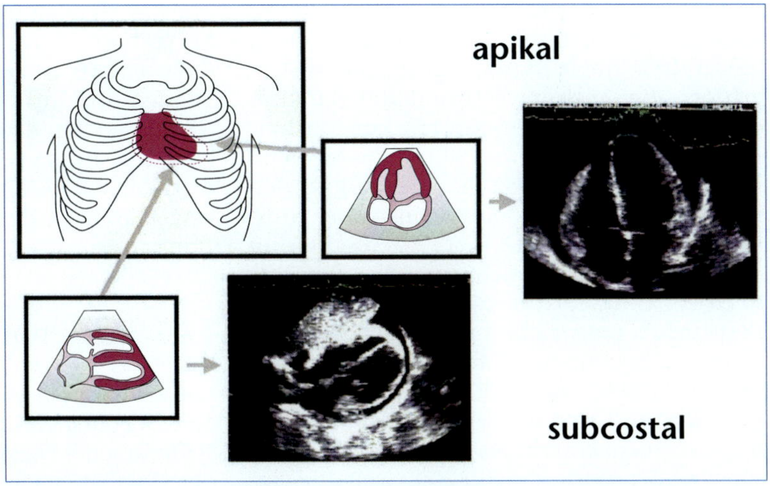

Abb. 14.11 Darstellung der Punktionswege bei der Perikardpunktion von apikal und subkostal.

zuvor ein Pigtail- oder Cournand-Katheter über einen femoralvenösen Zugang vorgeschoben werden. Bei laufendem EKG wird dann unter echokardiographischer Kontrolle eine lange Nadel von subxiphoidal in Richtung linke Schulter vorgeschoben. Wichtig ist, dass dies mit aufgesetzter Spritze unter kontinuierlicher Aspiration erfolgt (☞ Abb. 14.10). Beim apikalen Zugang erfolgt die Punktion über dem Apex an der Oberkante der Rippe. Die Punktionsstrecke ist hier viel kürzer als von subxiphoidal (☞ Abb. 14.11). Es besteht jedoch die Gefahr, einen Pneumothorax oder eine Perikard-Pleura-Fistel zu erzeugen. Nach Aspiration von Perikardflüssigkeit wird zunächst ein Seldinger-Draht in das Perikard eingebracht und dann über den liegenden Draht eine meist großlumige Schleuse nach intraperikardial vorgeführt. Die Drainage des Perikardergusses erfolgt über einen Pigtail-Katheter, der durch die Schleuse vorgeführt wird.

Zu den wichtigsten und gefährlichsten **Komplikationen der Perikardiozentese** zählen die Punktion des rechten (subxiphoidaler Zugang) und linken Ventrikels (apikaler Zugang). Die Häufigkeit dieser Komplikationen liegt bei fehlender echokardiographischer Kontrolle im Prozentbereich [17]. Daher empfiehlt es sich, bei unklarer Katheterlage über die liegende Punktionsnadel 5–10 ml Kochsalz oder Echokontrastmittel zu injizieren, die sich im Erguss verteilen und somit die korrekte Katheterlage anzeigen.

Tipp

Bei adipösen Patienten stellt der apikale Zugang eine wesentliche Vereinfachung der Punktion dar. Sonst gelten beide Zugangswege als gleichwertig.

14.2 Pericarditis constrictiva

Die Ätiologie der konstriktiven Perikarditis ist ähnlich breit wie die des Perikardergusses. Dominierten früher die idiopathischen Fälle, so wird eine **Pericarditis constrictiva** heute in bis zu **40% nach kardiochirurgischen Eingriffen**, aber auch nach **thorakaler Radiatio oder im Rahmen einer chronischen Perikarditis** beobachtet. In Entwicklungsländern sind infektiöse Ursachen wie die Tuberkulose weiterhin häufig [18, 19]. Die Prävalenz der konstriktiven Perikarditis könnte bei der weiter steigenden Zahl kardiochirurgischer Eingriffe noch zunehmen. Chirurgischerseits kann die **Pericarditis constrictiva mittels Perikardektomie** in den meisten Fällen **kurativ saniert** werden, wobei die perioperative Mortalität sehr gering ist und die meisten Patienten klinisch von dem Eingriff profitieren [18]. Bei entsprechender Vorgeschichte, klinischen Symptomen und passenden Untersuchungsbefunden sollte die chirurgische Option daher immer in Erwägung gezogen werden.

Die **klinischen Zeichen einer Pericarditis constrictiva** können anfangs **unspezifisch und vieldeutig** sein. Die Symptome reichen von Müdigkeit, Abgeschlagenheit und Belastungsintoleranz bis hin zu den klinischen Zeichen einer manifesten Links- oder Rechtsherzinsuffizienz. In der klinischen Untersuchung fällt bei der Mehrzahl der Patienten eine Halsveneneinflussstauung auf. Fakultative Symptome sind Ödeme, Hepatomegalie und Pleuraerguss. Das Kussmaul-Zeichen, ein inspiratorischer Anstieg des Jugularvenendrucks, kann ebenfalls vorliegen, wird jedoch auch bei anderen Erkrankungen beobachtet [19]. Eine periphere Niedervoltage im EKG sowie Kalzifikationen in Projektion auf das inferiore Perikard in der Röntgenaufnahme (seitlicher Strahlengang) sind wichtige diagnostische Zusatzbefunde, die jedoch bei weniger als einem Drittel der Patienten erhoben werden.

Für die isolierte **Pericarditis constrictiva** charakteristisch ist die **gestörte ventrikuläre Compliance**. Da das Herz von einer starren Perikardschwiele umgeben ist, resultiert eine frühdiastolische Füllungsbehinderung mit zu diesem Zeitpunkt unproportionalem Druckanstieg im links- und rechtsventrikulären Kavum [20]. Da das Myokard selbst in den meisten Fällen nicht betroffen ist, sind die systolische linksventrikuläre und rechtsventrikuläre Funktion sowie die eigentliche ventrikuläre Relaxation nicht beeinträchtigt. Da das Perikard nur das Herz als rigide Hülle umschließt, die herznahen Venen und die Lungen jedoch nicht, entsteht eine **Dissoziation von intrathorakalen und intrakardialen Drücken.** Daraus resultieren eine **vermehrte Atemabhängigkeit und interventrikuläre Dependenz der intrakardialen Drücke**, pathophysiologisch vergleichbar mit der Konstellation bei der Tamponade [21].

14.2.1 Hämodynamik

Die invasive Diagnostik mit simultaner Links- und Rechtsherzkatheterisierung dient zur Sicherung der Diagnose einer konstriktiven Perikarditis wie auch zur Erfassung einer möglicherweise begleitenden koronaren Herzerkrankung. Bei der Pericarditis constrictiva erfolgt die frühdiastolische Füllung typischerweise rasch und sistiert dann abrupt, da eine weitere Ausdehnung des Herzens durch den umgebenden starren Perikardmantel verhindert wird.

Tipp

Ein klassisches hämodynamisches Zeichen ist der abrupte Abfall des intraventrikulären Drucks in der frühen Diastole („dip"), gefolgt von einem hohen diastolischen Druck, der nahezu über die gesamte restliche Diastole konstant bleibt („Plateau") (☞ Abb. 14.12a).

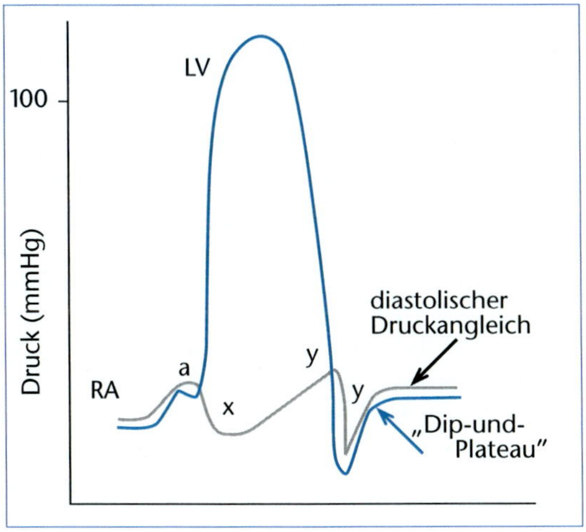

Abb. 14.12a Schematische Darstellung des Druckverlaufs im rechten Vorhof (RA) und im linken Ventrikel (LV) bei Pericarditis constrictiva. Typisch sind der schnelle frühdiastolische Druckabfall („dip"), der rasche konsekutive Anstieg mit nachfolgendem Plateau („Plateau") und der enddiastolische Druckangleich in allen Herzhöhlen. LV = linker Ventrikel; RA = rechter Vorhof; a, x, v, y = Phasen des atrialen Zyklus.

Aufgrund der Form der Druckkurve wird dieses Phänomen auch als „Quadratwurzelzeichen" beschrieben. Typischerweise besteht ein **enddiastolischer Druckangleich in allen Herzhöhlen** [20]. Ein weiteres hämodynamisches Zeichen stellt das prominente y-Tal der rechtsatrialen Druckkurve dar. Dieses ist durch die rasche frühdiastolische ventrikuläre Füllung erklärbar (☞ Abb. 14.12b und c).

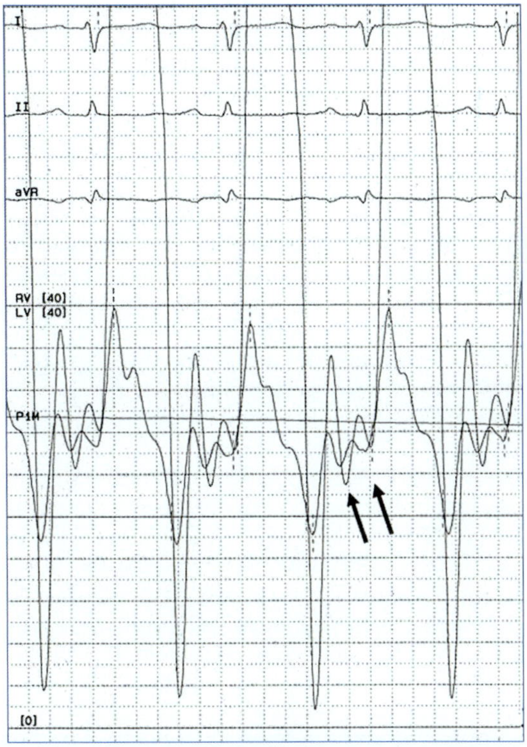

Abb. 14.12b Simultane Druckmessung im rechten und linken Ventrikel (zwei Stathams) bei einem Patienten mit Pericarditis constrictiva (Messbereich 40 mmHg). Nahezu kompletter diastolischer Druckangleich (↑↑).

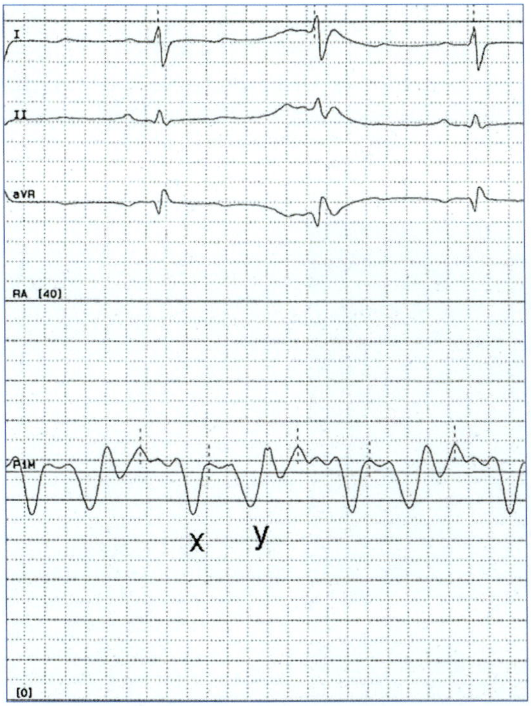

Abb. 14.12c Druckmessung im rechten Vorhof bei einem Patienten mit Pericarditis constrictiva (Messbereich 40 mmHg). Typisch sind die prominenten x- und y-Täler. Letztere entstehen durch die rasche frühdiastolische Ventrikelfüllung. X, y = Phasen des atrialen Zyklus.

Der systolische pulmonalarterielle und der systolische rechtsventrikuläre Druck liegen bei über 90% der Patienten < 50 mmHg, wobei 3 von 4 Patienten mit restriktiver Kardiomyopathie einen systolischen rechtsventrikulären Druck > 50 mmHg aufweisen [22]. Ein weiteres wichtiges diagnostisches Kriterium ist das Verhältnis von rechtsventrikulärem diastolischem zu systolischem rechtsventrikulärem Druck. Bei 19 von 20 Patienten mit Pericarditis constrictiva beträgt dieser Quotient ≥ 0,3, während er bei Patienten mit restriktiver Kardiomyopathie bei < 0,3 liegt. Bei jedem 4. Patienten ist anhand dieser Kriterien jedoch keine genaue Differenzierung zwischen restriktiver und konstriktiver Kardiomyopathie möglich [23]. Es konnte aber gezeigt werden, dass die diagnostische Genauigkeit durch Analyse der Atemvariabilität der intrakardialen Druckwerte (als Ausdruck der Dissoziation von intrathorakalen und intrakardialen Drücken und der vermehrten interventrikulären Dependenz bei der Pericarditis constrictiva) weiter gesteigert werden kann. Lag die maximale Druckdifferenz zwischen pulmonalkapillärem Verschlussdruck und frühdiastolischem linksventrikulärem Druck während der Inspiration bei < 5 mmHg, betrug der negative prädiktive Wert zum Ausschluss einer Pericarditis constrictiva 94%. Ebenso kann bei fehlender Atemabhängigkeit mit reziproken Schwankungen von systolischem linksventrikulärem und rechtsventrikulärem Druck das Vorliegen einer Pericarditis constrictiva nahezu ausgeschlossen werden (negativer prädiktiver Wert 100%).

14.2.2 Echokardiographie bei der Pericarditis constrictiva

Zweidimensionale und M-mode-echokardiographische Untersuchung sind bei Verdacht auf Pericarditis constrictiva häufig **wenig richtungsweisend**. Links- und rechtsventrikuläre Diameter, Wanddicken und systolische Funktion beider Ventrikel sind in vielen Fällen normal. Als Folge der chronischen atrialen Drucksteigerung wird des Öfteren eine Vergrößerung beider Vorhöfe beobachtet. Ein echoreiches und verdicktes Perikard ist manchmal im 2-D-Bild sichtbar, kann jedoch auch fehlen. Als Hinweis auf die frühdiastolische Füllungsbehinderung gilt **eine abrupte Posteriorbewegung des Septums in der frühen Diastole im M-mode („septales bouncing")** [24] (☞ Abb. 14.13). Weniger spezifisch sind abgeflachte Exkursionen der freien oder posterioren LV-Wand in der späten Diastole als Ausdruck der ventrikulären Plateauphase.

Der **Doppler-Echokardiographie kommt ein besonderer Stellenwert zu**, da so die pathophysiologischen Charakteristika der Pericarditis constrictiva, insbesondere die vermehrte interventrikuläre Dependenz, erfasst werden können (siehe auch Abschnitt 9.3.1). Wich-

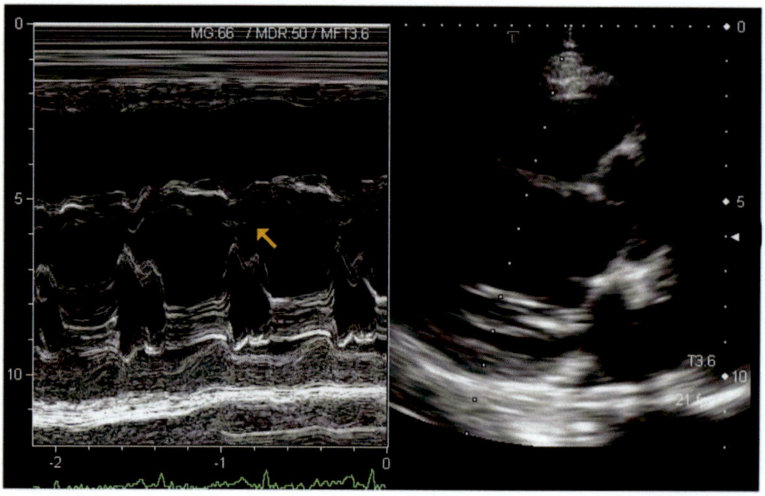

Abb. 14.13 Linksparasternale Anlotung bei einem Patienten mit Pericarditis constrictiva und frühdiastolischem septalem „bouncing" (↑). Beachte auch das echoreiche posteriore Perikard.

tigste Zeichen einer **wirksamen Konstriktion** sind die **vermehrte Atemabhängigkeit und die reziproken Veränderungen der Flussprofile über der Mitral- und Trikuspidalklappe** [21]. Bei der Inspiration führt eine vermehrte Füllung des rechten Herzens zu einer Vorwölbung des Septums nach links. Da das Herz jedoch in einen rigiden Perikardsack eingeschlossen ist, kann sich das linke Herz nicht weiter ausdehnen, sodass die Füllung des linken Herzens abnimmt. Doppler-echokardiographisch spiegelt sich dies während der Inspiration in einem gesteigerten frühdiastolischen Fluss über der Trikuspidalklappe wider, während zeitgleich der frühdiastolische Fluss über der Mitralklappe sinkt. Die Exspiration hat gegensinnige, ebenso Doppler-echokardiographisch fassbare Veränderungen zur Folge [21]. Analog dazu nimmt mit der Inspiration der systolische Vorwärtsfluss in den Pulmonalvenen ab und mit der Exspiration wieder zu (☞ Abb. 14.14 und 14.15).

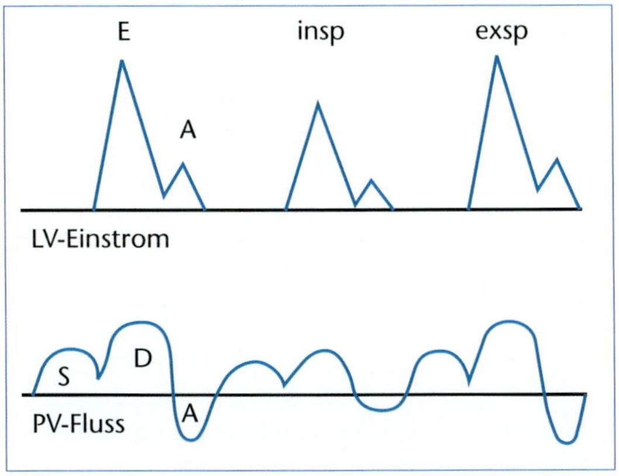

Abb. 14.14 Schematische Darstellung der atemabhängigen Schwankungen des Flusses innerhalb des linken Herzens bei einem Patienten mit Pericarditis constrictiva. Mit der Inspiration nehmen der frühdiastolische Mitraleinstrom sowie der systolische und diastolische Vorwärtsfluss in der Pulmonalvene ab. E = frühdiastolischer transmitraler Einstrom; S = systolischer Vorwärtsfluss; D = diastolischer Vorwärtsfluss; LV = linker Ventrikel; PV = Pulmonalvene.

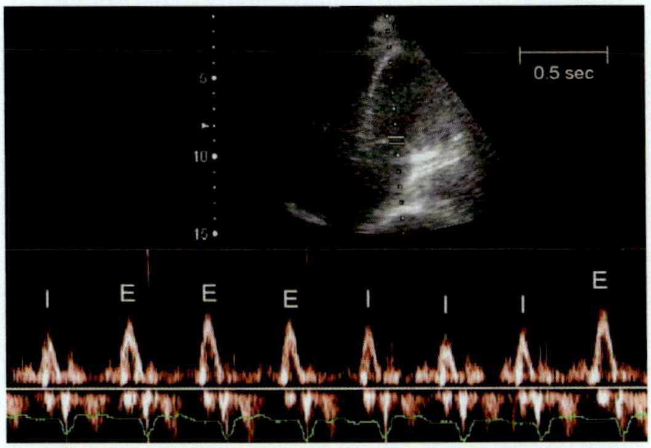

Abb. 14.15a Mitraleinstromprofil bei einer Patientin mit Pericarditis constrictiva. Mit der Inspiration nimmt die frühdiastolische Einstromgeschwindigkeit ab, mit der Exspiration wieder zu. E = Exspiration; I = Inspiration.

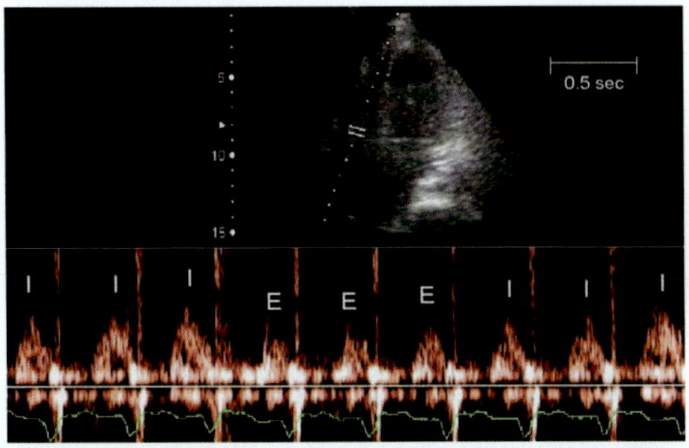

Abb. 14.15b Reziproke Veränderungen des Trikuspidaleinstroms. Mit der Inspiration nimmt der frühdiastolische Einstrom zu, mit der Exspiration ab. E = Exspiration; I = Inspiration.

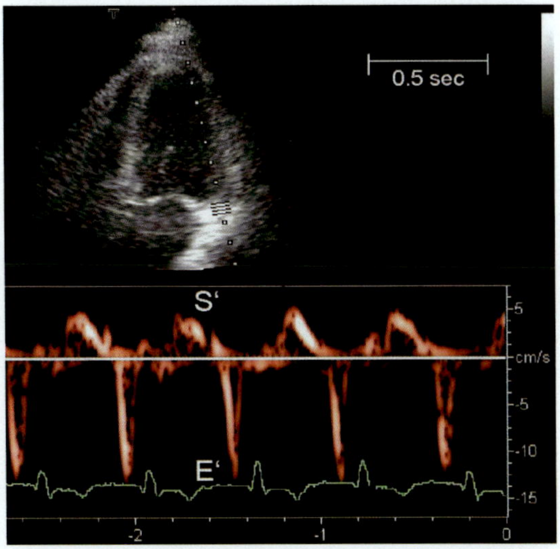

Abb. 14.15c Analyse der Mitralring-Geschwindigkeiten mittels Gewebe-Doppler-Echokardiographie. Die frühdiastolische Anulusexkursion ist bei Pericarditis constrictiva typischerweise gesteigert. E´ = frühdiastolische Mitralklappenring-Geschwindigkeit; S´ = systolische Mitralklappenring-Geschwindigkeit.

Physiologischerweise betragen die atemabhängigen Schwankungen der maximalen frühdiastolischen Einstromgeschwindigkeit (E-Welle) < 10%. Betrachtet man den ersten Herzzyklus unter Inspiration nach Atemmittellage als Referenz, so weisen Patienten mit Pericarditis constrictiva eine Abnahme der frühdiastolischen Geschwindigkeit von > 25% auf [21]. Eine Evaluierung anhand intraoperativ erhobener Befunde hat ergeben, dass das Vorliegen einer Pericarditis constrictiva mit einer Sensitivität von 88% mit diesem Kriterium assoziiert ist [25]. Ebenso bedeutsam bei der Diagnosestellung scheint der **Gewebe-Doppler** mit Erfassung der frühdiastolischen Mitralklappenringexkursion (E'-Welle) zu sein (☞ auch 9.3.2).

Da die eigentliche myokardiale Relaxation bei der Pericarditis constrictiva nicht beeinträchtigt ist, stellt sich die **frühdiastolische Mitralringexkursion normal oder gar** gegenüber einem gesunden Vergleichskollektiv **gesteigert** dar [5]. Eine frühdiastolische Mitralringgeschwindigkeit von E' ≥ 8 cm/s trennt daher die konstriktive von der restriktiven Funktionsstörung mit einer Sensitivität von 95% und einer Spezifität von 96% [26]. Bei Vorliegen einer begleitenden systolischen Dysfunktion oder ausgeprägter Mitralringverkalkung scheint dieses diagnostische Kriterium allerdings weniger zuverlässig zu sein [27].

Weitere wichtige diagnostische Informationen liefert die Analyse der Pulmonal- und Lebervenenflussprofile.

Der Pulmonalvenenfluss kann dabei sowohl von transthorakal als auch von transösophageal abgeleitet werden. Zur Signalverstärkung kann die Gabe von lungengängigem Echokontrastmittel sinnvoll sein. Physiologischerweise und bei erhaltener systolischer linksventrikulärer Funktion ist der systolische Vorwärtsfluss (S) in der Pulmonalvene höher als der diastolische Fluss (D). Die atemabhängigen Schwankungen sind gering. Bei der Pericarditis constrictiva sind S- und D-Welle nahezu gleich hoch. In Analogie zur abnehmenden mitralen E-Welle fällt der Pulmonalvenenfluss bei der Inspiration deutlich ab und nimmt bei der Exspiration wieder deutlich zu [25]. Bei einer restriktiven Kardiomyopathie treten keine Veränderungen mit der Atmung auf.

Ähnlich dem Pulmonalvenenfluss liegt auch beim Lebervenenfluss das Geschwindigkeitsmaximum in der Phase der Systole. Spätsystolisch wie auch zum Zeitpunkt der Vorhofkontraktion können ein ventrikulärer wie auch ein atrialer Rückfluss auftreten, die normalerweise < 20% des Vorwärtsflusses ausmachen. Bei Pericarditis constrictiva zeigt der Lebervenenfluss ein charakteristisches W-förmiges Profil mit betontem ventrikulärem und atrialem Rückfluss [4]. Bei der Exspiration wird die D-Welle deutlich kleiner, während der ventrikuläre und der atriale Rückfluss deutlich zunehmen. Diese atemabhängigen Veränderungen ermöglichen ebenfalls eine Abgrenzung der Pericarditis constrictiva zur restriktiven Kardiomyopathie.

14.2.3 Differenzialdiagnose

Wichtige Differenzialdiagnosen der Pericarditis constrictiva sind die restriktive Kardiomyopathie, aber auch die Rechtsherzinsuffizienz auf dem Boden akuter oder chronischer Lungenembolien. Des Weiteren muss auch an einen Myokardinfarkt mit Rechtsherzbeteiligung (☞ auch 12.3) oder aber eine COPD mit Cor pulmonale gedacht werden. Auch wenn diese Erkrankungen ebenfalls mit atemabhängigen Schwankungen der intrakardialen Flüsse einhergehen, ist eine Abgrenzung fast immer anhand weiterer klinischer und echokardiographischer Befunde möglich. Bei der echokardiographischen wie auch der invasiven Diagnostik mit der Fragestellung Pericarditis constrictiva sind Lastbedingungen und Patientencompliance bezüglich der Atemmanöver zu berücksichtigen. Wichtig ist der Einsatz eines Respirometers, welches die Zuordnung von Inspiration und Exspiration erlaubt. Idealerweise erfolgt die Untersuchung bei Euvolämie, was bei hypovolämen Patienten eventuell eine Rehydrierung mit Kochsalz oder aber eine Diurese bei vorliegender Hypervolämie erfordert [28].

Bei der Differenzialdiagnose COPD vs. Pericarditis constrictiva sollte die Untersuchung um die Ableitung des Doppler-Flussprofils in der Vena cava inferior erweitert werden. Während der Fluss in der unteren Hohlvene bei COPD typischerweise inspiratorisch deutlich zunimmt, sind die Schwankungen bei Pericarditis constrictiva weniger ausgeprägt [29].

Bei Vorhofflimmern mit wechselnden Zykluslängen kann die Aufdeckung der Atemvariabilität der Flussgeschwindigkeiten erschwert sein. Hier ist häufig die diastolische Flussumkehr im Lebervenenfluss während der Exspiration richtungsweisend. Manche Autoren schlagen in dieser Situation die passagere Schrittmacherstimulation zur Angleichung der RR-Intervalle vor [30].

Die echokardiographisch jedoch schwierigste Differenzialdiagnose der Pericarditis constrictiva ist die restriktive Kardiomyopathie. Unter grundsätzlich anderen pathophysiologischen Voraussetzungen können die klinischen und hämodynamischen Auswirkungen beider Erkrankungen ähnlich sein. In der Frühphase beider Krankheitsbilder dominiert die diastolische Dysfunktion und Füllungsbehinderung. Im Fall der restriktiven Kardiomyopathie ist sie Folge einer verminderten Dehnbarkeit des Myokards, beispielsweise durch Einlagerung von Amyloid. Bei der Pericarditis constrictiva ist die diastolische Füllung – wie oben erwähnt – durch den Gegendruck der starren Perikardschwiele von außen behindert. Auch wenn bestimmte Zeichen im zweidimensionalen Bild, wie beispielsweise das so genannte „Salz-und-Pfeffer"-Muster, auf das Vorliegen einer **restriktiven Kardiomyopathie** hinweisen können, sollte die Diagnose immer durch weitere Befunde (Doppler-Echokardiographie, ggf. Myokardbiopsie) gestützt werden. Im transmitralen Doppler ist die restriktive Kardiomyopathie durch ein **restriktives Füllungsmuster mit einer E/A-Ratio > 2 und einer Verkürzung der Dezelerationszeit** gekennzeichnet (☞ Abb. 14.16a). Im **Gewebe-Doppler ist die frühdiastolische Mitralringexkursion (E')** im Vergleich zu Gesunden und zu Patienten mit Pericarditis constrictiva deutlich **vermindert** [5] (☞ Abb. 14.16b). Im Unterschied zur Pericarditis constrictiva liegen die atemabhängigen Schwankungen des früh-

14

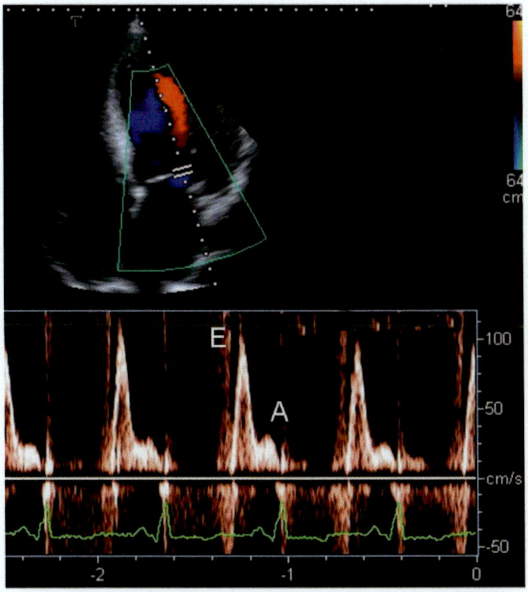

Abb. 14.16a Typisches restriktives Mitraleinstromprofil bei einem Patienten mit restriktiver Kardiomyopathie auf dem Boden einer Amyloidose (E/A-Ratio > 2, kurze Dezelerationszeit). A = spätdiastolische (atriale) transmitrale Einstromgeschwindigkeit; E = frühdiastolische transmitrale Einstromgeschwindigkeit.

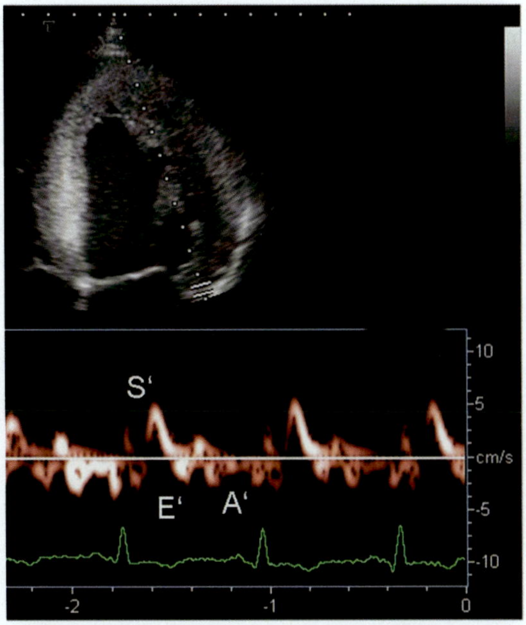

Abb. 14.16b Die Analyse der Mitralringexkursion mittels Gewebe-Doppler-Echokardiographie zeigt im Vergleich zur Pericarditis constrictiva eine deutlich erniedrigte frühdiastolische Anulusexkursion. Beachte auch das typische „Salz-und-Pfeffer-Muster" des Myokards. A' = spätdiastolische Mitralklappenring-Geschwindigkeit; E' = frühdiastolische Mitralklappenring-Geschwindigkeit; S' = systolische Mitralklappenring-Geschwindigkeit.

diastolischen Mitral- und Trikuspidalklappenflusses bei < 10%. Die wichtigsten Untersuchungsmethoden und -befunde zur Differenzierung von Pericarditis constrictiva und restriktiver Kardiomyopathie sind in Tabelle 14.1 zusammengefasst.
Hinsichtlich der therapeutischen Optionen bestehen grundlegende Unterschiede zwischen restriktiver und konstriktiver Funktionsstörung. Liegt der Schwerpunkt bei der restriktiven Störung auf der symptomorientierten Herzinsuffizienztherapie, sollte bei gesicherter Pericarditis constrictiva eine Perikardektomie angestrebt werden. Dabei sind die Ergebnisse abhängig von der Dauer der präoperativen Symptome, von Alter und klinischem Zustand des Patienten (NYHA-Klasse) wie auch von der Grunderkrankung, die zur Pericarditis constrictiva geführt hat. In einer Multivarianzanalyse war eine stattgehabte Radiatio signifikant mit einer erhöhten postoperativen Sterblichkeit wie auch einer mangelnden klinischen Besserung nach Dekortikation assoziiert [18].

Tab. 14.1 Differenzierung zwischen Pericarditis constrictiva und restriktiver linksventrikulärer Funktionsstörung.

Untersuchung	Restriktive Störung	Pericarditis constrictiva
Körperliche Untersuchung	Kussmaul-Zeichen möglich, Pulsus paradoxus fehlend, evtl. prominenter Herzspitzenstoß	Kussmaul-Zeichen häufig, Herzspitzenstoß meist nicht tastbar, Pulsus paradoxus selten
Röntgen-Thorax/CT	Keine Kalzifikationen	Gelegentlich Kalzifikationen
EKG	Niedervoltage (Amyloidose!), häufig Linkslagetyp, Vorhofflimmern, Blockbilder	Niedervoltage < 50%
2-D-/M-mode-Echo	Kleines LV-/RV-Kavum, Hypertrophie (auch des IAS), verdickte Klappen, echoreiches Myokard („Salz-und Pfeffer") bei Amyloidose	Normale Wanddicken, echoreiches Perikard, septales „bouncing"
Mitraleinstrom	Keine atemabhängige Schwankung, E/A-Ratio > 2, kurze Dezelerationszeit	Inspiratorisch Abnahme der E-Welle > 25%, Verlängerung der IVRT, bei Exspiration gegensinnige Veränderungen
Trikuspidaleinstrom	Nur geringe atemabhängige Schwankung	Inspiratorisch Zunahme der E-Welle, exspiratorisch Abnahme
Pulmonalvenenfluss	Verhältnis systolischer/diastolischer Fluss (S/D-Ratio) < 0,5, prominenter atrialer Rückfluss	S/D-Ratio > 1, inspiratorisch Abnahme von S und D, exspiratorisch gegensinnige Veränderungen
Lebervenenfluss	Verhältnis systolischer/diastolischer Fluss (S/D-Ratio) < 0,5, prominenter atrialer Rückfluss	Exspiratorisch Abnahme des Vorwärtsflusses und Zunahme des ventrikulären und atrialen Rückflusses
Gewebe-Doppler	Frühdiastolische Mitralring-Geschwindigkeit (E') < 8 cm	Frühdiastolische Mitralring-Geschwindigkeit (E') > 8 cm
Herzkatheter	„Dip-und-Plateau", LVEDP häufig > 5 mmHg größer als RVEDP, Syst. RV-Druck > 50 mmHg, RVEDP < 1/3 des systol. RV-Drucks	„Dip-und-Plateau", enddiastolischer Druckangleich LVEDP/RVEDP, inspiratorisch syst. RV-Druck ↑ u. systol. LV-Druck ↓

Merke
Die echokardiographische Diagnose einer Konstriktion gehört zu den größten Herausforderungen in der Echokardiographie. Insbesondere die Abgrenzung zur Restriktion verlangt die Bewertung einer Reihe von diastolischen Funktionsparametern.

14.3 Perikardzyste und maligne Perikarderkrankungen

Während Perikardzysten angeboren oder erworben sein können, entstehen Perikarddivertikel entweder als Folge eines erhöhten intraperitonealen Drucks oder durch Verwachsungen. Beide Raumforderungen liegen in der unmittelbaren Nachbarschaft des Perikards, Zysten häufig im rechten Herz-Zwerchfell-Winkel, Divertikel oftmals an der Herzaußenfläche über dem rechten Vorhof oder im linken Herz-Zwerchfell-Winkel. Dabei sind Perikardzysten flüssigkeitsgefüllte Kavitäten ohne Verbindung zur physiologischen Perikardflüssigkeit, die vom Perikard abgekapselt imponieren können. Perikarddivertikel entstehen durch erhöhten Druck in der Perikardhöhle oder durch Narbenzug (z.B. nach Trauma oder Operation). Sie entsprechen flüssigkeitsgefüllten Aussackungen des Perikards. Beide Entitäten haben per se keinen Einfluss auf die Hämodynamik, die Herzfüllung ist nicht behindert.

In der Mehrzahl der Fälle sind Perikardzysten bzw. -divertikel Zufallsbefunde. Abgesehen von gelegentlichem Druckgefühl hinter dem Sternum sind die Patienten asymptomatisch. Während Divertikel definitiv als benigne eingestuft werden können, besteht bei Zysten ein Risiko der malignen Entartung, sodass die chirurgische Entfernung in Erwägung gezogen werden kann.

Im zweidimensionalen Bild stellen sich Divertikel oder Zysten meist als Zusatzräume am Perikard mit hypoechogener Binnenstruktur und pulssynchroner Bewegung dar. Eine Differenzierung intra- versus extrakardial gelingt durch die Gabe von lungengängigem Echo-Kontrastmittel, das zur Anfärbung der Herzhöhlen führt, während extrakavitär gelegene Raumforderungen ausgespart bleiben.

14.4 Maligne Perikarderkrankungen

Bösartige Raumforderungen des Perikards sind meistens Folge eines direkten Übergreifens maligner Erkrankungen aus der unmittelbaren Umgebung (z.B. Pleuramesotheliom) sowie Metastasen von Mamma- oder Bronchial-Karzinomen bzw. von Lymphomen oder Melanomen [31] auf das Perikard. Auch kardiale Raumforderungen können das Perikard von innen her infiltrieren (☞ 15.3.4). In der überwiegenden Mehrzahl der Fälle haben maligne Raumforderungen des Perikards zunächst keinen Einfluss auf die Hämodynamik, die Herzfüllung wird nicht behindert. Gelegentlich kann aber auch eine perikardiale Konstriktion durch massive tumoröse Perikardinfiltration resultieren.

Es handelt sich in der Regel um Zufallsbefunde bzw. ergänzende Befunde im Rahmen von Staging-Untersuchungen von Patienten mit malignen Grunderkrankungen. Bei begleitendem Erguss werden Symptome einer chronischen Perikarditis beobachtet (☞ 14.1).

Im zweidimensionalen Bild stellen sich maligne Erkrankungen des Perikards meist als echogene Raumforderungen in Projektion auf das Perikard dar. Hier kann wiederum die Kontrastechokardiographie wichtige Hinweise zur genauen Lokalisation durch verbesserte Abgrenzung des Endokards und damit der Herzbinnenräume geben. Zu möglichen funktionellen Auswirkungen einer malignen Infiltration ist die Doppler-Untersuchung hilfreich. Ein weiteres bildgebendes Verfahren zum Nachweis von Tumorgewebe ist die Positronen-Emissions-Tomographie, die vermehrte Stoffwechselaktivität eines tumorösen Prozesses aufzudecken vermag.

Literatur

1. Mulvagh SL, Rokey R, Vick GW 3rd, Johnston DL. Usefulness of nuclear magnetic resonance imaging for evaluation of pericardial effusions, and comparison with two-dimensional echocardiography. Am J Cardiol 1989; 64: 1002–9.
2. Hinds SW, Reisner SA, Amico AF, Meltzer RS. Diagnosis of pericardial abnormalities by 2D-echo: a pathology-echocardiography correlation in 85 patients. Am Heart J 1992; 123: 143–50.
3. Candell-Riera J, Garcia del Castillo H, Permanyer-Miralda G, Soler-Soler J. Echocardiographic features of the interventricular septum in chronic constrictive pericarditis. Circulation 1978; 57: 1154–8.
4. Bibra H von, Schober K, Jenni R, Busch R, Sebening H, Blomer H. Diagnosis of constrictive pericarditis by pulsed Doppler echocardiography of the hepatic vein. Am J Cardiol 1989; 63: 483–8.
5. Garcia MJ, Rodriguez L, Ares M, Griffin BP, Thomas JD, Klein AL. Differentiation of constrictive pericarditis from restrictive cardiomyopathy: assessment of left ventricular diastolic velocities in longitudinal axis by Doppler tissue imaging. J Am Coll Cardiol 1996; 27: 108–14.
6. Corey GR, Campbell PT, Van Trigt P et al. Etiology of large pericardial effusions. Am J Med 1993; 95: 209–13.
7. Soler-Soler J, Sagristà-Sauleda J, Permanyer-Miralda G. Management of pericardial effusion. Heart 2001; 86: 235–40.
8. Sagristà-Sauleda J, Angel J, Permanyer-Miralda G et al. Long-term follow-up of idiopathic chronic pericardial effusion. N Engl J Med 1999; 341: 2054–2059.
9. Merx W, Schweizer P, Krebs W, Effert S. A new method of pericardiocentesis and quantification of pericardial effusions by echocardiography. Dtsch Med Wochenschr 1979; 104: 19–21.
10. Merce J, Sagrista-Sauleda J, Permanyer-Miralda G, Evangelista A, Soler-Soler J. Correlation between clinical and Doppler echocardiographic findings in patients with moderate and large pericardial effusion: implications for the diagnosis of cardiac tamponade. Am Heart J 1999; 138: 759–64.
11. Gillam LD, Guyer DE, Gibson TC, King ME, Marshall JE, Weyman AE. Hydrodynamic compression of the right atrium: a new echocardiographic sign of cardiac tamponade. Circulation 1983; 68: 294–301.
12. Singh S, Wann LS, Schuchard GH et al. Right ventricular and right atrial collapse in patients with cardiac tamponade – a combined echocardiographic and hemodynamic study. Circulation 1984; 70: 966–71.
13. Himelman RB, Kircher B, Rockey DC, Schiller NB. Inferior vena cava plethora with blunted respiratory response: a sensitive echocardiographic sign of cardiac tamponade. J Am Coll Cardiol 1988; 12: 1470–7.
14. Gonzalez MS, Basnight MA, Appleton CP. Experimental cardiac tamponade: a hemodynamic and Doppler echocardiographic reexamination of the relation of right and left heart ejection dynamics to the phase of respiration. J Am Coll Cardiol 1991; 18: 243–52.
15. Appleton CP, Hatle LK, Popp RL. Relation of transmitral flow velocity patterns to left ventricular diastolic function: new insights from a combined hemodynamic and Doppler echocardiographic study. J Am Coll Cardiol 1988; 12: 426–40.
16. Klein AL, Leung DY, Murray RD, Urban LH, Bailey KR, Tajik AJ. Effects of age and physiologic variables on right ventricular filling dynamics in normal subjects. Am J Cardiol 1999; 84: 440–8.
17. Tsang TS, Freeman WK, Sinak LJ, Seward JB. Echocardiographically guided pericardiocentesis: evolution and state-of-the-art technique. Mayo Clin Proc 1998; 73: 647–52.
18. Ling LH, Oh JK, Schaff HV et al. Constrictive pericarditis in the modern era: evolving clinical spectrum and impact on outcome after pericardiectomy. Circulation 1999; 100: 1380–6.
19. Myers RB, Spodick DH. Constrictive pericarditis: clinical and pathophysiologic characteristics. Am Heart J 1999; 138: 219–32.
20. Shabetai R, Fowler NO, Guntheroth WG. The hemodynamics of cardiac tamponade and constrictive pericarditis. Am J Cardiol 1970; 26: 480–9.
21. Hatle LK, Appleton CP, Popp RL. Differentiation of constrictive pericarditis and restrictive cardiomyopathy by Doppler echocardiography. Circulation 1989; 79: 357–70.
22. Vaitkus PT, Kussmaul WG. Constrictive pericarditis versus restrictive cardiomyopathy: a reappraisal and update of diagnostic criteria. Am Heart J 1991; 122: 1431–41.
23. Hurrell DG, Nishimura RA, Higano ST et al. Value of dynamic respiratory changes in left and right ventricular pressures for the diagnosis of constrictive pericarditis. Circulation 1996; 93: 2007–13.
24. Himelman RB, Lee E, Schiller NB. Septal bounce, vena cava plethora, and pericardial adhesion: informative two-dimensional echocardiographic signs in the diagnosis of pericardial constriction. J Am Soc Echocardiogr 1988; 1 333–40.
25. Oh JK, Hatle LK, Seward JB et al. Diagnostic role of Doppler echocardiography in constrictive pericarditis. J Am Coll Cardiol 1994; 23: 154–62.

26. Ha JW, Ommen SR, Tajik AJ et al. Differentiation of constrictive pericarditis from restrictive cardiomyopathy using mitral annular velocity by tissue Doppler echocardiography. Am J Cardiol 2004; 94: 316–9.
27. Sengupta PP, Mohan JC, Mehta V, Arora R, Pandian NG, Khandheria BK. Accuracy and pitfalls of early diastolic motion of the mitral annulus for diagnosing constrictive pericarditis by tissue Doppler imaging. Am J Cardiol 2004; 93: 886–90.
28. Oh JK, Tajik AJ, Appleton CP, Hatle LK, Nishimura RA, Seward JB. Preload reduction to unmask the characteristic Doppler features of constrictive pericarditis. A new observation. Circulation 1997; 95: 796–9.
29. Boonyaratavej S, Oh JK, Tajik AJ, Appleton CP, Seward JB. Comparison of mitral inflow and superior vena cava Doppler velocities in chronic obstructive pulmonary disease and constrictive pericarditis. J Am Coll Cardiol 1998; 32: 2043–8.
30. Asher CR, Klein AL. Diastolic heart failure: restrictive cardiomyopathy, constrictive pericarditis, and cardiac tamponade: clinical and echocardiographic evaluation. Cardiol Rev 2002; 10: 218–29.
31. Fernandes F, Soufen HN, Ianni BM, Arteaga E, Ramires FJ, Mady C. Primary neoplasms of the heart. Clinical and histological presentation of 50 cases. Arq Bras Cardiol 2001; 76: 231–7.

15 Raumforderungen

Silvana Müller

15.1 Ziele der echokardiographischen Diagnostik

Die Diagnostik kardialer Raumforderungen stellt an das jeweils verwendete bildgebende Verfahren hohe Anforderungen. Zur Verifizierung der Raumforderung sollte es mit einem hohen räumlichen und zeitlichen Auflösungsvermögen und möglichst nichtinvasiv über Ursprung, Größe, räumliche Ausdehnung, Oberflächenbeschaffenheit, Mobilität, Dignität und eventuelle funktionelle Auswirkungen der Raumforderung Aufschluss geben. In dieser Hinsicht sind die transthorakale und transösophageale Echokardiographie (TTE, TEE) neben Computertomographie (CT) und Magnetresonanztomographie (MRT) die Untersuchungsmethoden der Wahl und werden aufgrund ihrer schnellen und breiten Verfügbarkeit in der Abfolge der verschiedenen diagnostischen Verfahren zuerst eingesetzt. So hatte die Einführung der zweidimensionalen Echokardiographie eine deutliche Steigerung der intravitalen Diagnose von Herztumoren zur Folge [1].
Im Vergleich zur TTE können kardiale Raumforderungen mittels TEE generell mit einer besseren Bildqualität zuverlässig identifiziert und lokalisiert werden [2, 3, 4]. Aufgrund von Lokalisation, Ursprung, Größe und Mobilität der Raumforderung und unter Berücksichtigung bestehender kardialer und nichtkardialer Grunderkrankungen ist eine eingeschränkte echokardiographische Differenzialdiagnose möglich. Schwieriger gestaltet sich die echokardiographische Gewebedifferenzierung. So ist eine Unterscheidung zwischen malignen und benignen Raumforderungen mittels echokardiographischer Methoden beispielsweise nicht möglich.

Merke
Myxomatöse, fibröse oder lipomatöse Weichteilgewebe imponieren als echodichte Strukturen. Nekrosen und hämorrhagische Areale erscheinen dagegen echoluzent. Kalkstrukturen sind durch einen typischen Schallschatten gekennzeichnet.

Eine weitere Limitation der Echokardiographie stellt die Beurteilung der Tumorausdehnung auf benachbarte Organe, Lunge und Mediastinum dar (☞ Tab. 15.1).

Tab. 15.1 Vor- und Nachteile von TTE, TEE, CT und MRT bei der Diagnostik kardialer Raumforderungen.

	Vorteile	Nachteile
TTE	Nichtinvasiv, kostengünstig, Informationen über Herzfunktion	Untersucherabhängigkeit, patientenabhängige Schallqualität, kleines Gesichtsfeld
TEE	Von Patientenbeschallbarkeit unabhängig, Informationen über Herzfunktion, gute Darstellung von Vorhöfen, Klappen und großen Gefäßen, kostengünstiger als CT und MRT	Untersucherabhängigkeit, invasiv, kleines Gesichtsfeld, eingeschränkte Darstellung der Herzspitzenregion
CT	Schnell, großes Gesichtsfeld, Informationen über Tumorkalzifikation und -perfusion	Keine funktionellen Informationen, Kontrastmittelgabe, Strahlenbelastung
MRT	Gewebedifferenzierung, großes Gesichtsfeld, Informationen über Tumorperfusion und Herzfunktion	Längere Untersuchungszeiten und kostenintensiver im Vergleich zum CT, Kontrastmittelgabe

15.2 Einteilung und Epidemiologie

Bei der Klassifikation von intrakardialen Raumforderungen werden primäre und sekundäre Herztumoren sowie Thromben unterschieden. Dabei kommen primäre Tumoren sehr selten vor. Ihre Häufigkeit in den meisten autoptischen Studien wird mit 0,001–0,3% [5] angegeben. In ca. 6% der Autopsien bei Patienten mit malignen Erkrankungen werden Herzmetastasen gefunden [6].

Merke
Etwa 75% aller Tumoren sind gutartig. Die häufigsten kardialen Raumforderungen stellen Thromben dar.

15.3 Tumoren

15.3.1 Benigne Tumoren

Benigne Tumoren sind Myxome, Lipome, papilläre Fibroelastome, Rhabdomyome, Fibrome, Hämangiome, Perikardzysten, Hamartome, Teratome, Mesotheliome, Paragangliome und Phäochromozytome.

Myxome

Myxome sind die **häufigsten aller primären Herztumoren** und in ca. 75% der Fälle im linken Vorhof, in etwa 23% der Fälle im rechten Vorhof und in 2% der Fälle im rechten oder linken Ventrikel lokalisiert [7, 8, 9, 10]. Biatriale kardiale Myxome treten in 2–5% [2, 9] der Fälle auf. Die wesentlich seltenere Lokalisation stellen beide Ventrikel bzw. die Atrioventrikularklappen oder deren Sehnenfäden dar.

Merke
Der Ursprung der atrialen Myxome ist meistens die Fossa ovalis oder die unmittelbar daran angrenzende Region. Dabei ist die Befestigung entweder gestielt oder breitbasig. Mobilität und Größe können sehr unterschiedlich sein.

Es ist bekannt, dass die Konsistenz eines Myxoms durchaus unterschiedlich sein kann. Dabei werden polypoide Myxome mit glatter Oberfläche, die meist elastisch sind, von so genannten villösen Myxomen mit gallertiger und irregulärer Oberflächenbeschaffenheit differenziert (☞ Abb. 15.1) Letztgenannte zeigen eine erhöhte Embolisationstendenz, da ein Abbröckeln einzelner Fragmente bzw. ein kompletter Zerfall bei diesem Myxomtyp häufiger auftritt [11–13].

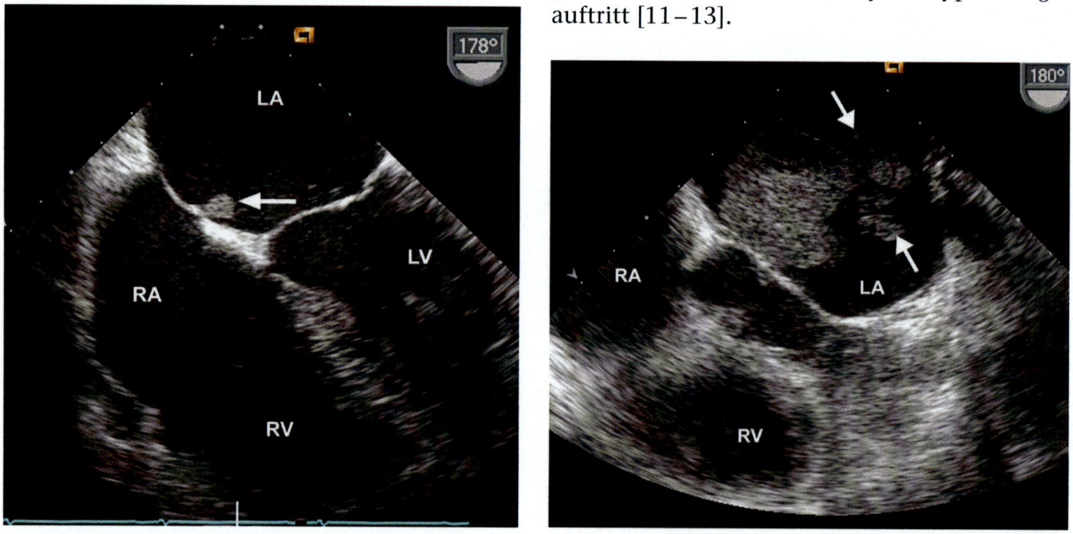

Abb. 15.1 Myxomtypen. Links: Kleines linksatriales polypoides Vorhofmyxom (elastisch) mit glatter Oberfläche. Rechts: Großes Vorhofmyxom (villös) mit irregulärer Oberfläche. LA = linker Vorhof; RA = rechter Vorhof; LV = linker Ventrikel; RV = rechter Ventrikel.

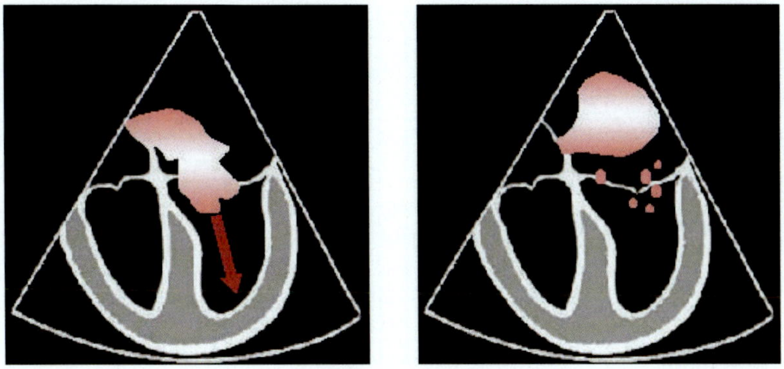

Abb. 15.2 Komplikationen des Vorhofmyxoms. Links: Obstruktion der Mitralklappe. Rechts: Embolie.

Neben der **Embolie** stellt die **Obstruktion** einer Atrioventrikularklappe eine weitere Komplikation dar (☞ Abb. 15.2). Die Möglichkeit einer funktionellen Mitral- oder Trikuspidalklappenstenose ist insbesondere dann gegeben, wenn das Vorhofmyxom relativ groß ist und im Bereich der Fossa ovalis gestielt angeheftet ist. Bislang konnte nicht geklärt werden, wie schnell ein Myxom wächst. Es ist lediglich aus einer Studie bekannt, dass ein wiederkehrendes Myxom um ca. 0,15 cm pro Monat und 1,8 cm pro Jahr an Größe zunimmt [14]. Aus diesem Grund ist es meistens nicht möglich, bei der Erstdiagnose anhand der Größe eine Aussage darüber zu treffen, wie lange das Myxom existiert. Lediglich bereits nachweisbare Myxomkalzifizierungen weisen auf ein schon längeres Bestehen hin. Aufgrund der typischen Form und Lokalisation lassen sich Vorhofmyxome in der Regel bereits transthorakal ausreichend diagnostizieren [1, 15].

Der Schweregrad einer eventuell bestehenden Klappenobstruktion wird einerseits Farb-Doppler-echokardiographisch (turbulenter Einstrom in den linken oder rechten Ventrikel) und andererseits durch Bestimmung der Klappenöffnungsfläche mittels kontinuierlichem Doppler bestimmt. Zeichen einer Obstruktion beim linksatrialen Myxom ist wie bei der organischen Mitralstenose die Parallelbewegung des vorderen und hinteren Segels im M-mode. Es handelt sich hier um eine funktionelle Mitralstenose.

Mittels TEE können v. a. der Ursprungsort, Verwachsungen mit der Mitralklappe, zystische, kalzifizierte oder hämorrhagische Herde sowie Auflagerungen des Myxoms besser dargestellt und beurteilt werden [2, 16]. Ebenso ist die Vaskularisierung von Myxomen (☞ Abb. 15.3) mittels Farb-Doppler in der TEE besser darstellbar.

15

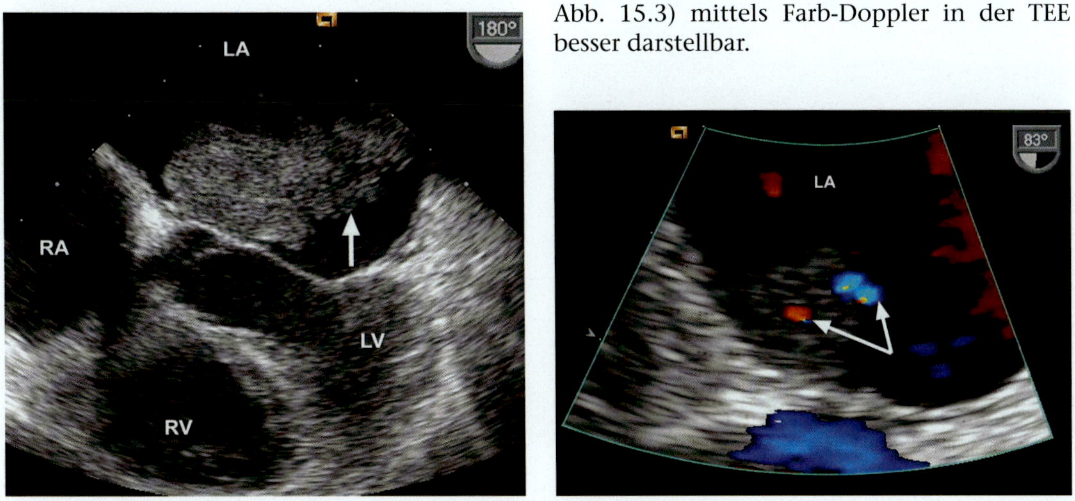

Abb. 15.3 Linksatriales Myxom. Links: Mit einem zystischen Areal. Rechts: Vaskularisiert.

Tab. 15.2 Echokardiographische Differenzialdiagnostik von Myxom, Thrombus und Vegetation.

	Echokardiographische assoziierte Pathologien	Klinische und paraklinische Angaben
Myxom	Keine	Myxoide Hautveränderungen, subfebrile Temperaturen, Gewichtsabnahme, BSG ↑
Thrombus	Dilatierte Herzhöhlen, Echospontankontrast, ↓ Flussgeschwindigkeit im linken Vorhofohr, linksventrikuläre Dysfunktion, Mitralstenose, Fremdmaterial (zentralvenöse Katheter, Klappenprothesen, Pacemaker)	Vorhofflimmern, Hyperkoagulabilität
Vegetation	Klappenvorschädigung, Klappenanomalie, Abszess, Perforation, Klappeninsuffizienzen	Fieber, systemische Zeichen der Endokarditis, positive Blutkulturen

Die **differenzialdiagnostische** Abgrenzung muss v.a. gegenüber Thromben und Vegetationen (☞ Tab. 15.2) erfolgen und kann somit bei seltenen Lokalisationen des kardialen Myxoms, wie z.B. am Vorhofdach, an der Mitralklappe oder im Vorhofohr (☞ Abb. 15.4), erschwert sein. Hilfreich ist hierbei, nicht nur das echokardiographische Erscheinungsbild der Raumforderung selbst, sondern auch assoziierte Pathologien sowie verschiedene klinische und paraklinische Informationen einzubeziehen.

Papilläres Fibroelastom

Das Fibroelastom stellt den **zweithäufigsten benignen Herztumor** dar und geht meist von der Endokardoberfläche der Herzklappen aus, wobei die Aortenklappe bevorzugt befallen wird (☞ Abb. 15.5).
Nur gelegentlich tritt das Fibroelastom in den Herzkammern, an den Sehnenfäden oder Papillarmuskeln auf (☞ Abb. 15.6). Dabei ist das Wachstum dieses Tumors meist gestielt und von hoher Mobilität. Hieraus resultieren verschiedene Komplikationsmöglichkeiten [18, 19, 20].

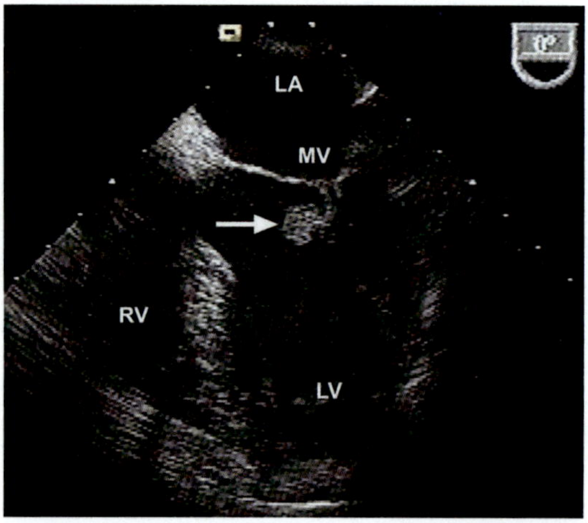

Abb. 15.4 Myxom an den Sehnenfäden der Mitralklappe. LA = linker Vorhof; LV = linker Ventrikel; RV = rechter Ventrikel; MV = Mitralklappe.

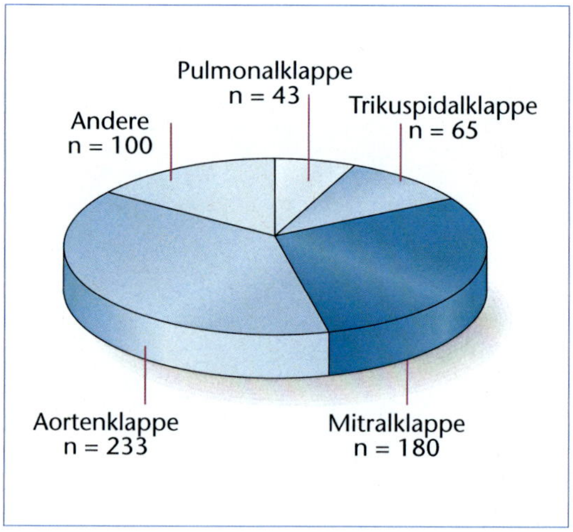

Abb. 15.5 Häufigkeit der Lokalisationen des papillären Fibroelastoms [17].

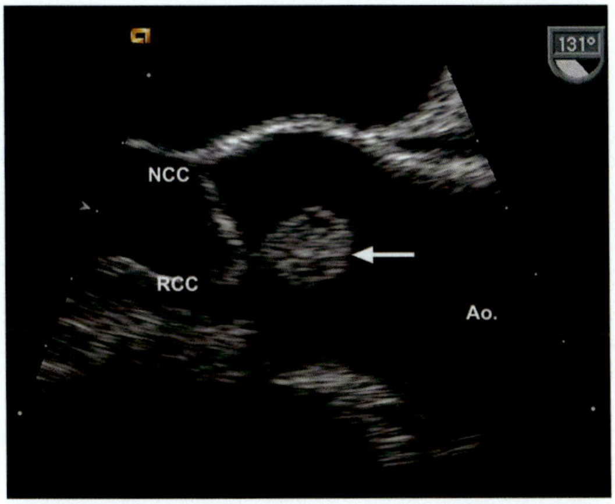

Abb. 15.6 Fibroelastom an der Aortenklappe. RCC = rechtskoronare Klappentasche; NCC = nonkoronare Klappentasche.

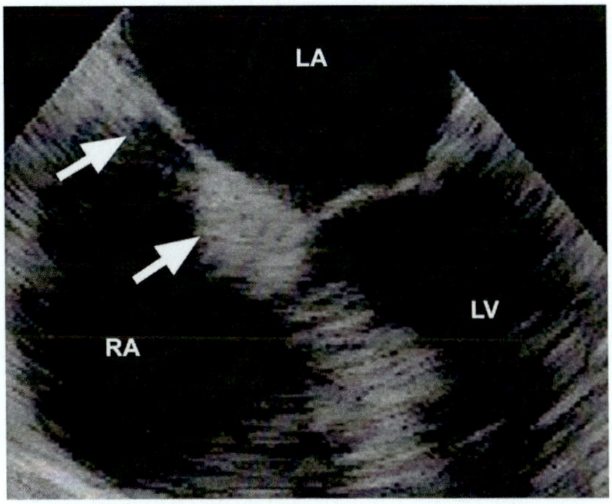

Abb. 15.7 Lipomatöse Septumhypertrophie. LA = linker Vorhof; RA = rechter Vorhof; LV = linker Ventrikel.

Merke
Durch die unmittelbare Nachbarschaft zu den Koronararterien kann es zum intermittierenden Verschluss eines Koronarostiums oder zu Beeinträchtigungen der Klappenfunktion bzw. der Ausstrombahn kommen.

Fibroelastome überschreiten nur selten die Größe von 1,5 cm und sind damit relativ klein. Echokardiographisch ist die Diagnose häufig bereits transthorakal zu stellen. Die für das Fibroelastom typische aufgeraute Oberfläche ist jedoch nur mittels TEE erkennbar. **Differenzialdiagnostisch** müssen v. a. Myxome, Strands, Vegetationen, Thromben, Fibrome und Lambl-Exkreszenzen in Betracht gezogen werden.

Lipom

Lipome sind **gutartige Tumoren**, die meist intraperikardial, deutlich seltener aber auch an den Atrioventrikularklappen vorkommen. Daher können diese echokardiographisch als Perikardzysten oder als Vegetationen bzw. Myxome [21] fehlinterpretiert werden.

Lipomatöse Septumhypertrophie

Die lipomatöse Hypertrophie des interatrialen Septums ist weniger als Herztumor, sondern vielmehr als **Dysplasie** zu werten. Normalerweise ist das interatriale Septum nicht dicker als 1 cm. Die Ausdehnung bei der lipomatösen Vorhofseptumhypertrophie kann mehr als 2 cm betragen (☞ Abb. 15.7). Häufig ist die lipomatöse Hypertrophie des Vorhofseptums mit einer deutlichen Vermehrung des subepikardialen Gewebes verbunden und darf dann echokardiographisch nicht mit einem Perikarderguss verwechselt werden [2].

Merke
Typisch ist die von der lipomatösen Entartung ausgesparte Fossa ovalis.

Rhabdomyom

Rhabdomyome sind die **häufigsten multiple** auftretenden **benignen Tumoren** im Kindesalter und dabei meist im Myokard des linken und rechten Ventrikels lokalisiert [23].

Fibrom

Fibrome stellen die **zweithäufigste Tumorart** des Kindesalters dar. Die bevorzugte Lokalisation ist der linke Ventrikel. Das Wachstum ist überwiegend intramural und seltener intrakavitär. Bei Befall des Ventrikelseptums muss v. a. eine hypertrophe Kardiomyopathie differenzialdiagnostisch berücksichtigt werden.

Perikardzyste

Perikardzysten sind die **häufigsten benignen Raumforderungen des Perikards**, die meist zufällig entdeckt werden [24] (☞ 14.3). Die bevorzugte Lokalisation stellt der rechte Herz-Zwerchfell-Winkel dar. Bei einer echokardiographischen Diagnostik ist die TEE sensitiver als die TTE. Eine Erfassung ist hier nur von apikal oder subkostal bei entsprechender Eindringtiefe möglich. Perikardzysten stellen sich als echofreier Raum unterschiedlicher Größe überwiegend neben dem rechten oder seltener neben dem linken Vorhof dar. Eine **differenzialdiagnostische** Abgrenzung muss v.a. gegenüber einem abgekapselten Perikarderguss, einer persistierenden oberen Hohlvene und Pseudozysten erfolgen.

15.3.2 Maligne Tumoren

Fast alle primären malignen Tumoren sind **Sarkome**. Diese können nicht nur intrakardial, sondern auch im Bereich der großen Gefäße vorkommen, wo sie echokardiographisch nicht darstellbar sind.

Angiosarkom

Angiosarkome sind die **häufigsten kardialen Sarkome**. Sie sind überwiegend im rechten Vorhof lokalisiert und können eine Obstruktion der Trikuspidalklappe bzw. eine Rechtsherzinsuffizienz hervorrufen. Die wesentlich seltenere Lokalisation ist das Perikard.

Rhabdomyosarkom

Rhabdomyosarkome sind die am **zweithäufigsten** auftretenden **Sarkome** des Herzens (☞ Abb. 15.8). Anders als das Angiosarkom können sie in allen 4 Herzhöhlen vorkommen, aber ebenso zu Klappenobstruktionen führen.
Weitere seltene kardiale Sarkome sind Fibrosarkome, Myosarkome, Liposarkome und Leiomyosarkome.

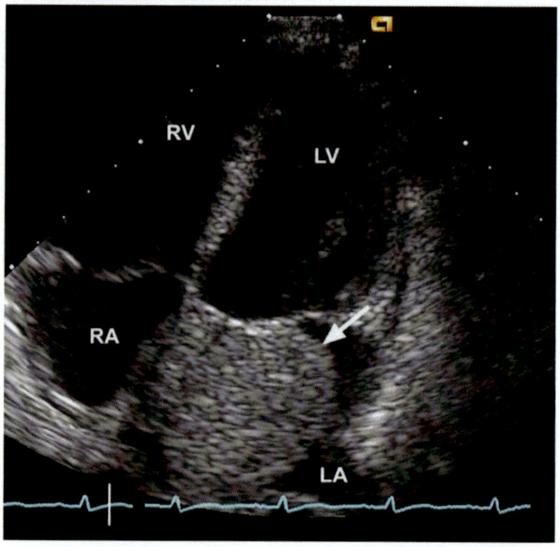

Abb. 15.8 Rhabdomyosarkom im linken Vorhof. LA = linker Vorhof; RA = rechter Vorhof; LV = linker Ventrikel; RV = rechter Ventrikel.

Herzmetastasen

Metastasen des Herzens kommen wesentlich **häufiger** vor **als primäre Tumoren**. Die Tumoren können dabei direkt vom Mediastinum (z.B. Ösophaguskarzinom, Bronchialkarzinom) (☞ Abb. 15.9) in das Herz hineinwachsen oder aber durch hämatogene/lymphogene Aussaat (z.B. Melanom) bzw. durch

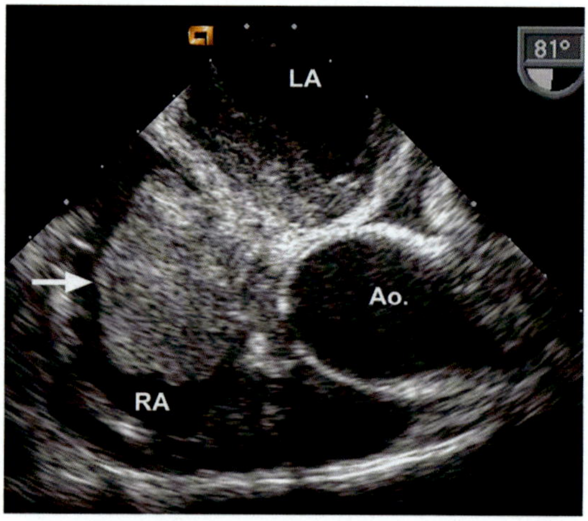

Abb. 15.9 Kardiale Metastasen im linken und rechten Vorhof bei einem Bronchialkarzinom. LA = linker Vorhof; RA = rechter Vorhof; Ao = Aorta.

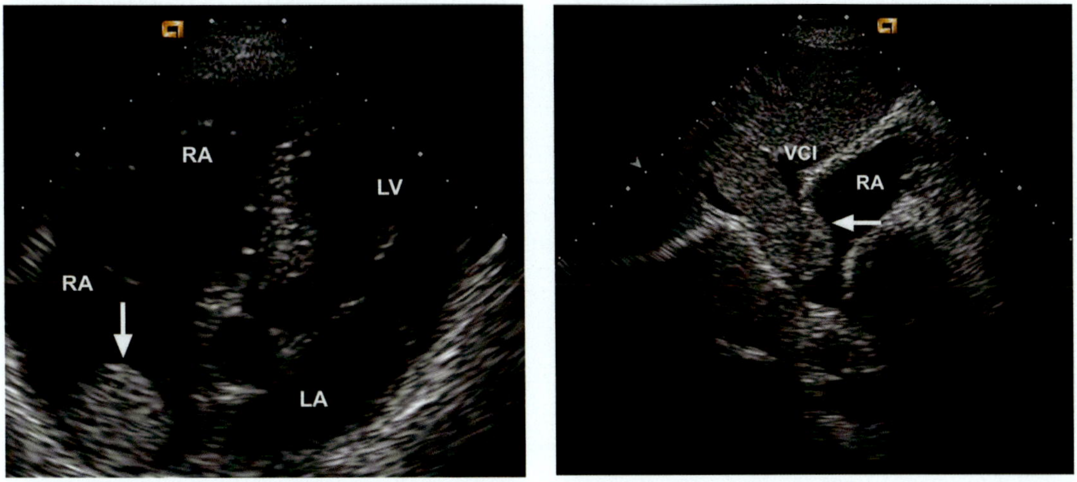

Abb. 15.10 Tumorzapfen bei einem Nierenzellkarzinom, der von der Vena cava in den rechten Vorhof einwächst. LA = linker Vorhof; RA = rechter Vorhof; LV = linker Ventrikel; RV = rechter Ventrikel; VCI = Vena cava inferior.

die Vena cava superior (z.B. Nierenzellkarzinom) (☞ Abb. 15.10) das Herz erreichen.

Merke
Der am häufigsten in das Herz metastasierende Tumor ist das Melanom.

Prinzipiell ist eine perikardiale, myokardiale, endokardiale oder intrakavitäre Manifestation möglich. Entsprechend diesen Manifestationsformen ist bei der Perikardbeteiligung ein Erguss mit oder ohne Tumormassen im Perikardraum mittels TTE nachweisbar. Deutlich schwieriger ist der Nachweis von myokardialen Tumorinfiltraten, da die Erkennung entsprechender Texturveränderungen (vermehrt echodichte, granuläre Struktur) von der subjektiven Betrachtungsweise des Untersuchers abhängt. Regionale Wandbewegungsstörungen können die infiltrativen Veränderungen begleiten.

Merke
Wenn eine Raumforderung im Perikard oder in den Rechtsherzabschnitten nachweisbar ist und ein Sekundärtumor ausgeschlossen werden kann, handelt es sich in den meisten Fällen um einen malignen Tumor [25].

15.4 Thromben

15.4.1 Linksatriale Thromben

Prädestinierend für eine Thrombusbildung im linken Vorhof sind eine **Dilatation des linken** Vorhofs, eine **rheumatische Mitralklappenstenose** und **Vorhofflimmern** als Folge eines reduzierten linksatrialen Blutflusses.

Merke
Thromben im linken Vorhof sind vorzugsweise im Herzohr, gelegentlich auch im Bereich der lateralen Wand und des Vorhofdaches, selten jedoch im Bereich des Septums lokalisiert.

Bei der Beurteilung des Herzohres ist zu berücksichtigen, dass dieses bei bis zu 50% aller Patienten in mehrere Lappen unterteilt ist. Es sollte immer in zwei orthogonalen Schnitten dargestellt werden. Ein Thrombusausschluss im Rahmen einer Emboliequellendiagnostik oder vor einer geplanten Kardioversion ist mittels TTE nicht möglich, da das Herzohr nicht oder nur unvollständig darstellbar ist. Des Weiteren befindet sich der linke Vorhof sowohl bei parasternaler als auch apikaler

Tab. 15.3 Kriterien für einen reduzierten linksatrialen Blutfluss in der TEE.

Kriterien	
Thrombus	Nachweis einer Raumforderung im linken Vorhof oder Herzohr
Spontaner Echokontrast	Interkavitäre „Rauchwolke/Schlierenbildung“
Flussgeschwindigkeit linkes Herzohr	Messung einer reduzierten Maximalgeschwindigkeit im gepulsten Doppler > 0,50 m/s = Normbereich 0,25 < 0,50 m/s = Grenzbereich < 0,25 m/s = ↑ thrombogenes Risiko

Anschallung im Fernbereich. Die Sensitivität bei der Erkennung linksatrialer Thromben beträgt lediglich 39–65%. Wesentlich sensitiver (99–100%) ist hierbei die TEE [26], die darüber hinaus anhand verschiedener Kriterien (☞ Tab. 15.3) auch eine Einschätzung des Thrombembolierisikos erlaubt.

Einen hohen klinischen Stellenwert besitzt die Echokardiographie beim Vorhofflimmern. So liefert die TTE wesentliche Informationen hinsichtlich des Mechanismus, der zum Vorhofflimmern geführt hat, und ermöglicht anhand der Vorhofgröße auch eine Einschätzung der Erfolgschancen einer Kardioversion. Des Weiteren erlaubt die hohe Sensitivität der TEE bei der Aufdeckung von Vorhofthromben bei Patienten mit Vorhofflimmern auch eine elektrische oder medikamentöse Kardioversion ohne vorangegangene Antikoagulation (☞ Abb. 15.11). Anderenfalls kann beim Nachweis eines Thrombus mittels TEE der Erfolg einer durchgeführten Antikoagulanzientherapie beurteilt werden.

15.4.2 Linksventrikuläre Thromben

Linksventrikuläre Thromben entstehen, wenn entweder eine deutliche **Einschränkung der globalen linksventrikulären Funktion** oder **regionale Wandbewegungsstörungen** bzw. ein **Aneurysma** vorliegen. Am häufigsten ist dabei die Ventrikelspitze betroffen.

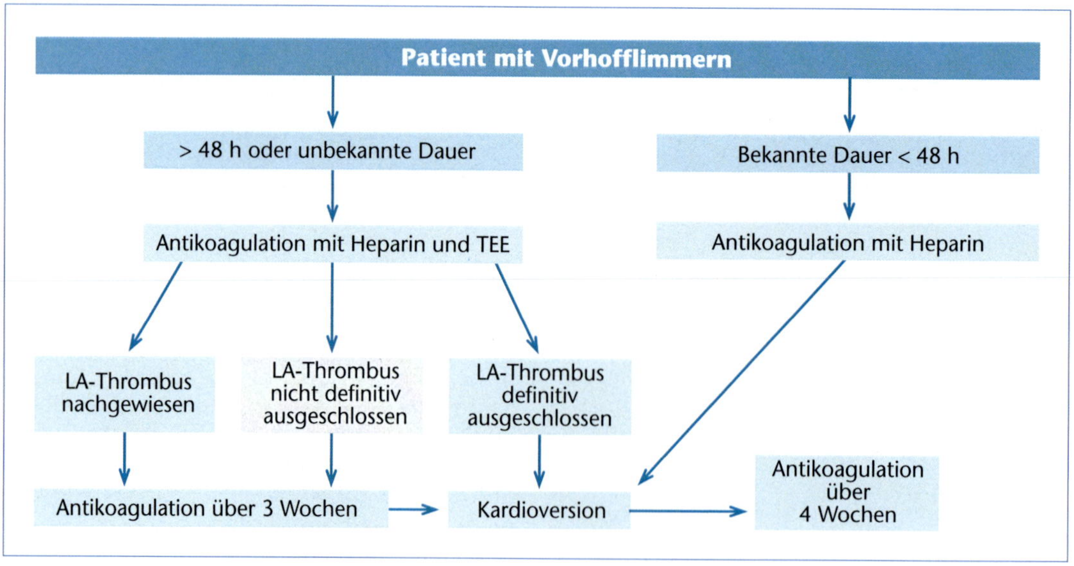

Abb. 15.11 Management des Vorhofflimmerns.

Merke
Bei apikaler Lokalisation der Thromben ist aufgrund des schallkopffernen Apex und der damit verbundenen schlechteren Auflösung dieser Region die TTE mit einer Sensitivität von 95% und einer Spezifität von 90% der transösophagealen Untersuchung überlegen [27].

Am besten gelingt die Darstellung der Herzspitze in der TEE transgastrisch in den Längsachsenschnittebenen bei 90°. Bei der transthorakalen Untersuchung ist zu beachten, dass infolge einer tangentialen Anschallung des linken Ventrikels von apikal die eigentliche Herzspitze nicht oder nur unvollständig abgebildet werden kann. Modifizierte Standardschnittebenen können besonders bei apikalen Thromben hilfreich sein. Des Weiteren können nur Thromben dargestellt werden, die eine höhere Echogenität als das umgebende Blut haben. Bei frischen Thromben ist dies jedoch nicht der Fall. Aber auch die Erkennung älterer Thromben kann infolge des schwachen Ultraschallsignals im Nahfeld erschwert sein. Das echokardiographische Erscheinungsbild linksventrikulärer Thromben ist, abhängig von ihrem Alter, variabel (☞ Abb. 15.12).

Merke
Frische Thromben sind hoch mobil, echoarm und bewegen sich in Richtung des zentralen Ventrikelkavums. Ältere Thromben, die sich bereits organisiert und endothelialisiert haben, sind in der Regel wandständig und haben eine glatte Oberfläche.

Neben der zweidimensionalen Darstellung der thrombotischen Struktur ist sowohl Farb-Doppler-echokardiographisch als auch bei Gabe eines lungenkapillargängigen Kontrastmittels eine Aussparung sichtbar (☞ 2.6.4).
Hinweisend für ein erhöhtes Risiko einer Thrombenbildung ist der Nachweis von Spontankontrast insbesondere im Bereich eines Aneurysmas, in dem es infolge der aufgehobenen oder dyskinetischen Wandbewegung zu einer herabgesetzten Blutflussgeschwindigkeit bzw. Stase kommen kann.

15.4.3 Rechtsatriale und rechtsventrikuläre Thromben

Seltener als linksatriale Thromben sind Thromben im rechten Vorhof (☞ Abb. 15.13) [28]. Sie treten häufig in Verbindung mit liegenden

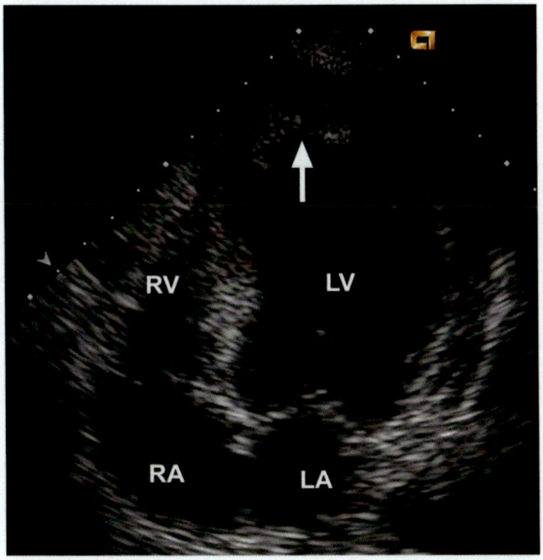

Abb. 15.12 Wandständiger linksventrikulärer Thrombus. LA = linker Vorhof; LV = linker Ventrikel; RA = rechter Vorhof; RV = rechter Ventrikel.

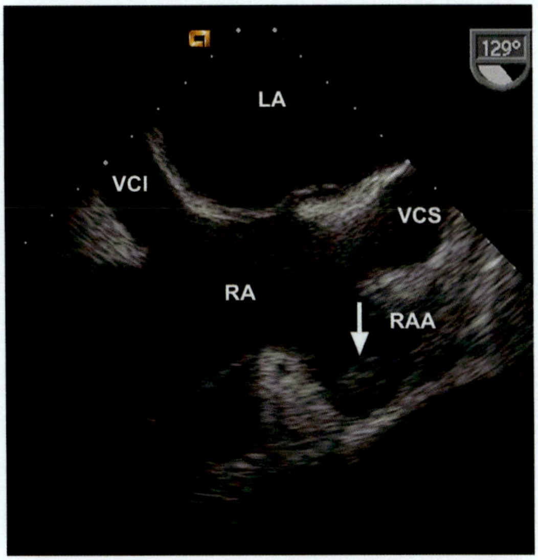

Abb. 15.13 Thrombus im rechten Herzohr. VCS = Vena cava superior; VCI = Vena cava inferior; LA = linker Vorhof; RA = rechter Vorhof.

zentralvenösen Kathetern oder **Schrittmachersonden** oder bei **Vorhofflimmern** auf. Ebenfalls selten lassen sich Thromben im rechten Ventrikel im Rahmen einer Becken- und Beinvenenthrombose mit Lungenembolie nachweisen.

15.5 Abgrenzung von kardialen Normvarianten

Um Fehlinterpretationen bei der echokardiographischen Diagnostik intrakardialer Raumforderungen zu vermeiden, müssen verschiedene anatomische Normvarianten, iatrogene Strukturen und mögliche Artefakte berücksichtigt und abgegrenzt werden (☞ 3.3).

Merke
Beim Verdacht auf eine kardiale Raumforderung sollte diese mindestens in zwei verschiedenen Schnittebenen dargestellt und damit auch reproduziert werden.

15.5.1 Linker Vorhof

Die **Musculi pectinati** sind kleine Muskelkämme, die vorzugsweise im Vorhofohr zu finden sind. Sie unterscheiden sich von Thromben v.a. dadurch, dass sie auffallend regelmäßig und gleichförmig meist an der lateralen Wand lokalisiert sind.
Des Weiteren muss eine häufig sehr prominente **Umschlagfalte** zwischen dem linken Vorhofohr und der linken unteren Pulmonalvene von Raumforderungen abgegrenzt werden.

15.5.2 Linker Ventrikel

Im linken Ventrikel sind es v.a. **aberrierende Sehnenfäden und Papillarmuskeln**, die insbesondere bei einer Hypertrophie mit intrakardialen Raumforderungen verwechselt werden können.

15.5.3 Rechter Vorhof

Ebenso wie im linken Vorhof können **Musculi pectinati** – vornehmlich im Herzohr – nachweisbar sein.
Das **Chiari-Netzwerk** ist ein embryonales Rudiment infolge fehlender Rückbildung des Sinus coronarius, das autoptisch bei ca. 2–3% [29] der Bevölkerung vorkommt. Die Inzidenz des Chiari-Netzwerks bei der TEE liegt ebenso bei 2% und ist mit 0,6% bei der TTE deutlich geringer [30]. Dabei handelt es sich um sehr feine, zarte und stark oszillierende, netzartige Strukturen zwischen der Vena cava inferior und dem Sinus coronarius (☞ Abb. 15.14).
An der Einmündung des Koronarsinus befindet sich die **Thebesische Klappe** [31].
Die **Eustachio-Klappe** inseriert an der Einmündung der Vena cava inferior. Sie stellt sich als lineares Echo dar, das vom Vorhofdach, die Vena cava inferior umrahmend, zum Vorhofseptum zieht. Ihre Identifizierung als anatomische Normvariante ist aufgrund ihrer typischen Lokalisation v. a. in der TEE unproblematisch. Im Vergleich zum Chiari-Netzwerk zeigt sie keine Undulationen und erscheint echodichter.
Die **Crista terminalis** ist eine prominente Muskelleiste, die vom Vorhofdach meist paral-

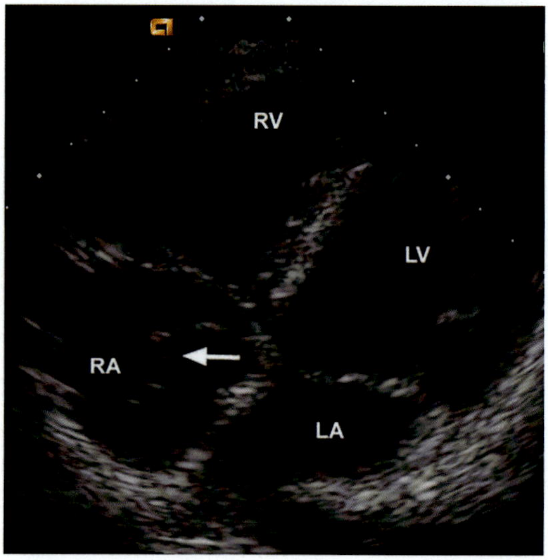

Abb. 15.14 Chiari-Netzwerk (Pfeil). RA = rechter Vorhof; LA = linker Vorhof; RV = rechter Ventrikel; LV = linker Ventrikel.

lel zum interatrialen Septum verläuft und bis zu 1 cm dick sein kann [32].

15.5.4 Rechter Ventrikel

Quer durch den rechten Ventrikel vom Septum zur lateralen Wand verläuft ein Muskelbalken, der an der Basis der anterioren Papillarmuskeln ansetzt und als **Moderatorband** bezeichnet wird. Ebenso wie im linken Ventrikel können die Papillarmuskeln fehlinterpretiert werden. Dabei ist die Identifizierung der Papillarmuskeln der Trikuspidalklappe im rechten Ventrikel schwieriger als die der Mitralklappe im linken Ventrikel.

15.5.5 Andere

Des Weiteren müssen **iatrogene Zusatzstrukturen** (z. B. Katheter, Schrittmacher- und Defibrillatorelektroden oder Vorhofseptum-Verschlusssysteme) von kardialen Raumforderungen abgegrenzt werden. Aber auch verschiedene **Artefakte** wie **Reverberationen**, verursacht durch **Kalzifizierungen kardialer Strukturen**, **mechanische Klappenprothesen** oder die **Rippen** des Patienten können zu Fehlinterpretationen führen.

Literatur

1. Fyke FE, Seward HB, Edwards WD et al. Primary cardiac tumors: experience with 30 consecutive patients since the introduction of two-dimensional echocardiography. J Am Coll Cardiol 1985; 5: 1465–73.
2. Engberding R, Daniel WG, Erbel R et al. Diagnosis of heart tumours by trans-oesophageal echocardiography: a multicentre study in 154 patients. European Cooperative Study Group. Eur Heart J 1993; 14: 1223–28.
3. Leibowitz G, Keller NM, Daniel WG et al. Transesophageal versus transthoracic echocardiography in the evaluation of right atrial tumors. Am Heart J 1995; 130: 1224–27.
4. Mügge A, Daniel WG, Haverich A, Lichtlen PR. Diagnosis of noninfective cardiac mass lesions by two-dimensional echocardiography. Comparison of the transthoracic and transesophageal approaches. Circulation 1991; 83: 70–8.
5. Murphy MC, Sweeny MS, Putnam JB. Surgical treatment of cardiac tumors: a 25-year experience. Ann Thorac Surg 1990; 49: 612–17.
6. Pritchard RW. Tumors of the heart: review oft the subject and report of one hundred and fifty cases. Arch Pathol 1951; 51: 98–128.
7. Bahnson HT, Spencer FC, Andrus EC. Diagnosis and treatment of intracavittary myxomas of the heart. Ann Thorac Surg 1957; 145: 915–16.
8. Morgan DL, Palazola J, Reed W, Bell HH, Kindred LH, Beauchamp GD. Left heart myxomas. Am J Cardiol 1977; 40: 611–14.
9. Burke AP, Virmani R. Cardiac myxomas: a clinicopathologic study. Am J Clin Pathol 1994; 100: 671–80.
10. Hada Y, Wolfe C, Murray GF, Craig E. Right ventricular myxoma. Case report and review of phonocardiographic and aiuscultatory manifestations. Am Heart J 1980; 100: 871–77.
11. Goswami KC, Shriwastava S, Bahl VK, Saxena A, Manchanda SC, Wasir HS. Cardiac myxomas: Clinical and echocardiographic profile. Int J Cardiol 1997; 63: 251–59.
12. Health D. Pathology of cardiac tumours. Am J Cardiol 1968; 21: 315–27.
13. Ha JW, Kang WC, Chung N et al. Echocardiographic and morphologic characteristics of left atrial myxoma and their relation to systemic embolism. Am J Cardiol. 1999; 83: 1579–82.
14. Malekzadeh S, Roberts WC. Growth rate of left atrial myxoma. Am J Cardiol 1989 64; 1075–76.
15. Obeid AI, Marvasti M, Parker F, Rosenberg J. Comparison of transthoracic and transesophageal echocardiography in diagnosis of left atriale myxoma. Am J Cardiol 1989; 63: 1006–8.
16. Rahilly GT Jr, Nanda NC. Two-dimensional echocardiographic identification of tumour hemorrhages in atrial myxomas. Am Heart J 1981; 101: 237–39.
17. Gowda RM, Khan IA, Nair CK, Mehta NJ, Vasavada BC, Sacchi TJ. Cardiac papillary fibroelastoma: A comprehensive analysis of 725 cases. Am Heart J 2003; 146: 406–10.
18. Dichtl W, Müller LC, Pachinger O, Schwarzacher S, Müller S. Improved preoperative Assessment of papillary fibroelastoma by dynamic three-dimensional echocardiography. Circulation 2002; 106: 1300.
19. McFadden PM, Lacy JR. Intracardiac papillary fibroelastoma: An occult cause of embolic neurologic deficit. Ann Thorac Surg 1987; 43: 667–69.
20. Flotte T, Pinar H, Feiner H. Papilllary elastofibroma of the left ventricular septum. Am J Surg Path 1980; 4: 585–88.
21. Dollar A, Wallace RB, Kent KM, Burkart MW, Roberts WC. Mitral valve Replacement for mitral

lipoma associated with severe obesity. Am J Cardiol 1989; 64: 1405–7.
22. Isner JM, Carter BL, Roberts WC, Bankoff MS. Subepicardial adipose tissue producing echocardiographic appearance of pericardial effusion. Documentation by computed tomography and necropsy. Am J Cardiol 1983; 51: 565–69.
23. Fenoglio JJ, McAllister HA, Ferrans VJ. Cardiac rhabdomyoma: a clinicopathologic and electron microscopic study. Am J Cardiol 1976; 38: 241–51.
24. Feigin DS, Fenoglio JJ, McAllister HA, Madewell JR. Pericardial cyst: a radiologic-pathologic correlation and review. Radiology 1977; 125: 15–20.
25. Meng Q, Lai H, Lima J, Tong W, Quian Y, Shenghan L. Echocardiographic and pathologic characteristics of primary cardiac tumors: a study of 149 cases. Int J Cardiol 2002; 84: 69–75.
26. Manning WJ, Weintraub RM, Waksmonski CA et al. Accuracy of transesophageal echocardiography for identifying left atrial thrombi. A prospective, intraoperative study. Ann Intern Med 1995; 123: 817.
27. Stratton JR, Lighty GW Jr, Pearlman AS, Ritchie JL. Detection of left ventricular thrombus by two-dimensional echocardiography: sensitivity, specificity, and causes of uncertainty. Circulation 1982; 66 (1): 156–66.
28. de Divitiis M, Omran H, Rabahieh R et al. Right atrial appendage thrombosis in atrial fibrillation: its frequency and its clinical predictors. Am J Cardiol 1999; 84: 1023–28.
29. Ralston L, Wasdahl W: Chiari's network. Am J Med 1958; 25: 810–13.
30. Schneider B, Hofmann T, Justen MH, Meinertz T. Chiari's network: normal anatomic variant or risk factor for arterial embolic events? J Am Coll Cardiol 1995; 26: 203–10.
31. D'Cruz IA, Shirwany A. Update on echocardiography of coronary sinus anatomy and physiology. Echocardiography 2003; 20: 400.
32. Mirowitz SA, Gutierrez FR. Fibromuscular elements of the right atrium: pseudomass at MR imaging. Radiology 1992; 182: 231–33.

Infektiöse Endokarditis 16

Matthias Frick

Die infektiöse Endokarditis ist immer noch eine lebensbedrohliche Erkrankung, wenn sie nicht frühzeitig erkannt wird. Die Inzidenz der Endokarditis wird in den großen epidemiologischen Studien zwischen 1,9 und 6,2 Fällen pro Jahr pro 100 000 Einwohner angegeben [1, 2]. Eine frühe Diagnose und die rasche Einleitung einer adäquaten Therapie sind entscheidend, um die Mortalität der Endokarditis zu senken. Obwohl die Diagnose einer infektiösen Endokarditis bei einem Patienten mit bekannter Klappenerkrankung und Nachweis einer Bakteriämie in Folge einer klar erkennbaren Ursache eindeutig erscheint, ist es in anderen Fällen in der klinischen Routine häufig schwierig, die Diagnose zu stellen. Wenn beispielsweise die Merkmale der Endokarditis atypisch oder durch koexistierende Erkrankungen überlagert sind, kann die verspätete oder gar fehlende Diagnose in der Katastrophe enden. Auf der anderen Seite kann eine „Überdiagnose" einer infektiösen Endokarditis auch zu iatrogenen Problemen führen. Die Echokardiographie nimmt einen entscheidenden Anteil in der Endokarditisdiagnostik ein. Diese zunehmende Bedeutung wurde in den kürzlich publizierten modifizierten Duke-Kriterien auch berücksichtigt. In Kombination mit klinischen und serologischen Daten ist eine akkurate und auch rasche Diagnostik möglich.

16.1 Pathogenese und prädisponierende Faktoren

Die infektiöse Endokarditis ist eine endovaskuläre, mikrobielle Infektion von kardiovaskulären Strukturen (v. a. Herzklappen, aber auch restliches Endokard), wobei auch eine Endarteriitis der großen intrathorakalen Gefäße (z. B. Aortenisthmusstenose) oder eine Infektion von im Blutstrom befindlichen intrakardialen Fremdkörpern (z. B. Klappenprothesen, Schrittmachersonden) einbezogen ist [3].

Die Entwicklung einer infektiösen Endokarditis hängt von verschiedenen Faktoren ab:

- Patientenbezogene Faktoren wie prädisponierende Veränderungen am Endokard (z. B. degenerative Klappenveränderungen) und/oder im Immunstatus (z. B. immunsupprimierte Patienten),
- Situationen, die zu einer transienten Bakteriämie führen (z. B. Operationen, zahnärztliche Eingriffe),
- Gewebeaffinität und Virulenz von Bakterien.

Patienten mit dem **höchsten Risiko** für eine Infektion und die Entwicklung von Komplikationen sind solche mit **Klappenprothesen, einer bereits durchgemachten Endokarditis** sowie **Patienten mit komplexen zyanotischen kongenitalen Vitien** und **chirurgisch verursachten systemisch-pulmonalen Shunts.**

Ein **moderates Risiko** besteht für Patienten mit anderen **komplexen kongenitalen Vitien, erworbenen Klappenfehlern, hypertropher obstruktiver Kardiomyopathie** und **Mitralklappenprolaps mit Insuffizienz** [4].

Intaktes Endothel ist nicht thrombogen, kann aber in Folge einer Schädigung die Koagulationskaskade induzieren. Insbesondere Regionen mit einem turbulenten Fluss sind vulnerabel für endotheliale Läsionen. In weiterer Folge lagern sich v. a. Thrombozyten an. Die adhärierenden Plättchen degranulieren und stimulieren die lokale Ablagerung von Fibrin, was die Bildung eines sterilen Thrombus (**nichtbakterielle thrombotische Endokarditis**) zur Folge hat. Eine nichtbakterielle thrombotische Endokarditis kann aber auch bei Patienten mit systemischem Lupus erythematodes (Libman-

Sacks-Endokarditis) auftreten und im Fall einer Embolisation zu sterilen Infarkten distaler Organe führen. Das resultierende klinische Bild kann das Vorliegen einer infektiösen Endokarditis vortäuschen.
An eine nichtbakterielle thrombotische Endokarditis können sich Mikroorganismen anhaften und ihrerseits zur Anlagerung von Thrombozyten und Fibrin führen, womit eine Vegetation entsteht. Durch weitere Proliferation und Anhaftung von Mikroorganismen, was wiederum eine Rekrutierung von Fibrin und Plättchen induziert, nimmt die Größe der Vegetation zu. Somit besteht eine Vegetation aus verschiedenen Schichten von Mikroorganismen, Thrombozyten und Fibrin. Allerdings wird die Vergrößerung der Vegetation durch Fragmentierung gegenreguliert. Die endgültige Größe ist sehr variabel und hängt zumindest teilweise auch vom auslösenden Bakterium ab. Das Wachstum kann auch zur Destruktion von umgebendem kardialem Gewebe führen. Diese Destruktion kann die Bildung von Abszessen, Aneurysmen, Perforationen und Insuffizienzen verursachen (☞ Abb. 16.1).

16.2 Grundlagen der Diagnostik

Die klinische Diagnose der infektiösen Endokarditis ist aufgrund der unterschiedlichen Manifestationen komplex und stellt hohe Anforderungen an den behandelnden Arzt. Da die Diagnose der Endokarditis häufig erst Wochen nach Auftreten der ersten Symptome

Tab. 16.1 Klinische Charakteristika und Laborveränderungen bei infektiöser Endokarditis (modifiziert nach [5]).

Parameter	**Häufigkeit (%)**
Fieber	80–90
Frösteln und Schwitzen	40–75
Appetitlosigkeit, Gewichtsverlust, Unbehagen	25–50
Myalgien, Arthralgien	15–30
Rückenschmerzen	7–15
Herzgeräusch	80–85
Neues bzw. zunehmendes Insuffizienzgeräusch	10–40
Arterielle Emboli	20–50
Splenomegalie	15–50
Trommelschlegelfinger	10–20
Neurologische Manifestationen	20–40
Periphere Manifestationen (Osler-Knötchen, subunguale Blutungen, Janeway-Läsionen, Roths-Spots)	2–15
Petechien	10–40
Laborveränderungen	
– Anämie	70–90
– Leukozytose	20–30
– Mikrohämaturie	30–50
– Erhöhte Blutsenkung	> 90
– Rheumatoide Faktoren	50
– Zirkulierende Immunkomplexe	65–100
– Reduziertes Serumkomplement	5–40

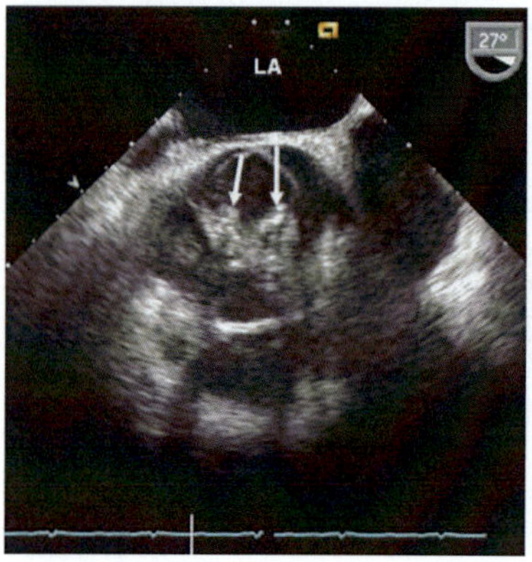

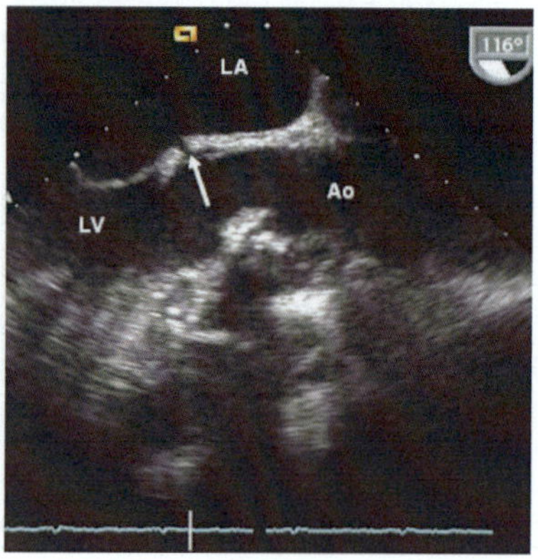

Abb. 16.1 Frische und ältere, bereits verkalkte Vegetationen an einer bikuspiden Aortenklappe. Links: Aortenklappe in der kurzen Achse im transösophagealen Echo. Rechts: Lange Achse mit Darstellung eines beginnenden Abszesses (↑). LA = linker Vorhof; LV = linker Ventrikel; Ao = Aorta ascendens.

Tab. 16.2 Modifizierte Duke-Kriterien für das Vorliegen einer infektiösen Endokarditis (modifiziert nach [9]).

Pathologische Kriterien	
Mikroorganismen oder:	Nachgewiesen in Kultur oder durch histologische Untersuchung (aus: Vegetation, embolisierter Vegetation oder intrakardialem Abszess)
Pathologische Läsionen	Vegetation oder intrakardialer Abszess mit histologischem Nachweis einer aktiven Endokarditis
Klinische Major-Kriterien	
Blutkultur positiv	Mind. 2 positive Blutkulturen von Blutproben, die mit einem Abstand von 12 h gewonnen wurden, oder 3, oder die Mehrheit von ≥ 4 separaten Blutkulturen (die erste und letzte mind. mit 1 h Abstand abgenommen) mit Nachweis von: – Typischen Erregern* oder – Enterokokken bei Abwesenheit eines primären Fokus – Mikroorganismen vereinbar mit einer infektiösen Endokarditis von persistierend positiven Blutkulturen, definiert als: einfach pos. Blutkultur auf Coxiella burnetii oder Anti-Phase-I-IgG-AK-Titer > 1 : 800, pos. Serologie für Bartonellaspezies oder Chlamydia psittaci, molekularer Nachweis von spezifischen Gentargets und universellen Loci von Bakterien und Pilzen
Endokard	Positiver TEE-Befund mit Nachweis von: – Vegetationen (oszillierende intrakardiale Masse, an einer Herzklappe oder umgebenden Strukturen, im Verlauf von Insuffizienzjets oder auf implantiertem Material bei Fehlen einer alternativen anatomischen Erklärung) oder – Abszessen oder – neu aufgetretenen Klappenregurgitationen oder – Verstärkung bestehender Klappeninsuffizienzen
Nebenkriterien	
– Prädisposition: prädisponierende Herzerkrankung oder i. v. Drogenmissbrauch – Fieber: ≥ 38,0 °C – Vaskuläre Phänomene: große arterielle Embolie, septische pulmonale Infarkte, mykotisches Aneurysma, intrakranielle oder konjunktivale Blutungen, Janeway-Läsionen – Immunologische Phänomene: Glomerulonephritis, Oslers-Knötchen, Roths-Spots, rheumatoide Faktoren – Mikrobiologischer Nachweis: positive Blutkultur, die nicht zu den Hauptkriterien gelistet gehören,** oder serologischer Nachweis von aktiven Infektionen mit Organismen, die mit einer infektiösen Endokarditis vereinbar sind	
Auswertung	
Definitive Endokarditis	Pathologisches Kriterium oder 2 Hauptkriterien oder 1 Hauptkriterium und 2 Nebenkriterien oder 5 Nebenkriterien
Mögliche Endokarditis	1 Hauptkriterium plus 1 Nebenkriterium oder 3 Nebenkriterien
Ausschluss einer Endokarditis	Wahrscheinliche Alternativdiagnose oder Rückbildung der Symptome bereits 4 Tage nach Beginn der antibiotischen Therapie oder kein chirurgischer oder pathologischer Nachweis einer infektiösen Endokarditis nach 4 Tagen einer antibiotischen Therapie

* Als typische Erreger für die Erfüllung eines Major-Kriteriums gelten:
- Streptokokken (Streptococcus viridans, Streptococcus bovis)
- Staphylococcus aureus
- HACEK-Gruppe (Hämophilusspezies, Actinobacillus actinomycetemcomitans, Cardiobakterium hominis, Eikenellaspezies und Kingella kingae)

** Ausgenommen einmal positive Blutkulturen für Koagulase-negative Staphylokokken und Organismen, die keine Endokarditis verursachen

gestellt wird, ist die **Einbeziehung der infektiösen Endokarditis in die differenzialdiagnostischen Überlegungen** der wichtigste Schritt zur Diagnosestellung. Tabelle 16.1 fasst die wichtigsten klinischen Merkmale und Laborveränderungen im Rahmen einer infektiösen Endokarditis zusammen [5]. Das klinische Erscheinungsbild der Endokarditis hat sich in der letzten Dekade etwas geändert. Atypische Verläufe werden insbesondere bei immunsupprimierten und alten Patienten häufiger beobachtet [6].

Von-Reyn und Mitarbeiter führten 1981 erstmals Kriterien zur Diagnose der infektiösen Endokarditis ein [7]. **Die Reyn-Kriterien** berücksichtigten neben klinischen Parametern v. a. histopathologische Befunde und Ergebnisse aus Blutkulturen. Diese Kriterien galten lange Zeit als Goldstandard zur Endokarditisdiagnostik. Allerdings wurde diese Klassifikation insbesondere deshalb kritisiert, da klinische Kriterien allein für den Nachweis einer definitiven Endokarditis nicht ausreichten. Die **Duke-Kriterien** (☞ Tab. 16.2), welche Anfang der 1990er Jahre von Durack und Mitarbeitern beschrieben wurden, geben eine Richtlinie dafür, wie mittels Echokardiographie, mikrobiellen, klinischen sowie pathologischen Befunden eine infektiöse Endokarditis diagnostiziert werden kann [8]. Durch zusätzliche Modifikationen dieser Kriterien konnte eine weitere Verbesserung der Sensitivität und Spezifität erreicht werden [9]. Dieses neue diagnostische Schema erlaubt beispielsweise eine akkurate Diagnose einer infektiösen Endokarditis, basierend auf klinischem Verdacht und positivem Echokardiogramm (☞ 16.4).

16.3 Echokardiographische Diagnostik

Drei echokardiographische Kriterien sprechen in Anlehnung an die Duke-Kriterien für das Vorliegen einer infektiösen Endokarditis:

- **Vegetationen:** definiert als oszillierende, intrakardiale Masse an einer Herzklappe oder an umgebenden Strukturen, im Verlauf von Insuffizienzjets oder auf implantiertem Material bei Fehlen einer alternativen anatomischen Erklärung,
- **Abszess,**
- **Neue Dehiszenz einer Klappenprothese.**

Allerdings trägt die Echokardiographie nicht nur zur Diagnose einer Endokarditis bei. Vielmehr können auch Lokalisation, Größe, Mobilität und Echodensität der Vegetation dargestellt werden. Weiterhin tritt eine Endokarditis häufig an einer vorgeschädigten Herzklappe auf, sodass ursächliche Klappenveränderungen ebenfalls beschrieben werden können. Zusätzlich dient die Echokardiographie auch der Dokumentation von funktionellen Abnormalitäten als Folge der Endokarditis, von Komplikationen wie Perforationen sowie von begleitenden Veränderungen des Ventrikels (☞ Abb. 16.2).

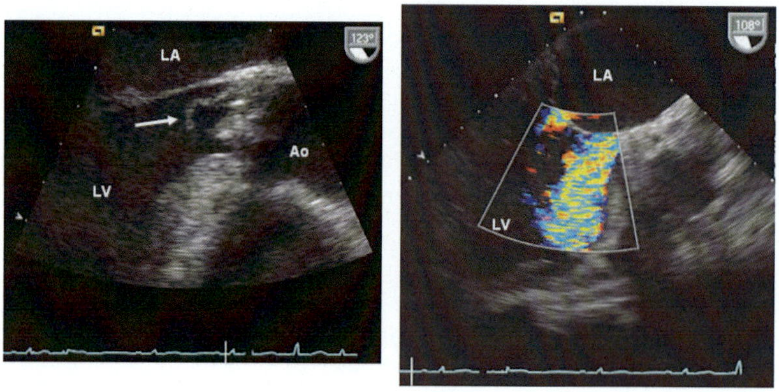

Abb. 16.2 Aortenklappenendokarditis mit einer konsekutiven Insuffizienz III. Grades. LA = linker Vorhof; LV = linker Ventrikel; Ao = Aorta ascendens.

Merke

Vegetationen haften an der dem Blutstrom zugewandten Seite an. Läsionen an der Klappenkoaptationslinie sind am häufigsten. Bei Klappenprothesen haften Vegetationen am Prothesenring und/oder entlang eines turbulenten Flusses.

Somit sind beispielsweise Vegetationen der Mitralklappe an der atrialen Klappenseite lokalisiert und können in der Diastole in den Ventrikel prolabieren. Vegetationen an der Aortenklappe hingegen nehmen ihren Ausgang von der ventrikulären Seite und prolabieren in der Systole in die Aorta ascendens. Allerdings können Vegetationen auch an atypischen Stellen angehaftet sein, was die Sensitivität und Spezifität der Echokardiographie senkt (☞ Abb. 16.3).

Vegetationen können an jeder Position der Herzklappe auftreten, doch Läsionen an der Koaptationslinie kommen am häufigsten vor.

Da auch mehr als eine Herzklappe betroffen sein kann, ist eine akkurate Evaluierung der restlichen Klappen unumgänglich (☞ Abb. 16.4). Dabei kann es sich um eine direkte Ausweitung der Endokarditis oder um einen separaten Prozess handeln. Sind zwei oder mehr Herzklappen betroffen, ist das Risiko besonders hoch [10].

Auch die Lokalisation der Vegetation scheint von Bedeutung zu sein. Interessanterweise treten bei einer Aortenklappenendokarditis häufiger Abszesse auf und auch chirurgische Interventionsraten sind höher. Die Embolisierungsrate hingegen ist bei einer Mitralklappenendokarditis besonders hoch [10, 11].

In den letzten Jahren hat der **Gewebe-Doppler** Eingang in die klinische Routine gefunden. Ein inkohärentes Bewegungsmuster im Gewebe-Doppler erleichtert v. a. die Darstellung von kleinen, filiformen, hochmobilen Vegetationen (☞ 2.4.5). Allerdings findet sich dieses Bewegungsmuster bei wandständigen und teilweise kalzifizierten Auflagerungen nicht. Somit sollte der Gewebe-Doppler komplementär zur konventionellen Echokardiographie eingesetzt werden [12].

16

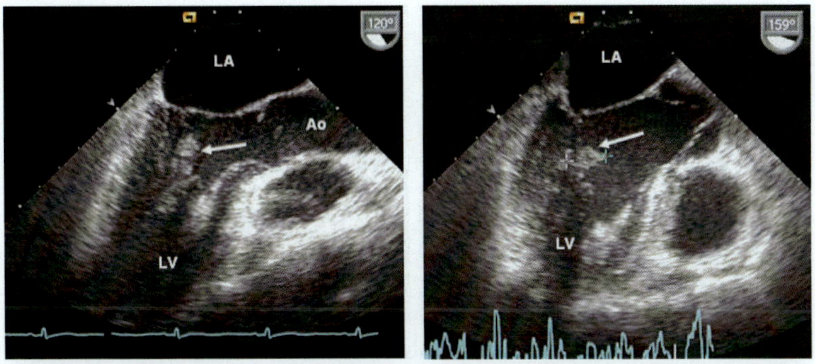

Abb. 16.3 Transösophageale Echokardiographie einer atypisch lokalisierten Endokarditis Systole (links) und Diastole (rechts). Die Vegetationen sitzen direkt den Sehnenfäden auf. Die Histologie bestätigte das Bild einer floriden Endokarditis. LA = linker Vorhof; LV = linker Ventrikel; Ao = Aorta ascendens.

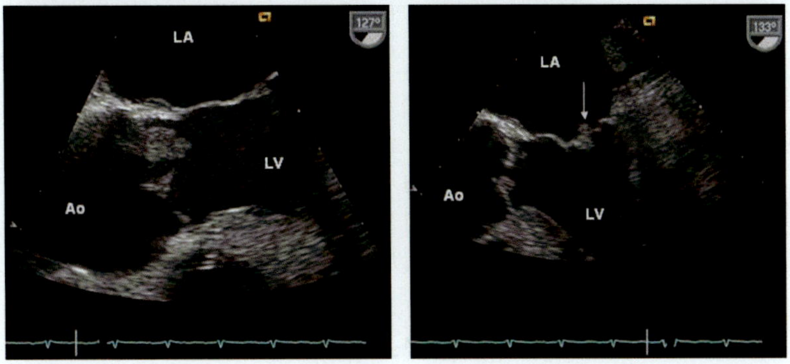

Abb. 16.4 Nachweis einer Doppelklappenendokarditis mit Vegetationen an der Aortenklappe (links) und Mitralklappe (rechts). LA = linker Vorhof; LV = linker Ventrikel; Ao = Aorta ascendens.

16.3.1 Transthorakale Echokardiographie (TTE)

Naturgemäß sollte bei Patienten mit Verdacht auf eine infektiöse Endokarditis eine komplette transthorakale Untersuchung mit parasternalem, apikalem, subxiphoidalem und suprasternalem Fenster durchgeführt werden.

Merke
Bei Verdacht auf eine Endokarditis sollten die Vegetationen in mehreren Ebenen dargestellt werden. In der TTE können sie häufig nur in atypischen Schnittebenen dokumentiert werden.

Die Sensitivität der TTE in der Detektion von Vegetationen wird mit 40–63% angegeben, die Spezifität hingegen liegt bei über 90% [6, 13, 14]. Neben der Größe der Vegetation beeinflussen Bildqualität (ca. 15–20% der transthorakalen Untersuchungen haben eine suboptimale Qualität), Lokalisation, Echogenität der Vegetation, Vorhandensein von prädisponierenden Klappenveränderungen, Klappenprothesen, die Erfahrung des Untersuchers sowie v.a. die klinische Vortestwahrscheinlichkeit die Detektionsrate einer infektiösen Endokarditis mittels TTE. Weniger als 25% der Vegetationen können bei einer Größe < 5 mm von transthorakal erkannt werden. Ab 10 mm Größe steigt die Sensitivität auf 100% an [15]. In den letzten Jahren wird **„Harmonic Imaging"** routinemäßig im klinischen Alltag eingesetzt. Die Darstellung von endokardialen Grenzen und bestimmten Strukturen wie beispielsweise dem submitralen Apparat ist dadurch deutlich verbessert. Allerdings bleibt durch die Verwendung des „Harmonic Imaging" die Sensitivität in der Erkennung von Vegetationen unverändert [14, 16].

16.3.2 Transösophageale Echokardiographie (TEE)

Obwohl die transthorakale Echokardiographie in manchen Fällen hilfreich für die Diagnostik der Endokarditis sein kann [17, 18], **hat sich im klinischen Alltag die Verwendung der TEE durchgesetzt**, da die Sensitivität für die Erkennung von Vegetationen deutlich höher ist. Die Sensitivität zur Darstellung von Vegetationen mittels TEE wird mit zwischen 87 und 100% angegeben, die Spezifität liegt bei über 90%. Seit Einführung der multiplanen Sonden ist die Sensitivität noch weiter angestiegen. Die Differenz in der Sensitivität zur transthorakalen Untersuchung liegt zumeist darin begründet, dass mittels TEE auch kleinere Vegetationen erkannt werden können. Insgesamt kann somit eine **sichere Diagnosestellung bereits zu einem früheren Zeitpunkt** erfolgen [15, 18].
Im klinischen Alltag wird die TEE v.a. auch zum Ausschluss einer Endokarditis eingesetzt. Obwohl eine negative TEE das Vorliegen einer Endokarditis nahezu ausschließt, konnte in einer Studie gezeigt werden, dass bei ca. 8% der Patienten mit einem initial negativen TEE schließlich eine Endokarditis diagnostiziert wurde [19]. Bei einem Großteil dieser Patienten konnte eine erneute TEE nach 1–2 Wochen Vegetationen nachweisen [19]. Diese Daten zeigen deutlich, dass das Stadium der Endokarditis zum Zeitpunkt der TEE entscheidend ist, da die Vegetationen noch zu klein sein können, wenn die TEE in einer frühen Phase der Endokarditis durchgeführt wird. Weitere Ursachen für ein falschnegatives Echokardiogramm sind fehlende Expertise des Untersuchers und unzureichende Bildqualität.

Merke
Bei starkem klinischem Verdacht auf eine Endokarditis und negativem Echokardiogramm sollte die TEE nach 7–10 Tagen wiederholt werden.

16.3.3 Mitralklappenendokarditis

In der TTE können Vegetationen an der Mitralklappe sowohl von parasternal als auch von apikal gleich gut dargestellt werden. Um Ultraschallartefakte von echten Vegetationen abgrenzen zu können, ist die Untersuchung in mehreren Ebenen entscheidend. Weiterhin kann auch die Beurteilung des Bewegungsmusters im Gewebe-Doppler bei der Differenzialdiagnose hilf-

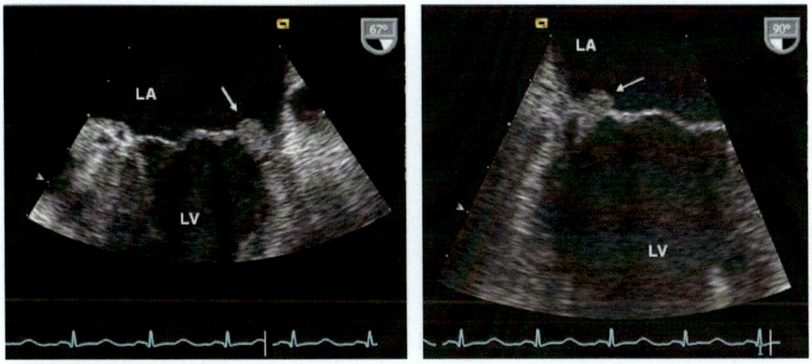

Abb. 16.5 Transösophageale Echokardiographie mit Nachweis einer Vegetation (1 × 0,5 cm), von der Basis des posterioren Mitralsegels ausgehend, bei einer Patientin mit einem diabetischen Fußsyndrom mit positiver Blutkultur auf Methicillin-resistente Staphylokokken und Enterokokken. LA = linker Vorhof; LV = linker Ventrikel.

reich sein (☞ 2.4.5). Neben Vorschädigungen an der Mitralklappe (z. B. Mitralklappensklerose) können insbesondere Klappenprothesen in Aortenposition eine transthorakale Detektion von Vegetationen an der Mitralklappe einschränken. Mitralklappenveränderungen wie z. B. ein partieller Sehnenfadenabriss, ein rupturierter Papillarmuskel oder eine ausgeprägt myxomatös veränderte Mitralklappe können das Vorliegen einer Vegetation ebenfalls vortäuschen (☞ Tab. 16.3).
In der TEE kann die Mitralklappe aufgrund der Lage zum Ösophagus besonders gut abgebildet werden (☞ Abb. 16.5). Viele verschiedene Ebenen können durch Rotation der Sonde zwischen 0 und 180° dargestellt werden. Auch der Schallschatten einer Aortenklappenprothese schränkt in der TEE die Darstellung der Mitralklappe nicht ein. Von transösophageal können insbesondere die atriale Seite der Mitralklappe und der linke Vorhof gut eingesehen werden. Aus diesen Gründen ist die Beurteilung der Mitralklappe mittels TEE der TTE deutlich überlegen.

Tab. 16.3 Differenzialdiagnose von Vegetationen.

- Nichtinfizierte intrakardiale Thromben
- Filiforme Tumoren (z. B. papilläres Fibroelastom)
- Nichtinfizierte Klappen-anhaftende Vegetationen, z. B. im Rahmen von Libman-Sacks-Endokarditis, Morbus Behcet, Karzinoid-Syndrom
- Myxomatöse Mitralklappenveränderungen
- Lambls-Knoten
- Ultraschallartefakte bzw. Reverberationen
- „Strands"
- Degenerative Veränderungen von Bioprothesen
- Chiari-Netzwerk

16.3.4 Aortenklappenendokarditis

Vegetationen an der Aortenklappe können in der TTE zumeist in der parasternalen Achse dargestellt werden. Eine sorgfältige Untersuchung von medial nach lateral in der langen parasternalen Achse sowie von inferior nach superior in der kurzen Achse ist wichtig, da Vegetationen an der Aortenklappe häufig exzentrisch liegen. Bei vorgeschädigter Aortenklappe (z. B. ausgeprägte degenerative Veränderungen) ist eine Darstellung von Vegetationen nur sehr eingeschränkt möglich. Zusätzlich müssen Differenzialdiagnosen (☞ Tab. 16.3) wie Ultraschallartefakte oder so genannte „Lambls-Knoten" beachtet werden. Bei dieser Normvariante handelt es sich um kleine, fibroelastische Protrusionen, die von der Ventrikelseite der Aortenklappenschlusszone ausgehen und v. a. mit dem Alter an Häufigkeit zunehmen.
Auch von transösophageal empfiehlt sich die Darstellung der Aortenklappe in mehreren Ebenen, wobei insbesondere die lange (ca. 130°) (☞ Abb. 16.6) und die kurze Achse (ca. 30°) als Standardeinstellung untersucht wird.

Merke
Im transversalen Schnitt kann durch einen schrägen Schnitt durch die linkskoronare Aortenklappentasche eine relativ große rundliche Vegetation vorgetäuscht werden.

16

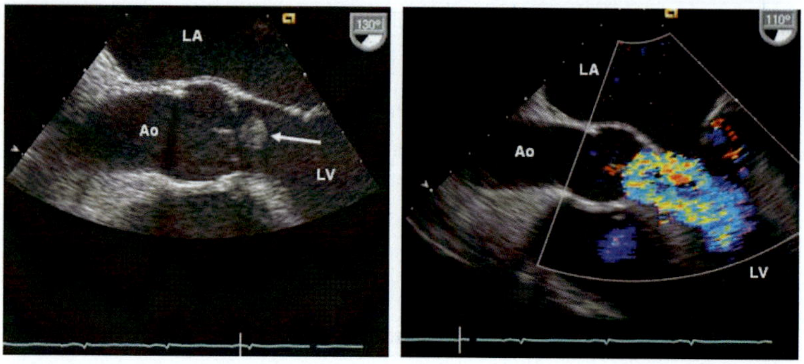

Abb. 16.6 Vegetation, ausgehend von der akoronaren Aortenklappentasche (links), mit einer konsekutiven hochgradigen Insuffizienz (rechts). LA = linker Vorhof; LV = linker Ventrikel; Ao = Aorta ascendens.

Um falschpositive Befunde zu vermeiden, sollten die Darstellung in mehreren Ebenen und eine Beurteilung des Bewegungsmusters erfolgen. Echte Vegetationen zeigen ein schnelles, oszillierendes, unabhängiges Bewegungsmuster, während Artefakte eine Bewegung mit der Herzklappe aufweisen.

16.3.5 Endokarditis der rechtsseitigen Herzklappen

Bei einer Endokarditis der rechtsseitigen Herzklappen können die Trikuspidalklappe und – seltener – die Pulmonalklappe oder die Eustachio-Klappe betroffen sein [20–23].
Auch bei der Trikuspidalklappenendokarditis zeigt sich, dass die Vegetationen zumeist an der atrialen Klappenseite lokalisiert sind. Die Vegetationen sind häufig sehr groß und können v. a. bei Patienten mit Drogenabusus 2 cm überschreiten [21]. Aus diesem Grund sind die Vegetationen zumeist von transthorakal (v. a. in der parasternalen kurzen Achse sowie im apikalen und subxiphoidalen Fenster) gut darstellbar (☞ Abb. 16.7). Wenn Vegetationen an der Trikuspidalklappe eine solche Größe erreichen, kann die Unterscheidung zu intrakardialen Thromben ein differenzialdiagnostisches Problem darstellen. Allerdings sind Thromben eher im Bereich der rechten Vorhofwand bzw. im rechten Vorhofohr lokalisiert. Gelegentlich kann auch das Vorliegen einer Normvariante (z. B. Chiari-Netzwerk) zur diagnostischen Verwirrung führen.
Ein Vergleich zwischen TTE und TEE in Bezug auf die Sensitivität für den Nachweis von Vegetationen an der Trikuspidalklappe konnte keinen eindeutigen Vorteil für die transösophageale Untersuchung nachweisen [20, 21]. Allerdings ist mit Hilfe der TEE eine bessere Charakterisierung der Vegetationen möglich [20]. Zudem ist bei Verdacht auf Komplikationen wie Abszess oder Klappenperforation eine transösophageale Untersuchung anzustreben.

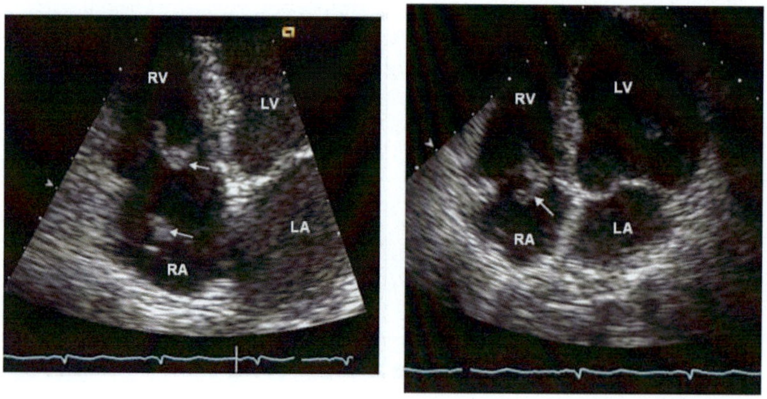

Abb. 16.7 Transthorakale Echokardiographie einer Trikuspidalendokarditis mit Vegetationen am septalen Segel als Folge einer Porth-a-Cath-Infektion mit Nachweis von Enterococcus faecalis, Candida albicans, Klebsiellen, Enterobacter cloacae, Propionibakterium. RA = rechter Vorhof; RV = rechter Ventrikel; LA = linker Vorhof; LV = linker Ventrikel.

Bei einer Endokarditis der Pulmonalklappe oder Eustachio-Klappe ist die Darstellung mittels TEE der transthorakalen Untersuchung überlegen [22, 23]. Insgesamt ist generell zu bedenken, dass bei Vorliegen einer rechtsseitigen Endokarditis auch die linksseitigen Herzklappen betroffen sein können.

16.3.6 Prothesenendokarditis

Die Mortalität bei Prothesenendokarditis ist hoch und liegt zwischen 25 und 64% [24]. Deshalb ist eine frühe und rasche Diagnostik entscheidend für ein positives Outcome. Mehrere Publikationen haben gezeigt, dass die **TEE der TTE in der Diagnose einer Prothesenendokarditis deutlich überlegen** ist [25, 26]. Dies gilt v. a. für eine Prothese in Mitralposition, da der linke Vorhof der Speiseröhre direkt anliegt (☞ Abb. 16.8). Zusätzlich fällt der Ultraschallschatten in den linken Ventrikel, womit die Prothese und der Vorhof gut eingesehen werden können. Allerdings wird durch den Ultraschallschatten einer Mitralklappenprothese die Aortenklappe verdeckt, womit eine begleitende Endokarditis der Aortenklappe häufig nur schwierig darstellbar ist.

Merke

Für Patienten mit Mitral- und Aortenklappenprothesenendokarditis ist eine Kombination von TTE und TEE für die komplette Darstellung aller Klappenstrukturen notwendig.

Für die Erkennung von Komplikationen wie Prothesenabszess, paravalvulärem Leck oder Klappendehiszenz ist die TEE ebenfalls deutlich sensitiver als die transthorakale Untersuchung [26].

Selbstverständlich gilt, dass auch bei der Beurteilung von Vegetationen an Klappenprothesen die bereits angeführten Differenzialdiagnosen beachtet werden sollten (☞ Tab. 16.3). Insbesondere so genannte „Strands“ (= Fasern oder Fäden) können mit einer echten Vegetation verwechselt werden. „Strands“ treten v. a. in der frühen postoperativen Phase und besonders bei Prothesen in Mitralposition auf. Auch ein Pannus und Thromben haben dieselbe Echogenität wie Vegetationen und können oft durch die TEE allein nicht unterschieden werden. Bei Bioprothesen sollte in die differenzialdiagnostischen Überlegungen auch eine Degeneration in Folge von Abnutzung einbezogen werden. Diese degenerativen Veränderungen können zu falschpositiven Ergebnissen führen. Insgesamt gilt, dass das Ergebnis der Echokardiographie immer im Zusammenhang mit dem klinischen Bild interpretiert werden sollte. Dieser Grundsatz ist insbesondere bei Klappenprothesenträgern anzuwenden. Ein negatives TEE bei Patienten mit Klappenprothese hat einen negativen prädiktiven Wert von knapp 90% [27]. Somit sollte bei typischer Klinik und negativem Echokardiogramm die TEE nach 1–2 Wochen wiederholt werden.

16.3.7 Schrittmacherendokarditis

Die Mortalität bei Schrittmacherendokarditis ist hoch [28, 29]. Aus diesem Grund gilt insbesondere für die Schrittmacherendokarditis, dass die Diagnose schnell und akkurat gestellt werden sollte, damit unverzüglich das Schritt-

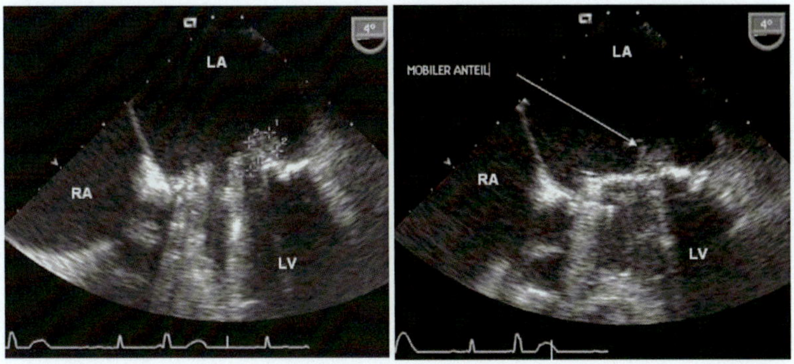

Abb. 16.8 Transösophageales Echokardiogramm einer Endokarditis einer mechanischen Mitralklappe mit mobilen Anteilen. RA = rechter Vorhof; LA = linker Vorhof; LV = linker Ventrikel.

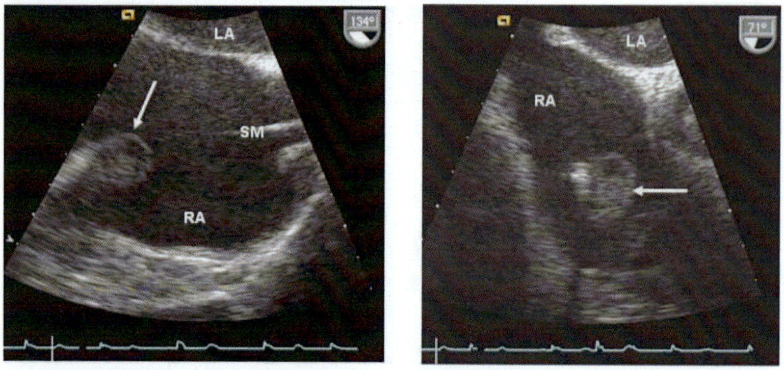

Abb. 16.9 Ausgedehnte Vegetation an einer Schrittmachersonde, die von transthorakal nicht darstellbar war. RA = rechter Vorhof; LA = linker Vorhof; SM = Schrittmachersonde.

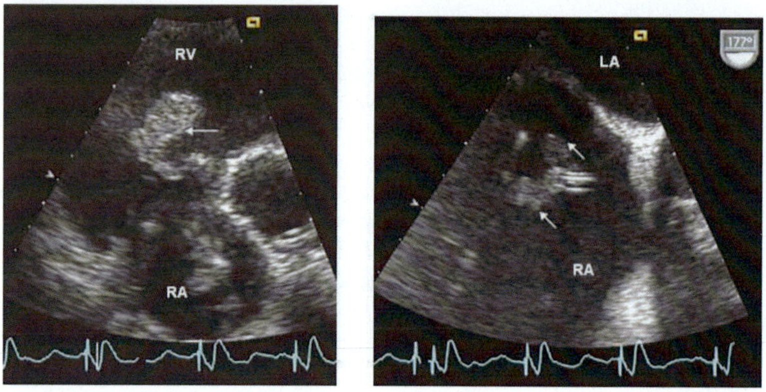

Abb. 16.10 Links: Transthorakale Echokardiographie mit hochmobilen Vegetationen an der Trikuspidalklappe. Rechts: Transösophageales Echokardiogramm mit zusätzlichen Vegetationen an der Schrittmachersonde. RA = rechter Vorhof; RV = rechter Ventrikel; LA = linker Vorhof.

machersystem chirurgisch entfernt werden kann. Die Diagnose der Schrittmacherendokarditis ist eine eindeutige Domäne der TEE (☞ Abb. 16.9).

Bei jedem Verdacht auf eine Schrittmacherendokarditis sollte eine transösophageale Untersuchung unverzüglich durchgeführt werden. Einerseits schränken Ultraschallartefakte bzw. Reverberationen die transthorakale Beurteilung ein. Andererseits kann mit Hilfe der TEE besser dargestellt werden, ob die Trikuspidalklappe ebenfalls betroffen ist [28, 29]. Allerdings kann auch in der transösophagealen Untersuchung die Darstellung von Vegetationen an Schrittmachersonden durch Artefakte beeinträchtigt sein (☞ Abb. 16.10).

16.4 Stellenwert der Echokardiographie im Rahmen der Duke-Kriterien

Wie bereits in Abschnitt 16.2 beschrieben, wurden 1981 die Reyn-Kriterien als Richtlinie zur Diagnostik der infektiösen Endokarditis eingeführt [7]. Demzufolge galt bei Vorhandensein klinischer Befunde (neue Insuffizienzgeräusche, prädisponierende Herzerkrankungen, vaskuläre Phänomene sowie positive Blutkultur) das Vorliegen einer infektiösen Endokarditis als wahrscheinlich. Eine definitive Diagnose konnte demnach nur nach histologischem oder bakteriologischem Nachweis anhand von Vegetationen oder Emboli gestellt werden. Die Duke-Kriterien trugen v.a. der steigenden Bedeutung der Echokardiographie Rechnung [8, 9]. Diese Richtlinien unterscheiden zwischen Haupt- und Nebenkriterien, wobei je nach Vorliegen dieser Kriterien die Diagnose einer Endokarditis definitiv oder wahrscheinlich ist bzw. ausgeschlossen wird (☞ Tab. 16.2). Der echokardiographische Nachweis einer Vegetation wurde als ein Hauptkriterium eingeführt. Damit ist beispielsweise bei positivem Echokardiogramm und Erregernachweis die Diagnose einer Endokarditis definitiv. Mehrere Studien konnten den Vorteil der Duke-Kriterien gegenüber den Reyn-Kriterien nachweisen. Während die Sensitivität der Reyn-Kriterien zwischen 28 und 64% lag, wiesen die Duke-Kriterien eine Sensitivität zwischen 72 und 100% auf. Allerdings zeigten diese Studien auch die Defizite der Duke-Kriterien auf. So wurde die hohe Anzahl von „möglichen" Endokarditisfällen kritisiert. Ebenso waren die echokardiographischen Kriterien auf die transthorakale Echokardiographie ausgerichtet, obwohl sich im Rahmen der Implementierung der Duke-Kriterien abzeichnete, dass die TEE der TTE deutlich überlegen ist, was die Erkennung und Darstellung von Vegetationen bzw. auch von Komplikationen der Endokarditis betrifft (☞ 16.3 und 16.5). Ebenso sind mit Einführung der TEE unklare echokardiographische Befunde in der Endokarditisdiagnostik selten geworden. Weiterhin zeigte sich auch, dass in bestimmten Situationen wie Prothesen- oder Schrittmacherendokarditis, Endokarditis der rechtsseitigen Herzklappen und kulturnegativer Endokarditis der Wert der originalen Duke-Kriterien geringer ist. Aus den angeführten Gründen wurden die Duke-Kriterien mehrfach modifiziert. Die Tabelle 16.2 fasst die aktuellsten Modifikationen zusammen. Liegen keine histopathologischen Befunde vor, wird die Diagnose anhand klinischer Major- und Minor-Kriterien gestellt.

Merke
Eine Endokarditis gilt als gesichert, wenn mindestens 2 Major-Kriterien oder 1 Major-Kriterium in Verbindung mit 2 Minor-Kriterien oder 5 Minor-Kriterien erfüllt sind. Als möglich gilt eine Endokarditis, wenn 1 Major-Kriterium und ein Minor-Kriterium oder 3 Minor-Kriterien erfüllt sind.

Unklare echokardiographische Befunde, welche in den ursprünglichen Duke-Kriterien als Nebenkriterium angeführt wurden, sind durch die Verwendung der TEE fallen gelassen worden.

Der Vorteil der TEE gegenüber der TTE im Rahmen der Duke-Kriterien zeigt sich darin, dass es bei ca. 25% zu entscheidenden Änderungen in der Klassifikation kommt [30]. Die klinische Information scheint aber der entscheidende Faktor zu sein, um festzustellen, in welchem Ausmaß die TEE die Duke-Kriterien beeinflusst. Die Mehrzahl der Fälle, die nach Durchführung der TEE als definitive Endokarditis reklassifiziert wurden, zeigte eine intermediäre klinische Vortestwahrscheinlichkeit für das Vorliegen einer Endokarditis. Bei Patienten mit hoher Vortestwahrscheinlichkeit ist die TTE häufig bereits ausreichend, um die Diagnose einer Endokarditis zu stellen. Bei Patienten ohne klinischen Hinweis auf eine Endokarditis hingegen führte die Verwendung der TEE nur selten zu einer Änderung der diagnostischen Klassifizierung. Somit hängt der Stellenwert der TEE in der Diagnose der infektiösen Endokarditis im Rahmen der Duke-Kriterien entscheidend von der klinischen Vortestwahrscheinlichkeit ab. Aus diesem Grund sollte beispielsweise auch bei einer hohen klinischen Wahrscheinlichkeit auf das Vorliegen einer infektiösen Endokarditis und bei negativer TEE (trotz des hohen negativ prädiktiven Werts der TEE) die Diagnose einer Endokarditis nicht fallen gelassen werden. In dieser Situation empfiehlt sich eine Wiederholung der TEE nach 7–10 Tagen.

Eine besondere Rolle kommt der Echokardiographie in der kulturnegativen Endokarditis zu. Eine kulturnegative Endokarditis kann durch vorhergehende Antibiotikatherapie oder aber durch seltene Erreger, die ein spezielles Nährmedium zur Züchtung benötigen, verursacht sein. In einer Studie an 93 Patienten wurde in immerhin 11 Fällen durch die Reyn-Kriterien eine Endokarditis ausgeschlossen, während mittels der Duke-Kriterien bei diesen Patienten eine infektiöse Endokarditis definitiv gesichert wurde. In allen Fällen war der Schlüssel zur Diagnose ein positives Echokardiogramm [31].

Auch bei Verdacht auf eine Prothesenendokarditis zeigt sich die Überlegenheit der Duke- gegenüber den Reyn-Kriterien. Während mittels der modifizierten Duke-Kriterien 89% der Prothesenendokarditiden diagnostiziert werden können, werden mittels der Reyn-Kriterien gerade nur 50% der Fälle richtig eingeschätzt.

16.5 Komplikationen

16.5.1 Embolien

Embolien sind die häufigste Komplikation der Endokarditis mit einer Inzidenz zwischen 22 und 43%, wobei häufiger zerebrale als periphere Manifestationen vorkommen. Das Auftreten einer Embolie erhöht das Risiko einer weiteren, und das Widerauftreten von Embolien ist eine Indikation für ein operatives Vorgehen. Deshalb könnte die Identifikation von Vegetationen mit hohem Emboliepotenzial das Management entscheidend beeinflussen.
Ob eine Assoziation zwischen der Größe einer Vegetation und dem Embolierisiko besteht, ist noch unklar. Während in einigen Studien insbesondere ab einer Größe von 10 mm ein erhöhtes Embolierisiko beschrieben wurde [13, 32, 33], konnte in anderen Untersuchungen dieser Zusammenhang nicht nachgewiesen werden [34, 35]. Auch das Ausmaß der Mobilität scheint mit dem Embolierisiko assoziiert zu sein.

Merke
Ein hohes Embolierisiko besteht bei mobilen, großen (> 10 mm) Vegetationen und Lokalisation am vorderen Mitralklappensegel.

Die Zusammenhänge zwischen Größe bzw. Mobilität und Embolierisiko sind deshalb so wichtig, da erste Daten darauf hinweisen, dass bei diesem Patientenkollektiv durch frühe Operation das Embolierisiko gesenkt werden kann [32].

16.5.2 Valvuläre Komplikationen

Eine wichtige Komplikation der infektiösen Endokarditis ist die Destruktion und Perforation der Klappen, welche zur Klappeninsuffizienz und schließlich zur Herzinsuffizienz mit einem hohen Mortalitätsrisiko führen kann (☞ Abb. 16.11). Klappeninsuffizienzen infolge einer Endokarditis können durch verschiedene Mechanismen entstehen:

- Vegetationen selbst können eine Schlussunfähigkeit der betroffenen Herzklappe verursachen.
- Der infektiöse Prozess kann zu einer Destruktion der Klappe mit eingeschränkter Koaptation bis hin zu einer Perforation führen. Die Klappenperforation ist zumeist mit einer schweren, akuten Klappeninsuffizienz assoziiert, welche schließlich in der Herzinsuffizienz enden kann.
- Die Endokarditis kann einen Abriss der Sehnenfäden oder sogar ein „flail leaflet" zur Folge haben und dadurch ebenfalls zu einer schweren Insuffizienz mit schlechter Prognose führen.

Da eine Endokarditis häufig auf dem Boden einer vorgeschädigten Herzklappe auftritt,

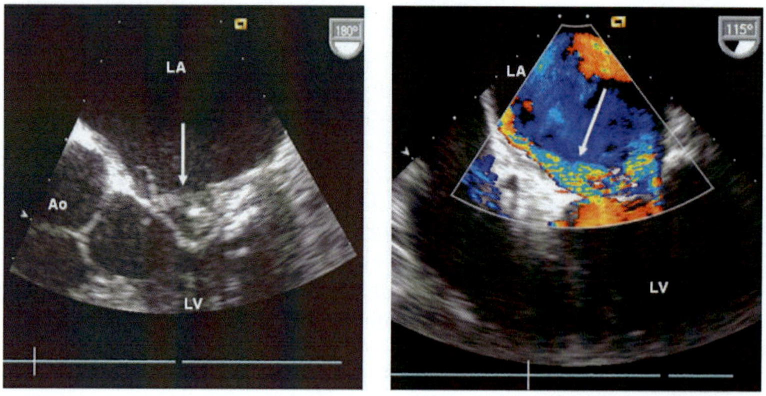

Abb. 16.11 Transösophageale Echokardiographie einer Mitralklappenendokarditis mit ausgedehnten (1 × 2 cm), hochmobilen Vegetationen, die vom posterioren Segel ausgehen, und konsekutiver Insuffizienz. LA = linker Vorhof; LV = linker Ventrikel; Ao = Aorta ascendens.

kann eine akute auf eine chronische Insuffizienz aufgepfropft sein, und es kann deshalb echokardiographisch ein gemischtes Bild vorliegen. Allerdings tritt nicht bei allen Patienten mit Endokarditis eine Insuffizienz auf, insbesondere wenn die Vegetation an der Klappenbasis sitzt.

Eine **Klappenperforation**, welche als Unterbrechung der Segelkontinuität mit Insuffizienz außerhalb der Kommissuren definiert ist, kann sich direkt aus einer Vegetation oder über einen Abszess bilden (☞ Abb. 16.12). In seltenen Fällen kommt es bei einer Aortenklappenendokarditis mit Aorteninsuffizienz zu einer endokarditischen Läsion bis hin zur Perforation („Jet Lesion") (☞ 4.3.3).

Im Rahmen einer Aortenklappenendokarditis können in bis zu 50% der Fälle eine Perforation und/oder ein „flail leaflet" auftreten. Eine schwere Aortenklappeninsuffizienz ist mit einer schlechten Prognose assoziiert.

Eine Perforation der Mitralsegel im Rahmen einer Endokarditis tritt weniger häufig auf (ca. 15% der Patienten; ☞ Abb. 16.13). Eine progressive Destruktion der Mitralklappe durch den infektiösen Prozess kann aber rasch zu einem Sehnenfadenabriss bzw. „flail leaflet" führen. Der Schweregrad der Insuffizienz kann mittels Farb-Doppler abgeschätzt werden. Mit Hilfe des Farb-Dopplers gelingt auch die Darstellung eines abnormalen Flussmusters im Bereich von anatomischen Unterbrechungen, womit Klappenperforationen von echten Insuffizienzen differenziert werden können. Für alle beschriebenen Komplikationen ist die Sensitivität der TEE einer transthorakalen Abklärung deutlich überlegen [26, 36].

Bei Patienten mit Prothesenendokarditis kann der infektiöse Prozess zu einer paravalvulären Insuffizienz führen. Auch bei dieser Indikation ist der Stellenwert der TEE unbestritten. Das Vorhandensein einer neuen bzw. zunehmenden paravalvulären Insuffizienz oder einer Dehiszenz der Prothese ist ein Hauptkriterium für die Diagnose einer Endokarditis (☞ Tab. 16.2).

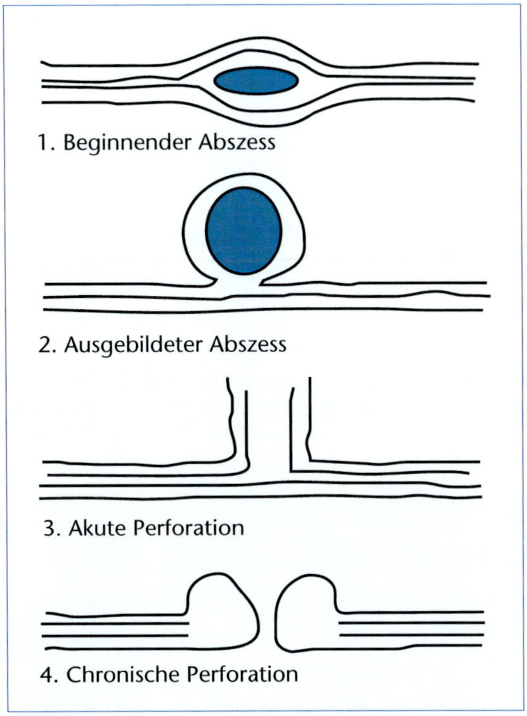

Abb. 16.12 Schematische Darstellung der Pathogenese einer Perforation. Entwicklung direkt aus einer Vegetation (akut) oder über einen Abszess (chronisch).

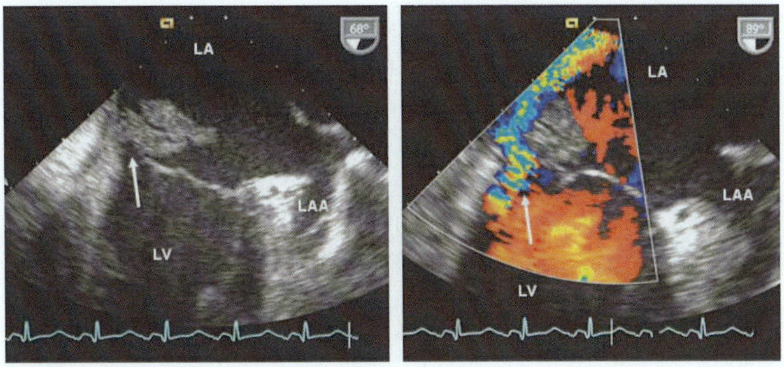

Abb. 16.13 Transösophageales Echokardiogramm mit ausgedehnter (3,8 × 1,8 cm) Vegetation an der Basis des posterioren Segels der Mitralklappe mit Perforation und konsekutiver Insuffizienz II. Grades. LA = linker Vorhof; LAA = linkes Vorhofohr; LV = linker Ventrikel.

16.5.3 Perivalvuläre Komplikationen

Die Ausdehnung der Infektion auf perivalvuläre Strukturen ist mit einer schlechten Prognose assoziiert. Perivalvuläre Komplikationen inkludieren einen perivalvulären Abszess, ein mykotisches Aneurysma und intrakardiale Fisteln.

Perivalvulärer Abszess

Ein perivalvulärer Abszess tritt bei 37% der Patienten mit Endokarditis auf und ist mit einer verzögerten Diagnosestellung und einer Mortalität zwischen 40 und 90% verbunden [37] (☞ Abb. 16.14).

Ein Abszess imponiert als echoarme Region im Bereich des infizierten Klappenrings oder der umgebenden myokardialen Strukturen. Zusätzlich kann es zum Fortschreiten in das Myokard mit Bildung von Fisteln und Shunts kommen. Dies kann zur Destruktion der Klappe und zur Dehiszenz einer Prothese führen. Folgen sind hämodynamische Instabilität oder AV-Blockierungen bzw. Arrhythmien durch Destruktion des AV-Knotens. Vor allem Patienten mit Aortenklappenendokarditis haben ein erhöhtes Risiko für die Bildung von Abszessen, insbesondere im Rahmen einer Prothesenendokarditis bei Staphylococcus-aureus-Infektion [37] (☞ Abb. 16.15). Auch bei dieser Indikation ist die TEE der transthorakalen Untersuchung deutlich überlegen, v. a. bei Vorliegen eines Abszesses im Rahmen einer Prothesenendokarditis [37]. Jedoch imponiert ein Abszess nicht immer als typische echoarme Region in der transösophagealen Darstellung [38].

Merke
Bei einer schwingenden Klappenprothese, einer Verdickung der vorderen oder hinteren Aortenwurzel um mehr als 10 mm oder einer klappennahen septalen Verdichtung von mehr als 14 mm handelt es sich ebenfalls mit hoher Wahrscheinlichkeit um einen perivalvulären Abszess.

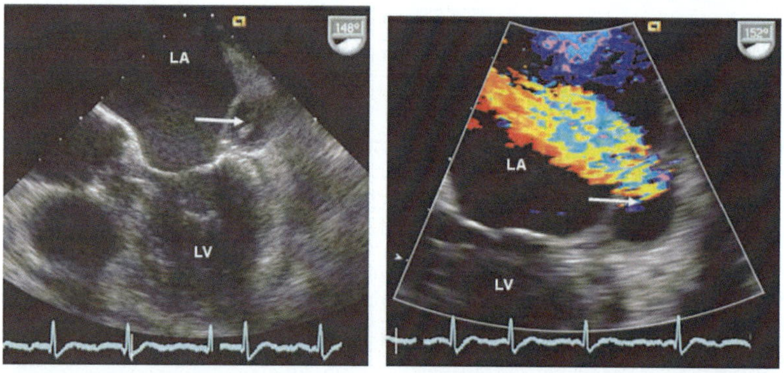

Abb. 16.14 Mitralklappenendokarditis mit ausgedehntem perivalvulären Abszess (↑) und hochgradiger Mitralinsuffizienz. LA = linker Vorhof; LV = linker Ventrikel.

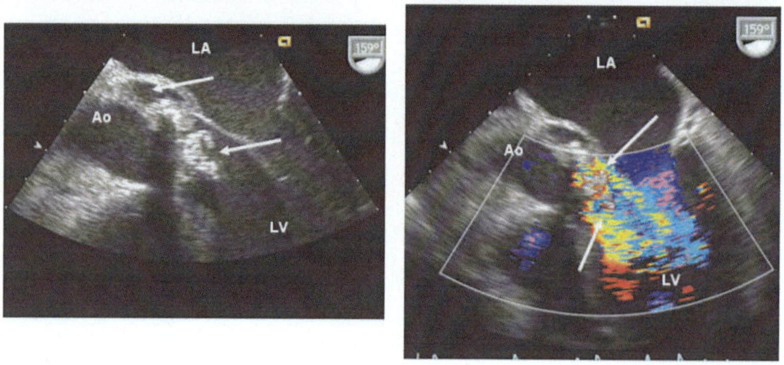

Abb. 16.15 Transösophageales Echokardiogramm einer ausgedehnten Aortenklappenendokarditis mit Abszessbildung sowie paravalvulärer und valvulärer Regurgitation. LA = linker Vorhof; LV = linker Ventrikel; Ao = Aorta ascendens.

Intrakardiale Fisteln

Die Ausbreitung der Endokarditis kann auf die zwischen Aorten- und Mitralklappe gelegene intervalvuläre Fibrosa oder durch einen infizierten Jet bei Aortenklappeninsuffizienz erfolgen. Der Abszess kann weiter expandieren und ein Pseudoaneurysma bilden. Das Pseudoaneurysma kann perforieren und zu einer Verbindung zwischen linkem Ventrikel und linkem Vorhof führen. Ein intervalvuläres Pseudoaneurysma ist definiert als eine echofreie Kavität, die hinter der intervalvulären Fibrosa, direkt unterhalb des Aortenanulus liegt und begrenzt wird von der Basis des vorderen Mitralsegels, der medialen Wand des linken Vorhofes und dem posterioren Bereich der Aortenwurzel. Fisteln können sowohl nach Ruptur eines Pseudoaneurysmas als auch eines Aortenwurzelabszesses entstehen. Diese Fisteln treten sowohl einzeln als auch multipel auf und verlaufen zumeist zwischen Aorta und rechtem Ventrikel bzw. rechtem oder linkem Vorhof [39]. Mittels Farb-Doppler lässt sich die Perforation zumeist gut darstellen. Allerdings sollte zur detaillierten Evaluierung immer eine TEE durchgeführt werden.

16.6 Algorithmus für den Einsatz der Echokardiographie bei Verdacht auf Endokarditis

Die europäische kardiologische Gesellschaft hat in den kürzlich publizierten Richtlinien zur Prävention, Diagnose und Behandlung der infektiösen Endokarditis einen Algorithmus zur Verwendung der TTE und TEE beschrieben [3] (☞ Abb. 16.16). Demnach sollte bei jedem Patienten mit Verdacht auf das Vorliegen einer infektiösen Endokarditis eine TTE ohne Zeitverlust durchgeführt werden.

Wenn die Bildqualität gut ist, keine Klappenprothesen bzw. Schrittmachersysteme vorhanden sind, die klinische Vortestwahrscheinlichkeit niedrig und die TTE negativ ist, ist das Vorliegen einer Endokarditis unwahrscheinlich und man sollte nach alternativen Diagnosen suchen. Sollte aber die Bildqualität schlecht sein, empfiehlt sich die Durchführung einer TEE. Obwohl die TEE der TTE in der Detektion von Vegetationen deutlich überlegen ist, wird die Durchführung einer transösophagealen

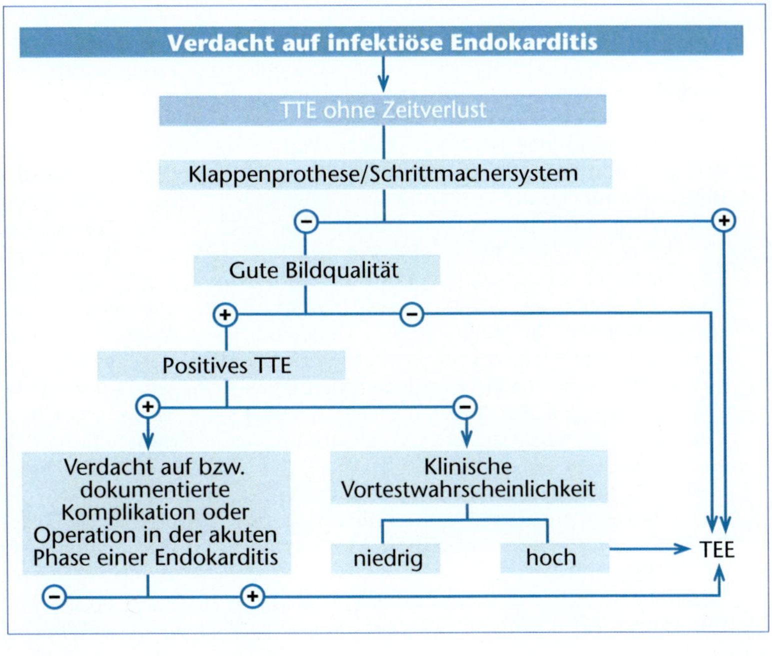

Abb. 16.16 Algorithmus der europäischen kardiologischen Gesellschaft zur Verwendung der transthorakalen (TTE) und transösophagealen Echokardiographie (TEE) bei Patienten mit Verdacht auf infektiöse Endokarditis (modifiziert nach [3]).

Untersuchung bei Verdacht auf Endokarditis nicht generell empfohlen, da die TEE teilweise nicht verfügbar ist, eine semiinvasive Methode darstellt und insbesondere von der Expertise des Untersuchers abhängt. Zusätzlich konnte gezeigt werden, dass bei niedriger klinischer Vortestwahrscheinlichkeit einer infektiösen Endokarditis die TEE kaum einen zusätzlichen Nutzen bringt. Wenn der klinische Verdacht auf eine Endokarditis hoch ist, sollte eine TEE in folgenden Situationen unbedingt durchgeführt werden:

- Negatives transthorakales Echokardiogramm,
- Verdacht auf Prothesen- oder Schrittmacherendokarditis,
- Vorliegen einer Aortenklappenendokarditis und
- Wenn ein operatives Vorgehen in der akuten Phase einer Endokarditis geplant ist.

Sollte aber die TEE ebenfalls negativ sein, empfiehlt sich bei weiterhin bestehendem klinischem Verdacht auf das Vorliegen einer Endokarditis, die TEE nach 7 Tagen erneut durchzuführen. Eine wiederholt negative TEE schließt eine Endokarditis mit großer Sicherheit aus.

Literatur

1. Van der Meer JT, Thompson J, Valkenburg HA, Michel MF. Epidemiology of bacterial endocarditis in The Netherlands. I. Patient characteristics. Arch Intern Med 1992; 152: 1863–1868.
2. Berlin JA, Abrutyn E, Strom BL et al. Incidence of infective endocarditis in the Delaware Valley, 1988–1990. Am J Cardiol 1995; 76: 933–936.
3. Horstkotte D, Follath F, Gutschik E et al.; Task Force Members on Infective Endocarditis of the European Society of Cardiology; ESC Committee for Practice Guidelines (CPG); Document Reviewers. Guidelines on prevention, diagnosis and treatment of infective endocarditis executive summary; the task force on infective endocarditis of the European society of cardiology. Eur Heart J 2004; 25: 267–276.
4. Dajani AS, Taubert KA, Wilson W et al. Prevention of bacterial endocarditis. Recommendations by the American Heart Association. JAMA 1997; 277: 1794–1801.
5. Karchner AW. Infective Endocarditis. In: Harrison´s principles of internal medicine, 15th edition. The McGraw Hill Companies, 2001, pp 810–811.
6. Naber CK, Bartel T, Eggebrecht H, Erbel R. Endokarditisdiagnostik heute: Duke-Kriterien oder klinische Einschätzung? Herz 2001; 26: 379–390.
7. Von Reyn CF, Levy BS, Arbeit RD, Friedland G, Crumpacker CS. Infective endocarditis: an analysis based on strict case definitions. Ann Intern Med 1981; 94: 505–517.
8. Durack DT, Lukes AS, Bright DK. New criteria for diagnosis of infective endocarditis: utilization of specific echocardiographic findings. Duke Endocarditis Service. Am J Med 1994; 96: 200–209.
9. Li JS, Sexton DJ, Mick N et al. Proposed modifications to the Duke criteria for the diagnosis of infective endocarditis. Clin Infect Dis 2000; 30: 633–638.
10. Rohmann S, Erbel R, Darius H et al. Prediction of rapid versus prolonged healing of infective endocarditis by monitoring vegetation size. J Am Soc Echocardiogr 1991; 4: 465–474.
11. Erbel R, Liu F, Ge J, Rohmann S, Kupferwasser I. Identification of high-risk subgroups in infective endocarditis and the role of echocardiography. Eur Heart J 1995; 16: 588–602.
12. Bartel T, Muller S, Nesser HJ, Mohlenkamp S, Bruch C, Erbel R. Usefulness of motion patterns indentified by tissue Doppler echocardiography for diagnosing various cardiac masses, particularly valvular vegetations. Am J Cardiol 1999; 84: 1428–1433.
13. Jacob S, Tong AT. Role of echocardiography in the diagnosis and management of infective endocarditis. Curr Opin Cardiol 2002; 17: 478–485.
14. Reynolds HR, Jagen MA, Tunick PA, Kronzon I. Sensitivity of transthoracic versus transesophageal echocardiography for the detection of native valve vegetations in the modern era. J Am Soc Echocardiogr 2003; 16: 67–70.
15. Erbel R, Rohmann S, Drexler M et al. Improved diagnostic value of echocardiography in patients with infective endocarditis by transoesophageal approach. A prospective study. Eur Heart J 1988; 9: 43–53.
16. Kornbluth M, Liang DH, Paloma A, Schnittger I. Native tissue harmonic imaging improves endocardial border definition and visualization of cardiac structures. J Am Soc Echocardiogr 1998; 11: 693–701.
17. Lindner JR, Case RA, Dent JM, Abbott RD, Scheld WM, Kaul S. Diagnostic value of echocardiography in suspected endocarditis. An evaluation based on the pretest probability of disease. Circulation 1996; 93: 730–736.

18. Shively BK, Gurule FT, Roldan CA, Leggett JH, Schiller NB. Diagnostic value of transesophageal compared with transthoracic echocardiography in infective endocarditis. J Am Coll Cardiol 1991; 18: 391–397.
19. Sochowski RA, Chan KL. Implication of negative results on a monoplane transesophageal echocardiographic study in patients with suspected infective endocarditis. J Am Coll Cardiol 1993; 21: 216–221.
20. San Roman JA, Vilacosta I, Zamorano JL, Almeria C, Sanchez-Harguindey L. Transesophageal echocardiography in right-sided endocarditis. J Am Coll Cardiol 1993; 21: 1226–1230.
21. Moss R, Munt B. Injection drug use and right sided endocarditis. Heart 2003; 89: 577–581.
22. Winslow T, Foster E, Adams JR, Schiller NB. Pulmonary valve endocarditis: improved diagnosis with biplane transesophageal echocardiography. J Am Soc Echocardiogr 1992; 5: 206–210.
23. Sawhney N, Palakodeti V, Raisinghani A, Rickman LS, DeMaria AN, Blanchard DG. Eustachian valve endocarditis: a case series and analysis of the literature. J Am Soc Echocardiogr 2001; 14: 1139–1142.
24. Mylonakis E, Calderwood SB. Infective endocarditis in adults. N Engl J Med 2001; 345: 1318–1330.
25. Daniel WG, Mugge A, Grote J et al. Comparison of transthoracic and transesophageal echocardiography for detection of abnormalities of prosthetic and bioprosthetic valves in the mitral and aortic positions. Am J Cardiol 1993; 71: 210–215.
26. Taams MA, Gussenhoven EJ, Bos E et al. Enhanced morphological diagnosis in infective endocarditis by transoesophageal echocardiography. Br Heart J 1990; 63: 109–113.
27. Lowry RW, Zoghbi WA, Baker WB, Wray RA, Quinones MA. Clinical impact of transesophageal echocardiography in the diagnosis and management of infective endocarditis. Am J Cardiol 1994; 73: 1089–1091.
28. Vilacosta I, Sarria C, San Roman JA et al. Usefulness of transesophageal echocardiography for diagnosis of infected transvenous permanent pacemakers. Circulation 1994; 89: 2684–2687.
29. Victor F, De Place C, Camus C et al. Pacemaker lead infection: echocardiographic features, management, and outcome. Heart 1999; 81: 82–87.
30. Roe MT, Abramson MA, Li J et al. Clinical information determines the impact of transesophageal echocardiography on the diagnosis of infective endocarditis by the duke criteria. Am Heart J 2000; 139: 945–951.
31. Habib G, Derumeaux G, Avierinos JF et al. Value and limitations of the Duke criteria for the diagnosis of infective endocarditis. J Am Coll Cardiol 1999; 33: 2023–2029.
32. Di Salvo G, Habib G, Pergola V et al. Echocardiography predicts embolic events in infective endocarditis. J Am Coll Cardiol 2001; 37: 1069–1076.
33. Sanfilippo AJ, Picard MH, Newell JB et al. Echocardiographic assessment of patients with infectious endocarditis: prediction of risk for complications. J Am Coll Cardiol 1991; 18: 1191–1199.
34. De Castro S, Magni G, Beni S et al. Role of transthoracic and transesophageal echocardiography in predicting embolic events in patients with active infective endocarditis involving native cardiac valves. Am J Cardiol 1997; 80: 1030–1034.
35. Heinle S, Wilderman N, Harrison JK et al. Value of transthoracic echocardiography in predicting embolic events in active infective endocarditis. Duke Endocarditis Service. Am J Cardiol 1994; 74: 799–801.
36. De Castro S, Cartoni D, d'Amati G et al. Diagnostic accuracy of transthoracic and multiplane transesophageal echocardiography for valvular perforation in acute infective endocarditis: correlation with anatomic findings. Clin Infect Dis 2000; 30: 825–826.
37. Daniel WG, Mugge A, Martin RP et al. Improvement in the diagnosis of abscesses associated with endocarditis by transesophageal echocardiography. N Engl J Med 1991; 324: 795–800.
38. Ellis SG, Goldstein J, Popp RL. Detection of endocarditis-associated perivalvular abscesses by two-dimensional echocardiography. J Am Coll Cardiol 1985; 5: 647–653.
39. Evangelista A, Gonzalez-Alujas MT. Echocardiography in infective endocarditis. Heart 2004; 90: 614–617.

Emboliequellendiagnostik 17

Silvana Müller

17.1 Häufigkeit und Einteilung kardialer Emboliequellen

Etwa 20–30% aller ischämischen Hirninfarkte sind durch eine kardiale Emboliequelle bedingt. Im Gegensatz dazu sind bei den wesentlich seltener auftretenden peripheren arteriellen Embolien kardiale Ursachen in ca. 90% beim Befall der oberen Extremität und in ca. 50% der Fälle, wenn die untere Extremität betroffen ist zu finden. In ca. 70% der Fälle sind kardiale Ursachen für Embolien in abdominelle Gefäße verantwortlich. Nicht selten wird die Emboliequelle bereits lange vor dem Auftreten eines embolischen Ereignisses nachgewiesen. Ist es bereits zu einer Embolie gekommen, erfolgt eine gezielte Emboliequellendiagnostik. Dabei werden **direkte kardiale Emboliequellen** von so genannten **Emboliequellenprädispositionen** unterschieden (☞ Tab. 17.1) [1].

Tab. 17.1 Potenzielle direkte Emboliequellen und Emboliequellenprädispositionen.

Direkte Emboliequellen	Emboliequellenprädispositionen
Linksventrikuläre Thromben	Offenes Foramen ovale
Linksatriale Thromben	Vorhofseptumdefekt
Klappenprothesenthromben	Vorhofseptumaneurysma
Kardiale Tumoren	Spontaner Echokontrast
Klappenvegetationen	Mitralklappenringkalzifizierung
Aortenatherome	Linksatriale Dilatation
	Linksventrikuläre Funktionseinschränkung
	Mitralklappenprolaps
	Strands

Direkte kardiale Emboliequellen sind Strukturen, die sich als Embolus lösen können. Als Emboliequellenprädispositionen werden verschiedene morphologische und/oder funktionelle kardiale Veränderungen definiert, für die eine statistisch erhöhte Wahrscheinlichkeit einer Embolie bekannt ist.

Wesentlicher Bestandteil der kardialen Emboliequellendiagnostik ist die transthorakale und transösophageale Echokardiographie (TTE, TEE). Häufig sind jedoch keine der genannten direkten kardialen Emboliequellen nachweisbar. Vielmehr werden bei einem Patienten mit kardiovaskulären Risikofaktoren mehrere Emboliequellenprädispositionen gefunden. Somit sind sowohl die Beantwortung der Frage, ob es sich überhaupt um ein embolisches Geschehen handelt, als auch die endgültige Festlegung auf die in Betracht kommende Emboliequelle v.a. unter Berücksichtigung der resultierenden therapeutischen Konsequenzen schwierig.

17.2 Indikationen zur Echokardiographie

Entsprechend den Guidelines der ACC/AHA [2] gelten folgende Befundkonstellationen als Indikation zur Echokardiographie:

- Patienten jeden Alters mit plötzlichem Verschluss einer größeren peripheren oder viszeralen Arterie,
- Ältere Patienten (> 45 Jahre) mit einem zerebrovaskulären Ereignis ohne Anhalt für eine zerebrovaskuläre Erkrankung oder eine andere erkennbare Ursache,

- Jüngere Patienten (< 45 Jahre) mit einem zerebrovaskulären Ereignis,
- Patienten mit Verdacht auf eine embolische Genese und zerebrovaskulärer Erkrankung von fraglicher Bedeutung,
- Patienten, bei denen das Ergebnis der Echokardiographie die weitere therapeutische Strategie beeinflussen würde.

17.3 Diagnostischer Stellenwert der TTE und TEE

Obwohl es unumstritten ist, dass die TEE der TTE bei der Detektion kardialer Emboliequellen überlegen ist [3, 4], besteht keine klare Übereinstimmung darüber, welcher Patient mit Verdacht auf ein stattgehabtes embolisches Ereignis einer transthorakalen und/oder transösophagealen Untersuchung zugeführt werden sollte. Prinzipiell ist bei der Indikationsstellung zunächst immer die Frage zu beantworten, ob Kontraindikationen gegen eine Antikoagulation oder eine operative bzw. perkutane Intervention eines persistierenden Foramen ovale (PFO) oder Vorhofseptumdefekts (ASD) bestehen. Ist dies der Fall, ist die Indikation für eine TEE eher fraglich, da sich keine therapeutische Konsequenz ergibt. Resultiert bei einem Patienten ohne Vorhofflimmern und ohne eine anderweitige nichtkardiale Ursache aus der TTE ein pathologischer Befund mit therapeutischer Relevanz, kann auf eine TEE häufig verzichtet werden. Eine TEE hingegen sollte auf alle Fälle durchgeführt werden, wenn Sinusrhythmus vorliegt, nichtkardiale Emboliequellen nicht nachgewiesen werden konnten und die TTE ohne Befund hinsichtlich einer kardioembolischen Ursache war.

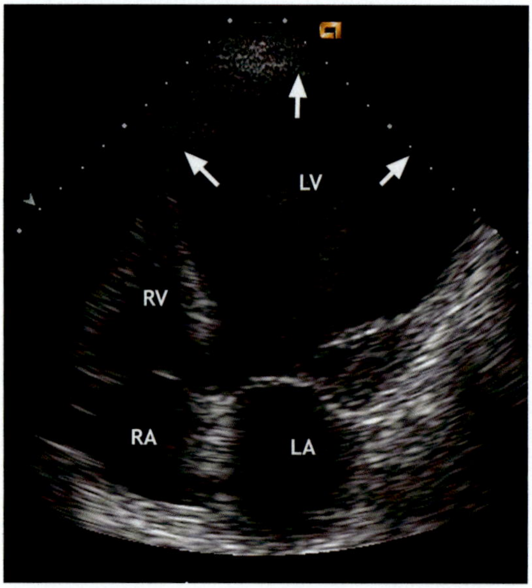

Abb. 17.1 Ausgedehntes Vorderwandaneurysma mit Spontankontrast im linken Ventrikel. LA = linker Vorhof; RA = rechter Vorhof; LV = linker Ventrikel; RV = rechter Ventrikel.

17.4 Direkte kardiale Emboliequellen

17.4.1 Linksventrikuläre und linksatriale Thromben

Linksventrikuläre Thromben (☞ 15.4.2) treten am häufigsten bei einer **linksventrikulären Dysfunktion** im Rahmen einer koronaren Herzkrankheit akut in den ersten zwei Wochen nach einem Myokardinfarkt [5, 6] oder im chronischen Stadium in Form eines Herzwandaneurysmas auf [7] (☞ Abb. 17.1).
Thromben im linken Vorhof bei Vorhofflimmern (☞ 15.4.1) sind in ca. 43% der Fälle die Ursache kardioembolischer Ereignisse [8] (☞ 15.4.1). Die gestörte mechanische Vorhofkontraktion beim Vorhofflimmern führt zu einer veränderten Hämodynamik mit einem reduzierten Blutfluss und erhöhter Thrombogenität, insbesondere im linken Herzohr. Dabei werden Thromben bei Patienten mit neu aufgetretenem Vorhofflimmern seltener als bei Patienten mit chronischem Vorhofflimmern nachgewiesen.

Merke
Ein hohes Risiko zur Embolisation besteht, wenn die Thromben hochmobil sind, in das Ventrikelkavum ragen und die angrenzenden Segmente des Myokards hyperkinetisch sind (☞ Abb. 17.2).

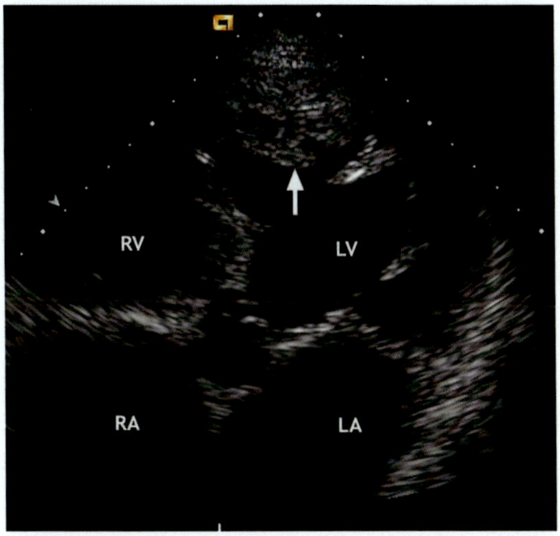

Abb. 17.2 Linksventrikulärer Thrombus, der deutlich in das Ventrikelkavum hineinragt. LA = linker Vorhof; RA = rechter Vorhof; LV = linker Ventrikel; RV = rechter Ventrikel.

17.4.2 Kardiale Tumoren

Der **häufigste embolisierende kardiale Tumor** ist das **Myxom** (☞ 15.3.1). Insgesamt kamen umfangreiche Statistiken bei Myxompatienten auf eine Embolierate von 30–50%, wobei am häufigsten zerebrale Embolien diagnostiziert werden konnten [9, 10]. Das papilläre Fibroelastom ist der zweithäufigste kardiale Tumor, der zu einer Embolie führen kann. Dabei wird die Embolie durch abbröckelndes Tumormaterial oder durch Appositionsthromben verursacht. Die TEE ermöglicht die Erfassung dieser thrombotischen Strukturen und die Abgrenzung villöser Myxome, von denen eine hohe Embolisationstendenz bekannt ist [11].

17.4.3 Klappenprothesenthromben

Zu Embolien infolge einer Thrombosierung kommt es bei mechanischen Klappenprothesen v. a. bei unzureichender Antikoagulation [12] (☞ Abb. 17.3 und Abb. 17.4). Die Thrombogenität von Bioklappenprothesen ist im Vergleich zu Kunststoffprothesen deutlich geringer. Während für die Visualisierung thrombotischer Strukturen die TEE unverzichtbar ist, kann bereits bei der transthorakalen Untersuchung ein erhöhter transvalvulärer Gradient auf eine Prothesenobstruktion durch Thromben hinweisen. **Differenzialdiagnostisch** müssen Thromben gegenüber Vegetationen, Reverberationen, Nahtmaterial und Pannus abgegrenzt werden.

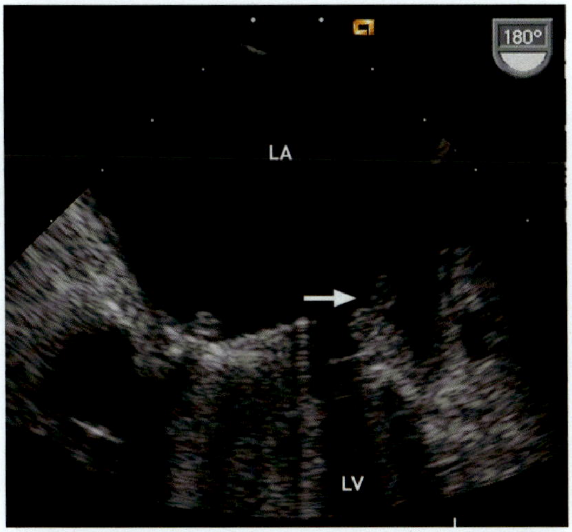

Abb. 17.3 Mobiler Thrombus an der posterioren Zirkumferenz einer mechanischen Klappenprothese. LA = linker Vorhof; LV = linker Ventrikel.

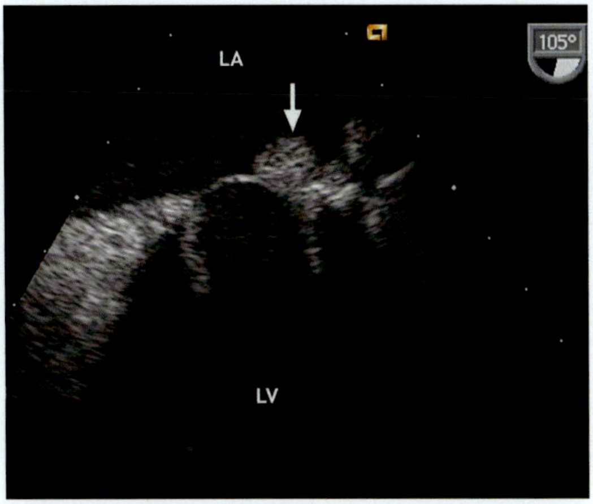

Abb. 17.4 Thrombus an einer Bioklappenprothese. LA = linker Vorhof; LV = linker Ventrikel.

17

Merke
Ein besonders hohes Risiko zur Thrombosierung besitzen Mitral- und Trikuspidalklappenprothesen. Die Thromben sind überwiegend vorhofseitig lokalisiert.

17.4.4 Aortenatherome

Aortale Plaquebildungen sind **altersabhängig häufig** und werden meist in Assoziation mit anderen potenziellen Emboliequellen gefunden [13, 14]. Die Inzidenz für einen Schlaganfall beträgt bei Atheromnachweis im TEE etwa 12% pro Jahr. Zur Embolisation kommt es entweder durch Cholesterinkristalle (**Atheroembolie**) oder viel häufiger durch aufgelagertes thrombotisches Material (**Thrombembolie**). Atherosklerotische Plaques lassen sich mittels TEE als lineare oder fokale Zunahme der Echodichte mit mehr oder weniger ausgeprägter Lumenirregularität nachweisen. Morphologie, Dicke und Mobilität von Plaques der thorakalen Aorta können mit einer hohen Detailerkennbarkeit beurteilt werden. Die echokardiographisch bestimmte Plaquedicke und die Plaquemorphologie sind sensitive Risikofaktoren für embolische Komplikationen.
Darauf aufbauend wird die in der Tabelle 17.2 beschriebene Einteilung der atheromatösen Veränderungen der Aorta nach Karalis [15, 16] vorgenommen.

Tab. 17.2 Graduierung der Aortensklerose in der TEE.

Grad	Plaquemorphologie
I	Normalbefund oder geringe Intimaverdickung
II	Einfache homogene Plaques mit glatter Oberfläche, < 5 mm in das Lumen ragend
III	Komplexe Plaques mit teils irregulärer Oberfläche und teils mobilen Anteilen ≥ 5 mm

Merke
Als kardiale Emboliequellen kommen v. a. ulzerierte und mobile Plaques (Grad III) bzw. appositionelle Thromben (☞ Abb. 17.5 und Abb. 17.6) in Betracht.

Zur vollständigen Plaqueerfassung ist eine Darstellung des entsprechenden Aortenabschnittes in Transversal- und Längsschnitten erforderlich. Außerdem muss berücksichtigt werden, dass der proximale Aortenbogen nicht einsehbar ist, der gesamte Aortenbogen aber häufiger als beispielsweise der aszendierende Abschnitt der thorakalen Aorta die Embolie-

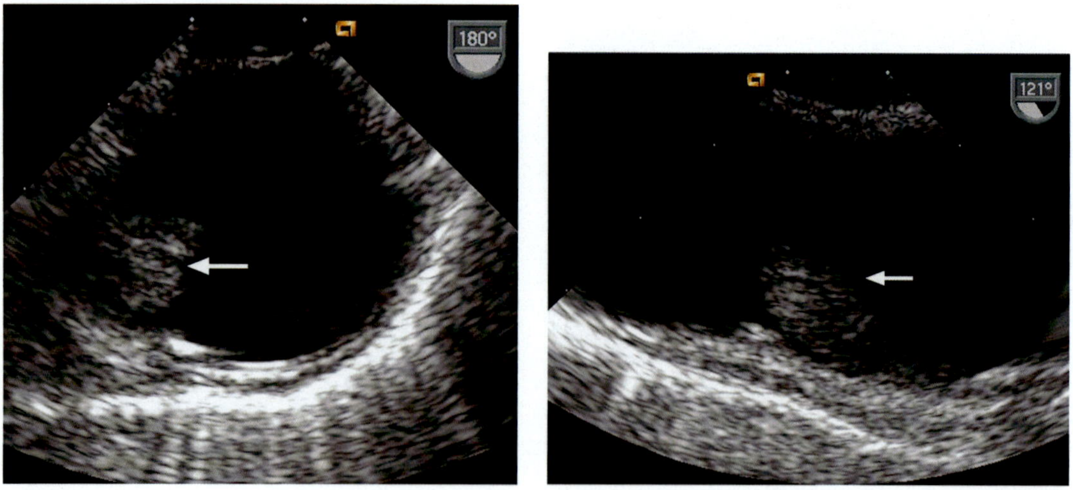

Abb. 17.5 Großer mobiler Thrombus nach einem Plaqueaufbruch in der Aorta descendens. Links: Kurzachsenschnitt. Rechts: Längsachsenschnitt.

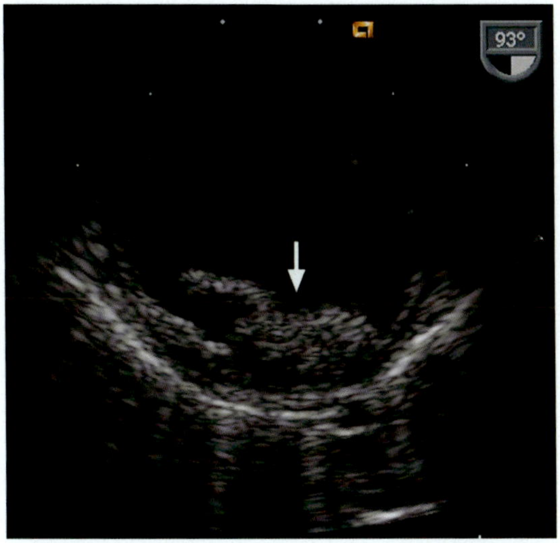

Abb. 17.6 Sessiler Plaque III. Grades im Aortenbogen.

quelle ist. Des Weiteren ist zu berücksichtigen, dass die schallkopfnahen Abschnitte der Aorta nur mit relativ hohen Frequenzen in ausreichender Schärfe dargestellt werden können. Bei bereits stattgehabten embolischen Ereignissen ist das Rezidivembolierisiko bei Plaques III. Grades besonders hoch. In diesem Zusammenhang ist die TEE auch zur Verlaufsbeobachtung beispielsweise unter antikoagulativer Therapie geeignet.
Eine häufige Ursache für embolische Ereignisse stellen aortale Plaques bei älteren Patienten im Rahmen kardiochirurgischer Eingriffe dar. Mittels prä- oder intraoperativer TEE können das Ausmaß und die Lokalisation der bestehenden Aortenplaques dargestellt werden, wodurch dem Herzchirurgen die optimale Positionierung der Aortenklemme erleichtert wird.

17.4.5 Klappenvegetationen

Sowohl an Nativklappen als auch an Klappenprothesen können Vegetationen die Ursache von systemischen Embolien sein (☞ 16.5.1). Die Frage nach dem jeweiligen Embolisationsrisiko in Abhängigkeit vom Erscheinungsbild der Vegetationen wird in den dazu durchgeführten Untersuchungen nicht einheitlich beantwortet [17, 18, 19] (☞ Abb. 17.7). Das Embolierisiko bei Patienten mit einer infektiösen

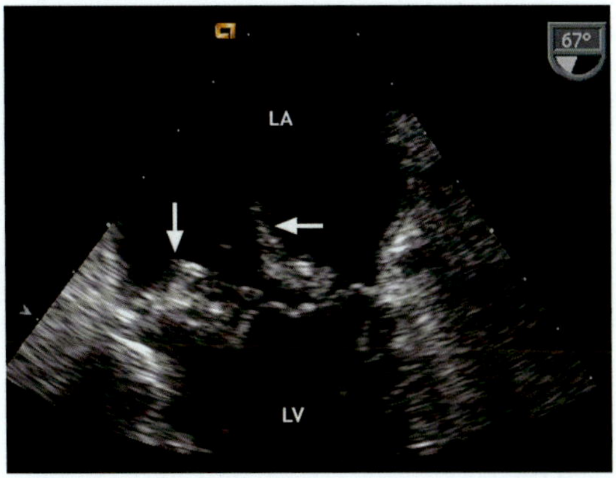

Abb. 17.7 Mitralklappenendokarditis mit Darstellung mobiler und klappenständiger Vegetationen. LA = linker Vorhof; LV = linker Ventrikel.

Endokarditis wird mit 22–50% angegeben. In ca. 65% der Fälle sind diese embolischen Ereignisse zerebral. Nach einer zweiwöchigen erfolgreichen Therapie nimmt das Embolierisiko deutlich ab.

Merke
Ein erhöhtes Embolisationsrisiko besteht bei großen (> 10–15 mm) und mobilen Vegetationen, wenn die Mitralklappe befallen ist und wenn es sich bei dem nachgewiesenen Erreger um Staphylococcus aureus handelt.

17.5 Emboliequellen-prädispositionen

17.5.1 Paradoxe Embolie

Bei einer paradoxen Embolie gelangt thrombotisches Material aus dem venösen Kreislauf in die arterielle Strombahn. Die Thromben stammen dabei aus den Venen der unteren Extremität oder des Beckens. Eine paradoxe Embolie lässt sich sehr selten direkt nachweisen. Häufiger ist der indirekte Rückschluss (arterielle Embolie + PFO + venöse Thrombose oder Lungenembolie + kein Nachweis einer anderen kardialen Emboliequelle). Definitionsgemäß sollten für eine paradoxe Embolie folgende Kriterien erfüllt sein:

- Venenthrombose,
- Auftreten einer systemischen Embolie,
- Abnorme Kommunikation zwischen venösem und arteriellem Kreislauf,
- Permanenter oder passagerer intrakardialer Rechts-links-Shunt auf Vorhofebene über ein PFO oder einen ASD,
- Thrombusnachweis im Bereich des intrakardialen Shunts.

In der klinischen Praxis gestaltet sich der Nachweis einer paradoxen Embolie jedoch häufig schwierig, da Venenthrombosen nur bei einem geringen Prozentsatz der Patienten nachgewiesen werden. Dies kann beispielsweise dadurch begründet sein, dass sich die Thromben erst im Herzen, im Bereich des PFO bilden. Darüber hinaus können sich kleine intrakardiale Thromben (< 2 mm) sowie komplett embolisierte Thromben dem echokardiographischen Nachweis auch entziehen.

Persistierendes Foramen ovale

Die Bedeutung des PFO als Ursache für eine paradoxe Embolie ist bis zum gegenwärtigen Zeitpunkt immer wieder Gegenstand der Diskussion. Es werden verschiedene Mechanismen bei Patienten mit einem PFO für einen Rechts-links-Shunt angenommen:

- Spontane Umkehr der Druckverhältnisse zwischen dem linken und rechten Vorhof,
- Erhöhung des rechtsatrialen Druckes bei der Respiration, beim Pressen während der Defäkation oder beim Heben schwerer Gegenstände,
- Aberranter Rückfluss durch ein PFO infolge einer großen rechtsatrialen Raumforderung,
- Persistierende Eustachio-Klappe, die den Einstrom aus der Vena cava inferior direkt auf die Fossa ovalis lenkt (☞ Abb. 17.8).

Die Diagnose eines PFO ist echokardiographisch entweder frühsystolisch Farb-Dopplerechokardiographisch oder aber durch die Injektion eines Rechtsherzkontrastmittels zu stellen. Da normalerweise der Druck im linken Vorhof den des rechten Vorhofs übersteigt, muss mit einem Valsalva-Manöver oder Hustenstoß der rechtsatriale Druck erhöht werden (☞ Abb. 17.9). Ein Kontrastmittelübertritt in Ruhe tritt bei ca. 5% der Patienten auf, v.a. dann, wenn der rechtsatriale Druck im Rahmen anderer Erkrankungen, z.B. nach einer Lungenembolie, erhöht ist (☞ 13).

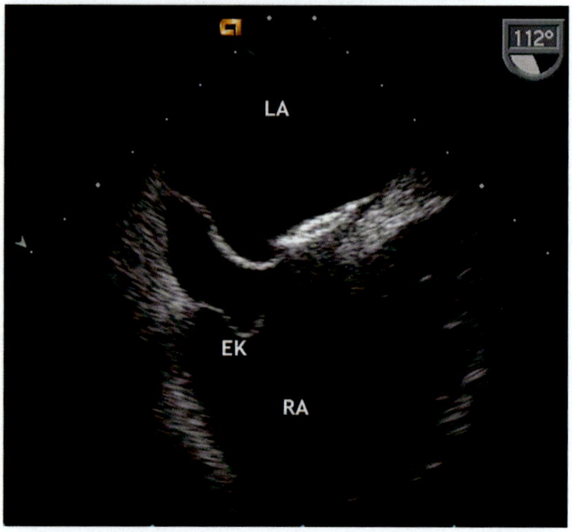

Abb. 17.8 Implantation eines Amplatzer-Verschluss-Device bei einem PFO. LA = linker Vorhof; RA = rechter Vorhof; EK = Eustachio-Klappe.

> **Merke**
> Das Valsalva-Manöver kann ineffektiv sein und zu einem falschnegativen Ergebnis führen, wenn der Patient im Rahmen der TEE zu tief sediert ist. In diesem Fall sollte eine Bauchpresse durch die bei der TEE assistierende Person durchgeführt werden.

Eine Größenbestimmung des PFO gestaltet sich zumindest echokardiographisch schwierig. Hilfreich können dabei die übertretende Kontrastmittelmenge und die gemessene Separation zwischen den Membranen sein. Auf diese Weise kann eine grobe Differenzierung zwischen großen und kleinen PFOs getroffen werden [20] (☞ 13.2.2).

Vorhofseptumaneurysma

Häufig mit einem PFO, ASD oder multiplen kleinen Fenestrationen der Fossa ovalis assoziiert ist das Vorhofseptumaneurysma (☞ Abb.

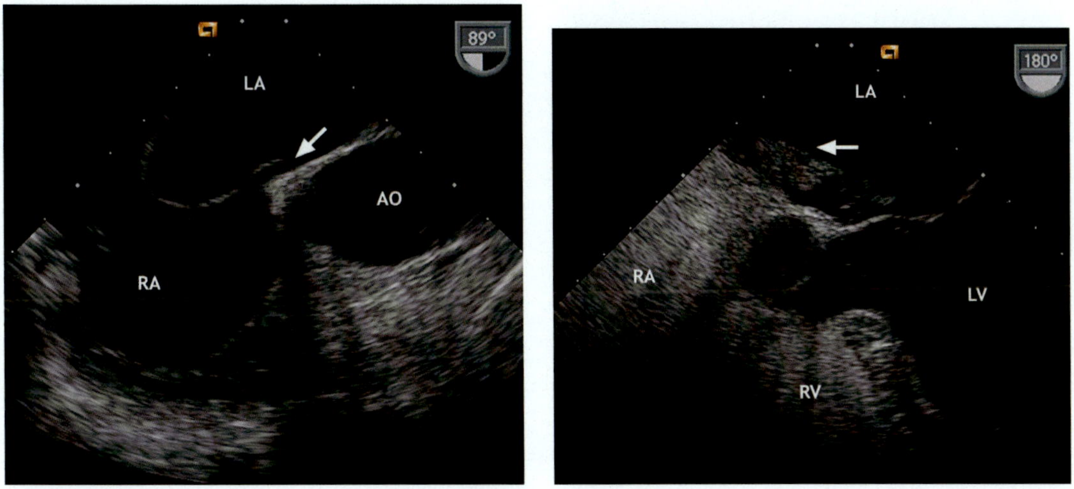

Abb. 17.9 PFO mit begleitendem Vorhofseptumaneurysma. Links: Deutliche Separation zwischen Septum primum und Septum secundum. Rechts: Nach Kontrastmittelinjektion und Valsalva-Manöver. LA = linker Vorhof; RA = rechter Vorhof; LV = linker Ventrikel; RV = rechter Ventrikel.

17.10) [21]. Es wird als **Vorwölbung des Septum interatriale** je nach Druckunterschied zum linken und/oder rechten Vorhof **von 10–15 mm in Bezug auf die Mittellinie** definiert und ist dadurch von einem hypermobilen interatrialen Septum klar abzugrenzen. Bei sehr großen Vorhofseptumaneurysmen ist gelegentlich sogar Spontankontrast, der das Risiko einer Thrombusbildung in dieser Region noch erhöht, zu beobachten. Die vermehrte Embolieneigung beim gleichzeitigen Vorliegen eines PFO und eines Vorhofseptumaneurysmas könnte durch folgende Pathomechanismen erklärt werden: Die Embolie wird durch an der Oberfläche des linksatrialen Aneurysmas befindliche Thromben verursacht [22], oder aber es kommt über einen Prolaps des Septumaneurysmas in den linken Vorhof zu einer verstärkten Separation von Septum primum und secundum [23].

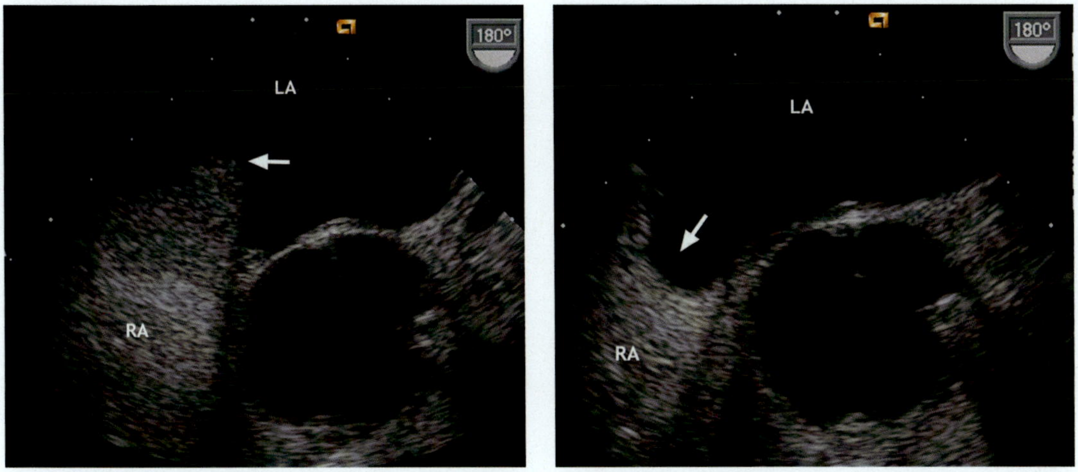

Abb. 17.10 Vorhofseptumaneurysma ohne PFO. LA = linker Vorhof; RA = rechter Vorhof.

17.5.2 Spontaner Echokontrast

Die vorzugsweise im linken Vorhof, aber auch in den übrigen Herzhöhlen beobachteten spontanen Kontrastierungen sind durch eine Verlangsamung der Blutflussgeschwindigkeit bedingt, die dann zu einer erhöhten Aggregation von Erythrozyten in Form einer so genannten „Geldrollenbildung" führt. Spontankontrast imponiert als relativ echoarme und sich langsam zirkulär oder spiralförmig bewegende Echos (☞ Abb. 17.11).

Merke
Spontankontrastähnliche Artefakte können beispielsweise bei zu hoch gewählter Signalverstärkung auftreten. Die Emboliegefahr steigt, wenn der Spontankontrast während des gesamten Herzzyklus nachgewiesen werden kann.

Spontaner Echokontrast kann den gesamten meist dilatierten linken Vorhof oder auch nur isoliert das linke Vorhofohr erfassen. Er wird deutlich häufiger in der TEE beobachtet, da die verwendeten Ultraschallfrequenzen hier mit 5–7 mHz höher sind. Spontaner Echokontrast ist mit einer Dilatation des linken Vorhofs und mit einer reduzierten Flussgeschwindigkeit im linken Vorhofohr (☞ Abb. 17.12) verbunden und weist auf ein erhöhtes Embolierisiko insbesondere bei Patienten mit Vorhofflimmern hin [24] (☞ 15.4.1). Spontankontrast und Sinusrhythmus werden nur sehr selten beobachtet.

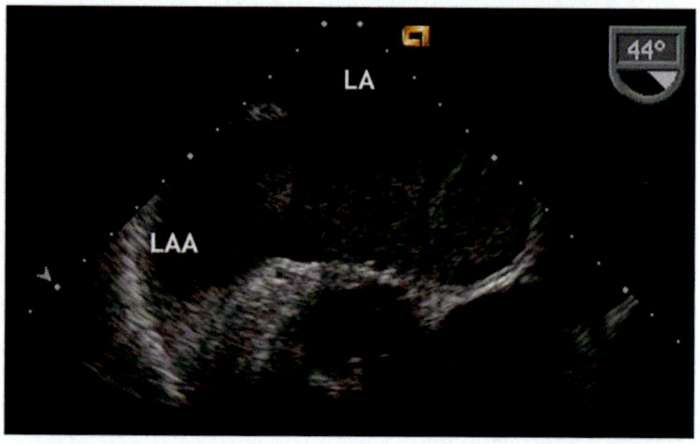

Abb. 17.11 Spontankontrast im linken Vorhof. LA = linker Vorhof; LAA = linkes Vorhofohr.

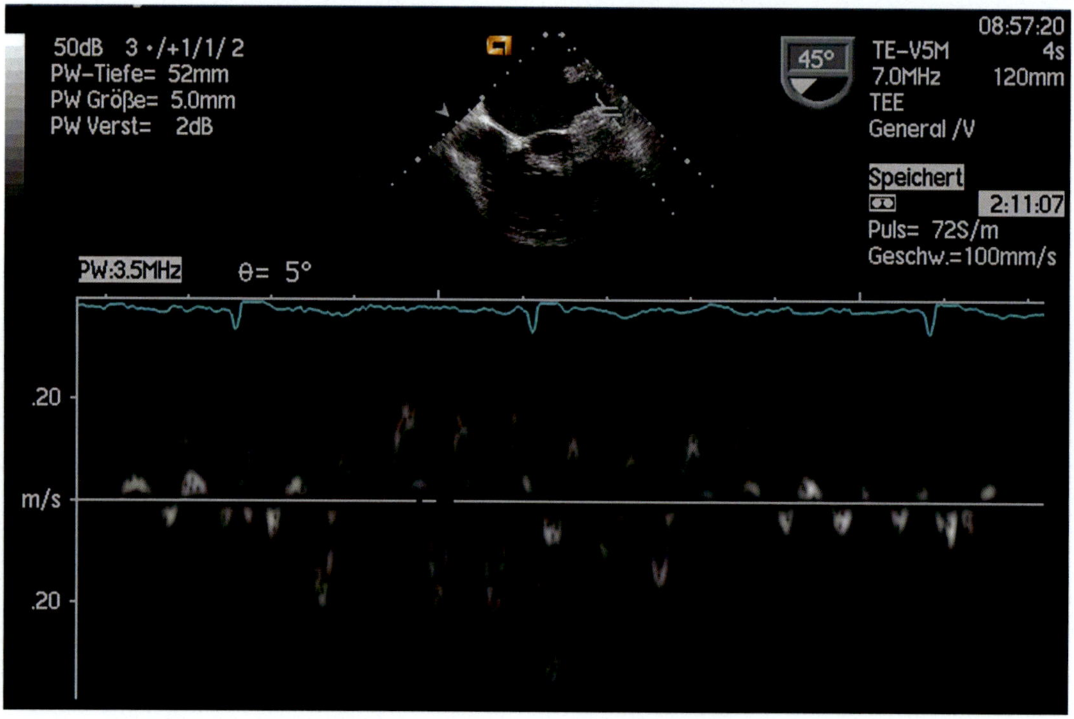

Abb. 17.12 Reduzierte Flussgeschwindigkeit im linken Vorhofohr bei Vorhofflimmern.

17.5.3 Mitralklappenring-kalzifizierung

Eine Kalzifizierung des Mitralklappenringes ist der **häufigste pathologische Befund**, der in der TTE **bei der echokardiographischen Emboliequellendiagnostik** beobachtet werden kann (☞ Abb. 17.13) [25, 26] (☞ 4.3.3). Ein eher tumorähnliches Erscheinungsbild stellt die so genannte **„käsige Kalzifizierung"** dar. Diese imponiert meist als rundliche, z. T. relativ große echogene Raumforderung am posterioren Mitralklappenringanteil und ist häufig der Anlass weiterführender bildgebender Diagnostik.

Insgesamt erbringt die TEE bei der Mitralklappenrinkalzifizierung nur dann einen diagnostischen Zugewinn, wenn sekundär thrombotische oder entzündliche Veränderungen abzugrenzen sind. Eine Prädisposition der Klappenverkalkungen besteht insbesondere für thrombotische Auflagerungen [27]. Häufig sind Mitralklappenringkalzifizierungen mit aortalen Plaques sowie mit Vorhofflimmern assoziiert, die ihrerseits bereits kardiale Emboliequellen darstellen.

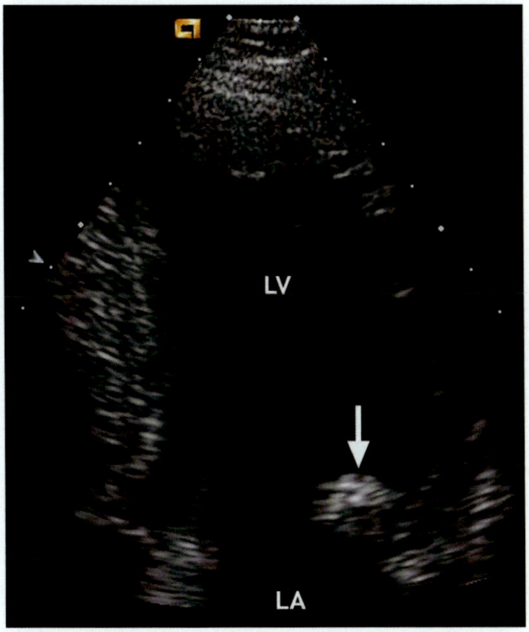

Abb. 17.13 Mitralklappenringsklerose im Bereich der posterioren Zirkumferenz. LA = linker Vorhof; LV = linker Ventrikel.

Merke
Überwiegend ist der posteriore Ringanteil von der Kalzifizierung betroffen. Das Embolierisiko steigt mit dem Grad der Kalzifizierung.

17.5.4 Mitralklappenprolaps

In verschiedenen Studien konnte eine erhöhte Inzidenz kardioembolischer Ereignisse dokumentiert werden. Allerdings scheinen diese Ergebnisse durch nicht einheitliche und weniger strenge Definitionen des Mitralklappenprolaps bedingt zu sein. Wird als Kriterium eine Segeldicke von mindestens 5 mm und ein Prolaps von mindestens 2 mm gefordert, kann die erhöhte Embolierate nicht bestätigt werden [28].

17.5.5 Valvuläre Strands

Hierbei handelt es sich um filamentöse, flottierende Strukturen an der Aorten- oder Mitralklappe ventrikel- bzw. vorhofseitig. Auch Klappenprothesen können betroffen sein. Meistens sind sie nur 1–2 mm dick, können aber bis zu 1 cm oder länger werden. Das Auftreten von Strands im Zusammenhang mit embolischen Ereignissen wird v. a. bei jüngeren Patienten beschrieben, ihre Relevanz ist aber eher als gering einzuschätzen. Vielmehr haben sie bei der Emboliequellensuche differenzialdiagnostische Bedeutung in Bezug auf Klappenveränderungen.

17.6 Stellenwert der Echokardiographie bei der Differenzialtherapie eines kardioembolischen Ereignisses

Therapeutische Optionen bei einem stattgehabten kardioembolischen Ereignis umfassen operative Maßnahmen kardialer Raumforderungen, die antibiotische und ggf. operative

Tab. 17.3 Zusammenhang zwischen Embolierisiko und Echokardiographiebefund.

Wahrscheinlichkeit	Potenzielle kardiale Emboliequelle
Sicher	Thromben, Vegetationen, Tumoren
Sehr hoch	Vorhofflimmern mit: – Linksatrialem Thrombus – Echospontankontrast – Linksventrikulärer Dysfunktion – Mitralstenose Herzklappenersatz, akuter Myokardinfarkt, Echospontankontrast, PFO und Beinvenenthrombose
Hoch	Linksventrikuläre Dysfunktion und Mitralstenose bei Sinusrhythmus, Vorhofflimmern ohne kardiovaskuläre Erkrankung, Aortenplaques
Möglich	PFO ohne Venenthrombose, Vorhofseptumdefekt, Vorhofseptumaneurysma, Mitralklappenringverkalkung

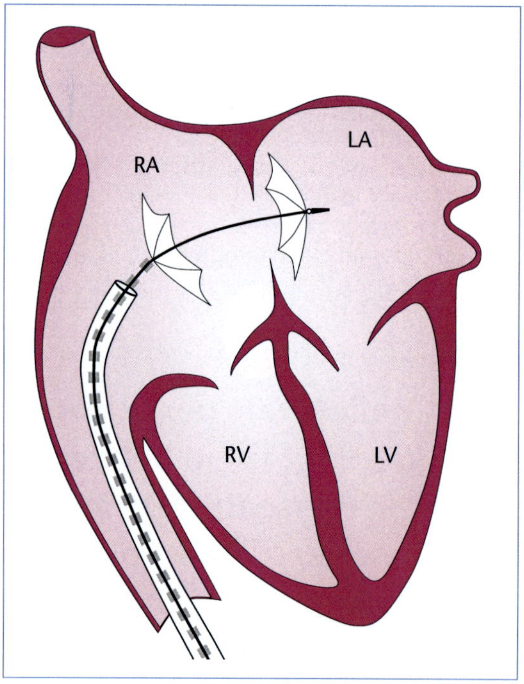

Abb. 17.14 Schematische Darstellung eines katheterinterventionellen ASD-Verschluss. LA = linker Vorhof; RA = rechter Vorhof; LV = linker Ventrikel; RV = rechter Ventrikel.

Therapie bei einer Endokarditis, den chirurgischen oder perkutanen Verschluss einer interatrialen Kommunikation und die Antikoagulation bei Thrombembolien (☞ Tab. 17.3). Ein Zusammenhang zwischen TEE-Befund und mutmaßlicher Embolie beim Nachweis direkter Emboliequellen gilt als sicher, weshalb auch klare therapeutische Konsequenzen resultieren. Wesentlich schwieriger gestaltet sich die Festlegung von Behandlungsstrategien in der Sekundärprävention, wenn der Zusammenhang lediglich als möglich eingestuft werden kann. Insbesondere beim Nachweis verschiedener Vorhofseptumanomalien wie dem PFO mit und ohne Vorhofseptumaneurysma ist die Diskussion im Hinblick auf die ätiologische Relevanz weiterhin kontrovers.

Durch entsprechende Studien belegt ist, dass Patienten < 55 Jahren mit einem embolischen Ereignis bei Nachweis eines PFO und eines Vorhofseptumaneurysmas ein erhöhtes Rezidivrisiko besitzen [29, 30]. Als therapeutische Maßnahmen kommen generell neben einer medikamentösen Therapie mit ASS oder Kumarin-Derivaten der operative bzw. perkutane Verschluss des PFO (☞ Abb. 17.14) in Betracht.

Da die TEE eine detaillierte Beurteilung der Vorhofseptumanomalie erlaubt, ist sie gerade in dieser Kategorie der Emboliequellenprädispositionen hilfreich bei der differenzialtherapeutischen Entscheidungsfindung. Darüber hinaus hat sich die TEE als Methode etabliert, den perkutanen Verschluss intra- und postinterventionell zu kontrollieren.

Literatur

1. Manning WJ. Role of transesophageal echocardiography in the management of thromboembolic stroke. Am J Cardiol 1997; 80: 19D–28D.
2. **ACC/AHA**/ASE 2003 Guideline Update for the Clinical Application of **Echocardiography**: A Report of the American College of Cardiology/ American Heart Association Task Force on Practice **Guidelines** (**ACC/AHA**/ASE Committee to Update the 1997 **Guidelines** for the Clinical Application of **Echocardiography**). Circulation 2003; 108: 1146–1162.
3. DeRook FA, Comess KA, Albers GW, Popp RL. Transesophageal echocardiography in the evaluation of stroke. Ann Intern Med 1992; 117: 922–932.

4. Daniel WG, Mügge A. Transesophageal echocardiography. N Engl J Med 1995; 332: 1268–1279.
5. Asinger RW, Mikell FL, Elsperger J, Hodges M. Incidence of left-ventricular Thrombosis after acute transmural infarction. Setial evaluation by two-dimensional echocardiography. N Engl J Med 1981; 305: 297.
6. Nihoyannopoulos P, Smith GC, Maseri A, Foale RA. The natural history of left ventricular thrombus in myocardial infarction: A rationale in support of masterly inactivity. Am J Cardiol 1997; 80: 442.
7. Visser CA, Kan G, Meltzer RS et al. Embolic potential of left ventricular thrombus after myocardial infarction: A two dimensional echocardiographic study of 119 patients. J Am Coll Cardiol 1985; 5: 1276–1280.
8. Manning WJ, Silvermann DI, Keighley KS et al. Prevalence of residual left atriale Thrombi in patients presenting with acute thromboembolism and newly recognized atrial fibrillation. Arch Intern Med 1995; 155: 2193.
9. Kottkamp H, Emmerich K, Krater L, Minale C, Gülker H. Linksatriale Myxome. Z Kardiol 1992; 81: 85–91.
10. Reynen K. Kardiale Myxome. 1993; 118: 672–78.
11. Edwards FH, Hale D, Cohen A et al. Primary cardiac valve tumors. Ann Thorac Surg 1991; 52: 1127.
12. Cannegieter SC, Rosendaal FR, Wintzen AR et al: Optimal oral anticoagulant therapy in patients with mechanical heart valves. N Engl J Med 1995; 333: 11.
13. Amarenco P, Cohen A, Tzourio C et al. Atherosclerotic disease of the aortic arch and the risk of ischemic stroke. N Engl J Med 1994; 331: 1474–1479.
14. Tunick PA, Krozon I. Atheromas of the thoracic aorta: clinical and therapeutic update. J Am Coll Cardiol 2000; 35: 545–554.
15. Kralis DG, Chandrasekaran K, Victor MF, Ross FF, Mintz GS. Recognition and embolic potential of intraaortic atherosclerotic debris. J Am Coll Cardiol 1991; 17: 73–78.
16. Finkelhor RS, Youssefi ME, Lamont WE, Bahler RC. Embolic risk based on aortic atherosclerotic morphologic features and aortic spontaneous echocardiographic contrast. Am Heart H 1999; 137: 1088–1093.
17. Mügge A, Daniel WG, Frank G, Lichtlen PR. Echocardiography in infective Endocarditis: Reassessment of prognostic implications of vegetation size determined by the transthoracic and the transesophageal approach. J Am Coll Cardiol 1989; 14: 631–638.
18. Di Salvo G, Habib G, Pergola V et al. Echocardiography predicts embolic events in infective endocarditis. J Am Coll Cardiol 2001; 37: 1069–1076.
19. Vilacosta I, Graupner C, San Roman JA et al. Risk of embolization after institution of therapy for infective endocarditis. J Am Coll Cardiol 2002; 39: 1489–1495.
20. Lechat PH, Maas JL, Lascault G et al. Prevalence of patent foramen ovale in patients with stroke. N Engl J Med 1988; 318: 1148–1152.
21. Ewert P, Berger F, Vogel M et al. Morphology of perforated atrial septal aneurysm suitable for closure by transkatheter device placement. Heart 2000; 84: 327.
22. Mügge A, Daniel WG, Angermann C et al. Atrial septal aneurysm in adult patients. A multicenter study using transthoracic and transesophageal echocardiography. Circulation 1995; 91: 2785.
23. Fisher DC, Fisher EA, Budd JH, Rosen SE. The incidence of patent foramen ovale in 1000 consecutive patients – A contrast transoesophageal echocardiography study. Chest 1995; 107: 1504–1509.
24. Fatkin D, Kelly RP, Feneley MP. Relations between leftatrial appendage blood flow velocity, spontaneous echocardiography contrast and thromboembolic risk in vivo. J Am Coll Cardiol 1994; 23: 961–969.
25. Aronow WS, Koengsberg M, Kronzon I, Gutstein H. Association of mitral annular calcium with new thromboembolic stroke and cardiac events at 39-month follow-up in elderly patients. Am J Cardiol 1990; 65: 1511.
26. Benjamin EJ, Plehn JF, D'Agostino RB et al. Mitral annular calcification and the risk of stroke in an elderly cohort. N Engl J Med 1992; 327: 374.
27. Stein JH, Soble JS. Thrombus associated with mitral valve calcification. A possible Mechanism for embolic stroke. Stroke1995; 26: 1697.
28. Freed LA, Levy D, Levine RA et al. Prevalence and clinical outcome of mitral-valve prolapse. N Engl J Med 1999; 341: 1–7.
29. Lamy C, Giannesini C, Zuber M et al. Clinical and imaging findings in cryptogenic stroke patients with and without patent foramen ovale: the PFO-ASA Study. Atrial septal aneurysm. Stroke 2002; 33: 706.
30. Homma S, Sacco RL, Di Tullio MR et al. Effect of medical treatment in stroke patients with patent foramen ovale: Foramen ovale in cryptogenic Stroke Study. Circulation 2002; 105: 2625.

Perioperative und periinterventionelle Echokardiographie 18

Thomas Binder, Josef Margreiter, Silvana Müller

18.1 Echokardiographie bei herzchirurgischen Eingriffen – Indikationen und allgemeine Wertigkeit

Die Echokardiographie hat in den letzten Jahren zunehmend auch außerhalb des Echolabors an Bedeutung gewonnen. Durch den transösophagealen Zugang ist es problemlos möglich, auch ohne Behinderung des Operationsfeldes diagnostisch wichtige Informationen zu sammeln, den Operationsvorgang zu monitoren und das Operationsergebnis zu überprüfen. Dies gilt sowohl für konventionelle chirurgische Verfahren als auch für die minimalinvasive und „Off-pump"-Chirurgie. Durch die Entwicklung neuer interventioneller Verfahren in der Kardiologie (Septumablation bei hypertropher Kardiomyopathie, Verschluss eines Vorhofseptumdefekts, Mitralklappensprengung) hat die Echokardiographie auch im Katheterlabor einen hohen Stellenwert erlangt. Im folgenden Kapitel werden die wichtigsten Aspekte der echokardiographischen Untersuchung im Operationssaal sowie im Herzkatheterlabor besprochen.

Die Einführung der transösophagealen Echokardiographie bei herzchirurgischen Eingriffen Ende der 80er Jahre hat zu einer deutlichen Verbesserung der Operationsergebnisse geführt. Bei einer Reihe von Eingriffen (z. B. Klappenrekonstruktion, Endokarditis und Hochrisikoeingriffe) gilt die intraoperative TEE bereits als unverzichtbares „Standardverfahren" [1]. In der Tabelle 18.1 sind die Indikationen der intraoperativen TEE entsprechend den Empfehlungen amerikanischer anästhesiologischer Gesellschaften zusammengefasst [2].

Durch die intraoperative TEE wird die Operationsplanung verbessert, werden Komplikationen und hämodynamische Instabilitäten schneller erfasst und interpretiert. Darüber hinaus kann das Operationsergebnis noch während der Operation überprüft und nötigenfalls korrigiert werden. In vielen Fällen beeinflusst die TEE auch das anästhesiologische Vorgehen.

Tab. 18.1 Indikationen für die intraoperative TEE.

Absolute Indikationen
- Klappenrekonstruktion
- Kongenitale Vitien (mit kardiopulmonalen Bypass)
- Endokarditis
- Aortendissektion oder Aortenaneurysma mit Beteiligung der Aortenklappe
- Lebensbedrohliche hämodynamische Instabilität (bei unklarer Linksventrikelfunktion)
- Perikardfenestrierung
- Hypertrophe Kardiomyopathie

Empfohlene Indikationen
- Herzklappenersatz
- Entfernung kardialer Tumoren
- Erhöhtes Risiko für einen Myokardinfarkt oder hämodynamische Instabilität
- Intrakardiale oder pulmonale Thrombektomie
- Kardiales Trauma
- Thorakale Aortendissektion oder Aneurysma ohne Mitbeteiligung der Aortenklappe
- Evaluierung der Anastomosen während Herz- und/oder Lungentransplantation
- Zum Monitoring der Platzierung und der Funktion von „Assist devices"

Trotzdem soll betont werden, dass die intraoperative Echokardiographie eine genaue präoperative Untersuchung (unter Einbeziehung des transthorakalen Zugangs) nicht ersetzt. Vor allem muss berücksichtigt werden, dass sich Patienten unter anästhesiologischen Bedingungen (veränderte Vor- und Nachlast) und der häufig vorliegenden präoperativen Hypovolämie intraoperativ in Bezug auf ihre Klappenerkrankung und die Herzfunktion anders präsentieren (☞ 18.2.1).

18.1.1 TEE vor, während und nach Herz-Lungen-Maschine

In der Regel wird die TEE-Sonde nach Einleitung der Anästhesie, der endotrachealen Intubation und nach dem Beginn der maschinellen Beatmung eingeführt. Der endotracheale Tubus bietet zwar Schutz gegen Aspiration und das versehentliche Vorschieben der Sonde in die Trachea, stellt aber gelegentlich auch ein Hindernis für das **Einführen der Sonde** dar. Dieses wird gerade beim intubierten Patienten durch Anteflexion des Kopfs und durch Anheben des Unterkiefers erleichtert. Falls das Einführen der Sonde nicht gelingt, kann dies auch unter Sicht mittels Laryngoskop versucht werden. Die Sonde sollte so fixiert werden, dass es nicht zu Druckstellen kommt. Zahlreiche Untersuchungen haben gezeigt, dass die TEE-Sonde auch über viele Stunden ohne Komplikationen in der Speiseröhre belassen werden kann [1].
Falls präoperativ noch keine TEE erfolgt ist, empfiehlt es sich, diese vor dem Anschluss an die Herz-Lungen-Maschine durchzuführen. Neben der „Hauptpathologie" sollten auch „Nebenpathologien" Beachtung finden. So sollte z. B. ein offenes **Foramen ovale** ausgeschlossen werden, da dieses bei bestehender Rechtsherzbelastung zu Problemen bei der Beatmung (Oxygenierung) führen kann und in diesem Fall mit verschlossen werden sollte. Die Untersuchung der Aorta ascendens ermöglicht einen Ausschluss relevanter Plaques im Bereich der Kanülierungsstelle. Da das Risiko zerebraler und peripherer Embolien durch die Kanülierung dramatisch mit dem Vorliegen von atheromatösen Veränderungen ansteigt, dient die Echokardiographie dem Chirurgen somit auch als Entscheidungshilfe für die beste Aortenkanülierungsstelle. Besondere Beachtung gilt der Beurteilung des Mechanismus und des Schweregrades von **Herzklappenfehlern**. Die TEE-Untersuchung sollte vor Beginn des Hautschnittes abgeschlossen werden, da die elektrische Koagulation Interferenzen mit dem Ultraschall verursacht und dies zu beträchtlichen Bildartefakten führt. Zur Abhilfe können auch gegen Interferenzen abgeschirmte TEE-Sonden eingesetzt werden. Es ist zu berücksichtigen, dass operative Maßnahmen (Sternotomie, Vorbereitung zum Anschluss an die Herz-Lungen-Maschine, Luxation des Herzens aus der Perikardhöhle) zu einer Beeinträchtigung der Herzfunktion führen können. Nicht selten beobachtet man unter diesen Bedingungen hämodynamische Instabilitäten, Arrhythmien und Veränderungen der Linksventrikelfunktion.
Nach Übernahme der Atmung und des Kreislaufs durch die **Herz-Lungen-Maschine** ist ein TEE-Monitoring nicht mehr sinnvoll. Das Herz ist in dieser Phase schlecht gefüllt und (nach Einleiten der Kardioplegie) asystolisch. Bei Eingriffen im linken Ventrikel (z. B. Aortenklappen- und Mitralklappenoperationen) kann es zur intrakavitären Luftansammlung im linken Ventrikel und/oder im linken Vorhof und in den Lungenvenen kommen [2]. Sie lässt sich als stark reflexgebende Barriere mit dahinter liegender Schallauslöschung darstellen. Vor Öffnung der Aortenklappe und dem Abgang von der Herz-Lungen-Maschine sollte der Ventrikel sorgfältig (unter Zuhilfenahme des Echo-Monitorings) entlüftet werden, um Luftembolien zu vermeiden. Gelegentlich ist eine erneute Klemmung der Aorta erforderlich.
Beim Abgang von der Herz-Lungen-Maschine erfolgt die TEE nach Stabilisierung des Herzrhythmus, Katecholamingabe und Öffnen der Aortenklemme. In dieser Phase können mit Hilfe der intraoperativen TEE der Füllungszustand sowie die Links- und Rechtsventrikelfunktion bestimmt werden. Besonders die transgastrale Schallkopfposition mit Darstellung der kurzen Achse der Ventrikel hat sich hierbei als vorteilhaft erwiesen. Darüber hinaus sollten aber auch der transösophageale 4- und 5-Kammerblick eingesetzt werden, da diese eine gute Beurteilung des Füllungszustands der Vorhöfe erlauben. Bei Zeichen der ventrikulären Überbeanspruchung sollte von einer weiteren Reduktion des Anteils der Herz-

Lungen-Maschine Abstand genommen werden. Eventuell muss die Katecholamingabe adaptiert und/oder der Förderanteil der Herz-Lungen-Maschine wieder erhöht werden.

Merke
In der Phase des Abgangs sollten keine endgültigen Schlüsse über die Funktion von Klappen oder über das Vorliegen von Ischämien getroffen werden, da der reduzierte Füllungszustand des Herzens einen noch unphysiologischen Zustand darstellt.

Wenn das gesamte Herzzeitvolumen wieder von dem Herzen übernommen wird und stabile Rhythmus- und Kreislaufbedingungen eingetreten sind, kann die **postoperative Evaluierung** erfolgen. Dies betrifft vor allem die Überprüfung rekonstruierter oder ersetzter Klappen (☞ 18.2.1 und 18.2.2) sowie bei koronarchirurgischen Eingriffen die Beurteilung der globalen und regionalen Linksventrikelfunktion (☞ 18.2.4).

Bewertung der systolischen linksventrikulären Funktion bezüglich Myokardischämie und Hämodynamik

Sowohl im Operationssaal als auch in der sich unmittelbar anschließenden postoperativen Phase auf der Intensivstation hat sich zur Beurteilung der linksventrikulären Pumpfunktion neben der Berechnung der linksventrikulären Ejektionsfraktion (☞ Abb. 18.1) insbesondere die Bestimmung der prozentualen Flächenänderung (FAC= „fractional area change") (☞ Abb. 18.2) bewährt (☞ 10.1.1) (☞ 9.1.1). Neben der linksventrikulären Auswurfleistung lassen sich aus den Flächenmessungen noch weitere Informationen gewinnen. So hat sich in der Praxis die Bestimmung der **EDA** („ end-diastolic area") als Parameter zur Abschätzung der Vorlast [3] vor allem im Verlauf bewährt. Ein erster qualitativ-visueller Eindruck kann beispielsweise dann, wenn sich systolisch beide Papillarmuskeln berühren, auf eine Hypovolämie hinweisen.

Merke
Das Zeichen der endsystolischen Obliteration kann bei einer bestehenden linksventrikulären Hypertrophie nur bedingt zur Beurteilung des Volumenstatus herangezogen werden. Eine Hyperkontraktilität anderer Ursache ist differenzialdiagnostisch abzugrenzen.

Die zusätzliche Beurteilung von **Form und Bewegung des Vorhofseptums** kann in diesem Zusammenhang sehr hilfreich sein und hämodynamische Informationen liefern. Manche Patienten haben ein mobiles und/oder aneurysmatisches interatriales Septum, welches in Abhängigkeit von der Respirationsphase bzw. den Druckverhältnissen zwischen dem linken und rechten Vorhof hin und her pendelt. Beim beatmeten Patienten ist hierbei auch der PEEP („positive end-expiratory pressure") von Bedeutung. Ein kontinuierliches Vorwölben des interatrialen Septums in Richtung eines der Vorhöfe weist auf eine Druckerhöhung in jenem Vorhof hin, zu dem das interatriale Septum konkav steht.

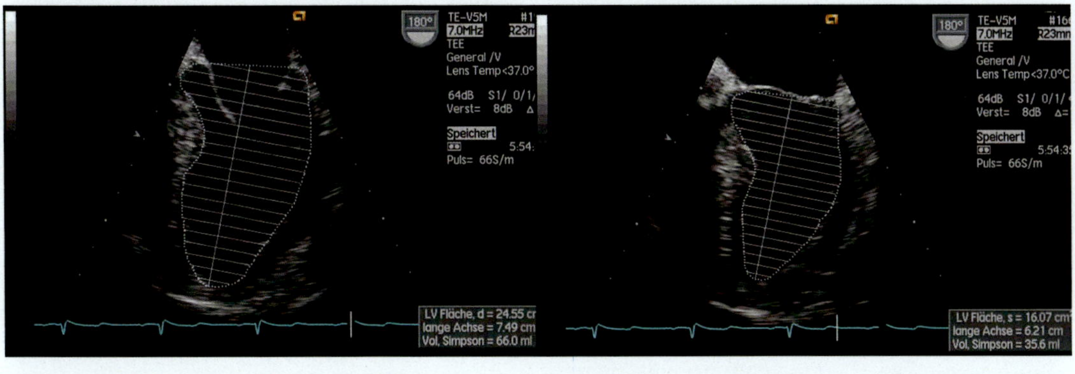

Abb. 18.1 Bestimmung der linksventrikulären EF (Ejektionsfraktion) im transösophagealen 5-Kammerblick. Links: Enddiastolisches Volumen Rechts: Endsystolisches Volumen.

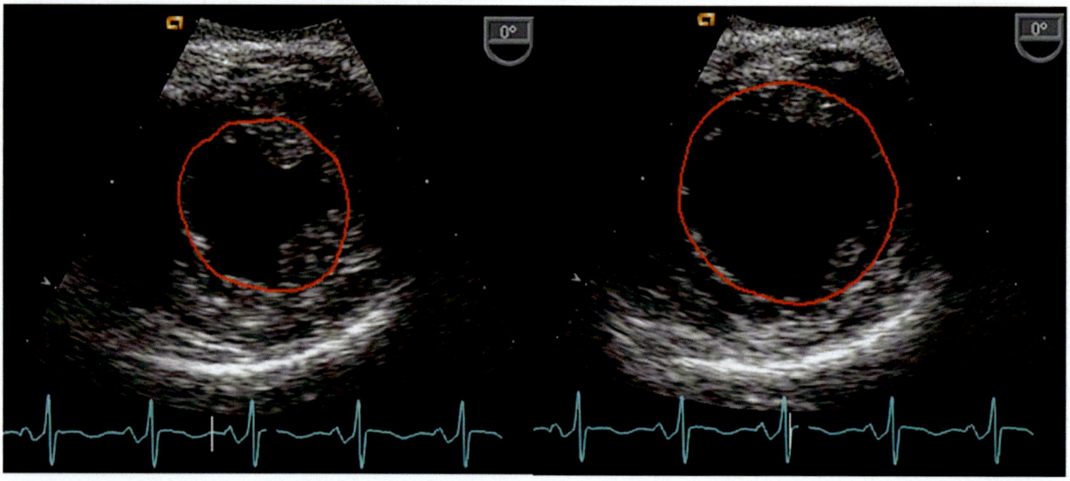

Abb. 18.2 Bestimmung der FAC („fractional area change") im transgastralen Kurzachsenschnitt. Links: Endsystolische Fläche. Rechts: Enddiastolische Fläche.

Merke

Ein starres und sich gegen einen der Vorhöfe vorwölbendes Vorhofseptum während des Herzzyklus kann auf eine Druckerhöhung infolge einer Volumenüberlastung hinweisen, ist jedoch nicht die einzige Ursache.

Während **regionale Wandbewegungsstörungen** in erster Linie infolge einer Myokardischämie z. B. als Zeichen einer Bypassdysfunktion im Rahmen eines koronarchirurgischen Eingriffes auftreten, kann eine globale Einschränkung der linksventrikulären Pumpfunktion durch diffuse Ischämien im Rahmen der Extrakorporalperiode, eines Reperfusionsschadens sowie von Luftembolien bedingt sein [4, 5]. Regionale Wandbewegungsstörungen können aber auch durch eine abnorme Septumbewegung, welche nicht selten im Rahmen von Klappenoperationen auftritt, vorgetäuscht werden. Auch ein neu aufgetretener Schenkelblock oder die Schrittmacherstimulation der Ventrikel können eine ischämisch bedingte regionale Wandbewegungsstörung vortäuschen.

Merke

Wichtig ist der direkte Vergleich der globalen und regionalen Wandbewegung mit dem präoperativen Befund.

Die TEE-Untersuchung kann lediglich den Abgangsbereich und die proximalen Abschnitte der **Koronarien** darstellen. Wegen meist unzureichender Auflösung können keine sicheren Aussagen über die Koronarmorphologie getroffen werden. Gelegentlich sind mit Hilfe des Farb-Dopplers Turbulenzen bzw. erhöhte Flussgeschwindigkeiten im hauptstammnahen Bereich als Hinweis auf eine signifikante Stenose nachzuweisen [4]. Eine suffiziente Darstellung der aortokoronaren Bypässe gelingt in der Regel nicht.

Andere Ursachen hämodynamischer Instabilität

Neben dem Abgang von der Herz-Lungen-Maschine ist auch der **Perikard- und Sternumverschluss** eine hämodynamisch kritische Phase. Durch die Änderung der Druckverhältnisse im Thorax kann es zu einer Verschlechterung der Herzfunktion (v. a. des rechten Ventrikels) kommen. Gelegentlich ist es deshalb auch erforderlich, das Sternum offen zu lassen. Nach Verschluss des Sternums kommt der Diagnose von **postoperativen Blutungen** (intraperikardial und mediastinal) eine große Bedeutung zu. Die Inzidenz von Blutungen variiert stark in Abhängigkeit von der Art des Eingriffes und anderen assoziierten Problemen. In der Literatur wird die Inzidenz von klinisch relevanten Blutungen/Hämatomen nach kardiochirurgischen Eingriffen mit 1–4% angegeben [4]. Neben den zirkulatorischen Folgen des Blutverlusts besteht die Gefahr der hämodynamischen Beeinträchtigung des Herzens durch das Hämatom im Sinne einer Füllungsstörung bzw. Herzbeuteltamponade (☞ Abb. 18.3, Abb. 18.4).

Merke
Eine erneute hämodynamische Verschlechterung bzw. Instabilität des Patienten nach herzchirurgischen Operationen ist immer suspekt auf eine hämodynamisch relevante Blutung bzw. ein Hämatom.

Die **Folgen der Blutungen** können sich auch erst nach Tagen bemerkbar machen, gerade wenn die Blutung langsam erfolgt oder erst in der späteren postoperativen Phase auftritt. Die Symptomatik bzw. Klinik kann somit schleichend sein. Die TEE erlaubt hierbei den direkten Nachweis von Flüssigkeit (Blut) im Sinne eines meist zum Teil organisierten Perikardergusses sowie den Nachweis von Hämatomen. Gelegentlich kann es schwierig sein zu unterscheiden, ob das **Hämatom** intraperikardial oder mediastinal liegt. Die Größe eines mediastinalen Hämatoms kann wegen der oft schwierigen echokardiographischen Abgrenzbarkeit meist schlecht abgeschätzt werden. Sowohl mediastinale als auch intraperikardiale Hämatome können zu einer signifikanten Beeinträchtigung der Herzfunktion bis hin zur Tamponade führen. In Abhängigkeit von der Lage der Hämatome können diese zu einer Kompression verschiedener kardialer Strukturen (wie z. B. der Ventrikel, der Vorhöfe, aber auch der großen Gefäße) führen. Echokardiographisch kann in diesen Fällen ein turbulenter Fluss im Farb-Doppler als Zeichen einer Obstruktion (z. B. Vena cava inferior oder superior) oder Einflussstauung (Dilatation der V. cava) nachweisbar sein. Auch die Doppler-Messung des Mitraleinstroms und die Bewegung des interventrikulären Septums können hilfreich sein, um eine relevante Beeinträchtigung durch ein Hämatom bzw. eine Tamponade nachzuweisen. In diesem Fall sind eine Abnahme der E-Wellen-Geschwindigkeit und eine Linksverlagerung des interventrikulären Septums bei der Inspiration nachweisbar (☞ 14.1.3). Besteht der Verdacht auf eine Blutung noch während der Operation, kann sie unmittelbar versorgt werden. Tritt sie allerdings postoperativ auf und besteht Unklarheit über die Wirksamkeit und Größe des Hämatoms, ist eine CT-Untersuchung zu empfehlen. Bei rascher hämodynamischer Verschlechterung als Folge eines Hämatoms bzw. einer Tamponade ist ein rasches operatives Vorgehen erforderlich.

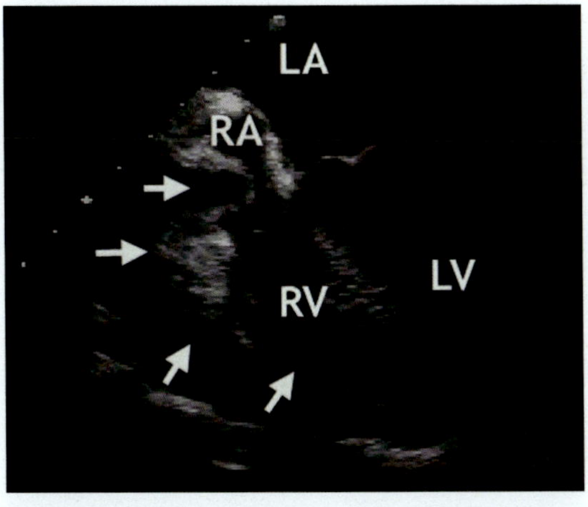

Abb. 18.3 TEE-Darstellung einer postoperativen Tamponade (Pfeile) mit Kompression des Rechtsherzabschnitts. LA = linker Vorhof; LV = linker Ventrikel; RA = rechter Vorhof; RV = rechter Ventrikel.

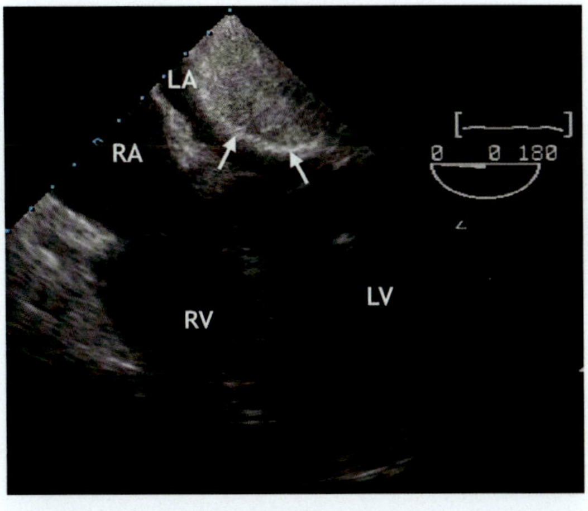

Abb. 18.4 Darstellung eines den linken Vorhof komprimierenden großen Koagels (Pfeile) mittels TEE. LA = linker Vorhof; LV = linker Ventrikel; RA = rechter Vorhof; RV = rechter Ventrikel.

18

18.2 Spezielle herzchirurgische Eingriffe

18.2.1 Rekonstruktive Klappenchirurgie

Klappenrekonstruktionen stellen eine absolute Indikation für die intraoperative TEE dar.

Mitralklappenrekonstruktion

Bei einer geplanten Rekonstruktion der Mitralklappe ist zur Evaluierung des Mechanismus der Mitralinsuffizienz in jedem Fall präoperativ eine TEE durchzuführen. Bei deren Durchführung ist auf eine möglichst systematische Untersuchung der Mitralklappe zu achten (☞ 4.1.2).

Intraoperative Beurteilung der Mitralklappe bei Klappenrekonstruktion

Bei der Beurteilung des Schweregrads von Vitien ist zu berücksichtigen, dass sich unter den Bedingungen der Hypovolämie, Hypotension und reduzierten Nachlast Insuffizienzen an der Mitral- und Trikuspidalklappe geringer darstellen können als unter den Ausgangsbedingungen. Auch die Beurteilung von Stenosen ist bei reduzierter kardialer Auswurfleistung, wie sie intraoperativ auftreten kann, beeinträchtigt.

Umso wichtiger ist deshalb eine exakte bereits **präoperative Abklärung** des Schweregrades von Herzklappenfehlern. In unklaren Fällen können auch intraoperativ Provokationsmanöver durchgeführt werden. Zur Erhöhung der Vorlast wird zum Beispiel (während des Monitorings des pulmonalen Kapillardrucks mittels Pulmonaliskatheter) eine rasche Volumenzufuhr über die Aortenkanüle durchgeführt. Ein Anstieg des Kapillardrucks von 10–15 mmHg ist hierbei anzustreben. Da der Schweregrad der Mitralinsuffizienz auch von der Nachlast abhängt, sollte in unklaren Fällen auch eine medikamentöse Provokation mit Ephedrin (5 mg Bolus) durchgeführt werden. Ephedrin erhöht selektiv den peripheren Widerstand, ohne die Inotropie des Herzens zu beeinflussen, und ist somit gut geeignet, um eine schwere Mitralinsuffizienz zu „demaskieren" [4].

Merke
Die Evaluierung des Rekonstruktionsergebnisses sollte erst nach Abgang von der Herz-Lungen-Maschine erfolgen, da es bei fehlendem Füllungszustand des Herzens zu einer groben Unterschätzung einer residualen Mitralinsuffizienz kommt.

Eine geringgradige Mitralinsuffizienz als Ergebnis der Klappenrekonstruktion kann akzeptiert werden. Bei Implantation eines Rings stellt sich dieser als echoreiche Struktur dar. Gerade bei „Downsizing" (= undersizing) des

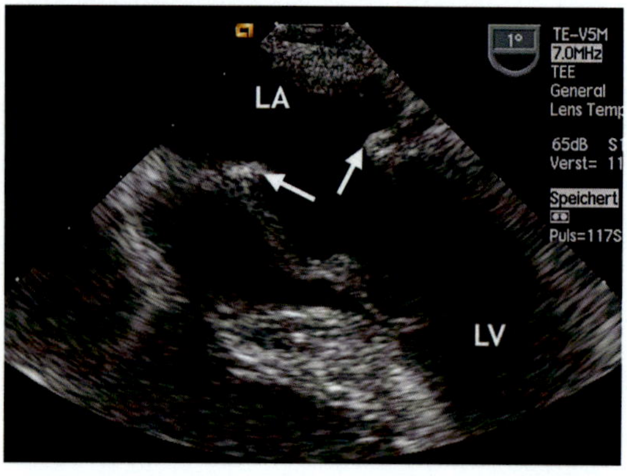

Abb. 18.5 Ringplastik (Pfeile) im Rahmen einer Mitralklappenrekonstruktion von transösophageal. LA = linker Vorhof; LV = linker Ventrikel.

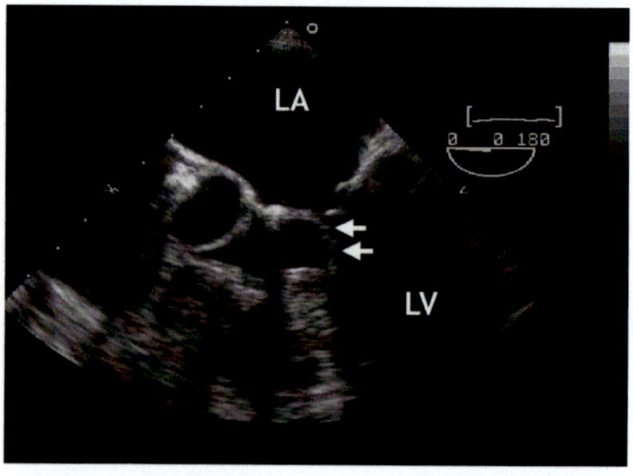

Abb. 18.6 TEE-Darstellung eines SAM-Phänomens des anterioren Mitralklappensegels (Pfeil) nach Mitralklappenrekonstruktion. LA = linker Vorhof; LV = linker Ventrikel.

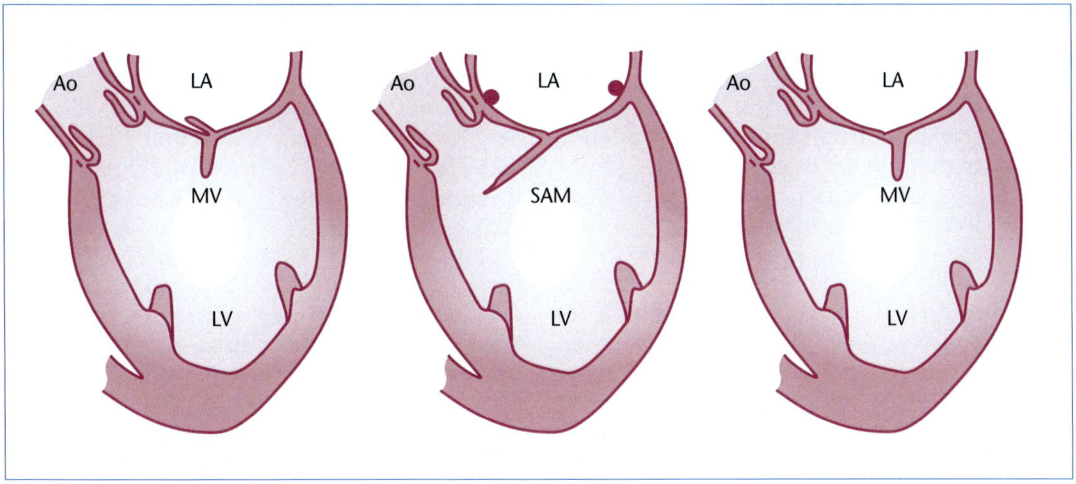

Abb. 18.7 Schematische Darstellung des Mitralklappenkoaptationspunktes vor, während und nach Klappenrekonstruktion eines Mitralklappenprolaps. LA = linker Vorhof; LV = linker Ventrikel; Ao = Aorta; MV = Mitralklappe.

Rings ist von dem hinteren Segel nur wenig sichtbar, die Klappe hat ein unikuspides Aussehen (☞ Abb. 18.5).

Darüber hinaus ist darauf zu achten, dass es bei der Rekonstruktion zu keiner **dynamischen Ausflusstraktobstruktion** durch ein **SAM-Phänomen** des anterioren Segels (Häufigkeit 2–5%, ☞ Abb. 18.6, Abb. 18.7) kommt.

In diesem Zusammenhang sind für den Herzchirurgen verschiedene Informationen von Bedeutung und mittels TEE vor der Rekonstruktion intraoperativ zu gewinnen (☞ Abb. 18.8) [6]:

- Höhe des posterioren Mitralklappensegels.
- Wanddicke des interventrikulären Septums.
- Abstand des Koaptationspunktes der Klappensegel zum interventrikulären Septum.
- Kontraktilität des linken Ventrikels.

Das Risiko eines SAM-Phänomens in Folge einer Klappenrekonstruktion ist bei Patienten mit folgenden echokardiographischen Kriterien erhöht:

- Verkürzter Abstand des Koaptationspunktes der Klappensegel zum Ventrikelseptum.
- Geringeres Verhältnis der Länge des anterioren zum posterioren Segel.
- Hohes posteriores Klappensegel.
- Schmales Ventrikelkavum.

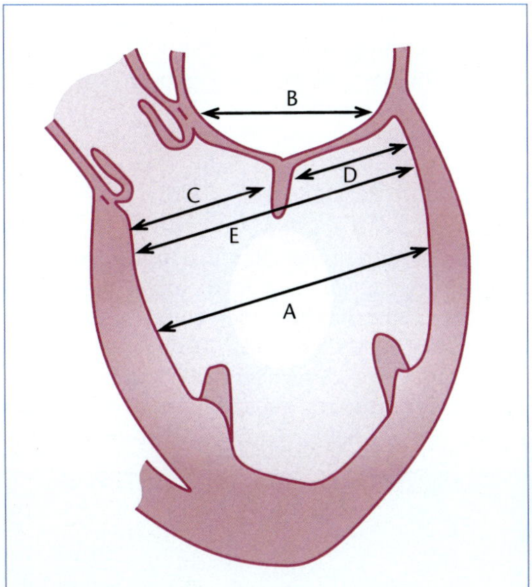

Abb. 18.8 Intraoperative TEE: Messungen vor und nach Mitralklappenrekonstruktion.

A: linksventrikulärer enddiastolischer und endsystolischer Diameter;

B: Mitralklappenringdurchmesser;

C: Abstand des Mitralklappenkoaptationspunktes zum Ventrikelseptum;

D: Abstand des Mitralklappenkoaptationspunktes zur posterioren Mitralklappencircumferenz

18

Um ein SAM-Phänomen nach erfolgter Klappenrekonstruktion bereits frühzeitig echokardiographisch zu erkennen, sind ggf. eine **hämodynamische Provokation** durch Gabe positiv inotropher Substanzen sowie Vorlast- und Nachlastreduktion erforderlich.
Durch die Implantation eines sehr kleinen Anuloplastieringes kann es zu einer funktionellen Klappenstenose kommen. Aus diesem Grund sollte intraoperativ auch der transvalvuläre mittlere diastolische Druckgradient Doppler-echokardiographisch bestimmt werden (☞ 4.3.2). In der Regel werden gemessene Gradienten von 2–4 mmHg gut toleriert und sind beispielsweise bei Patienten mit einer Klappenprothese als normal zu bewerten [7].
Im Rahmen der Klappenrekonstruktion können auch die Koronararterien verletzt werden. Meist ist der R. circumflexus betroffen, der insbesondere bei Dominanz der linken Koronararterie in unmittelbarer Nähe zum Mitralklappenring in der atrioventrikulären Furche verläuft [8]. Bei neu auftretenden regionalen Wandbewegungsstörungen ist vor allem im entsprechenden Versorgungsgebiet des R. circumflexus an eine iatrogene Läsion zu denken.

Aortenklappenrekonstruktion

Die klappenerhaltende Rekonstruktion der Aortenklappen ist im Gegensatz zur Rekonstruktion der Mitralklappe viel seltener möglich. Auch die operativen und Langzeitergebnisse sind schlechter. Neue Techniken und zunehmende Erfahrung diesbezüglich können aber zu einer Ausweitung der Indikationen führen. Zu den möglichen Indikationen für eine Aortenklappenrekonstruktion zählen der Aortenklappenprolaps, die umschriebene Perforation der Aortenklappe bei Endokarditis sowie die Beseitigung einer Aortenstenose bei nichtkalzifizierten bikuspiden Klappen (juvenile Aortenstenose). Zusätzliche Bedeutung hat auch der Erhalt der Klappe bei Vorliegen eines Aszendensaneurysmas bzw. die Möglichkeit, diese in den „Graft" zu resuspendieren.
Für die **Indikationsstellung** zur Aortenklappenrekonstruktion ist bei der echokardiographischen Beurteilung zu klären, ob die Klappe strukturell stark verändert ist und ob eine Verkalkung vorliegt. Vor allem die Beschaffenheit der Kommissur, d.h. das Ausmaß der Verschmelzung, ist von Bedeutung. Der Mechanismus der Aorteninsuffizienz sollte evaluiert werden. Beim Aortenklappenprolaps, welcher sowohl bei tri- als auch bei bikuspiden Klappen auftreten kann, findet sich typischerweise ein Durchhängen einer Klappentasche oder von Teilen davon. Der Jet verläuft in die kontralaterale Richtung (z.B. Prolaps der rechtskoronaren Tasche – Jet nach anterior auf das anteriore Segel der Mitralklappe gerichtet, ☞ Abb. 18.9).
Exzentrische Jets finden sich übrigens häufig bei kongenital veränderten Klappen. Bei Dilatation oder Aneurysmen der Aortenwurzel findet sich meist ein zentraler Schlussdefekt, welcher sowohl im 2-D-Bild (kurze Achse der Aortenklappe) als auch mittels Farb-Doppler nachweisbar ist (☞ Abb. 18.9). Die Jetrichtung ist zentral. Ein ähnlicher Befund findet sich auch

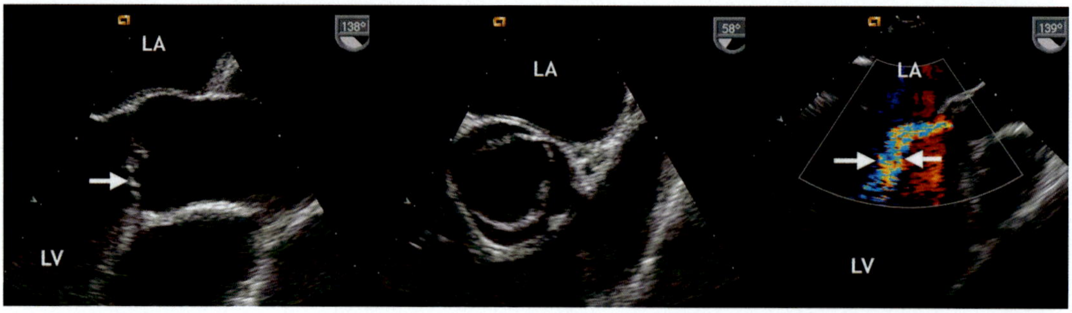

Abb. 18.9 Bikuspide Aortenklappe mit Prolaps der rechtskoronaren Klappentasche und Aorteninsuffizienz im transösophagealen Echokardiogramm. Links: Prolaps der RCC. Mitte: Bikuspide Aortenklappe. Rechts: Aortenregurgitationsjet (Pfeile) mit Richtung auf das anteriore Mitralklappensegel. LA = linker Vorhof; LV = linker Ventrikel; RCC, rechtskoronare Klappentasche.

beim Marfan-Syndrom, wo typischerweise die Aortenwurzel betont erweitert ist und die Aortenklappentaschen abnorm groß sind.

Die ROSS-Operation beinhaltet den Ersatz der Aortenklappe durch die autologe Pulmonalklappe sowie die dadurch notwendig werdende Rekonstruktion der rechtsventrikulären Ausflussbahn mit einem Homograft. Wird diese Operationstechnik in Erwägung gezogen, muss deshalb auch die Anatomie und Funktion der Pulmonalklappe vor deren Resektion untersucht werden. Weiterhin wird der Ringdurchmesser der Pulmonal- und Aortenklappe echokardiographisch vermessen. Direkt postoperativ sollte die Funktion sowohl des Autografts als auch des Homografts echokardiographisch beurteilt werden. Zu diesem Zeitpunkt nachweisbare geringgradige Aorteninsuffizienzen des Autografts sind nicht selten und bleiben im Langzeitverlauf meist stabil. Bei der Beurteilung des Homografts sollte neben einer relevanten Pulmonalinsuffizienz der mittlere und maximale systolische Druckgradient mittels CW-Doppler gemessen werden.

Merke

Bei ausgedehnten Formen einer Endokarditis der Aortenklappe ist es selten möglich, die Klappe erhaltend zu operieren. Die echokardiographische Untersuchung ist trotzdem wichtig, da Komplikationen der Endokarditis (Ringabszess, Pseudoaneurysma der intervalvulären Fibrosa, Fisteln) unbedingt prä- bzw. intraoperativ nachgewiesen werden müssen.

Da bei Operation einer **Endokarditis** oft komplexe chirurgische Techniken eingesetzt werden, ist die Echokardiographie in hohem Maß mitentscheidend für das operative Vorgehen.

Merke

Eine große Bedeutung hat die Echokardiographie auch bei der Entscheidung, ob die Aortenklappe bei der Operation einer anderen Klappe mitoperiert werden soll. Primäres Augenmerk sollte hier auf den Schweregrad der Aortenstenose bzw. -insuffizienz gelegt werden.

Dabei ist zu berücksichtigen, dass vor allem die Aortenstenose eine progressive Erkrankung ist und bei Belassen des Aortenklappendefekts nach einiger Zeit ein Zweiteingriff erforderlich sein könnte. Eine Operation der Aortenklappe muss schon bei zumindest mittlerem Schweregrad der Aortenstenose oder -insuffizienz in Erwägung gezogen werden.

Aus chirurgischer Sicht sind derzeit verschiedene **Operationstechniken** in Erprobung. Am einfachsten ist das Setzen einer kommissuralen oder kommissurnahen Naht (commissural plication). Diese Technik wird z. B. beim Prolaps eingesetzt. Gelegentlich kann mit einem Patch (autologes Perikard) eine Perforation verschlossen werden. Aufwändiger sind Extensionsplastiken, Resektionstechniken oder Kommissurotomieverfahren. Für die klappenerhaltende Operation bei Aortenaneurysmen bieten sich eine Reihe von Techniken an. Am einfachsten ist die Reduktion des Aortendurchmessers im Bereich des sinotubulären Übergangs. Andere Techniken sind die Aortenanuloplastie und der Ersatz der Aorta ascendens mit Resuspension der Aortenklappe und Reimplantation der Koronargefäße (Tirone-David-Operation).

Bei allen chirurgischen Prozeduren gilt es, intraoperativ das Ergebnis echokardiographisch in Hinblick auf **residuale Insuffizienzen** zu evaluieren. Bei Aortenklappenersatz muss auf das Vorhandensein paravalvulärer Lecks geachtet werden (Differenzialdiagnose: normale Regurgitationen mechanischer Prothesen). Der Schweregradbeurteilung kommt hier eine große Bedeutung zu, wobei kleine Lecks ohne Bedeutung sind und sich im weiteren Verlauf noch von selbst verschließen können. Darüber hinaus sollten auch andere **operationsbedingte Komplikationen** ausgeschlossen werden (z. B. Behinderung der mechanischen Öffnungs- und Schließfunktion der Prothese, Vorliegen einer Ausflusstraktobstruktion, iatrogene Fisteln, Hämatome).

Trikuspidalklappenrekonstruktion

Patienten mit mittel- oder höhergradiger Trikuspidalinsuffizienz haben eine schlechtere Prognose. Dies gilt sowohl für Patienten mit normaler und reduzierter Linksventrikelfunktion als auch für Patienten mit normalem oder erhöhtem Pulmonalisdruck. Auch Patienten mit Erkrankungen der Mitralklappe, welche zusätzlich eine signifikante Trikuspidalinsuffizienz aufweisen, haben eine schlechtere Prognose.

Merke
Häufig kommt es auch nach erfolgreicher Mitralklappenrekonstruktion oder Mitralklappenersatz im weiteren Verlauf zu einer Zunahme der Trikuspidalinsuffizienz, auch wenn diese initial lediglich gering- oder mittelgradig war. Da die Operation der Trikuspidalinsuffizienz zu einer Verbesserung der Prognose führt, sollte die Indikation zur Rekonstruktion im Rahmen anderer herzchirurgischer Eingriffe relativ großzügig gestellt werden [4].

Eine **signifikante Trikuspidalinsuffizienz** sollte in jedem Fall vor Versagen des rechten Ventrikels operiert werden. Da die Nachlast für den rechten Ventrikel nach Beseitigung der Trikuspidalklappe postoperativ zunimmt, kann sonst ein komplettes Versagen des rechten Ventrikels die Folge sein. Aufgrund des deutlich höheren Thromboembolierisikos von Prothesen in Trikuspidalklappenposition sollte primär eine Rekonstruktion der Klappe angestrebt werden.
Die Trikuspidalklappe ist von transösophageal meist nicht so gut wie die Mitralklappe zu beurteilen. Erstens ist die Trikuspidalklappe zarter und somit weniger echoreich, zweitens ist sie auch weiter vom Schallkopf der TEE-Sonde entfernt. Neben dem horizontalen 4-Kammerblick empfiehlt sich eine kurze Achse mit Darstellung des rechtsventrikulären Einfluss- und Ausflusstrakts. Auch in einer transgastralen langen Achse durch das rechte Herz lässt sich die Trikuspidalklappe gut darstellen (☞ 6.1).
Aus echokardiographischer Sicht ist es wichtig, die Möglichkeiten und Grenzen der rekonstruktiven Chirurgie zu kennen. Ebenso sollten Grundkenntnisse über die eingesetzten Techniken vorhanden sein.
Bei der **funktionellen Trikuspidalinsuffizienz** kommt es in Folge einer Ringdilatation des rechten Ventrikels zu einem Verlust der Koaptationsfläche. Der primäre Mechanismus besteht in einer Ausdehnung des muralen Anulus, der den Bereich des anterioren und posterioren Klappensegels umfasst. Im Gegensatz zur Ringdilatation der Mitralklappe ist der Papillarmuskelapparat aber viel seltener von Bedeutung.

Merke
Zur Verkleinerung des Rings wird zum einen die DeVega-Plastik, zum anderen die Implantation eines Anuloplastierings eingesetzt.

Bei der **DeVega-Plastik** wird eine partielle Naht um die Klappe im muralen Anteil gelegt. Aus chirurgischer Sicht besteht hier die Schwierigkeit, das richtige Ausmaß der Ringverkleinerung abzuschätzen. Bei der Implantation eines **Anuloplastierings** werden sowohl geschlossene (z. B. Duran-Ring) als auch partielle Ringe (z. B. Carpentier, Cosgrove-Edwards) eingesetzt. Die Rekonstruierbarkeit der Trikuspidalklappe bei Endokarditis hängt vom Ausmaß des Befalls und der Destruktion der Klappe ab. Ebenso wie bei der Mitralklappe können hier Techniken wie quadranguläre Resektion, Verschiebeplastik und Patchdeckung der Defekte eingesetzt werden. Zusätzlich besteht noch die Möglichkeit einer „Bikuspidalisation" der Trikuspidalklappe, wenn ein komplettes Segel reseziert werden muss.
Die Rekonstruktion der Trikuspidalklappe beim **Morbus Ebstein** (☞ 6.3.1) gilt als besondere Herausforderung. Dieser ist durch eine Apikalverlagerung der Trikuspidalklappe mit Atrialisierung von Teilen des rechten Ventrikels gekennzeichnet. Das anteriore Segel ist verlängert und haftet dem Myokard gelegentlich an („tethering"). Häufig ist das septale Segel stark verkürzt oder fehlt gänzlich (☞ Abb. 18.10). Inwieweit eine Rekonstruktion möglich ist, hängt vom Schweregrad der Veränderungen ab, wobei eine Bewertung der einzelnen morphologischen Veränderungen erfolgen soll. Liegt der daraus berechnete Punktwert unter 5, kann eine Rekonstruktion in Erwägung gezogen werden (☞ Tab. 18.2).

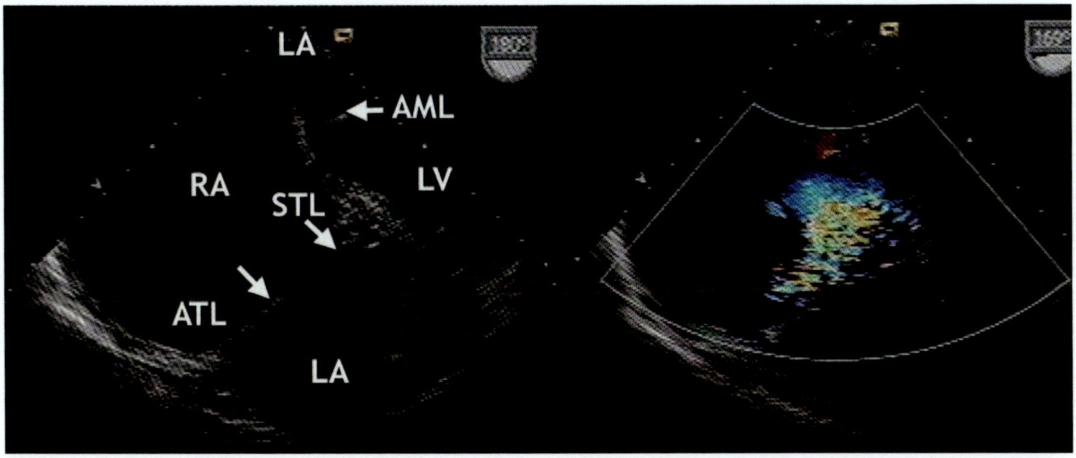

Abb. 18.10 Transösophagealer 4-Kammerblick: M. Ebstein. Links: Verlagerung des Trikuspidalklappenrings im Vergleich zum Mitralklappenring um 2 cm. Das anteriore Trikuspidalklappensegel ist elongiert und das septale Segel hypoplastisch. Rechts: Trikuspidalklappeninsuffizienz. LA = linker Vorhof; RA = rechter Vorhof; LV = linker Ventrikel; AML = anteriores Mitralklappensegel; ATL = anteriores Trikuspidalklappensegel; STL = septales Trikuspidalklappensegel.

Tab. 18.2 Trikuspidalklappe bei M. Ebstein: Beurteilung in Hinblick auf die Rekonstruierbarkeit der Trikuspidalklappe.

Kriterium	Scorepunkte
Fixierung („tethering") des anterioren Segels (höhergradig)	3
Fixierung („tethering") des anterioren Segels (gering)	1
Restriktion des anterioren Segels	2
Funktioneller rechter Ventrikel < 35%	2
Fehlen des septalen Segels	1
Verlagerung des anterioren Segels	1
Aneurysmatischer rechtsventrikulärer Ausflusstrakt	1
Rechtsatrialer Durchmesser > 60 mm/m²	1
Bedeutsamer Prolaps der Trikuspidalklappe	1

18.2.2 Klappenersatz

Im Gegensatz zur rekonstruktiven Klappenchirurgie ist beim Klappenersatz eine perioperative TEE nicht absolut indiziert. Dies ist dadurch begründet, da bedeutsame zu korrigierende para- und transvalvuläre Lecks beim Klappenersatz nur relativ selten auftreten.
Erfolgt aber eine intraoperative TEE während des Klappenersatzes, ist jedoch zu berücksichtigen, dass das Ausmaß nachweisbarer transvalvulärer und paravalvulärer Jets nach Aufhebung der Antikoagulation mit Protamin durch die verbesserte Hämostase häufig abnimmt. Des Weiteren müssen physiologische Insuffizienzjets im Bereich der Kommissuren der Prothesen von Prothesenlecks abgegrenzt werden (☞ Abb. 18.11, Abb. 18.12) (☞ 8.2.1).
Da paravalvuläre Lecks sowohl von Mitral- als auch Aortenklappenprothesen meist exzentrische Jets aufweisen, können sie leicht in ihrem Schweregrad unterschätzt werden.
Nach Aortenklappenersatz bei Patienten mit Aortenstenose muss auf das Auftreten eines sekundären SAM-Phänomens geachtet werden. Wie bei der hypertroph-obstruktiven Kardiomyopathie kommt es auch hier zu einer dynamischen Ausflusstraktobstruktion durch das vordere Mitralklappensegel. Dieses Phänomen ist Folge der reduzierten Nachlast, welche durch

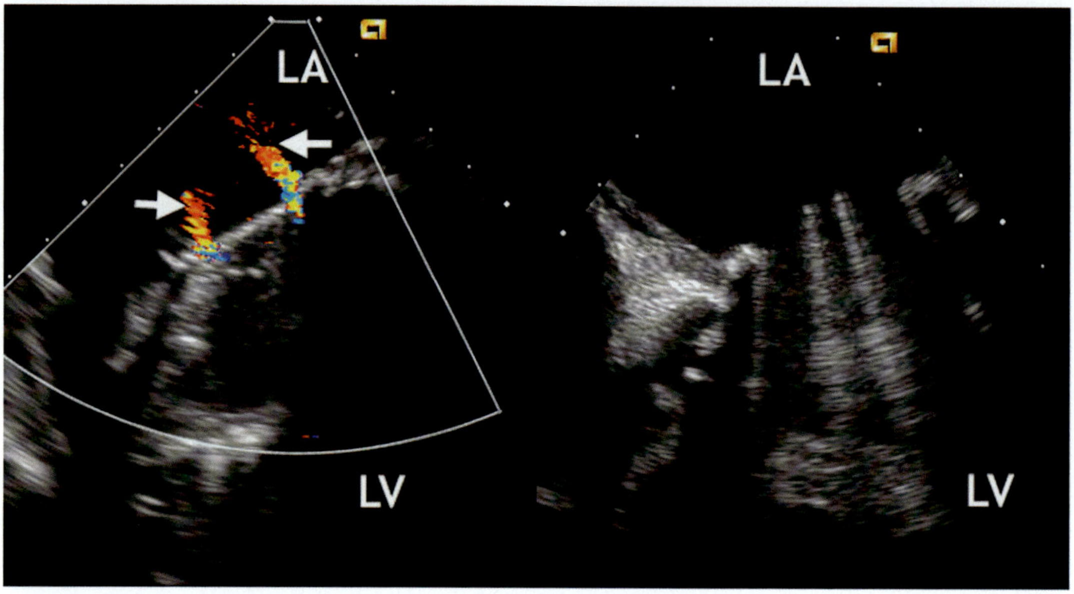

Abb. 18.11 Darstellung einer Doppler-Flügel klappenprothese in Mitralposition von transösophageal. Links: Physiologische transvalvuläre Insuffizienz-Jets (Pfeil). Rechts: Morphologisch unauffällige Prothese. LA = linker Vorhof; LV = linker Ventrikel.

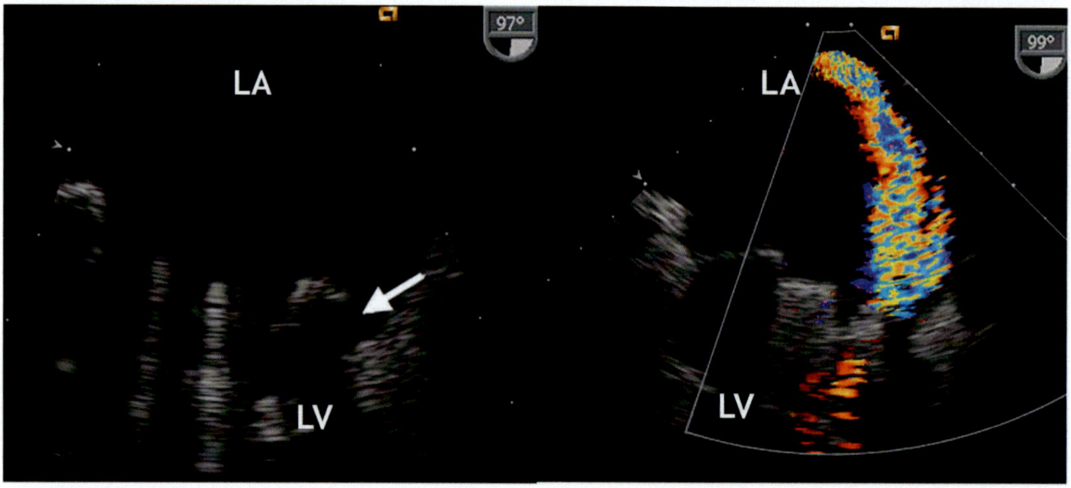

Abb. 18.12 Ausgedehntes paravalvuläres Leck (Pfeil) nach Implanatation einer Doppelfügelprothese. Links: Leck im Bereich der posterioren Circumferenz. Rechts: Exzentrischer Regurgitationsjet als Zeichen einer hochgradigen Mitralinsuffizienz. LA = linker Vorhof; LV = linker Ventrikel.

die Beseitigung der Stenose entsteht. Es wird begünstigt durch kleine konzentrisch hypertrophierte Ventrikel, das Vorlegen eines engen Ausflusstraktes, Hypovolämie und die Gabe von Katecholaminen. Nicht selten kann es zu einer signifikanten hämodynamischen Beeinträchtigung mit „Low-output"-Syndrom kommen. Ohne Diagnosestellung mittels Echokardiographie besteht die Gefahr, dass der Blutdruckabfall mit Katecholaminen therapiert wird, welche aber zu einer Zunahme der Obstruktion führen.

In seltenen Fällen kann es bei mechanischen Mitralklappenprothesen meist durch belassenes natives Klappenmaterial zur Blockade eines Prothesenflügels kommen (☞ Abb. 18.13).

18.2.3 Minimalinvasive Herzchirurgie

Im Rahmen der minimalinvasiven Herzchirurgie findet vor allem die **Port-Access-Technik** weite Verbreitung. Vom Herzchirurgen wird hierbei die für die extrakorporale Zirkulation erforderliche Kanülierung von Aorta und rechtem Vorhof mittels Katheter, die über die Femoralgefäße und die V. jugularis interna eingeführt werden, vorgenommen. Die Lagekontrolle der Katheter erfolgt durch intraoperative Durchleuchtung mittels C-Bogen und/oder TEE. Insbesondere bei der Positionierung der Pulmonalis- und Koronarsinuskatheter ist die TEE ausreichend. Lediglich für das Legen der arteriellen Katheter zur extrakorporalen Zirkulation ist die Durchleuchtung häufig erforderlich und sollte aus diesem Grund auch jederzeit intraoperativ verfügbar sein. Mögliche auftretende Probleme oder Komplikationen wie die retrograde Aortendissektion während der Kanülierung oder die Ausbildung eines Perikardergusses durch eine Ruptur des Sinus coronarius können schnell erkannt und entsprechend behandelt werden.

18.2.4 Andere chirurgische Verfahren

Koronare Bypasschirurgie (ACVB, MIDCAB)

Die Echokardiographie spielt in der koronaren Bypasschirurgie bei der Anlage sowohl aortokoronarer Venenbypässe (ACVB) als auch minimalinvasiver direkter koronararterieller Bypässe (MIDCAB) eine wichtige Rolle.

> **Achtung**
> Dabei gelten regionale Wandbewegungsstörungen als das früheste und sensitivste Zeichen einer Myokardischämie.

In vielen Studien konnte gezeigt werden, dass regionale Wandbewegungsstörungen früher auftreten als Ischämiezeichen im EKG oder Änderungen der Hämodynamik (z. B. Anstieg des pulmonalkapillären Verschlussdrucks), die mittels Pulmonaliskatheter messbar sind (☞ 18.1.1). Auf diese Weise können Rückschlüsse auf die Perfusion der angelegten Bypässe gezogen werden.
Darüber hinaus kann bei Patienten nach MIDCAB, bei denen eine Mini-Thorakotomie erfolgte, unmittelbar postoperativ mittels Farb-Doppler der Fluss in der A. mammaria interna sinistra überprüft werden.

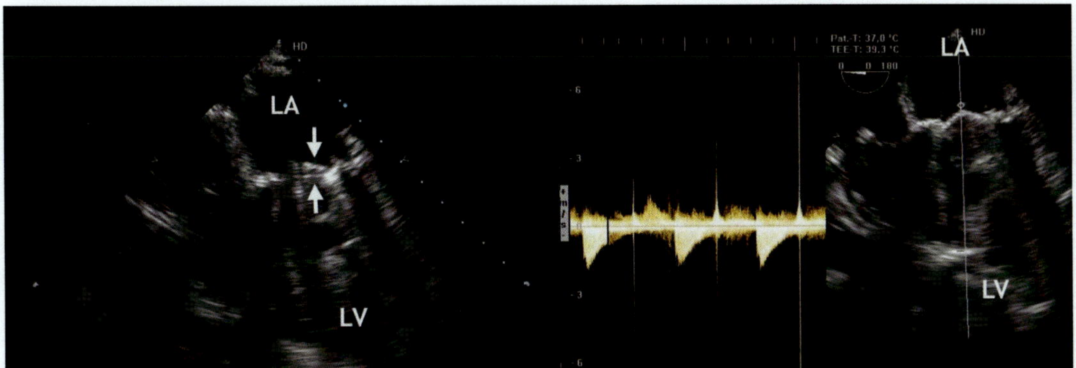

Abb. 18.13 Intraoperative TEE mit Darstellung nach Mitralklappenersatz. Links: Öffnung der Doppelflügelprothese – Blockade eines Flügels (Pfeile). Rechts: Messung eines erhöhten diastolischen Druckgradienten. LA = linker Vorhof; LV = linker Ventrikel.

Andere herzchirurgische Eingriffe

Im Rahmen von **Korrekturoperationen kongenitaler Herzerkrankungen** können mittels TEE bei Shuntverschlüssen residuale Shunts nachgewiesen werden. Dies ist besonders bei Vorhofseptumdefekten der Fall. Schwieriger ist das Monitoring von Ventrikelseptumdefekten, v. a. wenn es sich um ischämische oder traumatisch verursachte Defekte handelt, die im apikalen Teil des Septums lokalisiert sind. Hier kann die TEE die apikalen Strukturen oft nicht optimal darstellen.

Bei der **hypertrophen Kardiomyopathie** (☞ 10.2.2) hilft die Echokardiographie bei der Beurteilung des zu resezierenden Myokardanteils und erlaubt eine Kontrolle des postoperativen Ergebnisses (SAM-Phänomen) sowie des systolischen Druckgradienten. Ähnlich wie bei der Aortenstenose erfolgt hier die Anlotung des Ausflusstrakts von tief transgastral mit invertierter Sondenspitze.

> **Merke**
> Es ist darauf zu achten, dass die systolischen Druckgradienten in Abhängigkeit von den hämodynamischen Bedingungen schwanken können.

Eine absolute Indikation für eine intraoperative TEE stellt die **Aortendissektion** dar, bei der die Aortenklappe durch die Dissektion involviert ist.

Nichtkardiologische chirurgische Eingriffe

Auch bei nichtkardialen chirurgischen Eingriffen wird die TEE eingesetzt und ermöglicht in Phasen hämodynamischer Instabilität oder bei einer Myokardischämie ein entsprechendes Monitoring, insbesondere bei geriatrischen und kardiovaskulären Risikopatienten.

Neurochirurgische Eingriffe im Bereich der hinteren Schädelgrube werden überwiegend in sitzender Position durchgeführt. Komplikationen dieses Eingriffes stellen die venöse Luftembolie (Häufigkeit ca. 40–50%) sowie die paradoxe Luftembolie dar [9]. Während venöse Luftembolien meist keine klinische Relevanz aufweisen, haben paradoxe Luftembolien meist schwerwiegende Folgen und müssen deshalb möglichst vermieden werden. Diese paradoxen Embolien entstehen meist durch Luftübertritt über ein PFO (☞ 17.5.1). Entscheidend für das Ausmaß der Komplikation sind dabei Menge und Geschwindigkeit des Lufteintrittes sowie der Zielort der Embolie. Die intraoperative TEE ermöglicht die Erkennung bereits kleinster Mengen in das venöse System eingetretener Luft. Bei operativen Eingriffen an der hinteren Schädelgrube in sitzender Position sollte somit bereits präoperativ eine Kontrastmittelechokardiographie (☞ 2.6.1) durchgeführt werden.

Bei Patienten mit **Nierenzellkarzinom** und intrakavaler Ausdehnung wird die TEE nicht nur in der präoperativen Diagnostik, sondern zunehmend auch intraoperativ bei der Tumorentfernung eingesetzt [10]. Mittels TEE lässt sich der Tumorzapfen in seiner Ausdehnung in Bezug auf den rechten Vorhof und die Lebervenen, auf Beschaffenheit, Wandadhärenz und Lumenobstruktion darstellen. Darüber hinaus kann auch die vollständige Entfernung des Tumormaterials besser kontrolliert werden. Intraoperative Embolien durch abgelöstes Tumormaterial können erfasst und ggf. durch Atriotomie sowie Entfernung des Embolus besser beherrscht werden.

Im Rahmen **minimalinvasiver bauchchirurgischer Eingriffe** ist es möglich, die Auswirkungen des Pneumoperitoneums auf die linksventrikuläre Funktion zu erfassen [11]. Bei Patienten mit eingeschränkter linksventrikulärer Funktion ist ein intraoperatives TEE-Monitoring zu empfehlen, da es bei der Erzeugung des Pneumoperitoneums durch CO-Insufflation zu einer Veränderung der kardialen Lastbedingungen kommt. Um den Cardiac-Index konstant zu halten, ist dann meist eine Vorlasterhöhung erforderlich. Zur Abschätzung der Vorlast ist die EDA ein geeigneter und zuverlässiger echokardiographischer Parameter (☞ 18.1.1).

Bei der **Implantation von Gelenkprothesen** der unteren Extremitäten ist es mit der TEE möglich, die relativ häufig intraoperativ auftretenden Pulmonalembolien schnell zu erfassen und den Effekt therapeutischer Maßnahmen, die eventuell daraus resultieren, zu bewerten [12].

18.3 Periinterventionelle Echokardiographie

18.3.1 Transseptale Punktion

Die transseptale Punktion des interatrialen Septums ist bei einer Reihe von katheterbasierten Eingriffen erforderlich. Sie erlaubt den Zugang über das rechte Herz über das interatriale Septum in den linken Vorhof und schafft somit einen Zugang auch in den linken Ventrikel, zur Mitralklappe und zu den Pulmonalvenen. In früheren Jahren wurde diese Technik vorwiegend zur Quantifizierung von Patienten mit Aortenstenosen eingesetzt, welche auf konventionelle (retrograde Weise) mit dem Katheter nicht passierbar waren. Dadurch konnte eine simultane Druckmessung zwischen Aorta ascendens und dem linken Ventrikel zur Bestimmung des Druckgradienten durchgeführt werden. Da die Echokardiographie in den meisten Fällen eine ausreichende Quantifizierung von Aortenstenosen erlaubt, ist es lediglich in Ausnahmefällen nötig, einen Herzkatheter und somit eine transseptale Punktion für diese Indikation durchzuführen. Die transseptale Punktion hat aber ihren Platz bei einer Reihe anderer neuer interventioneller Verfahren. So wird sie bei der Ballon-Mitralklappensprengung (Valvuloplastie), für die Ablation im linken Herzen (Pulmonalvenenisolierung, linksseitige akzessorische Bahnen), zur Ballondilatation des interatrialen Septums bei kongenitalen Vitien [2] und neuerdings auch bei Eingriffen zum Verschluss des linken Herzohrs [13] eingesetzt. In den meisten Fällen kann die Punktion mit relativ geringem Risiko und entsprechender Erfahrung unter fluoroskopischer und manometrischer Führung durchgeführt werden. Unter gewissen Bedingungen kann es aber erforderlich sein, die **Punktion unter echokardiographischer Sicht** vorzunehmen. Dies ist der Fall bei anatomisch abnormer Lage und abnormem Verlauf des Septums, bei Aneurysmen des intraatrialen Septums und bei dicken oder sehr „dehnbaren interatrialen Septen". Vor einer transseptalen Punktion sollte auch das Vorliegen eines offenen Foramen ovale bekannt sein. In diesem Fall ist eine Punktion des interatrialen Septums nicht erforderlich, da der linke Vorhof über das offene Foramen ovale erreicht werden kann. Für das **Monitoring des Punktionsvorgangs** ist die transösophageale Echokardiographie der transthorakalen deutlich überlegen. Die TEE-Untersuchung sollte wegen der Gefahr der Aspiration und wegen der Patientenbelastung in Vollnarkose erfolgen. Als Alternative zur transösophagealen Untersuchung bietet sich auch die intrakardiale Echokardiographie [14] an. Hierbei wird ein Katheter, an dessen Spitze sich ein Ultraschallkopf (7–10 mHz) befindet, über eine Schleuse von der V. femoralis bis in den rechten Vorhof vorgeschoben. Durch entsprechende Steuerung der Sonde kann das interatriale Septum dargestellt und so der Punktionsvorgang überwacht werden. Da es sich um eine katheterbasierte Technik handelt, ist keine Narkose erforderlich. Unter gewissen Bedingungen (sehr gute Schallqualität) ist auch die transthorakale Echokardiographie geeignet, um Informationen während der Punktion zu erhalten. Aufgrund der eingeschränkten Lagerungsmöglichkeiten der Patienten am Kathetertisch und weil es nicht möglich ist, gleichzeitig zu durchleuchten und zu schallen, hat die transthorakale Echokardiographie hier jedoch nur einen sehr beschränkten Einsatzbereich. In jedem Fall kann bei transseptaler Punktion durch den Einsatz der Echokardiographie die Erfolgsrate gesteigert und das Komplikationsrisiko gesenkt werden. Die Untersuchung sollte initial in einer langen Achse durch das rechte Herz erfolgen. Das Zurückziehen des Katheters aus der V. cava superior zum interatrialen Septum kann hierbei überwacht werden. In weiterer Folge sollte eine Einstellung gewählt werden, welche eine gute Darstellung des Katheters und jener Stelle erlaubt, wo der Katheter am interatrialen Septum liegt. Da die Echokardiographie eine Schnittbildtechnik ist, kann die genaue Definition der Katheter- oder Sondenspitze Schwierigkeiten bereiten. Es ist deshalb ganz allgemein von Vorteil, Sonden und Katheter in ihrer Längsachse darzustellen.

Merke

Die genaue Lage der Katheterspitze am interatrialen Septum wird nach Vorschieben durch das sog „Tenting" des interatrialen Septums angezeigt (☞ Abb. 18.14).

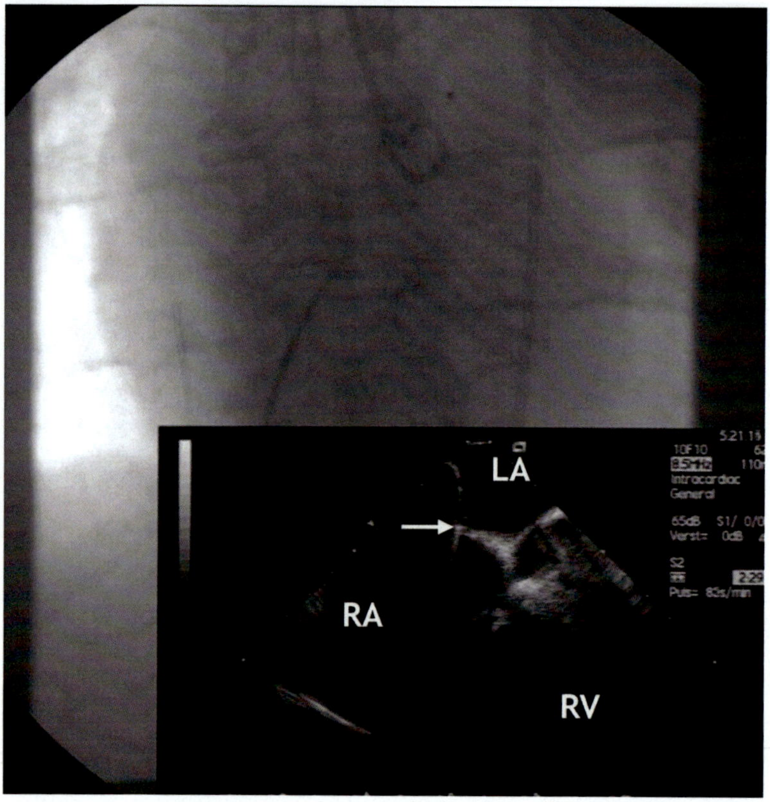

Abb. 18.14 Darstellung des „tenting" (Pfeil) bei der transseptalen Punktion mittels intrakardialer Echokardiographie. LA = linker Vorhof; RV = rechter Ventrikel; RA = rechter Vorhof.

Beim **Tenting** handelt es sich um das „zeltartige" Vorwölben des interatrialen Septums in den linken Vorhof. Die optimale Punktionslage findet sich in der Mitte des interatrialen Septums innerhalb der Fossa ovalis. Es ist darauf zu achten, dass die Punktion nicht zu weit kranial und anterior in Nachbarschaft zur Aortenwurzel erfolgt. Auch sollte genügend Platz zwischen der Eintrittsstelle des Katheters und der posterioren Wand des linken Vorhofs vorhanden sein. Die Echokardiographie erlaubt es auch, den Moment des Durchtritts des „Kardiotoms" darzustellen. Falls nicht klar ist, ob der Katheter bereits im linken Vorhof liegt, kann durch Einspritzen eines Echokontrastmittels oder von Kochsalz durch den Katheter die genaue Lage überprüft werden. Zusätzlich können eventuelle Komplikationen (z. B. Perikarderguss) rasch erkannt werden.

18.3.2 Perkutaner Verschluss des Vorhofseptumdefekts

Der perkutane Verschluss eines Vorhofseptumdefekts von Secundum-Typ (ASD II) ist mittlerweile zu einem Standardverfahren geworden (☞ 13.2.1).

Merke
Der perkutane Verschluss eines ASD-II-Defekts ist, wenn möglich, dem operativen vorzuziehen.

Die bisherigen Erfahrungen mit dieser Technik zeigen, dass die Erfolgsrate bei entsprechender Patientenselektion hoch ist, die Komplikationsrate unter 1% liegt und die Langzeiterfolge ausgezeichnet sind. Die Echokardiographie spielt beim Einsatz dieser Technik eine wichtige Rolle. Mit ihrer Hilfe kann die Diagnose eines ASD gestellt und seine hämodynamische

Relevanz abgeschätzt werden. Besondere Bedeutung hat vor allem die TEE-Untersuchung, da sie eine genaue Beurteilung der Morphologie des Defekts erlaubt. Diese ist für die Patientenselektion von Bedeutung, bei der die **Größe des Defekts** entscheidend ist. Defekte über 2,5 cm eignen sich nicht mehr für den Verschluss mittels eines „Okkluders". Die Vermessung des Defekts sollte in mehreren Ebenen erfolgen, da die Defekte oft nicht rund sind. Auch das Ausmaß des Randsaumes muss berücksichtigt werden. Insbesondere bei nicht ausreichend vorhandenem posterior-interiorem Randsaum (< 6 mm), ist der perkutane Verschluss nicht möglich.

Zusätzlich sollte das **Vorliegen weiterer Defekte** oder eines offenen Foramen ovale bekannt sein. Wenn mehrere Defekte vorliegen, ist der Verschluss oft schwierig, da abgeschätzt werden muss, ob ein oder zwei Okkluder notwendig sind. Falls zwei Okkluder erforderlich sind, sollte beurteilt werden, ob diese ohne signifikante Überlappung platziert werden können. Wenn die Defekte in unmittelbarer Nähe liegen, können sie auch mit einem Okkluder verschlossen werden. Der Verschluss von Defekten, die weit kranial oder kaudal im intraatrialem Septum liegen, ist ebenfalls schwieriger. Anomalien des interatrialen Septums (z. B. Septumaneurysma) sollten ebenfalls bekannt sein. Sinus-venosus-Defekte oder Primum-Defekte sind nicht für die derzeit zur Verfügung stehenden Interventionstechniken geeignet. Neben der diagnostischen Abklärung und der Indikationsstellung beim interventionellen Verschluss spielt die Echokardiographie aber auch eine wichtige Rolle beim Monitoring des Eingriffs. Für den perkutanen Verschluss stehen verschiedene Okkludertypen zu Verfügung. Das am häufigsten verwendete Verschlusssystem ist der Amplatzer-Okkluder. Hierbei handelt es sich um zwei kreisförmige Scheiben, bestehend aus einer Nickel-Titan-Legierung (Nitinol), welche von einem Polyestergewebe umhüllt ist Die beiden Scheiben haben eine unterschiedliche Größe, wobei die größere Scheibe linksatrial platziert wird.

Die transösophageale Echokardiographie wird entweder in tiefer Sedierung oder an einigen wenigen Zentren auch unter Vollnarkose und endotrachealer Intubation durchgeführt. Als Alternativverfahren steht seit einiger Zeit auch der intrakardiale Ultraschall zu Verfügung [14]. Die Echokardiographie ist schon bei der Sondierung des Defekts und der Platzierung des Führungsdrahtes hilfreich. Für die **Wahl der Okkludergröße** wird eine Größenbestimmung des Defekts durchgeführt. Hierfür wird ein Messballon in den Defekt eingebracht und mit verdünntem Kontrastmittels sukzessive gefüllt, bis sich eine Taille (an der Stelle des Defekts) bildet. Die Vermessung erfolgt sowohl fluoroskopisch als auch echokardiographisch. Zu diesem Zweck sollte der Ballon in seinem maximalen Längsdurchmesser dargestellt werden. Gemessen wird der Durchmesser an der

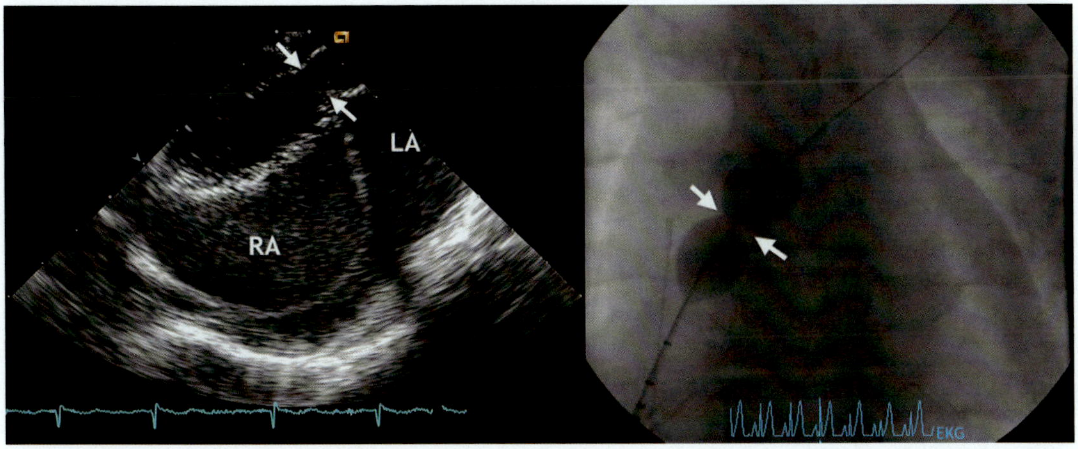

Abb. 18.15 Ballonsizing mittels intrakardialer Echokardiographie (links) und Fluoroskopie (rechts). Die Taille im Ballon ergibt den Durchmesser des ASD. RA = rechter Vorhof; LA = linker Vorhof.

18

Taille, welche sich auch echokardiographisch gut darstellen lässt (☞ Abb. 18.15). Bei dieser Messung handelt es sich jedoch nicht um den „nativen" Durchmesser des Defekts, sondern um die sog. **„aufdehnbare" Größe** des Defekts.

> **Merke**
> Die aufdehnbare Größe des Defekts liegt immer über jener des Nativdurchmessers und kann in Abhängigkeit von der Beschaffenheit des Restseptums stark variieren.

Auf der Basis der Ballonmessung erfolgt die Größenwahl des Okkluders. Um das Risiko einer Okkluderdislokation zu vermeiden, wird eine Okkludergröße gewählt, welche mindestens 2 mm über der gemessenen Größe liegt (**„Oversizing"**). Bei fehlendem Randsaum im anterioren Bereich (zur Aorta hin) soll besonders großzügig oversized werden. Es ist darauf zu achten, dass die Scheiben des Okkluders hierbei aufgespreizt auf der Aorta liegen. Dies kann das Risiko einer Erosion der Aorta (welche im Langzeitverlauf nach ASD-Verschlüssen auftreten kann) minimieren. Bei der Implantation des Okkluders dient die TEE-Untersuchung der Beurteilung der optimalen Lage und legt auch fest, wann die zweite Scheibe entfaltet werden kann. Es ist darauf zu achten, ob die Okkluderscheiben auch wirklich alle Anteile des interatrialen Septums eingefangen haben. Mit Hilfe des Farb-Dopplers kann kontrolliert werden, ob der Defekt optimal verschlossen ist. Da das Gewebe des Okkluders noch eine gewisse Durchlässigkeit besitzt, kann initial noch ein Fluss durch den Okkluder nachgewiesen werden. Nach Endothelialisierung des Okkluders (nach ca. 3 Monaten) ist dann meist kein Fluss mehr nachweisbar. Zusätzlich soll überprüft werden, ob der Lungenveneneinstrom und die Mitralklappenbewegung unbehindert sind. Erst dann sollte der Okkluder endgütig freigesetzt werden. Durch das Loslösen des Okkluders vom Führungsdraht nimmt

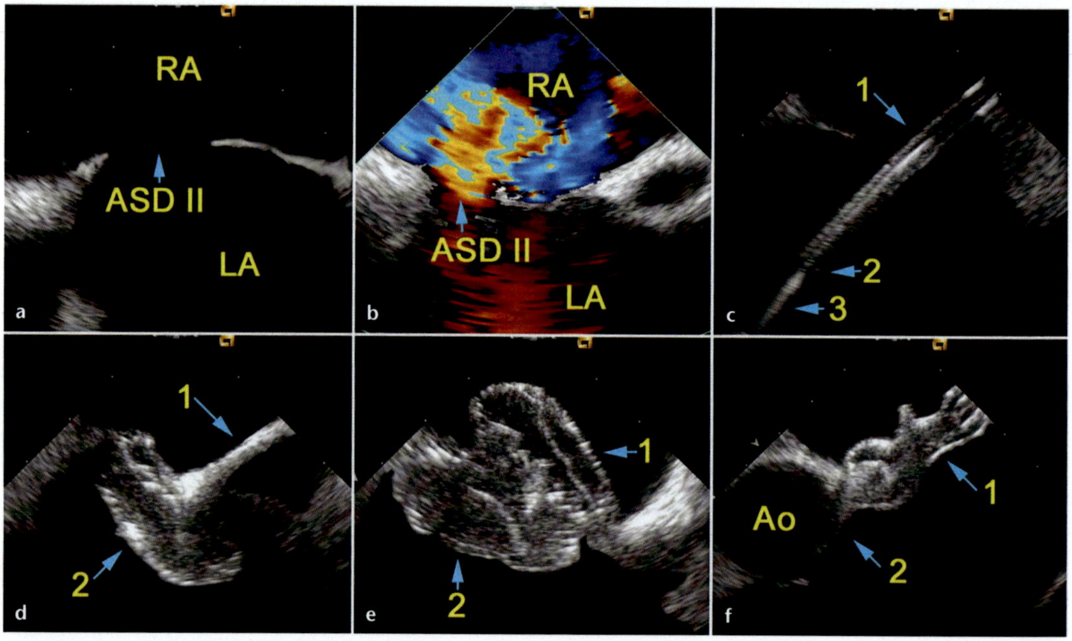

Abb. 18.16a-f Intrakardiale Echokardiographie zur Führung des interventionellen ASD-Device-Verschlusses. **a)** großer ASD im transatrialen Blick; **b)** kontinuierlicher Links-rechts-Shunt; **c)** lange Amplatzer-Schleuse (1) mit Spitze im linken Vorhof (2) und Drahtführung (3); **d)** Amplatzer-Verschluss-Device am Führungskabel (1) mit eröffnetem linksatrialen Schirmanteil (2); **e)** vollständig eröffnetes Device mit rechtsatrialem (1) und linksatrialem Schirmanteil (2); **f)** transatriale kurze Achse – das Verschluss-Device (1) ist vom Führungskabel abgelöst und findet seine endgültige Position ohne Kompression der Aorta (2). RA = rechter Vorhof; LA = linker Vorhof; Ao, Aorta ascendens.

er die endgültige Position ein. Die Abbildung 18.16 zeigt die verschiedenen Stadien der Implantation.

18.3.3 Perkutaner Verschluss eines offenen Foramen ovale

Ein offenes Foramen ovale ermöglicht den Übertritt von thrombotischem Material in das linke Herz und kann somit Ursache einer zentralen oder peripheren Embolie sein. Die TEE-Untersuchung spielt auch eine wichtige Rolle bei dem Verschluss des offenen Foramen ovale. Da eine Größenbestimmung des Defekts nicht erforderlich und auch die Platzierung des Okkluders weniger problematisch als bei ASD-Verschlüssen ist, muss nicht zwingend ein interventionelles Monitoring mittels TEE erfolgen (☞ 13.2.2). Allerdings kommt eine wichtige Rolle der Patientenselektion mittels TEE zu, mit welcher der **zweifelsfreie Nachweis eines offenen Foramen ovale** gelingt (deutlich höhere Sensitivität und Spezifität im Vergleich zur transthorakalen Echokardiographie ☞ 17.5).

18.3.4 Valvuloplastie bei Mitralstenose

Die katheterbasierte Sprengung der Mitralklappenstenose mittels eines Ballons (Valvuloplastie) stellt eine Alternative zum Mitralklappenersatz oder der chirurgischen „Valvulotomie" dar [15]. Der Vorteil der Valvuloplastie gegenüber dem chirurgischen Vorgehen liegt auf der Hand: Der Eingriff kann ohne Narkose und ohne Eröffnung des Herzens durchgeführt werden und ist deshalb für den Patienten weniger belastend. Die **Komplikationsrate** ist gering, wobei periphere Embolien sowie signifikante Mitralinsuffizienzen die häufigste Komplikation darstellen. Allgemein kann mit dieser Methode eine Mitralklappenöffnungsfläche von etwa 1,5 bis 2,2 cm^2 erzielt werden. Die Erfolgsrate und die im Durchschnitt erzielbare Mitralöffnungsfläche nehmen allerdings mit dem Alter der Patienten sowie dem Schweregrad der morphologischen Klappenveränderungen ab. In den meisten Fällen wird der sog. Inoue-Ballon eingesetzt, welcher über das venöse System und einen transatrialen Zugang in die Mitralklappenebene vorgeschoben wird (☞ Abb. 18.17). Bei Füllung des Ballons kommt es zu einer „Sprengung" der Mitralklappe, wobei es in den meisten Fällen zu einem „Einreißen" der durch die rheumatische Grunderkrankung fusionierten Kommissuren und somit zu einer Vergrößerung der Mitralöffnungsfläche kommt. Die Echokardiographie spielt gerade bei der **Patientenselektion** eine wichtige Rolle (☞ 4.2.2). In einzelnen Zentren wird auch während der Intervention eine TEE durchgeführt. Allerdings ist hierbei eine Narkose zu empfehlen. Da der Eingriff auch ausreichend mittels fluoroskopischer Methoden und invasiver Druckmessung (komplette Entfaltung des Ballons, Bestimmung des mittleren Gradienten über der Mitralklappe, Beurteilung der v-Welle als Hinweis für eine Mitralinsuffizienz und Berechnung der Mitralöffnungsfläche) überwacht werden kann, wird an den meisten Zentren während der Intervention keine TEE-Untersuchung durchgeführt. Allerdings kann die TEE bei schwieriger Punktion des interatrialen Septums oder beim Auftreten von Komplikationen auch am Kathetertisch von Nutzen sein. Unmittelbar nach der Sprengung empfiehlt sich eine echokardiographische Evaluierung des Valvuloplastieerfolgs.

> **Merke**
> Es muss jedoch berücksichtigt werden, dass die Berechung der Mitralöffnungsfläche durch Bestimmung der Druckhalbwertszeit unmittelbar nach einer Valvuloplastie unzuverlässig ist. Besser eignen sich die Planimetrie der Mitralklappe und die Bestimmung des mittleren Gradienten über der Mitralklappe.

Möglicherweise wird in Zukunft auch die dreidimensionale Echokardiographie die Berechnung der Mitralöffnungsfläche (Planimetrie) erleichtern [16].
Von großer Bedeutung ist die **Beurteilung der Mitralinsuffizienz**.

> **Merke**
> Durch das Einreißen der Kommissuren nimmt die Mitralinsuffizienz meist nach der Intervention zu.

Typischerweise finden sich in den entsprechenden Schnitten (z. B. kurze Achse in Höhe der Mitralklappe, 2-Kammerblick) Jets mit Ursprung im Kommissurenbereich (☞ Abb. 18.17). Das Auftreten einer **höhergradigen Mitralinsuffizienz** ist immer suspekt auf einen Abriss oder Teilabriss der Mitralklappe. Da der linke Ventrikel bei der Mitralstenose eher klein und für die plötzliche Volumenbelastung nicht adaptiert ist, hat dies meist ausgeprägte hämodynamische Folgen (Tachykardie, Lungenödem, kardiogener Schock).

Weitere mögliche Komplikationen nach Valvuloplastie, welche echokardiographisch ausgeschlossen werden sollten, sind Vorhofperforationen und iatrogene, hämodynamisch relevante Vorhofseptumdefekte als Folge der transseptalen Punktion. Hierbei ist zu berücksichtigen, dass der erhöhte linksatriale Druck bei der Mitralstenose bereits bei mäßig großen Defekten zu einem signifikanten Links-Rechtsshunt führen kann.

18.3.5 Septalastablation bei HOCM

Die **Hypertrophie des Septums** bei obstruktiver hypertropher Kardiomyopathie (HOCM) führt zu einer Einengung des linksventrikulären Ausflusstrakts und begünstigt das sog. SAM-Phänomen (systolische Vorwärtsbewegung des anterioren Mitralklappensegels). Die Hypertrophie trägt somit entscheidend zur Entstehung der Obstruktion und zu Symptomen wie Schwindel, Synkopen und Atemnot bei. Die Beseitigung der Obstruktion stellt daher eine wichtige Säule bei der Behandlung dieses Krankheitsbildes dar. Neben der medikamentösen Therapie (Kalziumantagonisten, Betablocker) und der chirurgischen „Myektomie" steht seit einigen Jahren auch die **Septalastablation** [17] als Therapieoption zu Verfügung (☞ 10.2.2). Bei diesem „koronarinterventionellen" Verfahren wird eine hochprozentige Alkohollösung in einen Septumast der linken Herzkranzarterie injiziert und dadurch eine Nekrose (Infarkt) im Bereich des basalen Septums erzeugt. Dies führt einerseits zu einer „Ausdünnung" des Septums, andererseits zu einer Hypokontraktilität und zu einer Abnahme des Ausflusstraktgradienten. Die Effektivität dieses Verfahrens und dessen Vergleichbarkeit mit der chirurgischen Myektomie konnte in zahlreichen Studien dokumentiert werden. Da dieses Verfahren für den

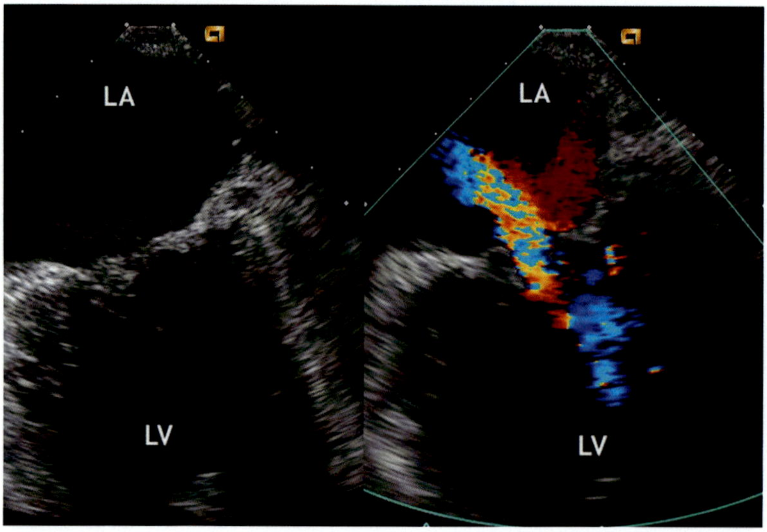

Abb. 18.17 Transösophagealer 2-Kammerblick: Im Farb-Doppler Darstellung einer Mitralinsuffizienz durch Einriss der anterolateralen Mitralklappenkommissur nach perkutaner Valvuloplastie bei einer postrheumatischen Mitralklappenstenose. LA = linker Vorhof; RA = rechter Vorhof.

Patienten weniger belastend ist, sollte es dem chirurgischen Verfahren, wann immer möglich, vorgezogen werden. Als **Indikationen für eine chirurgische Myektomie** gelten eine ungünstige Anatomie sowohl des septalen Astes des Septums als auch ein sehr langes vorderes Mitralklappensegel und Therapieversagen der Septalastablation.

Durch die Septalastablation kommt es in einem hohen Prozentsatz zu einer deutlichen Reduktion der Ausflusstraktgradienten (zum Teil bereits unmittelbar nach der Prozedur, teilweise erst nach einigen Wochen) sowie zu einer Verbesserung der Leistungsfähigkeit bzw. zu einer Abnahme der Symptome. Im Vergleich zur chirurgischen Myektomie ist die Abnahme des Gradienten allerdings etwas geringer. Die häufigste **Komplikation** ist der komplette AV-Block (in 5–15% der Fälle). Zusätzlich kann es zu Schenkelblockbildern (meistens Rechtsschenkelblock) kommen. Die Echokardiographie spielt eine wichtige Rolle bei der Patientenselektion, beim Monitoring der Intervention, bei der Erkennung von Komplikationen wie auch bei der Nachkontrolle.

Merke

Bei der Doppler-sonographischen Bestimmung des systolischen Druckgradienten im linksventrikulären Ausflusstrakt ist zu berücksichtigen, dass dieser in Abhängigkeit von dem Füllungszustand des Herzens stark schwanken kann. Es ist deshalb wichtig, die Untersuchung auch unter Provokationsmanöver durchzuführen.

Tab. 18.3 Differenzialdiagnose der hypertroph-obstruktiven Kardiomyopathie und der Obstruktion des linksventrikulären Ausflusstraktes anderer Ursache.

- Sigmoides Septum
- Membranöse Subaortenstenose
- Hypertensive Kardiomyopathie mit „sekundärer“ LVOT-Obstruktion
- LVOT-Obstruktion als Folge einer Mitralklappenrekonstruktion
- „Sekundäre“ LVOT-Obstruktion bei Aortenstenose
- „Sekundäre“ LVOT-Obstruktion nach Aortenklappenersatz wegen einer Aortenstenose
- „Sekundäre“ LVOT-Obstruktion bei Hypovolämie und hyperdynamer LVF

Bei reduzierter Vorlast (z. B. bei Valsalva-Manöver oder Nitroglyzeringabe) kann es zu einem deutlichen Anstieg der Gradienten kommen. Auch finden sich postextrasystolisch höhere Gradienten. Die Erhöhung der Nachlast („Handgripp“-Manöver) führt wiederum zu einer Abnahme der Gradienten. Als Indikation für eine Septalastablation wird neben dem Vorliegen von therapierefraktären Symptomen ein Ruhegradient oder Belastungsgradient von über 50 mmHg gefordert. Die echokardiographische Untersuchung erlaubt darüber hinaus auch die Beurteilung der Morphologie der Hypertrophie, welche bei der hypertrophen Kardiomyopathie sehr variabel sein kann.

Merke

Günstig für die Intervention haben sich Hypertrophietypen erwiesen, welche vor allem den basalen Anteil des Septums betreffen und ein möglichst „umschriebenes“ SAM-Phänomen aufweisen. Die mitt- oder apikal-ventrikuläre Obstruktion ist nicht für eine Intervention geeignet. Ebenso ist es wichtig, andere differenzialdiagnostische Zustandsbilder, welche eine Obstruktion des Ausflusstraktes verursachen oder vortäuschen, auszuschließen (☞ Tab. 18.3).

Während der Intervention dient die Echokardiographie als **Entscheidungshilfe für die Wahl des optimalen septalen Astes** und wird ergänzend zur probatorischen Ballonokklusion durchgeführt [18]. Zu diesem Zweck wird Kontrastmittel (z. B. SonoVue®, verdünnt) über den Katheter in einen proximalen septalen Ast injiziert (☞ 2.6.4). Echokardiographisch färbt sich das Territorium, welches von diesem Ast versorgt wird, „echoreich“ an (☞ Abb. 18.18). Es ist darauf zu achten, dass das Gebiet auch jenem Areal entspricht, in dem sich die Obstruktion befindet (SAM-Phänomen). Das Areal sollte nicht zu groß sein, da die Komplikationsrate dann erhöht ist. Eine entscheidende Rolle für die Größe des infarzierten Areals und die Komplikationsrate spielt auch die Menge an Alkohol, welche injiziert wird. Die Wand oder das Kavum des rechten Ventrikels sowie das Moderatorband oder der Papillarmuskel sollten sich nicht mit

Kontrastmittel anfärben. In diesem Fall besteht die Gefahr, dass Kollateralen vorliegen und es zu einer Schädigung des rechten Ventrikels oder des Papillarmuskels kommt. Zur Darstellung des basalen Septums, der parasternalen langen Achse sowie der apikalen langen Achse ist der 5-Kammerblick geeignet. Ergänzend sollte auch ein subkostaler 4-Kammerblick zur besseren Darstellung der rechtsventrikulären Wand durchgeführt werden.

Nach Injektion der Alkohollösung ist ebenfalls eine Anfärbung des Myokards erkennbar. Nach Intervention sollte eine Wandbewegungsstörung im Bereich des basalen Septums nachweisbar sein. Mittels Doppler-Echokardiographie (CW-Doppler-Bestimmung des Gradienten) kann der hämodynamische Effekt der Intervention kontrolliert werden. In einem Großteil der Fälle findet sich bereits unmittelbar nach der Alkoholinjektion eine Abnahme des Gradienten. Zusätzlich empfiehlt es sich, mittels eines Schrittmachers im rechten Ventrikel Extrastimuli zu setzen, um auch den „postextrasystolischen" Gradienten (welcher in der Regel höher ist als der Ruhegradient) zu bestimmen. Auch der **Schweregrad der Mitralinsuffizienz** vor und nach der Septalastablation sollte beurteilt werden. Meist wird sie nach der Intervention mit der Abnahme des SAM-Phänomens ebenfalls geringer. Bei Verlaufskontrollen gilt es, mittels der Echokardiographie den Langzeittherapieerfolg zu dokumentieren, wobei die Gradienten nicht selten nach Ausbildung einer „Septumnarbe" und der damit verbundenen „Ausdünnung" des Septums weiter abnehmen oder auch komplett verschwinden können.

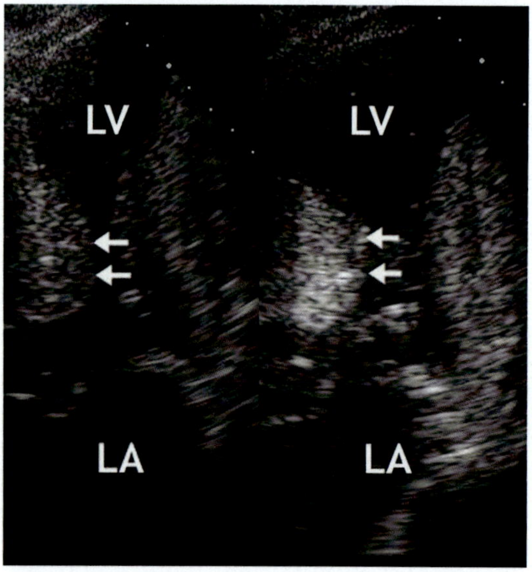

Abb. 18.18 Monitoring einer TASH (transkoronare Ablation der Septumhypertrophie) mittels Myokard-Kontrastechokardiographie. Links: Darstellung der Septumhypertrophie vor Kontrastmittelgabe. Rechts: Nach intrakoronarer Gabe von Levovist® markiert sich deutlich der Anteil des zu abladierenden Septumareals. LA = linker Vorhof; LV = linker Ventrikel.

18.3.6 Monitoring bei Ablationstechniken in der Rhythmologie

Die Echokardiographie hat in den letzten Jahren auch zunehmend eine Bedeutung bei Ablationstechniken im Rahmen von Rhythmusstörungen (Vorhofflimmern, akzessorische Bahnen) erlangt. Vor allem bei linksseitigen Ablationen und hier bei der Pulmonalvenenisolierung wird die Echokardiographie vermehrt eingesetzt (☞ Abb. 18.19, Abb. 18.20) [19]. Bei diesen Eingriffen wird einerseits die transsep-

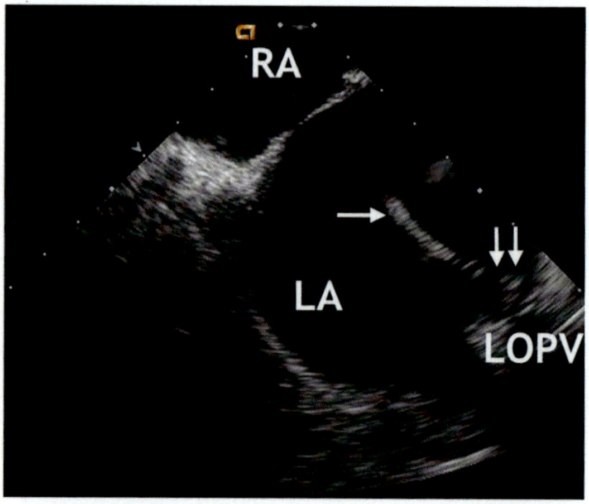

Abb. 18.19 Intrakardiale Echokardiographie während einer Hochfrequenzablation an der Mündung der linken oberen Pulmonalvene. Über die Menge der enstehenden Bubbles (Pfeile) wird die Energieabgabe gesteuert. LA = linker Vorhof; RA = rechter Vorhof; LOPV = linke obere Pulmonalvene.

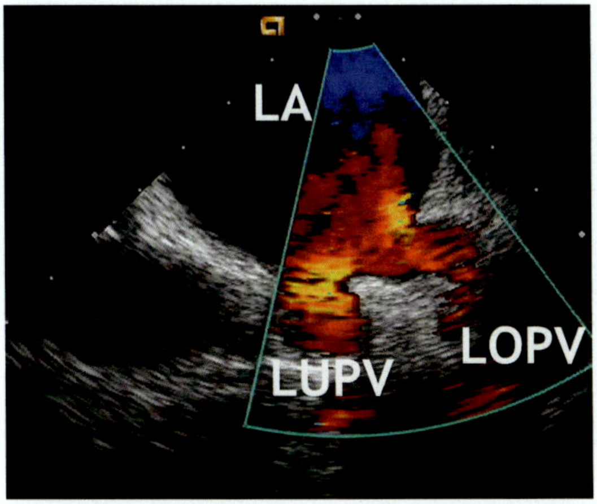

Abb. 18.20 Intrakardiale Echokardiographie. Farb-Doppler-Darstellung der in den linken Vorhof einmündenden Pulmonalvenen. LA = linker Vorhof; LOPV = linke obere Pulmonalvene; LUPV = linke untere Pulmonalvene.

tale Punktion erleichtert (☞ 18.1.3), andererseits ist sie hilfreich bei der Platzierung der Sonden (z.B. Koronarsinus, Pulmonalvenen) und beim Nachweis von Komplikationen (Pulmonalvenenstenose, iatrogene Herzperforation). Zum Einsatz kommt neben der TEE auch der intrakardiale Ultraschall, bei dem ein Katheter, welcher an der Spitze eine hochfrequente Ultraschallsonde enthält, über die V. femoralis ins rechte Herz geschoben wird. Von dort aus erhält man eine ausgezeichnete Darstellung aller kardialen Strukturen, ohne dass (wie bei der TEE-Untersuchung) eine Narkose erforderlich ist [20].

18.3.7 Echokardiographie bei anderen Eingriffen im Katheterlabor

Bei Koronarinterventionen wird die Echokardiographie zum Ausschluss eines Perikardergusses bei Verdacht auf Koronarperforation oder Myokardperforationen im Rahmen einer Herzmuskelbiopsie (☞ Abb. 18.21), zur Beurteilung der regionalen Wandbewegung und der globalen linksventrikulären Funktion bei Infarkten im Katheterlabor sowie hämodynamischen Instabilitäten, Schockzuständen und während der Reanimation durchgeführt.

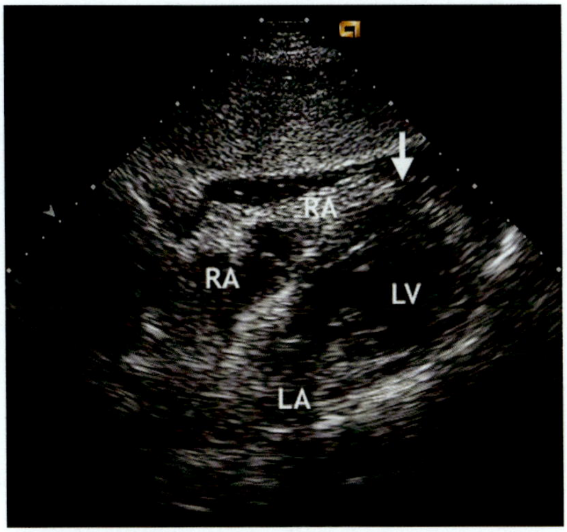

Abb.18.21 Transthorakale Echokardiographie: Subkostaler 4-Kammerblick. Herzbeuteltamponade im Rahmen einer Myokardbiopsie. Perforation im Bereich der Spitze des rechten Ventrikels (Pfeil), der infolge der Tamponade fast vollständig komprimiert wird. LA = linker Vorhof; LV = linker Ventrikel; RA = rechter Vorhof; RV = rechter Ventrikel.

Bei der Pulmonalklappensprengung erlaubt die Echokardiographie mittels des CW-Dopplers die präinterventionelle Quantifizierung der Pulmonalstenose. Unter Anwendung der Bernoulli-Gleichung werden hierbei der mittlere und maximale Gradient berechnet. Auf das zusätzliche Vorhandensein einer „dynamischen" infundibulären Stenose (Folge einer sekundären Hypertrophie des Myokards) ist zu achten. Auch die Beschaffenheit der Pulmonalklappe soll beurteilt werden, wobei es sich bei der Pulmonalstenose fast ausschließlich um kongenital veränderte Klappen handelt, welche ein „Doming" aufweisen. Gelegentlich finden sich auch dysplastische Klappen.

> **Merke**
> Die Indikation zur Ballonsprengung ist bei symptomatischen Patienten mit isolierter, „nichtdysplastischer" Pulmonalstenose gegeben. Bei asymptomatischen Patienten wird ein transpulmonaler Spitzengradient von über 50 mmHg gefordert.

Während der Intervention sind invasive Druckmessungen sowie die Fluoroskopie meist zur

Überwachung des Eingriffs ausreichend. Postinterventionell gilt es wiederum, den Therapieerfolg zu kontrollieren und eine signifikante Pulmonalinsuffizienz auszuschließen. Nicht selten findet man unmittelbar postinterventionell ein Persistieren oder eine Zunahme der infundibulären Obstruktion, welche jedoch im Langzeitverlauf bei erfolgreicher Sprengung der Pulmonalklappe abnimmt [21].

Zukünftige Entwicklungen: Die Echokardiographie als ideales „mobiles" bildgebendes Verfahren wird auch bei zukünftigen Entwicklungen in der interventionellen Kardiologie und der Herz-Thorax-Chirurgie ihren Platz haben. Gerade bei minimalinvasiven Eingriffen in der Chirurgie oder bei Verkleinerungsoperationen des Ventrikels (bei Kardiomyopathien) wird der Echokardiographie eine besondere Bedeutung zukommen. Im Bereich der interventionellen Kardiologie ist zu erwarten, dass sich mit der klinischen Verfügbarkeit von perkutanen Klappenrekonstruktionen (Mitralinsuffizienz), mit dem perkutanen Klappenersatz (Aortenstenose) sowie der Stammzellentherapie auch für die Echokardiographie neue Felder eröffnen werden [22]. Auch bei neuen interventionellen Techniken zum Verschluss des offenen Foramen ovale, wie z. B. der Hochfrequenzverklebung der Septumblätter, wird die Echokardiographie einen wichtigen Platz einnehmen.

Literatur

1. Savage RM, Lytle BW, Aronson S, Navia JL, Licina M, Stewart WJ, Starr NJ, Loop FD. Intraoperative echocardiography is indicated in high-risk coronary artery bypass grafting. Ann Thorac Surg 1997; 64: 368–73.
2. Society of Cardiovascular Anesthiologists Task force of Transesophagal Echocardiography. Anesthesiology 1996; 84: 986–1006.
3. Cheung AT, Savino JS, Weiss SJ, Aukburg SJ, Berlin JA. Echocardiographic and hemodynamic indexes of left ventricular preload in patients with normal and abnormal ventricular function. Anesthesiology 1994; 81: 376–87.
4. Oka Y, Inoue T, Hong Y, Sisto DA, Strom JA, Frater RW. Retained intracardiac air: Transesophageal echocardiography for definition of incidence and monitoring removal by improved techniques. J Thorac Cardiovasc Surg 1986; 91: 329–38.
5. Tranopoulos BD, Georgakopoulos D, Tsaouis GS, Simeunovic S. Percutaneous ballon dilation of the atrial septum: immediate and midterm results. Heart 1996; 76: 502–6.
6. Maslow AD, Regan MM, Haering JM, Johnson RG, Levine RA. Echocardiographic predictors of left ventricular outflow tract obstruction and systolic anterior motion of the mitral valve after mitral valve reconstruction for myxomatous valve disease. J Am Coll Cardiol 1999; 34: 2096–104.
7. Sanders JH, Scott ML. Pitfalls in surgical decision-making during mitral valve repair. Curr Opin Cardiol 2001; 16: 140–5.
8. Tavilla G, Pacini D. Damage to the circumflex coronary artery during mitral valve repair with sliding leaflet technique. Ann Thorac Surg 1998; 66: 2091–3.
9. Trautner H, Greim C, Kraemer K, Zimmermann P, Roewer N. Preoperative diagnosis of flow-patent foramen ovale in neurosurgical patients by transnasal transesophageal echocardiography. Anesthesiology 1999; Suppl 1, A536.
10. Huttemann E, Schelenz C, Franke U, Schlichter A, Reinhart K. Transesophageal echocardiography and intraoperative management of patients with renal cell carcinoma and vena cava extension. Anaesthesist 2002; 51: 116–9
11. Harris SN, Ballantyne GH, Luther MA, Perrino AC Jr. Alterations of cardiovascular performance during laparoscopic colectomy: a combined hemodynamic and echocardiographic analysis. Anesth Analg 1996; 83: 482–7.
12. Koessler MJ, Fabiani R, Hamer H, Pitto RP. The clinical relevance of embolic events detected by transesophageal echocardiography during cemented total hip arthroplasty: a randomized clinical trial. Anesth Analg 2001; 92: 49–55.
13. Barbato G, Carinci V, Pergolini F, Di Pasquale G. Percutaneous occlusion of the left atrial appendage for systemic embolism prevention in patients with atrial fibrillation: state of the art and report of two cases. Ital Heart J 2005; 6: 409–13.
14. Bartel T, Konorza T, Arjumand J, Ebradlidze T, Eggebrecht H, Caspari G, Neudorf U, Erbel R. Intracardiac echocardiography is superior to conventional monitoring for guiding device closure of interatrial communications. Circulation 2003 Feb 18; 107: 795–7.
15. Mazur W, Parilak LD, Kaluza G, DeFelice C, Raizner AE. Balloon valvuloplasty for mitral stenosis. Curr Opin Cardiol 1999; 14: 95–103.
16. Binder TM, Rosenhek R, Porenta G, Maurer G, Baumgartner H. Improved assessment of mitral valve stenosis by volumetric real-time three-dimensional echocardiography. J Am Coll Cardiol 2000; 36: 1355–61.
17. Talreja DR, Nishimura RA, Edwards WD, Valeti US, Ommen SR, Tajik AJ, Dearani JA, Schaff HV, Holmes DR Jr. Alcohol septal ablation versus sur-

gical septal myectomy: comparison of effects on atrioventricular conduction tissue. J Am Coll Cardiol 2004; 44: 2329–32.

18. Monakier D, Woo A, Puri T, Schwartz L, Ross J, Jamorski M, Yang H, Liu Z, Vannan M, Wigle ED, Rakowski H. Usefulness of myocardial contrast echocardiographic quantification of risk area for predicting postprocedural complications in patients undergoing septal ethanol ablation for obstructive hypertrophic cardiomyopathy. Am J Cardiol 2004; 94: 1515–22.
19. Kinnaird TD, Uzun O, Munt BI, Thompson CR, Yeung-Lai-Wah JA. Transesophageal echocardiography to guide pulmonary vein mapping and ablation for atrial fibrillation.J Am Soc Echocardiogr 2004; 17: 769–74.
20. Hynes BJ, Mart C, Artman S, Pu M, Naccarelli GV. Role of intracardiac ultrasound in interventional electrophysiology. Curr Opin Cardiol 2004; 19: 52–7.
21. Fawzy ME, Awad M, Galal O, Shoukri M, Hegazy H, Dunn B, Mimish L, Al Halees Z. Long-term results of pulmonary balloon valvulotomy in adult patients. J Heart Valve Dis 2001; 10: 812–8.
22. Tawn Z, Himbert D, Brochet E, Messika-Zeitoun D, Iung B, Vahanian A. Percutaneous valve procedures: present and future. Int J Cardiovasc Intervent 2005; 7: 14–20.

Häufige Befunde und ihre Differenzialdiagnosen

19

Thomas Bartel

19.1 Linksventrikuläre Hypertrophie

Zunächst gilt es, eine Wanddickenzunahme (vgl. Normwerte ☞ 20.1) bei Myokardödem oder bei Speichererkrankungen und eine echte Muskelmassenzunahme (Hypertrophie) voneinander abzugrenzen, was rein echokardiographisch nicht immer möglich ist. Typisch für Speicherkrankheiten sind allerdings Texturauffälligkeiten, die insbesondere bei der Amyloidose im Septum interventriculare zur Darstellung kommen.
Die **linksventrikuläre Masse** kann mittels M-mode aus der enddiastolischen **Septum- und Hinterwanddicke** sowie dem enddiastolischen **linksventrikulären Durchmesser (LVEDD)** bestimmt werden. Bei der vielfach verwendeten PENN-Convention [1] wird das Endokard in die Wanddicke einbezogen. Von der Amerikanischen Gesellschaft für Echokardiographie (ASE) wird die Messung ohne Einbeziehung des Endokards („leading edge-Methode") empfohlen [2]. Die Formel zur Errechnung der linksventrikulären Muskelmasse beinhaltet deshalb einen Korrekturfaktor (☞ 3.1.3).
Ungenauer sind Methoden, die auf der **Berechnung der epikardialen und endokardialen Ventrikelvolumina**, deren Differenz die Muskelmasse ergibt, basieren. Diese methodische Unterlegenheit gilt jedoch nur für die Berechnung auf der Grundlage zweidimensionaler echokardiographischer Daten. Mittels dreidimensionaler Echokardiographie ist auf diese Weise eine genaue volumetrische Analyse und damit auch eine exaktere Muskelmassenbestimmung möglich. Eine weitere Methode basiert auf der **Ermittlung der mittleren Wanddicke** durch Planimetrie der epikardialen und endokardialen Querschnittsflächen des linken Ventrikels (A_1, A_2) im parasternalen Kurzachsenschnitt. Die mittlere Wanddicke (MWD) ergibt sich wie folgt:

$$\text{MWD} = \sqrt{\frac{A_1}{\pi^{1/2}} - \frac{A_2}{\pi^{1/2}}}$$

A_1 = epikardiale Querschnittsfläche des linken Ventrikels; A_2 = endokardiale Querschnittsfläche des linken Ventrikels; MWD = mittlere Wanddicke.

Die Muskelmasse errechnet sich dann aus der MWD und den Entfernungen der Messebene von der Herzspitze (a) und von der Basis (d), wobei die Summe aus a und d die Ventrikellänge ergibt:

$$\text{Muskelmasse (g)} = 1{,}05 \times [(5/6\, A_1\, (a + d + \text{MWD})) - (5/6\, A_2\, (a + d))]$$

A_1 = epikardiale Querschnittsfläche des linken Ventrikels; A_2 = endokardiale Querschnittsfläche des linken Ventrikels; a = Entfernung der Messebene von der Herzspitze; d = Entfernung der Messebene von der Herzbasis; MWD = mittlere Wanddicke.

Die eigentliche Hypertrophie des linken Ventrikels kann sich grundsätzlich in drei verschiedenen Konstellationen darstellen:

- Ventrikeldilatation mit Zunahme der Herzmuskelmasse,
- Konzentrische (symmetrische) Hypertrophie,
- Asymmetrische Hypertrophie.

Ventrikeldilatation mit Zunahme der Herzmuskelmasse

Sowohl bei der **dilatativen** als auch bei der **ischämischen Kardiomyopathie** kommt es zu einer Vergrößerung des linksventrikulären Kavums, ohne dass die Wanddicke abnimmt. Dies bedeutet eine Zunahme der Herzmuskelmasse ohne auffällig erhöhte Wanddicken. Vielmehr liegen die Wanddicken meist im oberen Normbereich.
Eine ähnliche Entwicklung zeigt der Ventrikel bei vitienbedingter Volumenbelastung, wie dies insbesondere bei der Aorten- und Mitralinsuffizienz der Fall ist. Im Unterschied dazu besteht beim hypertensiven Herzleiden im Endstadium mit Ventrikeldilatation (**hypertensive Kardiomyopathie**) meist zusätzlich zur Dilatation auch eine erhöhte Wanddicke.

Konzentrische Hypertrophie

Die konzentrische Hypertrophie ist Resultat einer **prävalierenden Druckbelastung** des linken Ventrikels. Sie kommt klassischerweise bei der **arteriellen Hypertonie** oder der **Aortenstenose** vor. Besteht eine konzentrische Hypertrophie ohne einen Hinweis auf die genannten Entitäten, muss auch an eine **Aortenisthmusstenose** oder die sehr seltene **supravalvuläre und membranöse subvalvuläre Aortenstenose** gedacht werden. Die Aortenisthmusstenose und die supravalvuläre Aortenstenose können der transthorakalen Standarduntersuchung entgehen, wenn nicht aufgrund des gezielten Verdachts **von suprasternal** geschallt wird. Aus dieser Anschallposition stellt sich Farb-Doppler-echokardiographisch sowohl die stenosenassoziierte Turbulenz im deszendierenden Aortenbogen bei Aortenisthmusstenose als auch die Turbulenz im Bereich der Aorta ascendens bei supravalvulärer Stenose dar. Als hinweisend für eine Aortenisthmusstenose kann auch der Nachweis einer **bikuspidalen Aortenklappe** gelten, da beide Fehlbildungen sehr häufig kombiniert auftreten. Die supravalvuläre Aortenstenose ist häufig mit einer geistigen Retardierung verbunden. Letztlich ist zur genauen morphologischen Abklärung jedoch eine transösophageale Echokardiographie (TEE) indiziert [3], obgleich die Schweregradbestimmung mittels kontinuierlichem Doppler (CW-Doppler) von transthorakal erfolgt [4].
Typisch für die konzentrische Hypertrophie ist das **„Leerschlagen" des linken Ventrikels**.

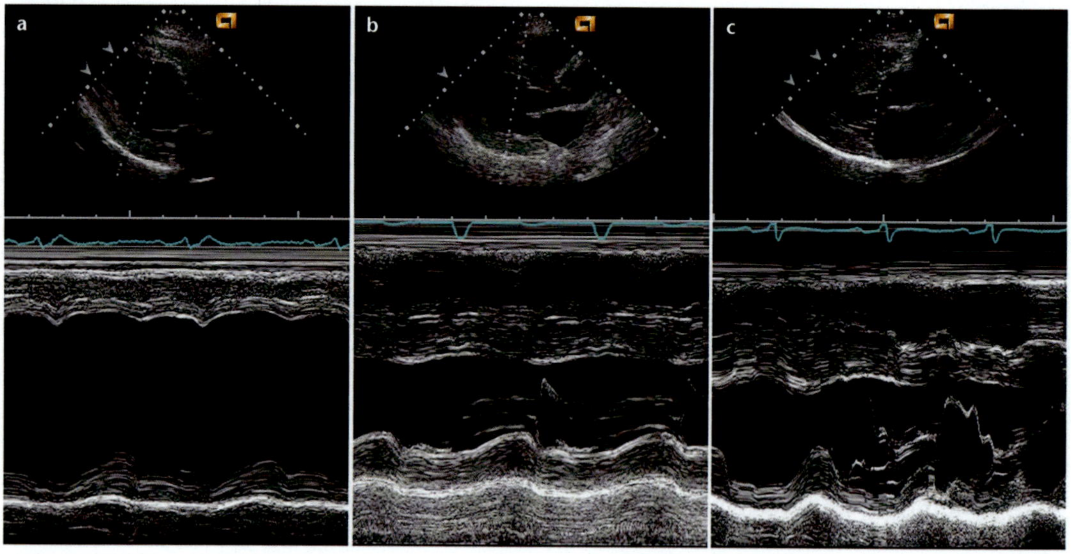

Abb. 19.1 Drei verschiedene Formen der linksventrikulären Hypertrophie. **a)** Muskelmassenzunahme bei Ventrikeldilatation; **b)** konzentrische Hypertrophie; **c)** asymmetrische Hypertrophie.

Durch die zunehmende Wandstärke, die erhöhte Steifigkeit des Ventrikels und die verringerte Kavumgröße ist die **diastolische Füllung behindert**, was mindestens zu einer diastolischen linksventrikulären Funktionsstörung führt, die von einer Relaxationsstörung bis zu höhergradigen Einschränkungen reichen kann (☞ 9.3.3). Um ein adäquates Schlagvolumen zu gewährleisten, entwickelt der konzentrisch hypertrophierte Ventrikel eine Neigung zur Hyperkontraktilität, die zu einer drastischen Abnahme des endsystolischen linksventrikulären Volumens und in einigen Fällen auch zu einer mittventrikulären **Obstruktion** führt. Die Kombination aus diastolischer linksventrikulärer Funktionsstörung und Hyperkontraktilität kann bei hypertensiver Krise, aber auch postoperativ nach Aortenklappenersatz zu kritischen hämodynamischen Situationen bis zur Dekompensation führen. Ursächlich dafür ist in beiden Fällen ein primäres Rückwärtsversagen des linken Ventrikels, dessen unzureichende Füllung durch endogene und exogene Katecholamine (postoperative Katecholaminbehandlung) verstärkt wird.

Asymmetrische Hypertrophie

Bei einer asymmetrischen Hypertrophie kommt es zu Unterschieden in der enddiastolischen Wanddicke, die das Verhältnis 1:1,3 überschreiten. Die asymmetrische Hypertrophie ist ein klassischer Teilbefund bei der **hypertrophen Kardiomyopathie** (☞ auch 10.2.2). Je nach Typ sind Teile des Septums oder die Ventrikelspitze, seltener jedoch weitere Segmente stärker hypertrophiert als die jeweils übrigen Myokardsegmente. Ist ein kritisches Maß überschritten, führt dies zur Obstruktion, deren Lokalisation wiederum vom Typ der hypertrophen Kardiomyopathie bestimmt wird. Zu einer **septal betonten Wanddickenzunahme** kann es auch bei Amyloidose oder anderen Speicherkrankheiten (☞ auch 10.2.3) kommen, obgleich es sich hier nicht um eine Hypertrophie im Sinne einer vermehrten Herzmuskelmasse handelt. Bei **apikaler Wanddickenzunahme** kann es sich differenzialdiagnostisch auch um einen wandständigen Thrombus handeln, der die Ventrikelspitze ausmauert, dann in der Regel jedoch mit einer regionalen Akinesie oder gar einem Ventrikelaneurysma vergesellschaftet ist.

> **Merke**
> Eine Wanddickenzunahme ist nicht gleichzusetzen mit einer Hypertrophie. Andererseits kann die Muskelmasse des linken Ventrikels auch ohne Wanddickenzunahme erhöht sein. Besteht eine Hypertrophie, sollte immer nach der Ursache für die dann vorliegende Druckbelastung des linken Ventrikels gesucht werden.

19.2 Linksventrikuläre Dilatation

Bei der Vergrößerung des linken Ventrikels muss zunächst zwischen der kombinierten **diastolischen** und **systolischen Vergrößerung** (LVEDD vergrößert, ☞ auch 19.1; wobei auch der endsystolische linksventrikuläre Durchmesser, LVESD, erhöht ist) und der rein **diastolischen Dilatation** unterschieden werden. Schließlich kann bei akuter und ausgeprägter Kontraktionsstörung der LVESD isoliert vergrößert sein, da sich die eigentliche Dilatation erst mit einer gewissen Verzögerung entwickelt. Sind LVEDD und LVESD erhöht, handelt es sich um eine **globale systolische Funktionsstörung** des Myokards, sodass die linksventrikuläre Ejektionsfraktion (LVEF) reduziert ist. Ist dagegen der LVEDD isoliert vergrößert, so ist dies durch eine Volumenbelastung bedingt und mit einer normalen oder gar gesteigerten Kontraktilität verbunden. Die LVEF liegt dann meist im oberen Normbereich oder ist ebenfalls erhöht.

Dilatation bei hypokinetischem Ventrikel

Zu einer Dilatation mit Vergrößerung von LVEDD und LVESD kommt es nach ausgedehntem transmuralem **Myokardinfarkt**, bei ischämischer und dilatativer **Kardiomyopathie**, **Myokarditis**, Speicherkrankheiten, dem hypertensiven Herzleiden im Endstadium (hypertensive Kardiomyopathie) und allen sonstigen Erkrankungen mit primärem Pumpversagen. Diagnostisch maßgeblich ist hier bereits die

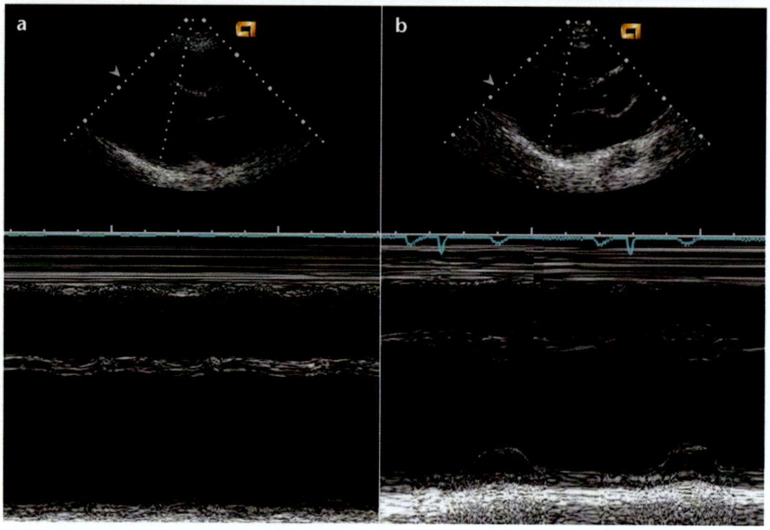

Abb. 19.2 Linksventrikuläre Dilatation: **a)** starke diastolische und systolische Dilatation bei allgemeiner Hypokinesie; **b)** mäßige diastolische Dilatation ohne systolische Dilatation bei Hinterwandhyperkontraktilität.

Darstellung des linken Ventrikels von links-parasternal im M-mode der langen Achse. Hier kann nach Positionierung des M-mode-Strahls in die Mitralklappe auch der Abstand zwischen dem interventrikulären Septum und dem frühdiastolischen anterioren Umschlagpunkt im Bewegungsmuster des vorderen Mitralklappensegels (E-Punkt) gemessen werden (EPSS-Abstand) (☞ 3.1.3). Dieser ist bei dilatiertem Ventrikel, allerdings jedoch auch bei verringerter Öffnungsbewegung des anterioren Mitralklappensegels erhöht. In den apikalen Schnittebenen ist neben der reduzierten LVEF auch eine typische Ausrundung der Ventrikelspitze, die auch als **„Remodeling"** bezeichnet wird, zu erkennen. Die linksventrikulären Volumina sind erhöht (☞ auch 9.1). Auch der primär druckbelastete linke Ventrikel kann nach anfänglicher Hypertrophie schließlich ein Pumpversagen entwickeln, was zur enddiastolischen und endsystolischen Dilatation führt (z.B. bei hypertensivem Herzleiden im Endstadium und bei dekompensierter Aortenstenose). Bei Vitien mit einer linksventrikulären Volumenbelastung kommt es dagegen erst sekundär im fortgeschrittenen Stadium neben der enddiastolischen Dilatation auch zur Vergrößerung des LVESD.

Dilatation bei normo- bis hyperkinetischem Ventrikel

Liegt eine Volumenbelastung des linken Ventrikels vor, wie dies bei Regurgitations- und Rezirkulationsvitien der Fall ist (☞ auch 4.3 und 5.3), passt sich der Ventrikel durch eine erhöhte Kontraktilität unter Ausschöpfung der kontraktilen Reserve an das vermehrt zu pumpende Blutvolumen an. Die **Volumenbelastung** ist somit noch kompensiert, obgleich LVEDD und enddiastolisches Volumen erhöht sind. Durch die vermehrte Auswurfleistung bleiben jedoch der LVESD und das endsystolische Volumen über längere Zeit im Normbereich. Die Erhöhung des LVESD im weiteren Verlauf muss dann schließlich als Zeichen einer beginnenden Dekompensation angesehen werden. Deshalb gilt dies als wichtiges Kriterium für die Indikationsstellung zum Aortenklappenersatz bei Aorteninsuffizienz.

Liegt bereits ein erhöhter LVESD vor, muss von einer **myokardialen Gefügedilatation** ausgegangen werden, was die Rückbildungsfähigkeit nach operativer Therapie des Vitiums und damit der auslösenden Ursache einschränkt. Ab diesem Stadium ähnelt das Bild mehr und mehr dem der Dilatation bei hypokinetischem linken Ventrikel, da die Kontraktilität mit der **Rechtsverschiebung auf der Frank-Starling-Kurve** abnimmt. Da daraus dann auch meist eine relative Mitralinsuffizienz resultiert, kann die Abgrenzung einer primären Mitralinsuffizienz schwierig sein. Dies ist insbesondere der Fall, wenn keine destruktiven Klappenveränderungen (☞ 4.3.3) erkennbar sind.

Merke
Mit Hilfe der Echokardiographie können in den meisten Fällen primäre von sekundären Ventrikeldilatationen gut voneinander unterschieden werden.

19.3 Hyperkinetischer linker Ventrikel

Einer linksventrikulären Hyperkontraktilität können sehr unterschiedliche Störungen zugrunde liegen.

Ursachen der Hyperkinesie:

- Hyperkinetisches Herzsyndrom,
- Arterielle Hypertonie,
- Aortenstenose,
- Hypertrophe Kardiomyopathie,
- Dehydratation,
- Sepsis.

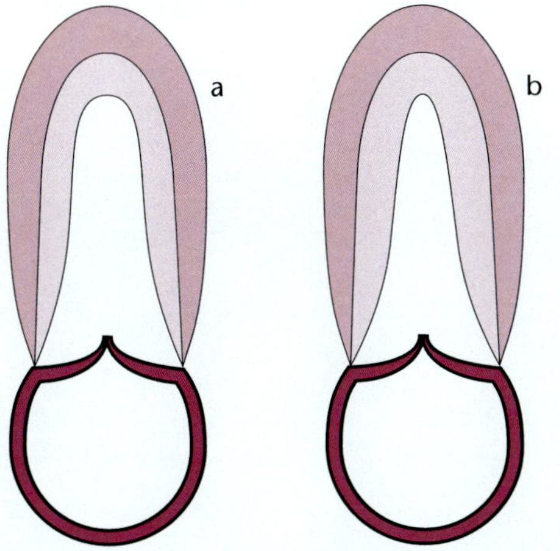

Abb. 19.3 Linksventrikuläre allgemeine Hyperkontraktilität mit verstärkter Einwärtsbewegung und Wanddickenzunahme; **a)** Normokinesie; **b)** hyperkinetischer Ventrikel.

Zu den häufigsten Ursachen zählt das **hyperkinetische Herzsyndrom**, welches allerdings eine Ausschlussdiagnose darstellt. Verbunden mit einer Neigung zu supraventrikulären Extrasystolen und tachykarden Phasen liegt die LVEF über der Norm. Das endsystolische linksventrikuläre Volumen wie auch der LVESD sind verringert. Anzutreffen ist das hyperkinetische Herzsyndrom bei anhaltender seelischer Anspannung (Managerkrankheit, endogene Katecholaminausschüttung) oder auch bei **Hyperthyreose**. Zu ähnlichen Symptomen kann es auch unter einer inadäquaten Schilddrüsenhormonsubstitutionstherapie kommen.

Beim hyperkinetischen Herzsyndrom ist das linksventrikuläre Myokard nicht zwangsläufig hypertrophiert. Dies ist dagegen sehr wohl bei der **arteriellen Hypertonie** der Fall, die ebenfalls eine der häufigsten Ursachen für eine gesteigerte linksventrikuläre Kontraktilität darstellt. Auch hier schlägt der linke Ventrikel nahezu leer, sodass sich der LVESD als sehr klein darstellt. Eine vergleichbare Situation liegt auch bei **hypertropher Kardiomyopathie** vor, allerdings fehlt hier der Hochdruck, da es sich um eine primäre Hypertrophie handelt. Häufig kommt es zur Entwicklung eines Druckgradienten im Ausflusstrakt oder im Ventrikel selbst (☞ 10.2.2). Hämodynamisch bewirkt die Aortenstenose im frühen Stadium ebenfalls eine Hyperkontraktilität, die jedoch mit zunehmender Schwere des Vitiums nachlässt und gar in eine allgemeine Hypokinesie in Verbindung mit einer Ventrikeldilatation übergeht sowie im weiteren Verlauf zur Dekompensation führt.

Des Weiteren führt eine Volumenbelastung bei **Regurgitations- oder Rezirkulationsvitien** zur Hyperkontraktilität. Hierbei ist der linke Ventrikel zunächst enddiastolisch, später auch endsystolisch dilatiert (☞ 19.2). Auch eine Vorlastsenkung führt kompensatorisch zur Hyperkontraktilität. Dabei kann es sich um eine absolute Vorlastsenkung im Rahmen einer **Dehydratation** handeln. Das Flüssigkeitsangebot an den linken Ventrikel ist zu niedrig, sodass dieser das verbleibende Füllungsvolumen zu einem höheren Prozentsatz systolisch auswirft, was echokardiographisch als leer schlagender Ventrikel mit gesteigerter LVEF imponiert. Typisch ist, neben einer

Tachykardie, dass sich die Ventrikelwände wie bei der Hypertonie systolisch sehr weit annähern oder gar zusammenschlagen. Eine Hypertrophie besteht nicht (☞ 18.1.1). Allerdings kommt es zu einer Veränderung des diastolischen Flussprofils an der Mitralklappe im Sinne einer **Relaxationsstörung** (☞ 9.3.1), obgleich myokardial keine Störung vorliegt. So bildet sich dieser Doppler-echokardiographische Befund auch leicht unter Flüssigkeitsgabe zurück, was bei der arteriellen Hypertonie nicht der Fall ist.

Ein relativer Volumenmangel besteht auch bei **Sepsis**. Pathophysiologisch besteht hier eine Nachlastsenkung durch Erweiterung der arteriellen Widerstandsgefäße. Der linke Ventrikel kann trotz einer normalen systolischen Auswurfleistung die arterielle Peripherie nicht ausreichend füllen, was zur Abnahme des systolischen Drucks und kompensatorisch zur Hyperkontraktilität führt, solange der Ventrikel das deutlich erhöhte Herzminutenvolumen zu pumpen vermag. Eine Abschwächung der Hyperkontraktilität und damit eine Schonung des linken Ventrikels bei drohendem Pumpversagen kann durch Nachlasterhöhung erreicht werden. Eine zusätzliche Volumengabe führt zur besseren diastolischen Füllung des Ventrikels. Beide therapeutischen Effekte können alternativ zum Einschwemmkatheter auch mittels Echokardiographie gesteuert werden.

Merke

Der Hyperkontraktilität können sehr verschiedene oder gar pathophysiologisch gegenläufige Mechanismen zugrunde liegen. Mittels Echokardiographie kann zwischen primär bedingter und lastbedingter Hyperkontraktilität unterschieden werden.

19.4 Dilatation des linken Vorhofs

Zu einer Dilatation des linken Vorhofs kommt es sowohl infolge einer **Druckbelastung** als auch einer **Volumenbelastung** oder der Kombination aus beidem. Schließlich resultiert ein vergrößerter Vorhof auch postoperativ nach Herztransplantation unter Belassung eines Teils des Empfängervorhofs. Bei dieser heute weitgehend verlassenen Transplantationstechnik ist die Naht zwischen Empfänger- und Spendervorhof echokardiographisch gut zu erkennen.

Formen der Vorhofdilatation:

- Transplantationsbedingt,
- Druckbedingt,
- Volumenbedingt,
- Kombinierte Druck- und Volumenbelastung.

Modellhaft kommt es zur druckbedingten Dilatation des linken Vorhofs bei der **Mitralstenose** (☞ 4.2). Die Vorhofgröße kann bei unbehandelten Stenosen bis zu 10 cm im Durchmesser erreichen. Bei einer kritischen Größe des linken Vorhofs kommt es erst intermittierend und später permanent zum Vorhofflimmern. Der linke Ventrikel ist bei der reinen Mitralstenose chronisch unterfüllt und infolgedessen atrophiert.

Ein identischer Pathomechanismus liegt beim **Cor triatriatum** (☞ 13.4.2) vor. Hier dilatiert der akzessorische linke Vorhof, der sich aufgrund einer Lungenvenenstenose aus dem Lungenvenentrichter entwickelt. Die Größe des akzessorischen Vorhofs hängt von der Größe der Perforation der akzessorischen Membran und dem Druckgradienten zwischen wahrem und akzessorischem linken Vorhof ab.

Eine hämodynamisch ähnliche Situation bezüglich des Vorhofs besteht bei arterieller Hy-

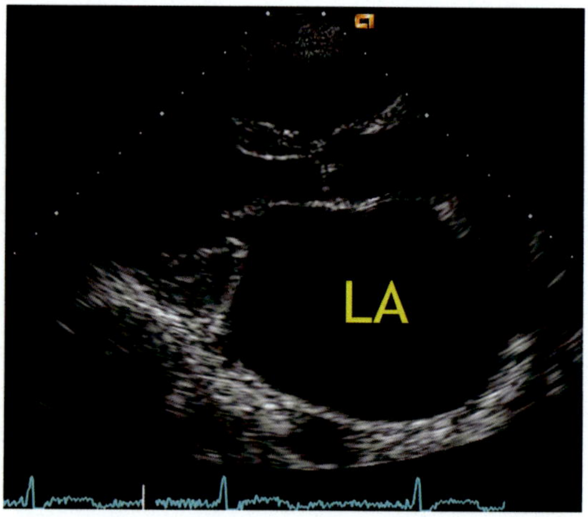

Abb. 19.4 Erheblich dilatierter linker Vorhof und kleiner linker Ventrikel bei prävalierender Mitralstenose. LA = linker Vorhof.

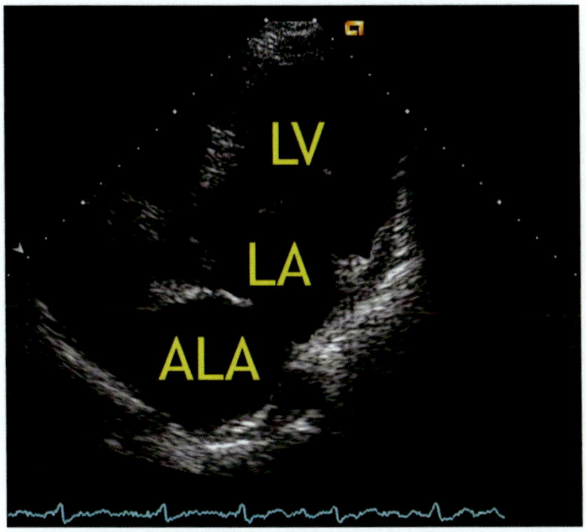

Abb. 19.5 Cor triatriatum mit charakteristischer Vergrößerung und scheinbarer Zweiteilung des linken Vorhofs. Der akzessorische linke Vorhof entwickelt sich aus dem Lungenvenentrichter und stellt damit nicht den wahren Vorhof dar. ALA = akzessorischer linker Vorhof; LA = linker Vorhof, LV = linker Ventrikel.

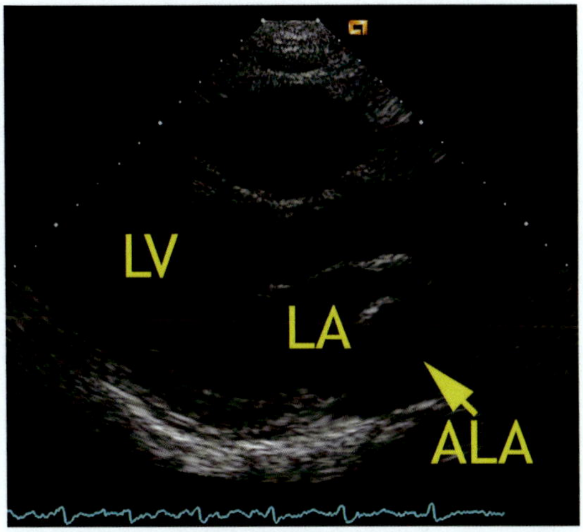

Abb. 19.6 Cor triatriatum von parasternal. Hier erscheint der Vorhof meist weniger stark vergrößert, da insbesondere der akzessorische linke Vorhof nicht sehr weit nach dorsal eingesehen werden kann. ALA = akzessorischer linker Vorhof; LA = linker Vorhof; LV = linker Ventrikel.

pertonie. Hier allerdings ist der linke Ventrikel hypertrophiert. Eine reine Volumenbelastung des linken Vorhofs besteht bei **Rezirkulationen** (☞ 13.2). Hier ist der Vorhofseptumdefekt zu nennen. Eine Kombination aus Volumen- und Druckbelastung entwickelt sich bei der **Mitralklappeninsuffizienz** (☞ Abb. 19.7, 4.3.1).

Merke
Bei Druckbelastung kommt es noch schneller als bei Volumenbelastung zur Dilatation des linken Vorhofs und nachfolgend zum Vorhofflimmern.

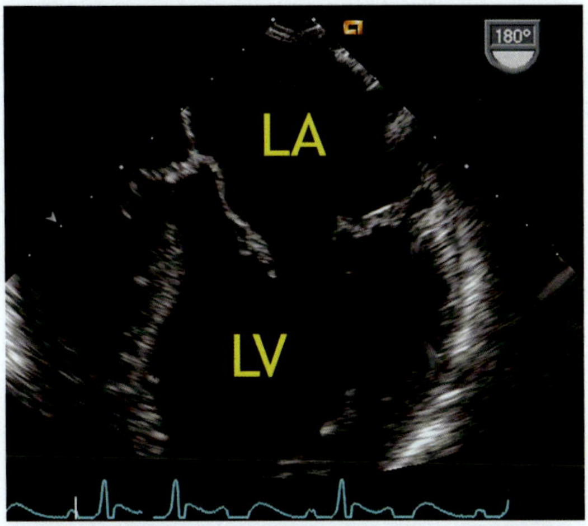

Abb. 19.7 Dilatierter linker Vorhof und linker Ventrikel bei prävalierender Mitralinsuffizienz von transösophageal. LA = linker Vorhof; LV = linker Ventrikel.

19.5 Rechtsherzdilatation

Bei dilatiertem rechtem Ventrikel müssen je nach Vorhof- und Ventrikelbeteiligung sowie in Abhängigkeit von der Pathophysiologie verschiedene **Formen der Rechtsherzdilatation** unterschieden werden:

- Primäre rechtsventrikuläre Dilatation,
- Sekundäre Rechtsherzdilatation bei Druckbelastung,
- Sekundäre Rechtsherzdilatation bei Volumenbelastung,
- Isolierte Dilatation des rechten Vorhofs.

Primäre rechtsventrikuläre Dilatation

Eine primäre rechtsventrikuläre Dilatation mit Einschränkung der systolischen Funktion besteht bei der **arrhythmogenen rechtsventrikulären Dysplasie** (☞ Abb. 19.8, 12.4). Der rechtsventrikuläre Ausflusstrakt (RVOT) stellt sich dilatiert dar, während die rechte Pulmonalarterie (rPA) normal dimensioniert ist. Meist liegt eine begleitende relative Trikuspidalinsuffizienz vor, über die der systolische pulmonalarterielle Druck abgeschätzt werden kann (☞ 6.3.2), der jedoch hier im Unterschied zum **Cor pulmonale** nicht erhöht ist (☞ 12.2).

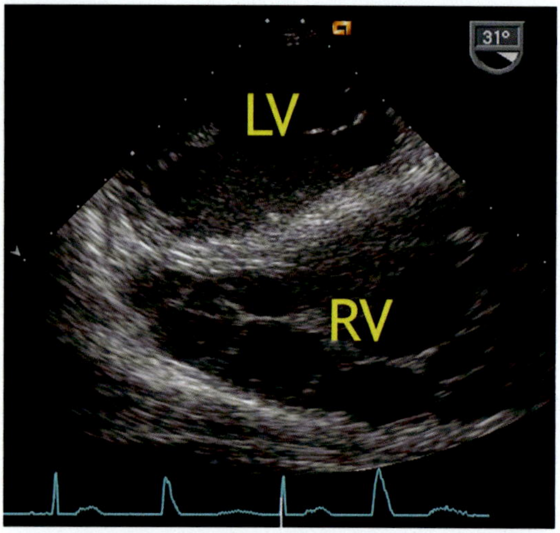

Abb. 19.8 Arrhythmogene rechtsventrikuläre Dysplasie mit Spontankontrast in beiden Ventrikeln. Das rechtsventrikuläre Kavum ist sehr stark trabekularisiert bzw. septiert. LV = linker Ventrikel; RV = rechter Ventrikel.

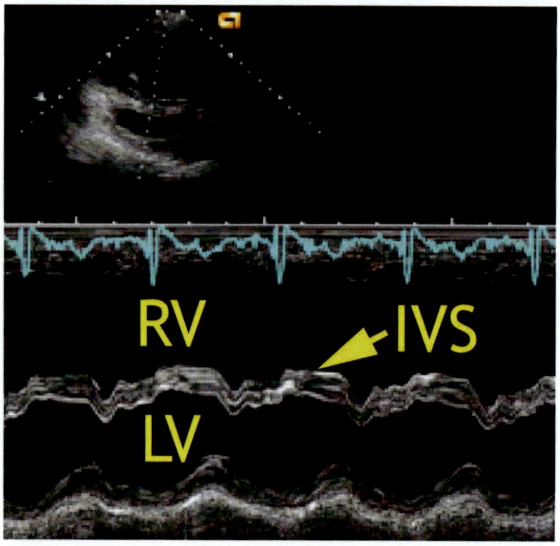

Abb. 19.9 Chronisches Cor pulmonale mit erheblicher rechtsventrikulärer Dilatation und Wandverdickung sowie typischer paradoxer Septumkinetik. IVS = interventrikuläres Septum; LV = linker Ventrikel; RV = rechter Ventrikel.

Zu einer primären Beeinträchtigung der rechtsventrikulären Funktion mit nachfolgender Dilatation kann es auch beim **rechtsventrikulären Myokardinfarkt** (☞ 12.3) bis hin zur Entwicklung eines rechtsventrikulären Aneurysmas [5] oder anderer myokardialer Erkrankungen (dilatative Kardiomyopathie oder Speicherkrankheiten) kommen. Bei den beiden zuletzt genannten Erkrankungen handelt es sich jedoch in erster Linie um eine Beeinträchtigung der linksventrikulären Funktion, sodass rechtsventrikulär daraus ein Mischbild aus primärer und konsekutiver Insuffizienz infolge einer Kongestion resultiert, was auch einen erhöhten pulmonalarteriellen Druck wie auch eine Dilatation der rPA einschließt (☞ 10.2.1 und 10.2.3). Bei der klassischen Links-Rechtsherzinsuffizienz ist der **Koronarsinus**, der sowohl transthorakal von apikal und parasternal als auch von transösophageal auf Vorhofebene gut dargestellt werden kann, mäßiggradig erweitert. Handelt es sich dagegen um eine starke Erweiterung, besteht differenzialdiagnostisch der Verdacht auf eine **linkspersistierende obere Hohlvene**, die in den Koronarsinus drainiert.

Sekundäre Rechtsherzdilatation bei Druckbelastung

Zu einer **sekundären Rechtsherzdilatation** infolge einer Druckbelastung kommt es einerseits infolge pulmonaler Ursachen und andererseits durch eine Linksherzinsuffizienz bei Klappenvitien, Rezirkulationsvitien und sonstigen Linksherzerkrankungen [6]. Bei Vorliegen einer pulmonalen Ursache ist das akute vom chronischen **Cor pulmonale** [7] zu unterscheiden (☞ Abb. 19.9, 12.1).
Unter den Vitien führen vor allem **Mitralklappenvitien** (☞ 4.2.1 und 4.3.1) und hier insbesondere die **Mitralstenose** zu einer pulmonalen Hypertonie mit konsekutiver Rechtsherzbelastung. Grundsätzlich ist die pulmonale Hypertonie bei Linksherzinsuffizienz an das chronische linksventrikuläre Rückwärtsversagen („Backward failure“) geknüpft, das vor allem bei der **arteriellen Hypertonie**, aber auch allen **Kardiomyopathien** (☞ 10.2) sowie schwerer **koronarer Herzkrankheit** (☞ 10.1) auftreten kann. Auch beim Rechtsschenkelblock kann es zu einer gewissen Größenzunah-

me des rechten Ventrikels kommen. Schließlich findet sich insbesondere bei einem druckbelasteten rechten Ventrikel eine **paradoxe Septumbewegung** (☞ 12.2.1), da der rechte Ventrikel deutlich mehr an der Septumbewegung partizipiert als im Normalfall. Bei pulmonal bedingter Rechtsherzbelastung kommt es, anders als bei der Linksherzinsuffizienz, zu einer Vorwölbung des interatrialen Septums nach links.

Einige Vitien sind zunächst über lange Zeit mit einem **Vorwärtsversagen** verbunden, wie dies beispielsweise bei der **Aortenstenose** der Fall ist, und führen deshalb nicht primär, sondern erst im sehr fortgeschrittenen Stadium zu einer Rechtsherzbelastung.

Ein **offener Ductus Botalli** (Ductus arteriosus persistens; PDA) kann ebenfalls zu einer Rechtsherzbelastung führen (☞ 13.2.6). Dabei erhöht sich der Widerstand für den rechtsventrikulären Auswurf. Es handelt sich also auch hier um eine rechtsventrikuläre Druckbelastung. Für die Pulmonalisstrombahn besteht jedoch neben der Druckbelastung auch eine Volumenbelastung.

Sekundäre Rechtsherzdilatation bei Volumenbelastung

Volumenbelastungen des rechten Herzens können infolge einer primären Trikuspidalinsuffizienz, die eher selten ist, oder im Rahmen von Rezirkulationsvitien (Vorhofseptumdefekt, fehlmündende Lungenvenen, Ventrikelseptumdefekt) auftreten. Beim **Vorhofseptumdefekt** (☞ Abb. 19.10) sowie bei **fehlmündenden Lungenvenen** (☞ 13.2.2, 13.2.5) handelt es sich, bedingt durch die Rezirkulation außerhalb der systemischen Strombahn mit ihrem hohen Druckniveau, um eine reine Volumenbelastung, in die der rechte Vorhof wie auch der rechte Ventrikel einbezogen sind.

Beim **Ventrikelseptumdefekt** (☞ 13.3.3) handelt es sich dagegen um eine Druck- und Volumenbelastung, da hier mit dem linken Ventrikel auch der Systemdruckbereich des Kreislaufs Teil der Rezirkulation ist. Von den Auswirkungen der Druck- und Volumenbelastung sind somit hauptsächlich der rechte Ventrikel und die Pulmonalisstrombahn betroffen, sodass sich RVOT und rPA erweitert darstellen. Sehr selten kommt eine **Pulmonalinsuffizienz** (☞ 7.3) als Ursache einer sekundären Rechtsherzbelastung in Betracht. Schließlich kann der rechte Ventrikel auch bei Überwässerung (z.B. im Rahmen eines Nierenversagens) unter der hohen Vorlast dilatieren. Die Größe des rechten Ventrikels und des rechten Vorhofs sowie die Durchmesser der Vena cava inferior und der linken Lebervene korrelieren sehr gut mit der Vorlast,

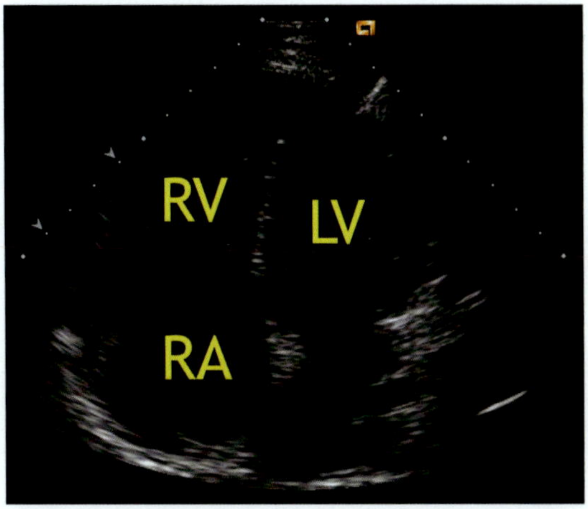

Abb. 19.10 Rechtsherzbelastung bei Vorhofseptumdefekt: Die Dilatation der rechtsseitigen Herzhöhlen ist durch die Rezirkulation bedingt. LV = linker Ventrikel; RA = rechter Vorhof; RV = rechter Ventrikel.

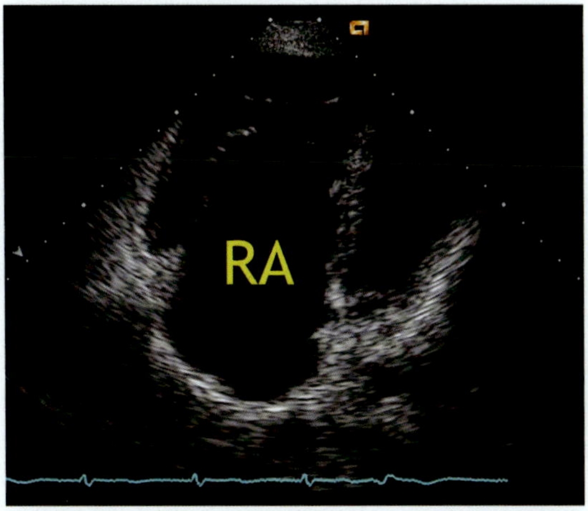

Abb. 19.11 M. Ebstein: Der rechte Vorhof ist wegen der im rechten Ventrikel inserierenden Trikuspidalklappensegel (Ventrikularisierung des rechten Vorhofs) primär vergrößert.

was auch intensivmedizinisch im Rahmen des hämodynamischen Managements genutzt werden kann [8]. So imponiert das rechte Herz eher klein bei einem zentralvenösen Druck < 5 mmHg. Zwischen 5 und 12 mmHg werden die rechtsseitigen Herzhöhlen zunehmend größer. Liegt der Druck höher als 12 mmHg, so stellen sich Vorhof und Ventrikel vergrößert dar.

Isolierte Dilatation des rechten Vorhofs

Klassischerweise ist der rechte Vorhof beim **M. Ebstein** (☞ Abb. 19.11, 13.4.2) stark erweitert. Dies ist Folge einer nach apikal verlagerten Trikuspidalklappe, die ihrerseits oft nur eine geringe Insuffizienz zeigt. Eine paradoxe Septumbewegung fehlt, da im hämodynamischen Sinn keine wesentliche Rechtsherzbelastung und insbesondere keine Druckbelastung vorliegt [9].
Isoliert oder in Kombination mit dem M. Ebstein führt das **Cor triatriatum dexter** (☞ Abb. 19.5, 13.4.2) zu einer rechtsatrialen Dilatation, deren Ausprägung von der Größe der Öffnung in der akzessorischen Membran und vom Druckgradienten zwischen den beiden Teilkammern des rechten Vorhofs abhängt [10]. Hierbei handelt es sich um eine primäre Vergrößerung des rechten Vorhofs.
Im Unterschied dazu ist insbesondere der rechte Vorhof, z. T. jedoch auch der linke Vorhof in Abhängigkeit von der Einbeziehung des linken Ventrikels, bei einer **Pericarditis constrictiva** dilatiert (sekundäre Vorhofvergrößerung), während der rechte oder gar beide Ventrikel eher atrophiert und klein erscheinen (☞ 14.2). Zu einer isolierten rechtsatrialen Dilatation kommt es auch bei der **seltenen Trikuspidalstenose** (☞ 6.2.1), wobei das interatriale Septum nach links balloniert. Hier besteht wie auch bei der Pericarditis constrictiva eine erhebliche Erweiterung der Lebervenen und der Vena cava inferior. Auch in diesem Fall ist der rechte Ventrikel eher klein, und der pulmonalarterielle Druck wie auch der Systemdruck sind eher niedrig. Bei der sehr seltenen Variante des Ventrikelseptumdefekts mit Links-rechts-Shunt zwischen linkem Ventrikel und rechtem Vorhof besteht eine überwiegend rechtsatriale Dilatation, wobei der rechte Ventrikel meist nicht oder kaum erweitert ist [11].

Merke
Die Echokardiographie trägt entscheidend dazu bei, die primäre rechtsventrikuläre Insuffizienz von linksventrikulären, pulmonalen oder rezirkulationsbedingten Ursachen abzugrenzen und diese weiter zu differenzieren.

19.6 Ektasie der Aorta ascendens

Zu einer Ektasie der aszendierenden Aorta thoracica kommt es sowohl sekundär als Folge von Vitien als auch durch primäre Erkrankungen der Aorta.
Ursachen für die Erweiterung der Aorta ascendens:
- Vitienassoziierte Ektasie,
- Aneurysma verum und Pseudoaneurysma,
- Aortendissektion.

Ektasie bei Vitien

Sowohl bei der **Aortenstenose** als auch bei der **Aorteninsuffizienz** (☞ 5.2 und 5.3; Abb. 19.12) kommt es zu einer Elongation und Lumenerweiterung der suprabulbären Aorta ascendens. Bei der Aortenstenose tritt poststenotisch je nach Schweregrad eine teilweise sehr stark ausgeprägte Verwirbelung auf. Die kinetische Energie dieser turbulenten Strömung wird der Aortenwand unmittelbar mitgeteilt, was bei überwiegend laminaren Strömungen in weit geringerem Maß der Fall ist. Die über lange Zeiträume auf die Aortenwand wirkenden Scher- und Dehnungskräfte überfordern die Compliance der Aortenwand und führen langsam zu einer Überdehnung in der Längs- und Querausrichtung. Die neben der Dilatation zu beobachtende Elongation führt zu einer Vergrößerung des Aortenbogens nach rechtsthorakal. Dies ist auch diagnostisch bedeutsam, da bei elongierter Aorta ascendens die Aortenklappe sehr gut **von rechtsparasternal** angeschallt werden kann und **Messungen des Druckgradienten** wegen des geringeren Winkelfehlers besser gelingen als von apikal. Bei der **supravalvulären Stenose** kommt es gleichermaßen zu einer suprastenotischen Erweiterung, die dann meist bis in den Aortenbogen hineinreicht. Bei **subvalvulären Aortenstenosen** hingegen kann die Ektasie geringer ausgeprägt sein. Dies ist insbesondere dann der Fall, wenn ein hoher subvalvulärer und ein geringer valvulärer Druckgradient bestehen. Bei der Aorteninsuffizienz kommt es, bedingt durch das Pendelblut, zu einer Volumenbelastung der Aorta ascendens. Auch hier können vermehrt höhere Flussgeschwindigkeiten und infolgedessen turbulente Strömungen auftreten. Insgesamt ist die Ektasie meist geringer ausgeprägt als bei der Aortenstenose. Auch ist im Gegensatz zur Aortenstenose der Bulbus aortae in die Dilatation einbezogen.

Rezirkulationsvitien, z. B. der **PDA**, führen kaum zu einer Erweiterung der Aorta, allerdings sind hier die Pulmonalgefäße dilatiert. Aortenektasien lassen sich in der TEE am eindrucksvollsten im sog. „Banana View" (Anschallung von hoch transösophageal bei 90° Schallkopfrotation) oder in der 120°-Einstellung von tief transösophageal darstellen. Auch kann es bei **Aortenisthmusstenose** (☞ 11.3.1, Abb. 19.13) zur Dilatation des Aortenbogens sowie des poststenotischen Bereiches kommen. Der unmittelbare Bogenbereich kann meist recht gut von suprasternal eingesehen werden, während die TEE hier nicht diagnostisch ist („blinder Fleck").

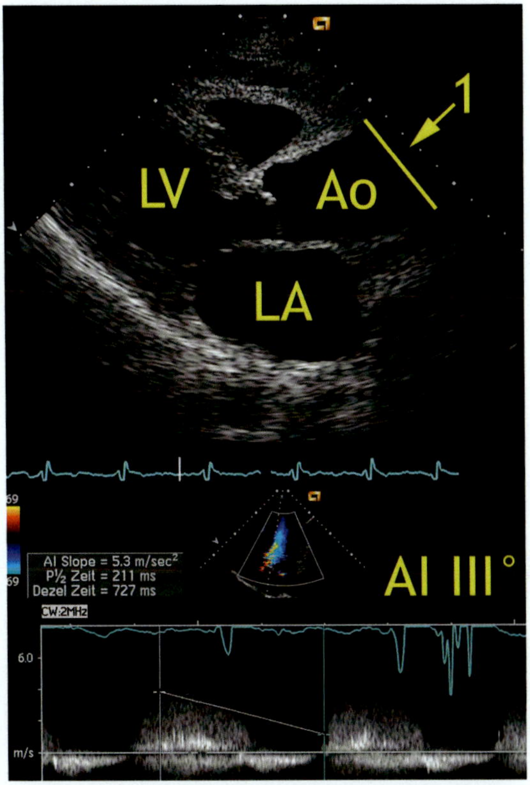

Abb. 19.12 Ektasie der Aorta ascendens bei Aorteninsuffizienz III°. Ao = Aorta ascendens; AI III° = Aorteninsuffizienz III°; LA = linker Vorhof; LV = linker Ventrikel; 1 = erweiterter Aortendurchmesser.

Aneurysma verum vs. Pseudoaneurysma

Thorakale Aortenaneurysmata können lokal im Bereich eines bestimmten Abschnitts der Aorta ascendens auftreten und mitunter auch den Bulbus aortae mit einbeziehen. Aneurysmata entwickeln sich u. a. als Folge einer **Aortensklerose** (☞ 11.5). Eine erhebliche Disposition liegt beispielsweise beim **Marfan-Syndrom** (☞ 11.6) vor, bei dem es durch einen genetischen Defekt zu einer Störung der Anordnung und des Aufbaus der elastischen Fasern in der Aortenwand kommt (☞ auch 11.2). Ist die Erweiterung auf den Bulbus aortae beschränkt, besteht ein **Sinus-valsalva-Aneurysma** (☞ 11.3.2). Dabei handelt es sich um eine kongenitale Fehlbildung, bedingt durch eine Kontinuitätsunterbrechung zwi-

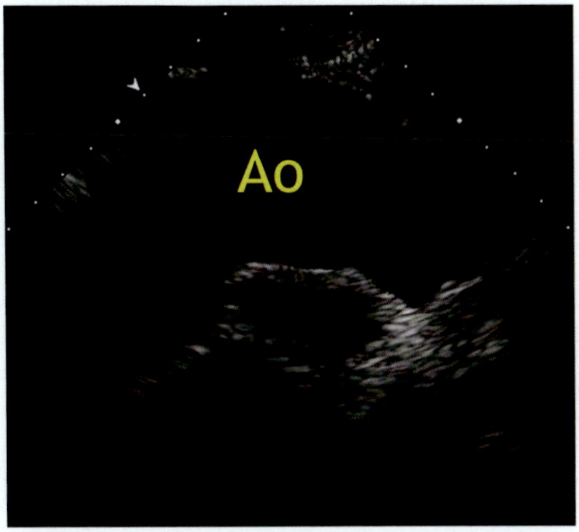

Abb. 19.13 Ektasie des Aortenbogens bei Aortenisthmusstenose von suprasternal. Ao = Aorta.

schen Tunica media und fibrösem Aortenklappenring. Sind bereits Tunica intima und media rupturiert, sodass die Integrität der Aortenwand nur noch durch die Tunica adventitia erhalten wird, besteht ein **Pseudoaneurysma** der Aortenwand, das als **Vorstufe einer Ruptur** angesehen werden muss und als Notfall zu betrachten ist.
Generell besteht beim Aortenaneurysma, das auch lokal im Bereich der Aorta descendens auftreten kann, **keine Dissektion der Aortenwand**, sodass echokardiographisch keine Dissektionsmembran und auch nur ein einziges Lumen erkennbar ist. Schwieriger ist die Abgrenzung zur Aortendissektion bei Vorliegen eines **mural thrombosierten Aneurysmas**. Hier ist die Detektion der Tunica intima entscheidend. Liegt der Thrombus innerhalb der Tunica intima, handelt es sich um ein thrombosiertes Aneurysma. Ist er dagegen subintimal gelegen, besteht ein **intramurales Hämatom** (☞ 11.7.2), das eine Vorstufe der Aortendissektion darstellt, oder bereits ein sekundär thrombosiertes falsches Lumen nach Dissektion [12].

Aortendissektion

Die Dissektion der Aorta ascendens stellt fast immer einen **Notfall** dar und muss bis auf seltene Ausnahmefälle, bei denen es zur Entwicklung einer chronischen **Typ-A-Dissektion** kommt, unmittelbar einer chirurgischen Therapie zugeführt werden (☞ 11.7.1). Liegt eine Dissektion vor, sind neben der aneurysmatischen Erweiterung der Aorta eine Dissektionsmembran, ein echtes sowie ein falsches Lumen erkennbar [13]. Dabei kann die **Dissektionsmembran** hochgradig beweglich sein und diastolisch bis in den linken Ventrikel prolabieren. Meist besteht eine hämodynamisch bedeutsame **Aorteninsuffizienz**. Ferner lässt sich echokardiographisch sehr häufig ein **Perikarderguss** nachweisen. Liegt bereits eine gedeckte Ruptur vor, kann auch ein extraaortaler Flüssigkeitssaum nachweisbar sein. Neben der kompletten Typ-A-Dissektion können auch gerade im Bereich der Aorta ascendens **lokale Dissektionen** (☞ Abb. 19.14, 11.7.3) auftreten.
Weitere Varianten bzw. Vorstufen stellen das **penetrierende Aortenulkus (PAU)** (☞ 11.7.4) und das intramurale Hämatom dar [14]. Traumatisch oder iatrogen bedingte Dissektionen oder **Transsektionen** (☞ 11.7.5) können ebenso die Aorta ascendens betreffen, sind meist von einem Paravasat begleitet und lassen sich mittels TEE oft schnell und sicher darstellen [15]. Schwierigkeiten können entstehen, wenn die Läsion auf den sog. „blinden Fleck“ im Bereich der kranialen Aorta ascendens beschränkt ist. Hier ist die TEE wegen der Überlagerung des rechten Hauptbronchus wenig sensitiv. Die suprasternale Anlotung mit einem transthorakalen Schallkopf kann dagegen im Fall der Einbeziehung des Aortenbogens ebenfalls zur Diagnose führen.

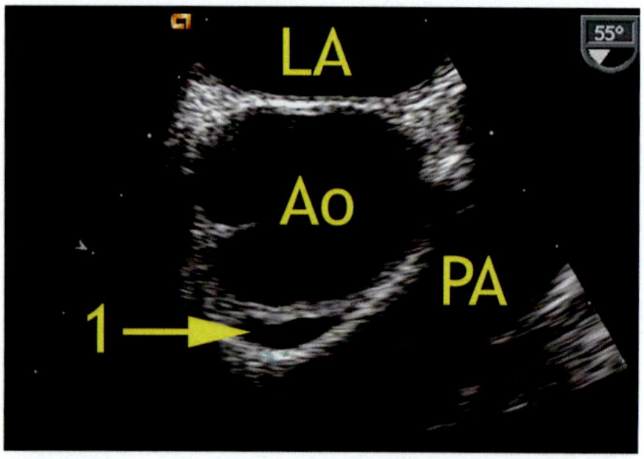

Abb. 19.14 Lokale Aortendissektion Typ A. Ao = Aorta ascendens; LA = linker Vorhof; PA = Pulmonalarterie; 1 = lokale Dissektion.

> **Merke**
> Bei einer Ektasie der Aorta ascendens ohne erkennbaren Grund, wie z. B. eine Aortenstenose, sollten eine Aortendissektion und deren Vorstufen mittels TEE ausgeschlossen werden.

19.7 Intrakardiale Zusatzstrukturen

Bei intrakardialen Zusatzstrukturen können Form, Anheftung, Lokalisation, Echogenität, Homogenität, Oberflächenbeschaffenheit und Bewegungsmuster hinweisend für die Genese sein (☞ 17). So sind **Vegetationen** an ihrer Form und der ihnen eigenen inkohärenten Bewegung zu erkennen [16]. **Myxome** wie auch

Fibroelastome sind durch ihre typische Lokalisation am interatrialen Septum bzw. an der Aortenklappe gekennzeichnet. Dies gilt ebenfalls, wenn auch in abgeschwächtem Maß, für **Thromben**, die sich vorzugsweise als Folge eines Ventrikelaneurysmas oder bei Vorhofflimmern im linken Herzohr bilden. Daneben kann es auch zusätzlich in der Aorta bei Vorliegen von Plaques oder auf prothetischem Material zur Thrombenbildung kommen. Eine hohe Echodichte, kohärente Bewegung mit Phasendifferenz und das Vorhandensein von lytischen Zonen deuten dabei auf einen bereits länger bestehenden Befund hin [17].

Zusatzstrukturen im linken Vorhof

(☞ Abb. 19.15)

- Thromben (häufig, bei Vorhofflimmern sehr häufig),
- Vegetationen (häufig),
- Metastasen (selten),
- Myxome (häufigster primärer intrakardialer Tumor),
- Rhabdomyosarkome (extrem selten).

Im linken Vorhof kann es bei **Vorhofflimmern** zur Entwicklung von **Thromben** im linken Herzohr kommen. Diese werden mittels TEE vor Kardioversion sicher ausgeschlossen [18] (☞ 15.4.1). Nur selten kommt es zur Entwicklung von Vorhofthromben an anderer Stelle, noch am ehesten jedoch am Vorhofdach. Deshalb ist es von besonderer Bedeutung, die TEE-Sonde im transösophagealen 3- und 4-Kammerblick so zu drehen, dass auch das Vorhofdach und die Einmündung der rechtsseitigen Lungenvenen zur Darstellung kommen. Typisch für Thromben im linksatrialen Kavum ist jedoch eine breitbasige Anheftung an der Vorhofwand. Liegt ein Vorhofseptumaneurysma vor, können sich auch in diesem Thromben bilden.

Weiterhin ist bei **Kontrolluntersuchungen nach Device-Verschluss** (☞ 13.2, 18.3.2) interatrialer Kommunikationen das Verschluss-Device genau nach Thromben abzusuchen. Hier kann es in den ersten Monaten nach Implantation trotz der Gabe von Thrombozytenaggregationshemmern zur Entstehung von Gerinnseln am Implantat kommen. In Einzelfällen wurde auch über eine **Thrombenentstehung an Verschluss-Devices** nach Jahren berichtet. Bislang wird die TEE-Kontrolluntersuchung bis 6 Monate nach Implantation von den meisten Zentren als ausreichend angesehen. Bei unzureichender Antikoagulation entstehen Throm-

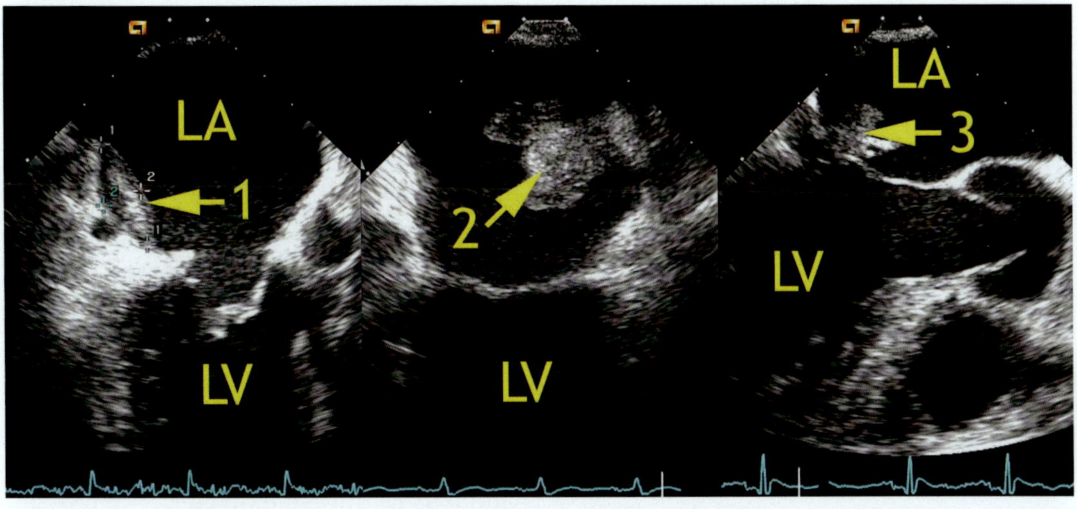

Abb. 19.15 Die häufigsten Zusatzstrukturen im linken Vorhof sind Thromben, Myxome und Vegetationen. LA = linker Vorhof; LV = linker Ventrikel; 1 = wandständiger, breitbasig angehefteter Thrombus; 2 = schmalbasig an der Vorhofwand angeheftetes Myxom; 3 = große Mitralklappenvegetation, die typischerweise auf der atrialen Seite der Klappe lokalisiert ist.

ben auch an Mitralklappenprothesen und beeinträchtigen dann deren Funktion. Hier muss allerdings auch an eine **Pannusbildung** (☞ 8.2.3), die bei neueren Implantaten selten beobachtet wird, gedacht werden.

Obgleich **Neoplasien** im Herzen insgesamt seltene Befunde darstellen (☞ 15.3), treten **Myxome** im linken Vorhof relativ häufig auf und sind typischerweise am **interatrialen Septum** angeheftet. Extrem selten kommen **Rhabdomyosarkome** im linken Vorhof und hier vorzugsweise **am Vorhofdach** vor. Daneben können sich auch **Metastasen** anderer Primärtumoren im linken Vorhof bilden oder von außen einwachsen.

Des Weiteren sind differenzialdiagnostisch **Vegetationen**, die vorhofseitig an der Mitralklappe oder an Mitralklappenprothesen angeheftet sind, abzugrenzen [16] (☞ 16). Thromben an der gesunden nativen Mitralklappe kommen dagegen wegen der hohen Beweglichkeit der Klappenanteile praktisch nicht vor. Bei Verkalkungen und Einschränkung der Beweglichkeit kann dies allerdings sehr selten der Fall sein.

Mögliche Fehlbeurteilungen

Im linken Vorhof kann es zu Verwechslungen regulärer Strukturen mit vermeintlichen Zusatzstrukturen kommen. So imponiert in der TEE die **Perikardumschlagfalte** (☞ 15.5.1) zwischen linkem Herzohr und einmündender linker unterer Lungenvene als eine weit in das linksatriale Kavum hineinragende Struktur, die jedoch einen Normalbefund darstellt. Ähnliches gilt im Fall eines **dilatierten Koronarsinus**, der insbesondere im transthorakalen parasternalen 2-Kammer- und im apikalen 4-Kammerblick zu diagnostischen Unsicherheiten führen kann. Allerdings kann ein dilatierter Koronarsinus auf die Existenz einer linkspersistierenden oberen Hohlvene hindeuten.

Nach **Herztransplantation** wurden bis vor einigen Jahren Vorhofanteile des explantierten Herzens belassen und mit dem transplantierten Herzen vernäht. Die Naht stellt sich im Bereich der linken Vorhofwand als Stufe oder Konturstörung dar. Auch kann ein großes Vorhofseptumaneurysma als flottierende Zusatzstruktur fehlinterpretiert werden. Auch die **lipomatöse Hypertrophie des interatrialen Septums** (☞ 15.3.1) stellt eine Normvariante ohne Krankheitswert dar.

Zusatzstrukturen im linken Ventrikel

- Thromben (sehr häufig),
- Vegetationen (selten),
- Rhabdomyome (selten, meist im Kindesalter),
- Fibroelastome (selten),
- Myxome (sehr selten),
- Lipome (sehr selten),
- Rhabdomyosarkome (extrem selten).

Die häufigste Zusatzstruktur im linken Ventrikel stellt der **Ventrikelthrombus** nach Myokardinfarkt dar (☞ 10.1.4). Vorzugsweise entwickeln sich Ventrikelthromben nach ausgedehnten Vorderwand-Spitzeninfarkten als Folge der Bildung eines **Herzwandaneurysmas**. Aber auch die meist kleineren Hinterwandaneurysmata können sekundär thrombosieren. Abzugrenzen ist hier vor allem das **Pseudoaneurysma**, das einen herzchirurgischen Notfall darstellt. Sehr selten kommt es zur Bildung intraventrikulärer Thromben ohne regionale Wandbewegungsstörungen [19].

Vegetationen kommen meist an der Aortenklappe vor und müssen hier von **Strands** abgegrenzt werden (☞ 16.3.6). An der Mitralklappe sind ventrikelseitige Vegetationen eher selten und nur bei insgesamt sehr schweren Befunden mit multiplen Vegetationen zu beobachten. Herztumoren werden im linken Ventrikel selten gefunden. Noch am häufigsten treten **Fibroelastome** auf, die sich meist gestielt an der Aortenklappe bilden, durch ihre flottierende Bewegung eine Emboliequelle darstellen und von Vegetationen abzugrenzen sind. Sehr selten treten **Myxome** an den Sehnenfäden und Lipome im Bereich der Mitralklappe auf. Prinzipiell können sich Myxome wie auch **Rhabdomyome** und **Rhabdomyosarkome** auch in anderen Bereichen des linksventrikulären Myokards zeigen (☞ 15.3.1 und 15.3.2).

Mögliche Fehlbeurteilungen

Im Unterschied zum linken Vorhof kommt es im linken Ventrikel eher selten zu Fehlinterpretationen im Sinne von Zusatzstrukturen.

Ausnahmsweise kann dies bei sehr stark **hypertrophierten Papillarmuskeln**, aberranten Chordae und ausgeprägter Mitralklappenverkalkung der Fall sein.
Mehr Schwierigkeiten dagegen macht gelegentlich eine starke **Trabekularisierung** des linksventrikulären apikalen Myokards in Abgrenzung zum Ventrikelthrombus. Wichtigstes Kriterium der Unterscheidung ist hier die Wandbewegung. Bleiben Unsicherheiten bei regional eingeschränkter Wandbewegung bestehen, bietet sich die Gabe eines transpulmonalen Kontrastmittels an, das Thromben ausspart (Negativkontrast).

Zusatzstrukturen im rechten Herzen

- Thromben (häufig bei Vorhofflimmern und an Schrittmacherelektroden),
- Vegetationen (sehr selten an nativen Klappen, häufiger an Schrittmacherelektroden),
- Metastasen (selten),
- Myxome (seltener als linksatrial),
- Lipome (sehr selten),
- Rhabdomyosarkome (extrem selten).

Im Bereich des rechten Herzens kommen **Thromben seltener vor als im linken Herzen**. Das rechte Herzohr ist kleiner als das linke und daher auch beim Vorhofflimmern weniger anfällig für die Bildung intrakavitärer Thromben. Dennoch können rechtsseitige Vorhofthromben primär oder durch Abschwemmung bei Beinbeckenvenenthrombose bzw. Kavathrombose entstehen. Gelegentlich bilden sich **Thromben an Schrittmacherelektroden**.
Obgleich sich die Endokarditis selten an der Trikuspidal- und noch seltener an der Pulmonalklappe manifestiert, kommt es bei Patienten mit chronischer intravenöser Therapie, zerebroatrialen Ventilen oder intravenösem Drogenabusus zu **Trikuspidalklappenendokarditiden** (☞ 16.3.5). Dabei sind dann nicht selten ausgedehnte Vegetationen als Folge einer Staphylokokkeninfektion nachweisbar. Tumoren im Bereich der rechtsseitigen Herzhöhlen sind seltene Befunde. Am häufigsten, wenn auch seltener als linksatrial, kommen **rechtsatriale Myxome** vor, die dann ebenfalls typischerweise vom interatrialen Septum ausgehen.

Mögliche Fehlbeurteilungen

Hier ist im rechten Ventrikel insbesondere das **Moderatorband** zu nennen, das gelegentlich sehr prominent sein kann und im Schnittbild wie ein Septum wirkt. Im rechten Vorhof können die **Crista terminalis** sowie **Chiari-Körper**, die netzwerkartige Strukturen ausbilden können (Chiari-Netzwerk), fälschlicherweise für Zusatzstrukturen gehalten werden. Wie schon für den linken Vorhof beschrieben, müssen die **lipomatöse Septumhypertrophie** und etwaige Nähte nach Herztransplantation von echten Zusatzstrukturen abgegrenzt werden. Des Weiteren können Katheter, **Schrittmachersonden** und **ventrikuloatriale Ventile** zur zerebralen Druckentlastung in den rechtsseitigen Herzhöhlen und den Hohlvenen zu diagnostischen Unsicherheiten führen oder die Beurteilung durch Artefakte erschweren.

Zusatzstrukturen in den großen Gefäßen

Bei Zusatzstrukturen in der Aorta muss zunächst an eine **Aortendissektion** (☞ 11.7.1) gedacht und diese ausgeschlossen werden (☞ 19.6). Daneben finden sich in der TEE häufig **Aortenplaques** (☞ 11.5), die z.T. stark kalzifizert sind und weit ins Lumen hineinragen können. Dabei kann es auch zum Plaqueaufbruch mit nachfolgender subintimaler Blutung kommen. Sind flottierende Gewebsanteile intraaortal nachweisbar, kann es sich ebenfalls um Teile einer aufgebrochenen Plaque oder um **appositionelle Thromben** handeln. Sind transösophageal gar größere intraaortale Massen darstellbar, kann es sich neben Thromben auch um ein **Angiosarkom** handeln. Der Verdacht auf ein insgesamt sehr selten vorkommendes Angiosarkom besteht vor allem dann, wenn es unter Antikoagulation zu einer Größenprogredienz kommt. Bei großen intraaortalen Zusatzstrukturen unklarer Dignität sollte dann auch eine Biopsie erwogen werden [20].
Bei einem Teil der Patienten mit **Lungenembolie** (☞ 12.2.3) finden sich in der TEE Thromben in den zentralen Abschnitten der Lungenarterien, wobei dies eher in der rechten als in der linken Lungenarterie gelingt. Bei echokardiographischem Nachweis von

Thromben handelt es sich um eine zentrale und damit schwere Lungenembolie [21]. Ähnlich wie im Bereich der Aorta ascendens kann es in der rechten Pulmonalarterie bedingt durch Reverberationen zu falschpositiven Befunden kommen. Durch die Gabe eines Echokontrastmittels, wobei ein nichttranspulmonales Kontrastmittel ausreichend ist, können solche Artefakte jedoch sicher von thrombotischem Material abgegrenzt werden.

Literatur

1. Devereux RB, Reichek N. Echocardiographic determination of left ventricular mass in man. Anatomic validation of the method. Circulation 1977; 55: 613–8.
2. Schiller NB, Shah PM, Crawford M et al. Recommendations for quantitation of the left ventricle by two-dimensional echocardiography. American Society of Echocardiography Committee on Standards, Subcommittee on Quantitation of Two-Dimensional Echocardiograms. J Am Soc Echocardiogr 1989; 2: 358–67.
3. Schürger D, Bartel T, Müller S, Gliech V, Baumann G. Multiplane transoesophageal echocardiography is the only definitive ultrasound approach in adult supravalvular aortic stenosis. Int J Cardiol 1996; 53: 305–9.
4. Chan KC, Dickinson DF, Wharton GA, Gibbs JL. Continuous wave Doppler echocardiography after surgical repair of coarctation of the aorta. Br Heart J 1992 68: 192–4.
5. Akdemir O, Gul C, Ozbay G. Right ventricular aneurysm complicating right ventricular infarction. Acta Cardiol 2001; 56: 261–2.
6. Brieke A, Denofrio D. Right ventricular dysfunction in chronic dilated cardiomyopathy and heart failure. Coron Art Dis 2005; 16: 5–11.
7. Handa S, Fujii I, Ohonishi S, Yamazaki H, Nakamura Y. Strategy to manage pump failure due to chronic pulmonary diseases – pathophysiology and treatment of right ventricular overload. Jpn Circ J 1986; 50: 350–8.
8. Luca L, Mario P, Giansiro B, Maurizio F, Antonio M, Carlo M. Non invasive estimation of mean right atrial pressure utilizing the 2D-Echo transverse diameter of the left hepatic vein. Int J Card Imaging 1992; 8: 191–5.
9. Reynolds HR, Tunick PA, Freedberg RS et al. Paradoxically normal septal motion in Ebstein's anomaly. J Am Soc Echocardiogr 2002; 15: 841–2.
10. Trakhtenbroit A, Majid P, Rokey R. Cor triatriatum dexter: Antemortem diagnosis in an adult by cross sectional echocardiography. Br Heart J 1990; 63: 314–6.
11. Bartel T, Müller S, Erbel R. Dynamic three-dimensional echocardiography using parallel slicing: A promising diagnostic procedure in adults with congenital heart disease. Cardiology 1998; 89: 140–7.
12. Nishino M, Tanouchi J, Tanaka K et al. Transesophageal echocardiographic diagnosis of thoracic aortic dissection with the completely thrombosed false lumen: Differentiation from true aortic aneurysm with mural thrombus. J Am Soc Echocardiogr 1996; 9: 79–85.
13. Erbel R, Engberding R, Daniel W et al. Echocardiography in diagnosis of aortic dissection. Lancet 1989: 457–61.
14. Svensson LG, Labib SB, Eisenhauer AC, Butterly JR. Intimal tear without hematoma. An important variant of aortic dissection that can elude current imaging techniques. Circulation 1999; 99: 1331–6.
15. Vignon P, Guéret P, Vedrinne J et al. Role of transesophageal echocardiography in the diagnosis and management of traumatic aortic disruption. Circulation 1995; 92: 2959–68.
16. Bartel T, Müller S, Nesser HJ, Mohlenkamp S, Bruch C, Erbel R. Usefulness of motion patterns indentified by tissue Doppler echocardiography for diagnosing various cardiac masses, particularly valvular vegetations. Am J Cardiol 1999; 84: 1428–33.
17. Bartel T, Müller S, Mohlenkamp S, Bruch C, Schaar J, Erbel R. Verbesserte Strukturidentifizierung mittels Gewebe-Doppler-Echokardiographie. Herz 1998; 23: 499–505.
18. Bartel T, Erbel R, Acute trial investigators. Transoesophageal echocardiography for immediate and safe cardioversion in patients with atrial fibrillation. Eur Heart J 2001; 22: 2041–4.
19. Müller S, Bartel T, Laube H. Left Ventricular Thrombus after Pregnancy: Choice of Surgical Access Using Dynamic Three-Dimensional Echocardiography. Echocardiography 1996; 13: 293–6.
20. Bartel T, Eggebrecht H, Erbel R. Safe biopsy of aortic masses guided by intraluminal two-dimensional ultrasonography. Heart 2004; 90: 974.
21. Wittlich N, Erbel R, Eichler A et al. Detection of central pulmonary artery thromboemboli by transesophageal echocardiography in patients with severe pulmonary embolism. J Am Soc Echocardiogr 1992; 5: 515–24.

Normwerte 20

Thomas Buck

20.1 Dimensionen

Tab. 20.1 Dimensionen.

Abkürzung	Parameter	Normwert
M-mode		
LVEDD	Linker Ventrikel, Durchmesser (enddiastolisch)	< 5,6 cm
LVEDDI	Linker Ventrikel, Durchmesser (enddiast.), indexiert	< 3,2 cm/m^2
LVESD	Linker Ventrikel, Durchmesser (endsystolisch)	< 4,0 cm
LVESDI	Linker Ventrikel, Durchmesser (endsyst.), indexiert	1,4–2,2 cm/m^2
EPSS	E-Punkt-zu-Septum-Separation	< 7 mm
IVSd	Interventrikuläres Septum, Dicke (diast.)	5–12 mm
PWd	Posteriore Wand, Dicke (diast.)	5–12 mm
FS	LV-Verkürzungsfraktion	25–35%
AOD	Aortenwurzel-Durchmesser (syst.)	28–44 mm
AODI	Aortenwurzel-Durchmesser (syst.), indexiert	< 21 mm/m^2
LAESD	Linker Vorhof, Durchmesser (endsyst.)	< 4,0 cm
LAESDI	Linker Vorhof, Durchmesser (endsyst.), indexiert	< 2,4 cm/m^2
LA/AO	LAESD-zu-AOD-Verhältnis	< 1,2
IAS-Mobilität	Vorhofseptum-Mobilität	< 1,0 cm
LVMI	LV-Muskelmasse (n. Devereux), indexiert	W < 109 g/m^2 M < 132 g/m^2
RVEDD	Rechter Ventrikel, Durchmesser (enddiastolisch)	< 3,5 cm
RVEDDI	Rechter Ventrikel, Durchmesser (enddiast.), indexiert	1,3–2,1 cm/m^2
RVESDI	Rechter Ventrikel, Durchmesser (endsyst.), indexiert	0,9–1,7 cm/m^2
RVOT	RVOT-Durchmesser	< 30 mm
Freie Wand	Freie Wand rechter Ventrikel	< 0,7 cm
2-D-Echo		
LAESD längs	Linker Vorhof, Durchmesser (endsyst.) längs	< 5,5 cm
LAESD quer	Linker Vorhof, Durchmesser (endsyst.) quer	< 4,0 cm
LA Fläche	Linker Vorhof, Fläche	< 20 cm^2

Fortsetzung nächste Seite

Tab. 20.1 Dimensionen *(Fortsetzung)*.

Abkürzung	Parameter	Normwert
M-mode		
RAESD längs	Rechter Vorhof, Durchmesser (endsyst.) längs	< 5,5 cm
RAESD quer	Rechter Vorhof, Durchmesser (endsyst.) quer	< 4,0 cm
MK Anulus 4CH	Mitralklappen-Anulus, Durchmesser im 4-Kammerblick	< 35 mm
MK Anulus 2CH	Mitralklappen-Anulus, Durchmesser im 2-Kammerblick	< 35 mm
MKÖF	Mitralklappenöffnungsfläche	> 2,5 cm^2
AKÖF	Aortenklappenöffnungsfläche	> 2,0 cm^2
TK Anulus	Trikuspidalklappen-Anulus, Durchmesser, indexiert	< 21 mm/m^2
IVS basal	Durchmesser, Vena cava inferior	< 1,7 cm
Gefäße		
IVC	Interventrikuläres Septum, basale Dicke	< 1,6 cm
Sinu-tub. Überg.	Sinu-tubulärer Übergang, Durchmesser	< 1,7 cm/m^2
Ao. asc.	Aorta ascendens, Durchmesser	23–38 mm
Ao. asc. Index	Aorta ascendens, Durchmesser indexiert	< 1,7 cm/m^2
Ao.-Bogen Index	Aortenbogen-Durchmesser indexiert	< 1,5 cm/m^2
Ao. desc. Index	Aorta descendens, Durchmesser indexiert	< 1,5 cm/m^2
Ao. abd. Index	Aorta abdominalis, Durchmesser indexiert	< 1,5 cm/m^2
PA-Stamm	Pulmonalarterien-Stamm, Durchmesser	< 4,2 cm
RPA	Rechte Pulmonalarterie, Durchmesser	< 2,0 cm

20.2 Volumenparameter

Tab. 20.2 Volumenparameter.

Abkürzung	Parameter	Normwert
LVEDVI	Linker Ventrikel, Volumen (enddiast.) indexiert	75 ml/m^2
LVESVI	Linker Ventrikel, Volumen (endsyst.) indexiert	21–33 ml/m^2
EF (%)	Auswurffraktion linker Ventrikel	≥ 50%
SVI	Schlagvolumen linker Ventrikel indexiert	24–50 ml/m^2
CI	Cardiac Index	2,5–3,6 $l/min/m^2$
LAV	Linker Vorhof, Volumen (endsyst.)	< 37 ml/m^2
LAVI	Linker Vorhof, Volumen (endsyst.) indexiert	2,2 ml/m^2
RAVI	Rechter Vorhof, Volumen (endsyst.) indexiert	2,1 ml/m^2

20.3 Doppler-Parameter

Tab. 20.3 Doppler-Parameter.

Abkürzung	Parameter	Normwert
Doppler-Mitraleinstrom		
V E-max	E-Welle, Geschwindigkeit maximal	0,5–1,0 m/s
V A-max	A-Welle, Geschwindigkeit maximal	0,3–0,7 m/s
E/A	Verhältnis Geschw. E-Welle zu A-Welle	1,0–1,9
Acc Zeit	Akzelerationszeit E-Welle	> 100 ms
A Dauer	A-Welle, Dauer	< 200 ms
Dec Zeit	Dezelerationszeit E-Welle	150–220 ms
EF-Slope	E-Punkt-zu-F-Punkt-Abfall	> 3,0 mm/s
IVRT	Isovolumetrische Relaxationszeit	60–100 ms
Vp	Propagationsgeschw. Farb-Doppler, M-mode	> 45 cm/s
Doppler-Pulmonalvenenfluss		
S	S-Welle (systolisch), Geschwindigkeit	65 ± 15 cm/s
D	D-Welle (diastolisch), Geschwindigkeit	45 ± 14 cm/s
S/D ratio	Verhältnis S-Welle zu D-Welle	≥ 1
A	A-Welle (atrial), Geschwindigkeit	< 35 cm/s
MK A/Pv A	Verhältnis Dauer A MK zu A PV	> 1
Gewebe-Doppler		
E'	E-Welle Mitralanulus, max. Geschwindigk.	> 8,0 cm/s
A'	A-Welle Mitralanulus, max. Geschwindigk.	> 6,0 cm/s
E/E'	Verhältnis E-Welle (M-Einstrom) zu E'-Welle (M-Anulus)	< 10
E'/A'	Verhältnis E'-Welle zu A'-Welle	> 1,0
Klappen		
sPAP	Pulmonalarteriendruck syst.	< 35 mmHg
AK V max	Aortenklappe, max. Geschwindigkeit	0,9–1,8
AK PG max	Aortenklappe, max. Druckgradient	< 12 mmHg
TK V max.	Trikuspidalklappe, max. Geschwindigkeit	0,4–0,8 m/s
PK V max.	Pulmonalklappe, max. Geschwindigkeit	0,6–0,9 m/s
LVOT V max	LVOT, max. Geschwindigkeit	0,7–1,1
LV dp/dt	Druckanstiegsgeschwindigkeit LV	> 1200 mmHg/s
Tei-Index	Verhältnis (IVCT + IVRT) zu Ejektionszeit	0,28
Verschiedenes		
LAA Vmax	Linkes Vorhofohr, max. Geschwindigkeit	> 50 cm/s
Synchronie-Parameter		
SPWMD	Septal-posteriore Wandbewegungs-Diff. (2D M-mode)	< 130 ms
LV PEP	Präejektionsphase (linksventrikulär)	< 140 ms
IVMD	Interventrikuläre mech. Verzögerung	< 40–50 ms
dFT/Zykluslänge	Verhältnis diast. Füllungszeit zu Zykluslänge	> 45%
Septal-laterale und/oder anterior-posteriore Verzögerung des systolischen Geschwindigkeitsmaximums		< 65 ms

Literatur

1. Devereux RB, Reichek N. Echocardiographic determination of left ventricular mass in man. Anatomic validation of the method. Circulation 1977; 55:613–8.
2. Erbel R, Schweizer P, Henn G, Meyer J, Effert S. Apical two-dimensional echocardiography: normal values for single- and bi-plane determination of left ventricular volume and ejection fraction. Deutsche Medizinische Wochenschrift 1982; 107:1872–7.
3. Lang RM, Bierig M, Devereux RB et al. Recommendations for chamber quantification: a report from the American Society of Echocardiography's Guidelines and Standards Committee and the Chamber Quantification Writing Group, developed in conjunction with the European Association of Echocardiography, a branch of the European Society of Cardiology. J Am Soc Echocardiogr 2005;18:1440–63.
4. Voelker W, Koch D, Flachskampf FA et al. Strukturierter Datensatz zur Befunddokumentation in der Echokardiographie, Version 2004. Z Kardiol 2004.

Register

A

B

C

E

F

G

H

I

J

K

L

M

Q

R

S

T

U

V

W

Z